Die Wirbelsäule in Forschung
und Praxis

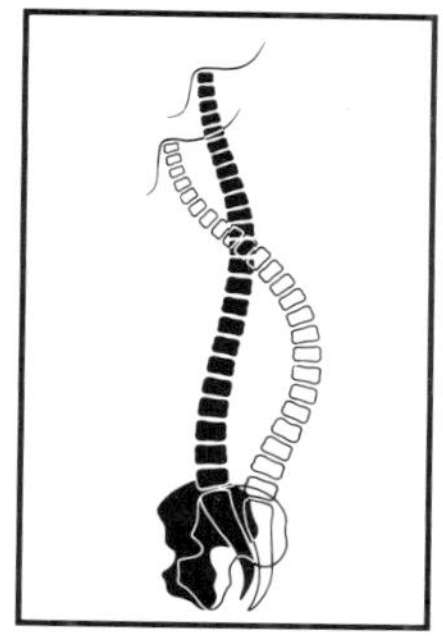

Herausgegeben von
Professor Dr. med. Dr. med. h. c. Herbert Junghanns
Bad Nauheim

Band 100

Die Wirbelsäule unter den Einflüssen des täglichen Lebens, der Freizeit, des Sportes

Mit einführenden Kapiteln
Entwicklung, Anatomie, Pathologie, Biomechanik u. a.

Herbert Junghanns

292 Abbildungen, 46 Tabellen

Hippokrates Verlag Stuttgart

CIP-Kurztitelaufnahme der Deutschen Bibliothek

Junghanns, Herbert:
Die Wirbelsäule unter den Einflüssen des täglichen Lebens, der Freizeit, des Sportes : mit einf. Kap. Entwicklung, Anatomie, Pathologie, Biomechanik u.a. / Herbert Junghanns. – Stuttgart : Hippokrates-Verlag, 1986. –
(Die Wirbelsäule in Forschung und Praxis ; Bd. 100)
ISBN 3-7773-0677-0

NE: GT

Verfasser:

Professor Dr. med. Dr. med. h.c.
Herbert Junghanns †
ehem. Chefarzt des Berufsgenossenschaftlichen Unfallkrankenhauses – Chirurgische Klinik in Frankfurt am Main

Wichtiger Hinweis
Medizin als Wissenschaft ist ständig im Fluß. Forschung und klinische Erfahrung erweitern unsere Kenntnisse, insbesondere was Behandlung und medikamentöse Therapie anbelangt. Soweit in diesem Werk eine Dosierung oder eine Applikation erwähnt wird, darf der Leser zwar darauf vertrauen, daß Autoren, Herausgeber und Verlag größte Mühe darauf verwandt haben, daß diese Angabe genau dem **Wissensstand bei Fertigstellung des Werkes** entspricht. Dennoch ist jeder Benutzer aufgefordert, die Beipackzettel der verwendeten Präparate zu prüfen, um in eigener Verantwortung festzustellen, ob die dort gegebene Empfehlung für Dosierungen oder die Beachtung von Kontraindikationen gegenüber der Angabe in diesem Buch abweicht. Das gilt nicht nur bei selten verwendeten oder neu auf den Markt gebrachten Präparaten, sondern auch bei denjenigen, die vom Bundesgesundheitsamt (BGA) in ihrer Anwendbarkeit eingeschränkt worden sind.

Geschützte Warennamen (Warenzeichen) werden *nicht* besonders kenntlich gemacht. Aus dem Fehlen eines solchen Hinweises kann also nicht geschlossen werden, daß es sich um einen freien Warennamen handele.

ISBN 3-7773-0677-0

Printed in Germany 1986
Satz: Waldburg Hädicke & Klaus Lorenz GbR, Stuttgart
Druck: Elektra, Reprografischer Betrieb, Niedernhausen/Ts.

Zum Tode von Herbert Junghanns

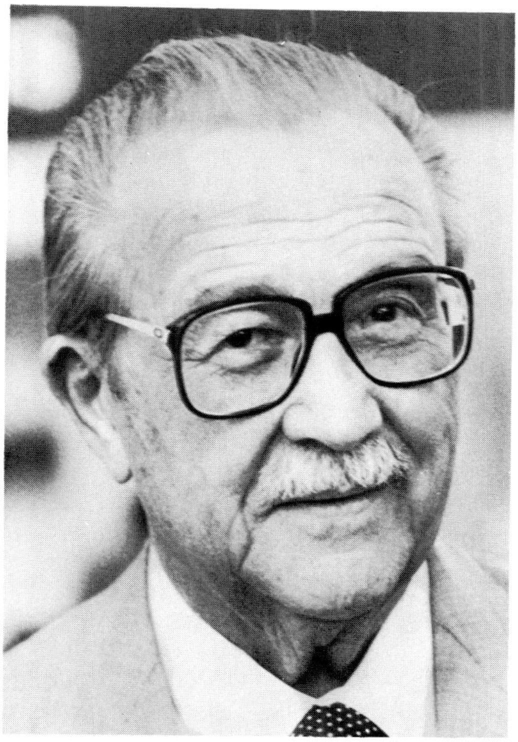

Ein erfülltes, reiches Leben fand seinen Abschluß: Im März 1986 verstarb der große Arzt, Wissenschaftler und Lehrer Prof. Dr. med. Dr. med. h.c. *Herbert Junghanns.*

Bereits in der Schule tat der 1902 Geborene kund, Chirurg werden zu wollen, trainierte noch als Kind seine handwerklichen Fähigkeiten und verfolgte konsequent und strebsam sein Ziel der Selbstverwirklichung. Dabei erlebte und durchlebte er bedeutende Abschnitte der deutschen Geschichte: Die Monarchie als Kind, die Weimarer Republik als Student und Assistenzarzt, die Diktatur, den Krieg und schließlich die sich festigende Demokratie als kritischer Chef, Wissenschaftler und Autor.

Nach Abschluß des Studiums arbeitete er über 3 Jahre bei dem Pathologen Geheimrat *Georg Schmorl* in Dresden, der die grundlegende Forschung auf dem Gebiet der „Morphologie und Pathologie der Wirbelsäule aus dem Dornröschenschlaf erweckte." *Sauerbruch* schickte *Junghanns* am Heiligen Abend 1930 ein Telegramm: „Antreten Stelle in meiner Klinik am 1. Januar." *Junghanns* hatte sich aber bereits einige Tage vorher für den Frankfurter Chirurgen *Schmieden* entschieden. Bei ihm wurde er Assistent, später Oberarzt und Professor und arbeitete mit ihm bis zum Ende des Krieges. Danach wurde er Chefarzt des Evangelischen Krankenhauses in Oldenburg. 1962 wurde er schließlich zum Ärztlichen Direktor des neuerbauten Unfallkrankenhauses der Berufsgenossenschaften in Frankfurt a.M., das bald zu einem vorbildlichen Zentrum der Unfallchirurgie heranwuchs, berufen. 1970 beendete *Junghanns* seine Krankenhaustätigkeit. Wissenschaftlich und berufspolitisch blieb er aber bis zuletzt aktiv.

Die Stationen seines Berufslebens markieren auch seine wissenschaftlichen Interessen und Leistungen. Der Eifer seines Lehrers *Schmorl*, die Wirbelsäule zu erforschen, pflanzte sich in ihm fort. Mit *Schmorl* zusammen veröffentlichte er 1932 sein erstes Buch über die Pathologie der Wirbelsäule. Er beschrieb darin die Korrelation zwischen der Morphologie der Wirbelsäule, der Klinik und dem Röntgenbild. Er entwickelte sich zum Vorreiter auf dem Gebiet der operativen Wirbelsäulenbehandlungen, er intensivierte und verbesserte die aktive und invasive Therapie von Wirbelsäulenverletzungen. Seinem Ziel, das Achsenorgan zu erforschen, blieb er sein Leben lang treu. Er schaffte die Grundlagen für eine gemeinsame Nomenklatur der Wirbelsäulenveränderungen. Seine Veröffentlichungen auf dem Gebiet Wirbelsäule und Arbeitsmedizin haben die Formate von Standardwerken. *Junghanns* wird eine hohe stilistische Begabung zugesprochen. 1955 begründete er im *Hippokrates* Verlag die Buchreihe „Die Wirbelsäule in Forschung und Praxis“, mit der Vorstellung, jedem praktisch tätigen Arzt und an der Wirbelsäule Interessierten ein umfassendes Bild vermitteln zu können. In die gleiche Zeit fällt auch auf seine Initiative hin die Gründung der Gesellschaft für Wirbelsäulenforschung 1958. 1962 schließlich wurde das Institut für Wirbelsäulenforschung der Berufsgenossenschaften Frankfurt a.M. eröffnet, dessen Leiter er bis 1973 blieb.

Der weltbekannte Chirurg *Schmieden* entfaltete die handwerkliche Begabung seines Schülers und legte den Grundstein zur Qualifikation des Chirurgen *Junghanns*. Er beherrschte zuletzt das breite Spektrum der ganzen Chirurgie. Er operierte nicht nur an der Wirbelsäule, sondern auch am Gehirn und am Herzen. Bei *Schmieden* konnte ohnehin nur Chirurg werden, wer bereit war, sein Leben lang „Schwerarbeiter“ zu sein. Als Pionier entwickelte sich *Junghanns* auch auf dem Gebiet der Unfallchirurgie. Frühzeitig wies er auf die Bedeutung dieses Faches hin, die Entwicklung, die die Unfallchirurgie zu einer speziellen Disziplin hat werden lassen, hat ihm recht gegeben. *Junghanns* wurde zum Präsidenten der Deutschen Gesellschaft für Chirurgie gewählt, er verblieb ständiges Mitglied des Präsidiums und war von 1971 bis 1981 Generalsekretär dieser Gesellschaft. *Junghanns* war aktives Mitglied und zeitweise Präsident der Gesellschaft für Unfallheilkunde, der Vereinigung Nordwestdeutscher Chirurgen, der Deutschen Therapiewoche und der Internationalen Gesellschaft für Manuelle Therapie.

Junghanns zeigte immer berufspolitisches Engagement. Er war ein Verfechter der interdisziplinären Zusammenarbeit. Er gründete 1961 die Arbeitsgemeinschaft Wissenschaftlicher Medizinischer Fachgesellschaften. Er gilt als Mitbegründer der Europäischen Vereinigung der Nationalen Chirurgengesellschaften und war Mitglied der Europäischen Vereinigung der Fachärzte in der EG. Sein Anliegen war es, eine Harmonisierung der Weiterbildungen in der Chirurgie zu erreichen.

Seine aktive initiative Mitarbeit auf diesen verschiedenen Gebieten war bis zuletzt ungebrochen und bewundernswert, er selbst wegen seiner fachlichen und menschlichen Eigenschaften anerkannt, verehrt, ja geliebt.

Das Schicksal gibt uns auch hier ein Gleichnis: *Junghanns'* Lehrer *Schmorl* verstarb, kurz bevor das als sein Lebenswerk zu bezeichnende Buch „Die gesunde und die kranke Wirbelsäule in Röntgenbild und Klinik“ erschienen war. *Junghanns* selbst verstarb, ehe „sein 100. Band“ dieser hier vorliegenden Schriftenreihe, der Abschluß seiner Arbeit auf diesem Gebiet, veröffentlicht werden konnte.

Frankfurt am Main, im April 1986

Prof. Dr. med. *Erich Schmitt*

Inhaltsverzeichnis

VORWORT

Der Verfasser hat sich zum Ziele gesetzt, in diesem Buche die nichttraumatischen Einflüsse auf das Rückgrat zu behandeln, deren vielfältige Folgen für die tägliche ärztliche Sprechstunde oft eine Crux medicorum sind. Sie entstehen an der Wirbelsäule, dem immerwährend belasteten Zentralorgan des Stütz- und Bewegsystems, schleichend, führen zu ernsten chronischen Krankheitszuständen – weniger am Knochengerüst, vielmehr an den über 100 verschiedenartigen Gelenken und insonderheit an den Zwischenwirbelscheiben. Diese verschiedenartigen Leiden pathomorphologisch, pathophysiologisch sowie klinisch zu differenzieren, um entsprechend gezieltes Behandeln zu ermöglichen, ist wichtiges Anliegen dieses Buches.

Einleitende Kapitel – kompendiumartig vorgeschaltet – vermitteln die Grundlagen, ohne deren Kenntnis Prophylaxe, Differentialdiagnostik und Therapie ihr Ziel oft verfehlen.

Dem Plan des Buches entsprechend werden jene mit dem Rückgrat zusammenhängenden Probleme in den Mittelpunkt gestellt, die fast ausnahmslos jedem in seinem persönlichen Leben immer wieder begegnen. Denn wir alle sind bereits in kindlichen Lebensjahren oder werden in späteren Lebensabschnitten mehr oder weniger von Beschwernissen geplagte Rückenkranke.

Die Sitzzeit der Schule, das Freizeitverhalten, Überlastung bei Sport und Turnen, die Motorradsucht der Jugendlichen, die verbreitete Benutzung des Kraftwagens mit seinen wirbelsäuleschädigenden Vibrationen und schließlich das – oft frühzeitige – Altern im Knochengerüst und in den Weichteilen der Wirbelsäule sind leider häufige Urheber, die für viele Menschen die Wirbelsäule zum Leidensmittelpunkt werden lassen. Dem Rückenleidenden kann aber geholfen werden. Die Möglichkeit zur Hilfe ist für dieses Buch ein zentrales Anliegen. Es folgt der Trias ärztlichen Helfens: Vorbeuge, Therapie, Nachsorge.

Weil in den Stunden und Tagen außerhalb der Berufszeiten erfreulicherweise die verschiedensten Sport- und Turndisziplinen für viele Erholung vom Ablauf des alltäglichen Lebens und Vorbeuge gegen das Vernachlässigen der körperlichen Kräfte zugleich sind, wird darüber ausführlich berichtet, aber auch gewarnt, falls der Sport die Konstitution der Wirbelsäule übermäßig beansprucht, oder wenn Training und Wettkampf im Hochleistungssport zu Feinden der körperlichen Gesundheit werden.

Dem Verfasser ist daran gelegen, alle Erfordernisse und Möglichkeiten zur Gesunderhaltung der Wirbelsäule aus den Grundlagen der forschenden Medizin und aus praktischen Erfahrungen heraus darzulegen. Er hofft, daß auf diese Weise der interessierte Arzt angeregt wird und der Rückenleidende Verständnis und schließlich Erfolg für das Erhalten und – soweit nötig – auch das Verbessern der Leistungsfähigkeit und der Widerstandskraft seines Rückgrates gewinnt.

Den Ausführungen des Verfassers liegen Gedankengänge zugrunde, deren Ursprung mehr als fünfzig Jahre zurückreicht, in die Zeit, als *Georg Schmorl* in Dresden begann, die Wirbelsäule in den Mittelpunkt seines wissenschaftlichen Interesses zu stellen. Dem Autor war es vergönnt, von 1927 bis 1931 mit der Untersuchung von 10 000 Wirbelsäulen an diesen wissenschaftlichen Studien teilnehmen zu dürfen. Den pathomorphologischen Grundkenntnissen gesellten sich neue wissenschaftliche Erkenntnisse sowie Erfahrungen in Klinik und Sprechstunde hinzu. Operativ gewonnene Einblicke in viele Krankheitsbilder erweiterten das Blickfeld. Sie vertieften auch den lange gehegten Wunsch, ein Buch des jetzt hier vorliegenden Inhalts zu schreiben.

Das Buch soll den Ärzten dienen, die für eine Allgemeinpraxis oder für ihr Fachgebiet mehr suchen als nur rasch zusammengestellte Behandlungsvorschläge. Deshalb werden Grundlagen erläutert, die Anstöße für systematische Diagnostik und darauf fußende Präventivmaßnahmen geben.

Trotz aller Forschungsergebnisse auf dem Gebiete der Wirbelsäule liegen noch manche unbeantwortete Fragen vor. Aus diesem Grunde wird in diesem Buche versucht, durch Aufdekken und Erläutern solcher Probleme die Wissenschaftler verschiedener ärztlicher Arbeitsbereiche und nichtärztlicher Fachdisziplinen für interdisziplinare Verbundstudien zum tieferen Eindringen in die mannigfaltigen Probleme anzuregen. Denn die Fülle unseres Nichtwissens auf dem Gebiete der Wirbelsäulenforschung ist noch immer beträchtlich.

Die Tatsachen, die das Verbundsystem Wirbelsäule befähigen, den vielfältigen biomechanischen, biochemischen und anderen Beziehungen der Aufbauelemente untereinander sowie gegenüber den äußeren Einflüssen der Umwelt gerecht zu werden, sind in den ersten Abschnitten des Buches enthalten. Sie vermitteln Grundlagen und erläutern ihre gegenseitigen Beziehungen. Der Leser späterer, der engeren Thematik des Buches dienenden und mehr praxisbezogenen Ausführungen findet durch das Zurückschlagen in die Anfangskapitel die Antworten auf seine Zweifelsfragen. Helfend dienen dazu die Bezugsangaben in den späteren Kapiteln. Auf der anderen Seite führen den Leser der Anfangskapitel bereits Hinweise zu später folgenden Kapiteln auf den Weg, der Verständnis für die Zusammenhänge zwischen Grundlagen, Ergebnissen wissenschaftlicher Studien einerseits und den dadurch gegebenen praktischen Folgerungen andererseits vermittelt.

An einigen Stellen enthält der Text bewußt Wiederholungen, um einzelnen Kapiteln mehr Eigenständigkeit zu geben. Das ermöglicht dem Leser raschere Einblicke in einen begrenzten Themenkreis und erspart längeres Suchen in anderen Abschnitten.

Da viele Wirbelsäulen unter Schäden aus der embryonalen Zeit oder der Kindheitsjahre leiden und alle Wirbelsäulen mehr oder weniger früh altern, liegt ein allgemeines Krankheitspotential und ein individuales Krankheitsrisiko vor. Diese ausgesprochene Eigentümlichkeit des Rückgrates weist kein anderer Teil des Stütz- und Bewegsystems in solcher Häufigkeit sowie Vielfalt der Symptome auf.

Das Zusammenspiel aller gegebenen Möglichkeiten garantiert für die „Gliederkette Wirbelsäule" auf der einen Seite die großartige, modulationsreiche Beweglichkeit sowie Belastungsfähigkeit. Auf der anderen Seite verursacht bereits jeder Schaden an einem Ort der Bewegungskette weitgehende Folgen. Sie beschränken sich nicht nur auf einen engen Bereich, sondern können von der Störstelle weit ausstrahlen. Diese oft umfangreichen Folgeschäden kommen an vielen Stellen des Buches mit allem Für und Wider zur Sprache. Denn durch ihren ausgeprägten Krankheitswert hindern sie die Freude am täglichen Leben, am Freizeitsport und verursachen das Ende mancher aussichtsreichen Laufbahn im Hochleistungssport. Deshalb steht der vielschichtigen Problematik solcher Geschehnisse ausreichend Raum in den entsprechenden Abschnitten zur Verfügung.

Das Vorwort kann nicht abgeschlossen werden, ohne meinen vielen ärztlichen Mitarbeitern zu danken, die mich im praktischen und im forschenden Bereich begleiteten. Darüber hinaus gilt Dank meinen langjährigen Sekretariats-Mitarbeiterinnen Frau *Herta Birner*, Frau *Annaliese Reinhard* und der Bibliothekarin der Berufsgenossenschaftlichen Unfallklinik Frankfurt am Main, Frau *Helga Walter*. Sie leisteten mühsame Vorarbeiten und erleichterten die Fertigstellung des Manuskriptes.

Nicht zuletzt gebührt dem langjährigen Direktor des Hippokrates Verlages, Herrn *Ehrenfried Klotz*, der vor kurzem in den Ruhestand trat, sowie seinem Nachfolger, Herrn *Albrecht Hauff*, dem Lektorat sowie allen beteiligten Mitarbeiterinnen und Mitarbeitern des Verlages Dank für die wertvollen verlegerischen Ratschläge sowie die gute Ausstattung des Buches.

Bad Nauheim,
Dezember 1985 *Herbert Junghanns*

1 EINFÜHRUNG IN DIE PROBLEMATIK DER WIRBELSÄULEBELASTUNG

Die Wirbelsäule in Beziehung zur Umwelt und ihren Einflüssen

1:1 Übersicht über die Belastungsfolgen und über die Abgrenzung „Sportverletzung / Sportschaden"

Die Absicht, ein Buch über die Belastung der Wirbelsäule durch so unterschiedliche Gegebenheiten wie tägliches Leben (eingeschlossen die Freizeitgestaltung) und Sport/Turnen zu schreiben, bedarf einer einleitenden Erklärung. Daß plötzliche, unerwartete, gewaltbedingte Einflüsse – also Unfälle im Sinne der gesetzlichen Unfallversicherung – einer gesunden und mehr noch einer vorveränderten Wirbelsäule Schaden zufügen können, wenn die Stärke des Einwirkens die Belastungsgrenze überschreitet, wird in vielen Lehrbüchern nach allen erdenklichen Seiten abgehandelt. Wie die Wirbelsäule von berufsabhängigen Belastungen infolge von langzeitig wiederholten Einflüssen durch körperliche Schwerarbeit, durch ungünstige Dauerhaltungen des Körpers, durch berufliche Bewegungsarmut (Sitzarbeit), schließlich durch Vibrationen in Mitleidenschaft gezogen werden kann, ist ein Thema, das in der Arbeitsmedizin, in der Biomechanik und in der Biochemie, aber auch in anderen Fachdisziplinen zur Debatte steht. Mit der Tatsache, daß die Problematik dieser wissenschaftlichen Studien und Überlegungen auch in Lebensbereiche ausstrahlen, die der Titel dieses Buches nennt, ist das vorliegende Buch begründet.

Viele Fragen über die Möglichkeit von Wirbelsäuleschäden durch nicht einmalig-traumatische Einflüsse, sondern durch langzeitig bestehende oder immer wiederholte Lasten, wie sie vor allem im Sport/Turnen vorkommen, stehen noch unbeantwortet im Raum. Auch das sich daraus ergebende pathomorphe Substrat, seine Prädilektionsstellen und der Verlauf des einmal eingetretenen Schadens sind in manchen Punkten noch zu klären. Weiterhin wirft das Zusammentreffen von individual-endogenen und an persönliche Lebensumstände gebundenen exogenen Einflüssen grundlegend zu beantwortende Fragen auf.

Die Antworten scheinen einfach zu sein. Bei näherem Hinschauen stehen aber vor dem Ziel manche Hürden, die nicht leicht zu überspringen sind. Schon seit langer Zeit kreisen wissenschaftliche Studien um die Frage, auf welche Weise und mit welchen Schäden chronisch-belastetes Gewebe reagiert. Das wurde sowohl für knöcherne Festgewebe wie auch für Weichgewebe erörtert. Zu den letztgenannten gehören im Bereiche des Rückgrates in beherrschender Weise die Zwischenwirbelscheiben mit ihren hyalinknorpeligen, ihren faserigen und gelartigen Anteilen, aber auch die verschiedenen Bänder, sowie deren Verankerungen am und im Knochen und die Knorpelbeläge der knöchernen Gelenkflächen. Das Überblicken der Belastungsschäden wird noch erschwert durch die Vielzahl der gelenkigen und der halbgelenkigen Bewegungsmöglichkeiten im Bereiche des Rückgrates, die im Kapitel „Die hundert Gelenke des Rückgrates" (2:2.6.1) geschildert sind.

Oft blieben die Antworten schon bei dem Versuch zu klarer Terminologie stecken. Teilweise war für das Benennen die Genese oder der krankhafte Endzustand maßgebend:

- Aufbrauchschaden / Materialerschütterung / Gewebezerrüttung / Überanstrengungsschaden / Physiologischer Streß.

Zur Unterscheidung von dem einmaligen, plötzlichen Gewalteinfluß kamen für die schädigende Dauerbelastung Namen in Gebrauch, die in Verbindung mit Trauma, Fraktur oder Fissur „abmildernden" Charakter haben sollten:

- Häufig wiederholtes Kleinsttrauma / spezifisches Mikrotrauma / Kumulierung wiederholter Trivialverletzungen / unterschwelliges Dauertrauma / schleichende Fraktur / Dauerbruch (als Gegensatz zum Gewaltbruch) / Ermüdungsbruch / in Schüben verlaufende Mikrofissuren und manche andere Begriffe.

Viele Namen enthalten Ursachenhinweise wie in folgenden Beispielen:

- destruktiver Charakter der Funktion
- funktionsmechanische Überbeanspruchung
- Einwirken eines mechanischen Trommelfeuers
- trophostatische Schäden
- Überbeanspruchungssyndrom als endogene Verletzung
- Gewebeaufbrauch durch mechanische Beanspruchung
- Mißverhältnis zwischen Last und Belastbarkeit
- Funktionsschaden durch natürlichen Mehrgebrauch

– Erlahmen des mechanischen Widerstandes
– Schaden (z.B. Sportschaden) im Gegensatz zum Sportunfall.

In diesen verschiedenartigen Namen steckt jeweils ein wahrer Kern. Und doch bleiben oft Zweifel, wenn es sich um das Beurteilen von schädigenden Dauereinflüssen auf Stütz- und Bewegorgane handelt. Das zentrale Achsenorgan, die Wirbelsäule, ist in solche Zweifel besonders oft eingeschlossen. An vielen Stellen dieses Buches muß also versucht werden zu erläutern, welche mechanischen Dauerlasten – wie die trommelfeuerartigen stereotypen Stöße des sportlichen Leistungstrainings und des Wettkampfes – schädigend sein können. Das gilt für das Knochengerüst, für die Hyalinknorpelschichten der vielen Gelenke und für die Weichgewebe, insonderheit für die Zwischenwirbelscheiben.

Jeder Versuch des Klärens von Schädigungsmöglichkeiten durch mechanische Dauereinflüsse führt zu einer wichtigen Überlegung:

- Wenn das Einwirken eines Druckes, einer kurzen Vibrationsphase oder einer Zerrung (Überdehnung) nicht zum Schaden ausreicht, kommt dann der Summation solcher Einflüsse die Rolle der pathogenetischen Bedeutung zu?

Diese Frage ist jedoch nicht allgemeingültig zu beantworten. Besondere Umstände persönlicher Lebensgewohnheiten oder unvermeidbare äußere Einflüsse, die das tägliche Leben, das Freizeitverhalten, der Sport, das Turnen bringen, sind zu berücksichtigen. Dadurch ergeben sich gesonderte Teilfragen, von denen einige andeutungsweise skizziert werden:

- Verhindert eine rasche zeitliche Folge unterschwelliger mechanischer Einzeleinflüsse oder eine langzeitige, selten unterbrochene Dauerzwangshaltung das zwischenzeitliche Erholen des unmittelbar betroffenen Gewebes so erheblich, daß dadurch ein Verbrauchsschaden entsteht?
- Geschieht dies auch dann, wenn die exogenen Einzelkräfte weit unter der mechanischen Festigkeitsgrenze der beteiligten Gewebearten liegen?
- Welche Kombinationen verschiedener Kräfte – zum Beispiel Druck, Torsion, Vibrationen – bergen durch Summation eine besondere Gefahr der Schädigung in sich?

Für befriedigende Antworten auf diese Fragen fehlen noch ausreichende Ergebnisse von Experimentalstudien. Die vielfachen Versuche, epidemiologische Studien zur Klärung heranzuziehen, haben bisher noch keine eindeutigen Antworten erbracht. Dies gilt in gleicher Weise für die Knochen der Wirbelsäule, wie für die Aufbauteile der eingeschalteten Bewegungssegmente und für die dazu gehörenden Zwischenwirbelscheiben, die ihre besondere Problematik haben.

Die vielen Aufgaben, die die Wirbelsäule in statischer und kinetischer Hinsicht zu erfüllen hat und auf die sie vorbereitet ist, erstrecken sich über das ganze Leben. Das Erhalten dieser Funktionen über die Lebensjahrzehnte hinweg ist jedoch an eine „normale" Beanspruchung gebunden: Wechsel „Gehen-Stehen-Liegen" möglichst mit hinzugefügten muskelkräftigenden Bewegungstherapien. Das übermäßige körperliche Beeinflussen der Wirbelsäule auf der einen und Bewegungsmangel auf der anderen Seite sind schädigende Faktoren, denen jeder Mensch in seinem täglichen Leben in verschiedener Weise ausgesetzt sein kann. (Schäden durch plötzlichen einmaligen Gewalteinfluß – also die Auswirkungen von Unfällen – gehören nicht in den Kreis unserer Thematik. Sie werden nur gelegentlich zum Vergleich herangezogen.) Die Grenzen zwischen dem Normalanspruch des täglichen Lebens lassen sich sowohl nach der Seite des Bewegungsmangels, wie nach der Seite des übermäßigen Beanspruchens nicht immer klar ziehen. Weiterhin ist zu bedenken, wie stark die persönliche Belastbarkeit der Wirbelsäule schwankt. So können die an der Wirbelsäule häufigen angeborenen oder aus der Wachstumszeit stammenden Fehlformen des anatomischen Aufbaues oder Krankheitseinflüsse auf die Muskulatur (z.B. Lähmungen, auch wenn sie nur geringe Restzustände zurückgelassen haben) und andere Ursachen eine wesentlich eingeschränkte Belastbarkeit der Wirbelsäule nach sich ziehen. In solchen Fällen haben unter Umständen bereits die Lasteinflüsse durch das „normale" tägliche Leben ungünstige Folgen. Sie können sich von Jahrzehnt zu Jahrzehnt durch alternsbedingten Abbau der Muskelkräfte und der Knochensubstanz sowie durch Verschleiß in den Weichgeweben – bevorzugt in den Zwischenwirbelscheiben und den Gelenkknorpelschichten – verschlimmern.

Ein Blick auf die vielfältigen Vorschläge zur Terminologie für das klare Abgrenzen zwischen der Sportverletzung (Sportunfall) und dem Sportschaden läßt noch manche Schwierigkeiten erkennen. Zwar sind sich fast alle Bearbeiter dieser Thematik in den Grundsätzen einig, nur für die Namen gibt es noch verwirrende Begriffe. Des besseren gegenseitigen Verstehens wegen müßte die Diskussion durch wissenschaftlich gesicherte Ergebnisse von Langzeitstudien aus den Gebieten verschiedener Sportarten fortgesetzt werden. Dazu sind außerdem zahlenmäßig ausreichende, auf praktisch-sportärztlichen Befunden beruhende Ergebnisse vorzulegen.

Bis auf diesen Wegen neue Erkenntnisse erlangt sind, sollten nur drei Begriffe verwendet werden, siehe folgende Übersichten: A Sportverletzung, B Spätfolge nach Sportverletzung, C Synonyme für Ursachen des Sportschadens. Die lange Liste in C enthält eine Auswahl der in der Literatur häufig besprochenen Begriffe, die insonderheit für die Schäden der Wirbelsäule verwendet werden. Es ist nötig, diese Liste mit zunehmenden Erkenntnissen nach und nach zu vereinfachen und zusammenzufassen.

A Sportverletzung entsteht als einmaliges plötzliches und unerwartetes, von außen einwirkendes Ereignis (entsprechend dem hinreichend bekannt definierten Arbeitsunfall).

B Spätfolge nach Sportverletzung. Dazu gehören vor allem die posttraumatischen Arthrosen, die sich allmählich verschlimmern, zum Beispiel nach Gelenkfrakturen, Knorpelabsprengungen oder Meniskusrissen. An der Wirbelsäule finden sich Spätfolgen nach einmaligen Gewalteinflüssen, zum Beispiel bei Abbrüchen von Gelenkteilen an Wirbelbogen- oder Unkovertebralgelenken, Wirbelkörperbrüchen und/oder Wirbelluxationen mit Bandscheibenverletzungen u.a.

C Synonyme für Ursachen des Sportschadens Gewebeschäden durch häufig oder dauernd im Grenzbereich der Gewebetoleranz wirkende sport-spezifische Bewegungs- und Krafteinflüsse: bevorzugt an bradytrophen Geweben: wie Gelenkknorpel, Gelenkinnenscheiben, Bandscheiben, Einwirken des destruktiven Charakters der Funktion auf das bradytrophe Gewebe • Mißverhältnis zwischen individualer biomechanischer Belastbarkeit und geforderter sportlicher Leistung • Aufbrauchschaden durch eine kleine Kraft, die langzeitig und dauernd wiederholt wird • Latente, chronische Sportschäden mit Gewebeverschleiß • Dauertrauma durch Training und sportliche Höchstleistung • Häufige und bezüglich der Beschwerden unterschwellige Distorsionen • Physiologischer Streß • Ermüdungsfraktur • Unterschwelliges, oft wiederholtes Trauma • In Schüben verlaufende Mikrofissuren • Mikrotrauma (als Initialtrauma) • Kumulieren wiederholter Trivialverletzungen • Invalidisierende Gelenkschäden der Sportler.

Viele Belastungen treffen eine gesunde oder eine vorgeschädigte Wirbelsäule als Gesamtheit oder nur teilweise in allen Bereichen des Lebens, dazu also auch im Sport, im Turnen, in der Freizeit usw. Über die berufliche Belastung wird in diesem Buch nicht systematisch berichtet. Sie klingt aber an. Außerdem ist sie in den Bänden 78 und 79 der Buchreihe „Die Wirbelsäule in Forschung und Praxis", Hippokrates Verlag 1979, ausführlich dargestellt.

Die Wirbelsäulenbelastungen sind in fast allen Kapiteln dieses Buches mehr/weniger behandelt. Das ist aus dem Inhaltsverzeichnis zu entnehmen. Nur einige sollen hier besonders genannt werden:

- Schwingeinflüsse / Vibrationen (3:3, 5:3, 7:3.3)
- Allgemeine biomechanische Leistungsanforderungen (5:2)
- Probleme des sportspezifischen Trainings (8:2.1.1)
- Grenzen der biomechanischen Belastbarkeit (8:3.1)
- Fast alle Teilkapitel über die einzelnen Sportarten in Kapitel 8:4.

1:2 Anpassung

Vorbemerkung. Lasten, die von der Wirbelsäule bewältigt werden müssen, erreichen oft die Belastungsgrenze oder überschreiten sie sogar. Glücklicherweise steht den Lasteinflüssen in vieler Hinsicht ein Ausgleichsvermögen gegenüber, das aber nicht in allen Fällen helfen kann. Insonderheit bietet die Wirbelsäule durch ihre vielen und sehr verschieden reagierenden Gewebearten mancherlei Schwierigkeiten.

Einleitung. In einer lesenswerten Arbeit beschäftigte sich 1980 *Hesse* ausführlich mit dem Thema: Anpassungsvorgänge am Haltungs- und Bewegungsapparat und ihre Grenzen. Der Eingangssatz lautet: „Anpassungsvorgänge an Belastungen sind Grundeigenschaften des Lebens überhaupt, ohne deren Vorhandensein seine Existenz im biologischen Bereich undenkbar wäre." Diese wichtige Tatsache erläutert der Autor am Muskelgewebe und an den stoffwechselträgen Geweben, wie Sehnen und Knorpel. Seine Erkenntnisse bezieht der Verfasser im wesentlichen aus eigenen reichen Erfahrungen im Sport. Jedoch erwähnt er in seinen Beispielen über die Adaptation des Muskelgewebes, der Sehnen und des Knorpels die Wirbelsäule nicht, obwohl doch gerade sie als zentrales Achsenorgan auf dem Gebiete der Adaptation praktisch in allen Turnarten und Sportdisziplinen eine wichtige Rolle spielt. Daß die Möglichkeit des Anpassens für die Zwischenwirbelscheibe bedauerlicherweise sehr negativ zu beantworten ist, wird am Ende dieses Kapitels besprochen.

Drei *Leitsätze*, die in den folgenden Ausführungen immer wieder bestätigt werden, seien vorausgeschickt:

„Eine Grundaufgabe des sportlichen Trainings besteht darin, die Anpaßfähigkeit der einzelnen Gewebearten an die geforderten Leistungen schrittweise zu erhöhen."

„Die Adaptationsmöglichkeit erreicht ihre Grenzen, wenn die Belastungstoleranzen des Gewebes überschritten werden."

„Andauernd wiederholte Trainingsüberlastung durch ultraphysiologische Krafteinflüsse vermindert die Funktionsmöglichkeiten, das heißt: verringerte Belastbarkeit durch Auftreten von Schmerzen."

Muskulatur. Von sportmedizinisch-internistischer Seite wurde auf Grund eingehender Studien gefunden, in welcher Weise der Herzmuskel, ebenso wie die Körpermuskulatur, trainierbar sind: Zunahme an Masse, Leistungskraft, Widerstandsfähigkeit, Einzelheiten dazu enthalten die ausführlichen Studien von *Tittel* (1973).

Bekannt ist die gute Anpaßfähigkeit der im gezielten Training geschulten *Muskulatur* an die sportspezifischen Notwendigkeiten. Es kommt zur Dicken- und Kraftzunahme, sowie zur Vermehrung des Kapillarnetzes in den Muskelfasern, aber mehr noch zu einem wirksameren Muskelstoffwechsel. Er ist für viele Organe und Gewebe lebensnotwendig: so auch für die Knorpelschichten der Wirbelsäulegelenke und die bradytrophen Gewebe der Bandscheibe.

Umfangreiche neuere Untersuchungsreihen, über die *Howard* 1984 berichtet, ergeben die Möglichkeit der Umwandlung verschiedener Muskelstrukturen, je nachdem, ob durch das sportliche Training Dauerleistungen gefordert waren oder ob für kurze Sprinterstrecken trainiert wurde. Allerdings spielen dabei auch vererbte Anlagen eine Rolle. Immerhin sind die Ergebnisse ein neuer Beweis sportspezifischer Adaptation der Muskulatur. Diese Verhältnisse ändern sich allerdings rasch, wenn das besondere Sporttraining unterbrochen wird.

Die durch Training spezifisch gekräftigten Muskeln des Körperstammes passen sich gemeinsam mit den Hilfsmuskeln der Wirbelsäule (am Brustkorb, an den Bauchdecken, am Übergang zu Becken und Beinen sowie am Schultergürtel) jeder sportlichen Leistung an, siehe 2:2.4. Dadurch bildet die statisch-dynamische Muskel-Bänder-Einheit ein „hyperphysiologisches Korsett". Näheres ist darüber u.a. in 3:2.5, 4:8.2, 5:2.4.1 nachzulesen.

Anpaßvorgänge an den einzelnen Aufbauteilen der Wirbelsäule sind sehr vielfältig. Im folgenden wird lediglich versucht, wie sich turnerisch/sportliche Belastungsarten auf die Gewebebestandteile des Rückgrates auswirken. Die Literatur stieg in den letzten beiden Jahrzehnten reichlich an. Trotzdem klaffen noch mancherlei Lücken, insbesondere wegen der schwierigen experimentalen Untersuchungsmöglichkeiten am Rückgrat. So können auch die Angaben in den folgenden Abschnitten nur über Teilbereiche unterrichten.

Ein sehr wichtiger Teil des sportlichen Trainings steht unter der Notwendigkeit, durch Adaptation immer höhere Ansprüche zu gewährleisten. Dem werden jedoch durch die vorgegebenen physiologischen Belastungstoleranzen Grenzen gesetzt. Dies müssen Sportärzte, Trainer und der Sportler selbst immerwährend beachten.

Knochen. Die Fragen über Anpassung an die sportspezifischen Einflüsse nehmen einen stetig größer werdenden Raum in der Literatur ein. Für die *Knochen* des Rückgrates wird darüber in 5:2.5.2 berichtet, und insonderheit der belastungsbedingte Strukturwandel der Spongiosa dargestellt. Er entsteht nach Knochenbruchheilung, aber auch während des Wachstums, wenn unphysiologisch verteilte Lasteinflüsse wirksam werden: zum Beispiel Coxa valga sive vara.

Infolge seines ausgeprägten Stoffwechsels, der raschen An- und Abbau ermöglicht, können im Knochen durch turnerisches oder sportliches Training Anpaßvorgänge in Form von Volumenzunahme, verbreiterten Diaphysen und verstärkten Spongiosabälkchen entstehen. Durch starke Axialbelastung der Wirbelsäule, wie sie beim Gewichtheben üblich ist (8:4.6.2), besteht die Adaptation im Auftreten von verdichteter Spongiosa in Wirbelkörpern.

Verdichtete Spongiosa kann in Wirbelkörpern auch unsymmetrisch auftreten, wenn die Wirbelsäule einseitig überlastet wird: zum Beispiel auf der Wurfseite der Speerwerfer (8:4.12.4). Studien an Tieren bestätigten die einseitige Wirksamkeit von Lasteinflüssen auf Knochen: *Schönholzer* 1962.

Knochenanbau in Form von stumpfwinkeligem Vorstehen der vorderen Wirbelkörperkanten im Brustwirbelbereich beobachteten *Münchow* u. *Albert* 1969 an Röntgenaufnahmen von Gewichthebern (8:4.6.2). Diese Anpaßvorgänge an die besonderen Lasteinflüsse auf den vorderen Anteilen der Wirbelsäule verstärkten sich mit der Trainingsdauer. Nicht geklärt wurde jedoch die Frage, ob Zusammenhänge mit Adoleszentenkyphose vorlagen, und welche Schäden in den vorderen Abschnitten der benachbarten Zwischenwirbelscheiben bestanden.

Bei der *Spondylolyse* entsteht im jugendlichen Alter gelegentlich eine spontane Reparation: die Umbauzone im Zwischengelenkstück erweitert sich nicht zu einer offenen Fuge, sondern verknöchert. Zurück bleibt eine verlängerte, knöchern feste Portio interarticularis: Abbildung in 4:5.1. Eine solche Anpassung verhindert das weitere Vorgleiten und verstärkt gleichzeitig die Tragfestigkeit des Wirbelbogens.

Ein besonderer Adaptationsvorgang stellt sich bei der abgleitenden Spondylolisthese L 5/S 1 oft ein: das weitere Gleiten verhindert ein langsam wachsender knöcherner „konsolartiger Vorbau" an der Kreuzbeinbasis: siehe Abbildungen in 4:5.1.

Sehnen/Bänder. Bei Tierversuchen fand 1973 *Tilscher* Beweise für die Trainierbarkeit von Achillessehnen: Hypertrophie mit Zunahme der Zugfestigkeit, aber geringfügige Abnahme der Dehnungsfähigkeit. Für den Bereich des Rückgrates gibt es – wegen der Schwierigkeit entsprechender Versuche – keine Erkenntnisse über Trainierbarkeit der Sehnen und Bänder, obwohl eine große Zahl von allerdings kürzeren Bändern und Sehnen bei vielen sportlichen Disziplinen stark beansprucht werden. Dazu gehören unter anderen: Ligg. flava, vorderes und hinteres Längsband der Wirbelkörperreihe, inter- und supraspinale Bänder, Sehnenansätze der langen Rückenmuskeln, Gelenkbänder der etwa 50 Wirbelbogengelenke, Bänder der Kopfgelenke.

Alle Sehnen und Bänder werden ohne Zweifel bei dem allmählich gesteigerten Aufbautraining der Muskulatur des Rumpfes entsprechend durch Zug und Torsion in zunehmendem Maße beansprucht. Nähere Untersuchungen dazu sind leider nicht möglich, weil die Belastungsgrenzwerte der einzelnen Bandsysteme des Rückgrates unbekannt sind. Da die oben erwähnten Tierversuche die Trainierbarkeit von Sehnen grundsätzlich bewiesen haben, ist auch die Trainierbarkeit und damit eine Zunahme der Belastungsgrenze von Bändern und Sehnen im Wirbelsäulebereich anzunehmen. Sie wird sich also im Rahmen des Muskeltrainings miteinstellen.

Ständiges Überschreiten der Belastungstoleranz von Bändern und Sehnen kann zum Krankheitsbild der Akroosteopathie führen (4:6.3.2). In solchen Fällen verschlimmert jedes weitere Trainieren sowie intensive Gymnastik- und Massagetherapie den sportbedingten Schaden und erhöht die Schmerzen. Nur eine entsprechend lange Ruhepause kann die Adaptation an den vorherigen Zustand herstellen.

Hyaliner Knorpel. In der Wirbelsäule gibt es keine großen zusammenhängenden Flächen von hyalinem Knorpel, wie in den Gliedmaßengelenken. Trotzdem ist die Gesamtmenge von Hyalinknorpel beträchtlich. Sie verteilt sich auf die Wirbelbogengelenke und Kopfgelenke, insgesamt also auf mehr als einhundert kleine Gelenkflächen: vergleiche 2:2.6.1. Noch einige Halbgelenke kommen hinzu: Wirbelrippengelenke, Iliosakralgelenke, Schambeinfuge. Die etwa 25 „Halbgelenke Zwischenwirbelscheibe" – siehe in 2:2.3 – haben je zwei Hyalinknorpelscheiben im Verbund mit Gallertkern und Faserknorpellamellen. Zu ihrer Anpaßfähigkeit wird in einem eigenen Abschnitt Stellung genommen.

Gelenke. Die Frage der Anpaßfähigkeit der hyalinknorpeligen Gelenkflächen in den zahlreichen kleinen Gelenken, die über die Gesamtlänge der Wirbelsäule verteilt sind, wurde bereits im vorhergehenden Abschnitt berichtet.

Die unter dem Knorpelbelag befindlichen knöchernen Gelenkflächen haben zusammen mit den Gelenkfortsätzen eine recht gute Adaptationsfähigkeit, wenn sich während der Wachstumszeit zum Beispiel eine Skoliose bildet. Die Gelenke folgen mit ihrem Knorpelbelag den zunehmenden Drehungen. Dabei können sich – ebenfalls durch das Fehlwachstum der Skoliose – die knorpeligen und die knöchernen Gelenkflächen in Größe und Achsenrichtung zur Wirbelsäule erheblich verändern.

Bei instabilen Wirbelsäulefrakturen helfen die Wirbelbogengelenke des Bruchbereiches und seiner Nachbarschaft häufig durch Verknöcherung zur Stabilisation – also zur notwendigen Adaptation an den traumatischen Endzustand. Dies geschieht ebenfalls beim Ausheilen von zerstörenden Infektionsherden und nach stabilisierenden Operationen.

Studien über die Adaptationsfähigkeit des Gelenkknorpels ergaben in Tierversuchen nach Lauftraining – also einer sehr gleichförmigen Bewegung – in einigen Gliedmaßengelenken mäßige Verdickungen der Knorpelschichten. Diese Ergebnisse, über die 1973 *Tittel* aufgrund seiner Literaturstudien berichtet, sind auf die menschliche Wirbelsäule kaum zu übertragen. Denn infolge der sehr modulationsreichen Bewegungen des Rückgrates im Leistungsturnen und -sport verteilen sich mechanische Einflüsse auf eine Vielzahl kleiner Gelenkflächen, die bei turnerisch-sportlichem Training sehr wechselnd unter Druck mit Drehen, Abscheren, Abgleiten, Torsion geraten. Immerhin gibt es einige Sportarten, bei denen die Wirbelsäule bevorzugt in spezifischer Weise beeinflußt wird. Ein Nachweis, ob sich dadurch der Knorpel in gewissen Gelenken verdickt – also anpaßt –, wird kaum zu erbringen sein. Also bleiben die Fragen offen: Passen sich die hyalinen Knorpelgewebe des Rückgrates den erhöhten sportlichen Ansprüchen an und werden ihre Schichten verdickt, gleitfähiger, stoß- und abriebfester, elastischer?

Zwischenwirbelscheibe. Für die Probleme der Adaptation liegen bei der Zwischenwirbelscheibe infolge ihres komplizierten Aufbaues aus verschiedenen Gewebearten und ihrer besonderen Funktionen gegenüber allen anderen Geweben der Wirbelsäule stark abweichende Grundlagen vor. Es ist auch nicht ausreichend, die Bandscheibe nur als ein Gebilde aus Faserknorpel anzusehen, wie dies leider häufig geschieht, und dessen Anpaßfähigkeit sowie seine Belastbarkeitsgrenze gegenüber sportlichen Einflüssen zu studieren. Der Faserknorpel in den Lamellenringen spielt eine wichtige Rolle. Aber für die Gesamtfunktionen der sehr störanfälligen Zwischenwirbelscheibe versehen noch der Gallertkern als ein Gitter-Gel-System (2:2.3) und die beiden Hyalinknorpelplatten (2:3.3.2, 3:2.2.1) zusätzliche Funktionen, die erst den „Gewebeverbund Zwischenwirbelscheibe" vervollkommnen. Bisher ist eine unmittelbare Anpaßfähigkeit der Zwischenwirbelscheibe an gesteigerte Leistungsanforderungen des sportlichen Trainings nicht bewiesen. Wenn sich in vielen Sportdisziplinen durch das Training eine erhöhte Leistungsfähigkeit der Wirbelsäule erreichen läßt, so liegt die Ursache dafür in der durch das Training gefestigten Muskulatur des Rumpfes (3:2.5, 4:6.4.7). Sie ist zusammen mit den Bändern in einem statisch und dynamisch wirkenden Muskel-Bänder-Korsett (3:2.5, 4:8.2) zusammengefügt, das regulativ für die Anpassung der Gesamtwirbelsäule an die sportlichen Notwendigkeiten sorgt. Rückenschmerzen zeigen an, daß der Preßdruck auf den Bandscheiben – unter Umständen vergesellschaftet mit einseitiger Belastung oder Torsion – die Belastungsgrenze erreicht oder sogar überschritten hat. Bei geringen und nur kurzzeitigen schmerzhaften Phasen kann das Training zunächst vorsichtig fortgesetzt werden. Verstärken sich die Beschwerden, ist dringend eine Trainingspause einzuschalten, um den bradytrophen Geweben der Zwischenwirbelscheibe wieder einen regelrechten Flüssigkeitsdurchstrom für die Ver- und die Entsorgung (2:3.3.2, 3:2.2.4, 3:2.4) zu gewährleisten: „Erholung durch Wechsel" zwischen Lasteinflüssen und Ruhe siehe in 2:3.3.2, 8:3.1.

Die im vorstehenden Absatz als Anpaßvorgänge erwähnten Verdickungen von Gelenkknorpel nach Dauerlasteinflüssen werden jedoch nicht von allen Forschern bestätigt. Das kann allerdings an den unterschiedlichen Versuchstechniken liegen. So folgerte zum Beispiel aus seinen Tierversuchen und Modellstudien *P. G. Schneider* 1972, daß übermäßiges Belasten von Gelenken den Austritt von Synovialflüssigkeit hervorruft und damit Knorpelschäden einleitet, weil die Druckabwehr vermindert wird und schadenstiftendes Reiben entsteht. Hier ergeben sich also Parallelen zum Verhalten der Zwischenwirbelscheiben unter Druck: Stagnation oder Hin- und Herschieben, schließlich Auspressen der Flüssigkeit (3:2.4). Entsprechende Lasteinflüsse kann das Hochleistungstraining – oft durch begleitende Hantelarbeit verstärkt – mit sich bringen.

An das Rückgrat und damit an die Zwischenwirbelscheibe – dem biomechanisch und biochemisch wichtigsten, zugleich aber auch störanfälligsten Anteil jeden Bewegungssegmentes – werden bereits im täglichen Leben häufig ultraphysiologische Ansprüche gestellt: siehe langzeitiges Sitzen in 7:3.2.2, Vibrationen in 7:3.3.1. Sportliches und turnerisches Training beanspruchen die Bandscheiben noch viel mehr, bevorzugt bei hohem Lastdruck zusammen mit fehlerhaft verteilten Lasten durch Dreh- und Abschereinflüsse. Damit wird die Belastungstoleranz der Bandscheibe und gleichzeitig die Adaptationsmöglichkeit überschritten, die ein gut trainiertes Muskel-Bänder-Korsett bringen kann. Das Ergebnis sind Schäden in den Bandscheiben, die einer Anpassung nicht mehr fähig sind und gegen die auch die geschilderte „Erholung durch Wechsel", die in 2:3.3.2 und 8:3.1 beschrieben ist, nicht mehr wirkt. Vor allem gefährden stetig in rascher Folge wiederholte Druckstöße (Trommelfeuer des Trainings, siehe in 3:2.2.4, 8:4.9.2) die Gesundheit der Zwischenwirbelscheibe, wenn dadurch die notwendige Ver- und Entsorgung des Gewebes entfällt, weil der Flüssigkeitsstrom stillgelegt ist, oder wenn die Flüssigkeit „nutzlos hin- und hergeschoben wird“. Darüber ist in 3:2.4 nachzulesen. In solchen Fällen wird es fraglich, ob nach einer – meist zu kurz gehaltenen – Trainingspause Wiederkehr des regelmäßigen Flüssigkeitsstromes erreicht werden kann, die eine Anpassung an die normalen Ernährungsbedingungen des bradytrophen Bandscheibegewebes zurückbringt. Gelingt dies nicht oder hat stoßartiger ultraphysiologischer Axialdruck Teile des Bandscheibegewebes bereits durch Risse und Spalten geschädigt, so beginnt der allmähliche Bandscheibetod, der sich von dem Bandscheibeverschleiß (Chondrosis disci, 4:6.2.3) bis zur Bandscheibezermürbung (Osteochondrosis intercorporalis, 4:6.2.4) fortsetzt. Diese Zustände gestatten keine Anpassung, das heißt keine Wiederkehr bisheriger Leistungsmöglichkeiten. Nur selten gibt es Turner oder Sportler, die trotz solcher schweren Schäden noch Hochleistungswettkämpfe erfolgreich bestreiten. Dazu gehört eine positive innere Einstellung und große Energie zum Überwinden der Schmerzen. Dies könnte als „psycho-energetische Adaptation“ bezeichnet werden. Sie ist bei vielen berufsmäßig tätigen Artisten zu finden: zum Beispiel bei Kontorsionisten (8:6.2).

Über die Anpaßfähigkeit der störanfälligen Zwischenwirbelscheibe an sportlich-turnerische Trainings- und Wettkampfnotwendigkeiten ist *zusammenfassend* zu sagen:

Wesentlich ist die von außen kommende, die Überlastung abwehrende Adaptation durch ein trainingsgestärktes Muskel-Bänder-Korsett. Dies kann als mittelbare (sekundäre) Anpassung bezeichnet werden. Zu ihr gehören die gut überlegten und im Training durchstudierten Bewegungen zum Steuern der Lasteinflüsse, die mit den verschiedenen Sportarten zusammenhängen: zum Beispiel die Technik des Gewichthebens (8:4.6.2). Eine „innere“ Anpassung durch Eigenleistung der Zwischenwirbelscheibe gibt es nicht. Jedenfalls ist nicht bewiesen, daß sich durch Training die Faserknorpelschichten der Ringlamellen verstärken, der Gallertkern durch Flüssigkeitsaufnahme eine vermehrt tragfähige Spannung erhält und die Hyalinknorpelplatte der Zwischenwirbelscheibe widerstandsfähiger wird.

1:3 Leitsätze

Eine Grundaufgabe des sportlichen Trainings besteht darin, die Anpaßfähigkeit der einzelnen Gewebearten an die geforderten Leistungen schrittweise zu erhöhen (S. 4).

Die Adaptationsmöglichkeit erreicht ihre Grenzen, wenn die Belastungstoleranzen des Gewebes überschritten werden (S. 4).

Andauernd wiederholte Trainingsüberlastung durch ultraphysiologische Krafteinflüsse vermindern die Funktionsmöglichkeiten, das heißt: verringerte Belastbarkeit durch Auftreten von Schmerzen (S. 4).

2 KOMPENDIUM ZUR ENTWICKLUNG, MORPHOLOGIE, BIOCHEMIE

2:1 Normale Entwicklung

2:1.1 Vorbemerkung

Die vorgeburtliche Reifung, die Weiterentwicklung bis zum Wachstumsabschluß sowie das letztliche Entstehen von Form und Haltung der Wirbelsäule sind Vorgänge, die zu einem „normal" aufgebauten Rückgrat führen, genauer: führen sollten. Jeder Kenner des Sachverhaltes weiß jedoch, daß es die bis in alle inneren Feinheiten untadelige Knochen-Weichteil-Konstruktion der zentralen Gliedersäule nicht für alle Menschen gibt. Denn viele Bildungsstufen sind erforderlich, um die zahlreichen Grundelemente nach einem vorgegebenen Zeitplan einzeln reifen zu lassen und zusammenzufügen. Während dieses langen Entwicklungsganges, der in seinen Einzelheiten genetisch vorbestimmt ist, können hinzugehörige nervale, vasale und andere Impulse durch unerwartete Verschiebung der Zeitphasen und aus anderen Gründen mehr oder weniger auffallende Bildungsfehler induzieren. Außerdem unterliegt der langzeitige Bildungsweg, der erst am Ende des zweiten Lebensjahrzehntes – oder sogar noch etwas später – völlig zum Stillstand kommt, individuell unterschiedlichen – wenn auch keineswegs anormalen – äußeren Einflüssen, die fehlerbildend sein können. Über Endergebnisse der so entstehenden Variationen und Fehlbildungen wird in Kapitel 4:3 berichtet. Anfänge solcher Entwicklungsphasen sind bereits in den folgenden Abschnitten über die normale Entwicklung geschildert.

Der Leser wird in den folgenden Abschnitten die normale Entwicklung der Wirbelsäule nur in den wesentlichsten Umrissen so weit dargestellt finden, daß sie Grundlage für das Verständnis der Wirbelsäulebelastung – insbesondere bei vorbestehenden Schäden – im Rahmen der Thematik dieses Buches sein können.

Die viele Wirbelsäuleprobleme beherrschende Biomechanik wird in bezug auf das Bewegungssegment im Kapitel 3 behandelt. In entsprechender thematischer Aufteilung erscheinen Hinweise auf biomechanische Belange an verschiedenen Stellen, besonders in den Kapiteln 4 und 5.

Zur Vorbemerkung gehört noch ein Blick weit zurück in die *Evolution des homo sapiens*, weil während dieser Millionen von Jahren das gekrümmte Rückgrat durch seine Streckung eine neue bestimmende Funktion als Zentralorgan des Stütz- und Bewegsystems erhielt. Die zunehmend aufrechter werdende Haltung bis zum zweifüßigen Stand und Gang (Abb. 2/1a, 2/1b, 2/1c) änderte die biomechanischen Verhältnisse für die Wirbelsäule grundlegend. Die schwierigsten Umstellungen betrafen die Halswirbelsäule und den Übergang der Lendenwirbelsäule zu Kreuzbein und Becken. Noch heute ist jede dieser beiden Regionen eine Crux medicorum: das „obere" und das „untere" Kreuz.

2:1.2 Reifung bis zur Geburt

Von dem vorknorpeligen Zustand an steuert die *Chorda dorsalis* die Differenzierung der primitiven Wirbelanlagen, der Knochenformen, der quer zur Längsachse verlaufenden Zwischen-

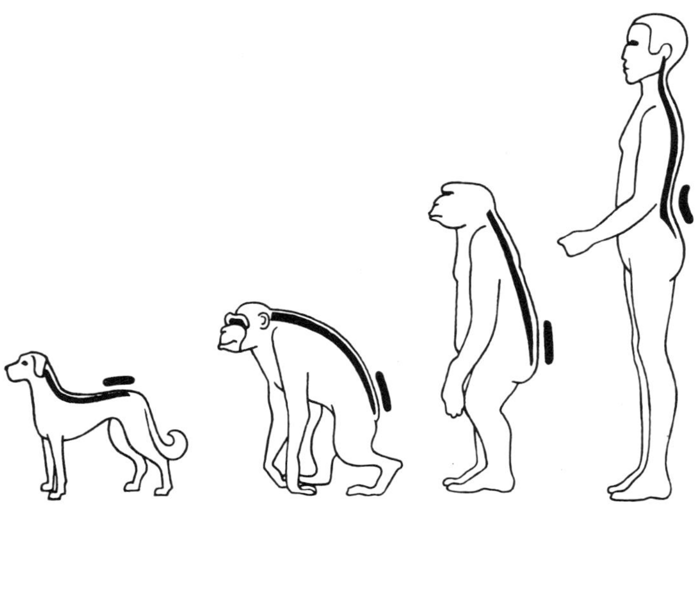

Abb. 2/1a: Vom Vierfüßlergang bis zur aufrechten Haltung des Menschen verändern sich die Brustlordose zur Kyphose und die Lendenkyphose über eine Streckhaltung zur Lendenlordose

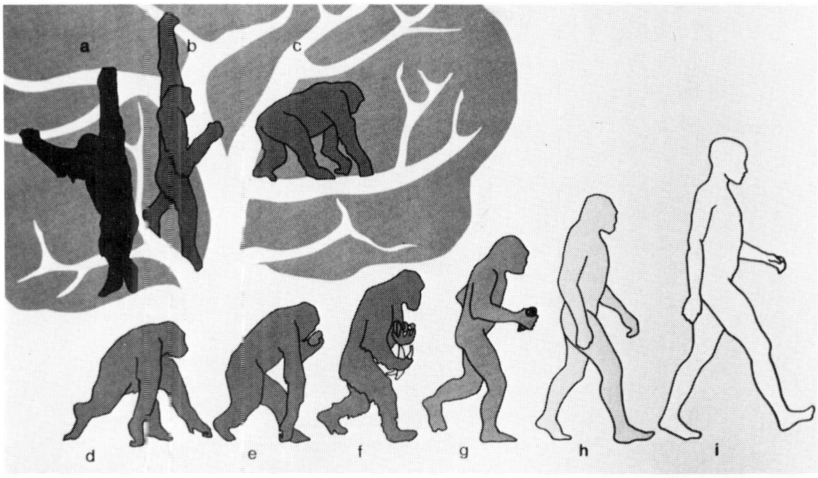

Abb. 2/1b: Vom Vierbeiner zum Zweibeiner, von den Bäumen in die Savannen. Die Evolution des Homo erectus (nach *Reinhardt* 1983)

wirbelscheiben: Eingehende Schilderung mit vielen Bildern und Literaturangaben bei *Schmorl* u. *Junghanns*, 5. Aufl. 1968, und bei *Töndury* 1958 (Neuauflage in Bearbeitung).

Abbildung 2/2 zeigt die wichtigsten Phasen der Rückbildung der in der Wirbelkörper-Bandscheiben-Reihe von Kopf bis Steiß längs durchlaufenden Chorda dorsalis (primitive Rückensaite). Sie sind im Bilde schematisch von oben nach unten dargestellt. In jeder dieser Phasen besteht Störmöglichkeit in der Rückbildung der Chorda dorsalis. Gelegentlich bleibt ein kurzer Chordakanal in einem Wirbelkörper zurück: Abbildung 2/3. Liegen umfangreichere Fehler bei der Chordarückbildung vor, entstehen Folgen in den Wirbelkörpern, die sich im späteren Leben ernstlich in den Wirbelkörpern auswirken können: Halbwirbel, Schmetterlingswirbel und viele andere. Ein Schema (Abb. 4/3) enthält eine umfangreiche Übersicht dazu.

In 20 bis 30% aller Wirbelsäulen verbleiben in der Endphase des „Rückzuges der Chorda dorsalis" aus den Wirbelkörpern mehr/weniger große Gruben zurück. Diese Noduli *Schmorl* sind in Röntgenaufnahmen gut erkennbar: Abbildung 4/8. An den Einbuchtungsstellen haben die Knorpelplatten verminderte Schichtdicke, müssen daher als biomechanisch gefährdet gelten. Wie solche Stellen in späteren Lebensjahren aussehen, zeigt das Mikrofotogramm: Abbildung 4/7. Mehr über den Zusammenhang mit der Adoleszentenkyphose in 4:4.2.

Im Zusammenhang mit der horizontalen Segmentierung in der Wirbelkörper-Zwischenwirbelscheiben-Reihe wachsen aus der Wirbelkörperanlage beiderseits Neuralfortsätze, die den das Rückenmark umschließenden Wirbelbogen mit seinen Fortsätzen bilden. Sie wirken an der Bildung des Rückenmarkkanales (Wirbel-

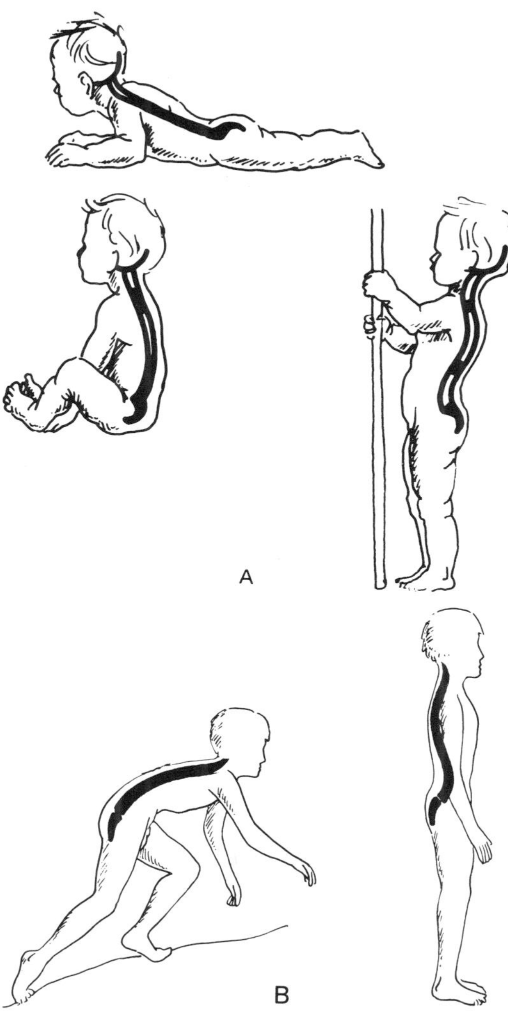

Abb. 2/1c: Ontogenetische Entwicklung der typischen Wirbelsäuleform beim Kleinkind (A) (nach *Tittel* 1976). Die Evolution vom Vier- zum Zweifüßler (B) (nach *Kapandji* 1972)

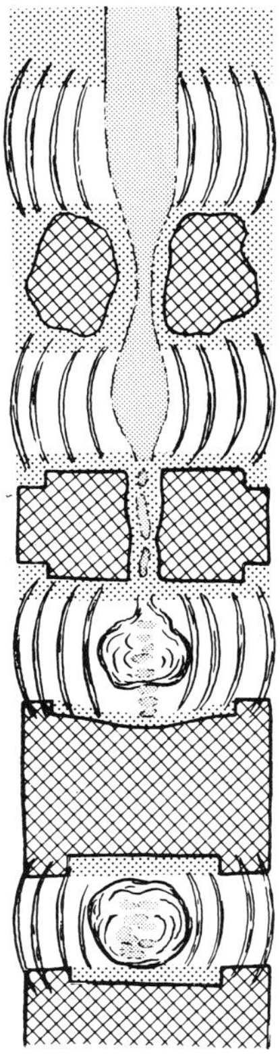

Abb. 2/2: Die Rückbildungsvorgänge der Chorda dorsalis. Im oberen Teil der Zeichnung durchzieht die Chorda dorsalis die knorpelige Wirbelkörperanlage (punktiert) und die Zwischenwirbelscheibenanlagen in der Kopf-Steiß-Richtung als geschlossener runder Stab. Sie wird im Zusammenhang mit der Knochenkernbildung (schraffiert) im Wirbelkörper eingeengt, während sie sich im Bereich jeder Zwischenwirbelscheibenanlage zur intervertebralen Chordaanschwellung auftreibt. Im Wirbelkörper verschwindet sie schließlich vollständig, aber im Gallertkern der Zwischenwirbelscheibe finden sich weiterhin Chordazellreste. Wenn sich die Durchtrittsstelle der Chorda dorsalis in der knorpeligen Schlußplatte nicht völlig schließt, bleibt eine Eindellung mit verdünnter Knorpelplatte zurück (Abb. 2/5).

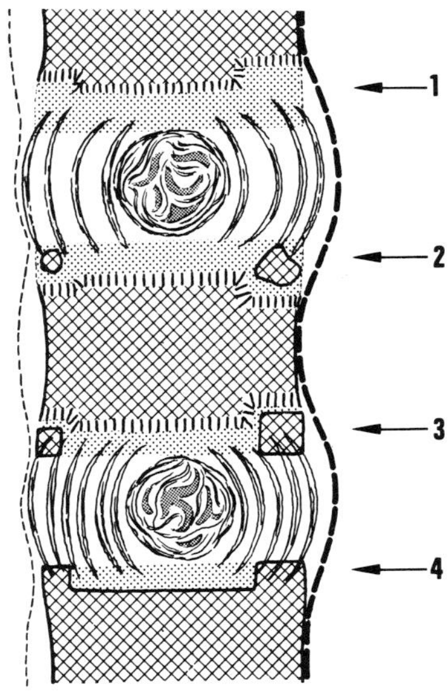

Abb. 2/4: Skizze zur Entwicklung der Wirbelkörperrandleisten (Epiphysen) nach *Junghanns*. Nach Ausbildung des Wirbelkörperknochenkerns (oben im Bild) besteht an seiner Wachstumszone (gestrichelt) eine geschlossene Knorpelplatte, deren erhabene Ränder in den Knochenkern noch eingelassen sind: knorpelige Randleiste (1). In ihr entwickeln sich einzelne Verknöcherungskerne (2), die zur ringförmigen knöchernen Randleiste verschmelzen (3) und schließlich fest mit dem Wirbelkörperknochenkern verwachsen. So entsteht die erhabene knöcherne Randleiste (4). Sie umgreift ringförmig die Knorpelplatte (bei 4). In der knöchernen Randleiste und in der Knorpelplatte sind Fasern des Lamellenringes (Faserringes) fest verankert.
Das Ligamentum long. ant. (rechts) verläuft an der vorderen und der seitlichen Wirbelkörperwand, fest verbunden. Es hebt sich an der Stelle ab, an der die knorpelige Randleiste im Ring des Wirbelkörperknochenkernes lag (1), überbrückt den Zwischenwirbelraum, um am benachbarten Wirbelkörper ebenfalls etwas entfernt von seinem Knochenrand (4) anzusetzen. Das Ligamentum posterior ist mit der Rückwand der Zwischenwirbelscheibe verbunden und überspringt die Rückwand des Wirbelkörpers.

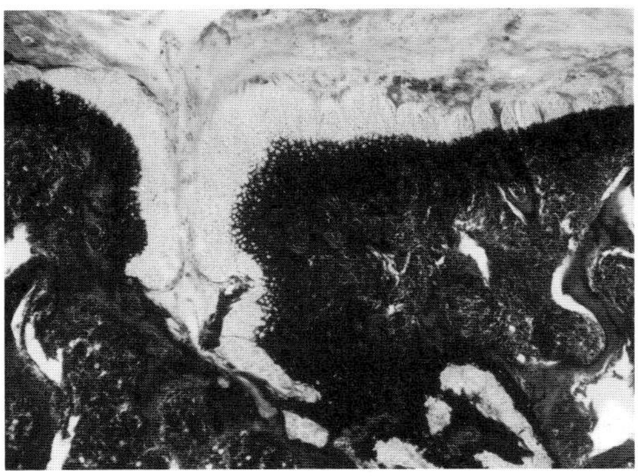

Abb. 2/3: Mikrofoto eines persistierenden kurzen Chordakanalstückes an der 10. Brustbandscheibe bei einem 16jährigen (Präparat und Bild von *G. Schmorl* 1928).

kanales) sowie an der Form der Zwischenwirbelkanäle (Zwischenwirbellöcher) mit. Gegenüber ihrer embryonalen Anlage verändern in der Wirbelbogenreihe die zahlreichen Gelenke Form und Achsenrichtung: siehe bei 2:2.6, 3:2.3.

Die Verknöcherungsvorgänge verlaufen in der Wirbelkörperreihe und in der Wirbelbogenreihe nicht in jedem Segment zur gleichen Zeit ab. Zuerst bilden sich in den Wirbelkörpern Knochenkerne aus, später verknöchern die Wirbelbögen. Diese Vorgänge finden ihr Ende aber nicht während der Embryonalzeit, sondern zum Teil erst bei Wachstumsabschluß und werden deshalb in 2:1.3 abschließend besprochen.

Die Zwischenwirbelscheibe grenzt sich bereits in der frühen Embryonalzeit segmental von der Wirbelanlage ab. Diese und die weiteren Entwicklungen sind in der schematisierten Abbildung 2/4 dargestellt. Auch die interkorporale Chordaanschwellung, der spätere Gallertkern, ist in diesem langen Entwicklungszustand sichtbar.

Um die Chordaanschwellung und weiter peripher lagert sich Fasergewebe, das allmählich den straffen Lamellenring bildet. Die Fasern sind tief in der zunächst knorpeligen, später verknöchernden Wirbelkörperrandleiste und in die Hyalinknorpelschicht der Bandscheibe verankert. Damit wird die Möglichkeit für die spätere funktionale Beanspruchung vorbereitet: siehe 3:2.2.

2:1.3 Entwicklung bis zum Wachstumsabschluß

Wenn der Embryo in das nachgeburtliche Leben entlassen wird, hat die Wirbelsäule noch einen beträchtlichen *Bildungsrückstand* aufzuholen, bis etwa mit dem zwanzigsten Lebensjahr – also im Vergleich mit anderen Organsystemen sehr spät – schließlich die wachsende Knorpelschicht an der Wirbelkörper-Zwischenwirbelscheibe-Grenze zur Ruhe kommt. Ehe es so weit ist, bestehen bis zur Zeit der Pubertät und noch darüber hinaus tätige Wachstumszonen an den Wirbelkörperabschlußplatten und den anliegenden Hyalinknorpelplatten der Zwischenwirbelscheiben. Auch die dem Wirbelkörperrand ringförmig aufliegende Wirbelkörperrandleiste zeigt noch lange nach der Geburt Wachstumsknorpel: Abbildungen 2/4, 2/5. Das läßt sich in Röntgenbildern Jugendlicher gut verfolgen: Abbildung 2/6. In diesen Wachstumszonen an der Wirbelkörper-Bandscheibe-Grenze verläuft das Wachstum nicht immer gleichmäßig. Deshalb bestehen während der besonders empfindlichen aktiven Wachstumsperioden – zum Beispiel in der Pubertät – Schadensmöglichkeiten, wie sie die Adoleszentenkyphose (*Morbus Scheuermann*) häufig zeigt: siehe in 4:4.2 und 8:8.2. Sehr gefährdent greifen oft äußere Einflüsse in eine geord-

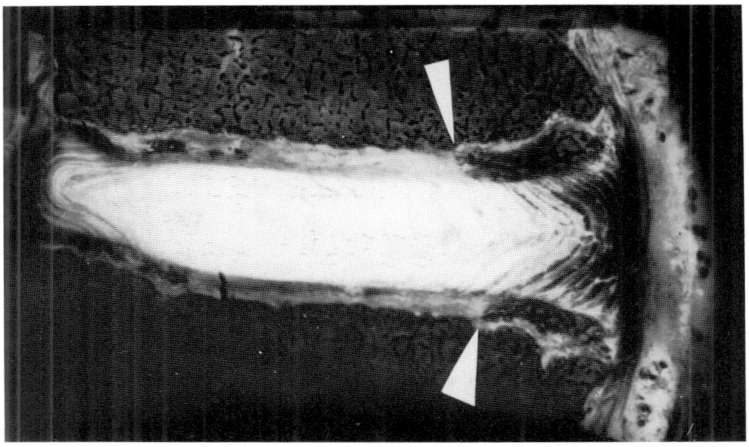

Abb. 2/5: Sagittale Schnittfläche der Zwischenwirbelscheibe eines Jugendlichen. Die beiden Pfeile deuten auf die rückwärtige Grenze des Vorderabschnittes der ringförmigen Wirbelkörperrandleiste. Sie ist noch nicht mit der Wirbelkörperkante verwachsen. Das zeigt ein feiner heller Streifen an. Das Bild entspricht den Befunden in Abbildung 2/7 bei Ziffer 2 und 3

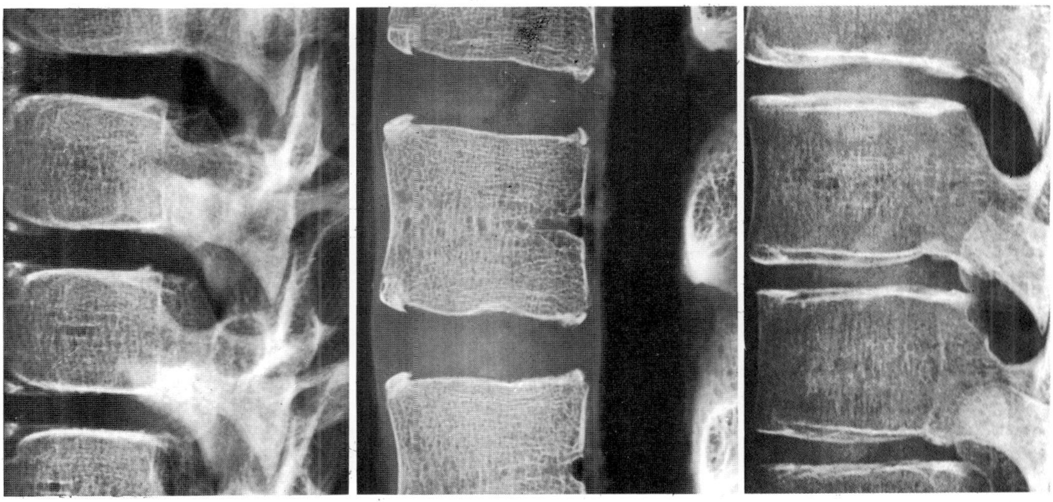

Abb. 2/6: Röntgenaufnahmen sagittaler Scheiben aus Wirbelsäulen eines Zwölfjährigen (links) und einer 15jährigen (Mitte) sowie Röntgenbild der Wirbelsäulehälfte einer 17jährigen (rechts). Die Bilder zeigen die fortschreitende Entwicklung der Wirbelkörperrandleisten: links noch nicht mit dem Wirbelkörper verbunden (vergleiche mit Abb. 2/4, Ziffern 2 u. 3), Mitte: zunehmender knöcherner Übergang zum Wirbelkörperrand, rechts: völlige Verwachsung mit dem Wirbelkörper (vergleiche Abb. 2/4, Ziffer 4)

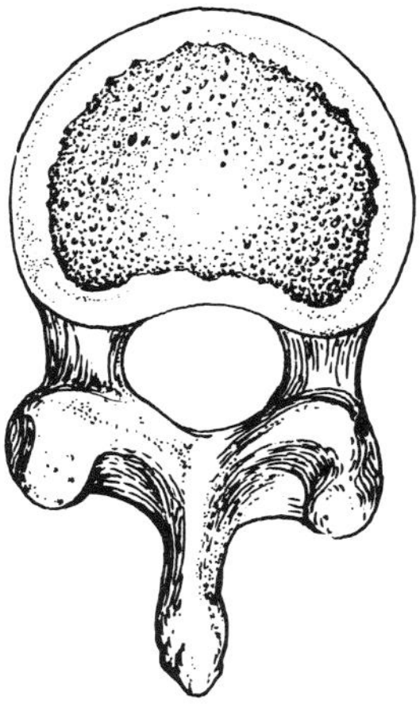

Abb. 2/7: Skizze eines mazerierten Lendenwirbels. Die Wirbelkörperabschlußplatte (Grundplatte, Deckplatte) ist siebartig durchlöchert. Im Mittelteil sind die Löcher nur spärlich. Dieser Druckaufnahmeteil entspricht der Lage des Gallertkernes der Zwischenwirbelscheibe. Der Knochenring der Wirbelkörperrandleiste umgrenzt den Raum der durch Mazeration entfernten Hyalinknorpelplatte

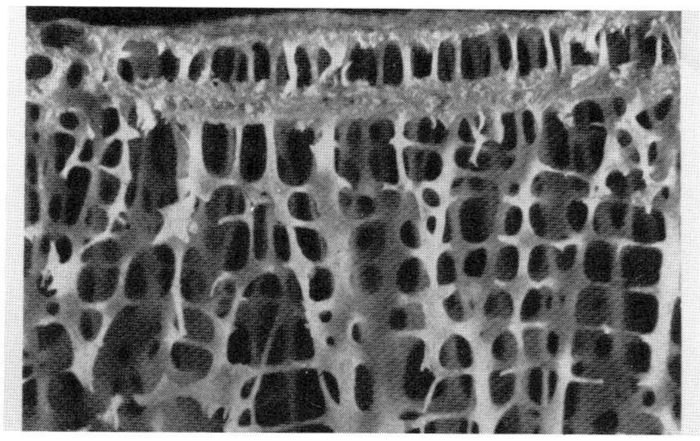

Abb. 2/8: Lichtbild der Sagittalschnittfläche eines mazerierten Lendenwirbelkörperstückes. Schwache Vergrößerung. Blick in das normale Spongiosagerüst. Die Spongiosa ist aus sich kreuzenden, durchlöcherten Platten zusammengesetzt. Unterhalb der Wirbelkörperdeckplatte ein parallellaufender Verstärkungszug

nete Weiterentwicklung ein. Zu ihnen gehört auch der Sport, insbesondere der Leistungssport Jugendlicher. Er birgt eine zu wenig beachtete Schädigungsgefahr in sich. Ihre Folgen werden oft erst später – zu spät! – erkannt. Näheres dazu in 8:9.1.

Größe und Form der *Wirbelkörper* bilden sich in den Wirbelsäuleabschnitten mit zeitlichem Unterschied aus. Darüber liegen umfangreiche Angaben und Meßergebnisse vor, die in den üblichen Lehr- und Handbüchern zu lesen sind.

In den *Strukturen der Wirbelkörper* sind die biomechanischen Notwendigkeiten klar zu erkennen. Zum Beispiel haben die Deck- und Grundplatten der Wirbelkörper mehrfache Aufgaben zu wahren, wie aus der Legende zu Abbildung 2/7 hervorgeht. Die Binnenarchitektur der Wirbelkörper gibt durch die sich kreuzenden durchlöcherten Spongiosaplatten zugleich Leichtigkeit und den notwendigen Halt: siehe Legenden zu den Abbildungen 2/8 und 2/9. Das gilt für Brust- und Lendenwirbelkörper. Entsprechend ihrer besonderen Funktion und der geforderten Belastung haben die Halswirbelkörper einen anderen Trajektorenaufbau.

In den *Wirbelbögen* schwinden während der nachgeburtlichen Jahre allmählich die bekannten Fugen. In Abbildung 2/10 sind die wichtigsten eingezeichnet. Ist das Verknöchern in einer oder mehreren Fugen verzögert oder bleibt es ganz aus, ergeben sich ernste, die Belastbarkeit mindernde Folgen (4:3). Ob durch besondere Belastungen während der jugendlichen Wachs-

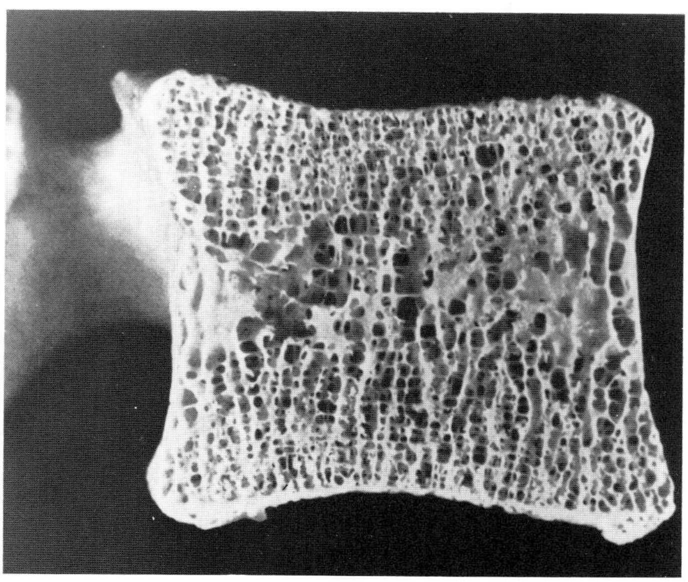

Abb. 2/9: Im Sagittalschnitt durch den Wirbelkörper L 3 beweist die Anordnung der Knochenbälkchen eine Sparbauweise des Tragewerkes für eine flächige Druckbeanspruchung. Im Zentrum und zu den weniger Last tragenden Außenflächen hin vermindert sich die Dichte der Knochenstruktur tumszeit Spalten in bereits regelrecht verknöcherten Zwischengelenkstücken (Fuge 2 in Abb. 2/10) entstehen, wird in neueren Studien vermehrt besprochen. Die letzte Entscheidung fehlt noch, wie in den Kapiteln 4:5.2 und 8:7.2 nachzulesen ist.

Die mit Zeitverschiebung ablaufenden Verknöcherungsvorgänge in der Wirbelkörperreihe und in der Wirbelbogenreihe erzeugen nicht allzu selten *Fehlformen*, über die in 4:3.2 und 4:3.3 berichtet wird.

Während der horizontalen Segmentierung können Unregelmäßigkeiten der Wirbelzahl (Variationen) für die einzelnen Abschnitte auftreten. Es kommt zu *Übergangswirbeln*, die sich am häufigsten durch Veränderungen an den Wirbelbögen kennzeichnen: Näheres in 4:3.1.

In der *Zwischenwirbelscheibe* schreiten die während des Embryonallebens begonnenen Umbildungen fort. Die fester werdenden Fasern verbinden sich zu Lamellen, die in Schraubenwindungen von Wirbelkörper zu Wirbelkörper ziehen, wobei die benachbarten Lagen in einem Winkel von 120° gegensinnig zueinander verlaufen.

Mit ihren Fasern strahlen sie in die knöchernen Wirbelkörperrandleisten ein: Abbildungen 2/2 und 2/4. Ein Flachschnitt durch eine voll ausgebildete Bandscheibe läßt die Schichten der Faserlamellen erkennen (Abb. 2/11). Die enge Faserverflechtung hat *Töndury* beschrieben: Abbildung 2/12. Die Bedeutung dieser bioarchitektonischen Konstruktion wird in 4:2.2 geschildert.

Die Blutgefäße, die während der Embryonalzeit von außen her in die Randzonen des Faser-

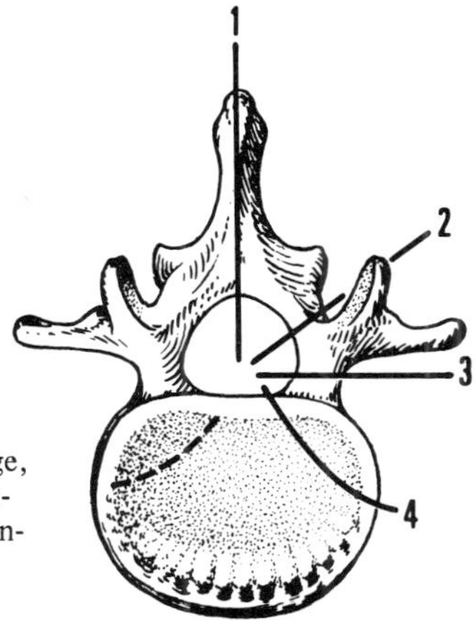

Abb. 2/10: Wirbelbogenspalten.
1 = Dornfortsatzfuge, 2 = Zwischengelenkstückfuge, 3 = Bogenwurzel, 4 = Wirbelbogenepiphyse

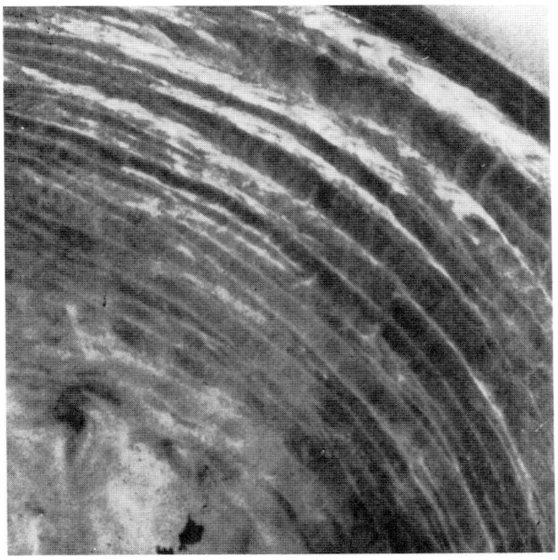

Abb. 2/11: Horizontaler Flachschnitt durch den Faserring mit Darstellung der Lamellenringe (Foto von *G. Schmorl* 1928)

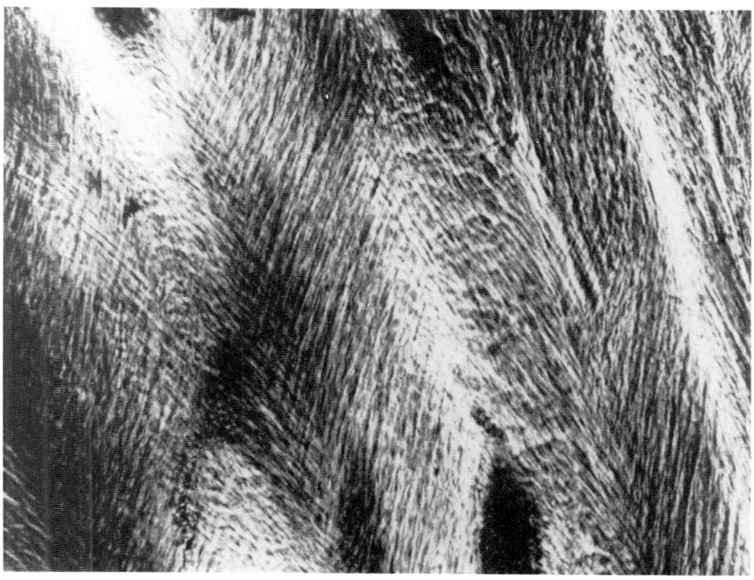

Abb. 2/12: Schnitt durch den Faserring einer Zwischenwirbelscheibe (aus *Töndury* 1958). Deutliche Faserverflechtung zwischen gegensinnig verlaufenden Faserringlamellen ringes hineinlaufen (Abb. 2/27), bilden sich bis zum vierten Lebensjahr zurück.

Inwieweit in der Zwischenwirbelscheibe eine lebenslängliche *Nervenversorgung* besteht, ist noch nicht restlos geklärt. An den Außenflächen der Zwischenwirbelscheibe liegen Äste des Ramus recurrens (Abbildung 2/22). Weitere Ausführungen in 2:2.5.

Von der embryonalen Wachstumszeit bis zur völligen Reife der Wirbelsäule ändern sich die Krümmungen in der Sagittalebene. Deutlich tritt die Lendenlordose vor die funktional wichtige Linie Kopf/Steißbeinspitze. Die Brustkyphose schwingt hinter diese Linie.

2:2 Morphologische Besonderheiten

2:2.1 Vorbemerkung

Kein anderer Teil des Stütz- und Bewegsystems hat einen aus so vielen Elementen zusammengesetzten Entwicklungsgang wie die Wirbelsäule. Er wurde in den vorstehenden Abschnitten vereinfacht dargestellt. Die Zusammenordnung der Wirbelsäule entsteht aus der zunächst unabhängigen Wirbelkörper-Zwischenwirbelscheiben-Reihe mit der – ebenfalls anfangs selbständig entwickelten – Wirbelbogenreihe. Diese mit Zeitverschiebung unabhängig voneinander wachsenden Elemente bilden das Rückgrat, so daß schließlich der in einzelne knöcherne Wirbel gegliederte Segmentaufbau mit Einschaltung der Zwischenwirbelscheiben entsteht.

Die tragende Funktion für senkrecht wirkende Lasten, aber auch für alle Bewegungsphasen übernimmt im vorderen Bereich die Wirbelkörper-Bandscheiben-Reihe. Im rückwärtigen Anteil liegt die Verantwortlichkeit für Stabilität in den straffen Wirbelbogengelenken. Sie wirken beiderseits zusammen mit den Gelenkfortsätzen als Partner der vorderen Tragsäule, wie *Louis* (1978) schematisch in einem Bild dargestellt hat: Abbildung 2/13. Die Festigkeit des einzelnen knöchernen Segmentes wird durch drei Brücken hergestellt: im Bild schraffiert. Lediglich die beiden oberen Halswirbel weichen von dieser Architektur ab.

Der normale anatomische Aufbau des Rückgrates führt gemeinsam mit Bändern und Muskeln zu dem *biomechanischen Kunstwerk* der gegliederten beweglichen Säule mit zentralen Aufgaben im Stütz- und Bewegsystem, die gleichzeitig wichtige Gebilde wie Rückenmark, Spinalwurzeln, Blutgefäße im Rückenmarkkanal und den zahlreichen Zwischenwirbelkanälen schützend umschließt.

Den ihr auferlegten Beanspruchungen vermag die Wirbelsäule nur gerecht zu werden, weil sie durch die segmentale Gliederung mit Einbau zahlreicher Halbgelenke und gelenkiger Elemente über eine bewundernswerte Fülle von Bewegungsmöglichkeiten verfügt: siehe Bewegungssegment in Kap. 3. Dadurch sind außerdem Möglichkeiten für statische und dynamische Belastungen geschaffen. Die wichtigsten Besonderheiten des anatomischen Aufbaues werden in den folgenden Abschnitten erläutert, da sie Grundlagen zum Verständnis des schädigungsbedingten Versagens sind. Das kann primär mechanisch sein, aber auch biochemisch gesteuerte Vorgänge führen zu mechanischen Folgen und wirken ungünstig auf die Funktion der Wirbelsäule: nähere Ausführungen in vielen folgenden Kapiteln.

2:2.2 Wirbelknochen und Kreuzbein

Im Wirbelkörper besteht die bereits erwähnte Bioarchitektur: Abbildungen 2/8 und 2/9. Die Kortikalis ist verhältnismäßig dünn entwickelt.

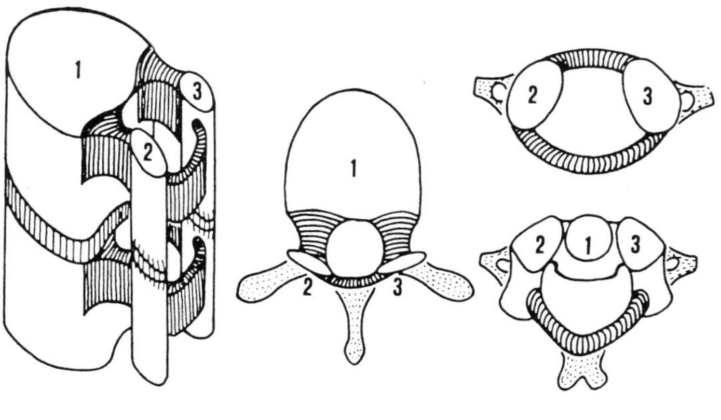

Abb. 2/13: Wirbelsäulearchitektur nach *Louis* (1978). Die drei senkrechten Belastungsreihen und die horizontalen Brücken

Das entspricht den Belastungsverhältnissen. Kraniale und kaudale Wirbelkörperabschlußplatten sind feinporig durchlöchert (Siebplatte) bis auf eine etwas dichtere Stelle (Druckaufnahmeplatte) gegenüber dem Gallertkern der Zwischenwirbelscheibe: Abbildung 2/7.

Zu den gelenkbildenden Knochenenden gehört eine kappenförmig aufsitzende knöcherne Epiphyse, die von einem Knochenkern ausgeht und durch eine Wachstumszone gegen den zugehörigen Knochen abgegrenzt ist. Am menschlichen Wirbelkörper bildet sich jedoch keine geschlossene knöcherne Epiphysenscheibe, sondern eine zunächst knorpelige, später verknöchernde ringförmige Randleiste: Abbildungen 2/4, 2/5, 2/6.

In den knöchernen Wirbelkörperrandleisten sind Fasern aus den Lamellenringen der Bandscheibe tief verankert. Das ergibt zusammen mit den in die Hyalinknorpelplatte eingelassenen Fasern eine biomechanisch wichtige feste Haft zwischen Wirbelkörper und Bandscheibe. Darüber ist mehr in Kapitel 3:2.4 nachzulesen.

An den *Wirbelkörpern* der *Halswirbelsäule* bestehen Besonderheiten durch den rechts und links vom Wirbelbogen her entwickelten Processus uncinatus sive semilunatus. Sie verknöchern und verschmelzen mit dem Wirbelkörper, dem sie danach als schaufelartige (halbmondförmige) Erhabenheiten seitlich aufsitzen. Jederseits bilden sie den kaudalen Teil des seitlichen Wirbelkörpergelenkes (Articulatio uncovertebralis *Luschka*). Das so entstehende Unkovertebralgelenk wird in 2:2.6.5 beschrieben. Gleichzeitig bildet sich in der Zwischenwirbelscheibe ein Spalt.

Der *Wirbelbogen* ist mit seiner Wurzel (Radix arcus vertebrae) beiderseits im Wirbelkörper verankert. Während der Embryonalentwicklung besteht hier ein Zwischenknorpel, die Bogenepiphyse (Abb. 2/10, Ziffer 4). Sie schließt sich bis zum sechsten Lebensjahr. Besonderheiten im Wirbelbogen sind die Fugen (Spalten): Abbildung 2/10. Das größte Interesse beansprucht die Spondylolysis, eine Fuge im Zwischengelenkstück (Portio interarticularis), zwischen dem oberen und unteren Gelenkfortsatz (Ziffer 2 im Bild). Sie kann die Vorstufe der Spondylolisthesis und verschieden geformt sein: Abbildung 4/30. Die Auseinandersetzungen über ihre Ursachen sind seit Jahrzehnten nicht zur Ruhe gekommen: siehe 4:5.

Der Wirbelbogen umschließt reichlich zwei Drittel der Wandung des Wirbelloches. Der restliche Teil wird von der Wirbelkörperrückwand gebildet. Das Zwischenwirbelloch – besser als *Zwischenwirbelkanal* (Canalis intervertebralis) zu bezeichnen – bildet sich in Röntgenbildern der einzelnen Wirbelsäuleabschnitte unterschiedlich ab: in der Halswirbelsäule schuhsohlenartig, in der Brustwirbelsäule mehr gerundet und in der Lendenwirbelsäule ohrmuschelförmig. Da die Eingangsebenen in verschiedenen Winkeln zur Pfeilnahtebene stehen, muß für Röntgenbilder ein entsprechend gerichteter Zentralstrahl gewählt werden. Die Lage der Zwischenwirbelkanäle zu den Bandscheiben ist in den Wirbelsäuleteilen unterschiedlich. An der Halswirbelsäule bestehen enge Beziehungen zu den seitlichen Wirbelkörpergelenken (Unkovertebralgelenken). An der Lendenwirbelsäule bildet der seitlich-rückwärtige Umfang der Zwischenwirbelscheibe einen Teil des Zwischenwirbelkanales. Im Brustbereich öffnen sich die Zwischenwirbelkanäle außen in die Zwischenrippenräume. In allen Wirbelsäuleabschnitten kommt den Zwischenwirbelkanälen eine große praktische Bedeutung zu, denn sie umschließen schützend ihren Inhalt: Nerven und Blutgefäße. Durch krankhafte Veränderungen sowie bei unrichtiger Beweglichkeit zwischen den Wirbeln entstehen Störmöglichkeiten, an die nicht oft genug gedacht wird; siehe Kapitel 3:4.2 über die Insufficientia intervertebralis.

Die umfangreichste und praktisch wichtigste Gruppe der *Wirbelbogenfortsätze* sind die Gelenk-, Dorn- und Querfortsätze.

Die paarig angelegten oberen und unteren *Gelenkfortsätze* jedes Wirbelbogens haben in den Wirbelsäuleabschnitten unterschiedlich gerichtete Achsen. Das wirkt sich auf die von ihnen gebildeten Wirbelbogengelenke aus. Sie erhalten die endgültige Drehstellung der Gelenkflächen erst in der frühkindlichen Wachstumszeit. Mehr darüber in 2:2.6.2.

Der *Dornfortsatz* bildet sich im Verlaufe des ersten Lebensjahres ohne eigenen Knochenkern durch Zusammenschluß der beiden Wirbelbogenhälften. Im Atlas und im Kreuzbein verzögert sich der Verschluß des Wirbelbogens oft bis in das sechste Lebensjahr. Die Länge, die kraniokaudale Breite und die Richtung sind in den einzelnen Wirbelsäuleabschnitten sehr unterschiedlich. Auf die Spitze des Dornfortsatzes ebenso wie auf die Enden der *Querfortsätze* legen sich in den ersten Lebensjahren kleine Knochenkerne – Apophysen – auf, deren knöchernes Verschmelzen mit dem Hauptknochen oft verzögert ist. Manchmal bleibt es völlig aus, wodurch die Diagnose gegenüber Abbrüchen erschwert sein kann.

Auffallend und als entwicklungsgeschichtlich-morphologische Eigenart zu vermerken ist das Verschmelzen einer großen Zahl von Knorpel-Knochen-Anlagen (Wirbelkörper, Wirbelbögen mit ihren Fortsätzen, Rippenrudimente, Apophysen) zum kompakten *Kreuzbein.* Die Seitenmassen des Kreuzbeins sind erst zwischen dem 15. und 25. Lebensjahr völlig verknöchert und tragen auf der Dorsalfläche die Processus accessorii als kleine Höcker. Die Spitzen der verschmelzenden Dornfortsätze bleiben als Crista sacralis mediana sichtbar. Mit dem Beckenring wird die Wirbelsäule durch die beiden Kreuzbein-Darmbein-Gelenke verbunden (2:2.6.3).

2:2.3 Zwischenwirbelscheibe

Die Zwischenwirbelscheibe (Discus intercorporalis) – von *Luschka* 1858 als „Halbgelenk" bezeichnet – stellt in ihrem Aufbau und mit ihren Verbindungen zu den beiden anliegenden Wirbelkörpern eine morphologische Besonderheit dar (2:2.7).

Näheres über den schrittweisen Umbau der Zwischenwirbelscheibeanlage während der Embryonalzeit ist aus den Kapiteln 2:1.2 und 2:1.3 zu entnehmen. Der Aufbau der Bandscheibe erlaubt durch die enge Verbundenheit zwischen Gallertkern und Faserringlamellen ein dynamisches Zusammenspiel. Der Faserring bildet in Abhängigkeit von seiner Feinstruktur und in Funktionseinheit mit dem Gallertkern ein stoßdämpfendes System mit Druckverteilung. Eine wesentliche funktionsmechanische Bedeutung erlangt der Faserring durch seine feste Verankerung in der knöchernen Randleiste und in der Hyalinknorpelplatte der Bandscheibe. Das ist in Abbildung 2/2, genauer noch in Abbildung 2/4, zu erkennen. Die Fasern sind in tiefen Einfügungskanälen fest verankert: *Sharpey*-Fasern. Derartige funktionsmechanisch wichtige Einbettungen kommen auch an Sehnen-, Bänder- sowie an Fascienansätzen vor: zum Beispiel in den Spitzen der Dorn- und Querfortsätze, siehe 4:6.3.2.

Die Gewebearten der Zwischenwirbelscheibe und auch ihr Zusammenhang mit den anliegenden Wirbelkörpern (Wirbelkörper/Zwischenwirbelscheibe/Grenzgebiet) sind von hoher Bedeutung für die regelrechte Funktion der segmental gegliederten Wirbelsäule. Das wird in 3:2.4 geschildert.

Die *Feinstruktur* in den Gewebeteilen der Zwischenwirbelscheibe ist durch elektronenoptische und biochemische Untersuchungen weitgehend geklärt (2:3.3.8). Die bikonvex geformten Faserringzellen finden sich eingelagert zwischen Kollagenfibrillen in parallel laufenden gebündelten Faserzügen. Für deren Zusammenhalt spielen die Mucopolysaccharide eine wesentliche Rolle. Die Gallertkernzellen liegen in einem dreidimensionalen Netzwerk (Gitter-Gel-System): Eine zusammengefaßte Darstellung bei *Junghanns* 1979, Teil I. Im Stoffwechsel der Zwischenwirbelscheibe kommt der Übergangszone zwischen Gallertkern und Faserring eine besondere Bedeutung zu. Verfeinerte Histomorphometrie läßt noch weitere Einblicke in diese Strukturverhältnisse erwarten.

Der *Gallertkern* (Nucleus pulposus) besteht bei Neugeborenen im wesentlichen aus Chordazellen, die im Laufe der weiteren Entwicklung verschwinden: Abbildung 2/2. Gelegentlich werden auch beim Erwachsenen noch Chordazellreste gefunden. Der Zusammenhalt im Gallertkern wird durch das bereits erwähnte Gitter-Gel-System erhalten. Allmählich schmelzen die angrenzenden inneren Lamellenschichten ein und verbinden sich mit dem Gallertkern. Es entsteht ein faserig-schleimiges System mit Spalträumen (Abb. 2/14). Sie lassen sich durch Injektion schattengebender Flüssigkeit röntgenografisch darstellen. Erste Aufnahmen der *Diskografie*, die später eine so große Bedeutung erlangen sollte, wurden 1931 durch *Junghanns* an Präparaten gewonnen: Abbildung 2/15, siehe auch Abbildungen in Kapitel 4:2.6.3.

Im Laufe des Lebens vermindert sich in dem zunächst prall gefüllten Gallertkern die Flüssigkeit und damit auch seine innere Spannkraft. Sie hat wesentliche Bedeutung für das biomechanische Verhalten der Zwischenwirbelscheibe (3:2.2.1, 5:2.6), kann jedoch durch biochemische Einflüsse verändert werden: siehe in 2:3.3.3.

Wichtige Glieder im anatomischen Aufbau der Zwischenwirbelscheibe sind die faserigen Lamellenringe. Sie wurden von 1928 bis 1931 von *Schmorl* und seinen Schülern und auf Grund dieser Anregungen später von *Töndury* studiert: Abbildungen 2/11, 2/12.

Wegen der funktionalen Bedeutung für das Spatium intercorporale und damit für das Bewegungssegment werden die anatomischen Gegebenheiten des *Faserringes* mit seiner Aufteilung in eine dem Gallertkern benachbarte Innenzone und die Lamellenringe seiner breiten Außenzone in 3:2.2.1 behandelt. Dort und in 2:3.3.2 ist auch über mechanische und physiologische Aufgaben der *Hyalinknorpelplatten* der Bandscheibe berichtet.

An den Zwischenwirbelscheiben der *Halswirbelsäule* (C 2/3 bis C 7) gibt es die besondere Ausbildung der *Unkovertebralspalten.* Sie ent-

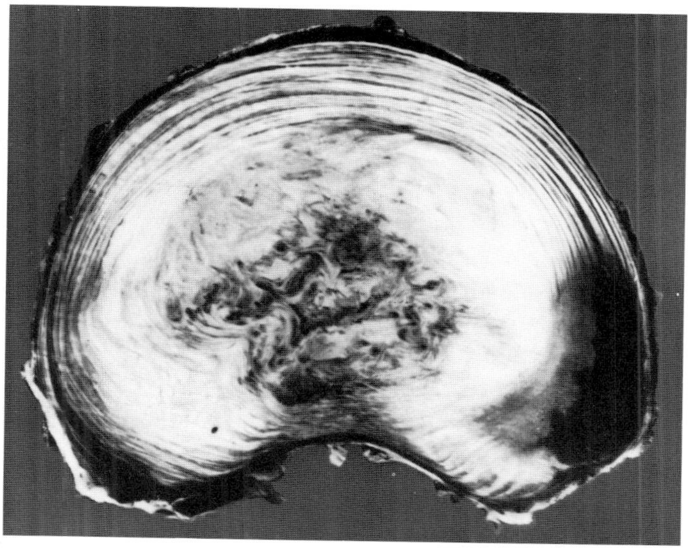

Abb. 2/14: Flachschnitt durch eine Lendenbandscheibe. Die Lamellenringe und das Gallertkerngebiet sind deutlich zu unterscheiden. Es liegt aber bereits eine Chondrosis disci im Anfangszustand vor: vergleiche Kapitel 4:6.2.3. Der normalerweise schleimig-wässerige Gallertkern verlor bereits Flüssigkeit, so daß seine Fasern trocken-gekräuselt erscheinen. Die inneren Faserschichten der Lamellenringe sind nicht mehr fest und gestrafft, sondern (links im Bild) leicht gewellt und (oben im Bild) eingerissen. (Der schwarze Fleck rechts im Bild ist durch einen technischen Fehler beim Schneiden des Präparates entstanden.)

stehen am Ende des ersten Lebensjahrzehntes im vorher regelrecht angelegten Anulus fibrosus beiderseits in der Gegend der Unkovertebralfortsätze, während sich diese allmählich nach aufwärts wachsend vergrößern. Später vereinigen sich die seitlichen Spalten in der Bandscheibemitte zu einem durchgehenden queren Spalt (Abb. 2/16). Ausführlich hat *Töndury* 1958 u. 1981 diese Verhältnisse beschrieben. Er schildert, daß sich gelegentlich von der Seite her Fettfalten (Gelenkzotten, Menisken) in die Spalten einschieben. Schließlich wird die Unkovertebralregion zu einem Gelenk umgewandelt, das auch als Halbgelenk bezeichnet werden könnte. Inzwischen hat sich jedoch der Begriff Unkovertebralgelenk (seitliches Wirbelkörpergelenk) der Halswirbelsäule eingebürgert: Articulatio *Luschka*, siehe 2:2.6.5.

2:2.4 Bänder und Muskulatur

Bänder. Die beiden längsten Bänder der Wirbelkörper-Zwischenwirbelscheiben-Reihe – *das vordere und das hintere Längsband* – sind deshalb bemerkenswert, weil das eine (Ligamentum longitudinale posterius) an den Rückflächen der Zwischenwirbelscheiben fächerförmig ansetzt und die Wirbelkörperrückwand als schmales Band überbrückt (Abb 2/17). Demgegenüber ist das Ligamentum longitudinale anterius an den Wirbelkörpervorder- und -seitenflächen fest angeheftet und bildet gleichzeitig das Wirbelkörperperiost. Eine wesentliche Besonderheit des vorderen Längsbandes: Es hebt von der Wirbelkörperaußenfläche dort ab, wo sich während der Entwicklungszeit die knorpelige und später die knöcherne Randleiste ab-

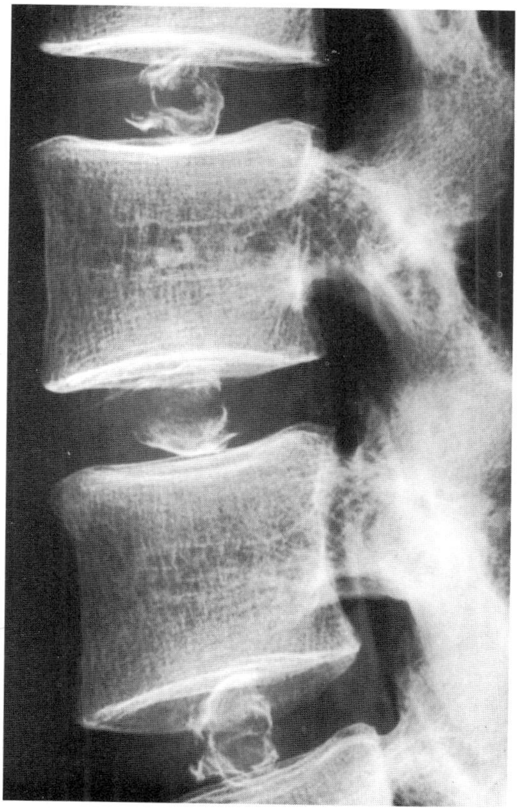

Abb. 2/15: Seitliche Röntgenaufnahme der Lendenwirbelsäule eines 47jährigen Mannes. Die Höhlen der Gallertkerne sind mit schattengebender Flüssigkeit injiziert. Normale Ausdehnung der schmalen, spaltförmigen, sich zwiebelschalenartig überdeckenden Hohlräume der Gallertkerne: Diskografie 1931

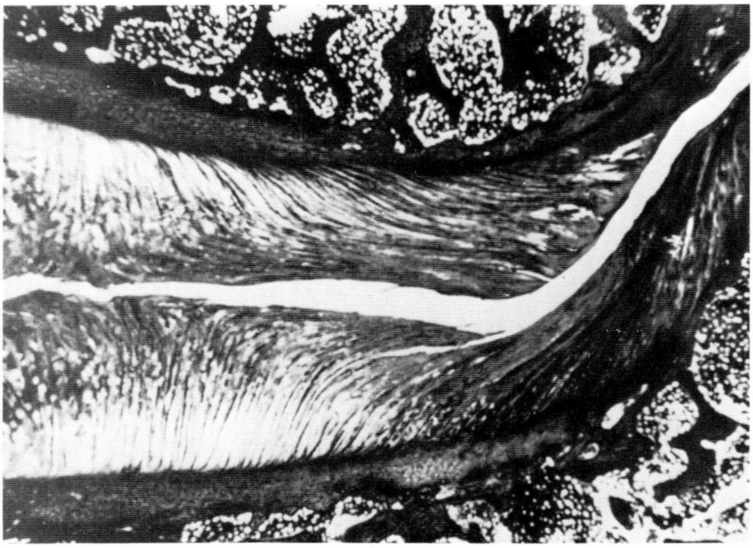

Abb. 2/16: Querverlaufender Spalt in einer Zwischenwirbelscheibe der Halswirbelsäule, der allmählich entsteht, sich vergrößert und zur Bildung des Unkovertebralgelenkes führt (rechts): Articulatio uncovertebralis oder seitliches Wirbelkörpergelenk, Hakengelenk, halbmondförmiges Gelenk an der Halswirbelsäule. Röntgenaufnahmen in 2:2.6.5

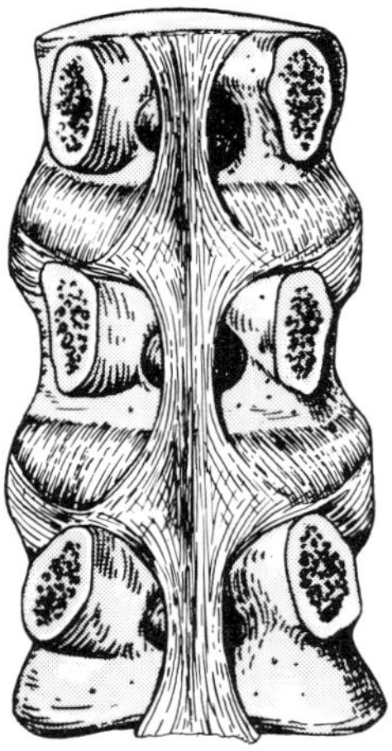

Abb. 2/17: Hinteres Längsband: fächerförmiges Ausbreiten und Verflechtung mit der Bandscheibenrückwand. Die Rückflächen der Wirbelkörper werden übersprungen (nach *Spalteholz*)

grenzt, überspringt die Zwischenwirbelscheibe, mit der sie durch lockere Faserzüge zusammenhängt, und setzt sich am nächsten Wirbelkörper an der entsprechenden Stelle wieder an: Abbildung 2/4. Diese morphologische Eigenart kommt bei der Spondylosis deformans zutage (4:6.2.1).

Ein ebenfalls recht langes, kräftiges Bandsystem bilden die *Ligamenta flava:* Abbildung 3/1. Sie liegen an der Hinterwand des Wirbelkanales, also an der ventralen Wirbelbogenfläche, und ziehen von Wirbelbogen zu Wirbelbogen unter Überspringen der Wirbelbogengelenke. Funktional stellen sie wichtige Stabilisatoren für die Gelenkbewegungen dar und verhindern weitgehend das Abgleiten der Wirbelbogengelenkflächen.

Eine Vielzahl *weiterer Bänder* bilden auf und zwischen den Dornfortsätzen (obwohl sie im einzelnen kurz sind) ein bedeutendes, gleichsinnig funktional eingesetztes Bandsystem. Die zahlreichen Einzelbänder zwischen den Querfortsätzen wirken ebenfalls als einheitlich-stabilisierendes Band, da sie, beginnend am Hinterhaupt, bis zum Becken ziehen. Das Ligamentum intraspinale und das Ligamentum supraspinale bilden jeweils fortlaufende Systeme vom Kopf zum Kreuzbein. Für die Lendenwirbelsäule hat *Prestar* 1982 den Zusammenhang der Bänder untereinander und mit den Rückenfaszien geschildert: klare, schematische Bilder. Zusätzliches zu den Bändersystemen in 3:2.5, 5:2.7.

Muskulatur. Ähnlich wie die Bänder, haben viele kurze, sich gegenseitig ergänzende Muskeln, besonders entlang der Wirbelbogenreihe, die zum Teil von Wirbelsegment zu Wirbelsegment ziehen, zum Teil aber auch durch vielfältiges Überspringen einzelner Segmente eine große Funktionsbreite. Sie dient einer ausgeglichenen Bewegungsmöglichkeit. Dazu müssen die Muskeln aber gesund sein und laufend geübt werden. Andernfalls verstärkt ihre Insuffizienz die Schäden des Alterns und des Verschleißes an den Zwischenwirbelscheiben.

Eine wichtige Funktion für die Muskulatur des Rückens sind ihre Verbindungen zum Kopf, außerdem ihr Verlauf vom Nacken über den Schultergürtel zu den Armen und von der Lendengegend her unter Einschaltung der Rücken-Becken-Muskulatur zu den unteren Gliedmaßen. Werden diese Gegebenheiten berücksichtigt, so ist eine große Aufgabenkombination der genannten, unmittelbar sowie mittelbar wirkenden Muskulatur und ihre Einbindung in die Dyna-

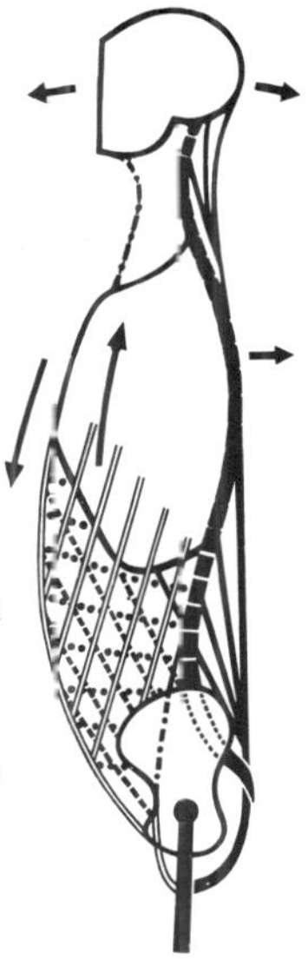

Abb. 2/18: Muskelverspannung der Wirbelsäule und des Rumpfes beim aufrechtstehenden Menschen (umgezeichnet und ergänzt nach *Kummer* 1961): „Umgekehrtes Bogen-Sehnen-Prinzip" mit dorsaler Zugverspannung durch den Bandapparat und den M. erector spinae im Hals- und Lendenbereich. Die Muskeln der Bauchwand wirken einerseits als ventrale Zuggurtung, andererseits können sie über den Mechanismus der Bauchpresse zur Unterstützung der Rückenstrecker eingesetzt werden (nach *Schenk* 1964)

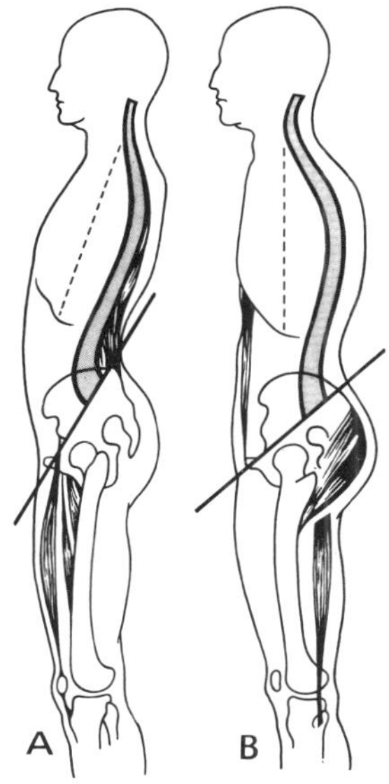

Abb. 2/20: Abhängigkeit zwischen Wirbelsäuleform, Beckenstellung und haltungssteuernder Muskulatur. Links: harmonische Haltung. Rechts: Kippung der Beckeneingangsebene mit Abflachung der Lendenlordose infolge Rundrückenbildung bei Adoleszentenkyphose

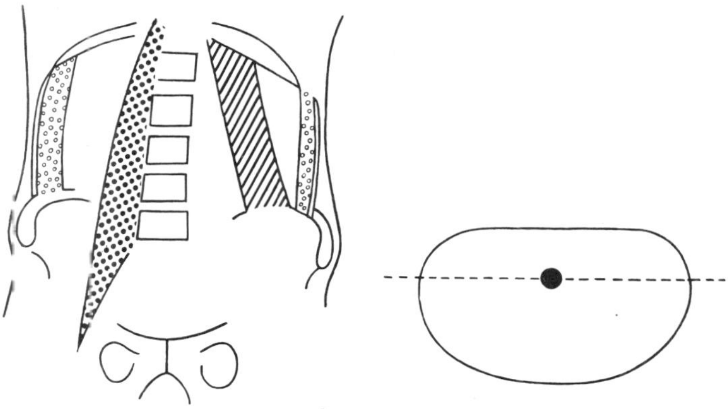

Abb. 2/19: Die skizzierte seitliche Muskulatur zügelt die Seitbiegung der Wirbelsäule. Die ovale Form der Zwischenwirbelscheibe im oberen Bereich der Lendenwirbelsäule gibt einen gewissen Gegenhalt gegen Rotationen (nach *Farfan* 1975)

mik des gesamten Stütz- und Bewegsystems, wie Gehen, Stehen, Sitzen, zu erkennen. Weitere wichtige Muskelgruppen, die helfend in das Bewegen und in das Stabilisieren der Wirbelsäule eingreifen, sind die Muskeln des Brustkorbes (Zwischenrippenmuskeln und äußere Brustmuskeln), das Zwerchfell, die gesamte Bauchwandmuskulatur. Darüber wird in 5:2.4.1 berichtet.

Faßt man nur die unmittelbar zum Rückgrat gehörenden Muskeln zusammen, so ergeben sich vier kurze und acht lange Halsmuskelpaare, elf kurze und fünfzehn lange/breite Rückenmuskelpaare (darunter acht Muskelpaare, die an der Wirbelsäule sowohl entspringen wie ansetzen). Etwa 25 Bänder und Membranen unterstützen die Muskelfunktionen.

Das Ganze ist ein *statisch-dynamisches Muskel-Bänder-Korsett* (physiologisches Korsett), ein Grundelement für Form und Haltung des Rückgrates. Durch seine Verbindungen zu Kopf, Schultern und Armen sowie über das Becken zu den Beinen ist es als Band-Muskel-Einheit in Aufbau und Funktion des Zentralorganes für das Stütz- und Bewegsystem eingespannt. Die Schwerkraft ist dabei beteiligt; siehe auch 7:3.8.3.

Die genannten, sehr vielseitigen Funktionen der Muskulatur des Rumpfes sind im einzelnen in den bekannten Lehrbüchern nachzulesen. Hier sollen nur einige Muskelfunktionsgruppen in ihren statisch/dynamischen Funktionen erläutert werden. Einzelheiten finden sich in den Unterschriften zu den Abbildungen 2/18, 2/19, 2/20, 2/21.

2:2.5 Nerven und Gefäße

Das Rückenmark und seine *segmental angeordneten Nervenwurzeln* sind bereits mit der Entwicklung der Wirbelsäule verzahnt und üben neben der Chorda dorsalis einen richtunggebenden Einfluß auf die Bildung des Rückgrates aus.

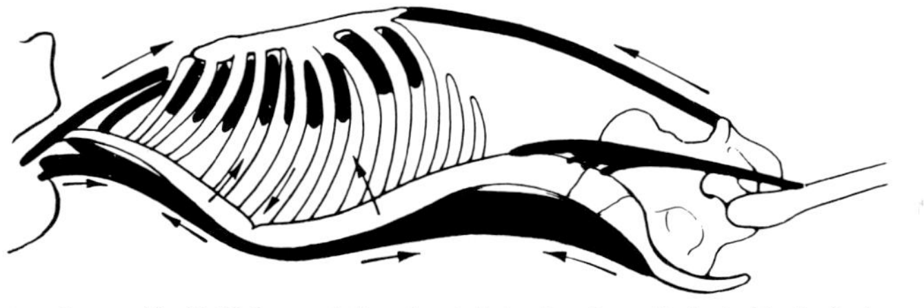

Abb. 2/21: Schematische Darstellung der im Krampfzustand auf die Wirbelsäule einwirkenden Muskelkräfte. Der große ventrale Muskelzug zwischen Füßen und Kopf unter Zwischenschaltung der ebenfalls im Krampf befindlichen Zwischenrippenmuskeln will die Wirbelsäule im ganzen vorwärts beugen. Die mächtigen Rückenstrecker halten krampfhaft Hals- und Lendenteil in Lordose fixiert. Deshalb kann sich allein über der Brustwirbelsäule die beugende Kraft auswirken, und dort erfolgt der Zusammenbruch von Brustwirbelkörpern (nach *Güntz*)

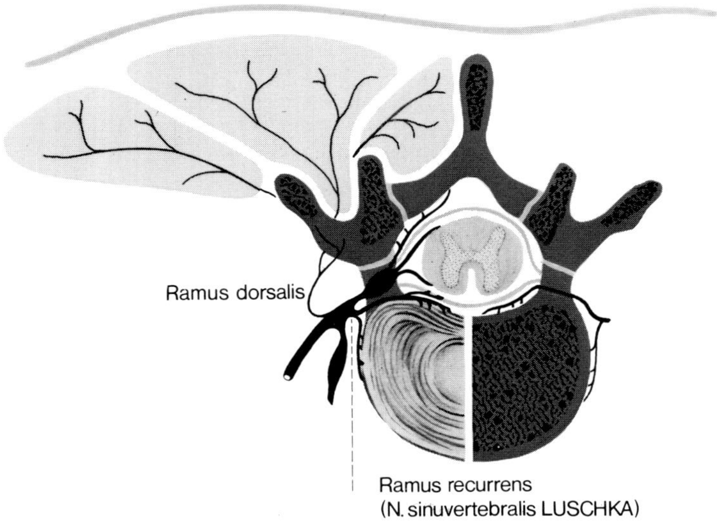

Abb. 2/22: Schematischer Querschnitt durch die Wirbelsäule in Höhe eines Zwischenwirbelkanales mit Aufteilung des Spinalnervs

Die Topographie, die sich dadurch ergibt, ist aus den Lehrbüchern bekannt, siehe auch *Jackson* et al. 1966. Für das Verstehen vieler, später zu erörternder krankhafter Veränderungen, die vor allem mit der Funktion des Bewegungssegmentes (3:2.2.1) zusammenhängen, hilft das Schema über die Nervenwurzeln mit ihren Zweigen: Abbildung 2/22.

Auch ist es wichtig, stets die Lagebeziehungen des vegetativen Nervensystems zur Wirbelsäule vor Augen zu haben: z.B. Grenzstrang und seine Ganglien. Die Nerven der Zwischenwirbelscheiben und der Wirbelbogengelenke werden in 3:2.7 beschrieben.

Das *Rückenmark*, dem der Wirbelkanal als schützende Hülle dient, bedarf an dieser Stelle wegen seines großen Bekanntheitsgrades bezüglich seiner Lage, Aufhängung, Blutgefäßversorgung keiner besonderen Schilderung. Die etwa 25 *Spinalwurzelpaare*, die aus dem schützenden Wirbelkanal in die Zwischenwirbelkanäle eintreten, finden in ihnen Schutz, werden jedoch wegen der Enge ihres Durchtrittsraumes sehr häufig von Gefahren bedroht. Weniger beachtet verlassen Verbindungsfasern zum Sympathikus den Rückenmarkkanal ebenfalls durch die Zwischenwirbelkanäle. *Luschka* hat sie bereits 1850 abgebildet und auf ihre Bedeutung hingewiesen, die aber erst in diesem Jahrhundert richtig anerkannt wurde. Denn auch diese feinen Fasern werden in die vom leistungsgestörten Bewegungssegment bestimmten Krankheitszustände oft einbezogen (3:4). Noch mehr Gewicht kommt dem ebenfalls von *Luschka* beschriebenen Nervus sinuvertebralis (Nervus duralis) zu. Er ist in Abbildung 2/22 dargestellt. Dieser Nerv versorgt die Knochenwand, die Blutleiter und die Gewebe im Wirbelkanal. Über alle weiteren Nerven im Bewegungssegment und seiner Umgebung kann in 3:2.7 nachgelesen werden: Dort auch Bilder.

Die unterschiedlichen Verlaufsrichtungen der Wurzeln in den Zwischenwirbelkanälen (Abb. 2/23) ist den anatomischen Verhältnissen angepaßt und entspricht den Bewegungsmöglichkeiten. Sind diese jedoch durch krankhafte Vorgänge gestört – wie sie in vielen Kapiteln dieses Buches abgehandelt werden –, entstehen durch Bewegungssperre, Druck und ähnliche Geschehnisse ernste Folgen, die sich weit in die Peripherie oder auf innere Organe erstrecken können. Deshalb ist bei der Diagnostik auf die verwickel-

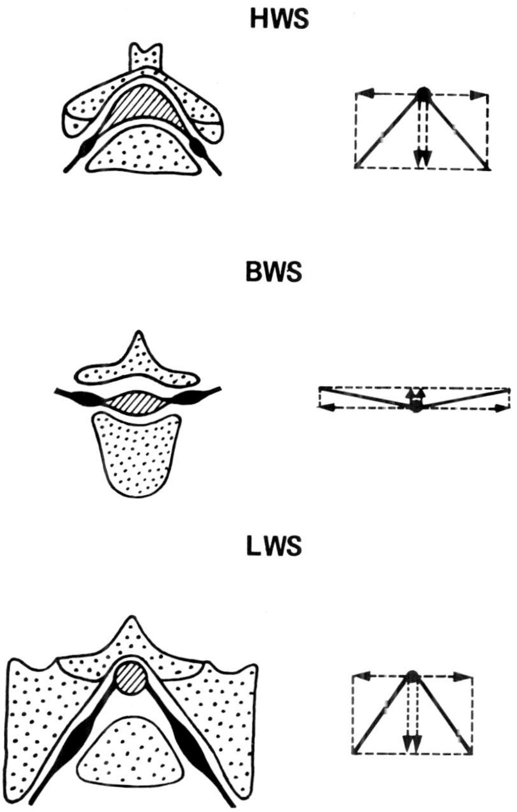

Abb. 2/23: Die verschiedenartigen Verlaufsrichtungen der Rückenmarkwurzeln an der Halswirbelsäule (HWS), Brustwirbelsäule (BWS) und Lendenwirbelsäule (LWS) (nach *Felten*)

ten Beziehungen einzelner Nervenstränge zu achten, die in Spinalnerven gebündelt verlaufen.

Die Wirbelsäule verfügt über ein sehr *verzweigtes Blutgefäßsystem*, das mit der Umgebung und insbesondere mit dem Rückenmarkkanal und dem Rückenmark zusammenhängt. *Arterien* dringen rückwärts, vorn und seitlich-vorn in den Wirbelkörper ein. Auch die Wirbelbogenteile sind reichlich versorgt.

Der arterielle Zufluß ist segmental geregelt, und zwar von den Aa. intercostales aus, die von ihrem R. posterior einen R. spinalis durch das Zwischenwirbelloch senden. So versorgen sie den Wirbelkörper, an den sie von den Außenflächen hereintreten, das Rückenmark und die Dura. Schließlich laufen von hier aus noch Muskeläste zu den tiefen Rückenmuskeln und weiter zur Haut.

Aus dem Wirbelmark gelangen *Kapillaren und Blutseen* bis in die Hyalinknorpelplatte: Abbildung 2/24, siehe auch 2:2.7 u. 3:2.6. Diese Kapillaren und Blutseen sind mit Nerven ver-

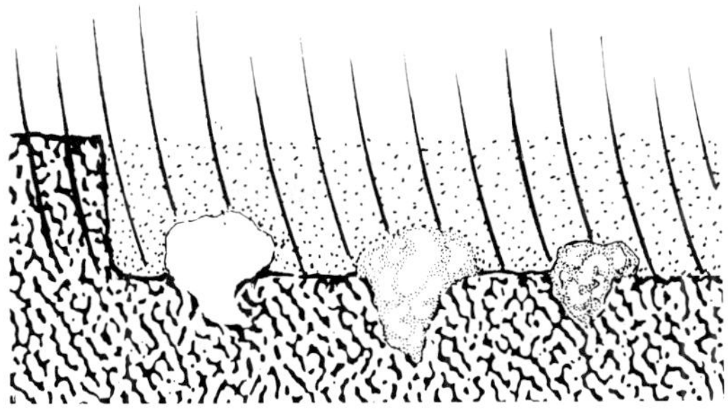

Abb. 2/24: Besondere, der Diffusionsernährung der Bandscheibe dienende Kapillarschlingen und Blutseen bestehen in der Grenzschicht zwischen der Wirbelkörperabschlußplatte und der Hyalinknorpelplatte der Zwischenwirbelscheibe. Die langen Striche deuten die Verankerungsfasern an, die von den Lamellenringen in die Knorpelplatte einstrahlen

sorgt, wie von *Jackson* et al. 1966 geklärt wurde, siehe Kapitel 3:2.7.

Eine trotz ihres geringen Kalibers viel besprochene Arterie dringt in das Zwischengelenkstück ein. Ihr möglicher Zusammenhang mit der Spondylolysis wird in den Kapiteln 4:5.2 und 5:2.4.3 erörtert.

Enge Beziehungen zur Halswirbelsäule hat die aus dem Subklavikularbogen kommende *Arteria vertebralis*. Ihre Darstellung im Röntgenbild ist zunehmend wichtiger geworden: siehe Bilder in Kapitel 4:6.5.5. Anomalien der Arterie sind häufig (Abb. 2/25).

Die Arteria vertebralis läuft vom 6. Halswirbelquerfortsatz ab in den Foramina transversaria und liegt den seitlichen Wirbelkörpergelenken (Unkovertebralgelenken) ebenso wie den seitlichen Ausgängen der Zwischenwirbelkanäle eng benachbart. Nachdem sie das Querfortsatzloch des Atlas durchzogen hat, liegt sie im knöchernen Sulcus arteriae vertebralis und durchbricht mit ihrer Schlinge oberhalb des hinteren Atlasbogens die Membrana atlantooccipitalis posterior, um durch das Hinterhauptloch in die Schädelhöhle zu ziehen. (Mögliche Schädigungen siehe in 5:2.4.3). Bevor sich die beiden Aa. vertebrales zur A. basilaris vereinigen, gibt jede noch die A. spinalis posterior und die stärkere A. spinalis anterior ab.

Aus anatomischen und pathophysiologischen Gründen ist die Wechselhaftigkeit des Blutflusses durch die Arteria vertebralis zu beachten. Er wird bereits von häufig vorkommenden Kopfbewegungen erheblich beeinträchtigt (Beschreibung in der Legende zu Abb. 2/26). Das kann zur Verminderung der Hirndurchblutung führen.

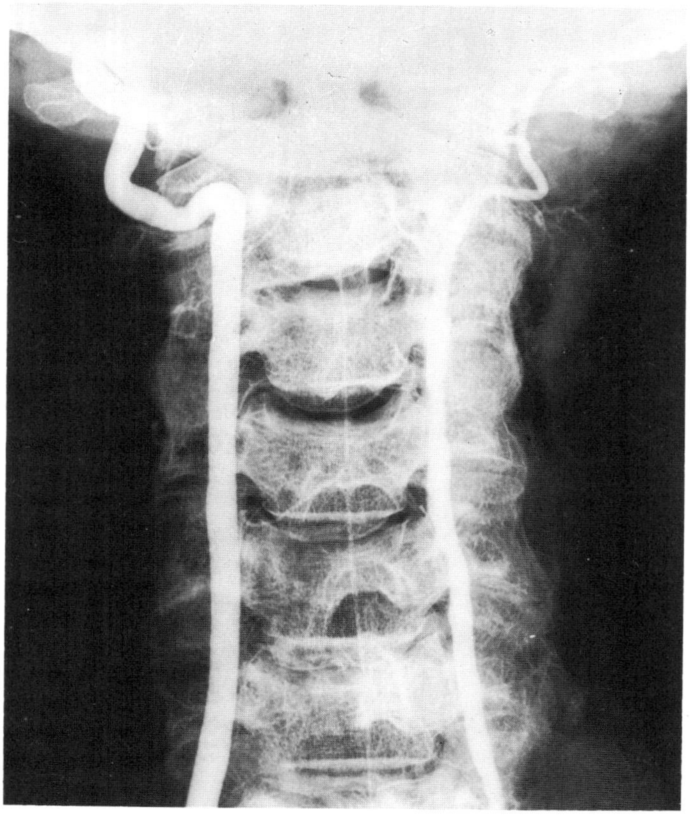

Abb. 2/25: Röntgenbild eines Präparates der Halswirbelsäule mit Füllung der Arteria vertebralis: rechts ordnungsgemäßer Verlauf der Arteria mit ihrer Schleife, links anlagebedingte erhebliche Veränderung des Lumens der Arteria und insbesondere ihrer Schleife

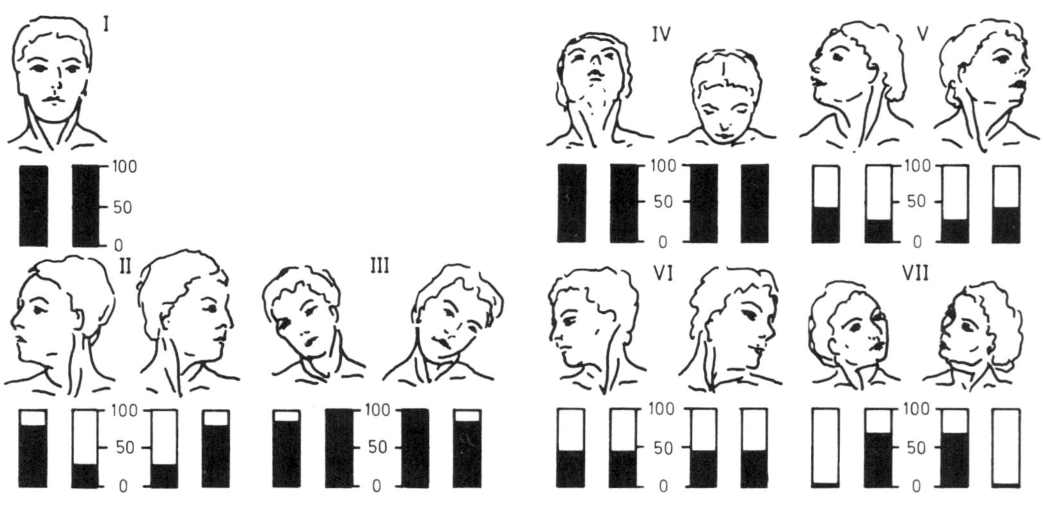

Abb. 2/26: Einfluß der Kopfhaltung auf die zerebrale Durchblutung. Schematische Darstellung der Durchflußbehinderung der A. vertebralis bei verschiedenen Kopfbewegungen. I Neutralhaltung, II Kopfrotation, III Kopfneigung, IV Retro- und Anteflexion, V Retroflexion und Rotation, VI Rotation und Neigung zur gleichen Seite, VII Rotation und Neigung zur entgegengesetzten Seite; Durchblutung in Prozent (aus *Gutmann* et al. 1985)

Fragen zur Therapie und zur Begutachtung tauchen auf, wie *Gutmann* et al. 1985 darlegen.

Die vordere wie die hintere *Spinalarterie* schließen sich von rechts und links zu einem Längsstrang zusammen, der am Rückenmark entlangläuft und hier leiterartig mit den Rr. spinales der A. vertebralis, den Aa. intervertebrales und lumbales verbunden ist.

Die Lage der *Aorta* an der ventralen Seite des Rückgrates dient nach *Schanz* auch der Biomechanik (5:2.3.4, 5:2.4.3).

Der *Venenabfluß* aus dem Wirbelkörper tritt

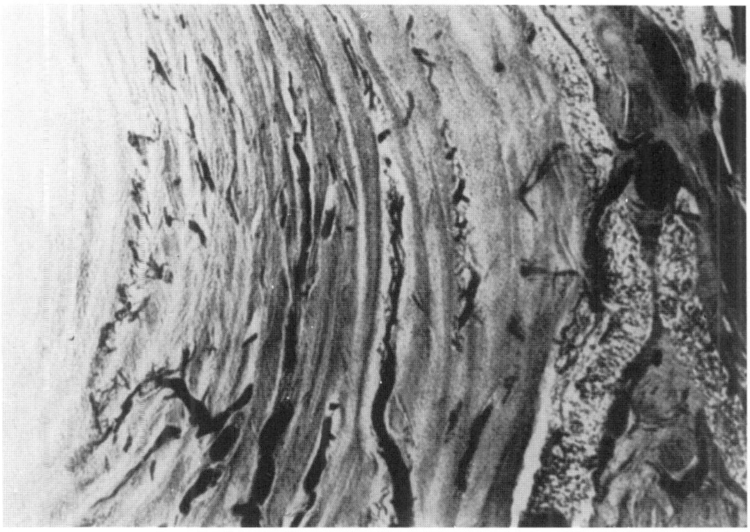

Abb. 2/27: Querschnitt durch die Randteile der präsakralen Zwischenwirbelscheibe einer Frühgeburt. Die von seitlich her eindringenden Blutgefäße bilden feine Netze zwischen den Lamellen in der Außenzone des Faserringes (nach *Töndury*)

an der Rückfläche durch breite Poren aus, um in die Sinus vertebrales longitudinales zu münden. Die Bedeutung der Venengeflechte für die Klinik ist ausführlich im Kapitel 5:2.4.3 beschrieben.

Der enge Verbund zwischen der Blutversorgung der Wirbelsäule und des Rückenmarkes wird in der Literatur häufig besprochen: Angaben bei *Felten* 1958 u. *Louis* 1970. Wichtige Aufschlüsse über diese Zusammenhänge geben Injektionen von Kontrastmitteln in das Knochenmark der Dornfortsätze beim Lebenden: Bilder und Literatur bei *Clemens* 1966.

Die *Blutversorgung der Zwischenwirbelscheibe* spielt eine besondere Rolle. Im Entwicklungsalter sind feine Haargefäße zwischen den äußersten Schichten des Faserringes entwickelt (Abb. 2/27). Zahlreiche Gefäßschlingen laufen vom Wirbelknochenkern in die Randteile der knorpeligen Schlußplatte und in die sich hier bildenden Knochenkerne. Umstritten ist noch, ob ein axiales, etwa im Verlauf des Chordakanales vom Wirbelkörper kommendes Gefäß nur zum Zentrum der Hyalinknorpelplatte zieht, oder ob es außerdem feine Haargefäße bis in das Bandscheibegewebe abgibt. In der Knorpelplatte hinterläßt es bei seiner Rückbildung eine kleine „Narbe", die zusammen mit der Chordadurchtrittsstelle ein Ort geringerer Widerstandsfähigkeit ist. Nach Abschluß des Wachstums befinden sich in der Zwischenwirbelscheibe keine Blutgefäße.

Kapillarschlingen und Blutseen dringen vom knöchernen Wirbelkörper in die Hyalinknorpelplatte der Zwischenwirbelscheibe ein: Abbildung 2/24. Dadurch wird der Weg für den Stoffaustausch (Versorgung und Entsorgung) der bradytrophen Zwischenwirbelscheibe gesichert: beschrieben in Kapitel 2:3.3.2.

2:2.6 Gelenke

2:2.6.1 Vorbemerkung: „Die 100 Gelenke des Rückgrates"

Die Bedeutung der Wirbelsäule als statisch-belastbares und dynamisch-bewegliches Zentralorgan des Stütz- und Bewegsystems liegt zu einem großen Teil in dem gut abgestuften biomechanischen Verbund vieler Bewegungselemente. Wegen der häufigen numerischen Variationen (4:3.1) ist ihre Anzahl nicht für alle Wirbelsäulen gleich. Sie setzt sich aus dem besprochenen, etwa 23- bis 25mal vorhandenen „Halbgelenk Zwischenwirbelscheibe" (2:2.3) und zwei weiteren Halbgelenken, den Iliosakralgelenken (2:6.3), zusammen. Hinzuzurechnen ist noch der halbgelenkige vordere Beckenverbund, die Symphysis pubica. Sie wird leider zu wenig in ihrer mit dem Bewegen und Belasten der Wirbelsäule zusammenhängenden Funktionen gesehen. Außer dieser bedeutenden Anzahl von Halbgelenken (etwa 25 bis 28) stehen der Wirbelsäule noch 63 bis 65 „echte" Gelenke zur Verfügung: 50 Wirbelbogengelenke, zehn Unkovertebralgelenke, fünf Kopfgelenke. Hinzufügen lassen sich noch die – wegen ihrer oft übersehenen schmerzerzeugenden Arthrose bedeutsamen – 24 Wirbel-Rippen-Gelenke, von denen jedes aus zwei Teilgelenken besteht (2:2.6.6). Mit dieser Gesamtheit von mehr als 100 Halbgelenken und Gelenken bietet das Rückgrat eine auffallende Besonderheit, die sich auch nicht andeutungsweise im Stütz- und Bewegsystem wiederholt.

2:2.6.2 *Wirbelbogengelenke*

Die segmental paarig vorhandenen, insgesamt etwa 50 Wirbelbogengelenke (Articulationes arcus vertebrae), deren Entwicklung in 2:2.2 geschildert ist, gleichen in ihrem anatomischen Aufbau im Grundsatz anderen „echten“ Gelenken des Stütz- und Bewegsystems. Sie können als verzapfte Scharniergelenke eingeordnet werden.

Ihre Belastbarkeit hängt von verschiedenen Faktoren ab: übereinstimmende gelenkende Flächen, glatter Oberflächenbelag (Knorpel), der Beanspruchung angepaßt verteilte Gelenkflüssigkeit, zügelndes Band-Kapsel-Meniskussystem. Darüberhinaus greifen von außen her zum Sichern der Haltung und für das Bewegen die Muskelkräfte im Einklang mit den zugehörenden äußeren Bandsystemen leitend oder bremsend ein.

Für die zentrale Gliedersäule stellen die Wirbelbogengelenke eine geschlossene funktionale Einheit dar, die in einem besonderen Verbund mit den Zwischenwirbelscheiben steht: siehe Bewegungssegment 3:2.3. Jedem segmentalen Gelenkpaar, aber auch jedem einzelnen Gelenk in der Wirbelbogenreihe kommen gesonderte Aufgaben zu, die sich zum Teil im anatomischen Aufbau äußern. Er richtet sich in der Form und in der Stellung der Gelenkflächen nach biomechanischen Notwendigkeiten, wie sie in den einzelnen Wirbelsäuleabschnitten gegeben sind. Schematische Darstellungen dazu in den Abbildungen 2/28 und 2/29.

Hinzu kommen Abweichungen in Form und Achsenrichtung der Wirbelbogengelenke an den Übergangsstellen zwischen Wirbelsäuleabschnitten mit Unterschieden zwischen rechts und links (Abb. 2/30), das heißt auf einer Seite der Zustand der kranialen und auf der anderen der kaudalen Form: rechts-links-verschobene Variation; siehe in 3:2.3. Solche Veränderungen können häufig Ursachen für Arthrosen sein.

Die Wirbelbogengelenke sind reichlich mit *Nerven* versorgt, wie in 3:2.7 mit Bildern beschrieben wird. Nerven konnten in den Faserkapseln der Gelenke und im Knorpelbelag der Gelenkflächen nachgewiesen werden.

Eine Besonderheit der Wirbelbogengelenke sind die *Menisci*. Sie werden seltener als eine durchgehende Meniskusscheibe zwischen den Gelenkflächen gefunden (Abb. 2/31). Häufig sind zipfelartige Gelenkzotten, die verbunden mit der Gelenkkapsel in den Gelenkraum hineinragen (Abb. 2/32). Die Hauptaufgabe dieser Zotten besteht jedoch in erster Linie nicht im Ausgleich der Gelenkform oder der Gelenkbuchten. Sie dienen vielmehr als druckelastische Pol-

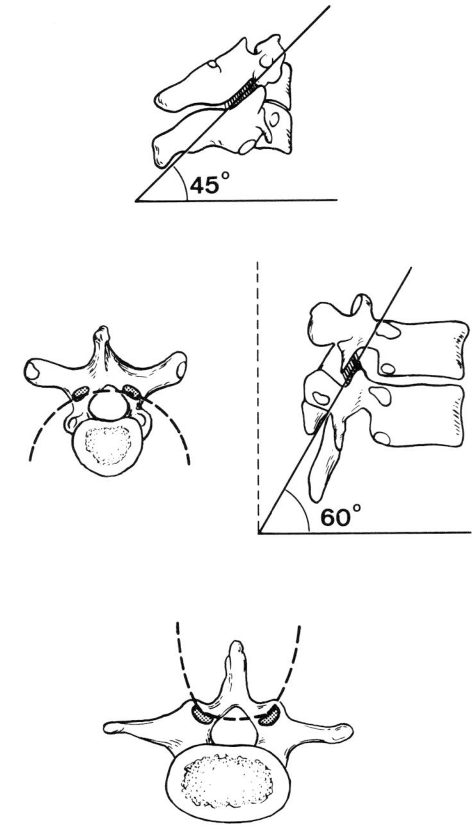

Abb. 2/29: Schematische Darstellung der Richtungsunterschiede der Wirbelbogengelenkflächen in der Sagittalebene an den drei Wirbelsäulenabschnitten (oben = Hals-, Mitte = Brust-, unten = Lendenwirbelsäule), wie sie *Schenk* darstellt

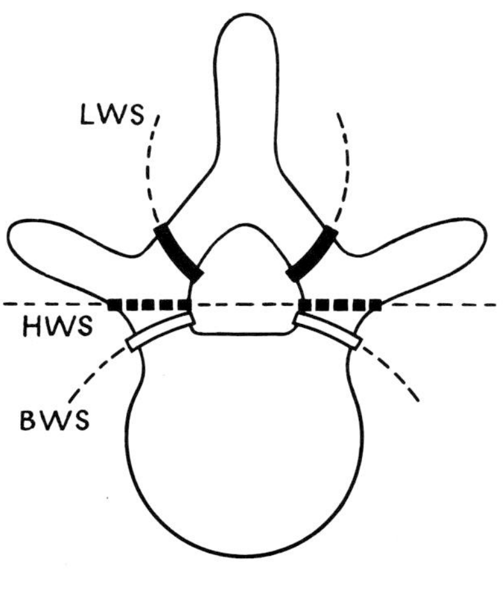

Abb. 2/28: Stellungen der Wirbelbogengelenke an der Hals-, Brust- und Lendenwirbelsäule (nach *Sullivan* u. *Farfan* 1975)

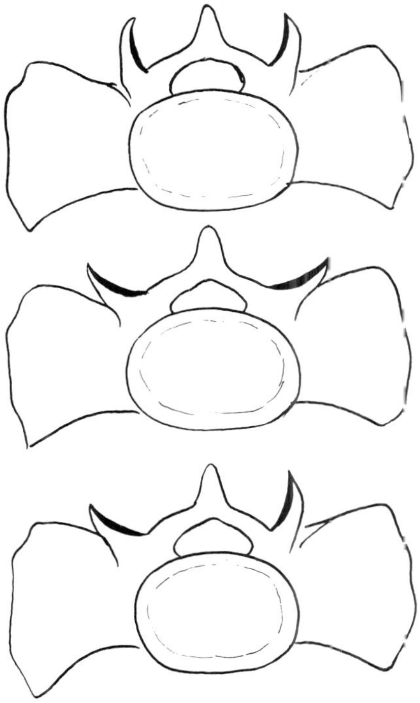

Abb. 2/30: Schematische Darstellung der Kreuzbeinbasis von oben gesehen. Die verschiedene Stellung der kleinen Gelenke am 1. Kreuzbeinwirbel, denen gleichartige Gelenkstellungen am 5. Lendenwirbel entsprechen. Oben: halbmondförmig (12 v.H.). Mitte: flach (57 v.H.). Unten: halbmondförmig und flach (31 v.H.)

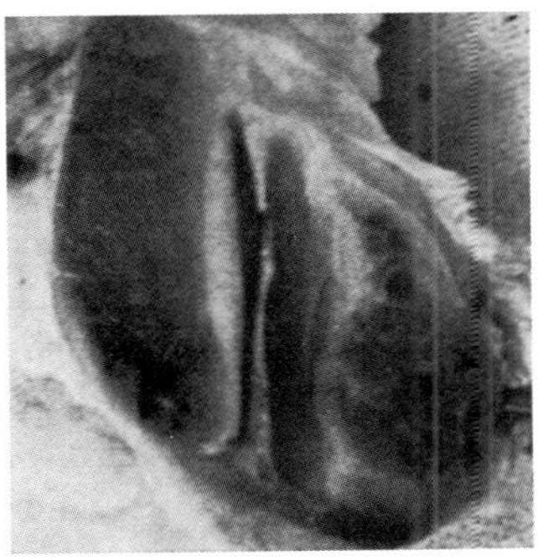

Abb. 2/31: Scheibenförmiger Meniskus im Wirbelbogengelenk

ster und somit als Stoßdämpfer. Trotz vieler zielgerichteter Studien steht noch nicht fest, ob diese Gebilde sekundär entstandene Gelenkfalten sind, oder ob sie sich aus dem Mesenchym der Gelenkflächen entwickeln. Sie machen die Wirbelbogengelenke aber störanfällig für das schmerzhafte Blockieren des Bewegungssegmentes, siehe in 3:4.5.

Die elfte Arbeitstagung (1979) der Gesellschaft für Wirbelsäulenforschung beschäftigte sich ausschließlich mit den Wirbelbogengelenken: ‚Die Wirbelsäule in Forschung und Praxis' Band 87 (1982).

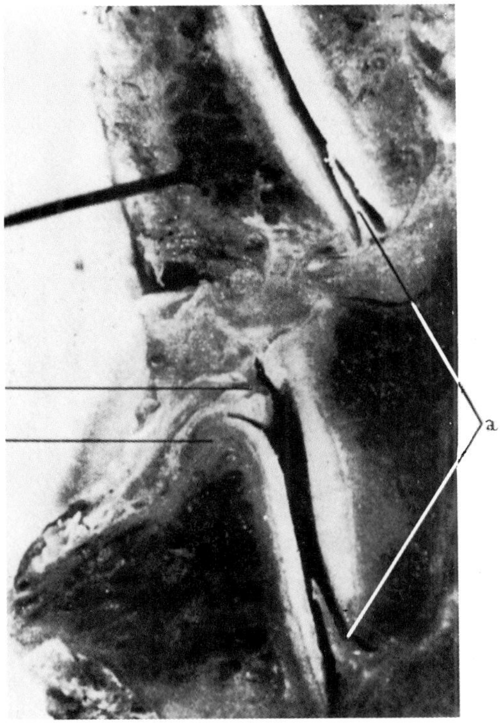

Abb. 2/32: Zipfelartige Gelenkzotten in Wirbelbogengelenken

Weitere Literatur: *Gerner* 1978, *Med* 1975 u. 1979, *Ritsema* 1980, *Töndury* 1968, 1982, *Wigh* 1980.

2:2.6.3 Iliosakralgelenke und Symphysis pubica

Die beiden *Kreuzbein-Darmbein-Gelenke* bestehen im rückwärtigen Teil aus einer Bandhaft (Ligamenta sacroiliaca interossea), im vorderen Teil sind sie dagegen „echte" Gelenke, ausgestattet mit Gelenkknorpel und schmaler Gelenkhöhle: Abbildung 2/33. Die gegeneinanderstehenden Gelenkflächen haben eine solche Krümmung, daß sie die Festigkeit des Verbundes unterstützen und gegen Abgleiten sichern. Der kombinierte morphologische Aufbau im Kreuzbein-Darmbein-Übergang läßt nur geringe – jedoch mit Röntgenstereophotogrammetrie nach *H.J.A. Schmid* meßbare – Bewegungen zu. Der Beckenring stützt jedoch die erheblichen Kräfte ab, die zwischen Wirbelsäule und Becken bei Belastung von der Wirbelsäule oder von den Beinen her auftreten.

Am Abfangen und Tragen der Lasten, die vom Beckenring geleistet werden müssen, ist

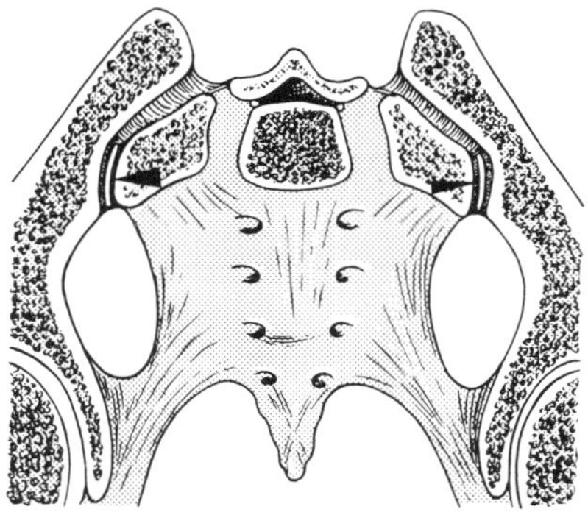

Abb. 2/33: Das Kreuzbein-Darmbein-Gelenk besteht im rückwärtigen Teil aus einer festen Bandhaft (Syndesmosis). Der vordere Teil (Pfeil) ist gelenkig mit Knorpelbelag (Articulatio). Hier kommt es unter Lockerung der Syndesmose zu Arthrosis mit Randzacken

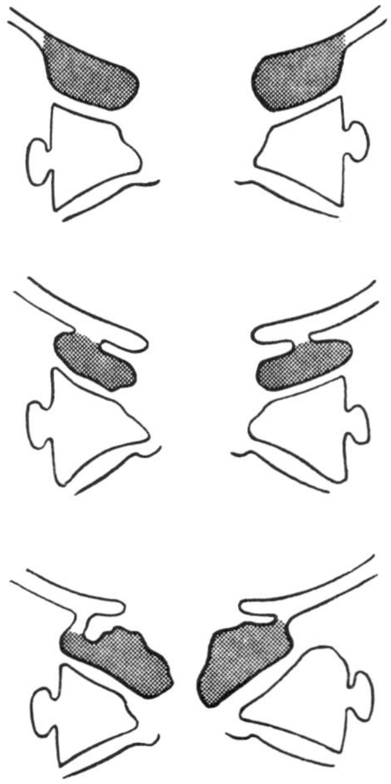

Abb. 2/34: Manifestation des Okzipitalwirbels. Beschreibung im Text

auch die *Schambeinfuge* (Symphysis pubica) beteiligt. Ihre morphologische Konstruktion wird von *Luschka* 1858 mit jener der Zwischenwirbelscheibe verglichen, da viel Ähnlichkeit zwischen diesen beiden Halbgelenken besteht.

Neuere Literatur: *Schlenzka* 1980.

Die Arthrosen der Kreuzbein-Darmbein-Gelenke und der Schambeinfuge werden in 4:6.5.3 behandelt, die Gelenkblockierung in 6:2.3 und 8:8.7, die Blockade in 3:4.5.

2:2.6.4 Kopfgelenke / Basilare Impression / Cervicalisatio

Die fünf Kopfgelenke können entwicklungsgeschichtlich teilweise der Wirbelkörper-Zwischenwirbelscheiben-Reihe und teilweise der Wirbelbogenreihe zugerechnet werden. Jedenfalls ist die *okzipito-atlanto-axiale Gelenkgruppe* als das anatomisch und kinetisch komplexeste Gelenk des menschlichen Körpers anzusehen: *White* u. *Panjabi* 1978. Eine Beschreibung der Anatomie und der Bewegungsmöglichkeiten geben 1980 *Wörsdörfer* u. *Magerl*, 1982 *Dul* et al. Ihre Sonderstellung in Gelenkmechanik, Physiologie und Klinik erläutert 1983 *Wolff* mit instruktiven Bildern. Er erklärt die nervalen Störungen, die von den Gelenken ausgehen können und die chirotherapeutischen Hilfsmöglichkeiten. Röntgenbefunde der normalen Bewegungsmöglichkeiten in den Kopfgelenken schildert 1982 *Kamieth* ausführlich. Eindringlich weist er auf diagnostische Fehler und deren Vermeidung durch besondere Aufnahmetechniken hin und äußert sich kritisch zu chiropraktischen Manipulationen.

In der Horizontalebene liegen die paarigen Gelenke Hinterhaupt/Atlas und Atlas/Axis. Sie sind echte Gelenke mit Menisken. Zusätzlich besteht noch das Drehgelenk zwischen Rückseite des vorderen Atlasbogens und der Vorderfläche des Zahnfortsatzes. Als morphologische Besonderheit ist anzumerken, daß die paarigen Gelenke zwischen Atlas und Axis nicht kongruent aufeinanderliegen, da sowohl die kraniale wie auch die kaudale Gelenkfläche eine leicht konvexe Oberfläche haben.

Eingehendere Beschreibungen enthält der Bericht „Pathologie und Klinik der Okzipito-Zervikalregion" über die 9. Arbeitstagung der Gesellschaft für Wirbelsäulenforschung 1975, erschienen als Band 76 der Buchreihe ‚Die Wirbelsäule in Forschung und Praxis', Hippokrates Stuttgart 1978, mit 25 Beiträgen namhafter Autoren. Über Arthrosen der Kopfgelenke siehe in 4:6.5.4.

Eine Seltenheit an der Grenze Hinterhaupt/Halswirbelsäule (Oc/C 1) ist die *Manifestation eines Okzipitalwirbels* (Ausgliederung eines Wirbels aus dem Hinterhaupt). Meist ist dieser Wirbel nur teilweise in Form von zapfenförmigen Anhängen ausgegliedert: Abbildung 2/34.

Ebenfalls nur selten wird die *Atlasassimilation* (Einbindung des Atlas in das Hinterhaupt) beachtet.

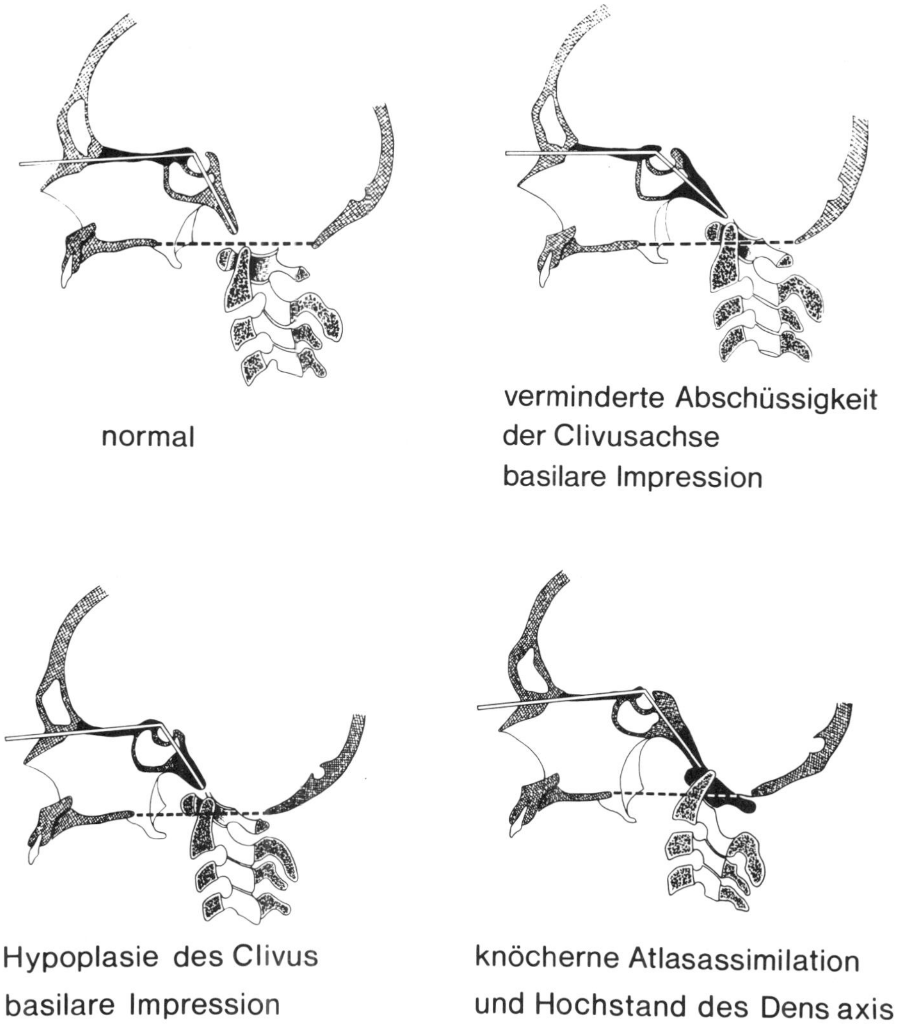

Abb. 2/35: Schematische Darstellung verschiedener Formen der okzipitalen Dysplasie im Vergleich mit dem Normalbild (aus *Erdmann*)

Die *Basilare Impression* ist eine oft verkannte Anomalie im Bereiche der Kopfgelenke am Übergang Hinterhaupt/Halswirbelsäule. Aber auch krankheitsbestimmte Schäden können sehr ähnliche Zustandsbilder ergeben: Osteoporose, Tuberkulose, rheumatische Spondylitis u.a. Früher hatte dieses Zustandsbild fast nur anatomisches Interesse. Die verbesserte Kenntnis der Krankheitserscheinungen, begünstigt durch Röntgenaufnahmen und neue bildgebende Verfahren hat dieser Anomalie mehr Aufmerksamkeit verschafft.

Einige der häufigen Fehlentwicklungen am Übergang Hinterhaupt/Halswirbelsäule (okzipitale Dysplasien) hat *Erdmann* dargestellt: Abbildung 2/35. Im Röntgenbild einer *basilaren Impression* zeichnete er die Bezugslinien ein: Abbildung 2/36.

2:2.6.5 Unkovertebralgelenke

In 2:2.3 (Abb. 2/16) ist die Entstehung der seitlichen Wirbelkörpergelenke an der Halswirbelsäule beschrieben. Diese auffallende Besonderheit einer so späten Umformung vorher eindeutig angelegter morphologischer Strukturen ist auch in der vergleichenden Anatomie an ver-

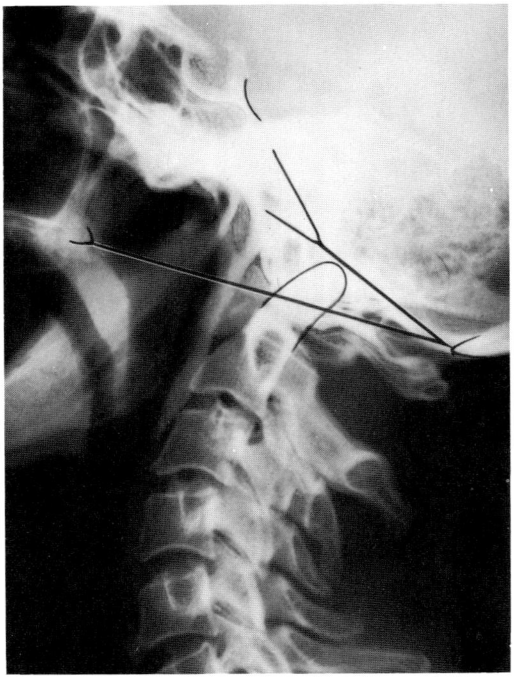

Abb. 2/36: Basilare Impression. Der Zahnfortsatz überschreitet weit nach oben die *Chamberlain*-Linie, und seine Spitze erreicht die *McRay*-Linie (Bild aus *Erdmann*)

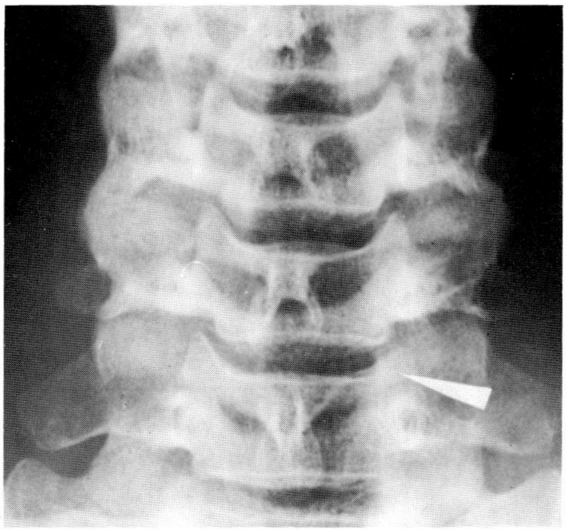

Abb. 2/37: Der 7. Halswirbel kennzeichnet sich als Übergangswirbel durch die Flachstellung des linken Unkovertebralgelenkes (Pfeil)

schiedenen Wirbeltieren studiert worden. Die Erklärung lautet: fortschreitende Angleichung an erforderliche Bewegungsnotwendigkeiten. *Stahl* u. *Huth* beschreiben 1980 ausführlich die „synovialen Spalträume" der Unkovertebralgelenke, ihre Entstehung sowie ihre Bedeutung aus dem Blickwinkel morphologischer und funktionaler Gesichtspunkte.

Eine oft übersehene Besonderheit der Unkovertebralgelenke findet sich am Übergang von der Hals- zur Brustwirbelsäule. Die Normalform der seitlichen Wirbelkörpergelenke verläuft leicht nach außen hochgebogen. Am Übergang flacht sich ein- oder doppelseitig diese Hochbiegung ab und gleicht sich damit den Verhältnissen an der Brustwirbelsäule an. Bei Einseitigkeit (siehe Pfeil in Abb. 2/37) kann es zu gestörter Beweglichkeit und damit frühzeitig zur Unkarthrose kommen.

2:2.6.6 Wirbelrippengelenke und Rippenkorb

Wirbelrippengelenke bilden sich im Bereiche der rippentragenden Wirbel bereits im vorknorpeligen Stadium. Nach Abschluß der Entwicklung besteht als Besonderheit an der Wirbelsäule ein Doppelgelenk: eine Gelenkverbindung zwischen Rippe und Querfortsatz (*Articulatio costotransversaria*), eine zweite zwischen Rippenköpfchen und Zwischenwirbelscheibe (*Articulatio capitis costae* sive vertebrocostalis). Das Vertebrokostalgelenk verfügt durch ein Intraartikularband über eine feste Bandhaft von der Rippe zu dem seitlich-rückwärtigen Teil der Zwischenwirbelscheibe, mit dem das Rippenköpfchen seine Hauptberührungsfläche hat. Die oben und unten anliegenden Wirbelkörperkanten bilden je eine kleine (nicht immer vorhandene) Gelenkpfanne. Die Articulatio costotransversaria ist eine amphiarthrotische Verbindung zwischen Querforsatzspitze (Gelenkpfanne) und Tuberculum costae (Gelenkkopf). Gelenkzwischenscheiben (Menisken) wurden an diesen Gelenken gefunden: *Emminger* 1955. Über die häufigen arthrotischen Erkrankungen dieser Gelenke und ihrer Blockaden wird in 4:6.5.7 berichtet. Dort auch Literatur.

Die durch die beschriebenen Gelenke mit der Wirbelsäule verbundenen Rippen bilden gemeinsam mit dem Sternum den *Rippenkorb*, der die Wirbelsäule in allen Bewegungsrichtungen zusätzlich stabilisiert und nach *Schanz* einen wesentlichen Anteil an den Hilfstrageorganen hat (5:2.3.4, 5:2.4.1). Außerdem soll der Brustkorb die Tragfestigkeit der Wirbelsäule für Axialdruck um das Vierfache erhöhen: *Wörsdörfer* u. *Magerl* 1980.

An der Lendenwirbelsäule fehlen den Wirbelrippengelenken entsprechende Gelenke, aber die während der Entwicklung getrennten Knochenkerne für Rippen und Querfortsätze verschmelzen zu kräftigen Lendenquerfortsätzen.

2:2.7 Wirbelkörper-Zwischenwirbelscheibe-Grenze

Die Anbindung des Wirbelkörpers an die Zwischenwirbelscheibe ist in Entwicklung und endgültigem Aufbau wohl die interessanteste anatomische Konstruktion im Stütz- und Bewegsystem des menschlichen Körpers; siehe Beschreibungen in 2:2.2, 2:2.3, 3:2.2.1, 3:2.4. Nur bei Primaten liegt ein ähnlicher Aufbau vor, während sonst bei Säugern und allen anderen Tierarten eine geschlossene knöcherne Epiphysenplatte den Wirbelkörper gegen den Inhalt des Zwischenwirbelraumes abgrenzt.

Mit den in den erwähnten Kapiteln beschriebenen Besonderheiten der anatomischen Struktur des Überganges Wirbelkörper/Zwischenwirbelscheibe, die zwischen 1927 und 1931 ausführlich von *Schmorl* und seinen Schülern untersucht wurden, sind die Grundlagen für die Ernährung der Zwischenwirbelscheibe geklärt. Die Strukturen ermöglichen die biostatischen und die biodynamischen Belastungen, die an der Grenze zwischen einem beweglichen Teil (Halbgelenk Zwischenwirbelscheibe) und einem festen Glied des Rückgrates (Wirbelkörper) zu fordern sind. Die Aufmerksamkeit für die Grenzscheibe vom Wirbelkörper zum Halbgelenk Zwischenwirbelscheibe – die zugleich auch die Wachstumszonen enthält – ist vor allem deswegen so wichtig, weil diese „Konstruktion" an den etwa 25 Bewegungssegmenten der zentralen Gliedersäule ungefähr fünfzig Mal vorkommt (2:2.6.1).

Durch mikroskopische Studien konnten im Institut *Schmorl* seinerzeit die vom Wirbelkörpermark her durch die Poren der Siebplatte bis in die Hyalinknorpelplatte reichenden Kapillaren und auch die dort gebildeten Blutseen nachgewiesen werden, siehe Abbildung 2/24. Damit war dieser Diffusionsweg aufgezeigt worden, der für Leben und Gesundheit der bradytrophen Bandscheibe ausschlaggebend ist, wenn auch vor 50 Jahren die ganze Tragweite dieser anatomischen Verhältnisse noch nicht erkannt wurde. Inzwischen ist klar geworden, wieviel diese Strukturen am Übergang Wirbelkörper/Zwischenwirbelscheibe bedeuten, weil sie auch ein erhebliches Krankheitspotential in sich tragen, aus dem mancherlei Folgen entstehen können. Das wird in vielen Kapiteln erkennbar.

Weitere Literatur: In einer lesenswerten Studie hat *Horst* 1982 die mechanischen Spannungen in den Wirbelkörperdeckplatten untersucht und neue Erkenntnisse zur Frage der Rupturen im Anulus fibrosus sowie in den Übergangszonen zwischen Bandscheibe und Wirbelkörper gewonnen.

2:2.8 Bewegungssegment

Eine nur der Wirbelsäule eigene Besonderheit ist das etwa 23- bis 25mal zwischen je zwei Wirbel eingegliederte Bewegungssegment: Abbildung 3/1. Der Begriff wurde 1950 eingeführt; Beschreibung in Kapitel 3. Diese Bewegungseinheit wird beherrscht von der *Zwischenwirbelscheibe*, die als straffes Halbgelenk zugleich elastischer Puffer ist. Er fängt Belastungen ab und verteilt den Druck auf die Knochenplatten der beiden anliegenden Wirbelkörper.

Das zweite wesentliche Element im Bewegungsraum zwischen den Wirbeln sind die paarigen *Wirbelbogengelenke* (2:2.6.2). Sie haben Anteil an allen Bewegungen und unterstützen die Funktionen der Zwischenwirbelscheibe. Enge Beziehungen zum Segment haben noch die *Bänder*, die *Muskeln*, die *Gefäße* und die *Nerven* in seinem Bereich: Beschreibungen in den Kapiteln 3:3 bis 7.

Funktional-anatomisch betrachtet stellen die 23 bis 25 Bewegungssegmente in ihrer Gesamtheit ein *Organsystem* dar, weil Bewegungen des Rückgrates regelmäßig mehrere Segmente beanspruchen. Selbst wenn nur ein Segment erkrankt ist, leiden Nachbarsegmente mit. Näheres dazu in 3:2.1 und in weiteren Kapiteln.

2:2.9 Krümmungen und Winkel

Die normalen *Krümmungen* der Wirbelsäule liegen in der Pfeilnahtebene. Das Profilbild der Wirbelsäule (Totalkyphose in der frühen Embryonalzeit) entwickelt sich während der Kinderzeit zur mehrfach geschwungenen endgültigen Form (Abb. 2/38): Zwei Kyphosen (Brustwirbelsäule und Kreuzbein), zwei Lordosen (Hals- und Lendenwirbelsäule). Diese zweimalige S-Schwingung fängt senkrechte Stöße federnd auf, wirkt stoßabsorbierend.

Während der Bildung der endgültigen Kyphose wird immer deutlicher, daß die Form der Wirbelkörper (ventral niedriges Trapez) diese Kurve bestimmt. Die lumbale Lordose verdankt ihre Schwingung dem Einfluß der nach vorn etwas erhöhten Bandscheibeform. Dabei spielt

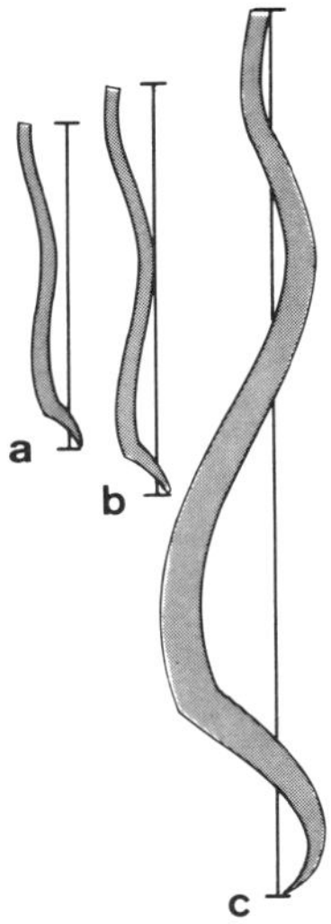

Abb. 2/38: Die Entwicklung der Wirbelsäulenkrümmung des Menschen während des Wachstums
a = dreimonatiger Säugling
b = zehn Monate altes Kind
c = 18jähriger
(nach *Platzer* 1975)

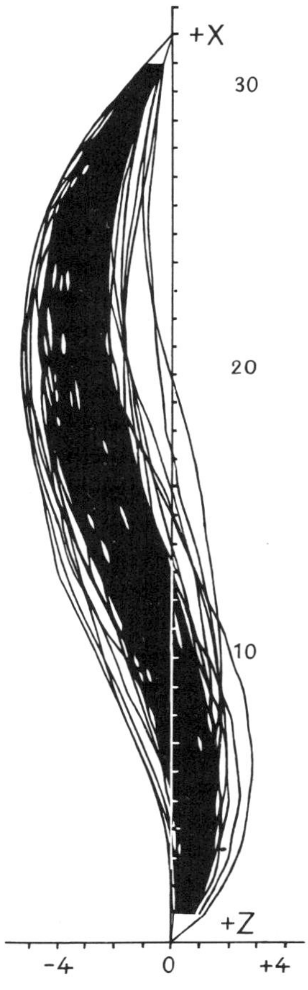

Abb. 2/39: Übereinandergezeichnete Kurven des Verlaufes der Brust- und der Lendenwirbelsäule aus 150 Röntgen-Ganzaufnahmen von Wirbelsäulen (nach *Killus*)

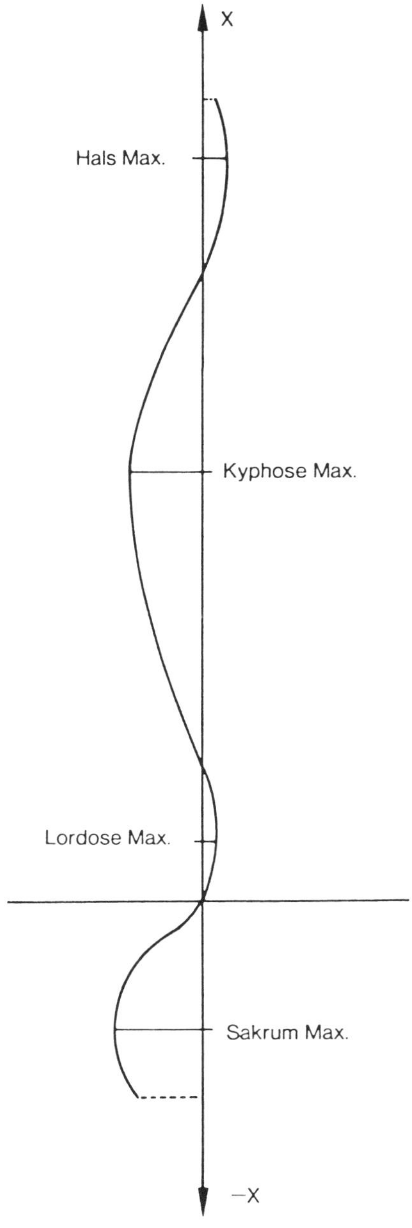

Abb. 2/40: Aus den Berechnungen von *Killus* (vorhergehendes Bild) ergibt sich die ideale Wirbelsäule in Gesamtdarstellung mit eingezeichneten Maximalwerten

die letzte präsakrale Bandscheibe oft eine wesentliche Rolle. Wegen der vielen mehr oder weniger bedeutsamen individualen Krümmungsbögen wurde von *Killus* (1973, 1976) mit Hilfe der Computeranalyse die ideale Krümmungsform ermittelt. Der Autor zeichnete 150 Messungsergebnisse übereinander: Abbildung 2/39. Mit weiteren Umrechnungen fand er die ideale Wirbelsäule: Abbildung 2/40.

Eine nicht allzu selten vorliegende geringe rechtskonvexe Skoliose der Brustwirbelsäule wird auf eine betonte Rechtshändigkeit zurückgeführt. Darüber hinausgehende skoliotische Bögen gehören zu den krankhaften Fehlformen: siehe in 4:4.4.

Der wichtigste und am häufigsten gemessene Winkel besteht am Lenden-Kreuzbein-Übergang. Er zeigt deutliche Unterschiede, geprägt durch die persönliche, auch erbmäßig vorgegebene Note. Der Lenden-Kreuzbein-Knick ist Grundfaktor für die Haltung der Gesamtwirbelsäule, denn sie ruht auf dem Kreuzbeinsockel. Seine Neigung gegenüber der Horizontalen und die Keilform der präsakralen Zwischenwirbelscheibe bilden den wesentlichen Faktor für die Schwingungen der Wirbelsäule in der Sagittalebene, also für die beschriebenen Lordosen und die Kyphose bis hinauf zum Übergang Halswirbelsäule/Kopf. Aus diesem Grunde genießen die Winkelverhältnisse an der Übergangsregion Lendenwirbelsäule/Kreuzbein seit jeher das Interesse der Biostatik und der Biodynamik. Das Messen der Winkel ist an dieser Stelle nicht einfach. Deshalb bedienen sich die Bearbeiter des Problems unterschiedlicher Bezugspunkte und Bezugslinien. Über den Lumbosakralwinkel und den Promontoriumwinkel berichtete *Junghanns* 1929 und 1977 (Wörterbuch der Wirbelsäule) ausführlich. Weitere Angaben und Literaturhinweise bei *Schmorl* u. *Junghanns* 1968 sowie bei *Zaunbauer* 1974.

Messungen in der Lumbosakralgegend sind umfangreich in der Literatur wiedergegeben. Nur einige Namen seien benannt: *Erdmann* 1956 und 1965, *Swiderski* hat 1977 über weitere Meßmöglichkeiten berichtet und Literatur angegeben.

Die verschiedenen Meßverfahren gehen zum Teil von Bezugspunkten aus, die mit dem Knochensystem verknüpft sind, zum anderen Teil aber den Zwischenwirbelraum, also Form und Zustand der Bandscheibe berücksichtigen, beziehungsweise eine Horizontale oder eine Senkrechte als Bezugslinien benutzen. Nach dem gebräuchlichen Meßverfahren wird der *Lumbosakralwinkel* durch den nach hinten offenen stumpfen Winkel der Mittelachsen des 5. Lenden- und des 1. Kreuzbeinwirbels bestimmt: ABC in Abbildung 2/41 (links). Für Männer beträgt er durchschnittlich 142° (123–157°) und für Frauen 144° (124–164°). Andere Autoren bezeichnen den nach vorn offenen Winkel zwischen einer Horizontalen und der Oberfläche des Kreuzbeins als Lumbosakralwinkel: Abbildung 2/41 (Mitte). Die mittleren Fluchtlinien des 1. und 2. Kreuzbeinwirbels mit einer Senkrechten verwendet von *Lackum* (1924) für den Lenden-Kreuzbeinwinkel: Abbildung 2/41 (rechts).

Der *Winkel des Promontoriums* ist durch Linien an den Vorderflächen des 5. Lendenwirbelkörpers und des 1. Kreuzbeinwirbels charakterisiert: D, E, F in Abbildung 2/41 (links). Die Durchschnittswerte sind bei Männern 129° (112–151°) und bei Frauen 130–156°.

Erdmann weist 1956 auf die an dieser Übergangsstelle oft unterschiedlich ausgebildete Form des letzten präsakralen Wirbelkörpers hin, die den Promontoriumwinkel erheblich beeinflußt: Abbildung 2/42. Wenn der letzte präsakrale Wirbel als Übergangswirbel mehr oder weniger dem Kreuzbein eingegliedert ist (Sakralisation), dann kann ein „doppeltes Promontorium" entstehen: B und C in Abbildung 2/42.

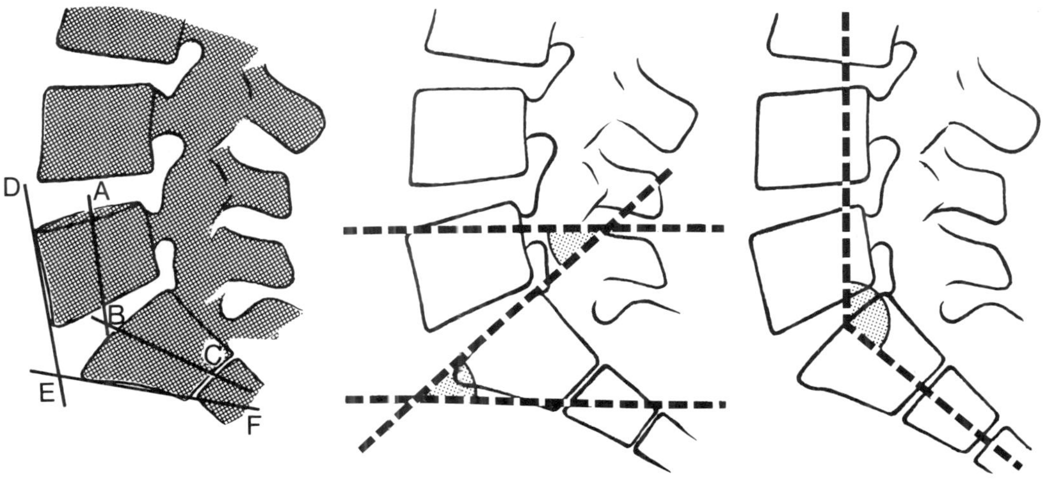

Abb. 2/41: Verschiedene Verfahren für die Winkelbestimmung am Lendenwirbelsäule-Kreuzbein-Übergang. *Junghanns* (links) unterscheidet zwischen dem Angulus lumbosacralis ABC und dem Angulus promontorii DEF. *Whitman* und andere Autoren gehen für die Berechnung des Lenden-Kreuz-Winkels von einer Horizontalen und der Kreuzbeinbasis aus (Mitte), während *Lackum* eine senkrechte Linie zum Ausgangspunkt der Berechnung macht (rechts)

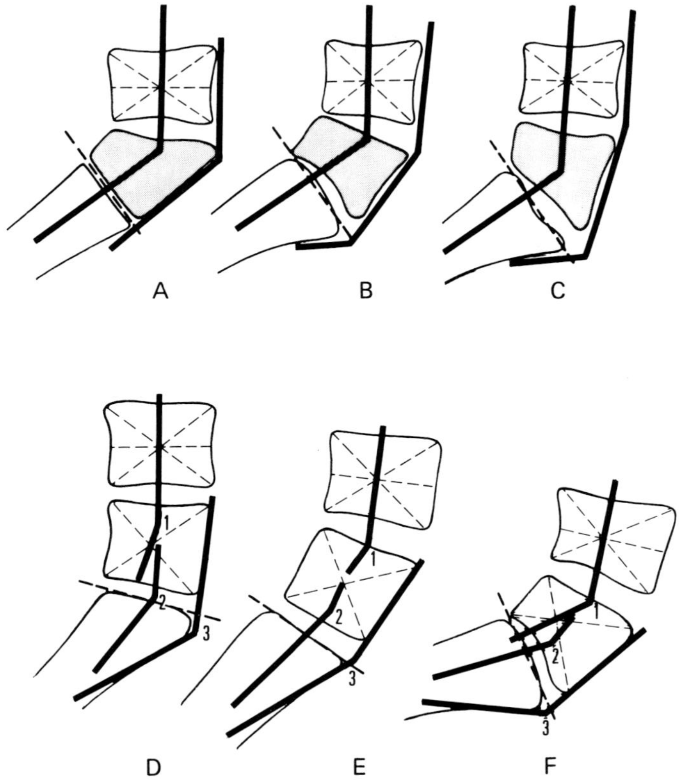

Abb. 2/42: Durch unterschiedliche Formen des letzten präsakralen Wirbels verändert sich der Winkel des Promontoriums erheblich, wie *Erdmann* übersichtlich skizziert hat. Bei einem Übergangswirbel bildet sich ein „doppeltes Promontorium": B und C. Bei verschiedenen Neigungswinkeln der Kreuzbeinbasis und Formabweichungen des letzten präsakralen Wirbelkörpers erhält *Albrecht* andere Maße: D, E, F

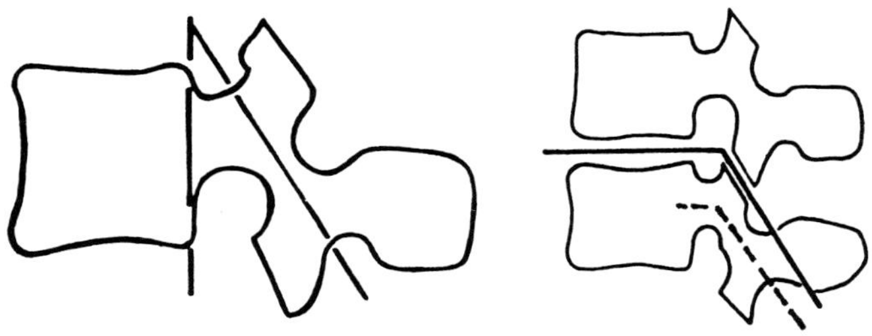

Abb. 2/43: Angulus isthmocorporalis (links), Angulus corpoarticularis (rechts oben), Angulus isthmoarcualis (rechts unten)

Manche Autoren schlagen senkrechte oder waagerechte Bezugslinien vor. Da diese jedoch von der Haltung des Rückgrates im Raum oder der Richtung des Röntgenzentralstrahles abhängen, besteht Unsicherheit für das Vergleichen der Meßergebnisse: Abbildung 2/41 Mitte und links.

Die lumbosakrale Übergangsregion hat mit ihren individual unterschiedlichen Winkeln enge Beziehungen zur Beckeneingangsebene, über die in den Lehrbüchern der Gynäkologie und der Orthopädie nachzulesen ist.

Die *innere Architektur jedes Wirbels* beruht auf Winkel- und Bogenkonstruktionen, die vor allem das Verhältnis zwischen Wirbelkörper und Wirbelbogen betreffen: So sind zum Beispiel der Angulus isthmocorporalis (Abb. 2/42 links), der Angulus isthmoarcualis (Abb. 2/43 rechts unten), der Angulus corpoarticularis (Abb. 2/43 rechts oben) wichtige Faktoren im *stabilen Aufbau des Wirbelbogens* und für das Weiterleiten und Verteilen von Lasten besonders bei biegender oder bei drehender Gewalt. Weichen diese Winkel bereits während oder auch nach der Entwicklungszeit von der Norm ab, kommt ein allmählicher Umbau des Trajektorenverlaufes zustande (5:2.5.2). Damit bildet oder verschlimmert sich die Spondylolysis/Spondylolisthesis (4:5.2) oder die Pseudospondylolisthesis (4:5.4).

Der Krummwuchs des jugendlichen Rückgrates, Adoleszentenkyphose/Morbus *Scheuermann*, ist bei mehr als 50% aller Jugendlichen nachweisbar und kann in sehr verschiedenen Graden ausgeprägt sein. Darüber wird in dem

Kapitel 4:4.2 mit vielen Bildern berichtet, siehe auch 8:8.2.

Die Häufigkeit der Skoliosen ist in etwas geringerer Zahl bei Jugendlichen zu finden. Ihre Ursachen sind vielfältig. Die Biegungsformen verschiedener Gradstufen – häufig mit Torsionen und Drehgleiten verbunden – haben seit Jahrhunderten die Ärzte intensiver beschäftigt als die Kyphosen. Ausführlicher Text und viele Bilder findet der Leser in den Kapiteln 4:4.4 sowie 8:8.3.

2:3 Biochemie

2:3.1 Vorbemerkung

Wie im Gesamtkörper, so ist auch im Bereiche der Wirbelsäule das Versorgen mit und das Entsorgen von stoffwechselpflichtigen Flüssigkeiten und Substanzen nicht nur von nervaler Steuerung und unbehindertem Blutkreislauf einschließlich Lymphabfluß abhängig Ernährung, Ruhe, Bewegung und Muskeltätigkeit müssen im angemessenen Zusammenspiel mitwirken, um einen physiologisch ausgewogenen Stoffaustausch zu gewährleisten.

Diese Abhängigkeit des Stoffwechsels von der Muskulatur betrifft den Gesamtbereich des Körpers. Für das Rückgrat ist eine verminderte Muskeltätigkeit (Bewegungsmangel 3:3.4, 5:3) wie auch der übermäßige Anspruch an das „Muskelkorsett der Wirbelsäule" in verschiedener Hinsicht bedeutsam. Die dem Rückgrat in weiten Bereichen eng anliegende und zum Teil an den knöchernen Bauteilen ansetzende Muskulatur beteiligt sich an dem Stoffwechselmilieu, das sich in den lockeren Bindegewebsschichten wie auch in den angelagerten Bandzügen ausbreitet. Da außerdem wesentliche Teile der Gliederkette Wirbelsäule, die Zwischenwirbelscheiben, von einer durch Wirbelsäulebewegungen gesteuerten Diffusionsernährung abhängen (2:2.3), kommt der Muskulatur also im Hinblick auf das Bewegen und das Belasten der Wirbelsäule auch aus diesem Grunde eine erhebliche Bedeutung zu.

2:3.2 Knochen

Das Knochengewebe des menschlichen Körpers darf nicht nur als Gerüst für die Form, die Haltung und die Bewegung angesehen werden. Über diese Funktionen hinaus dient es durch einen ständigen An- und Abbau als wichtiges Stoffwechselorgan, das neben Speicherfunktionen ein immer in Bewegung befindliches Mineraldepot darstellt. Seine Steuerungsfunktion im P- und Ca-Haushalt ist durchaus mit der Bedeutung vergleichbar, die der Leber im Zuckerstoffwechsel zukommt.

Während in den langen Röhrenknochen das rote Knochenmark schon in frühen Lebensjahrzehnten nach und nach durch Fettmark ersetzt wird, bleibt das Knochenmark im Becken, in den Rippen und in den Wirbeln, die zu den Knochen mit der höchsten Umbaugeschwindigkeit gehören, bis in hohes Lebensalter erhalten und aktiv. Das wird durch eine reichliche Blutzufuhr begünstigt. Deshalb verfügen im Regelfalle die knöchernen Teile der Wirbelsäule, vor allem die Wirbelkörper, über einen ausgeglichenen Stoffwechselablauf mit allen Voraussetzungen für die Erhaltung eines normal aufgebauten Knochens.

Wegen des lebhaften An- und Abbaues in diesen Knochen spielen sich Störungen, wie vermehrter Anbau durch Osteoblasten oder Abbau durch Osteoklasten, bevorzugt im Wirbelskelett ab. Dadurch tritt die Ausprägung der Veränderungen häufig zuerst und oft sogar allein am Wirbelskelett zutage: Literatur bei *Schmorl* u. *Junghanns* 1968. Infolgedessen kann bei vielerlei patho-physiologischen Schäden von einem auf die Wirbelsäule gezielten Einfluß des Knochenstoffwechsels gesprochen werden. Die gute Blutdurchströmung der spongiosareichen Wirbelkörper und das blutbildende aktive Knochenmark ermöglichen diese schnelle und ausgiebige Reaktionsbereitschaft auf jede Änderung im Stoffwechselablauf.

Das biologische Altern verlangt seinen Tribut auch vom Knochengewebe durch altersabhängiges Verhalten der löslichen und der unlöslichen Kollagenfraktionen. Wie erheblich die Menge der einzelnen Bestandteile der Wirbelkörperspongiosa während des Lebens verschoben wird, gibt Abbildung 2/44 wieder. Auffallend sind der Rückgang des Wasseranteils, die Zunahme der Fettsubstanz sowie die Apatitabnahme.

Außerhalb der Alternsvorgänge kann sich das Knochengewebe verändern, wenn infolge biochemischer Einflüsse, wie Fehler im Hormonhaushalt oder in der Ernährung, unrichtige Zusammensetzung der benötigten Stoffwechselzufuhren u.ä. auftreten, die störend in den physiologischen An- und Abbau des Knochens eingreifen. Einige Grundlagen, die sich an der Grenze zwischen Biochemie und Biomechanik berühren, werden in 5:2.5.2, 5:2.5.3 bespro-

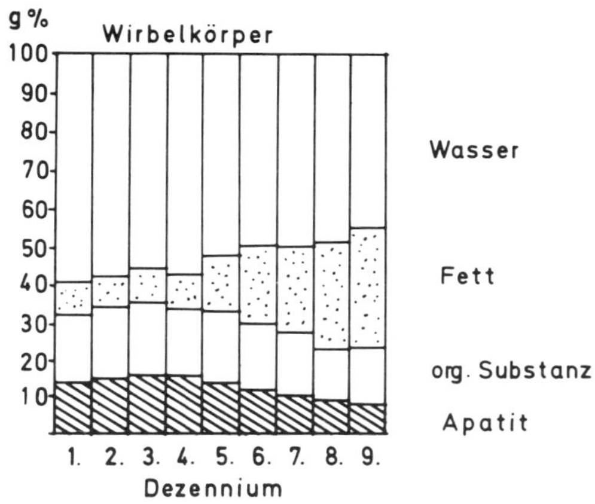

Abb. 2/44: Analysenergebnisse über die quantitative Zusammensetzung der Knochensubstanz des Wirbelkörpers in den Lebensdezennien (nach *Heuck*)

chen, z.B. die Mineralisation des Knochenaufbaues.

Für die Aus- und Umbildungsvorgänge im Wirbelknochen gelten die gleichen biochemischen und mechanischen Grundtatsachen wie für die übrigen Teile des Knochengerüstes. Darüber ist in den bekannten Hand- und Lehrbüchern nachzulesen.

Wenn auch alle diese Vorgänge im gesamten Knochengewebe fast gleichartig ablaufen, so unterliegen vor allem die biomechanisch-biochemisch gekoppelten Funktionen (2:3.5.1) einigen Besonderheiten, weil mechanische Belastungen für die Wirbel infolge des segmental gegliederten Baues und der engen physiologischen Abhängigkeit zwischen Knochen und Bandscheibenknorpel andere sind als für die übrigen Skelettknochen. Dem Wirbelknochen sind aus diesen Gründen gegenüber den Gliedmaßenknochen zusätzliche Aufgaben gestellt. Davon wird in anderen Kapiteln noch die Rede sein.

Bei der Diskussion biochemischer Vorgänge darf die Zone des Wirbelkörper-Bandscheibe-Überganges nicht vernachlässigt werden. Nur wenn sie von der Knochenseite her regelrecht aufgebaut ist, kann sie ihre Funktion als wesentliche Überleitungsstelle der Zu- und Abfuhr der Flüssigkeit für den Bandscheibestoffwechsel zweckentsprechend ausüben, siehe in 3:2.4.

2:3.3 Zwischenwirbelscheibe

2:3.3.1 Vorbemerkung

Die biochemischen Vorgänge in der Zwischenwirbelscheibe, mit denen sich die Wissenschaft früher nur wenig beschäftigte, wurden in den letzten Jahrzehnten zunehmend bedeutsamer, da von ihrer Durchforschung wesentliche Auskünfte über das Altern und den chronischen Verschleiß des Gewebes der Zwischenwirbelscheibe zu erhoffen sind. Während die unbeantwortete Frage früher lediglich den Flüssigkeitsgehalt im allgemeinen betraf, verfeinerten sich die Ergebnisse mehr und mehr zu einer genauen Differenzierung der einzelnen chemischen Bestandteile. Auch die Feinstruktur wurde weiter geklärt.

Die interdisziplinare Zusammenarbeit unter Hinzunahme verschiedener Forschungstechniken ist unerläßlich: Röntgenologische Kristallographie, Infrarotspektroskopie, biochemische Untersuchungen, immunologische Studien u.a. Die neueren Erkenntnisse über die Biochemie der Zwischenwirbelscheibe berechtigen zu dem Schluß, den *Maroudas* et al. 1975 zogen und der ein *Leitsatz* geworden ist: „*Die Ernährungsbedingungen sind für die Zwischenwirbelscheibe wesentlich kritischer als für den Gelenkknorpel*". Die Forschergruppe *Adams* hat in den Jahren 1975 bis 1977 die chemischen Vorgänge in Zwischenwirbelscheiben verschiedener Altersstufen nach vielen Seiten analysiert. Die Untersucher bewiesen einen engen Verbund zwischen mechanischer Funktion und chemischer Zusammensetzung der einzelnen Gewebearten im Discus intercorporalis (Kapitel 2:3.5.2). Nach ihrer Ansicht können örtliche Verschiedenheiten in der chemischen Zusammensetzung zu mechanischem Versagen führen. *Lipson* u. *Muir* (1980) erzeugten bei Mäusen Gallertkernvorfälle nach vorn. Biochemische Veränderungen und knorpelige Randwülste stellten sich ein, die zunehmend verknöcherten.

Tieferes Eindringen in die Probleme und in die praktischen Belange der Biochemie der Zwischenwirbelscheibe ermöglicht das Studium der in chronologischer Reihenfolge genannten Arbeiten: 1958 u. 1975 *Naylor*, 1968 u. 1969 *Nachemson* et al., 1970 *Hamerman* u. *Rosenberg*, 1972 u. 1975 *Kaiser*, 1974 *Krämer* (in ‚Die Wirbelsäule in Forschung und Praxis' Bd. 59, 1976), *Silberberg* u. *Gerritsen*, 1979 *Silberberg* mit *Aufdermaur* et al., 1979 *Junghanns* (in ‚Die Wirbelsäule in Forschung und Praxis' Bd. 78), 1980 *Urban* u. *Maroudas*, 1981 *Ogata*. In diesen Arbeiten, auf denen die folgenden Abschnitte fußen, findet der interessierte Leser Einzelheiten über die Ergebnisse der Grundlagenforschung und viele Literaturangaben.

2:3.3.2 Wege des Stoffwechsels für die bradytrophe Bandscheibe

Für den Stoffwechsel der Zwischenwirbelscheibe und damit für ihr biochemisches Verhalten sind die Zu- und Abgangswege der mehrfach angesprochenen Diffusionsernährung für das Bandscheibegewebe von ausschlaggebender Wichtigkeit. Der Flüssigkeitsaustausch zwischen dem Bandscheibegewebe und seiner Umgebung läuft zum Teil unmittelbar durch die den äußeren Lamellenringen aufliegenden Blutgefäße. Ein anderer Anteil des Stoffwechsels überwindet die Wirbelkörper-Bandscheibe-Grenze (3:2.4), also die knöchernen und die hyalinknorpeligen Abschlußplatten.

Diese beiden Wege führen unterschiedliche Nährstoffe zu. Mit fortschreitendem Lebensalter, auch infolge besonderer äußerer Einflüsse, entstehen Schäden, die den freien Zugang in dem einen oder dem anderen Wege – am häufigsten im Grenzgebiet Wirbelkörper/Bandscheibe – behindern oder unter Umständen sogar völlig verschließen. Eine geänderte Zusammensetzung der Flüssigkeit ist das Ergebnis. Welche Schäden daraus erwachsen, wird in anderen Kapiteln dargelegt: zum Beispiel in 3:2.2.4.

Mit den soeben erwähnten Zugangswegen für Nährstoffe in die Bandscheibe beschäftigten sich die Arbeitsgruppen *Maroudas* (1975) und *Nachemson* (1970–76). Nach den Ergebnissen ihrer Versuche kommen Glukose und Sauerstoff in 70% aus den Wirbelkörpergefäßen, also über das Grenzgebiet Knochenplatte/Hyalinknorpelplatte, und nur 30% über die äußeren Lamellen des Fasseringes: Abbildung 2/45. Sulfate werden in 30% über die Grenze Wirbelkörper/Zwischenwirbelscheibe zugeführt, 30% kommen von rückwärts und 40% von vorwärts-seitlich über den Faserring: Abbildung 2/46. Die Ergebnisse stammen aus Tierversuchen und aus Experimenten mit menschlichen Wirbelsäulepräparaten, so daß Vergleiche nur zurückhaltend möglich sind. Weitere biologische Experimente müssen dem Versuch einer endgültigen Klärung der Verhältnisse beim lebenden Erwachsenen gelten.

Zu- und Abstrom (Ver- und Entsorgung) der Bandscheibeflüssigkeit sind ausgesprochen von einem regelmäßig wechselnden Druck abhängig (*Leitsatz*). Die Bandscheibe nimmt bei niedrigem intradiskalem Druck Flüssigkeit und niedermolekulare Substanzen auf. Druck über 80 kp verhindert diese Aufnahmen. Bei einseitig erhöhtem Druck gelangen Flüssigkeit und Substanzen nur in den druckarmen Anteil: siehe ähnliche Ergebnisse von *Wassilew* (1970) in 2:3.5.2.

Urban et al. berichten 1977 von Ergebnissen umfangreicher Studien an lebenden Hunden und an Präparaten über die Ernährung der Bandscheibe. Die bekannten drei Zuflußwege (Faserring und zwei Wirbelkörper-Bandscheibe-Grenzschichten), Diffusionsdauer sowie die verwendeten Flüssigkeiten und Substanzen (u.a. Sulfate, Glukose, Ringerlösung) werden beschrieben. Verkalkte Hyalinknorpelplatten der Bandscheibe und/oder zusätzlich verknöcherte End-

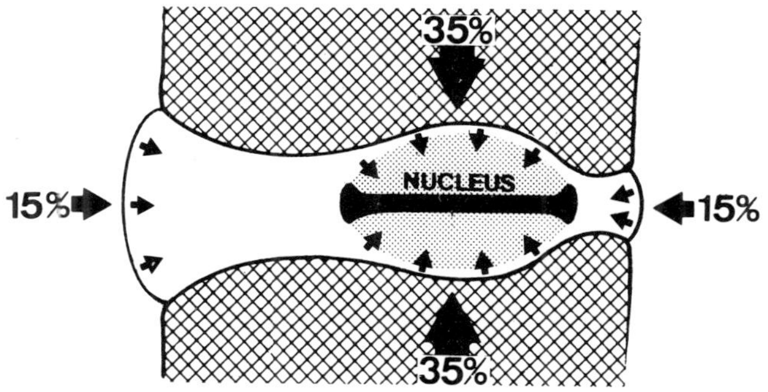

Abb. 2/45: Diffusionsweg für Glukose und Sauerstoff bevorzugt (70%) durch die Wirbelkörper-Bandscheiben-Grenzschichten, geringer (30%) durch die Faserringschichten. Grau: das für die Ernährung gefährdete Gebiet des Gallertkernes (nach *Nachemson* 1976)

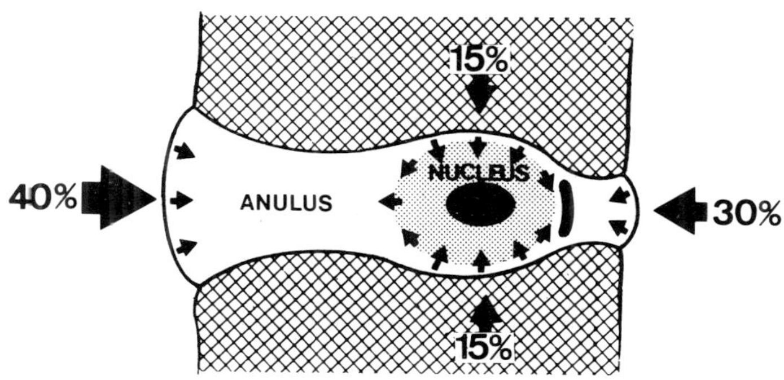

Abb. 2/46: Diffusionsweg für Sulfate bevorzugt (40% und 30%) durch die vorderen und die hinteren Schichten des Faserringes, geringer (30%) über die Grenzschicht Wirbelkörper-Bandscheibe. Grau: das ernährungsphysiologisch gefährdete Gebiet (nach *Nachemson* 1976)

platten (Siebplatten, 2:2.2) der Wirbelkörper können Ursache für einen verminderten Diffusionsstrom sein. Wegen der andersartigen Struktur der Grenzschicht Wirbelkörper/Bandscheibe bei Tieren lassen sich die Ergebnisse nicht ohne weiteres auf den Menschen übertragen. Sie ergänzen aber die bisherigen Studien. Weitere Literatur: *Inoue* 1981.

An dieser Stelle ist auf den unerläßlichen *Pumpmechanismus* hinzuweisen, den die Wirbelsäulebewegungen erzeugen. Ihm obliegt der wesentliche Anteil an der Funktion einer ausreichenden Diffusion für das Versorgen und das Entsorgen (3:2.4). Mehrere Kapitel dieses Buches vermitteln die Zusammenhänge und ihre Bedeutung. Das sind unter anderen die Kapitel 2:3.5.2, 5:3.1.4.

Noch sind nicht alle Fragen über die Diffusionsernährung der Zwischenwirbelscheibe geklärt. Die ausschlaggebende Funktion der Grenzschichten zwischen Wirbelkörper und Bandscheibe ist aber unangefochten, und deshalb besteht der am Schluß des Kapitels 3:2.4 zitierte *Leitsatz* zu Recht: *„Das Schicksal der Zwischenwirbelscheibe entscheidet sich an der Wirbelkörper-Zwischenwirbelscheibe-Grenze*“.

Schäden an diesen 50 Grenzschichten fördern über die allgemeine *Stoffwechselträgheit* des Alterns hinaus eine besondere örtliche *Stoffwechselmüdigkeit* (2:3.3.10) und führen zu Diffusionsverlust (2:3.3.6). Die sich daraus ergebende *Stoffwechselnot bringt ernste Gefahren für die Gesundheit der Zwischenwirbelscheibe* (*Leitsatz*), siehe auch in 2:3.5.2.

Die Vorsorge zur Erhaltung einer funktionstüchtigen Zwischenwirbelscheibe, ebenso wie die Abwehr von Schäden, charakterisiert ein weiterer *Leitsatz: „Für die Zwischenwirbelscheibe gilt ein biologisches Grundgesetz: Erholung durch Wechsel*“. Er sollte unbedingt im sportlichen Training beachtet werden.

Diesem Gesetz unterliegt auch die Wirbelsäulemuskulatur (5:2.4.1). Ihr Ermüden und/oder ihr Verkrampfen infolge Bewegungsmangel, Vibrationseinfluß oder Daueranspannung schädigt zusätzlich den bereits geminderten Stoffwechsel der Zwischenwirbelscheibe. So entsteht der Teufelskreis, in dem ihre Lebensfähigkeit zugrunde geht: vergleiche auch Pumpmechanismus in 3:2.4.3. Für das Verständnis dieser Vorgänge ist an einen *Leitsatz* (aus 2:3.3.1) zu erinnern: *„Die Ernährungsbedingungen sind für die Zwischenwirbelscheibe wesentlich kritischer als für den Gelenkknorpel*“.

2:3.3.3 Flüssigkeitsgehalt

Der Flüssigkeitsgehalt des Zwischenwirbelscheibegewebes bestimmt in erster Linie den Turgor und die Sprengkraft der Bandscheibe (vor allem des besonders flüssigkeitsreichen Gallertkerns), die von größter mechanischer Bedeutung sind (3:2.2). Außerdem führt eine Abnahme des Flüssigkeitsgehaltes mit den entstehenden Druckdifferenzen ebenso zu einem verschlechterten Stoffwechsel wie eine veränderte Zusammensetzung der Flüssigkeit. Ernste Folgen für das Leben der Zwischenwirbelscheibe sind in solchen Fällen zu erwarten. Das betrifft vor allem die alternde Zwischenwirbelscheibe (2: 3.3.10) mit ihrem stark herabgesetzten Flüssigkeitsgehalt: 88% beim Neugeborenen, 83% beim Jugendlichen, 70% beim Siebzigjährigen.

Eine wichtige Rolle in diesen Vorgängen des Alterns spielt das mit zunehmendem Lebensalter verminderte Flüssigkeitsaufnahmevermögen des Bandscheibegewebes. Das Wasseraufnahmevermögen für hypertone Lösungen im Gallertkern ist doppelt so hoch wie im Faserring. Nicht zu gering veranschlagt werden darf die Funktion der Flüssigkeit als Transportmittel für die Ernährung ebenso wie für die Entseuchung der Zwischenwirbelscheibe: Versorgen/Entsorgen.

Der Gehalt an interstitieller Flüssigkeit ist nicht gleichmäßig über das Gewebe der Zwischenwirbelscheibe verteilt. In der Jugend überwiegt die Flüssigkeitsmenge im Gallertkern wesentlich gegenüber der im Faserring. Im Alter gleichen sich die Flüssigkeitswerte allerdings weitgehend an.

Während der jugendliche Gallertkern durch den hohen Gehalt an Flüssigkeit gelartig erscheint, nähert sich der flüssigkeitsarme Gallertkern des alternden Menschen mehr und mehr einem fibrösen Zustand.

Lang anhaltender Druck vermindert die Flüssigkeitsmenge vor allem dann, wenn er auf den Zwischenwirbelscheiben ruht, zum Beispiel im Sitzen oder in Zwangshaltung. Die so entstehende Höhenabnahme zahlreicher Bandscheiben ist meßbar. Nach Entlastung in der Nachtruhe kommt die normale Körpergröße zurück. Dieser Tag/Nacht-Unterschied der Körpergröße verringert sich aber mit zunehmendem Alter: *Krämer* u. *Gritz* 1980. Das ist durch die altersgemäße Abnahme des Gehaltes osmotisch wirkender Substanzen in der Zwischenwirbelscheibe zu erklären. Gleichzeitig kommt es zu einem verminderten Wasseraufnahmevermögen und einer herabgesetzten Wasserbindungskapazität.

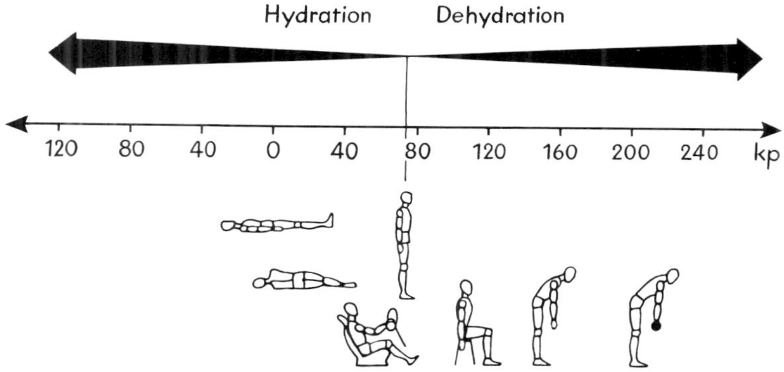

Abb. 2/47: Theoretische Darstellung der Flüssigkeitsaufnahme und -abgabe, kombiniert mit intradiskaler Druckmessung in der Zwischenwirbelscheibe L 3/L 4 am Lebenden (aus *Nachemson* 1975)

Nachemson stellte 1975 über die Beziehungen zwischen mechanischen Einflüssen der verschiedenen Körperhaltungen und dem druckbedingten Flüssigkeitsaustausch in den Bandscheiben eine auf der Grundlage seiner Untersuchungen erarbeitete Skizze zusammen: Abbildung 2/47. Diese Versuchsergebnisse beweisen wiederum die mechanische Beeinflußbarkeit biochemischer Vorgänge (2:3.5.2).

Über den Wassergehalt des menschlichen Körpers besteht eine ausgedehnte Literatur, in der aber nur zum Teil auf die chemische Zusammensetzung der Bandscheibeflüssigkeit eingegangen wird: *Bush* et al. 1956, *Krämer* 1977, *Krzywicki* et al. 1971, *Oest* 1972, *Püschel* 1930.

Besonderheiten im Flüssigkeitsverhalten der Zwischenwirbelscheiben bringt der *Raumflug*. Über die bekannt gewordenen Untersuchungsergebnisse berichtete 1979 *Junghanns* „Einflüsse der Berufsarbeit auf die Wirbelsäule" (Teil II 1979, viele Bilder). Durch die Schwerelosigkeit vermindert sich die Gesamtflüssigkeit in der unteren Körperhälfte und sehr auffällig in den Beinen: Abbildung 2/48. Die Astronauten sprechen von Vogelbeinen. Im Körperstamm, in der Hals- und Nackengegend bis in den Kopf hinein, entsteht Gefäßstau. Zwangsläufig kommt es zu Flüssigkeitsstau in den Zwischenwirbelscheiben. Dadurch entsteht Höhenzunahme der Bandscheibenräume und meßbare Verlängerung der Körpergröße: Abbildung 2/48. Der für den Stoffaustausch nötige „Pumpmechanismus" (3:2.4) fehlt. Das ändert die chemische Zusammensetzung der Bandscheibeflüssigkeit. Unerforscht bleibt noch die Frage, ob sich dadurch Spätschäden der Zwischenwirbelscheibe ergeben. Darüber kann aber erst Sicherheit gewonnen werden, wenn hierzu Langzeitstudien nach Monate andauerndem Aufenthalt in einem Raumschiff durchgeführt worden sind.

Die bei Astronauten durch *Burchard* 1975 und *Gierke* 1976 gemessenen Größenzunahmen bieten noch bemerkenswerte Besonderheiten.

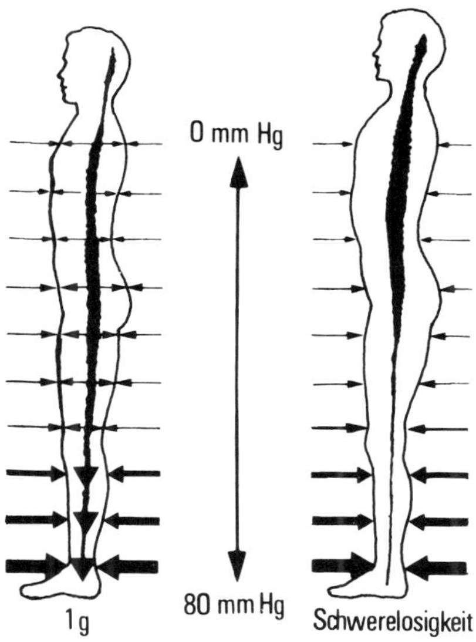

Abb. 2/48: Flüssigkeitsdruck und Volumenverschiebung während des Zustandes der Schwerelosigkeit

Am Ende der Raumfahrt ging die Höhenzunahme der Wirbelsäule rasch zurück, vorübergehend sogar unter den Ausgangswert: Abbildungen 2/49 u. 2/50.

Das hängt wahrscheinlich mit der durch Medikamente unterstützten Ausschwemmung der Flüssigkeit zusammen und zum Teil mit dem Fehlen der Aufrichtungskraft der noch geschwächten Wirbelsäulemuskulatur. Die normale Größe wurde erst fünf bis 17 Tage nach der Landung erreicht. Beachtlich ist das unterschiedliche Verhalten in den Umfängen des Brustkorbes (Einatmung–Ausatmung) sowie des Bauches: Abbildung 2/49.

2:3.3.4 Mineralstoffe

Über den Gehalt der Zwischenwirbelscheibe an Mineralstoffen wurden im vergangenen Jahrzehnt wesentliche Erkenntnisse gewonnen. Der

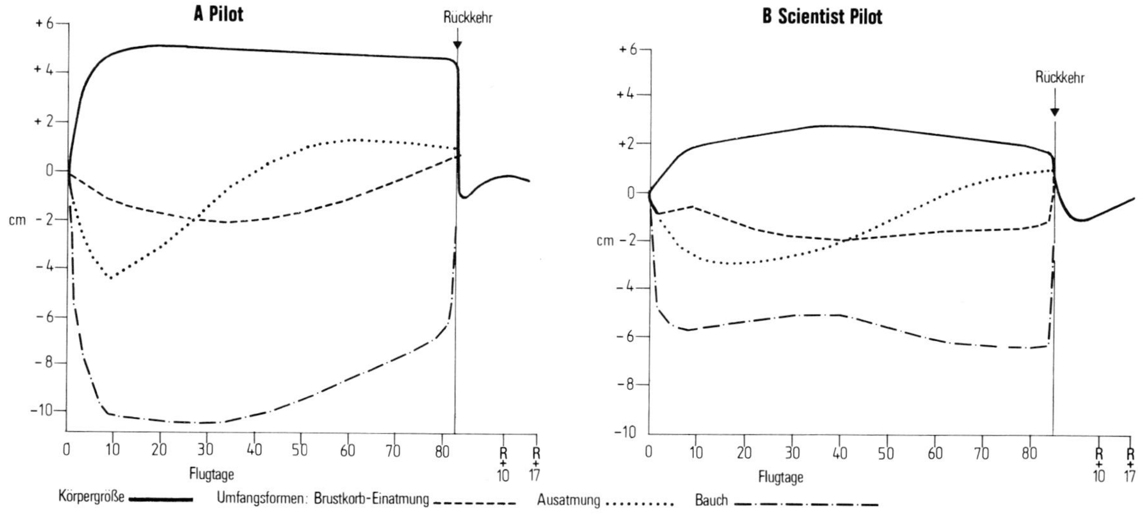

Abb. 2/49: Veränderungen von Körpergröße und Umfangmaßen bei Astronauten von Skylab 4 während und nach der Flugzeit von 80 Tagen (nach *Thornton* et al.)

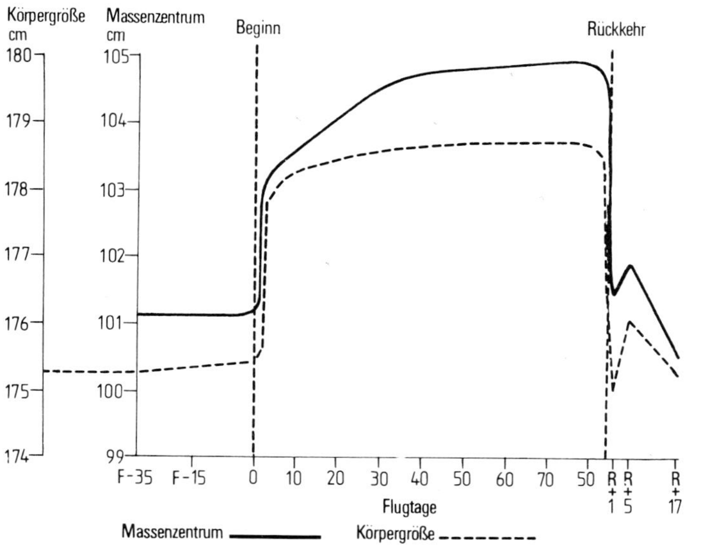

Abb. 2/50: Kurven über die Größenzunahme (*Heighth*) und die Verlagerung des Massenzentrums (Center of gravity/Center of mass) eines Astronauten während und nach dem Flug von Skylab 4. Die Größenzunahme fällt am Landungstag unter den Ausgangswert, erhöht sich erneut bis zum fünften Tage danach (R + 5), um am 17. Tage (R + 17) den Ausgangswert wieder zu erreichen (Kurven nach *Thornton* et al.)

Kalziumgehalt verdoppelt sich im Laufe des Lebens. Die an die sauren Mucopolysaccharide gebundenen Kalzium-Ionen führen zu einer „Kalziumfängereigenschaft". Hier liegt wahrscheinlich die Erklärung für die Tatsache häufiger Kalkansammlungen im flüssigkeitsreichen Gallertkern, wie sie nach Infektionen und Traumen, vor allem bei Kindern, beobachtet werden. Das Verhalten der verschiedenen Mineralstoffe ist recht unterschiedlich. Kalium und Schwefel vermindern sich mit zunehmendem Lebensalter. Über Beziehungen des Schwefelgehaltes der Zwischenwirbelscheibe zur Bleianfälligkeit und dadurch hervorgerufene Schädigungsmöglichkeiten berichtet *Stöfen* 1975. Magnesium vermindert sich im ersten und zweiten Lebensjahrzehnt, um später allerdings wieder zuzunehmen. Ebenso wie das bereits erwähnte Kalzium nimmt Stickstoff im Laufe des Lebens kontinuierlich zu. Das kann bis zu apatitischen Kalziumphosphatkristallen führen. Die anorganischen Ionen sind zum Teil an die organische Matrix gebunden, zum Teil sind sie in der extrazellularen Flüssigkeit gelöst vorhanden.

2:3.3.5 Organische Matrix

Grundsubstanz und Fasern bilden die organische Matrix der Zwischenwirbelscheibe mit einem Proteingehalt von 50 bis 90% in der

Trockensubstanz. Die wesentlichen Bestandteile der Grundsubstanz sind Glykoproteine und hochmolekulare Polysaccharide. Wasseranziehungskraft und Viskosität werden wesentlich vom Eiweiß und den Kohlehydraten der Glykoproteine bestimmt. Neben der weniger vorkommenden Hyaluronsäure und dem Heparin sind Chondroitin- und Keratansulfat, die intrazellular gebildet werden, die hauptsächlichen Mucopolysaccharide in der Bandscheibe: 90% beim Kleinkind. Chondroitin-4-Sulfat und Chondroitin-6-Sulfat spielen bei dem Altern des Bandscheibegewebes eine wesentliche Rolle.

Durch angeborene Stoffwechselstörungen (Gen-Mutationen) der sauren Mucopolysaccharide entsteht eine Anzahl mehr oder weniger schwerer Krankheitsbilder; die Mucopolysaccharidosen. Sie sind gekennzeichnet durch verändertes Wachstum der Knochen- und Knorpelgewebe: Dysostosis multiplex. Das wirkt sich auf die Wirbelsäule vor allem an den Wachstumszonen der Wirbelkörper-Bandscheibe-Grenze aus und führt zu Wirbelkörper-Fehlformen bei gleichzeitigen Aufbaufehlern der Grundsubstanz der Zwischenwirbelscheibe: *Spranger* 1974. Das Bandscheibegewebe ist gegenüber mechanischen Belastungen wenig widerstandsfähig. Deswegen stellen die Mucopolysaccharidosen und insbesondere ihre abortiven, oft nur schwer deutbaren Formen Probleme für die Belastbarkeit. Zusammenhang mit der Adoleszentenkyphose liegt nahe (4:4.3).

Quellbarkeit, Elastizität und Viskosität der Grundsubstanz, also sehr wesentlich mechanische Eigenschaften der Zwischenwirbelscheibe, hängen von der Hydratationskraft der Mucopolysaccharide ab, sie binden durch ihre Makromoleküle (mit einem Molekulargewicht von mehreren Millionen) einen großen Teil der Flüssigkeit.

Dieses Wasseraufnahmevermögen ist besonders deutlich für die Mucopolysaccharide mit Sulfatgruppen, die in den gefäßfreien Teilen der Zwischenwirbelscheibe vorkommen. Dagegen besitzen die Mucopolysaccharide in den gefäßhaltigen Abschnitten keine Sulfatgruppen. Sie wirken deswegen auch weniger wasseranziehend, wie an Embryonen-Bandscheiben festzustellen ist.

Obwohl sich die Synthese der Mucopolysaccharid-Makromoleküle sowohl intra- wie auch extrazellular abspielt, liegt die Hauptlast der Stoffwechselabläufe in den Knorpelzellen. Die begrenzte Lebensdauer der Makromolekülgruppen erfordert eine immerwährende Neubildung, um das Gleichgewicht zwischen Synthese und Depolymerisation aufrechtzuerhalten. Dazu ist eine ausgeglichene Stoffwechsellage im Zwischenwirbelscheibegewebe notwendig, die wiederum von einem regelmäßigen Flüssigkeitsaustausch auf dem Diffusionswege aus der Nachbarschaft abhängt. Schlecht versorgte Bandscheibezellen produzieren Makromolekülgruppen von minderer Qualität und Quantität. Die mit zunehmendem Alter auftretenden Schwierigkeiten in der Diffusionsernährung (2:3.3.10) vermindern die Gesamtmucopolysaccharide in den Bandscheiben. Außerdem sinkt der onkotische Druck, wodurch sich Wassergehalt und Wasseraufnahmevermögen verringern. Zusätzlich begünstigt die Vermehrung der Hyaluronidase das Auseinanderfallen der Makromoleküle. Weiterer enzymatischer Abbau verringert die Größe der Spaltprodukte. Sie fließen durch die semipermeable Grenzschicht Wirbelkörper/Zwischenwirbelscheibe in die Blutbahn ab. So wird schließlich die durch das Altern oder durch andere Vorgänge – unter Umständen durch Dauerbelastung – geschädigte Zwischenwirbelscheibe in einen Teufelskreis eingespannt, dem sie nicht entrinnen kann. Er ist letztlich die Ursache der „*biochemisch gesteuerten biomechanischen Katastrophe*" des Gewebes.

2:3.3.6 Kollagenfasern, elastische Fasern

Kollagenfasern, neben der Grundsubstanz wesentliche Aufbauteile des Bandscheibegewebes, bilden im Faserring regelrecht gebündelte und in Zügen angeordnete ausgereifte Fibrillen. Ihren mechanischen Aufgaben werden die Kollagenfasern durch die konzentrische zwiebelschalenartige Anordnung in Lamellen gerecht: Abbildungen 2/11 und 2/12. Im Gegensatz zu der Fibrillendichte des Faserringes besteht im Gallertkern ein lockeres Netzwerk der Fibrillen mit ausgedehnten Zwischenräumen. In der Matrix beträgt der Kollagengehalt 44–51% der Trockensubstanz (Elastin nur etwa 0,2%). Temperatur und pH-Wert beeinflussen den makromolekularen Zustand des Kollagens.

Aufbau und Verteilung der Polysaccharide im Faserring sind im alternden Zwischenwirbelscheibegewebe erheblich verändert (2:3.3.10). Allmählich geht die parallele Anordnung der Fasern verloren. Die Zellen reichern Kollagen an, das sich auch im Gallertkern vermehrt. Auffallend ist die zunehmende Granulierung einer mit PAS färbbaren Komponente in der Interzellularsubstanz.

Die kollagenen Fasern bilden sich zunächst intrazellular als lösliche Vorstufe (Tropokollagen), die schließlich durch extrazellulare Polymerisation zur unlöslichen Kollagenfaser umgewandelt wird. Diese Synthese und der Abbau des Kollagens halten sich in den frühen Lebensjahrzehnten die Waage, ebenso wie das für die bereits beschriebenen Mucopolysaccharide gilt. Das in den Fibrillen liegende Kollagen (biologische Halbwertzeit 30 – 60 Tage) wird über Kollagenasen abgebaut. Mit zunehmendem Lebensalter verlangsamt sich der Kollagenumsatz. Er kommt durch den altersbestimmten Diffusionsverlust und durch äußere Einflüsse auf den Stoffwechsel zusammen mit den anderen biochemischen Vorgängen in der Zwischenwirbelscheibe schließlich mehr oder weniger zum Erliegen und unterstützt damit den unüberwindbaren Teufelskreis des Zwischenwirbelscheibetodes. *Eckert* u. *Decker* stellten 1947 eine mit dem Lebensalter zunehmende Hyalinisierung der Lamellen des Faserringes fest, die mit Dickenzunahme der einzelnen Lamellen verknüpft ist. Diesen Veränderungen und den initialen ringförmigen Spalten im Faserring, deren frühes Auftreten *Farfan* 1973 betont, folgt die Kollagenisierung des Nucleus pulposus: *Ekkert* u. *Decker*. Weitere Literatur: *Naylor* et al. 1977.

Bandscheiben im Scheitel von Skoliosen haben unterschiedliche chemische Zusammensetzung im Vergleich zwischen den Gewebeanteilen der Bogeninnenseite und der Gegenseite. Das beschreiben die Arbeitsgruppen *Bushell* (1979) und *Ghosh* (1980).

Elastische Fasern wurden in früheren Bearbeitungen über die Strukturen der Zwischenwirbelscheibe nicht erwähnt. *Buckwalter* et al. (1976) beschreiben elektronenoptische Untersuchungen. Die Forscher fanden im Gallertkern einen amorphen Aufbau der elastischen Fasern mit spärlichen peripheren Mikrofibrillen. Im Einklang mit der andersartigen Funktion haben die elastischen Anteile des Faserringes einen mehr faserartigen Charakter. *Knese* berichtet 1978 ebenfalls über elektronenoptische Ergebnisse. Er schildert einen zentralen homogenen und einen äußeren fibrillaren Anteil. Elastikareiche und elastikaarme Lamellen wechseln miteinander ab.

Von manchen Autoren wird die Zwischenwirbelscheibe als viscoelastisches System aufgefaßt: *Barbieri* u. *de Franceschi* 1975.

2:3.3.7 Fermente, Immunoglobuline, Lysozyme

Die in der Zwischenwirbelscheibe enthaltenen Fermente (Enzyme) haben je nach den Bedingungen ihrer Umgebung sowohl spaltende wie synthetisierende Aufgaben. Die Fermente werden in Lysosomen der Zwischenwirbelscheibezellen gebildet. Sie wirken als Biokatalysatoren beschleunigend auf den Stoffwechselablauf: Ochronose, 2:3.3.9.

In der Zwischenwirbelscheibe wurden nachgewiesen: saure Phosphatasen, Kathepsin, Beta-Galaktosidase, Beta-Glucoronidase und Beta-Acethylglucosaminidase. Bei Jugendlichen konnte eine starke Nucleotidaseaktivität in den Zellkernen aller Abschnitte der Zwischenwirbelscheibe gefunden werden, während sie in den mittleren Lebensstufen fehlte. Im Alter über 55 Jahre kommt es erneut zu Nucleotidaseaktivitäten.

Nach *Gertzbein* et al. (1977) besteht bei Bandscheibeverschleiß eine entzündliche Komponente, wahrscheinlich auf Autoimmun-Basis. Zahlreiche Autoren betonen die Bedeutung der Lymphozyten für die Zwischenwirbelscheibe. Immunreaktionen in den Zwischenwirbelscheiben können jedoch erst entstehen, wenn Risse den Spinalkanal erreichen und so der Anschluß an das Immunsystem hergestellt ist. Ob solche „Rupturen" durch Vibrationen eintreten können, ist noch zu klären. In dieser Frage liegt ein wichtiger Angelpunkt zum Verständnis der Chondrosis disci und ihrer Folgen (4:6.2.3 u. 4:6.2.4).

Welche Rolle die von den Lymphozyten gebildeten *Immunoglobuline* in der Zwischenwirbelscheibe bei verschiedenen Krankheiten (zum Beispiel Rheumatismus, siehe 4:7.3 und 4:7.4) spielen und mit dem Verschleiß oder einer Spondylodiscitis (4:7.2) zusammenhängen, bedarf noch intensiver Experimente. *Naylor* hat allein und mit einer Forschergruppe von 1953 bis 1976 mehrfach über die Immunologie und über die Enzyme der Zwischenwirbelscheibe berichtet.

Das Enzym Collagenase (Nucleolysin) und dessen toxische Auswirkungen wurden 1980 von *Bromley* et al. beschrieben.

2:3.3.8 Feinstruktur

Die chemische Zusammensetzung der organischen Matrix der Zwischenwirbelscheibe ist eng mit der Feinstruktur verbunden, über die in letzter Zeit ergebnisreiche elektronenoptische Untersuchungen durchgeführt wurden. Die Gallertkernzellen liegen in einem dreidimensionalen Netzwerk (Gitter-Gelsystem). Die Zellen des Faserringes sind in bikonvexer Form zwischen Fibrillen eingelagert. Die neugebildeten Kollagenfibrillen befinden sich vor ihrer Ausstoßung vorwiegend an den Zellenden.

In den zwiebelschalenartig angeordneten Faserringschichten liegen die Fasern in parallelen Bündeln, für deren Zusammenhalt die Mucopolysaccharide eine wesentliche Rolle spielen. Ihre Moleküle sind zu einer makromolekularen Überstruktur geformt. Sie werden durch das dreidimensionale Netzwerk der Kollagenfasern verfestigt. Längs- und auch Querschnitte der Fibrillen sind elektronenoptisch eingehend untersucht worden. Im Anulus fibrosus vermindert sich der Querschnitt nach dem 20. Lebensjahr. Im Gallertkern nimmt er jedoch zu. Der Verschleiß (Chondrosis disci, 4:6.2.3) äußert sich durch zunehmenden Verfall der Organisation in der Ultrastruktur.

Auquier et al. (1974) erwarten durch den Ausbau der Histomorphometrie noch genauere Differenzierung der Feinstruktur. Solche Untersuchungen sind dringend erforderlich, um die Verflechtung zwischen den gegensinnig gekreuzt laufenden Lamellen weiter aufzuklären: Abbildungen 2/11 und 2/12. Unbekannt sind aber bisher die von den Verbindungsfasern auszuhaltenden Zug- und Scherkräfte. Möglicherweise entstehen bei Rotationen, wie sie auch durch horizontale Schwingeinflüsse hervorgerufen werden können, starke Spannungen und gegebenenfalls Überlastungen. Kann es dadurch zu Lockerungen zwischen den Lamellen oder sogar zu Einrissen der verbindenden Fasern kommen, und welche auslösende oder verschlimmernde Bedeutung hat ein chemisch fehlgesteuerter Stoffwechsel? Antworten auf diese Fragen sind dringend.

2:3.3.9 Einflüsse durch Hormone, Ernährung, Arzneimittel

Es liegt auf der Hand, daß ein so differenziert aufgebautes Gebilde wie die Zwischenwirbelscheibe als bradytrophes Gewebe besonders anfällig gegenüber äußeren Einflüssen ist. Das gilt sowohl für einen verminderten Zufluß normal zusammengesetzter Diffusionsflüssigkeit wie auch für den Zufluß schädigender Stoffe und für Schwierigkeiten im Entsorgen von „Stoffwechselschlacken". Wahrscheinlich ist darüber hinaus das Gewebe der Zwischenwirbelscheibe genetisch vorbestimmt, wie *Ruth Silberberg* (1971) bezüglich Wachstum und Altern des Epiphysen- und Gelenkknorpels beschrieb. Weiter stellte sie in umfangreichen Untersuchungen fest, daß Hormonhaushalt und gewisse Ernährungseinflüsse das Knorpelgewebe tiefgreifend verändern können. Zusammenfassend sagt *Silberberg:* „Die erhöhte Disposition zur Arthrose bei endokrinen Erkrankungen wie Akromegalie und Diabetes weist deutlich darauf hin, daß der Gelenkknorpel des Menschen auf allgemeine hormonale Fakten in ähnlicher Weise reagieren kann wie der von Versuchstieren. Wir nehmen deshalb an, daß der menschliche Gelenkknorpel nicht nur auf chronische endokrine Krankheiten, sondern auch auf geringere Stoffwechselstörungen, wie sie im Laufe des Lebens häufig vorkommen, reagiert. Häufen sich diese Reaktionen, so können die Veränderungen irreversibel werden und den Verlauf der Alterungsvorgänge und damit die Entwicklung einer Osteoarthrose beeinflussen.

Diese Schlußfolgerungen legen also nahe, ähnliches für den chronischen Verschleiß des Zwischenwirbelscheibegewebes – sowohl für den faserigen wie für den hyalinen Knorpelteil – zu erwägen. Zu beachten sind dabei diejenigen Einflüsse, die nach den Ergebnissen von *Silberberg* beschleunigend oder hemmend auf die Osteoarthrose wirken:

Beschleunigend	*Hemmend*
Somatotropin	Hypopituitarismus
Testosteron	Kastration
Nortestosteron	Östrogene
Progesteron (bei Kastraten)	Glukokortikoide der Nebennierenrinde
Ernährung	*Ernährung*
Kalorienreich	Kalorienarm
Schweinefettreich	

Über hormonale Schäden mit besonderem Bezug auf die knorpeligen Teile der Wirbelsäule berichtete *Silberberg* 1974.

Neben der Ernährung, die *Klavehn* (1976) als bedeutungsvoll für das Entstehen von Verschleißschäden am Knochen-Gelenk-System ansieht und die auch in der Tabelle von *Silberberg* (schweinefettreiche und kalorienreiche Ernährung) enthalten ist, können der geänderte Hormonhaushalt – aber auch als Arzneimittel zugeführte Hormone – und andere Stoffwechselanomalien Schäden der Zwischenwirbelscheibe einleiten. Am augenfälligsten ist das bei der Spondylosis hyperostotica (4:6.2.2). Sie steht in engem Zusammenhang mit Gicht und Diabetes und ist außer durch Schäden an den Bandscheiben (ähnlich der Spondylosis deformans) durch ihre auffälligen zuckergußartigen Knochenwülste an den Vorder- und Seitenflächen der Wirbelsäule gekennzeichnet, vor allem im Brustteil.

Daß Schwefel von der Haut aus (Schwefelbäder) in Zwischenwirbelscheiben und Gelenkknorpel gelangt und dort einen regen Stoffwechsel aufrecht erhält, gibt *M. Heide* 1968 u. 1982 an.

Besonderheiten bietet die *Ochronose* (Alkaptonurie), eine erbliche, vom Fehlen eines spezifischen Enzyms ausgehende Stoffwechselanomalie, durch die im Präparat auffallende Schwarzfärbung des Zwischenwirbelscheibegewebes und der Wirbelsäulebänder. Im Röntgenbild zeigt sich eine Osteochondrosis intercorporalis, zu der in den Spätzuständen Wirbelkörperrandzacken mit Tendenz zur Überbrückung der Zwischenwirbelräume hinzukommen. Nähere Angaben und Literatur bei *Schmorl* u. *Junghanns* 1968, siehe außerdem *Deeb* u. *Frayha* 1976. Infolge der geringen Zahl dieser Krankheitsfälle konnte bisher noch nicht geklärt werden, ob bei dieser Stoffwechselanomalie ähnlich wie bei Diabetes zuckergußartige Knochenauflagerungen an der Wirbelsäule bestehen.

Gezielte Fragestellungen sind nötig, um die Beeinflußbarkeit des Bandscheibegewebes durch Stoffwechsel zu klären.

Weitere Literatur: *Aufdermaur* et al. 1980, *Hirsch* et al. 1952, *van den Hoof* 1964, *Mladenowič* u. *Mihajlovič* 1977, *Silberberg* mit *Aufdermaur* et al. 1979.

2:3.3.10 Altern der Zwischenwirbelscheibe

Das in den Gewebearten der Zwischenwirbelscheibe unaufhörlich ablaufende Wechselspiel des Stoffaustausches verlangsamt sich mit der Zunahme des Lebensalters bei gleichzeitig geänderter biochemischer Qualität und vermindertem Flüssigkeitsgehalt (2:3.3.3 bis 2:3.3.6). Dies führt schließlich zur „*Stoffwechselnot der Zwischenwirbelscheibe*". Für den einzelnen spielt in diesem Punkte weniger sein kalendermäßiges Lebensalter als vielmehr das von den allgemein verbreiteten Ansichten über das Altern oft abweichende biologische Alter die ausschlaggebende Rolle. Die biologischen Abbaukurven verlaufen nicht nur für die körperliche Leistungsfähigkeit und für den Umfang der geistigen Leistung individuell sehr unterschiedlich. Gewisse Organe oder Organsysteme können aus dem allgemeinen Schema des Alterns weit herausfallen, sowohl nach der Seite der langen Erhaltung wie nach der Seite des vorzeitigen Abbaues. Für die Wirbelsäule beginnt bereits in frühen Lebensjahrzehnten der Leistungsabbau. Nur zu einem geringen Teil wird er im Knochengerüst eingeleitet (2:3.2), viel wesentlicher, häufiger und in früheren Lebensstufen entstehen Schäden im Zwischenwirbelscheibegewebe. Sie führen zur Insufficientia intervertebralis mit den in Kapitel 3:4.2 geschilderten Folgen, die frühzeitig die körperliche Belastbarkeit, auch über den Raum Wirbelsäule/Rücken hinaus, einschränken.

Die in den vorhergehenden Abschnitten dieses Kapitels für Gewebe und interstitiale Flüssigkeit der Zwischenwirbelscheibe beschriebenen chemischen Veränderungen, die sich nach und nach einstellen, werden zum Teil genetisch und zum Teil durch die störanfällige Diffusionsernährung bestimmt. Mancherlei zusätzliche Einflüsse spielen dabei unterschiedlich häufige und verschieden intensive Rollen (2:3.3.9, 2:4, 3:2.4).

Das Altern der Zwischenwirbelscheibe ist also ein sehr komplexer und individual verschieden ablaufender Vorgang. Im statistischen Durchschnitt gesehen, gehört die Zwischenwirbelscheibe zu den frühzeitig und stark „alternden" Körpergeweben. Das beweisen die in pathomorphologischen Präparaten und durch Röntgenaufnahmen festgestellten Häufigkeitszahlen (4:10.2). Sie werden noch durch die herausragende Häufigkeit von Arbeitsunfähigkeitszeiten, Anträgen auf Frühinvalidisierung und die hohen Zahlen notwendiger wirbelsäulebedingter Berufsförderungsmaßnahmen unterstrichen: *Junghanns* 1976, 1979. Die Hauptursache dafür ist die im Laufe des Lebens zunehmende Stoffwechselnot, die „*altersbestimmte Stoffwechselmüdigkeit*". Sie führt zur biochemischen und damit zur biomechanischen Katastrophe der Zwischenwirbelscheibe.

Weitere Literatur: *Peerebom* u. *Copius*, 1971.

Über Erfahrungen an Versuchstieren (Sandratten) berichten *Silberberg*, *Aufdermaur* u. *Adler* 1979. Sie weisen auf die Domestikation und andere unnatürliche Einflüsse der Umgebung hin und beschreiben die fortschreitende „spontane Degeneration" des alternden Zwischenwirbelscheibegewebes von der Protrusio (4:6.2.5) bis zum Prolapsus nach vorwärts, rückwärts und in den Wirbelkörper hinein: Kapitel 4:6.2.5 mit vielen Bildern. Die nachgewiesenen Schäden bei den Versuchsratten ähneln stark den Vorgängen des Alterns beim Menschen, wie Chondrosis disci (4:6.2.3) mit Gewebenekrosen und der Spondylosis deformans mit Randzacken (4:6.2.1). Im Bereiche der Brustwirbelsäule fanden sich knöcherne Zacken an den hinteren Rändern der Wirbelkörper mit Druck gegen das Rückenmark. Erosionen an knöchernen Wirbelkörperabschlußplatten wurden ebenfalls entdeckt. Im Verein mit solchen Schäden bestanden Arthrosen an den Wirbelbogengelenken. Sie sind Begleitsymptome von Spondylosis deformans und von Bandscheibevorfall.

Die besprochenen Einflüsse auf Leben, Verschleiß und Altern der Bandscheiben bedürfen noch vieler Experimente bis zur Klärung.

2:3.3.11 Chemische Veränderungen als Schmerzursachen

Wieweit im Gebiete des Bewegungssegmentes (2:4.4.2, Abb. 3/1) chemische Veränderungen als Schmerzursachen wirken können, ist eine noch nicht völlig geklärte Frage. Nach heutigen Kenntnissen steht jedenfalls fest, daß trotz der vielfältig geänderten Biochemie der Zwischenwirbelscheibe, die in den vorhergehenden Abschnitten besprochen wurde, innerhalb des Bandscheibegewebes keine Schmerzen ausgelöst werden. *Lindblom* hatte 1950 auf Grund seiner Injektionsversuche Schmerzrezeptoren im Inneren der Zwischenscheibe vermutet. Diese Ansicht konnte jedoch von *Stilwell* 1965 und von *Coventry* 1968 widerlegt werden.

In anderen Teilen des Segmentes ist Schmerzentstehung möglich, da z.B. die Kapseln und Bänder der Wirbelbogengelenke und weitere unmittelbar anliegende Weichteile und Bänder reichlich mit Nerven versorgt sind (2:2.6.2, 4:6.3.2). Von diesen Stellen können wahrscheinlich nicht nur durch unmittelbaren mechanischen Druck auf Nervenenden, sondern auch durch chemische Einflüsse auf Schmerzrezeptoren Schmerzen ausgehen. Die Möglichkeit chemisch ausgelöster Schmerzen ist nur nach weiteren klinischen Beobachtungen und Laboruntersuchungen zu klären. Der sogenannte diskogene Schmerz, der sich bei Diskographien oder Injektionen hypertoner Kochsalzlösungen einstellt, könnte u.U. durch das unmittelbar auf Nerven wirkende Injektionsmittel entstehen, wenn es – zum Beispiel durch Gewebespalten – aus dem interkorporalen Raum austritt. Es ist auch noch zu prüfen, ob der Schmerz, der bei Dauerbelastung von stark veränderten Zwischenwirbelscheiben (Chondrosis disci und Osteochondrosis intercorporalis) auftritt, allein mechanisch bedingt ist (3:4.2, 3:4.6, 4:6.2.3, 4:6.2.4), oder ob das veränderte „biochemische Milieu" von der Zwischenwirbelscheibe aus weitere Kreise zieht und Nervenschmerzen bewirkt.

Für solche Erörterungen liegen bereits einige Beobachtungen und Ergebnisse vor, über die *Diamant* et al. 1968 berichten. Ebenso wie bei der Ischämie anderer Organe vermehren sich infolge schlechter Versorgungslage der Zwischenwirbelscheibe Stoffe, die Tonizität und pH-Wert der Grundsubstanz verändern. Auf Grund solcher und ähnlicher Ergebnisse vermutet *Krämer* 1975, daß gelöste saure Metaboliten bei anhaltendem erhöhtem hydrostatischen Druck aus der Zwischenwirbelscheibe austreten und entzündliche Reaktionen anliegender Nervenfasern hervorrufen. *Nachemson* beschreibt die Umscheidung von Nervenwurzeln mit verdicktem reaktivem Narbengewebe in der Umgebung von vorgefallenen Zwischenwirbelscheibestücken, wenn stark verminderte pH-Werte (6,1) vorhanden waren. Ließen sich bei Vorfällen pH-Werte von mehr als 7,0 in der Zwischenwirbelscheibe messen, dann fehlten solche Reaktionen in der Umgebung der Nervenwurzeln.

2:3.4 Weitere Ausführungen und Literaturangaben

zu 2:3.1 bis 2:3.3.11

Ausführliche Darstellungen mit Bildern und reichlichen Literaturhinweisen zu den Problemen der Biochemie bei *Junghanns* 1979: Die Wirbelsäule in der Arbeitsmedizin, Teil I (Biomechanische und biochemische Probleme der Wirbelsäulebelastung).

Neuere Literatur: *Aufdermaur* et al. 1980, *Akeson* et al. 1977, *Silberberg* 1971, *Silberberg* mit *Aufdermaur* et al. 1979.

Erkenntnisse, die bei den Forschungen über die Biochemie der Zwischenwirbelscheibe gewonnen werden konnten, haben auch therapeutische Konsequenzen gebracht. Über die verwendeten Mittel (im wesentlichen Chemopapain, Kollagenase), die Probleme sowie die Erfolge wird mit Literaturangaben in 7:4.1.6 berichtet.

2:3.5 Mechanisch-biochemische Wechselbeeinflussung

2:3.5.1 Knochen

Die knöchernen Wirbel sind als stabile Einzelteile in die Wirbelsäule segmental eingeordnet. Die Richtung ihrer mechanischen Belastung wechselt infolge der vielfältigen Ansprüche sehr häufig. Das ist durch die mehr als 100, in 2:2.6.1 erläuterten, gelenkigen Möglichkeiten bedingt: 23 – 25 Zwischenwirbelscheibe-Halbgelenke, 46 – 50 Wirbelbogengelenke, 12 – 14 Unkovertebralgelenke, mehrere Kopfgelenke, zwei Iliosakralgelenke). Von ihnen sind stets mehrere und meist sogar viele an den jeweiligen statischen und dynamischen Aufgaben beteiligt. Sie werden der Wirbelsäule von dem dauernden mechanischen Wechselspiel im täglichen Leben, im Beruf, in der Freizeit, im Sport auferlegt. Die Bewegungsvielfalt verlangt ein angepaßtes Knochengewebe, das wiederum einen stetigen metabolischen Umsatz benötigt, wie in 2:3.2 erläutert ist. Dort sind aus der umfassenden Literatur einige Nachschlagmöglichkeiten angegeben.

Zu den ungünstigen mechanischen Einflüssen auf den Ablauf biochemischer Vorgänge im Knochen gehören die Vibrationen (3:3.2, 3:3.4,

5:3.2, 5:3.3) ebenso wie der Bewegungsmangel, der durch lange krankheitsbedingte Bettruhe und/oder durch psychische und andere Einwirkungen entsteht (3:3.4, 5:3.1). Änderungen des Umgebungsdruckes, Aufenthalt in großer Höhe, wiederholte plötzliche Beschleunigungen spielen neuerdings vorwiegend in der Raumfahrt eine zunächst nur wenige Menschen betreffende, aber für das wissenschaftliche Forschen auf dem Gebiete der Knochenchemie wichtige Rolle.

Auf die verschiedenartigen biochemischen Reaktionen gegenüber mechanischen Einflüssen (Mechanochemie) wird in mehreren Kapiteln eingegangen.

In solche Fragen ordnet sich auch der Umbau zu Fugen im Zwischengelenkstück des Wirbelbogens bei der Spondylolysis/Spondylolisthesis ein (4:5.3, 8:7.2). Diese Vorgänge stehen in engem Zusammenhang mit einem biomechanisch bedingten Strukturwandel. Das hat *Mau* 1977 für die spondylolisthetischen Skoliosen, die skoliotischen Spondylolysen und einige ihrer Sonderformen ins Gedächtnis zurückgerufen.

Die alternsbedingten biochemischen Vorgänge in den Wirbelknochen stehen besonders im Wirkfeld mechanischer Belastungen. Bei dem Sintern osteoporotischer Wirbelkörper (4:6.4.1) ändert sich laufend der Chemiehaushalt des Knochengewebes, abgestimmt jeweils auf die augenblicklichen Verformungszustände.

2:3.5.2 Zwischenwirbelscheibe

Die hauptsächlichste Funktion der Wirbelknochen liegt in der Aufrechterhaltung der Stabilität. Sie machen vor allem in den frühen und in den mittleren Lebensjahrzehnten nur wenige grundsätzliche chemische Umwandlungen mit bedrohlichen Schäden für die Funktion der Wirbelsäule durch. Im Gegensatz dazu werden die *Zwischenwirbelscheiben* – wie in 2:3.3 dargestellt – infolge ihrer anfälligen Diffusionsernährung bereits in frühen Lebensstufen von chemischen Einflüssen heimgesucht, die ihre biomechanische Funktion ernstlich stören. Der in Kapitel 3:2.4 formulierte begründete *Leitsatz: „Die Zwischenwirbelscheibe lebt von der Bewegung“* drückt den Zusammenhang mechanischer Einflüsse mit den chemischen Vorgängen des Stoffwechsels aus. Sie sind für das Leben einer gesunden Bandscheibe von ausschlaggebender Wichtigkeit. Der lebensnotwendige Diffusionsstrom, der immerwährend die hyaline Knorpelplatte der Zwischenwirbelscheibe zu durchdringen hat, kann nur durch den Pumpmechanismus (3:2.4), den die Bewegung erzeugt, in gehöriger Weise für das Versorgen und das Entsorgen aufrechterhalten werden. Die Sprengkraft des flüssigkeitsreichen Gallertkerns hält die Ringfasern unter der Spannung, die sie erst zu ihrer mechanischen Funktion befähigt. Dazu gehört selbstverständlich die chemisch richtige Zusammensetzung der Flüssigkeit und ihre ordnungsgemäße Verteilung in den Zellen und in den Zwischenräumen. Das hängt wiederum vom Wasseraufnahmevermögen der Strukturen, also letztlich ebenfalls von der chemischen Qualität der Grundsubstanz der Fasern ab.

In den Versuchen von *Wassilev* (1970) mit hipedalen Mäusen ergab sich infolge der neuen axialen Last und der dadurch geänderten Druckrichtung eine wesentlich abgewandelte chemische Zusammensetzung im Faserring: siehe 2:3.3.2.

Der Flüssigkeitsverlust des alternden Gewebes, der Bewegungsmangel in späteren Lebensjahrzehnten mit der hinzukommenden Diffusionsmüdigkeit (Stoffwechselträgheit) ändern zwangsmäßig die chemische Qualität der Flüssigkeit in Zellen und Fasern. Aus diesen Gegebenheiten bildet sich ein unentrinnbares Schicksal, ein Teufelskreis, der die weitere Verschlechterung der biochemischen Vorgänge und der funktionsmechanischen Möglichkeiten bedingt. *Leitsatz: „Die Stoffwechselnot der Bandscheibe, ein Teufelskreis“.* Nur durch weitere klinische Beobachtung und wissenschaftliche Experimente kann die Frage geklärt werden, welche körpereigenen oder von außen wirkenden Einflüsse bereits in jugendlichen Jahren ähnliche verheerende Folgen haben können. Damit stellt sich sofort die Frage nach den Schäden durch überhöhte Belastung oder durch mangelnde Bewegung (also verminderter Pumpmechanismus), die unter Umständen auf Einflüsse des täglichen Lebens oder des Sportes zurückgehen (siehe Initialanstoß, Initialtrauma in 8:3.1).

Nachemson stellte 1975 über die Beziehungen zwischen mechanischen Einflüssen durch verschiedene Körperhaltungen und dem druckbedingten Flüssigkeitsaustausch eine auf der Grundlage seiner Studien an Zwischenwirbelscheiben erarbeitete Skizze zusammen: Abbildung 2/47.

Die Osteoporose (4:6.4.2), bei der infolge von Mineralverarmung Wirbelkörper sintern, hängt aber nicht allein von der nachlassenden Festigkeit im Knochengewebe ab, sondern wird in ihren Folgen an den Wirbelkörpern auch von dem biochemischen Verhalten der Zwischenwirbelscheibe bestimmt. Wenn bei Wirbelosteoporose die anliegenden Zwischenwirbelscheiben durch hohen Flüssigkeitsgehalt noch einen hohen Innendruck haben, kommt es zur Einbuchtung der Wirbelkörperabschlußplatten. Es formen sich „Fischwirbel“ (Sanduhrwirbel). Bisher liegen noch nicht genügend Untersuchungen über das biochemische Zustandsbild der hohen Bandscheiben vor, die zwischen den „Fischwirbeln“ liegen: Abbildungen in Kapitel 4:6.4.2. Sie haben ihr Volumen vermehrt. Wie verhalten sich aber Fasern, Zellen und interstitiale Flüssigkeit? Bis zur Klärung dieser Frage sind noch manche biochemische Erkenntnisse zu erarbeiten.

Die besprochenen chemischen Einflüsse auf benachbarte Nervenwurzeln (2:3.3.11) wurden nicht ausreichend daraufhin überprüft, ob eine von der Zwischenwirbelscheibe abhängende mechanische Unruhe (Lockerung im Bewegungssegment, 3:4.2) in der Lage ist, Fehlprodukte des gestörten Bandscheibestoffwechsels durch Risse und Spalten (zum Beispiel auf dem Wege eines Gewebevorfalles) in die Umgebung abzuleiten, so daß unter anderem segmentale Nervenwurzeln schmerzerzeugend erreicht werden (2:3.3.11). Weiterhin ist die Frage offen, ob auf diese Weise die Schmerzhaftigkeit bei Bewegungsarmut mit Druck auf die Wirbelsäule – z.B. während langzeitiger Sitzhaltung – erklärt werden können. In solchen Fällen ist gezielte, regelmäßige Krankengymnastik als Vorsorgemaßnahme zur Regelung des gestörten Diffusionsstromes vonnöten: zum Beispiel Pausengymnastik, 7:2.3.4.

Der auf der Wirbelsäule infolge des aufrechten Stehens und Sitzens ruhende Druck führt trotz eingeschalteter – aber viel zu wenig bewußt gesteuerter – Bewegungen während des üblichen Tagesablaufes zur Höhenabnahme des interkorporalen Raumes, die sich während der Nachtruhe wieder ausgleicht (2:3 3.3). Während längerer krankheitsbedingter Bettruhe fehlt das Wechselspiel der Bewegung ebenso wie der Tag-Nacht-Ausgleich. Trotzdem werden solche gelegentlichen mechanischen Einflüsse der biochemischen Vorgänge nicht dauerhaft stören. Anders ist dies zu beurteilen, wenn sich durch einen Aufenthalt im Weltraum infolge des niedrigen Druckes Flüssigkeit in den Zwischenwirbelscheiben ansammelt, was durch die Körperlängenzunahme bewiesen ist: Abbildungen 2/48, 2/49, 2/50. Dieser Zustand kann nicht ohne Folgen für den metabolischen Wert der Flüssigkeit bleiben. Ob sich dadurch Spätschäden an den Zwischenwirbelscheiben der Astronauten bilden, ist noch nicht untersucht, vergleiche Kapitel 2:3.3.3.

Welche Bedeutung ein anfänglich nur geringer Schaden (*Initialschaden* von *Junghanns*) annehmen kann, ist in 3:4.1, 8:2.2 u.a. geschildert. Der Schaden verursacht mehr oder weniger starken Flüssigkeitsverlust und/oder Verschiebungen im Diffusionsvorgang. Damit ändern sich die Stoffwechselverhältnisse. So bietet sich die Möglichkeit für eine fortschreitende Diskopathie (4:6.2.3, 4:6.2.4).

Die infolge der heutigen Lebensumstände zunehmenden Vibrationseinflüsse auf die Wirbelsäule (5:3.2, 5:3.3) greifen insbesondere bei langer Dauer mit hoher Wahrscheinlichkeit in den Zu- und Abstrom der Flüssigkeit im Zwischenwirbelraum ein. Bisher liegen darüber keine bindenden wissenschaftlichen Aussagen vor. Das Zusammenspiel von Dauerdruck, wie Sitzen in einem Motorfahrzeug, bei gleichzeitigen Vibrationen sowie regellosem Stoßen und Rütteln bedarf hinsichtlich veränderter Biochemie der Bandscheibengewebe und ihrer interstitialen Flüssigkeit noch mancher umfangreicher Grundlagenstudien. Zu achten ist dabei besonders auf die Möglichkeit der Vibrationsschäden, die auf neurovasalem Wege an den Kapillaren entstehen können (5:3.2.2).

2:4 Leitsätze

Die hundert Gelenke des Rückgrates (S. 23).

Die Ernährungsbedingungen sind für die Zwischenwirbelscheibe wesentlich kritischer als für den Gelenkknorpel (*Maroudas* et al. 1975) (S. 34).

Zu- und Abstrom (Ver- und Entsorgung) der Bandscheibeflüssigkeit sind ausgesprochen von einem regelmäßig wechselnden Druck abhängig (S. 35 u. 36).

Stoffwechselnot bringt ernste Gefahren für die Gesundheit der Zwischenwirbelscheibe (S. 36).

Das Schicksal der Zwischenwirbelscheibe entscheidet sich an der Wirbelkörper-Zwischenwirbelscheibe-Grenze (S. 36).

Für die Zwischenwirbelscheibe gilt ein biologisches Grundgesetz: Erholung durch Wechsel (S. 36).

Die biochemisch gesteuerte biomechanische Katastrophe des Gewebes (S. 39).

Die Zwischenwirbelscheibe lebt von der Bewegung (S. 44).

Die Stoffwechselnot der Bandscheibe, ein Teufelskreis (S. 44).

3 BEWEGUNGSSEGMENT (SEGMENTUM MOBILITATIS INTERVERTEBRALE)

3:1 Vorbemerkung: Das neue Bild von der Wirbelsäule

Die Forscher auf den Gebieten der Biomechanik und der Klinik richteten im vergangenen Jahrhundert und in den ersten Jahrzehnten des 20. Jahrhunderts ihre Aufmerksamkeit fast ausschließlich auf die knöchernen Anteile der zentralen Gliedersäule. *Schmorl* und seine Schüler brachten seit 1927 die normale und die pathomorphologische Anatomie der Zwischenwirbelscheibe in den Blickpunkt der Forschung. Aus klinischer und aus biomechanischer Sicht ergab sich schließlich die Notwendigkeit, die Funktion der segmental zwischen je zwei Wirbeln eingeschalteten Bewegungsmöglichkeit zu analysieren. So entstand der Begriff „Bewegungssegment", über den erstmals ausführlich auf der 62. Tagung der Deutschen Gesellschaft für Chirurgie (1950 in Frankfurt) berichtet wurde (Abb. 3/1). Die dafür gewählte Fachbezeichnung „Segmentum mobilitatis intervertebrale" verbreitete sich bald in fremdsprachige Terminologien, zum Beispiel:

Intervertebral motor segment (englisch)
Segment moteur intervertébral (französisch)
Segmento di movimento intervertebrale (italienisch)
Mežpozvonkovyi podvižnyi segment (russisch)
Segmento movil intervertebral (spanisch)

Für viele Probleme schmerzhafter Insuffizienz der Wirbelsäule (3:4) steht das Bewegungssegment im Mittelpunkt von Forschung, ärztlicher Praxis, Vorsorge, Rehabilitation.

Dem Verfasser dieses Buches scheint es an der Zeit, 30 Jahre nach der Erstbeschreibung des Bewegungssegmentes eine geschlossene Übersicht zu den bis jetzt erkennbaren Folgerungen zu geben. Denn die Kenntnis von der Bedeutung des Segmentes öffnet eine neue Dimension in der Biomechanik des Rückgrates und für die Klärung biochemischer Zusammenhänge bei den Schäden der Zwischenwirbelscheibe, die letztlich in eine Insufficientia intervertebralis mündet (3:4.2). Damit erscheint im Blickpunkt des Arztes in bezug auf wissenschaftliche Forschung, Diagnostik und Therapie:
„Ein neues Bild von der Wirbelsäule".

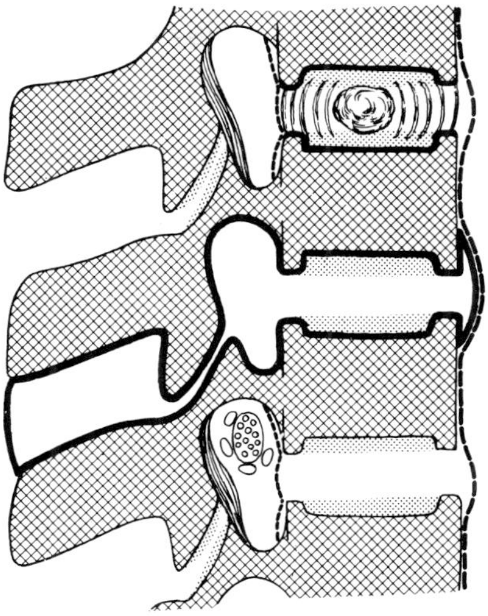

Abb. 3/1: Schematische Skizze aus *Junghanns*, 1951
A „Halbgelenk" Zwischenwirbelscheibe (beachte die Fasereinstrahlungen in die knöcherne Wirbelkörperrandleisten und die Hyalinknorpelscheiben)
B Bewegungssegment
C Inhalt des Zwischenwirbelkanales

3:2 Anatomie und Funktionen

3:2.1 Allgemeines

Das *Bewegungssegment* (Abb. 3/1), das funktional bedeutsame Gebilde zwischen zwei Wirbeln, besteht in seiner Umgrenzung und in seinem Inhalt aus unterschiedlichen anatomischen Grundelementen. Sie sind in ihrer Entwicklung (2:1) und in den morphologischen Besonderheiten des endgültigen anatomischen Aufbaues (2:2) bereits beschrieben. Kurz wurde in 2:2.8 ihre Zusammenordnung zum Segment erläutert.

Der massenmäßig größte Inhalt in jedem Zwischenwirbelraum ist das „Halbgelenk Zwischenwirbelscheibe" in Abbildung 3/1. Es wirkt zusammen mit dem vorderen und dem hinteren Längsband, mit den paarigen Wirbelbogengelenken, den im Brustteil zugeordneten Wirbelrippengelenken und dem gelben Band. Dadurch birgt die Einheit des Segmentes eine Vielzahl von biomechanischen Problemen. Die damit zusammenhängenden biochemischen Grundtatsachen mit ihren noch offenen Fragen können in 2:3.3 nachgelesen werden.

Zum Funktionsraum des Bewegungssegmentes gehören noch die in der gleichen Bewegungsebene liegenden Raumanteile des Wirbelkanales, sowie des rechten und des linken Zwischenwirbelkanales, die Räume zwischen den übereinanderliegenden Wirbelbögen mit den Raumanteilen zwischen den Dornfortsätzen und zwischen den paarigen Querfortsätzen. Als zugehörig sind weiterhin zu rechnen die den Zwischenwirbelraum vorn und seitlich überspringenden Teile des Ligamentum longitudinale anterius, die an der Rückwand der Zwischenwirbelscheibe ansetzenden Abschnitte des Ligamentum longitudinale posterius, die Venengeflechte des Wirbelkanales, die Nerven und Gefäße in den beiden Zwischenwirbelkanälen, die Muskelansätze und die Bänder im Bereich der Dorn- und Querfortsätze (Ligamentum interspinale und Ligamentum supraspinale). Die Bauteile der Einheit „Bewegungssegment" sind anatomisch und funktional aufeinander abgestimmt, gleichermaßen aber auch voneinander abhängig. Das gilt zum Beispiel für das „Mitleiden" der Wirbelbogengelenke (4:6.5.2) bei veränderter Zwischenwirbelscheibe und umgekehrt.

Jedes tiefere Eindringen in die mit dem Bewegungssegment zusammenhängenden biomechanischen Belange erfordert neben dem Grundwissen über den anatomischen Aufbau des Segmentes beim Erwachsenen auch noch Kenntnisse über die Veränderungen, die sich während der jugendlichen Wachstumszeit in der Grenzzone zwischen Wirbelkörper und Bandscheibe abspielen. Diese allmählichen Umformungen der Wirbelkörper-Zwischenwirbelscheibe-Grenze auf ihrer Gesamtfläche, einschließlich der Wirbelkörperkante, sind infolge ihrer Empfindlichkeit gegenüber Druck-, Zug- und Schereinflüssen bedeutsam für die Biomechanik. Aus einer Übersichtsgrafik läßt sich die Entwicklung der Wirbelkörper-Bandscheiben-Reihe während des Wachstums ablesen. Die beiden schematischen Zeichnungen (Abb. 2/3 und 2/4) sollten stets in Erinnerung sein, wenn statische oder dynamische Probleme auftauchen.

Einzelheiten über die funktional wichtigen morphologischen Besonderheiten sowie über die Biochemie und die Biomechanik der Zwischenwirbelscheibe (bestehend aus Gallertkern, Faserring, Hyalinknorpelplatten) vermitteln bezüglich der Biomechanik die Kapitel 2:2.3, 3:2.2, 5:2.6 und für die Biochemie das Kapitel 2:3.3.

Der wichtige Übergang Wirbelkörper/Zwischenwirbelscheibe ist in 2:2.7, 2:3.3.2, 3:2.4 und an weiteren Stellen geschildert. Über die für die Festigkeit des Bewegungssegmentes mitverantwortlichen *Bänder* finden sich Einzelheiten in 2:2.4, 3:5 und 5:2.7. Bau und Funktion der paarig zu jedem Bewegungssegment gehörenden Wirbelbogengelenke sind in 2:2.6.2, 4:6.5.2 und der Wirbelrippengelenke in 2:2.6.6 und 4:6.5.7 beschrieben.

Das Bewegungssegment benötigt nicht allein für kinetische Leistungen, sondern auch für die statische Funktion eine ausreichend kräftige *Muskulatur.* Ihre Insuffizienz kann eine im Bewegungssegment bestehende Lockerung (Instabilitas intervertebralis, 3:4.3) verschlimmern oder – bei erheblichen Muskelausfällen – sogar zu ihrem Entstehen beitragen.

Am Schluß dieses Kapitels ist noch auf einige Faktoren hinzuweisen, deren Bedeutung immer wieder hervortreten wird: Ein Bewegungssegment ist nicht nur für sich allein zu betrachten: *„Erst die Gesamtheit der Segmente ergibt das 'Organsystem Bewegungssegment', das der Gliederkette Wirbelsäule die für ihre zentrale Stellung notwendige modulationsreiche Bewegungsfähigkeit ermöglicht."* (*Leitsatz*). Da jeder einzelne Teil des Segmentes sehr störempfindlich ist, wie noch in weiteren Kapiteln, zum Beispiel 3:4.1, näher ausgeführt wird, können sich ernste Schwierigkeiten für die Leistungsfähigkeit von Teilbezirken des Rückgrates oder für die ganze Wirbelsäule einstellen. Von außen kommende Leistungsansprüche verstärken häufig die aus dem Segment gesteuerten Leidenszustände. Darüber wird in den Kapiteln 3:3 und 3:4 ausführlich berichtet.

3:2.2 Zwischenwirbelscheibe

3:2.2.1 Funktionale Anatomie

Der architektonisch auf die Erfüllung vieler biomechanischer und biochemischer Funktionen ausgerichtete *Aufbau* verschiedener Gewebesorten und ihr *Flüssigkeitsgehalt* ermöglichen der Zwischenwirbelscheibe – als dem Zentralgebilde im Bewegungssegment – die notwendige große Widerstandskraft. *Die Bandscheibe gewährleistet als besonderes Element die modulationsreiche Funktionsfähigkeit des Rückgrates* (*Leitsatz*).

Der *Gallertkern* (2:2.3) als funktionaler Mittelpunkt im interkorporalen Bandscheiberaum besitzt infolge seines Flüssigkeitsreichtumes (2:3.3.3) einen hohen Turgor und stellt ein pufferartig wirkendes Wasserkissen dar, das auftreffende Kräfte abfängt und je nach ihrer Belastungsrichtung verteilt. Diese Aufgaben machen den Nucleus pulposus zur funktionalen Kraftquelle, über die in 3:2.2.2 ausführlich berichtet wird.

Der *Faserring* hat während der Entwicklungszeit die in 2:1.3 geschilderten Umbildungen durchgemacht. Seine Innenzone ist gegenüber dem Gallertkern nicht scharf abgegrenzt. Von ihr und auch von einigen Lamellen strahlen Fasern in die Hyalinknorpelplatte. Die breitere Außenzone (in Schichten gegliederte Lamellen) steht unter dem Ausdehnungsdruck des Gallertkernes. Dadurch werden die ringsum in der knöchernen Randleiste fest verankerten Lamellenfasern straff gespannt: Abbildung 3/2. Dieses Druck-Spann-System hält die angrenzenden Wirbelkörper zusammen, verhindert übermäßiges Kippen und bremst Drehungen infolge der gegensinnig schräg verlaufenden Lamellenringe.

Neben Gallertkern und Faserring bilden die beiden dem Wirbelkörper anliegenden *Hyalinknorpelplatten* den dritten Gewebebestandteil der Zwischenwirbelscheibe. Sie entstehen (Abb. 2/4 und 2/5) im Zusammenhang mit der knöchernen Wirbelkörperrandleiste, bedecken aber schließlich die feinporige knöcherne Wirbelkörperabschlußplatte nicht in ganzer Ausdehnung: Abbildung 2/7. Ihre Begrenzung finden sie allseitig am inneren erhabenen Rande der knöchernen Wirbelkörperrandleiste. Das ist im Sagittalschnitt histologisch darstellbar: Abbildung 2/5. Der enge Zusammenhang der Hyalinknorpelplatte mit der Zwischenwirbelscheibe durch einstrahlende Fasern des Lamellenringes (siehe folgende Abschnitte) sowie ihre Bedeutung für den Stoffwechsel der Zwischenwirbelscheibe (3:2.4) berechtigen dazu, die Knorpelplatten der Zwischenwirbelscheibe zuzuordnen, obwohl sie bei entwicklungsgeschichtlichem Vergleich als knorpelige „Gelenk"-Deckschichten der anliegenden Wirbelkörper aufgefaßt werden könnten. Ihre enge funktionale Zugehörigkeit zur Zwischenwirbelscheibe gibt dieser erst den vollständigen Charakter eines „Halbgelenkes", das *Luschka* 1858 erstmalig beschrieb. Damit wird der Discus intercorporalis der zentrale Partner im Bewegungssegment.

Eingehendere Auskünfte über die biomechanische Anbindung der Zwischenwirbelscheibe an den Wirbelkörper enthalten die Abbildungen 2/2 und 2/4. Die Fasern der äußeren Lamellenringe ziehen in die knöcherne Randleiste hinein und sind hier fest verankert. Das ist im gesamten knöchernen Randleistenring der Fall, der vorn am breitesten ist und sich nach seitlich und rückwärts verschmälert: Abbildung 2/7. Diese Verzahnung der Zwischenwirbelscheibe mit dem Wirbelknochen bedeutet aber nicht allein eine Verklammerung des Diskusgewebes zu den anliegenden Wirbelkörpern. Die derben äußeren Faserringschichten bilden außerdem eine widerstandsfähige Hülle um die weicheren, nach innen gelegenen Abschnitte des Faserringes. Ihre Aufgabe besteht einmal im engen Umschließen des flüssigkeitreichen Gallertkernes: zum anderen unterstützen sie durch Einstrahlen ihrer Fasern in die kranial und kaudal gelegenen Hyalinknorpelplatten die Spannfunktion der in den knöchernen Randleisten tief verankerten Fasern der äußeren Lamellenringe: Abbildung 2/4, Ziffern 3 und 4.

Der anatomische Bau der Zwischenwirbelscheibe entspricht sowohl den biomechanischen wie den biochemischen Funktionen, die das Halbgelenk meistern muß, unterstützt durch den *belastungs- und bewegungsabhängigen Pumpmechanismus, der helfend in die Diffusionsernährung eingreift* (*Leitsatz*): siehe Kapitel 2:3.3.2.

Das enge Zusammenspiel zwischen Gallertkern und Faserring und ihr wechselseitig abgestimmter Wirkungsmechanismus erzeugen unter Einschluß der anliegenden Knorpelplatten die Funktion des „Halbgelenkes Zwischenwirbelscheibe" im Verbund des Segmentes. Wenn auch gewisse Vergleiche zwischen diesem Halbgelenk und einem regelrechten Gelenk gezogen werden können, so sind – und das ist von größter Wichtigkeit – die Aufgaben dieses Halbgelenkes wesentlich umfangreicher als die eines normalen Gelenkes. Neben der üblichen Gelenkfunktion, die Beweglichkeit und Hemmung übermäßiger Beweglichkeit in sich schließt, stellt der Gewebeaufbau der Zwischenwirbelscheibe mit dem von der Last abhängigen Wechselspiel zwischen Druckkraft des Gallertkerns und Zugspannung des Faserringes ein elastisches System her, wie oben beschrieben ist. Die Bandscheiben sind dadurch die wichtigsten Federungsglieder unseres Bewegsystems, das infolge des Federns und Nachschwingens das Knochensystem vor Bruch schützt und auch für viele innere Organe (z.B. Gehirn und Rückenmark) allzu hart stoßende Erschütterungen mildert. Gegenüber den normalen Ansprüchen dient das elastisch-schwingende System zum Erhalt des statisch-dynamischen Gleichgewichtes der Wirbelsäule. Durch den aufrechten Gang und insbesondere durch Vibrationen in stoßenden Fahrzeugen, die im wesentlichen in der Wirbelsäulelängsachse wirken, wird aber das dynamische Gleichgewicht auf eine harte Probe gestellt, in der es leider zu oft versagt, wie weitere Ausführungen zeigen werden. Das Gleichgewicht zwischen normaler funktionaler Beanspruchung und Leistungsvermögen des Bandscheibegewebes ist durch die dauernden mechanischen Ansprüche unseres täglichen Lebens in ein Mißverhältnis zuungunsten der Standhaftigkeit des Zwischenwirbelscheibegewebes übergegangen, das tragische Folgen haben muß.

3:2.2.2 Bedeutung des Binnendruckes

Der Gallertkern (Abb. 2/6), dessen biomechanische Aufgaben in 3:2.2.1 kurz erwähnt wurden, ist lastauffangender und lastverteilender Mittelpunkt der Zwischenwirbelscheibe und damit ihre funktionale Kraftquelle. Durch die ihm innewohnende – von seinem Flüssigkeitsgehalt abhängige – Sprengkraft übt der Gallertkern bereits im unbelasteten Zustande nach allen Seiten Druck aus. Dieser Innendruck erhält einerseits den Abstand zwischen den anliegenden Wirbelkörpern, klammert sie aber gleichzeitig fest aneinander, weil sein auf den umgebenden Faserring wirkender Druck die von Wirbel zu Wirbel ziehenden Lamellen des Randleistenfaserringes spannt: Abbildung 3/2. Der Gallertkern ist in der Ruhestellung kugelartig. Jede Änderung der Kugelform kommt erst durch Druck- oder Spannkräfte zustande.

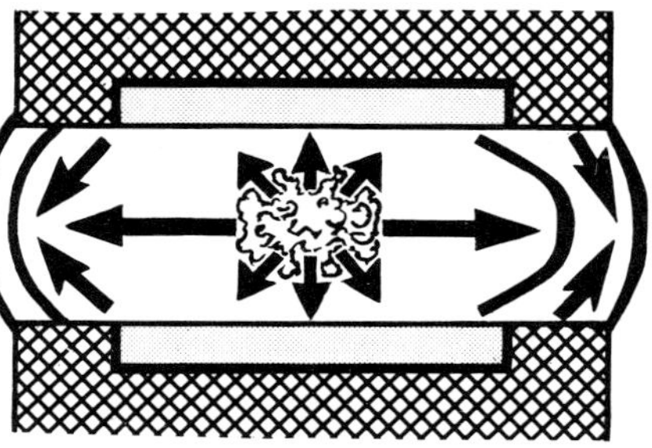

Abb. 3/2: Die innere Sprengkraft des flüssigkeitsgefüllten Gallertkernes spannt die Fasern des Faserringes an, die infolge ihrer Verankerung in den knöchernen Randleisten in Zugspannung geraten

Wichtige ältere Literatur bei *Dittmar* 1931, *Erlacher* 1949, *Göcke* 1925, 1928, *Schrader* 1930.

In schematisch vereinfachten Zeichnungen über das Bewegungssegment und seine Funktion wird der Gallertkern etwa in der Mitte des Zwischenwirbelraumes angeordnet: Abbildung 2/4. In Wirklichkeit liegt er, seiner biomechanischen Funktion entsprechend, am Übergang des mittleren zum hinteren Drittel ungefähr in einer Mittellage zwischen der vorderen Begrenzung der Zwischenwirbelscheibe und einer Verbindungslinie der beiden Wirbelbogengelenke. Je nach der kyphotischen oder lordotischen Sagittalkrümmung eines Wirbelsäuleabschnittes ändert sich diese Lage ein wenig. Sie ist stets eng mit biomechanischen Faktoren verknüpft. Wie er auch liegt, stets behält der Nucleus pulposus infolge seines Binnendruckes eine zentrale Bedeutung für das dynamische Zusammenspiel mit dem Lamellenring.

Entsprechend dem biochemischen Milieu des Nucleus pulposus (2:3.3.3), das vom Stoffwechsel bestimmt wird, schwankt das Aufnahmevermögen für Flüssigkeit. Der Turgor im Gallertkern kann sich zu einem Quelldruck verstärken. Dadurch erhöht sich die Sprungkraft, also die Kraft des mechanischen Widerstandes. Ein axialer Druck auf die Zwischenwirbelscheibe wird durch das „Wasserkissen Gallertkern“ ringsum so verteilt, daß nur die Hälfte davon gegen den Faserring wirkt. Tangentialdruck, der bei gewissen Haltungen oder Bewegungen entsteht, belastet den rückwärtigen Faserringteil drei- bis fünfmal stärker als der auf die Gesamt-Zwischenwirbelscheibe ausgeübte Druck.

Wie stark der Druck auf der Übergangsbandscheibe L 5 / S 1 während des Haltens eines Gewichtes von 50 kg beim Vorbeugen des Oberkörpers zunimmt, ist in Abbildung 3/3a abzulesen: Der Druck steigert sich von 90 kg (aufrechte Haltung) bis zu 720 kg (Vorbeuge von 90°).

Münchinger zeigt in Diagrammen, wie der Lastdruck durch Heben mit gestrecktem Rücken besser verteilt wird: Abbildungen 3/3b und 3/4. Dazu trägt die rasche Verschieblichkeit der Flüssigkeit innerhalb und außerhalb des Gallertkerns wesentlich bei.

Das Entstehen der *Fischwirbel bei Osteoporose* durch den Einfluß des druckgespannten Gallertkernes wird in 4:6.4.2 geschildert.

Läßt der äußere Druck nach (Raumfahrt, Bettruhe, Tag-Nacht-Unterschied u.ä.), nimmt

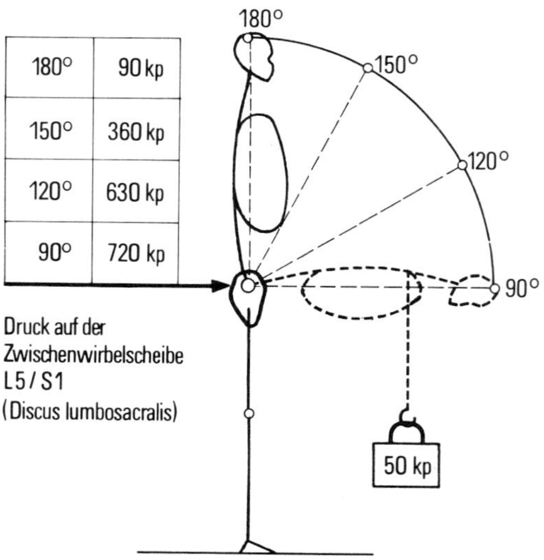

Abb. 3/3a: Belastung der Übergangsbandscheibe L 5 / S 1 beim Halten eines Gewichtes von 50 kg (nach *Matthiaß*)

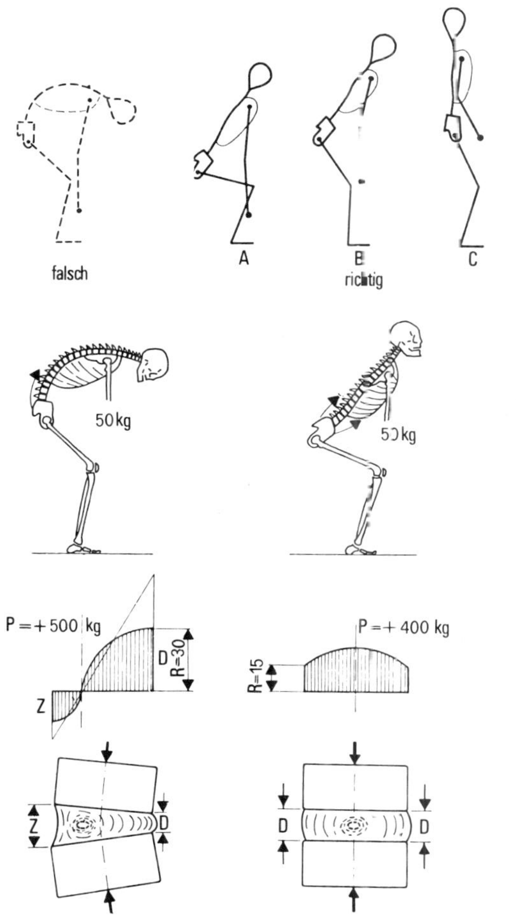

Abb. 3/3b: Heben aus gebückter Stellung mit Angaben über die unterschiedliche Druckbelastung (nach *Münchinger*)
1. und 2. Reihe: Skizzen über die Hebetechnik
3. Reihe: Bandscheibenbelastungsdiagramme beim Heben eines Gewichtes von 50 kg mit gebeugtem Rükken bei Rumpfneigungswinkel von 45°
4. Reihe links: Falsches Heben mit starkem Druck auf der Zwischenwirbelscheibe vorn und Zugspannung hinten
4. Reihe rechts: Beim richtigen Heben keine Zugspannung und geringer Druck mit gleichmäßiger Verteilung auf die gesamte Zwischenwirbelscheibe

die Zwischenwirbelscheibe vermehrt Flüssigkeit auf. Die Wirbelsäule streckt sich. Das führt zur meßbar vergrößerten Körperlänge: siehe in 2:3.3.3, 5:3.1.2

3:2.2.3 *Intravitale Druckmessung*

Eindrucksvolle Versuche dienten zur Messung des statischen und des dynamischen Bandscheibedruckes am Lebenden. Das wurde in Fortentwicklung der Punktion von Zwischenwirbelscheiben zur Diskographie durch die intradiskale Druckmessung (intravitale Diskometrie) er-

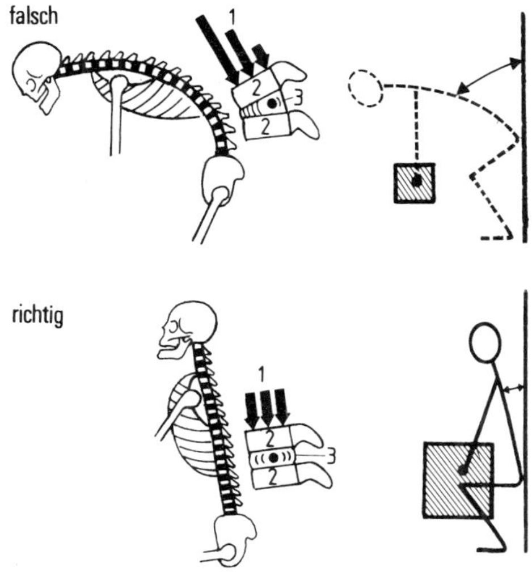

Abb. 3/4: Druckverteilung der Hebelast auf die Zwischenwirbelscheiben der Lendenwirbelsäule bei falscher und bei richtiger Hebetechnik

reicht. Einstechen von dünnen Hohlnadeln ermöglicht Druckmessungen, die bevorzugt an der gut zugängigen Zwischenwirbelscheibe L 3/4 in verschiedenen Haltungen, Stellungen und Belastungen der Wirbelsäule durchgeführt wurden; Ergebnisse in den Abbildungen 3/5, 3/6a, 3/6b.

Die druckabfangende innere Spannung des Bandscheibegewebes ändert sich bereits bei leicht geschädigten Bandscheiben. Beispielsweise betrug der normale Spannungsdruck im Dorsalteil einer Zwischenwirbelscheibe 60 kg/cm² und bei gestörtem Gewebeaufbau etwa 30 kg pro cm². Genaueres über diese Versuche mit Angaben des je Quadratzentimeter entstehenden Druckes bei verschiedenartigen Belastungen enthält die gemeinsame Arbeit von *Nachemson* u. *Elfström* (1970).

Praktisch wichtige Erkenntnisse wurden erhalten bei Vergleichen des in der Bandscheibe L 3/4 gemessenen Druckes mit gleichzeitig gewonnenen elektromyographischen Befunden an der Lendenmuskulatur: *Andersson* et al. 1974 u. 1977. Die Prüfungen erfolgten im Experimentierstuhl, im üblichen Bürostuhl, im Krankenrollstuhl, im Autositz.

Abbildung 3/7 bringt Ergebnisse des Elektromyogrammes, des Bauchinnendruckes und des Intradiskaldruckes bei verschiedenen Hebetechniken. Die Versuche wurden auch auf praktische Tätigkeiten des Alltags, wie Bedienen der Gangschaltung im Kraftwagen, Schreiben mit vorgeneigtem Körper am Schreibtisch, Maschineschreiben u.a. ausgedehnt. Immer kommt es zu vermehrtem Druck in der Zwischenwirbelscheibe. Die Vergleichskurven in Abbildung 3/8 machen

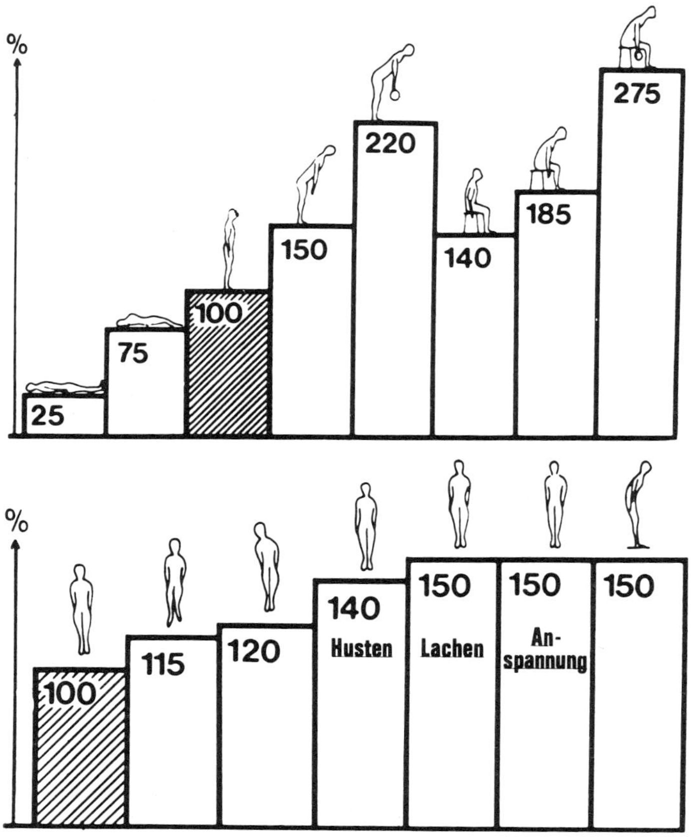

Abb. 3/5: Relative Druckänderungen in der Zwischenwirbelscheibe L 3 / L 4 am Lebenden.
Obere Reihe: verschiedene Körperstellungen ohne und mit Belastung.
Untere Reihe: verschiedene Haltungen im Stehen mit unterschiedlicher Anspannung der Muskulatur (aus *Nachemson* 1976)

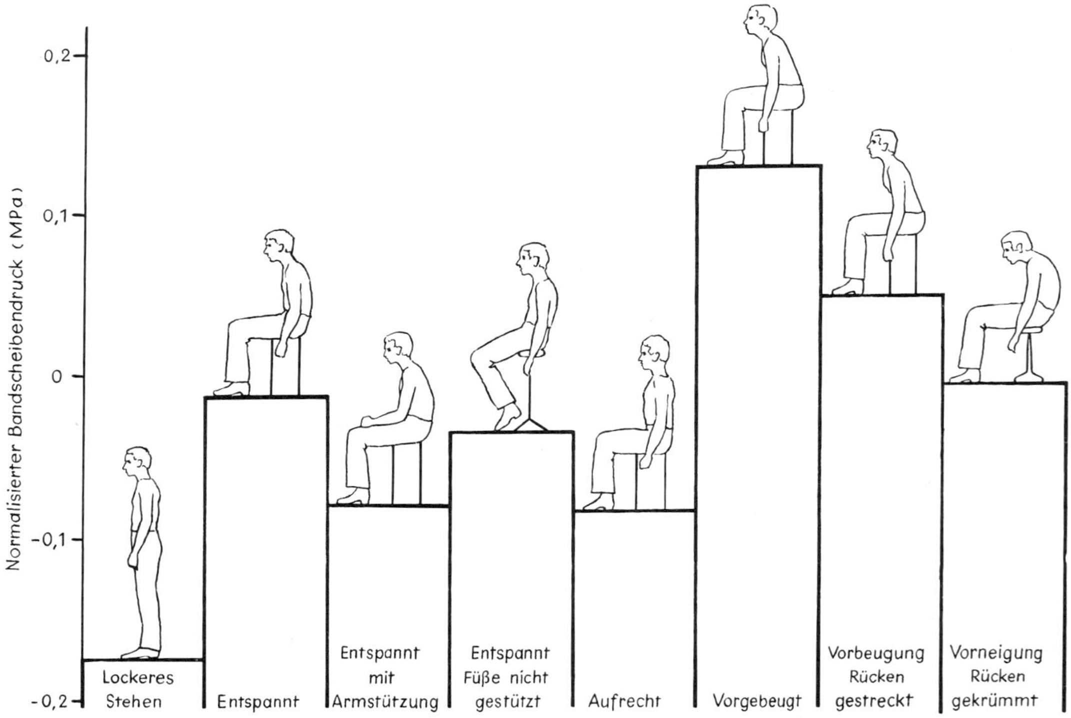

Abb. 3/6a: Durchschnittswerte des normalisierten Bandscheibedruckes im Stehen und beim Sitzen ohne Rückenunterstützung. Der nicht normalisierte Bandscheibedruck beträgt in der Bezugsposition 0,51 MPa (nach *Andersson* 1975)

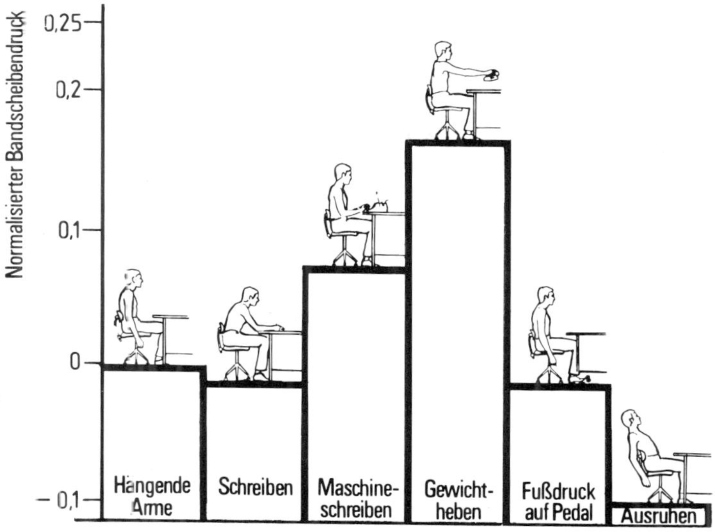

Abb. 3/6b: Durchschnittswerte des normalisierten Bandscheibedruckes bei dem Sitzen auf einem Bürostuhl in üblichen Rückenhaltungen und mit Rückenunterstützung in Höhe von L 4/5. Der nicht normalisierte Bandscheibedruck betrug in der Bezugsposition 0,47 MPa (nach *Andersson* et al.)

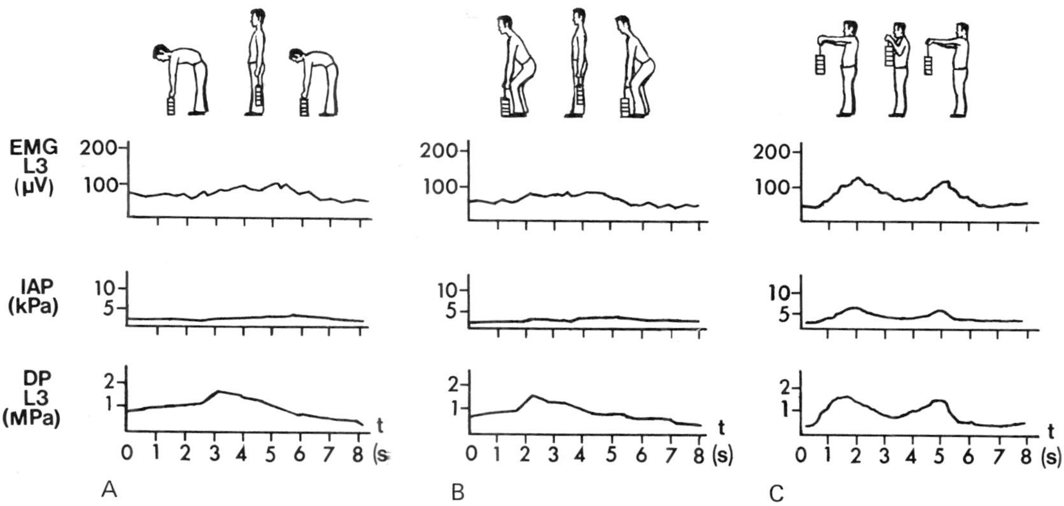

Abb. 3/7: Vergleich zwischen den Kurven des Elektromyogramms (EMG in Höhe L 3), des Binnendruckes (JAP) und des Intradiskaldruckes (DPL3) bei verschiedenen Stellungen mit Belastungen

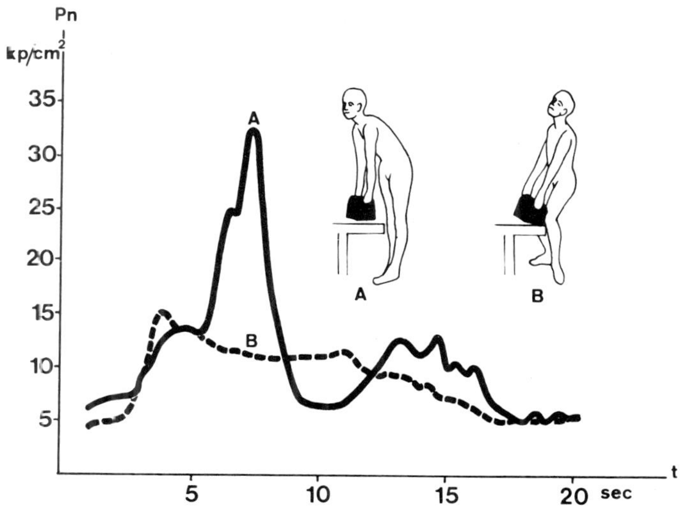

Abb. 3/8: Druckmessung in der Zwischenwirbelscheibe L 3/4 eines 25jährigen Mannes beim Heben von 20 kg mit gebeugtem Rücken, gestreckten Knien (A), mit gestrecktem Rücken, gebeugten Knie- und Hüftgelenken (B): 1 kg/cm² = 1 kgf/cm² (nach *Nachemson* 1975)

die durch verschiedene Technik des Hebens im Inneren der Zwischenwirbelscheibe erzeugte Drucklast besonders augenfällig.

Hattori et al. berichten 1981 über den Binnendruck von Bandscheiben der Halswirbelsäule. In normalen Zwischenwirbelscheiben wurden die höchsten Werte bei Rückbeuge ermittelt: 9,3 kg/cm². Vorbeuge ergab 6 kg/cm² Druck. Bei Drehung mit Seitbeuge entstand ein Druck zwischen 4 und 5,4 kg/cm². Längszug verminderte den Druck erheblich. Unterschiedliche Werte fanden die Autoren bei Chondrosis disci.

Die an freiwilligen Probanden (meist Ärzte) durchgeführten Druckmessungen haben keineswegs nur wissenschaftliches Interesse. Sie sind ergometrische Grundlagen für die Belastung der Wirbelsäule und dienen den Regeln für Heben und Tragen (5:2.3.4 u. 7:3.2.3), sowie der Gestaltung von Sitzgelegenheiten für die Schule, für die Wohnung, für die Freizeit. Die Ergebnisse intradiskaler Druckmessungen sind darüber hinaus für Therapieverfahren wichtig (Abb. 3/9), die in den Zu- und Abfluß der Zwischenwirbelscheibeernährung eingreifen, denn:

„*Die Zwischenwirbelscheibe lebt von der Bewegung*"
(*Leitsatz Junghanns* 1973).

Im *Sport* sind die Ergebnisse von intradiskalen Druckversuchen wichtig, zum Beispiel für Gewichtheber (8:4.6.2), deren Lasten im äußersten Grenzbereich der Belastbarkeit liegen. Bedeutungsvoll ist dabei die Hebetechnik, die eine senkrechte Axiallast auf den Lendenbandscheiben gewährleisten muß. Denn eine schräg oder rotatorisch wirkende Kraft übersteigt die tolerierbare Grenze der Belastungsmöglichkeit und kann ernste Gewebeschäden hervorrufen.

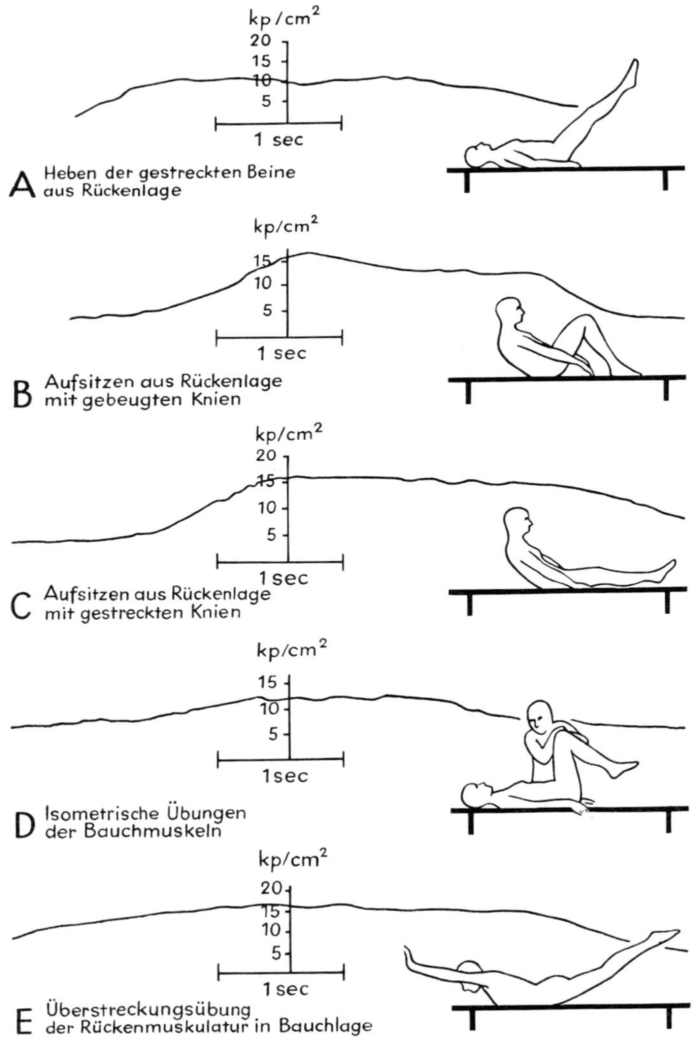

Abb. 3/9: Der Bandscheibendruck in kg/cm², gemessen bei verschiedenen Körperübungen (nach *Nachemson* u. *Elfström* 1970). Beachte Tabelle 3/1

3:2.2.4 Druck-, Zug-, Dreh- und Verschiebefestigkeit

Viele Forscher haben ihre Aufmerksamkeit der Festigkeit des Zwischenwirbelscheibegewebes gewidmet. Die im folgenden zu berichtenden Ergebnisse machen wiederum deutlich, welche zentralen Aufgaben dem Discus intercorporalis im Rahmen des Bewegungssegmentes zugeordnet sind.

Axialer Druck. Die Tabelle 3/1 bringt eine Zusammenstellung über die Belastungsgrenze, die sich in Vergleichen der Zwischenwirbelscheiben mit den Wirbelkörpern bei Druck-, Zug- und Drehversuchen ergaben, zusammengefaßt aus den Untersuchungsreihen von *Sonoda* (1962). Danach halten Bandscheiben eine höhere Axialdrucklast aus als Wirbelkörper, während sie dem Axialzug weniger Widerstand entgegensetzen. Gegenüber der Torsion sind die Zwischenwirbelscheiben widerstandsfähiger als die Wirbelknochen.

Tab. 3/1: Annäherungsweise Belastung der Zwischenwirbelscheibe L 3/4 eines 70 kg schweren Probanden in verschiedenen Körperhaltungen, Bewegungen, Verrichtungen und Übungen (nach ***Nachemson*** 1975) – siehe Abbildung 3/9

Belastungsart	Lastdruck/kg
Rückenlage	30
Stehen	70
Aufrechtsitzen, ohne Unterstützung	100
Gehen	85
Drehen	90
Seitbeugung	95
Husten	110
Hüpfen	110
Streckhaltung des Rumpfes	120
Lachen	120
Vorwärtsbücken, 20°	120
Heben von 20 kg mit gestrecktem Rücken und gebeugten Knien	210
Heben von 20 kg mit gebeugtem Rücken und gestreckten Knien	340
Vorwärtsbeugung, 20°, mit 10 kg in jeder Hand	185
Liegen mit Längszug von 30 kg	10
Heben der gestrecken Beine aus Rückenlage	120
Aufsitzen aus Rückenlagen mit gebeugten Knien	180
Aufsitzen aus Rückenlage mit gestreckten Knien	175
Isometrische Übungen der Bauchmuskeln	110
Überstreckungsübung der Rückenmuskeln in Bauchlage	150

Weitere Einzelheiten können den Tabellen in 5:2.5.3 entnommen werden. Zu beachten sind die in den Zwischenwirbelscheiben gegenüber den Wirbelkörpern sehr viel höheren, berstungsfrei ertragbaren axialen Drucklasten. Sie weisen große Unterschiede zwischen Halsbandscheiben (320 kg) und Lendenbandscheiben (1500 kg) auf.

Bevor Bandscheiben bersten, erleiden sie infolge ihrer Zusammendrückfähigkeit eine Höhenabnahme, die fünf- bis siebenmal größer ist als die für den Wirbelkörper: Tabelle 3/2.

Tab. 3/2: Höhenverlust durch Axialdruck bis zur Zusammenbruch-(Berstungs-)Grenze in Prozenten gegenüber der druckfreien Normalhöhe für Zwischenwirbelscheiben und Wirbelkörper (nach ***Sonoda*** 1962)

	Halswirbelsäule	Untere Brustwirbelsäule	Lendenwirbelsäule
Zwischenwirbelscheibe im 4./5. Lebensjahrzehnt	35,2	31,4	35,5
Wirbelkörper im 2./3. Lebensjahrzehnt	8,1	5,6	5,6

Wird die Zwischenwirbelscheibe nur für wenige Sekunden einem Druck ausgesetzt, erfolgt Rückkehr der Elastizität. Solche kurzzeitigen Kompressionen können – falls sie den Grenzwert der Belastung nicht überschreiten – in unbegrenzter Anzahl wiederholt werden, ohne Schaden zu stiften. Vielfältige Experimente ergaben eine hohe Anpassungsfähigkeit des Gewebes an mechanische Drücke. Trotzdem ist vor der Übernahme solcher Ergebnisse auf den Lebenden zu bedenken, daß der regelmäßige Diffusionsstrom unterbrochen wird. Bisher konnte am lebenden Menschen oder Tier noch nicht endgültig geklärt werden, wieviel Flüssigkeit bei einem bestimmten Druck aus der Bandscheibe ausgepreßt wird und wieviel in der Ruhephase bis zum nächsten Druckstoß wieder einfließt und ob diese Flüssigkeit den notwendigen metabolischen Wert hat.

Die allmähliche Steigerung des Axialdruckes führt zu Rissen in der Knorpelplatte mit anschließenden Mikrofissuren in der knöchernen Abschlußplatte des Wirbelkörpers. Der Faserring ist bei dieser Druckbelastung noch unversehrt, seine Widerstandsschwelle also noch nicht überschritten. Demnach sind die Knorpelplatten die empfindlichsten Teile der Zwischenwirbelscheibe und die knöchernen Abschlußplatten die nachgiebigsten Teile des Wirbelkörpers. Über die Folgen, die sich aus der leichten Verletzlichkeit ergeben können, siehe die Kapitel 2:2.7, 2:3.3.2, 5:2.5.2, 5:2.5.3. (Vergleiche hierzu auch die Ergebnisse der Studien von *Horst* 1982.) In welcher Weise *Vibrationen* an den Schäden in den Knorpelplatten und den knöchernen Abschlußplatten möglicherweise beteiligt sind, ist aus 5:3.1.5, 5:3.3.1 zu entnehmen.

Werden Präparate von Zwischenwirbelscheiben einem pausenlosen periodischen Wechsel zwischen *Vor- und Rückbeuge* ausgesetzt, entstehen innere Zerrüttungen des Gewebes, aber die äußersten Ringschichten bleiben unversehrt.

Ritchie u. *Fahrni* (1970) untersuchten mit einem Durometer die Festigkeitsverhältnisse an verschiedenen Stellen von Bandscheiben der Lendenwirbelsäule: vorn, vorn-seitlich, seitlich, hinten-seitlich. Bereits im 30. Lebensjahr läßt die Festigkeit, besonders auffallend hinten-seitlich, nach: Kurve LP in Abbildung 3/10. An diesen Stellen finden sich auch radiale Risse in den Ringfasern als Vorboten für den drohenden Prolaps von Bandscheibegewebe: Abbildung 3/11 und 3/12. Weiterhin sind in diesen Bildern die Vorbuchtungen der Ringfasern in Richtung auf den Gallertkern bemerkenswert. Sie gehören zu den Zeichen der beginnenden Chondrosis disci. Mit ihrem Fortschreiten entwickelt sich Höhenverlust der Zwischenwirbelscheibe, das Segment lockert sich (3:8.3). Körperliches Belasten, zum Beispiel in Freizeit, Turnen oder Sport, auch Vibrationseinflüsse (5:3.2.1, 7:3.3.1) haben unter besonderen Umständen enge Beziehungen zum Fortschreiten solcher Schäden.

Die bereits unter Drucklast stehende Zwischenwirbelscheibe kann durch unterschwelligen, aber plötzlich hinzukommenden Druck Schaden erleiden. Ein solcher unerwarteter Druckstoß spielt als „Zusatzimpuls" (*Junghanns*, in *Schmorl* u. *Junghanns* 1968) in der Klinik der Zwischenwirbelscheiben eine Rolle und ist bei dem Suchen nach Schadensmöglichkeiten während einer Tragebelastung (7:3.2.3) im täglichen Lebensablauf zu überdenken. Deswegen gelten in vielen Ländern Grenzlasttabellen für Heben und Tragen: Literatur in 5:2.3.4.

Häufig wirken neben bestehender Last Zusatzimpulse schädigend auf die Zwischenwirbelscheiben, wenn zum Beispiel beim Turn- oder Sporttraining unerwartete Fehler im Bewe-

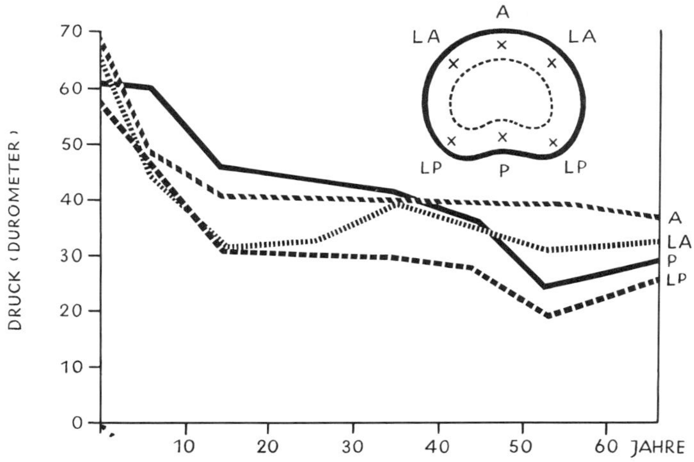

Abb. 3/10: Unterschiede des Bandscheibedruckes gemessen mit dem Durometer an verschiedenen Abschnitten des Zwischenwirbelscheibeumfanges. Die geringen Werte zeigen eine relative Weichheit des Gewebes an (nach *Fahrni*)

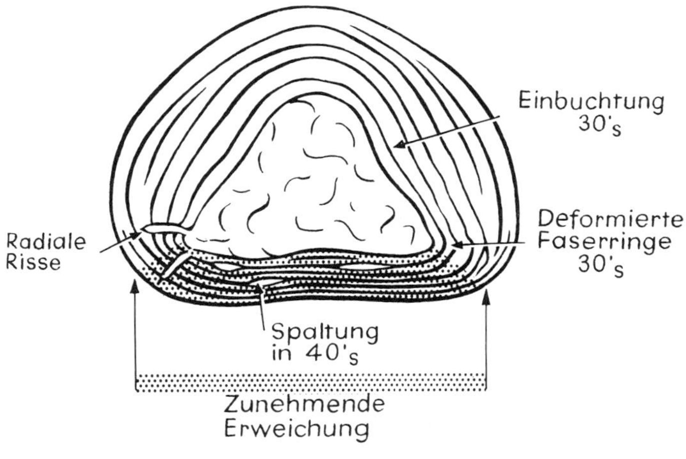

Abb. 3/11: Änderungen der Gewebestruktur der Zwischenwirbelscheibe im Alter, bevorzugt im rückwärtigen Teil mit Längs- und Querspalten (nach *Fahrni*)

Abb. 3/12: Schema der Spannungskarte einer Lendenbandscheibe (nach *Farfan*). Die gemessenen Spannungslinien verdichten sich auffallend im rückwärtigen Teil, in dem auch bei Torsionsversuchen die häufigsten Risse entstehen

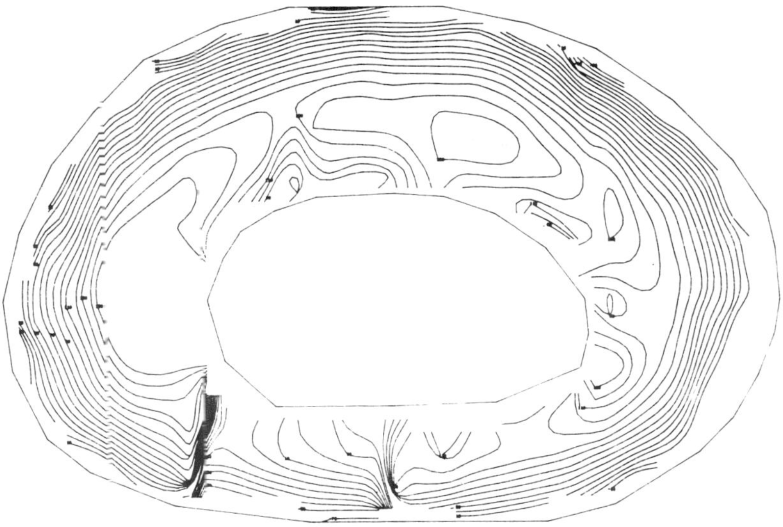

gungsablauf eintreten: beschrieben beim Trampolinturnen in 8:4.9.6.

Das *elastische Verhalten* der Zwischenwirbelscheibe wurde von *Plaue* et al. nach vielen Gesichtspunkten hin experimentell überprüft. Darüber berichteten sie 1974 ausführlich.

Die Ergebnisse umfangreicher Studien über „Das Verformungsverhalten von lumbalen menschlichen Zwischenwirbelscheiben unter langeinwirkender axialer dynamischer Druckkraft" veröffentlichten *Kölle* et al. 1981. Danach bestimmen vorwiegend die Materialeigenschaften des Anulus fibrosus das biomechanische Verhalten sowohl in der Druckphase wie auch bei der Erholung. Höhere Belastung bedingt eine längere Erholungszeit. Wörtlich schreiben die Autoren: „Man erkennt daraus, daß, während bei der Bandscheibeerniedrigung zur Stabilisierung des Bewegungssegmentes eine Tonuserhöhung der Rückenmuskulatur notwendig ist, für eine ausreichende Erholung bei normaler Ruhedauer die Zwischenwirbelscheibe so stark wie möglich entlastet werden muß, d.h. hier ist eine höchstmögliche Relaxation der Rückenmuskulatur nötig".

Das bedeutet für das sportliche Training die entsprechenden Ruhepausen und die Abkehr vom „trommelfeuerartigen Wiederholen stereotyper Bewegungs- und Belastungsphasen", siehe in 8:2.2.2, 8:3.1, 8:4.1, 8:4.9. *Die durch langzeitige Drucklast ausgepreßte Bandscheibeflüssigkeit kann nur unter verminderter Belastung in langsamer Wiederkehr des Pumpmechanismus den Anschluß an den Stoffwechsel (Ver- und Entsorgung) finden* (*Leitsatz*).

Axialer Längszug spielt im üblichen Ablauf des täglichen Lebens und der Freizeit nur eine geringe Rolle. Sportliches Training bringt häufig Längszug im Rückgrat mit sich – zum Beispiel beim Kunstturnen am Reck, am Trapez (8:4.9.5) –, oft gepaart mit Vor- oder Rückbeuge einschließlich Drehen.

In den Zugversuchen von *Sonoda* (1962) kam es zum Rißbruch des Wirbelkörpers oder zum Zerreißen der Zwischenwirbelscheibe durch sehr unterschiedlich hohe Kräfte: Tabelle 3/3. Sie schwankten bei den Bandscheiben zwischen 105 (Halswirbelsäule) und 394 kg (Lendenwirbelsäule).

Tab. 3/3: Zusammenstellung einer Übersicht der von ***Somoda*** 1962 in Präparaten ermittelten Werte über die Höchstbelastungsgrenzen. HWS = Halswirbelsäule / EWS = Brustwirbelsäule / LWS = Lendenwirbelsäule / Bdsch. = Bandscheibe / WK = Wirbelkörper

	HWS		obere BWS		untere BWS		LWS	
	Bdsch.	WK	Bdsch.	WK	Bdsch.	WK	Bdsch.	WK
Axialdruck in kg	320	289	450	336	1150	502	1500	569
Axialzug in kg	105	–	142	173	291	336	394	464
Drehung in kg/cm	56	–	87	60	273	165	463	255
in kg/mm²	0,52	–	0,46	0,37	0,48	0,34	0,51	0,32

Tab. 3/4: Zerreißgrenzen in kg/cm und kg/mm² bei Drehversuchen (obere Hälfte) und bei axialem Längszug (untere Hälfte) an Zwischenwirbelscheiben und Wirbelkörpern (nach ***Sonoda*** 1962)

	Halswirbelsäule	Obere Brustwirbelsäule	Untere Brustwirbelsäule	Lendenwirbelsäule
Zwischenwirbelscheiben	56 kg/cm 0,52 kg/mm²	87 kg/cm 0,46 kg/mm²	273 kg/cm 0,48 kg/mm²	463 kg/cm 0,51 kg/mm²
Wirbelkörper	– –	60 kg/cm 0,37 kg/mm²	165 kg/cm 0,34 kg/mm²	255 kg/cm 0,32 kg/mm²

	Halswirbelsäule	Obere Brustwirbelsäule	Untere Brustwirbelsäule	Lendenwirbelsäule
Zwischenwirbelscheiben	105 kg 0,33 kg/mm²	142 kg 0,24 kg/mm²	291 kg 0,26 kg/mm²	394 kg 0,30 kg/mm²
Wirbelkörper	–	173 kg 0,37 kg/mm²	336 kg 0,38 kg/mm²	464 kg 0,40 kg/mm²

Während an den Wirbelkörpern das Zerreißen nach dem Überschreiten der Zugbelastungsgrenze in der Brustwirbelsäule einen Querspalt und in der Lendenwirbelsäule schräge oder mehrdimensionale Spalten ergab, traten in den Zwischenwirbelscheiben Spalten entlang der Knorpelplatte ein (oft mit Fragmenten im rückwärtigen Teil und Austritt von Gallertkerngewebe in den Spalt).

Die *Drehfestigkeit* ist für die Zwischenwirbelscheibe von besonderer Bedeutung, da viele und wesentliche Bewegungen der Wirbelsäule mit Drehen einhergehen, häufig mit gleichzeitigem Beugen und Kippen. Deshalb wurden Versuche über die Drehmöglichkeit und die Drehfestigkeitsgrenze an menschlichen Wirbelsäulepräparaten ausgeführt: Tabelle 3/4. Danach beträgt die Drehbelastbarkeit der Zwischenwirbelscheibe bis zum Bersten zwischen 56 kg/cm (Halsbandscheibe) und 463 kg/cm (Lendenbandscheibe). Das Überschreiten der Drehbelastungsgrenze führte zu Aufrißspalten in der äußeren Schicht des Faserringes, nahe der Knorpelplatte.

Die Ergebnisse vieler Untersucher stimmten in den wesentlichen Punkten überein, obzwar nicht von allen gleiche Zahlen errechnet werden konnten.

Die Lage der Rotationsachsen (Abb. 3/13, 3/14) bestimmen zusammen mit den Formen der Wirbelbogengelenkflächen das Ausmaß sowie das Bremsen der Drehmöglichkeit, die wiederum Unterschiede beim Gehen, Stehen, Sitzen und bei gleichzeitiger Seit-, Vor- oder Rückbeuge zeigen.

Bei langdauerndem Seitdrehen in ungünstiger Körperhaltung stellt sich die Frage, ob dadurch das Gewebe so stark ermüdet, daß die Gefahr eines Schadens heraufbeschworen wird, weil der für die Diffusionsernährung dringend erforderliche Druck- und Bewegungswechsel zu lange fehlt: siehe 2:3.5.2, 5:3.1 und 7:3.5.1.

Nach Angaben von *Farfan* et al. (1970 bis 1977) werden 90% aller Drehkräfte von den Bandscheiben im Verein mit den Wirbelbogengelenken abgefangen. Das Überschreiten der Drehfestigkeitsgrenze führt im Versuch zu Ris-

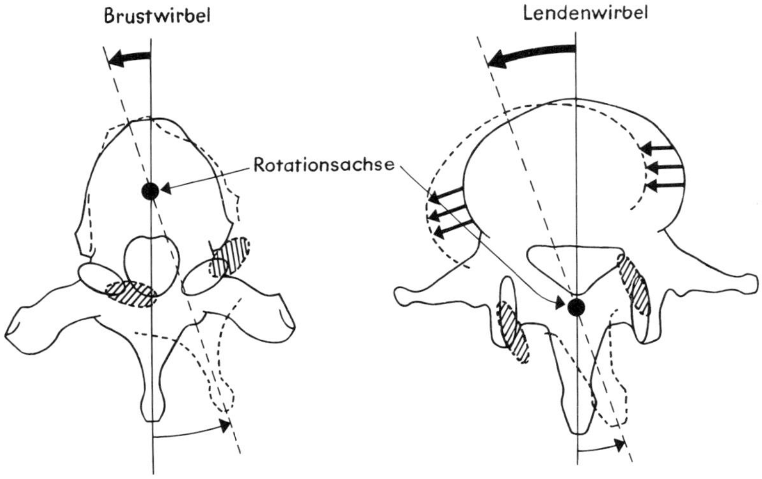

Abb. 3/13: Rotationsbewegungen der Wirbelbogengelenke
Links: Brustwirbel mit der Achse in Wirbelkörpermitte
Rechts: Lendenwirbel mit Rotationsachse im vorderen Bogenteil
(nach *Gregersen* u. *Lucas* 1967)

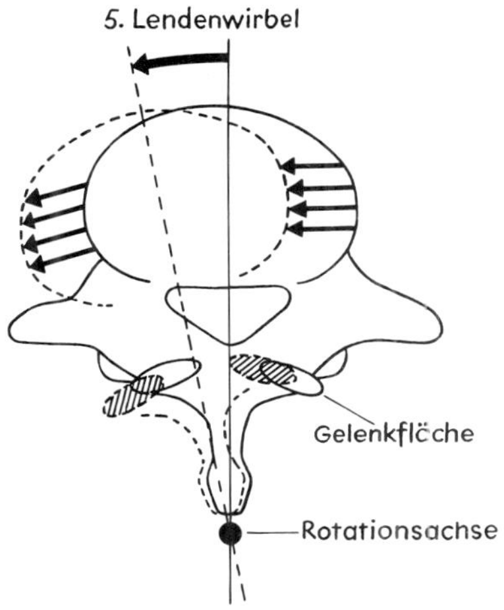

Abb. 3/14: Rotationsbewegung des präsakralen Wirbels um die an der Dornfortsatzspitze liegende Achse mit Verschiebung in den Wirbelbogengelenken im Sinne der Drehrichtung (nach *Gregersen* u. *Lucas* 1967)

sen an den Stellen, an denen Schäden der Zwischenwirbelscheiben auch bei pathoanatomischen Reihenuntersuchungen (*Schmorl* und seine Schule) häufig gefunden werden. Solche Einrisse können die Wegbereiter für den dorsolateralen Bandscheibevorfall sein. Die Ergebnisse seiner Drehbelastungsversuche beschreibt *Farfan* 1973 in der Monographie „Mechanical Disorders of the Low Back": Übersetzung durch *Erdmann* mit dem Titel „Biomechanische Probleme der Lendenwirbelsäule" erschien als Band 80 der Buchreihe ‚Die Wirbelsäule in Forschung und Praxis', Hippokrates Verlag Stuttgart 1979.

In ihren Versuchen erzeugten *Tütsch* u. *Ulrich* (1973) den Bandscheibebruch durch das Einwirken von 4,5 mkg in einer Drehung von 20°. Die Zwischenwirbelscheibe riß an der Übergangsstelle zum Wirbelkörper. Diese Stelle mit dem geringsten Drehwiderstand wird bei neuzeitlicher Kunstturntechnik besonders stark durch kraftvoll ausgeführte Schrauben mit harter Landung belastet. Schäden sind dadurch zu befürchten: siehe Kapitel 8:4.9.3, 8:4.9.5, 8:4.10.6 u.a.

Von der Bewegungsrichtung, den verschiedenen Lastkombinationen und letztlich von der Muskelkraft sowie vom Zustand der Zwischenwirbelscheibe hängen die schadenfrei erreichbaren Drehwinkel ab: *Pope* et al. 1977. Außerdem sind Drehvorgänge behindert, wenn an den Grenzen von Wirbelsäuleabschnitten Abweichungen in den Wirbelbogengelenken vorliegen, zum Beispiel rechts und links unterschiedliche Neigungswinkel der Gelenkflächen und Richtungsverschiedenheiten der Bewegungsachsen. Derartige, während der Wachstumszeit entstandene Variationen erklären die besondere Anfälligkeit für frühzeitigen Verschleiß von Zwischenwirbelscheiben in Übergangsgebieten.

Die beschriebenen Werte für die Drehbelastungsgrenzen menschlicher Wirbelsäulen genügen für die notwendigen praktischen Folgerungen, wobei die Belastungsgrenzen der Wirbelkörper, die deutlich niedriger liegen (5:2.5.3 u. 4), zu beachten sind. Modellanalysen mit Hilfe von Großrechnern werden allerdings noch tiefere, letzten Endes auch praktisch wichtige Einblicke eröffnen. Nähere Ausführungen bei *Junghanns* 1979 Teil I.

Die Festigkeit gegenüber *Verschiebung* (*Abscheren*) ist für das vom täglichen Leben geforderte Belasten gewährleistet, soweit unveränderte Zwischenwirbelscheiben betroffen sind. Ohne Hinzukommen besonderer Umstände verhindern die Straffheit der Lamellenringe mit ihren festen Verankerungen in der knöchernen Randleiste und in der Hyalinknorpelplatte gemeinsam mit dem Bandsystem der paarigen Wirbelbogengelenke als biomechanische Einheit (Bewegungssegment) das schädigende Parallelverschieben zwischen zwei Wirbeln.

Als *Drehgleiten* (*Drehverschiebung*, 4:5.4) ist das seitliche Abgleiten im Scheitelpunkt von Skoliosen bekannt (Kapitel 4:4.4). Dieser drehabhängigen Seitenverschiebung gehen Umbildungsvorgänge in den Wirbelbogengelenken und zunehmender Verschleiß des Zwischenwirbelscheibegewebes voraus.

Über die pathomorphologischen Schäden und die Umbildungskräfte, die bei der Spondylolysis / Spondylolisthesis und der Pseudospondylolisthesis für die Parallelverschiebung im betroffenen Bewegungssegment wirksam werden, siehe in den Kapiteln 4:5 und 8:7.2.

3:2.3 Knöcherne Anteile und Gelenke

Von den beiden Wirbelkörpern her betrachtet, die das Bewegungssegment in seiner ventralen Hälfte kranial und kaudal begrenzen, haben im wesentlichen der knöcherne Wirbelkörperrandleistenring und die porenhaltige Abschlußplatte Bedeutung für die biomechanische Leistungsfähigkeit des vorderen Segmentteiles (2:2.2 mit Abb. 2/7). Gegenüber Axialdruck sind die knöchernen Abschlußplatten allerdings die nachgiebigsten Teile des Wirbelkörpers. Wie sehr ihre Unversehrtheit für die biochemisch gesteuerte Lebensfähigkeit der angrenzenden Zwischenwirbelscheibe funktional wichtig sind, wird in 3:2.4 erörtert.

Im rückwärtigen Teil wird der Raum des Segmentes von den Kortikalisflächen der beiden Wirbelbögen begrenzt. Die Knorpelschichten des linken und des rechten Wirbelbogengelenkes sind ebenfalls Grenzflächen des Segmentraumes.

Die beiden Wirbelbogengelenke eines Segmentes (2:2.6.2) sind funktionale Gegenspieler (besser gesagt Partner) des ventralen Segmentabschnittes, also der Zwischenwirbelscheibe. Infolge ihrer Form, der Gelenkflächenstellung und durch ihre Rotationsachsen greifen sie steuernd in das intervertebrale Bewegungsspiel ein. Ihr begrenzter Bewegungsumfang verhindert unter anderem übermäßige Drehbelastungen der Bandscheibe. Schwierigkeiten gibt es zum Beispiel an Übergangsregionen zwischen Wirbelsäuleabschnitten, wenn an einem Gelenk des Segmentes eine kaudale und an der anderen Seite eine kraniale Variante besteht (2:2.6.2). Mit vielen Bildern berichtet darüber *Niethard* 1981. Literaturangaben in 4:6.5.2. Die auf solche Weise geänderten funktionalen Beziehungen innerhalb der Gelenkpaare und gegenüber dem ventralen Anteil des Segmentes vermindern die Leistungsfähigkeit in dieser Ebene und begünstigen das Auftreten von Bandscheibeschäden.

3:2.4 Grenzgebiet Wirbelkörper / Zwischenwirbelscheibe

In diesem Grenzgebiet (2:2.7), das zweimal an jedem Bewegungssegment (insgesamt etwa 50mal am Rückgrat) vorhanden ist – und in dem auch die empfindlichen Wachstumsschichten liegen –, erfüllen die beteiligten Knochenabschnitte (3:2.3) und die Hyalinknorpelplatten der Zwischenwirbelscheibe (3:2.2.1) dauernd mechanische und biochemische Funktionen. Denn diese Grenzzone dient als wichtiges Durchflußgebiet der versorgenden und entsorgenden Flüssigkeiten mit ihren niedermolekularen Substanzen für die Bandscheibeernährung (2:3.3.2). Hier liegt häufig der Schlüssel für das Erkennen der Ursachen von Schäden in den Geweben der Zwischenwirbelscheibe. In den folgenden Abschnitten wird über solche Schäden nicht im einzelnen berichtet, da in anderen Kapiteln nachgelesen werden kann: Für Fragen zur Entwicklung des biomechanischen Aufbaues sind das die Kapitel 2:2.2, 2:2.3 und für biochemische Probleme die Kapitel 2:3.1 bis 2:3.3.11 u. 2:3.5.

Die Ursache der Störanfälligkeit ist die Gefäßlosigkeit des Discus intercorporalis. Denn mit fortschreitendem Wachstum des Kindes verliert er die embryonalen Blutgefäße (3:2.6) und alle Bandscheiben zusammen werden zu einem der umfangreichsten avaskularen Gewebe des menschlichen Körpers, das auf Diffusionsernährung angewiesen ist (2:3.3.2).

Die grundlegenden makro- und mikroskopischen Untersuchungen über die wichtigen Verhältnisse am Wirbelkörper-Zwischenwirbelscheibe-Übergang lieferten von 1928 bis 1932 *Schmorl* und seine Schüler. Sie beschrieben die Lagebeziehungen der Hyalinknorpelplatte zum Wirbelkörper und seiner knöchernen Randleiste (2:2.2), ebenso wie die Verankerungen der Lamellenfasern in Randleiste und Knorpelplatte (2:1.3). Damals schon waren die Poren in der Wirbelkörperabschlußplatte aufgefallen, die deshalb den Namen Siebplatte erhielt. Der Mittelabschnitt mit weniger Poren und dadurch erhöhter Festigkeit heißt seitdem Druckaufnahmeplatte: Abbildung 2/7. Sie liegt dem spannungsgeladenen Gallertkern gegenüber und hat in ganzer Fläche Kontakt mit der Hyalinknorpelplatte, die der Zwischenwirbelscheibe zuzuordnen ist, wie in 3:2.2.1 beschrieben wurde.

Wirbelkörperabschlußplatte (Siebplatte) und Hyalinknorpelplatte sind die Grenzschichten, die der ernährende und entsorgende Diffusionsstrom für die bradytrophe Bandscheibe überwinden muß. Dazu helfen die vom Wirbelkörpermark in die Poren der Siebplatte eindringenden Kapillaren. Ihre Schlingen (Knospen) gelangen bis an die Hyalinknorpelplatte. Außerdem mündet ein Teil der Kapillaren in Blutseen, die wahrscheinlich als Regulierungsspeicher für den Druckausgleich des Diffusionsstromes dienen: Abbildung 2/4. Die feinen Wandschichten der Kapillarknospen und der Blutseen sind semipermeable Kontaktmembranen für den Diffusionsstrom.

Den engen Kontakt der Kapillaren mit den Knorpelplatten hat 1958 *Virgin* in histologischen Schnitten belegt. *Donisch* u. *Trapp* beschreiben 1971 das Vordringen der Blutgefäße bis in die Knorpelplatte hinein. Dort enden sie blind. Allerdings haben die Verfasser nur Kinder bis zum elften Lebensjahr untersucht.

Ob der normale Blutdruck in den Kapillaren ausreicht, um bei ruhiger Körperhaltung die erforderliche Diffusion von Flüssigkeit und Substanzen aufrecht zu erhalten, ist fraglich. Sicher ist, daß Druck und Sog die Diffusion in beiden Richtungen erheblich unterstützen. Das geschieht durch die Körperbewegungen im täglichen Leben, verstärkt bei sportlicher Betätigung, durch therapeutische Maßnahmen (7:4.1.3) oder unter Einfluß von Vibrationen (3:3.2). Solche Einwirkungen von außen setzen einen *Pumpmechanismus* in Gang, den viele Autoren als unerläßlich zum Erhalten des Lebens der Zwischenwirbelscheibe ansehen Diese Erkenntnis sowie die noch zu besprechenden Versuchsergebnisse und viele Erfahrungen der Praxis bestätigen den 1973 formulierten *Leitsatz*: *„Die Zwischenwirbelsäule lebt von der Bewegung"*.

Die Druckabhängigkeit der Flüssigkeitsdiffusion wurde in mehreren Studien geklärt: *Brown* et al. 1957. *Cloward* u. *Buzart* (1952) sowie *Farfan* (1973) gelang der Nachweis, daß eingespritzte Flüssigkeiten rasch von der Zwischenwirbelscheibe in den anliegenden Wirbelkörper eindringen. Differenzierte Untersuchungen zu diesen Fragen stammen von *Krämer* 1973, siehe auch 2:3.3.2. Nicht zu bezweifeln ist, daß Krankheiten des Kapillarnetzes in den Wirbelkörperabschlußplatten oder verdichtetes Knochengewebe durch das Einengen der blutführenden Gefäße zwangsläufig den Austausch von Flüssigkeit behindern: *Ogata* u *Whiteside* haben dies durch neue Experimente 1981 bestätigt. Wird die Knorpelplatte durch eingelagerten Kalk oder andere Strukturschäden verdichtet oder gar zerstört, ändert sich die Austauschmöglichkeit ebenfalls.

Bechtold (1969) untersuchte die Schichten des Grenzgebietes Wirbelkörper / Bandscheibe histologisch und fand zahlreiche Veränderungen:

- im Bereich der Knorpelplatte und der knöchernen Randleiste: Degenerationsherde in der Knorpelplatte, Ein- und Abrisse der Anulusfasern sowie Unregelmäßigkeiten oder Fehlen der Verkalkungslinie;
- im Bereich der knöchernen Wirbelkörpersiebplatte: Trümmerfeldzonen mit Nekrosen und Zysten sowie zahlreiche metaplastische Veränderungen; in dem der Siebplatte benachbart gelegenen Wirbelkörpermark: Umwandlung des hämatopoetischen Markes in Fettmark, Fibrose mit vermehrten Gefäßen sowie Umbau sklerotisch verdickter Trabekel;
- an der seitlichen Wirbelkörperwand: Umbau der verdickten Wirbelkörperkortikalis zu Osteophyten und zu einer Abstützsklerose der Randleiste, die sich histologisch sowie durch ihre funktionale Aufgabe von den Randzacken bei Spondylose und Arthrose unterscheidet.

Diese Schäden bezeichnete *Bechthold* als Überlastungsfolgen bei bestehender „Bandscheibedegeneration". Eine solche Deutung kann für manche Fälle zutreffen. Die Ursache der histologischen Befunde kann aber auch von der Wirbelkörperseite kommen, wenn die weiter vorn geschilderten Schäden an den Kapillaren bestehen. Oft werden beide Möglichkeiten zusammentreffen. Ein Teufelskreis verschlimmert die krankhaften Zustände durch gegenseitiges Aufschaukeln. Außerdem kann der in 2:3.3.2 erwähnte zweite Zuflußweg über die Außenseite der Bandscheibe gestört sein, so daß zusätzlich schädigende Faktoren den Teufelskreis verstärken und das Erforschen von Einzelheiten unübersichtlicher machen.

Wenn auch einige Fragen noch nicht geklärt sind, so ergaben die bisher festgestellten Tatsachen und andere wissenschaftliche Studien eindeutige Beziehungen zwischen der verminderten oder völlig aufgehobenen Durchlässigkeit der Grenzschicht Wirbelkörper / Zwischenwirbelscheibe und den chronischen Schäden des Bandscheibegewebes. Deshalb sind viele Autoren überzeugt, daß gestörte Grenzschichten mindestens eine – wahrscheinlich die wichtigste – von mehreren möglichen Ursachen solcher Schäden sind. Trotzdem bleibt in manchen Fällen die Frage offen, ob die nachgewiesene Undurchlässigkeit des Grenzgebietes Knorpelplatte/Knochenplatte die Ursache oder die Folge der Chondrosis disci und anderer Bandscheibeschäden ist: siehe 4:6.3, 4:6.4.

Zu den geschilderten Schäden können noch viele Faktoren hinzukommen, die an den Übergangsschichten dem normalen Versorgen und Entsorgen im Wege stehen: Mikrofissuren, Trümmerzonen, Kallus an der knöchernen Siebplatte und an der Hyalinknorpelschicht, Risse, Kalkherde, Ausrisse von Lamellenfasern und – sowohl am Knochen wie am Knorpel – Heilungsvorgänge der genannten Schäden. Solche und ähnliche Störfaktoren werden noch an anderen Stellen erwähnt, zum Beispiel in 3:2.2.4, 5:2.4.3, 5:2.5.2, 5:2.5.3.

Ungeklärt ist, auf welchem Wege das Altern die Gewebesorten der Bandscheibe angreift. Wird die zunehmende Trockenheit (2:3.3.3) vorwiegend durch Verlust derjenigen Stoffe eingeleitet, die über die Knochen-Knorpel-Grenze kommen, also Glukose und Sauerstoff (Abb. 2/45) in 2:3.3.2 oder ist im wesentlichen die in 2:3.3.10 erwähnte *allgemeine altersbestimmte Stoffwechselmüdigkeit* Ursache dafür (*Leitsatz*)?

Durch gezielte Versuche ist noch zu prüfen, ob bei Verlust oder Abnahme des Flüssigkeitsstromes am vorderseitlichen oder am kranial-kaudalen Zugangsweg besondere Formen oder Lokalisationen des Verschleißes der Zwischenwirbelscheibe entstehen.

Derartige Erörterungen verlangen auch das Berücksichtigen und das Weiterführen der Untersuchungen von *Hartung* u. *Anna* (1976). Sie stellten die Irreversibilität der Last- und Deformationszustände biologischen Gewebes fest. Das trifft nach ihrem Bericht auch auf präkapillare Sphinkteren und auf Knorpelgewebe zu. Da gerade diese beiden anatomischen Strukturen mit dem Diffusionsweg der Bandscheibe eng verknüpft sind, könnten weitere Versuche die Zweifelsfrage klären, ob mechanischer Belastungswechsel durch Vibrationen (3:3.2, 5:3.2.3) in der Lage ist, an Knochenplatte und Knorpelplatte des Übergangsgebietes Wirbelkörper/ Bandscheibe irreversible Gewebeschäden hervorzurufen und damit das Sterben in den Gewebesorten der Bandscheibe einzuleiten.

Manche offenen Fragen enthält das Gebiet der *Einflüsse von Vibrationen* auf die Wirbelsäule und insonderheit auf die Grenzzone Wirbelkörper/Bandscheibe. Diesen Fragen muß mit Sorgfalt nachgegangen werden, denn *feinschlägige Vibrationen schieben Flüssigkeit und Substanzen in der Grenzschicht Wirbelkörper/ Bandscheibe hin und her, wenn Wellental und Wellenberg in rascher Folge den Flüssigkeitsstrom jeweils wieder umkehren* (*Leitsatz*). Dann kommt es nicht zu vollem Austausch von Flüssigkeit und Substanzen, wie dies zum Aufrechterhalten der Lebensfunktionen des Bandscheibegewebes erforderlich ist. Es fehlen noch experimentelle Studien, ob eine derartige vibrationsbedingte „Flüssigkeitsstagnation" zusätzliche Ernährungsschwierigkeiten für das störanfällige bradytrophe Gewebe bringt, so daß bei anhaltender Dauer oder sehr häufigem Wiederholen dieses Störmechanismus schließlich Schäden eingeleitet oder bestehende verschlimmert werden.

Hinzuweisen ist an dieser Stelle auf die Möglichkeit, daß schädigendes Hin- und Herschieben der Bandscheibeflüssigkeit – ähnlich wie bei Vibrationen – auch durch ein Trommelfeuer des sportlichen Trainings (3:2.2.4) auftreten kann, vergleiche auch 8:2.2.2.

Weitere Ausführungen zum Einfluß von Vibrationen auf die Weichteile der Wirbelsäule, also auch auf die Bandscheiben, enthalten die Kapitel 3:3.1 bis 3.3, 5:3.2, 5:3.3.

Auch *Bewegungsmangel* gehört wie die Vibrationen zu den äußeren Einflüssen, die das Bandscheibegewebe schädigen können, wie in den Kapiteln 3:3.4 und 5:3.1 näher erläutert wird.

Ein Rückblick auf die Ausführungen in diesem Kapitel berechtigt zu dem *Leitsatz*: „*Das Schicksal der Zwischenwirbelscheibe entscheidet sich an der Wirbelkörper-Zwischenwirbelscheibe-Grenze*" (*Junghanns* 1973).

3:2.5 Bändersystem und Muskelkorsett

Das *Bändersystem des Rückgrates* hat in seiner Gesamtheit die Aufgabe zur statischen Stabilisierung der Wirbelsäule, siehe die Beschreibung der Bänder in 2:2.4. Es erlaubt Bewegungen, begrenzt sie aber auch entsprechend der jeweiligen Aufgabe des Einzelbandes. Das System sichert die normale Haltung (5:2.2.3) und ist für die Stabilisation in den Endstellungen der verschiedenen Bewegungsumfänge verantwortlich. Somit unterstützt es die aktiven Muskelfunktionen: siehe in Kapitel 5:2.7.

Außerdem ist das gesamte System wie jedes Einzelband in der Lage, traumatische Einflüsse bis zur Belastungsgrenze abzufangen.

Jedes der *Bewegungssegmente* ist in das ausgedehnte Bändersystem eingebunden. Besondere Bedeutung für Veränderungen im Segment (zum Beispiel Spondylosis deformans) kommt den Ansatzstellen des vorderen Längsbandes zu.

Die *Muskeln* haben eine dynamische Funktion für Haltung sowie für Bewegung und gelten als aktive Stabilisatoren des Rückgrates – im Gegensatz zu dem passiv stabilisierenden Bändersystem. Gemeinsam bilden sie ein *statisch-dynamisches Muskel-Bänder-Korsett* (*Leitsatz*). Vergleiche die Kapitel 2:2.4, 4:8.2. Auf diese Weise wirken sie als physiologisches Korsett mit dem zugehörenden Abschnitt der vom Kopf bis zum Becken reichenden Muskel-Bänder-Kette (5:2.4.1, 5:2.7) auf jedes Bewegungssegment. Besteht – aus welchem Grunde dies auch sein mag – ein gelockertes Segment, werden früher oder später die beiden statisch-dynamischen Stabilisatoren ihre gemeinsame Aufgabe für dieses oder für mehrere Bewegungssegmente nicht mehr ausreichend erfüllen können. Die Folgen sind im Kapitel 3:4.3 beschrieben: *Aus der Instabilitas latens, der ruhenden Leistungsschwäche, wird fühlbare Krankheit* (*Leitsatz*).

Wie stark die Insuffizienz einzelner Muskeln oder Gruppen des „Korsettes" ist, kann die *Elektromyographie* klären (5:2.4.1).

Der Einfluß von *Vibrationen* ergreift nicht nur das Bewegungssegment – bevorzugt seine Bandscheibe (3:3.2) –, sondern zieht die Muskulatur des Rückens in Mitleidenschaft.

3:2.6 Blutgefäße

Im Bereiche des Bewegungssegmentes spielen Blutgefäße für den Zufluß von Arterienblut wie auch für den venalen Abfluß eine maßgebende Rolle, weil davon die Diffusionsernährung der bradytrophen Zwischenwirbelscheibe abhängt, siehe 3:2.4. Die versorgenden Arterien nehmen ihren Weg über die seitlichen und vorderen Außenwände der Wirbelkörper und spalten sich schließlich in die Kapillaren auf, die in den Poren der knöchernen Siebplatte (2:2.2) enden. Ein weiterer Weg der Versorgung kommt aus Arterien, die im paradiskalen Gewebe auf den äußeren Ringschichten der Zwischenwirbelscheiben vorn, seitlich und hinten verlaufen, siehe in Kapitel 2:3.3.2.

Für den Abstrom sorgen die ausgedehnten Netze klappenloser Venen (5:2.4.3), die im Rückenmarkkanal verlaufen.

Die embryonalen Blutgefäße in der Zwischenwirbelscheibe, die sich in den ersten Lebensmonaten zurückbilden, sind in Abbildung 2/27 dargestellt.

Über die Blutversorgung der Wirbel, die an der Wirbelkörper-Bandscheibe-Grenze eine wichtige Funktion zur Versorgung und Entsorgung der Zwischenwirbelscheibe haben und auch in der Portio interarticularis bedeutsam sind, kann in 2:2.5 nachgelesen werden.

3:2.7 Nervenversorgung im und am Bewegungssegment

Luschka beschrieb 1850 an der Lendenwirbelsäule einen vom Spinalnerv ausgehenden rückläufig zur Außenfläche der Zwischenwirbelscheibe und an die Wirbelkörperwand laufenden Nerven: Ramus recurrens, Abbildung 2/22. Er erhielt den Namen Nervus sinuvertebralis; siehe Kapitel 2:2.5. Da er Fasern an die Dura abgibt, wird er auch Nervus duralis genannt: *Clara* 1959.

Zahlreiche Untersuchungen weiterer Forscher sind widersprüchlich. *Jung* u. *Brunschwieg* (1932) konnten in den Bandscheiben weder Nervenfasern noch Nervenendapparate feststellen. Dagegen beschrieb *Tsukuda* 1939 das Vorkommen von Nervenfasern im Inneren der Zwischenwirbelscheibe einschließlich des Gallertkernes. Nach den Untersuchungen von *Roofe* (1940) bestehen im Anulus fibrosus der 4. und 5. Lendenbandscheibe und im hinteren Längsband feine marklose Nervenfasern, deren Ursprung er seinerzeit aber nicht finden konnte.

In Kenntnis der früheren uneinheitlichen Untersuchungsbefunde haben *Jackson* et al. 1966 über Nerven in der Lendenwirbelsäule und den zugehörigen Weichgeweben berichtet. Sie untersuchten mit der Cholinesterase-Technik zahlreiche menschliche Wirbelsäulen vieler Altersstufen. Bei Föten und bei Neugeborenen stellten sie Vater-Pacini-Körperchen an der seitlich-vorderen Oberfläche des Faserringes und konzentriert um die Wirbelbogengelenkkapseln fest. Freie Nervenfasern und Nervennetze fanden sie in den äußeren Schichten des Faserringes sowie im vorderen und hinteren Längsband. In den tieferen Schichten des Faserringes und im Gallertkern waren keine Nerven zu entdecken. In den Knorpelplatten von Föten und Kindern bestanden Nerven im Zusammenhang mit Kapillarschlingen und Kapillarsinus: Abbildung 3/15, vergleiche Abbildung 2/24. Bei Wirbelsäulen Erwachsener konnten die Verfasser feine freie Nervenendigungen sowohl im Periost der Lendenwirbel wie auch in den Kapseln der Wirbelbogengelenke nachweisen. Dagegen waren im Gallertkern keine Nerven aufzufinden. In den Außenzonen des Faserringes bestand auch bei älteren Menschen Nervenversorgung: Abbildung 3/16.

Bandscheiben mit Verschleiß (Chondrosis disci und Osteochondrosis intercorporalis), von der Arbeitsgruppe *Jackson* als Degeneration bezeichnet, zeigten kein Einwachsen von Nerven.

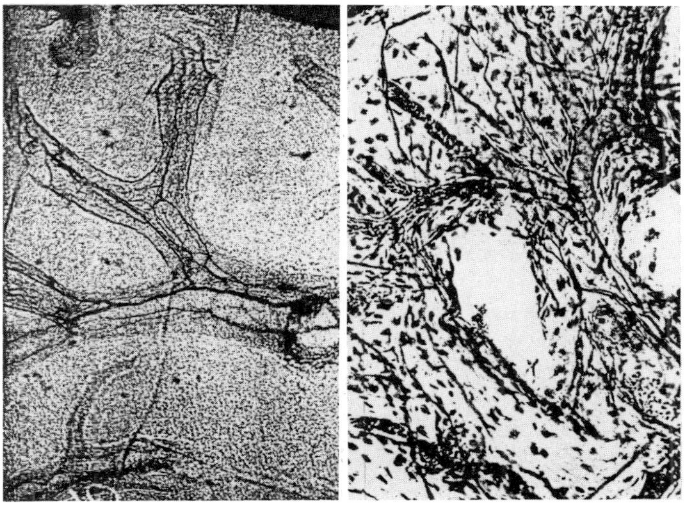

Abb. 3/15: Linkes Bild: Nervenenden in Gefäßkanälen der Hyalinknorpelplatte – einen Monat altes Mädchen – (Cholinesterase-Technik) Rechtes Bild: sehr feines Retikularnetzwerk an den Vaskularsinuiden in der Hyalinknorpelplatte der Bandscheibe eines zwei Monate alten Mädchens (Bielschowski-Färbung) (aus *Jackson*)

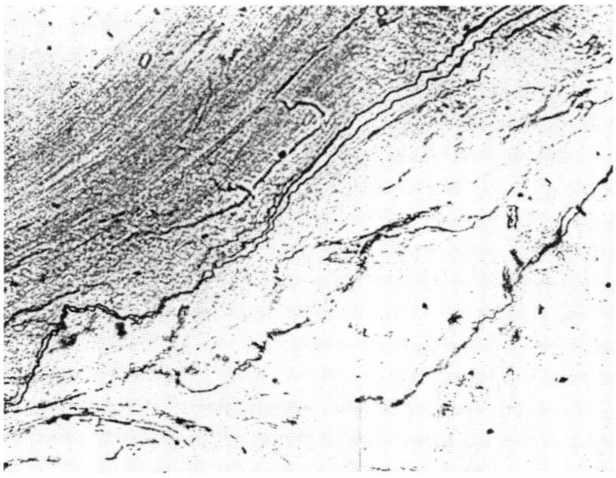

Abb. 3/16: Nervenfasern in den äußeren Schichten des Anulus fibrosus eines 76 Jahre alten Mannes (Cholinesterase-Technik) (aus *Jackson*)

Bei dem häufig vorkommenden Einwachsen von Fasergewebe in zerstörte Bandscheiben (Heilversuch, 3:4.4), das eine fibröse Versteifung im Bewegungssegment erzeugt, sind bisher keine Nerven entdeckt worden, obwohl Blutgefäße regelmäßig zu finden sind.

Letzten Endes besteht in den Ergebnissen der vielen Untersucher noch keine volle Einigkeit über die im Inneren der Zwischenwirbelscheibe von Erwachsenen vorhandenen Nerven.

Ob weitere Studien einen nervalen Kontrollmechanismus nachweisen können, den *Farfan* in den Bandscheiben der Lendenwirbelsäule vermutet und den *Garkovetsky* 1975 erläutert, bleibt dahingestellt. Dieser Mechanismus soll nach Ansicht der Autoren Signale für die Wirbelsäulefunktionen auslösen. Nach den Angaben von *Wyke* u. *Molina* (1972) spielen dagegen die Nerven in den Faserkapseln der Wirbelbogengelenke eine entscheidende Rolle für den Reflexablauf des Bewegens der Halswirbelsäule. Die Autoren beschreiben zwei Typen von korpuskularen Nervenenden, die als schnelle und als langsame Anpassungsempfänger tätig sind. Ihre Funktionen können nach Ansicht der Autoren durch infekt- oder degenerationsbedingte Schäden gestört werden.

Sehr ausführlich beschäftigte sich die Mitarbeitergruppe *Jackson* 1966 mit der Nervenversorgung im Bereiche der lumbalen Wirbelbogengelenke. Aus den ergebnisreichen Arbeiten nur ein Mikrofotogramm (Abb. 3/17).

Unter dem Eindruck der Untersuchungen von *Wyke* (1976) vervollständigten *Dvorak* u. *Dvorak* 1982 die Kenntnisse über die Neurologie der Wirbelbogengelenke und ihrer plurisegmentalen Innervation. Sie können im Zusammenhang mit peripheren Weichteilveränderungen durch ursächliche Störungen der Segmente (wie spondylogenes Reflexsyndrom, spondylogene Nozireaktion) von Bedeutung sein. Chiropraktische Handgriffe sind wahrscheinlich in der Lage, über die Einflüsse auf die Gelenkrezeptoren bei segmentaler Dysfunktion (Blockierung) helfend einzugreifen. Die schematischen Zeichnungen in Abbildung 3/18 aus der Mitteilung der Autoren skizzieren die nervalen Zusammenhänge im Bereiche der Wirbelbogengelenke übersichtlich.

Für das Verständnis des Entstehens und des Weiterleitens von spondylogenen Schmerzen ist festzuhalten, daß beim Erwachsenen Nerven im Periost des Wirbelkörpers, in den Kapseln der Wirbelbogengelenke und der Wirbelrippengelenke, in den Wirbelsäulebändern, im Periduralraum und in geflechtartiger Ausbreitung um die Arteria vertebralis vorhanden sind. Außerdem laufen Verbindungsfasern zum sympathischen Nervensystem.

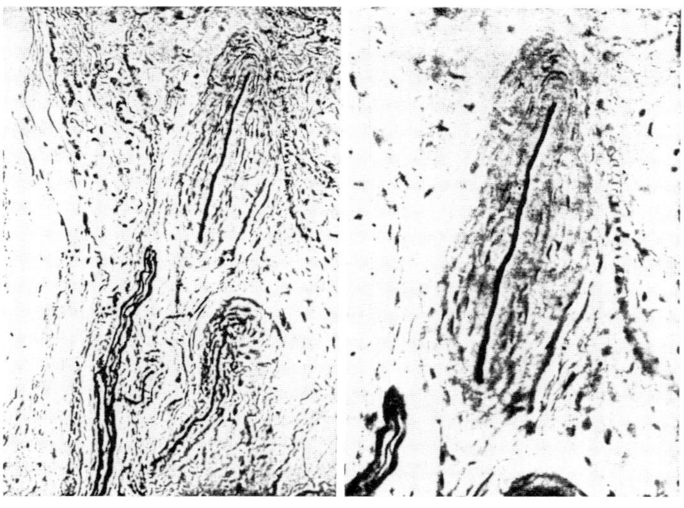

Abb. 3/17: Vater-Pacini-Typ der Nervenenden in der Synoyia von Wirbelbogengelenken eines zwei Monate alten Kindes. Vergrößerung links 250 x, rechts 360 x (nach *Jackson* 1966)

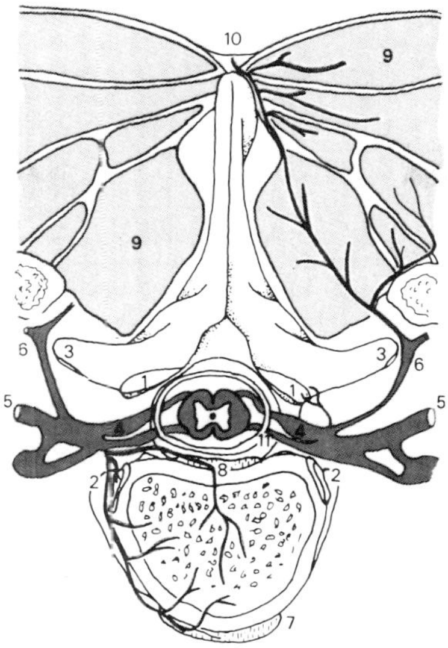

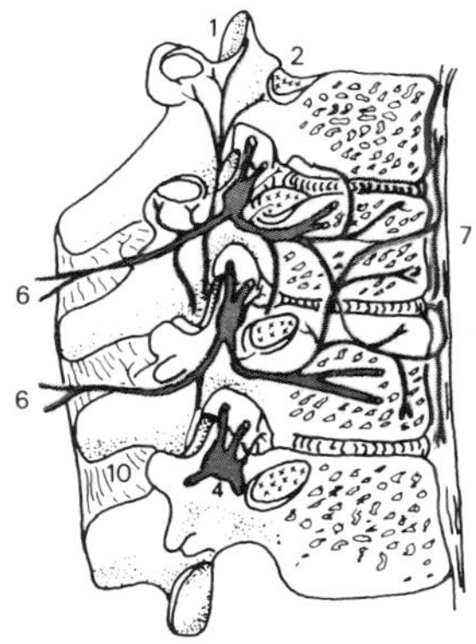

Abb. 3/18 a/b: Schematische Darstellung der Gelenks-, Muskel-, Ligament- und Periostinnervation im Bereich der BWS (nach *Wyke*): 1 Apophysealgelenk, 2 Kostovertebralgelenk, 3 Kostotransversalgelenk, 4 Ganglion spinale, 5 Ramus ventralis des Spinalnervs, 6 Ramus dorsalis des Spinalnervs, 7 Ligamentum longitudinale anterior, 8 Ligamentum longitudinale posterior, 9 paravertebrale Muskulatur, 10 Ligamentum interspinale (nach *Dvorak* 1982)

Dieses umfangreiche in und am Bewegungssegment entwickelte und plurisegmental verbundene Nervennetz, das über die Spinalwurzeln Anschluß an weite Körpergebiete findet, zeigen die Abbildungen 2/22 u. 3/18. Leicht läßt sich ablesen, welches Störpotential ein schadhaftes Bewegungssegment enthält. Zwischenwirbelscheibebedingte Störfaktoren (4:6.2), Arthrosen der zugehörigen Gelenke (4:6.5) und ähnliche Schäden beherrschen das leistungsgestörte Segment (3:4) mit allen Folgen der Insufficientia intervertebralis. Sie werden auf den vorgezeichneten nervalen Wegen weitergeleitet und oft durch Schwingeinflüsse (5:3.2, 5:3.3) oder auch infolge Bewegungsmangels (5:3.1) verstärkt. Mechanische Zusatzimpulse (3:4.3) lösen neurologische Symptome im zuständigen Nervenbereich auch weitab der Wirbelsäule aus. Allzu häufig und unberechtigt heißen die von einem kranken Bewegungssegment gesteuerten Schmerzausstrahlungen Weichteil- oder Muskelrheumatismus: siehe 4:7.3.

Die früher wenig beachteten Wirbelrippengelenke (2:2.6.6, 3:4.5), die biomechanisch dem Bewegungssegment angegliedert sind und ein dichtmaschiges Nervennetz haben (*Wyke* 1975), können infolge arthrotischer Erkrankung (die häufig mit Arthrosen der Wirbelbogengelenke gekoppelt ist, siehe 4:6.5.7) bei Instabilitas intervertebralis Schmerzen in die Zwischenrippenräume ausstrahlen: projizierte Schmerzen, meist pseudoradikularer Art. Gelegentlich werden sie als pseudoanginische Herzschmerzen empfunden: *Flöel* 1980, *Steinrücken* 1980.

Manche Schmerz- oder Krankheitssymptome hängen also weitgehend davon ab, welche Nervenfasern infolge der fehlerhaften Bewegungen eines kranken Segmentes durch mechanischen Druck bedrängt werden oder durch Krankheit geschädigt sind. Bei Erwägungen über spondylogene Schmerzen sind die geschilderten biomechanischen Gegebenheiten zu beachten und in der Praxis diagnostisch aufzuhellen. An den Schluß der programmierten Untersuchung gehört ein gezieltes Behandlungsverfahren – aber keine Polypragmasie.

Zur Nervenversorgung im Bereich des Bewegungssegmentes äußerten sich noch: *Edgar* u. *Ghadially* 1976, *d'Eshougues* u. *Waghemacker* 1975, *Hirsch* et al. 1963, *Jackson* et al. 1966, *Hollinshead* 1965, *Jelinek* u. *Malinsky* 1956, *Stilwell* 1956, *Wiberg* 1949 und viele weitere Autoren.

3:3 Wichtige äußere Einflüsse

3:3.1 Einleitung

Die etwa 25 Bewegungssegmente, die im Rückgrat zwischen je zwei Wirbel eingeschaltet sind, bilden in ihren biomechanischen und biochemischen Funktionen eine *Organeinheit*. Jedes ihrer Glieder unterliegt mehr oder weniger bedeutsamen äußeren Einflüssen. Dazu gehören zum Beispiel alle Bewegungen, die von außerhalb des Rückgrates her durch die Muskulatur, unter Umständen durch die Schwerkraft, bedingt sind. Die folgenden Ausführungen behandeln nur einige von außen her wirkende wichtige Einflüsse, die gelegentlich auch von ärztlicher Seite nicht genügend beachtet werden, obwohl fast alle Menschen unserer Zeit täglich und oft stundenlang mit ihnen leben müssen und durch sie Schäden an der Wirbelsäule erleiden können. Das sind Ganzkörper- und Teilkörpervibrationen im Sinusrhythmus (3:3.2) – oft durchsetzt mit unregelmäßigen (stochastischen) Schwingungen, siehe in 3:3.3. Sie begleiten uns im Beruf oder bei Eisenbahnfahrten, in der Freizeit und im Sport, beim Benutzen von Flugzeugen und von Schiffen, im Personen- oder Lastkraftwagen und bei Autobusfahrten.

Jedes Bewegungssegment (Abb. 3/1) unterliegt in seiner Gesamtheit den genannten Einflüssen. Die Bandscheibe wird aber besonders betroffen, weil sie, das elastische Element, als Puffer und Lastenverteiler aber – oft gemeinsam mit dem zum Segment gehörenden Wirbelbogengelenkpaar – auch als Bremse Widerstand gegen übermäßiges Kippen und Drehen leisten muß. Nicht selten überfordern die von außen kommenden Belastungen – insbesondere auch langdauernde Vibrationen – die Leistungsfähigkeit der Bandscheibe. Ernste Schäden können sich einstellen, über die im Kapitel 5 ausführlich berichtet wird.

Unter den geschilderten Verhältnissen leidet nicht nur die Zwischenwirbelscheibe. Sondern ihr wichtiger Partner, das Wirbelbogengelenkpaar des Segmentes (3:2.3), wird in Mitleidenschaft gezogen; siehe Wirbelbogengelenkarthrose in 4:6.5.2. Andererseits können Arthrosen der Wirbelbogengelenke Auslöser eines Bandscheibeschadens sein, sowie sie die einheitliche Funktion des Segmentes stören.

3:3.2 Sinusförmige Schwingungen

Die im Körper so umfangreich wirkenden Vibrationen können viele Organe schädigen. Mit Recht besteht der Terminus „Vibrationskrankheit" (5:3.2.2). In Kapitel 5:3.2.1, das den allgemeinen Grundlagen gewidmet ist, wird ausgeführt, daß Schwingungen als *geheime Störer des Bandscheibestoffwechsels* gelten und daß sie auf diesem Wege schließlich Zerstörer der *Bandscheibestruktur* sind, wobei Bewegungsarmut (3:3.4) oft als schadenstiftender Partner hinzukommt.

Die Wirbelsäule wird am häufigsten von *Ganzkörperschwingungen* betroffen, deren Leitwege und Besonderheiten übersichtlich in Kapitel 5:3.2.3 dargestellt sind. Dort erfährt der Leser auch, welche Fragenkomplexe noch offenstehen, weil die in der Längsachse des Rückgrates fortgeleiteten Vibrationen an jedem Bewegungssegment außer der Bandscheibe selbst noch die beiden Grenzgebiete Wirbelkörper/Bandscheibe (3:3.4) durchdringen müssen. Neben dem Verhalten von Schwingdämpfung und Resonanz ist vor allem die Frage noch nicht beantwortet, ob die Endkapillaren in den Poren der knöchernen Siebplatte durch Vibrationen so geschädigt werden können, wie die Kapillaren an den Fingerbeeren (deren Schäden zur *Raynaud*-Krankheit führen, siehe die Bemerkungen über die vibrationsbedingte vasospastische Erkrankung in 5:3.3.2).

Ernstliche Dauereinflüsse durch Ganzkörpervibrationen könnten im Grenzgebiet Wirbelkörper/Bandscheibe Schäden setzen oder vorhandene verschlimmern, siehe in 3:2.4. Auch die in diesem Kapitel geschilderte vibrationsbedingte Flüssigkeitsstagnation ist eine drohende Gefahr für die Ernährung des Bandscheibegewebes und kann Ursache oder Mitursache für den Bandscheibeverschleiß sein.

Teilkörperschwingungen, deren Leitweg im wesentlichen durch berufliche Tätigkeiten (5:3.3.1, 5:3.3.2, 5:3.3.3) über Hand, Arm und Schultergelenk zur Hals- und oberen Brustwirbelsäule führt, werden bezüglich ihrer Schädigungsmöglichkeiten im Bereich der Bewegungssegmente uneinheitlich beurteilt. Teilkörpervibrationen können aber im Verbund mit Gesamtkörperschwingungen verschlimmernden Einfluß haben. Im Bereich der Halswirbelsäule ist dies vor allem deshalb anzunehmen, weil sie Rotationen und dreidimensionalen Rollbewegungen häufiger als andere Abschnitte der Wirbelsäule unterliegt.

3:3.3 Stochastische und stoßhaltige Schwingungen

In Fahrzeugen treffen den meist sitzenden Menschen im wesentlichen sinusförmige Ganzkörper- und Teilkörperschwingungen (3:3.2, 5:3.2.3) sowie deren unregelmäßige (stochastische) Mischformen. Sie werden vom Rückgrat zusammen mit seinem Muskelkorsett aufgenommen. Oft gesellen sich – unerwartet und regellos – schüttelnde, stoßende, abknickende und drehende Erschütterungen (stoßhaltige Schwingungen) als ernste Störfaktoren für die besonders betroffenen Bewegungssegmente hinzu. Den stochastischen und stoßhaltigen Einflüssen werden besonders ungünstige Folgen zugeschrieben. Sie verstärken zweifellos die Schäden an den Bandscheiben und ihren Übergangszonen zu den angrenzenden Wirbelkörpern (3:2.4).

3:3.4 Bewegungsmangel

Auch Bewegungsmangel gehört zu den äußeren Einflüssen, denn in diesem Zustand ist der *Pumpmechanismus* (3:2.4) vermindert, oft sogar lahmgelegt. Infolge des ungenügenden Wechselspieles im Diffusionsstrom werden die Gewebe der Bandscheibe unzureichend mit Nährstoffen versorgt und die entsorgepflichtigen Stoffe stauen sich. Deshalb gehört ruhende oder mangelhafte Bewegung zu den Faktoren, die den massenmäßig größten Bestandteil des Segmentes, nämlich die Zwischenwirbelscheibe, schädigen können. Das wird im Kapitel 5:3.1.1 näher erläutert.

Bewegungsmangel liegt bei Krankheiten (auch bei psychischen) vor, die zu langer Bettruhe führen. Außerdem leiden Astronauten (2:3.3.3) an fehlender Bewegung. An relativer Bewegungsarmut leidet die Wirbelsäule bei langdauernder Sitzhaltung, besonders wenn diese mit ungünstiger Zwangshaltung verbunden ist. Bei den genannten Formen mangelnder Körperbewegung fehlt die Regelmäßigkeit des Flüssigkeits- und Stoffaustausches, wie beschrieben wurde. Langdauernder Bewegungsmangel führt außerdem zu Kalkabbau im gesamten Knochengewebe. Die Wirbel sind von dieser Inaktivitätsosteoporose vorwiegend betroffen (5:3.1.3). Durch das Sintern der Wirbelkörper kommt es zu Mikrofissuren in der knöchernen Siebplatte (3:2.4). Zusätzlich wird der Diffusionsstrom für das Ver- und Entsorgen der Bandscheibe behindert.

3:4 Das leistungsgestörte Bewegungssegment

3:4.1 Vorbemerkung

Schäden im Gewebe der Zwischenwirbelscheibe (4:6.2) und ihrer Verbundstellen zu den angrenzenden Wirbelkörpern (3:2.4, 4:6.1.2) sind die häufigsten Ursachen folgenschwerer Störungen des ausgewogenen biomechanischen Gleichgewichtes der „Gliederkette Wirbelsäule". Sie ziehen unausbleiblich das gesamte Segment (Kapitel 3) in Mitleidenschaft, eingeschlossen das zugeordnete Wirbelbogengelenkpaar. Primäre Schäden dieses Gelenkpaares im rückwärtigen Teil des Bewegungssegmentes können wiederum Folgen in der Zwischenwirbelscheibe auslösen. So schließt sich ein Teufelskreis.

Die Leistungsfähigkeit des Segmentes wird noch von bisher allzuwenig beachteten Faktoren gestört. Das sind die *Einflüsse von Vibrationen*, die an der Wirbelkörper-Bandscheibe-Grenze (2:2.7, 3:2.4) Schaden stiften können. Über die biologische Funktion der Grenzschichten liegen viele experimentale Studien vor, die sich u.a. mit der Diffusion, das heißt dem Ver- und Entsorgen der für das Leben der Zwischenwirbelscheibe wichtigen Flüssigkeiten und Substanzen befassen (2:3.3.2). Die Grenzschichten zwischen Wirbelkörper und Bandscheibe sind für Belastungen sehr empfindlich. Das Belastungsrisiko, das sie bieten, vermag nur ein Arzt zu beurteilen, der sich in besonderer Weise in diese Probleme eingearbeitet hat. Mehr darüber in den Kapiteln 5:2, 5:3.3.

Die *Funktionen des Bewegungssegmentes* werden in ihren vielseitigen Zusammenhängen und an weiteren Stellen dieses Buches näher erläutert, zum Beispiel in 3:2.2.1. Störungen in einer oder in mehreren dieser dreiundzwanzig- bis fünfundzwanzigmal an der Wirbelsäule vorhandenen Bewegungseinheiten bedeuten – da sie häufige Schmerzursachen sind – für das persönliche Alltagsleben ebenso wie für die Freizeit, den Sport, das Turnen, den Beruf, kurzum für das allgemeine Wohlbefinden des Menschen wesentlich mehr als Schäden der knöchernen Teile des zentralen Achsenorganes. Gestörte Bewegungssegmente mit ihren Ausstrahlschmerzen sind häufig Ursache für einen Besuch beim Arzt, für wiederholte und lange Arbeitsunfähigkeitszeiten (4:9.2) sowie für langwierige Rehabilitationsmaßnahmen. Nicht zu vergessen ist die oft beobachtete „Hinwendung" psychisch labiler Menschen zu Klagen über Rückenbeschwerden (5:2.2.4, 6:2.2, 6:3.1). In einem hohen Prozentsatz sind von den Segmenten ausgehende Störungen verantwortlich für eine frühzeitige Invalidisierung (4:9.3). Aus diesen Gründen verbrauchen die Folgen gestörter Segmente einen beträchtlichen Teil der Ausgaben für Sozialleistungen (4:9.2).

In den letzten Jahrzehnten waren Leidenszustände aus dem Komplex der Schäden des Bewegungssegmentes Anlaß zum Ausbau besonderer, früher kaum bekannter oder wenig genutzter konservativer Verfahren wie Manuelle Medizin, Chiropraktik u.ä. (7:4.1.3), aber auch für operative Maßnahmen: Entfernung eines Bandscheibevorfalles, versteifende Operationen in 7:4.2.

Jede Diagnostik wegen Nacken- oder Rückenbeschwerden, deren wahrscheinlicher Ausgangspunkt die Wirbelsäule ist, sowie die Klärung der sehr wechselhaften spondylogenen Ausstrahlschmerzen und der bleibenden, von der Wirbelsäule ausgestrahlten Krankheitszeichen sollte zunächst den Ursprungsherd in einem oder in mehreren Segmenten suchen. So können zeitraubende Fehlwege der Diagnostik vermieden werden, weil weitere Ursachen viel seltener sind. Das gilt vor allem für Diagnosen wie Muskelrheumatismus, Nervenentzündung, Knochenschmerzen und andere, die dem Kranken oft als Erkältungskrankheiten hingestellt werden. Derartige Krankheitsbezeichnungen sind aber allzu häufig nur Ausweichdiagnosen, denen der Hintergrund geklärter Ursachen und damit auch die Möglichkeit einer ursachengerechten Abhilfe fehlt.

Bei allen leistungsgestörten Bewegungssegmenten ist der Funktionszustand von Muskeln und Bändern (2:2.4, 5:2.4.1) in wissenschaftliche Studien und mehr noch in die Probleme der täglichen ärztlichen Praxis einzubeziehen. Denn unter Schäden der Segmente leiden die der Statik und der Kinetik des Achsenorganes dienenden Muskel- und Bändersysteme. Im gesunden Zustand sind sie zwar in der Lage, gelockerte Segmente zu festigen, vermögen dies aber nur, solange sie nicht infolge Überbeanspruchung ihrer Funktionsmöglichkeiten erschlaffen, sich verspannen oder verkrampfen. Durch diese Gefahren werden sie zu ebenso wichtigen Problemen für den Rückenschmerz wie die Schäden im Bewegungssegment. Deshalb gehören Muskeln und Bänder in besonderem Maße in den Blickpunkt der Diagnostik.

Literatur: *Emminger* 1958, *Erdmann* 1956, *Junghanns* 1962 u. 1974, *Schröter* 1965 und viele andere.

3:4.2 Insufficientia intervertebralis

Jede Störung im normalen Aufbau des Bewegungssegmentes vermindert die Leistungsfähigkeit der gesamten segmentalen Einheit auch bereits dann, wenn nur ein Teil „auffällig" betroffen ist, denn die Funktionen der einzelnen Teile sind sehr eng verflochten. So beeinträchtigen zum Beispiel die häufigen Schäden der Zwischenwirbelscheibe – Chondrosis disci/Osteochondrosis intercorporalis – die zweite wesentliche Funktionseinheit, nämlich die beiden zum Segment gehörenden Wirbelbogengelenke mit ihren Bändern, Gelenkkapseln und Menisken (2:2.6.2). Umgekehrt können Schädigungen eines Wirbelbogengelenkes nicht nur das parallel geschaltete zweite Gelenk in Mitleidenschaft ziehen, sondern mittelbar auch die Funktion der Zwischenwirbelscheibe oder sogar ihre anatomischen Strukturen und damit ihre Funktionsfähigkeit stören. Das alles bleibt nicht ohne Einfluß auf das intervertebrale Bewegungsspiel, häufig entstehen spondylogene Symptome und Syndrome (3:4.7).

Um die einheitliche Funktion dieses intervertebralen Bewegungsraumes zu betonen, erhielt er 1951 den Terminus *Bewegungssegment* (3:1). Es vereinigt in sich sowohl Bewegungsfreiheit, wie auch gewisse Hemmnisse für übermäßige Bewegungsausschläge, die durch die Fasersysteme im Gewebe der Zwischenwirbelscheibe, durch die Bänder und durch die Beweglichkeitsgrenzen der Wirbelbogengelenke sowie der Wirbelrippengelenke gesteuert werden.

Schäden an den wesentlichen Aufbauteilen des Segmentes (Bandscheibe, Wirbelbogengelenke) gefährden unmittelbar die mit ihm in Verbindung stehenden Nachbargebilde: das Rückenmark und seine Häute, sowie die segmentalen Nervenwurzeln und anliegende autonome Nerven, sowie Blutgefäße. Die Reize auf die genannten anatomischen Strukturen sind anfangs nur kurzzeitig und unterschwellig. Je häufiger und langzeitiger Reibung, Druck, Zug andauern, um so mehr kommt es zu bleibenden Schäden: Radikulopathie, Myelopathie. Sie sind im wesentlichen Auslöser der noch zu beschreibenden spondylogenen Krankheitsbilder.

Die einzelne, segmental angeordnete intervertebrale Bewegungseinheit ist aber nicht für sich allein zu betrachten. Da sie etwa 23mal vorhanden ist, stellt die Gesamtheit der Segmente ein gemeinschaftliches Organsystem dar. Es bringt der „Gliederkette Wirbelsäule" die bekannte modulationsreiche Bewegungsfähigkeit. Ihre einzelnen Glieder leiden aber aus den geschilderten Gründen an einer erheblichen Störanfälligkeit. Welche der vielfältigen Schäden in den einzelnen Elementen des Segmentes auch auftreten, in jedem Falle besteht für diese Einheit Leistungsschwäche oder Leistungsverfall. Deshalb liegt es nahe, die funktionsstörenden Geschehnisse im Segment unter dem Begriff *Insufficientia intervertebralis* zusammenzufassen, nicht zu verwechseln mit der Bezeichnung „Insufficientia vertebrae", die von *Schanz* geprägt wurde. Mit seinem Ausspruch „Jede menschliche Wirbelsäule wird schließlich insuffizienzkrank, wenn sie nur das nötige Alter erreicht" verstand er seinerzeit die Insufficientia vertebrae als Mißverhältnis zwischen Belastung und Tragfähigkeit der Wirbelknochen. Der Satz gilt aber folgerichtiger für die Insufficientia intervertebralis, die von Schäden im Segment gesteuert wird, wobei allerdings der Funktionszustand der Muskulatur und der Bänder wesentlichen Anteil hat.

Um die Insufficientia intervertebralis als einen umfassenden Begriff und als das Hauptanliegen für eine gezielte Diagnostik und für ursachengerechte Therapien zu verstehen, ist eine *klare Nomenklatur* erforderlich. Bisher besteht international und auch im deutschen medizinischen Sprachgebrauch noch immer Uneinheitlichkeit. Weiteres Forschen und gleichermaßen die Praxis sowie die Begutachtung erfordern unmißverständliche Fachwörter, die auf anatomischer Grundlage beruhen und im Einklang mit pathomorphologischen und pathophysiologischen Tatsachen stehen: *Junghanns* 1977. Deshalb sind für das intervertebrale Bewegungssegment als einem ausschlaggebenden Faktor für Statik, für Kinetik und für die von außen angreifenden Störmöglichkeiten übersichtlich gegliederte Begriffe unerläßlich.

Dafür sind zu beachten:

- Die inneren Abhängigkeiten zwischen den einzelnen Bauteilen: Bandscheibe, Wirbelbogen- sowie Wirbelrippengelenke usw.;
- Einwirkungen der Schäden des Segmentes auf die Nachbarschaft: Knochen, Muskeln, Bänder, Spinalnerven, Rückenmark, Blutgefäße;
- Einflüsse von außen auf das Segment: Veränderungen der Struktur und der Widerstandsfähigkeit des angrenzenden Knochengewebes, fehlerhafte Statik durch Achsenabweichungen und ähnliches.

Einzelne oder mehrere Schäden im Inneren des Segmentes oder von außen wirkende Einflüsse stören die Leistungsfähigkeit der segmentalen Bewegungseinheit. Die Möglichkeit der verminderten Leistung umspannen den weiten Bereich von einem übermäßigen Bewegungsumfang (Hypermobilitas/Instabilitas) auf der einen Seite bis zur gehemmten oder völlig aufgehobenen Beweglichkeit (Immobilitas) auf der anderen Seite. Aber nicht nur die Bewegungsfähigkeit, sondern auch die Belastungsmöglichkeit der Wirbelsäule ist im Rahmen der Insufficientia intervertebralis gestört. Sie tritt aber im allgemeinen erst dann in das Interesse des Arztes, wenn der Kranke selbst Schwierigkeiten der Leistungsfähigkeit seines Rückgrates bemerkt und Schmerzen verspürt, obwohl der Beginn der Schäden sehr oft in einer viel früheren Lebenszeit liegt.

Nun zurück zur Terminologie. Die Insufficientia intervertebralis kann sich als verstärkte Beweglichkeit, also als „Lockerung im Bewegungssegment" zeigen: Instabilitas intervertebralis, Hypermobilitas intervertebralis (3:4.3). Manche krankhaften Veränderungen führen über eine Hypomobilitas zur Immobilitas intervertebralis: zur Steife, also Rigor oder Ankylosis (3:4.4). Hinzu kommt die Möglichkeit einer Incarceratio intervertebralis, der sogenannten Sperre des Bewegungssegmentes (3:4.5).

Für den Arzt, der wirbelsäulebedingte Störungen aus dem Blickwinkel der Insufficientia intervertebralis sieht, wird ein „*Neues Bild von der Wirbelsäule*" (siehe 3:1) seine diagnostischen Überlegungen, sein therapeutisches Handeln (konservativ oder operativ), das Beurteilen der Sportfähigkeit, seine arbeitsmedizinischen Interessen sowie alle Fragen der Begutachtung bestimmen.

3:4.3 Instabilitas intervertebralis (3 Gruppen)

Das Übermaß an Beweglichkeit in der segmentalen Einheit, das *gelockerte Bewegungssegment* (Hypermobilitas intervertebralis oder Instabilitas intervertebralis), kann nach dem im vorhergehenden Abschnitt Gesagten an jedem Teil des Segmentes seinen Ursprung haben: Zwischenwirbelscheibe, Wirbelbogengelenkpaar. In Abbildung 4/38 sind die im interkorporalen Raum, mit anderen Worten, an der Zwischenwirbelscheibe und am Übergang zum Wirbelkörper bestehenden Gefährdungsbezirke 1 bis 6 angegeben. Von diesen Stellen gehen Schäden aus, die fast immer in eine Instabilitas intervertebralis münden. Das kann beschleunigt eintreten, wenn sich Schäden aus mehreren Gefährdungsbezirken eines Spatium intercorporale kombinieren oder falls in benachbarten Segmenten verschiedene Schäden auftreten. In den Kapiteln 4:6.2 und 4:6.3 sind Einzelheiten dazu – insbesondere die auftretenden Krankheiten und Störfaktoren – ausführlich geschildert.

Ein gelockertes Segment kann aber auch von den paarigen Wirbelbogengelenken ausgehen. Arthrosen in diesen wichtigen Partnern der Bandscheibe (4:6.5.2) führen durch Knorpel-Knochen-Abschliffe allmählich zu verformten Gelenken und Wackeligkeit, die sekundär die Bandscheibe zermürbt, zum Beispiel bei Pseudospondylolisthese (4:5.4). Operationen können erforderlich werden, siehe 7:4.2.4.

Die häufigsten Lockerungen spielen sich in den Bewegungssegmenten der Halswirbelsäule und der Lendenwirbelsäule ab.

Die beginnende Instabilitas führt nicht zu fühlbaren Schmerzen, solange Muskulatur und Bänder noch kräftig genug sind, das Verschieben und Verdrehen abzufangen. Zunächst besteht eine Insufficientia (Instabilitas) latens, die *ruhende Leistungsschwäche.* Die Insuffizienz wird fühlbare Krankheit, sowie sich die Schäden im Bewegungssegment verschlimmern, wenn mehrere Segmente beteiligt sind oder äußere Umstände hinzukommen, wenn zum Beispiel ein *Zusatzimpuls* eingreift (8:3.1). Dieser „krankmachende" Einfluß ist häufig ein mechanischer Impuls: Husten, Niesen, Pressen, rhythmische oder stochastische Stöße des Kraftwagens oder Motorrades, plötzliches Körperdrehen, Vorbeuge oder Aufrichten des Körpers, längeres Sitzen in ungünstiger Körperhaltung und anderes.

Der zusätzliche Impuls kann auch thermisch, klimatisch, allergisch, toxisch, endokrin oder sogar psychisch sein. Bei psychisch labilen Kranken genügt die gekrümmte Haltung und ein Angsterlebnis als Zusatzimpuls, um durch Muskelkontraktion ein instabiles Bewegungssegment, zum Beispiel an der Halswirbelsäule, zu verschieben und eine heftige Nacken-Schulter-Arm-Neuralgie auszulösen.

Dauernde ungünstige Belastungen und Zusatzimpulse können im Zusammenhang mit dem gelockerten intervertebralen Segment Beschwerden verschiedenster Art hervorrufen: *Drei Gruppen der Instabilitas.*

Die Folgen der *Ersten Gruppe der Instabilitas* intervertebralis erscheinen dem Kranken als Lumbago, als Rücken- oder als Nackenschmerz. Bei vielen Kranken sind diese Beschwerden einzige Krankheitszeichen mit verschieden langen schmerzfreien Intervallen über viele Jahre. Schmerzen entstehen bei der Instabilitas, wenn mehrere gelockerte Segmente treppenförmige Verschiebungen zulassen.

Zur *Zweiten Gruppe der Instabilitas* intervertebralis gehören spondylogene Symptome und Syndrome. Sie entstehen durch Fortleitung der Beschwerden auf nervalem oder auf vasalem Wege zum Kopf beziehungsweise in die Peripherie des Körpers: zum Beispiel Nacken-Kopf-Schmerz, Nacken-Schulter-Arm-Schmerz, Lumboischialgie. Am häufigsten ist der nervale Weg der Ausbreitung, seltener der vasale. Die Reizungen der segmentalen Nervenwurzeln sind zunächst nur gering (unterschwellig). Allmählich verursacht wiederholter Reiz pathoanatomische Schäden am und im Spinalnerv (Radikulopathie) und damit eine fast ununterbrochene Störung: Dauerausstrahlungen, zu inneren Organen: vergleiche 3:5.1 u. 5.2.

Wenn ernste Auswirkungen der Instabilitas intervertebralis lang anhaltenden Druck gegen das Rückenmark, die spinalen Nervenwurzeln und ihre Ganglien oder auf Blutgefäße und autonome Nerven ausgeübt haben, können spondylogene Krankheiten entstehen. Oft liegen sie weitab vom Ursprungsort und werden so selbständig, daß sie nicht mehr spontan ausheilen. Diese Zustände stellen die *Dritte Gruppe der Instabilitas* intervertebralis dar. Als Beispiele sind zu nennen:

- Bandscheibevorfall mit Paresen, gelegentlich von Querschnittcharakter,
- Druck gegen das Halsmark mit chronischer Myelopathie infolge Einengung des Wirbelkanals – Kneifzangenmechanismus –, siehe in Abbildung 3/19.
- Druck auf Spinalwurzeln durch Rückverschiebungen mit zusätzlicher Osteochondrosis intercorporalis im Hals- und im Lendenbereich: Abbildung 3/20.
- Irritation von autonomen Nerven mit ernsten Folgen, wie Herzstörungen oder Durchblutungsmangel und andere chronische Krankheiten, deren Ursprung früher nicht in der Wirbelsäule gesucht wurde, vergleiche 3:4.7.

Die Instabilitas übt die beschriebenen Wirkungen nicht nur bei starker Überbeweglichkeit aus. Auch geringe Verschiebemöglichkeiten, die in Röntgenfunktionsaufnahmen nur selten darstellbar sind, können die geschilderten Be-

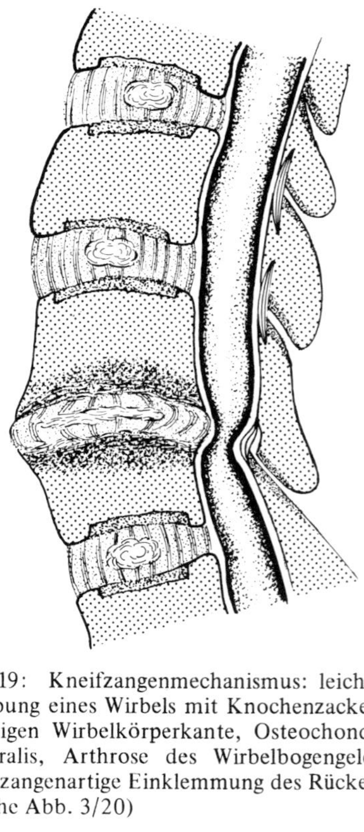

Abb. 3/19: Kneifzangenmechanismus: leichte Rückverschiebung eines Wirbels mit Knochenzacken an der rückwärtigen Wirbelkörperkante, Osteochondrosis intercorporalis, Arthrose des Wirbelbogengelenkes – dadurch zangenartige Einklemmung des Rückenmarkes (vergleiche Abb. 3/20)

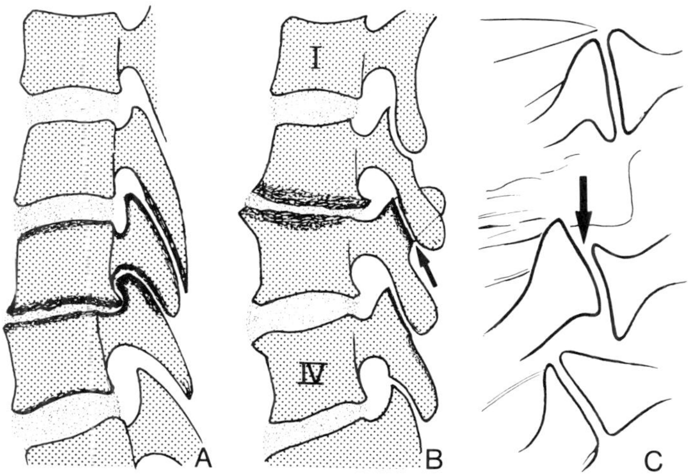

Abb. 3/20: Schema der Wirbelrückverschiebung (Retrolisthesis) im Bewegungssegment an der Halswirbelsäule (A) und an der Lendenwirbelsäule (B), gezeichnet nach Röntgenaufnahmen. Osteochondrosis intercorporalis an der Hals- und an der Lendenwirbelsäule. Einengung des Zwischenwirbelkanales an der Halswirbelsäule infolge der Rückverschiebung und der Arthrose im Wirbelbogengelenk: vgl. Kneifzangenmechanismus in Abbildung 3/19. Teleskop-Verschiebung im Wirbelbogengelenk an der Lendenwirbelsäule (Pfeil). Diese Verschiebestellung läßt sich besonders deutlich durch eine Röntgen-Schrägschichtaufnahme darstellen (C)

schwerden verursachen. Während eines längeren Krankheitsverlaufes bestehen nebeneinander (beziehungsweise im gegenseitigen Wechselspiel) Vorgänge mit gesteigerter Beweglichkeit (Bandscheibeverschleiß, Bandscheibezermürbung) und solche mit verminderter Beweglichkeit oder völligem Beweglichkeitsverlust: narbige Bänderstreifen, versteifende Knochenspangen. Wie oft ein Übermaß von Beweglichkeit durch innere Verklemmung oder durch zunehmende Bänderfibrose bis auf eine geringe Restbeweglichkeit zurückgeht, ist bisher zahlenmäßig nicht erfaßt. Unbekannt ist außerdem, wie häufig die Instabilitas nach längerem oder kürzerem Krankheitsverlauf durch Einwuchern von fibrösem Gewebe oder Knochen in den Zwischenwirbelraum beziehungsweise durch verklammernde Knochenbrüche in eine Immobilitas mündet (3:4.4).

Die oft deutlichen, aber ebenso die versteckten Krankheitsbilder, die der Insufficientia intervertebralis zugehören und vorstehend beschrieben sind, bedürfen einer dem augenblicklichen Zustandsbild *angepaßten Behandlung*. Oft werden hierfür manualtherapeutische Handgriffe (7:4.1.3), Krankengymnastik, Massagen im Vordergrund stehen (7:4.1.4). Aber auch viele andere der in 7:4.1 erwähnten Behandlungsverfahren können notwendig werden, bis hin zur Operation (7:4.2).

3:4.4 Immobilitas intervertebralis

Im Gegensatz zur Hypermobilitas sive Instabilitas intervertebralis (3:4.3) kann die Insufficientia intervertebralis auch als Immobilitas intervertebralis erscheinen:

- Durch Einwuchern von Blutgefäßen zusammen mit Bindegewebe in die Zwischenwirbelscheibe kommt es zur Fibrosis disci (nach Trauma, nach Infektion);
- wenn sich eine Ossificatio disci bildet (nach Infektion, nach Trauma, angeborene Blockwirbel);
- wenn das Bewegungssegment durch eine Ossificatio ligamentorum versteift, wie bei Spondylarthritis ankylopoetica oder Spondylosis hyperostotica;
- wenn sich eine brückenartige Überknöcherung des Zwischenwirbelraumes bei Spondylosis deformans, nach Trauma oder Infektion einstellt.

Die genannten Veränderungen haben eine dauernde Bewegungsbehinderung eines oder mehrerer segmentaler Einheiten zur Folge. Versteifen sie, so kann die Normalstellung der Wirbel gegeneinander erhalten bleiben. Meist vermindert sich die Höhe des Bandscheiberaumes. Gelegentlich tritt die Immobilitas intervertebralis in einer mehr oder weniger ausgeprägten Verschiebe-, Kipp- oder Drehstellung zutage.

3:4.5 Wirbelblockade

Unter dem Terminus Wirbelblockierung oder Wirbelblockade (Sperre in einer Bewegungseinheit als funktionaler Pathomechanismus) ist ein vorübergehendes Bewegungshemmnis, eine Immobilitas non permanens zu verstehen. Diese sich selbst plötzlich oder langsam wieder lösende oder durch ärztliche Manipulationen (7:4.1.3) lösbare Sperre kann ihre Ursache im Bandscheiberaum als Incarceratio intradiscalis sive intercorporalis oder im Wirbelbogengelenk als Incarceratio intraarticularis haben. Die erstgenannte entsteht meist im Zusammenhang mit einer Osteochondrosis intercorporalis durch Einklemmen eines teilweise oder vollkommen gelösten Bandscheibestückes (Diskussequester, siehe Abbildung 4/47 und Abb. 3/21A,B,C). Zur Incarceratio intraarticularis (4:6.2.4) (Abb. 3/21D, E)

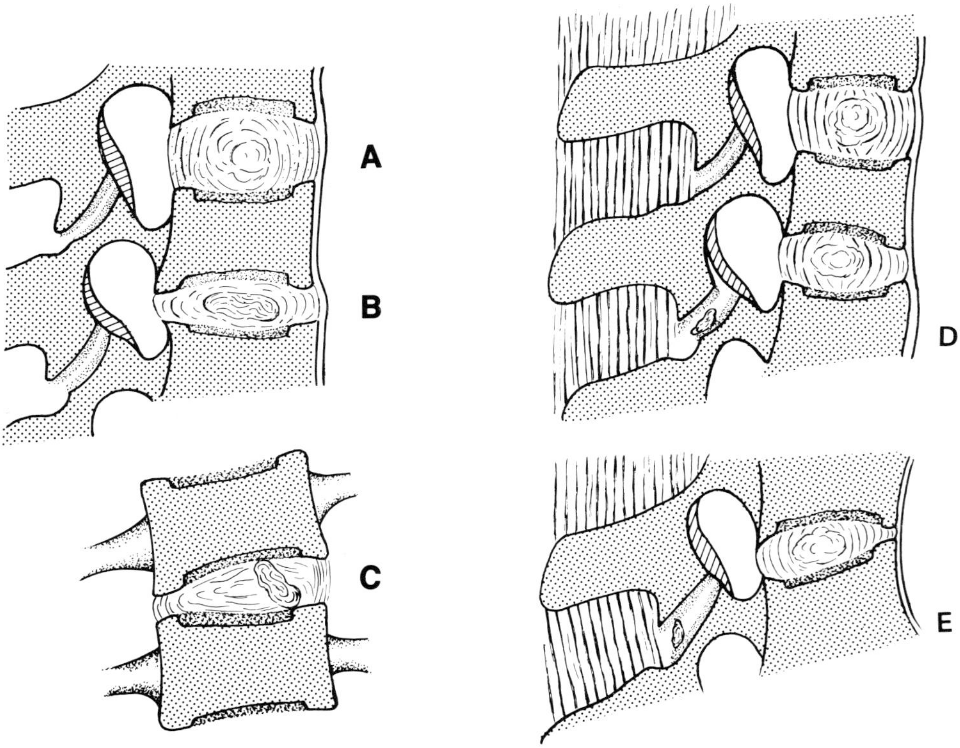

Abb. 3/21: A Normale Zwischenwirbelscheibe im Sagittalschnitt
B Chondrosis disci mit zentralem Bandscheibesequester, Zwischenwirbelraum höhengemindert
C Seitlich liegender, gekanteter und eingeklemmter Sequester in der Frontalebene (Incarceratio intradiscalis)
D Corpus librum im Spalt des Wirbelbogengelenkes
E Gekanteter freier Körper im Wirbelbogengelenk (Incarceratio intraarticularis)

kann die Einklemmung eines Corpus librum beziehungsweise eines abgespalteten oder gekanteten Meniskusteiles führen. Hier besteht also Ähnlichkeit mit dem eingeklemmten Meniskus des Kniegelenkes.

Das durch Blockade plötzlich entstehende Bewegungshindernis ist recht schmerzhaft. Bei entsprechenden Vorschäden kann es sich jederzeit im täglichen Leben, gehäuft auch als sportspezifischer Schmerzanfall (8:8.6) zeigen. Das wird bei Gewichthebern (8:4.6.2), Judokas (8:4.5.4), Werfern (8:4.12.1) und bei anderen Sportarten beobachtet.

Von der Sportmedizin werden in den letzten Jahren gehäuft *Blockaden in den Iliosakralgelenken* (Incarceratio iliosacralis) beschrieben. Das hängt mit dem härter werdenden Trainings- und Wettkampfeinsatz zusammen. Die schmerzhafte Blockade tritt bevorzugt bei Verwindungen in der Lenden-Becken-Hüftregion – gelegentlich auch im Zusammenhang mit Wirbelbogengelenkblockaden – im Lendenbereich ein, und wird bei den im vorstehenden Abschnitt genannten Sportdisziplinen beobachtet.

Für die Incarceratio intercorporalis und die Incarceratio intraarticularis wird häufig der Terminus Subluxation verwendet. Bei diesem Vorgang handelt es sich jedoch nicht um eine Subluxation, sondern um die Sperre während einer Gelenkbewegung, die den anatomisch begrenzten Bewegungsausschlag nicht oder nur unbedeutend überschreitet. Kein Arzt spricht bei der Meniskusblockade im Kniegelenk von „Subluxation". Man sollte dieses Wort auch nicht für die Blockade des intervertebralen Segmentes oder des Iliosakralgelenkes benutzen, was bedauerlicherweise noch immer – vor allem im angloamerikanischen Sprachgebrauch – geschieht.

Obwohl es für die körperliche und auch für die röntgenologische Untersuchung nicht leicht ist, die genaue Ursache der Incarceratio in jedem Falle zu klären, kann die Chirotherapie Hilfe bringen (7:4.1.3). Gezielte Handgriffe vermögen die Sperre bei beiden Einklemmungsursachen zu lösen und damit Schmerzfreiheit und Wiederkehr der Beweglichkeit zu bringen. Rezidive sind häufig, solange die Grundursache nicht beseitigt ist.

Die Belastbarkeit der Wirbelsäule ist während der akuten Sperrphase durch Teilsteife und Schmerzhaftigkeit stark oder völlig behindert. Nach dem Lösen der Blockade kehrt der Vorzustand zurück. Er ist, wie beschrieben, meist eine Chondrosis disci/Osteochondrosis intercorporalis oder eine Wirbelbogengelenkarthrose mit dem der Insufficientia intervertebralis entsprechenden Beschwerdekomplex.

Da die *Wirbelrippengelenke* (2:2.6.6 und 4:6.5.7) infolge ihrer engen biomechanischen Beziehungen zur Einheit des Bewegungssegmentes gehören, sind auch in diesen Gelenken mögliche Sperren zu beachten. *Flöel* beschreibt 1980 die durch nervale Fehlsteuerung entstehenden Muskelspasmen, die zur Blockade führen können. Projizierte Schmerzen im Zwischenrippenraum sowie pseudoanginische Symptome zeigen Gelenksperre an. Zur Lösung dieses Zustandes wird Chirotherapie empfohlen: *Möhrle* 1981, *Steinrücken* 1980.

3:4.6 Belastbarkeit bei Insufficientia intervertebralis

Bereits der geringste anfängliche Schaden im Sinne einer Chondrosis disci beinhaltet für das betroffene Bewegungssegment eine Minderung der Leistungsfähigkeit. Allerdings besteht zunächst eine ruhende Leistungsschwäche, die unter langsamer Zunahme der Schäden im Bandscheibegewebe allmählich in die fühlbare Leistungsschwäche übergeht. Eine vom Merkmalträger kaum beachtete „Unbequemlichkeit" kann schließlich zu ernster Krankheit werden und selbst bei Osteochondrosis intercorporalis eines einzelnen Bewegungssegmentes von leichten Behinderungen im Beruf, Sport oder persönlichem Tagesablauf bis zu langer Bettlägerigkeit führen. Dabei spielen die in 3:4.3 geschilderten drei Gruppen der Insufficientia intervertebralis ausschlaggebende Rollen. Sie verursachen die beschriebenen Ausstrahlschmerzen, spondylogenen Krankheiten usw., deren Besonderheiten in unterschiedlicher Weise die Belastbarkeit der Wirbelsäule beeinträchtigen. Für jeden Einzelfall ist das durch die ärztliche Untersuchung zu klären. Die große Bedeutung dieses mit erheblichen Beschwerden belasteten Krankheitsbildes liegt in der Leistungsschwäche, der Lockerung im Bewegungssegment (3:4.2).

In der größten Anzahl der Fälle von Bandscheibeverschleiß (Chondrosis disci) ist aber nicht nur ein Segment betroffen. Weil der Erkrankung allgemeine körpereigene Ursachen zugrunde liegen, breitet sie sich in zahlreichen Bandscheiben aus. Allerdings mit verschiedener Stärke der Veränderungen und unterschiedlicher Verteilung auf kleinere oder größere Abschnitte der Wirbelsäule. Der schwerste Endzustand der Chondrosis disci, die Osteochondrosis intercorporalis, tritt allerdings meist nur an einem oder an wenigen Zwischenwirbelräumen auf.

Die Chondrosis/Osteochondrosis bedeutet praktisch für jede Wirbelsäule ein individual verschieden stark ausgeprägtes Erkrankungsrisiko (3:4.3), das sich in den entscheidenden Zeiten der Pubertät und des Überganges von der Schule in das Berufsleben oft durch erste Schmerzen und Leistungsbehinderung anzeigt. Mehr oder weniger fühlbar tritt der „alternsabhängige" Bandscheibeverschleiß etwa gegen Ende des vierten Lebensjahrzehntes unerwartet mitten in das tägliche Leben der Betroffenen. Da die einmalige Vorsorgeuntersuchung keine sicheren Hinweise auf das spätere Schicksal der Bandscheiben geben kann, sind sofort beim Auftreten von Beschwerden und auf jeden Fall im höheren Lebensalter Überwachungsuntersuchungen ratsam. Ihre Ergebnisse können zur rechtzeitigen Einleitung notwendiger Therapie führen, die manche Schäden abwenden oder mindern, so daß keine wesentlichen Störungen im Tagesablauf entstehen. Vorbeugemaßnahmen, Therapie und Rehabilitationsverfahren sind in der Lage, eine Leistungsschwäche zu stabilisieren (7:3.8, 7:3.9), unter Umständen auch durch Operationen (7:4.2).

In welcher Weise Vibrationen, schwere körperliche Anstrengungen oder langdauernde Zwangshaltungen eine Chondrosis disci hervorrufen oder ihren schicksalsmäßigen, altersabhängigen Weiterverlauf beeinflussen können, wird in mehreren Kapiteln erläutert: siehe 3:3.3, 7:3.3, 7:3.4, 7:3.5.

Isolierte Bandscheibeschäden, die sich aus verschiedenen Ursachen bis zu einer Osteochondrosis intercorporalis verschlimmern können (4:6.2.4), werden von einer deutlich verminderten Belastbarkeit der Wirbelsäule begleitet, falls sich das Gefüge der Zwischenwirbelscheibe entsprechend lockert (3:4.3). Darüber ist in weiteren Kapiteln nachzulesen: siehe Bandscheibevorfälle in 4:6.2.5, Spondylosis deformans in 4:6.2.1, Adoleszentenkyphose in 4:6.5.2 und andere.

Insuffizienz im bedeutsamsten Anteil des Segmentes, der Bandscheibe, aber auch im Wirbelbogengelenkpaar, kann sich für den Beruf und den Alltag sowie für Freizeit und Sport dann ungünstig auswirken, wenn die Dauerleistungsgrenze erreicht ist, lange Zeit ausgehalten werden muß oder sogar überschritten wird

(8:3.1). Über die durchschnittlichen Belastungsgrenzen gibt es ältere und neuere Studien, aufgeschlüsselt nach Männern, Frauen, Jugendlichen und Altersstufen. Mehr darüber in Band 78 der Buchreihe „Die Wirbelsäule in Forschung und Praxis" (Hippokrates Verlag Stuttgart 1979). Er enthält viele Literaturnachweise.

3:4.7 Spondylogene Symptome und Syndrome in klinischer Sicht

Dem leistungsgestörten Bewegungssegment wurden früher im wesentlichen rein segmental gegliederte Beschwerden und Krankheiten ursächlich angelastet. Sie sind, eingeteilt in drei Gruppen, als Auswirkungen der Instabilitas intervertebralis in 3:4.3 besprochen. Je mehr sich Forschungsergebnisse und praktisch-ärztliche Erfahrungen zusammenfanden, um so weiter ließen sich Beschwerdebilder analysieren, die den segmentalen Charakter überschritten. Deutlich wurde außerdem, daß segmental-spondylogene Beschwerdekomplexe weitere nervale (zum Teil auch vasale) Ausbreitungsgebiete fanden als von einem einzigen segmental-spondylogenen Sitz aus möglich erschien. Organe außerhalb des Zentralorganes des Stütz- und Bewegsystems (zum Beispiel Lunge, Magen, Herz u.a.) zeigten nerval bedingte Zusammenhänge mit der Wirbelsäule, auch pseudoradikulare Schmerzen, die nur durch intersegmental vernetzte Nervengeflechte zu erklären sind: *Bergsmann* u. *Eder* haben dies 1982 erläutert. Siehe außerdem *Eder* u. *Tilscher*, 2. Aufl. 1982.

Die eingehende Beschäftigung mit den erwähnten Problemen stellt den Diagnostiker, ebenso wie den Therapeuten, vor vielerlei neue Aufgaben, die Umdenken erfordern. Dieses Buch bietet nicht Raum genug, um die auftauchenden Fragen so ausreichend zu erörtern, daß daraus therapeutische Schlüsse in praktikabler Form entnommen werden können. Das geht aus der großen Zahl der neuen Syndrome hervor, von denen nur eine Auswahl in alphabetischer Reihenfolge genannt werden soll: gastro-vertebral, kardio-vertebral, psycho-vertebral, vertebro-pulmonal, vertebro-zirkulatorisch, viszero-vertebral. Weitere Bezeichnungen betreffen verschiedene Syndrome: skapulo-kostales Syndrom, *Tietze*-Syndrom, Costa-fluctuans-Syndrom.

Zur Diagnostik dieser nicht so sehr seltenen Schmerzursachen gehört, neben der genauen Anamnese, die zielgerichtete körperliche Untersuchung (6:3.3) und eine Auswahl von Röntgenbildern nach dem in 6:3.4.2 erläuterten Stufenplan. Wer sich näher mit der Therapie beschäftigt, wird bald bemerken, daß jedes der genannten Syndrome eines eigenen Behandlungsplanes bedarf, daß aber die gezielte Handgrifftherapie ein wesentlicher Bestandteil des Erfolges ist, wenn sie sachgerecht angewendet wird, vergleiche in 7:4.1.3.

Zu der angedeuteten Problematik der Entstehungsursache für spondylogene Symptome und Syndrome gehört noch die Frage, wie sie ausgelöst werden. Dafür spielen *Zusatzimpulse* eine alltägliche Rolle, siehe in 3:4.3, 8:3.1. Sie machen aus der durch die Vorschäden bestehenden Krankheitsbereitschaft das spondylogene

Tab. 3/5: Beziehungen der ischämischen Herzerkrankungen zu kardiovertebralen Syndromen (nach ***Bergsmann*** und ***Eder*** 1982)

	Kardiovertebrale Syndrome mit ischämischer Herzerkrankung	Kardiovertebrale Syndrome ohne ischämische Herzerkrankung
Schmerzort	retrosternal, Schulter, lk. Arm	intermittierend präcordial
Schmerzauslösung	belastungsabhängig	belastungsunabhängig
vegetative Begleitsymptome	spärlich	reichlich
EKG	Ischämiezeichen	keine Ischämiezeichen, zeitweilige Rhythmusstörungen
Blockierungsmuster	multisegmental thorakal, zervikothorakal schwer lösbar Rezidivneigung	wechselnde Lokalisation Beteiligung der Kopfgelenke therapeutisch „dankbar"
Bindegewebsbefund	deutliche Organzonen	uncharakteristisch
Organtherapie	im Vordergrund	wirkungslos
Nitropräparate	sofort wirksam	ohne Erfolg
Analgetica Antirheumatica	ohne Erfolg	zeitbegrenzt wirksam
Chirotherapie	als Begleittherapie zum segmentalen Reizabbau	im Vordergrund

Leiden. Trotz aller Erkenntnisse der letzten Jahrzehnte bringt ihre Therapie noch mancherlei Schwierigkeiten, weil oft der Ansatzpunkt für das ärztliche Handeln nicht sogleich eindeutig bestimmt werden kann. Oft ist er nur durch Erfahrung zu finden. Verfahren, die nicht am Bewegungssegment selbst ansetzen, sondern vom Ort der Ausstrahlung aus – also retrograd – das vegetative Nervensystem beeinflussen wollen, fehlt gelegentlich die Überzeugungskraft bezüglich ihrer theoretischen Voraussetzungen und ihrer Erfolge. Zu diesen Verfahren gehören u.a.: subkutane und intraakutane Injektionen in Headsche Zonen (Segmenttherapie, siehe in 7:4.1.7). Über Akupunktur siehe in 7:4.1.8. In jedem Falle ist sorgfältig abzuwägen, wieweit den neuen Therapiemöglichkeiten der Vorzug gegenüber den in ihren Erfolgen bewährten Verfahren gegeben werden kann. Das Abgleiten in unkontrollierbare Irrwege – die Angelegenheit des Glaubens, aber nicht des Wissens sind – ist die Gefahr mancher Therapierichtungen.

Neuere Erkenntnisse, die *Bergsmann* u. *Eder* (1982) gewonnen haben, können allen interessierten Ärzten Richtschnur für die Behandlungsmöglichkeiten sein. Zum Thema Wirbelsäule und Herz berichteten *Geiger* 1979, *Heide* 1972, 1979, *Kunert* 1981. Über die viszero-vertebralen Beziehungen äußerten sich eingehend *Eder* u. *Tilscher* 1982 (2. Aufl.). Beachtenswerte Bücher für die Diagnostik und Therapie über das Zervikal-Syndrom sowie über den Schulter-Arm-Schmerz veröffentlichten *Jenkner* 1982, *Mumenthaler* 1980.

Bei den spondylogenen Symptomen ist oft ein psychischer Faktor ausschlaggebend: *Buran* u. *Novak* 1984. Fusionsstörungen des Auges wurden ebenfalls beschrieben: *Mohr* u. *Schimek* 1984.

Von einem postoperativen Vertebrokostalsyndrom nach Operationen am offenen Herzen berichtet *Sagebiel* 1984.

3:5 Leitsätze

Das neue Bild von der Wirbelsäule (S. 47).

Erst die Gesamtheit der Segmente ergibt das „Organsystem Bewegungssegment", das der Gliederkette Wirbelsäule die für ihre zentrale Stellung notwendige modulationsreiche Bewegungsfähigkeit ermöglicht (S. 48).

Die Bandscheibe gewährleistet als besonderes Element die modulationsreiche Funktionsfähigkeit des Rückgrates (S. 48).

Der belastungs- und bewegungsabhängige Pumpmechanismus greift helfend in die Diffusionsernährung der Zwischenwirbelscheibe ein (S. 49).

Die Zwischenwirbelscheibe lebt von der Bewegung (*Junghanns* 1973) (S. 54).

Die durch langzeitige Drucklast ausgepreßte Bandscheibeflüssigkeit kann nur unter verminderter Belastung in langsamer Wiederkehr des Pumpmechanismus den Anschluß an den Stoffwechsel (Ver- und Entsorgung) finden (S. 57).

Allgemeine altersbestimmte Stoffwechselmüdigkeit (S. 61).

Feinschlägige Vibrationen schieben Flüssigkeit und Substanzen in der Grenzschicht Wirbelkörper/Bandscheibe hin und her, wenn Wellental und Wellenberg in rascher Folge den Flüssigkeitsstrom wieder umkehren (S. 62).

Das Schicksal der Zwischenwirbelscheibe entscheidet sich an der Wirbelkörper-Zwischenwirbelscheibe-Grenze (*Junghanns* 1973) (S. 62).

Das statisch-dynamische Muskel-Bänder-Korsett (S. 62).

Aus der Instabilitas latens, der ruhenden Leistungsschwäche, wird fühlbare Krankheit (S. 62).

4 STÖRFAKTOREN DER LEISTUNGSFÄHIGKEIT

Häufige für die Statik und/oder Dynamik wichtige Veränderungen der Wirbelsäule

4:1 Einleitung

Veränderungen im morphologischen Aufbau und im physiologischen Verhalten wirken je nach der Schwere des Ausprägungsgrades und beeinflußt durch das Zusammenkommen mehrerer Unregelmäßigkeiten als Störfaktoren der statischen und/oder dynamischen Leistungsfähigkeit. Neben Veränderungen im eigentlichen Bereich der Wirbelsäule, also Knochengerüst, Zwischenwirbelscheiben und Bändern, sind auch Einwirkungen zu berücksichtigen, die von den Muskeln, von den Nerven und von der Blutversorgung ausgehen, soweit diese benachbarte Hilfssysteme der Wirbelsäule sind. Sie haben vielfältige Beziehungen zum Rückgrat. Bereits beim Vorliegen leichter Schäden in den Zwischenwirbelscheiben kann zum Beispiel ein übermäßig trainiertes Muskelkorsett verstärkten Biege- oder Rotationsdruck ausüben und so zusätzlichen Schaden stiften.

Vibrationen sind in der Lage, unmittelbar schädigend auf die Weichgewebe des Rückgrates – bevorzugt auf die Bandscheiben – und gelegentlich auf Knochen einzuwirken. Häufiger jedoch beeinflussen primär vibrationsgeschädigte Nerven und/oder Blutgefäße die Wirbelsäule erst in zweiter Linie. Solche auf nervalen oder vasalen Wegen beruhenden Schadensmöglichkeiten werden in den Kapiteln 3:3.2, 3:3.3, 5:3.3 sowie 7:3.3, 7:3.4 besprochen.

Diese Hinweise sollen genügen. Eingehende Ausführungen würden den Rahmen des Buches sprengen. Der Arzt ist gehalten, alle derartigen Möglichkeiten für den Einzelfall bei der Diagnostik und der Therapie zu erwägen.

Eine große Gruppe der Störfaktoren wird oft unter der Bezeichnung endogen zusammengefaßt. Der Begriff ist jedoch zu eng. Deswegen werden in den folgenden Kapiteln diejenigen Faktoren besprochen, die leistungsmindernd wirken, wenn sie anlagemäßig bedingt, angeboren, oder im Laufe des Lebens entstanden sind. Dazu gehören auch die Folgen von „äußeren" Einflüssen, wie Infektionskrankheiten, die Veränderungen in den Knochen oder in den Weichteilen der Wirbelsäule hervorrufen und auf Dauer hinterlassen. Sie können schließlich ernste Störfaktoren werden, die statische und/oder dynamische Leistungen der Wirbelsäule mindern: siehe Kapitel 4:7.

In Kapitel 4:6.2 werden diejenigen Störfaktoren behandelt, die vorwiegend von Zwischenwirbelscheiben ausgehen.

Einige Schäden der Wirbelsäule hängen mit dem Austritt von Gewebeteilen der Zwischenwirbelscheibe in die Umgebung zusammen: *Bandscheibevorfall.* Die Abbildung 4/51 zeigt diese Möglichkeiten schematisch:

- Vorfall nach kopfwärts oder steißwärts in den Wirbelkörper ergibt den Nodulus intraspongiosus *Schmorl* (Kapitel 4:6.2.5)
- Vorfall nach rückwärts oder rückwärts/seitlich heißt Prolapsus posteromedialis/posterolateralis (Kapitel 4:6.2.5)
- Der Vorfall nach vorn und vorn/seitlich ist selten; er tritt häufig zunächst in der Form einer Protrusio anterior/anterolateralis auf (Kapitel 4:6.2.1).

4:2 Vorbemerkung zu 4:3 bis 4:5

Die in den folgenden Abschnitten erläuterten Veränderungen tragen ein Krankheitspotential in sich, das allerdings nicht unbedingt zur fühlbaren Krankheit werden muß. Bei ausgeprägten Schäden ist das Erkrankungsrisiko naturgemäß höher, kann von vornherein einen Krankheitswert darstellen. Durch exogene Einflüsse im Beruf, im täglichen Leben und zusätzlich noch durch körperliche Belastungen der Freizeit, des Sportes wandelt es sich zu ernster Krankheit. In einem umfangreichen Ursachenbündel sind endogene und exogene Faktoren mit unterschiedlichem Gewicht verteilt.

Die zu besprechenden Schäden sind entweder durch besondere Häufigkeit gekennzeichnet, wie die Adoleszentenkyphose, oder in ihren Folgen bedeutsam. Soweit sie nicht unmittelbar vom Bewegungssegment ausgehen, stehen sie doch in verschiedener Weise mit der Insufficientia intervertebralis (3:4.2) in Zusammenhang, sei es, daß sie wenigstens in gewissen Entwicklungszuständen zu einer Instabilitas intervertebralis (3:4.3) führen, oder daß sie bewegungshemmend, unter Umständen sogar versteifend wirken (3:4.4).

Abschnitte von 4:3 bis 4:5 schildern häufige Veränderungen der Wirbelsäule in Form einer kompendiumartigen Übersicht. Wer sich ausführlich unterrichten will, findet Angaben in vielen Lehr- und Handbüchern, unter anderem: *Schmorl* u. *Junghanns:* „Die gesunde und die kranke Wirbelsäule in Röntgenbild und Klinik", Thieme Verlag Stuttgart, 5. Auflage 1968. Bei Zweifelsfragen über die Namengebung empfiehlt sich das Nachschlagen in „Nomenclatura Columnae Vertebralis", Band 75 der Buchreihe ‚Die Wirbelsäule in Forschung und Praxis', Hippokrates Verlag Stuttgart 1977.

Im täglichen Leben, im Beruf, in der Freizeit, im Sport unterliegt die Wirbelsäule zwar vielen gleichartigen exogenen Belastungen, aber manche der in 4:3 bis 4:5 noch zu erläuternden Schäden reagieren bei den verschiedenen Tätigkeits- und Verhaltensweisen, Altersgruppen, Ausweich- und Ausgleichmöglichkeiten recht unterschiedlich. So kann der freiwillig Sportausübende wirbelsäulestörenden Einflüssen von außen leichter ausweichen als der pflichtgebundene Soldat. Der alte Mensch wird von sich aus Belastungen meiden, deren Schmerz- oder Ermüdungszeichen für ihn unangenehm sind. Der Jugendliche kümmert sich sehr wenig um gelegentliche Schmerzen, übersieht die Vorzeichen der Rücken-Insuffizienz und weicht den auslösenden exogenen Einflüssen nicht aus (Motorradfahrer). Denn er erkennt nicht, wie folgenschwer sie sein können. Hier hat der ernste Rat des Arztes einzusetzen.

Neben dem Wissen über die verschiedenen Krankheiten und Veränderungen des „Rückens", das in diesen Abschnitten kompendiumartig vermittelt wird, sollte der Arzt in jedem einzelnen Beratungs- und Behandlungsfall die individuale Leistungsbreite beachten, um das persönliche Belastungsrisiko auszuloten.

Die regelrechte Embryonalentwicklung gründet sich auf eine enge Verflechtung im Wachstum des Neuralstranges und des Rückgrates, worauf *Roth* hinweist. Fehlformen der Wirbelsäule (z.B. Keil- oder Halbwirbel), aber auch die „genuinen" Kyphoskoliosen entstehen, wenn das Wachsen der neuralen Substanz (Ganglien) und das aktive Längenwachstum der Nervenwurzeln gestört sind. Auch die Zusammenhänge zwischen den Nervenstörungen der Spina bifida und Fehlern an den unteren Extremitäten beweisen die Vielfalt der Wechselbeziehungen zwischen Wirbelsäule und Nervensystem. So können geringgradige Nervenschäden, die zunächst kaum sichtbare Folgen haben, schließlich doch schwer auffindbare Ursachen für eine verminderte Belastbarkeit des Rückgrates sein, die sich selbst häufig erst am Ende der Wachstumszeit oder im Erwachsenenalter störend bemerkbar macht. Nur der Arzt kann die ersten Anzeichen, auf die ihn häufig die Eltern hinweisen, richtig deuten und die erforderliche Therapie umgehend einleiten. Oft wird die Konsultation eines erfahrenen Facharztes notwendig sein, weil die Frage der Operation zu entscheiden ist.

4:3 Variationen und Fehlbildungen

4:3.1 Variationen

Die Variationen der Wirbelsäule, also die genetischen Unstimmigkeiten in der üblichen Zahl der Wirbel sowie Formfehler an Wirbelkörpern und an Wirbelbögen im Bereiche von Übergangsstellen der Wirbelsäuleabschnitte, sind verhältnismäßig unbedeutend, wenn sie sich nur über kurze Strecken ausdehnen. Neben den Knochen beteiligen sich die Zwischenwirbelscheiben mit mehr oder weniger Veränderungen an den Variationen. Das Hinzukommen weiterer Einflüsse, zum Beispiel Alternsvorgänge oder exogene Noxen, wie Dauer-Sitzbelastungen, bereiten zusätzliche Schwierigkeiten.

Die *Zahlvariationen* und *Formfehler* am Kopf-Halswirbelsäule-Übergang (Basilare Impression, Okzipitalisation des Atlas, Atlasassimilation, Manifestation eines Okzipitalwirbels und andere, siehe in 2:2.6.4) führen infolge der eingeschränkten Bewegung zu vorzeitigem Verschleiß benachbarter Bandscheiben und zu Arthrosen der Kopfgelenke (4:6.5 4), vor allem wenn sie unsymmetrisch auftreten und Schiefhaltungen des Kopfes hervorrufen. Je nach ihrem Ausprägungsgrad entstehen Beschwerden, die unter Umständen (zum Beispiel nach längerem Sitzen mit geneigtem Kopf) behindernd wirken. Beschrieben wurden diese vielfältigen, meist angeborenen, teilweise durch Krankheiten erworbenen Fehler am Kopf-Hals-Übergang von vielen Autoren. Zusammenfassende Arbeiten 1963 *Erdmann*, 1966 *Dieckmann*, 1982 *Kamieth.*

Einseitige und doppelseitige *Halsrippen* mit knöcherner Verbindung zur ersten Thorakalrippe oder feste Bindegewebszüge, die von den Spitzen kurzer Halsrippen zur nächsten echten Rippe ziehen, sind häufig von Änderungen im Verlauf der Skalenusmuskeln und Anomalien der Nerven und Gefäße begleitet. Das kann bei einseitiger Belastung zunehmende Beschwerden hervorrufen: *Halsrippen- oder Skalenussyndrome.*

Die *Variationen am Brust-Lenden-Übergang*, die Lendenrippen, spielen keine große Rolle, sind aber sehr vielgestaltig. In der Differentialdiagnostik zwischen Lendenrippe und Querfortsatzabbruch oder Querfortsatzabtrennung (4:3.3) gewinnen sie Bedeutung.

Häufige *Variationen am Lenden-Kreuzbein-Übergang* sind: einseitige oder doppelseitige Übergangswirbel (Lumbalisation/Sakralisation): Abbildungen 4/1 und 4/2. Ihr Vorkommen wird für Europäer mit 4% angegeben. Die Häufigkeit ist wahrscheinlich größer: Zahlenvergleiche bei *Schmorl* und *Junghanns* 1968, siehe auch 4:4.4 *Falschgelenke* (Abb. 4/2), die sich in solchen Fällen zwischen den verbreiterten Querfortsätzen und den Kreuzbein-Seitenflügeln entwickeln, werden im Laufe des Lebens arthrotisch und verursachen Beschwerden (4:6.5.6). An der Schmerzauslösung sind zusätzlich die begleitenden Arthrosen der Wirbelbogengelenke beteiligt.

Ein *unsymmetrischer Übergangswirbel* ist häufig mit Kreuzbeinskoliose verbunden: Abbildung 4/1. Beziehungen der lumbosakralen Übergangswirbel zur Osteochondrosis intercorporalis

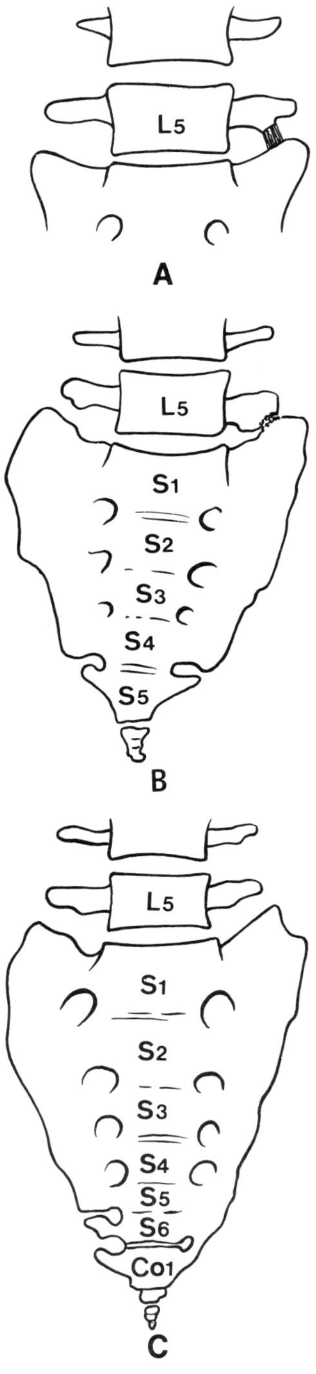

Abb. 4/1: Verschiedene Formen von Übergangswirbeln L 5 / S 1
A Feste Bandverbindung links
B Gelenkige Verbindung rechts
C Vergrößerte Seitenmasse von S 1

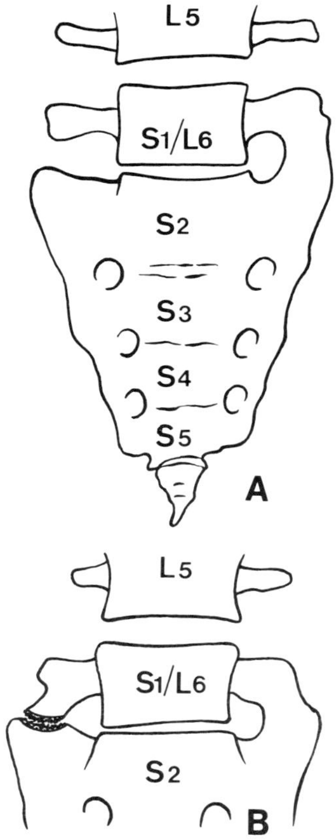

Abb. 4/2: Übergangswirbel S 1 / L 6
A Feste linksseitige Knochenverbindung
B Linksseitig knöcherne, rechtsseitig gelenkige Verbindung, die sich oft arthrotisch verändert

(4:6.2.4) und zu Lumbalskoliosen (4:4.4) dürfen nicht übersehen werden.

Weitere Hinweise auf den Einfluß von Variationen auf die vier Übergangsregionen des Rückgrates enthält Kapitel 4:3.6.

4:3.2 Fehlbildungen in der Wirbelkörper-Zwischenwirbelscheiben-Reihe

Unter dem Einfluß einer fehlerhaft wachsenden Chorda oder ihrer gestörten Rückbildung kommt es zu Fehlern im Segmentaufbau der Wirbelkörper-Bandscheiben-Reihe. Dafür spielen außer primären Gen-Wirkungen noch Störungen im segmentalen Blutgefäßverlauf oder äußere Einflüsse während der Embryonalzeit, wie Hypoxämie, Röntgenstrahlen, Bleiaufnahme, verschiedene Arzneimittel, z.B. Thalidomid (*Ruffing* 1975), usw. eine Rolle. Bereits 1958 hat *Degenhard* über tierexperimentale Ergebnisse zu solchen Problemen berichtet.

Eine schematische Übersicht über das Ausreifen der Wirbelkörper und der Wirbelbögen bringt Abbildung 4/3. Die obere Reihe enthält die regelrechte Entwicklung. Der Chordakanal verschwindet, ebenso die Spalten (Fugen) im Wirbelbogen (I–III). Knochenkerne bilden sich an mehreren Stellen (IV und V). Längere Zeit bleibt aber noch die Bogenwurzel unverschmolzen mit dem Wirbelkörper. Durch die Gefäßsprossen entwickeln sich im Wirbelkörper mehrere Knochenkerne (I A B und bei Verzögerung I C D). Ein querverlaufender Knorpelstreifen kann sich bei der vorderen und hinteren Anlage von Knochenkernen erhalten: siehe frontale Wirbelkörperspalte bei V (untere Reihe). Auf dem langen Wege des Entwickelns kann eine sagittale Wirbelkörperspalte mit erhaltenem Chordakanal entstehen (I C). Oder ein seitlicher Halbwirbel ist das Endergebnis (I D). Die weiteren fehlerhaften Zustände sind aus dem Schema abzulesen.

In Abbildung 2/2 ist die normale *Rückbildung der embryonalen Chorda* schematisch dargestellt. Oft verbleiben Dellen im Bereich ihrer Durchtrittsstellen an den Deck- oder/und den Grundplatten eines oder mehrerer Wirbelkörper: siehe Adoleszentenkyphose. Solche Dellen finden sich in verschiedenem Ausprägungsgrade an 20 bis 30% aller Wirbelsäulen. Immer sind sie von einer verminderten Dicke und Widerstandsfähigkeit der knorpeligen sowie der knöchernen Abschlußplatten begleitet. Deshalb bildet sich an dieser Stelle häufig ein *Schmorl*-Knoten: Prolapsus disci intraspongiosus, Abbildungen in 4:6.2.5. Außerdem können die Dellen Mitursachen der Adoleszentenkyphose sein: Abbildungen in 4:4.2.

Nur gelegentlich bleibt die Chorda in einem Wirbelkörper bestehen: Chorda dorsalis persistens, Abbildung 2/3. Das führt zu einem in Kopf-Steiß-Richtung ziehenden Weichgewebestrang und meist noch zu einem leichten Keil-

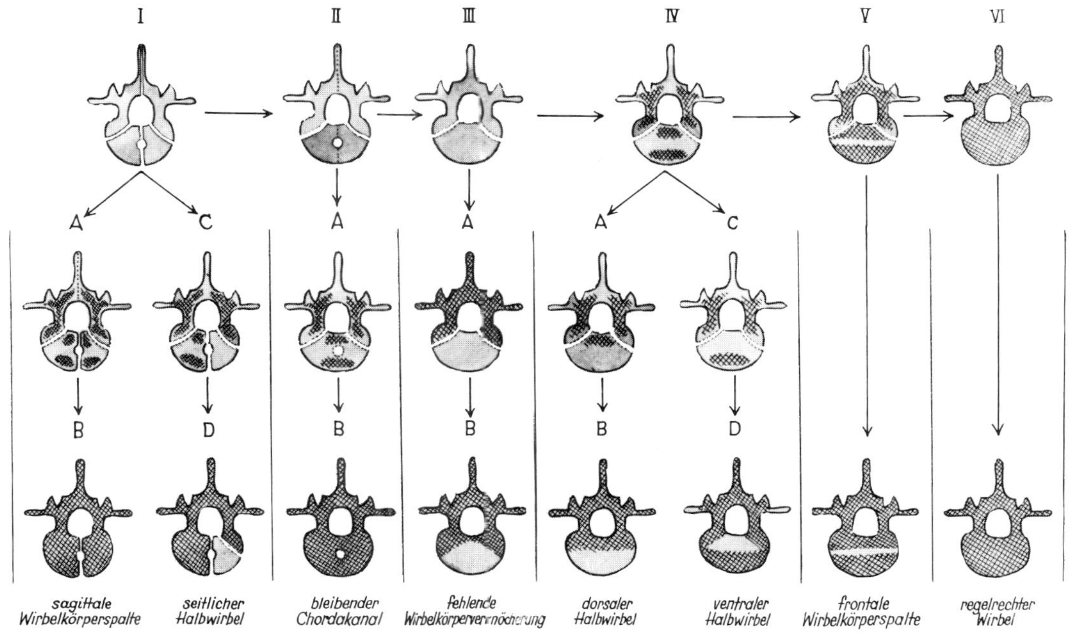

Abb. 4/3: Schemata der regelrechten Wirbelkörperentwicklung (obere Skizzenreihe) und der verschiedenen Wirbelkörperfehlbildungen (mittlere und untere Reihe), die sich aus den Entwicklungszuständen I–V ableiten lassen. Knochengewebe schraffiert (nach *Junghanns*). Weitere Beschreibung im Text wirbel. Gleichzeitig ist das Gewebe der anliegenden Zwischenwirbelscheiben gestört und wenig widerstandsfähig. Die Bandscheibenräume oberhalb und unterhalb des Wirbels sind in der Höhe vermindert.

Häufige Fehler in der Segmentierung sind die angeborenen *Blockwirbel:* Coalitio vertebrae. Das Verschmelzen von zwei oder mehr Wirbeln besteht vorwiegend in einer knöchernen Verbindung der Wirbelkörper. Der Bandscheiberaum läßt sich durch mehr oder weniger deutliche quere Spongiosazüge auch später im Röntgenbild erkennen: Abbildung 2/6. Der Blockwirbel kann die Höhe der verschmolzenen Wirbelkörper einschließlich der dazwischenliegenden Bandscheiberäume haben. Ist er niedriger als die Gesamthöhe, entsteht eine leichte Kyphose. Die Wirbelbögen sind teilweise oder vollkommen in den Block eingeschlossen: wichtiges differentialdiagnostisches Zeichen gegenüber Blockwirbeln, die auf der Basis einer abgelaufenen Eiterung entstehen. Die Zwischenwirbelkanäle bleiben trotzdem für den Durchgang der Segmentalnerven und der Blutgefäße frei. Im späteren Lebensalter sind die einem Wirbelblock anliegenden Bandscheiben von frühzeitiger Chondrosis disci oder Osteochondrosis intercorporalis bedroht.

Im Zusammenhang mit Entwicklungsstörungen der Chorda dorsalis entsteht die seltene *Wirbelkörperspaltung* in der Pfeilnahtebene mit Ausbildung eines Schmetterlingswirbels: Vertebra alata. Er schwächt die Belastungsfähigkeit der Wirbelsäule.

Durch Entwicklung angeborener *seitlicher Halbwirbel* formen sich erhebliche knickartige Skoliosen. Ihre Träger sind wenig geeignet für schwere körperliche Belastungen, vor allem, wenn noch weitere (häufig vorkommende) begleitende Fehlformen vorliegen und sich zunehmende Folgeschäden ausbilden.

Ein *rückenwärts entwickelter Halbwirbel* (Hemispondylus dorsalis) ist von einer spitzwinkligen Kyphose mit Bandscheibestörung begleitet und bedeutet eine erhebliche Schwachstelle für die Belastungsfähigkeit.

4:3.3 Fehlbildungen in der Wirbelbogenreihe

Die häufigsten in der Wirbelbogenreihe entstehenden Entwicklungsfehler sind Fugen (Spalten). Sie werden weitgehend von Wachstumsfehlern des Neuralrohres bestimmt. Die mediane Fuge im Dornfortsatz, die *Spina bifida*, ist am bekanntesten. Je nach ihrem Vorkommen an einem oder mehreren übereinanderliegenden Dornfortsätzen sowie der Mitbeteiligung des Rückenmarkes und seiner Häute haben diese Spalten verschieden stark ausgeprägte nervale Schäden. Sie bringen entsprechende Belastungsschwierigkeiten. Die größte Häufigkeit liegt im Kreuzbein: 20 bis 25%, vorwiegend bei Männern. Die unteren Lendenwirbel-Dornfortsätze sind in 1,5 bis 3% beteiligt, meist als Spina bifida occulta. Die Breite der Spalten bestimmt die Belastbarkeit. Gering klaffende Einzelfugen haben weder klinische noch biomechanische Bedeutung.

Die in Abbildung 2/10 eingezeichneten Fugen 3 und 4 sind in der Diagnostik schwierig. Wegen ihrer Seltenheit bedürfen sie hier keiner Erörterung: Näheres bei *Schmorl* u. *Junghanns* 1968 und bei *Töndury* 1958.

Zu differentialdiagnostischen Erwägungen führen gelegentlich die *Apophysen* an den Spitzen der Wirbelbogenfortsätze. Sie sollen bis zum Wachstumsende mit den Fortsätzen fest verknöchern, bleiben aber bisweilen als persistierende Apophysen bestehen.

Dadurch können Schwierigkeiten in der Röntgendiagnostik gegenüber plötzlich entstandenen Frakturen oder durch Ermüdung des Knochens aufgetretenen „Abtrennungen" vorkommen, siehe in 8:7.3, 8:12.2.

Knochenbrücken zwischen *Querfortsätzen* (auch mit zwischengeschaltetem Nearthros) in der Lendenwirbelsäule sind nur gelegentliche Befunde. Sie müssen in bezug auf die Belastbarkeit individual beurteilt werden, vor allem dann, wenn sie mit Skoliosen verbunden sind.

Die seitliche Unterbrechung des Wirbelbogens, die als Ziffer 2 der Abbildung 2/10 dargestellte Zwischengelenkstückfuge (*Spondylolysis interarticularis*), kann verschieden geformt sein und in verschiedenen Höhen sitzen: A, B u. C in Abbildung 4/29. Sie ist Vorbedingung für das Wirbelgleiten und kommt in unterschiedlicher Häufigkeit vor. Eingehende Beschreibung ihrer vielen Probleme in Kapitel 4:5.1 mit Abbildungen.

4:3.4 Zusammengesetzte Wirbelsäulefehlbildungen

Durch vielfältige Kombinationen der besprochenen Fehlformen an Wirbelkörpern und Wirbelbögen ergeben sich zusammengesetzte Wirbelsäulefehlbildungen. Sie sind manchmal sehr unübersichtlich, führen zu *Kyphosen*, *Skoliosen* oder *Kyphoskoliosen*, oft in Verbindung mit Wirbelverschmelzungen, Wirbelkörper- und Wirbelbogenspalten. Viele beeinträchtigen Statik und Dynamik des Achsenskeletts so erheblich, daß ihre individuale Belastbarkeit von Fall zu Fall geklärt werden muß. Regelmäßige Überwa-

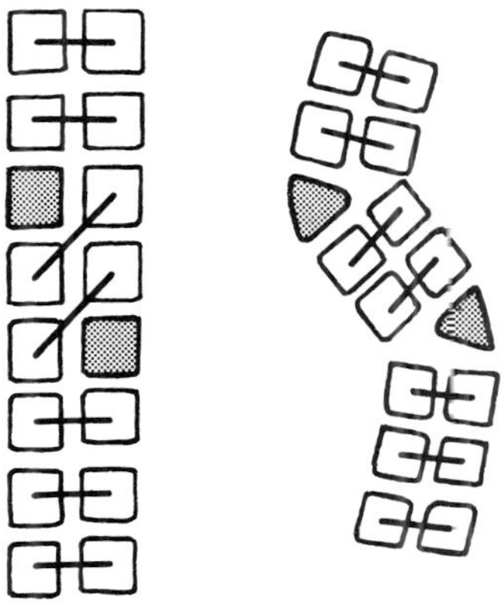

Abb. 4/4: Schema des Verschiebens von Halbsegmenten mit Skoliose (hemimetamere Segmentverschiebung)

chungsuntersuchungen sind erforderlich. Das bekannteste Krankheitsbild ist der Kurzhals (*Klippel-Feil*-Syndrom), bei dem der Kopf unmittelbar den Schultern aufzusitzen scheint. Nervale Syndrome treten häufig hinzu.

Manche angeborenen *Skoliosen* beruhen auf einem seitlichen oder mehrfach alternierenden Halbwirbeln, wie sie bei der hemimetameren Segmentverschiebung entstehen: Abbildung 4/4. Häufig sind gleichzeitig Wirbelbogenspalten vorhanden.

Die 10. Arbeitstagung der Gesellschaft für Wirbelsäulenforschung am 28. und 29. Oktober 1977 in Bad Homburg behandelte das Thema „Diagnostik der Wirbelsäulenerkrankungen": *Schlegel* beschreibt die diagnostischen Erkennungsmerkmale der angeborenen Fehlformen.

Knöcherne Verschmelzungen von Wirbelkörpern verbinden sich meist mit Zusammenwachsen von Wirbelbogenteilen (Blockwirbel): Abbildung 4/5.

4:3.5 Enge des Wirbelkanales und der Zwischenwirbelkanäle

Form und Breite des Wirbelkanales, aber auch des Recessus lateralis im Bereiche der unteren Lendenwirbel sind anlagemäßig bedingt. Monoradikulare Ischiassymptome können bei angeborenen Engen des Recessus dann eintreten, wenn eine Höhenminderung des Zwischenwirbelraumes – oft vergesellschaftet mit leichter Rückverschiebung eines Wirbels – zustande kommt: *Krayenbühl* u. *Benini* 1979. Dadurch besteht eine ruhende Leistungsschwäche, die bei besonderen Belastungseinflüssen, zum Beispiel beim Drehen, fühlbare Insuffizienzzeichen hervorruft. Operationen werden gelegentlich erforderlich, siehe 7:4.2.4, 7:4.2.10.

In den letzten Jahren wird auf diese und andere Möglichkeiten der Wirbelkanalenge vermehrt hingewiesen: für die *Halswirbelsäule* von *Bohl* u. *Stefee* 1979, *Caille* 1970, *Chahal* et al. 1982, *Grobovschek* u. *Fischbach* 1979, *Harris* 1978, *Yamamoto* et al. 1979 (Verknöcherung des hinteren Längsbandes); für die *Lendenwirbelsäule* von *Echeverria* u. *Lockwood* 1979, *Rousseaux* et al. 1979, *Schroeder* u. *Lackner* 1980, *Varughese* u. *Quartey* 1979. Die lumbale Wirbelkanalenge läßt sich deutlich mit der Radikulographie darstellen: *Hawkes* u. *Roberts* 1980.

Zur Diagnostik kann die besondere Radikulographie (6:3.4.3) sowie die Computertomografie (CT) hilfreich sein: *Klumair* u. *Fochem* 1980, *Lancourt* et al. 1979, *Schubiger* 1984, siehe auch 6:3.4.4.

Neben der Wirbelkanalenge spielt die *Enge der Zwischenwirbelkanäle* (Zwischenwirbellöcher) eine bedeutende Rolle für viele Krankheitsbilder. Jede Osteochondrosis disci bedingt mit

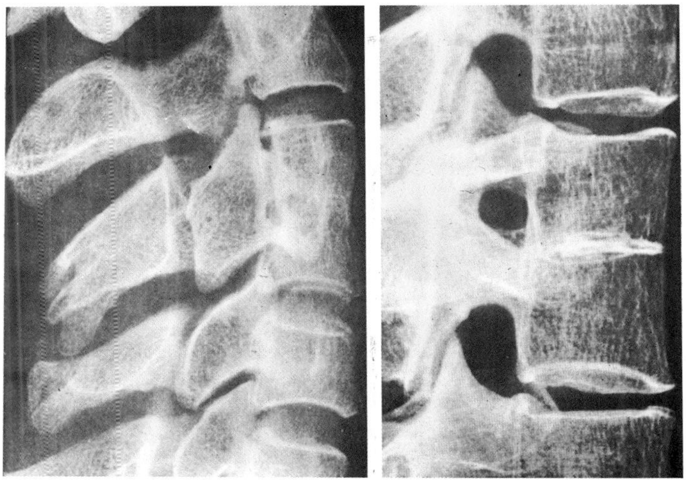

Abb. 4/5: Blockwirbel/Coalitio vertebrae
Links: knöcherne Verschmelzung des 3. und 4. Halswirbelkörpers und ihrer Gelenk- und Dornfortsätze bei 45jährigem Mann
Rechts: Angeborener Blockwirbel bei 56jähriger Frau. Erhebliche Enge des Zwischenwirbelkanals

und ohne Verschieblichkeit im Segment bereits durch die verminderte Höhe des Zwischenwirbelraumes auch eine verringerte Durchgangsweite der paarigen Zwischenwirbelkanäle. Druck auf Nerven und Blutgefäße mit ihren Fernwirkungen bleiben nicht aus. Sie sind in mehreren Kapiteln geschildert, zum Beispiel in 3:4.3, 4:5.1, 4:5.4 und anderen.

4:3.6 Bedeutung der Übergangsregionen

Die vier Übergangsregionen am Rückgrat (Kopf/Halswirbelsäule, Halswirbelsäule/Brustwirbelsäule, Brustwirbelsäule/Lendenwirbelsäule, Lendenwirbelsäule/Kreuzbein) haben sowohl für die Statik wie für die Dynamik des zentralen Achsenorganes wichtige Funktionen zu erfüllen. Am bedeutsamsten ist dies an den beiden Enden der Wirbelsäule.

Die Übergangsregionen sind bei normalem Aufbau der Knochen in der Wirbelkörperreihe und in der Wirbelbogenreihe bei gleichzeitig vollkommen gesunder Zwischenwirbelscheibe ohne Probleme. Da jedoch Variationen und Fehlformen stets Schwierigkeiten bereiten, die in den Kapiteln 4:3.1 bis 4:3.4 beschrieben wurden, ist an dieser Stelle nur der Hinweis erforderlich, daß sich solche Schäden an den unter besonderer Belastung stehenden Übergangsregionen ausgesprochen zu Störfaktoren der Leistungsfähigkeit entwickeln. Dies ist in den genannten Kapiteln bereits angedeutet.

Die Berücksichtigung der Übergangsregionen und der von ihnen ausgehenden Symptome und Syndrome wurden in den letzten Jahren von vielen Autoren angeregt. Eine Übersicht über die Störmöglichkeiten gibt *Maigne* 1984: Tabelle 4/1. Er bespricht entstehende Dysfunktionen und ihre Folgen. Gewisse Haltungsgewohnheiten lösen Beschwerden in manchen Übergangsbereichen aus. Die Untersuchungs- und die chiropraktischen Therapieverfahren beschreibt der Autor nur kurz, aber übersichtlich.

Vor allem leiden die Bewegungssegmente im Bereich von Übergangsabschnitten durch frühzeitiges Auftreten von Verschleiß in den Zwischenwirbelscheiben und von Arthrose der zugehörigen Gelenke. Für die Übergangsregionen ist infolgedessen die Arthrosehäufigkeit (siehe in Kapitel 4:6.5) hoch und die Arthrosen entstehen bereits in jugendlichen Jahren. Die dadurch bedingten Bewegungsschwierigkeiten, die bis zur knöchernen Steife führen können und die Beschwerden – örtliche und ausstrahlende Schmerzen – erstrecken sich nicht selten über mehrere Bewegungssegmente oberhalb/unterhalb der eigentlichen Übergangsregion. Die

Tab. 4/1: Die Syndrome der Übergangsregionen (nach *Maigne*). Die Kreuze markieren die Häufigkeit

Zerviko-okzipitaler Übergang
- Kopfschmerzen^{++++}
  - supraorbital
  - okzipital (Ausbreitungsgebiet des Arnoldschen Nerven)
  - okzipito-maxillar (diese verschiedenen Formen können auch gemeinsam auftreten)
- Schwindel^{+}
- Gehörstörungen^{+}
- Bewußtseinsverlust^{+}
- Tendenz zu Depressionen^{+} usw.

Zerviko-thorakaler Übergang
- Zervikalgien^{+++}
- Zerviko-brachiale Neuralgien^{++}
- Interskapulo-vertebrale Dorsalgien^{++++}
- Tendinalgien der Schulter^{+++}
- Epikondylalgien^{+++}
- Epitrochlealgien^{+}
- Akroparästhesien^{+} usw.

Thorako-lumbaler Übergang
- Tiefe Lumbalgien^{++++} („Tiefe Lumbalgien mit hohem Ausgangspunkt" nach *Maigne*)
- Pseudo-viszerale Schmerzen^{++}
- Hemipubalgien^{++}, Adduktorenschmerzen^{++}
- Pseudoperiarthritis der Hüfte^{++}

Lumbosakraler Übergang
- Lumbalgien
  - diskale^{++++}
  - von den hinteren Gelenken ausgehend^{+++}
  - ligamentäre^{+}
- Ischialgien^{++++}

Krankheitsbilder sind vielgestaltig, Segmentdiagnostik ist deshalb erforderlich. Nur dann kann die Therapie gezielt sein. Versteifende Operationen werden oft notwendig.

Von den Übergangsabschnitten können also bedeutende Störfaktoren ausgehen, die zu geminderter Leistungsfähigkeit führen. Die Bereiche der Kopfgelenke (4:6.5.4) und des Lendenwirbelsäule/Kreuzbein/Überganges (4:6.5.8) sind für Diagnostik und Therapie die schwierigsten Übergangsregionen. Im Bereiche der 5 Kopfgelenke bleiben Arthrosen trotz ihrer Häufigkeit oft lange Zeit als Ursache von Beschwerden verborgen, weil nur besondere röntgendiagnostische Verfahren Klarheit bringen. Das gilt im täglichen Leben, mehr aber noch für verschiedene Sport und Turndisziplinen, worüber Kapitel 4:6.4 besondere Hinweise enthält.

Der Übergang der Lendenwirbelsäule zum Kreuzbein (Lenden-Kreuzbein-Knick) muß erhebliche Lasteinflüsse aushalten. Er war infolgedessen seit jeher das Interessengebiet vieler praktischer und wissenschaftlicher Studien: siehe in 2:2.9. Diese Region bildet zugleich den Übergang zwischen Wirbelsäule und Becken, hat deshalb enge Zusammenhänge mit dem Beckenring: Ileosakralgelenke, Schambeinfuge, siehe in 2:2.6.3 u. 4:6.5.3.

In die Belastungsverhältnisse des Lendenwirbelsäule/Kreuzbein/Überganges reihen sich noch zusätzliche Schwierigkeiten ein, die bei gleichzeitiger Spondylolysis/Spondylolisthesis (4:5) sowie bei Pseudospondylolisthesis (4:5.4) bestehen. Der häufige Verschleiß der präsakralen Zwischenwirbelscheibe mit knöchernen Randzacken und die Arthrosen der Wirbelbogengelenke dieses Bereiches vermehren mit zunehmendem Alter die Schwierigkeiten der Region für den Erkrankten. Die Achsen für das Tragen der Rumpflast und äußere Lasteinflüsse vermehren die Beschwerden. Hinzu kommt die häufige Änderung der Lage der Beckeneingangsebene. Bestehen außerdem Arthrosen der Hüftgelenke, wirken auch die von ihnen ausgehenden Belastungsschwierigkeiten sehr ungünstig. Die gesamte Lenden-Becken-Hüft-Region (LBH) bedarf einer sorgfältigen diagnostischen Analyse und der darauf abgestimmten Therapie. Eine durch solche Verhältnisse im LBH-Abschnitt hervorgerufene Beckenringlockerung kann hinzukommen. Sie wird oft übersehen, obwohl sie wesentliche Mitursache von Beschwerden sein kann. Chirodiagnostik und Chirotherapie sind zu erwägen (7:4.1.3).

4:3.7 Leistungsstörungen durch Variationen und durch Fehlformen

Variationen und Fehlformen geringen Grades verursachen im jugendlichen Lebensalter kaum merkbare Störungen, können aber in späteren Lebensaltersstufen oder wenn sie unter besonderer äußerer Belastung stehen, zunehmend Beschwerden mit sich bringen. In der Jugendzeit werden selbst erhebliche Veränderungen des Rückgrates durch Variationen oder Fehlformen infolge der kräftig entwickelten Muskulatur und der jugendlich straffen Bändersysteme so ausgeglichen, daß statische ebenso wie dynamische Beanspruchungen schmerzfrei bleiben.

Besondere Beschwerden entstehen für den gestörten Wirbelsäulebereich durch das häufige Auftreten von Zwischenwirbelscheibeverschleiß und/oder durch Arthrosen der Wirbelbogengelenke. Sie bilden sich in späteren Lebensjahrzehnten fast regelmäßig auch in den Nachbarschaftsregionen oberhalb oder unterhalb veränderter Abschnitte des Rückgrates. Gleichartige Nachbarschaftsreaktionen entstehen oft nach operativen Versteifungen, das heißt nach vorderen oder hinteren Spondylodesen. *Goymann* u. *Konermann* machten 1981 in einer zusammenfassenden Mitteilung darauf aufmerksam.

4:4 Fehlformen der Wirbelsäule

4:4.1 Kyphosen

Aus der großbogigen Kyphose der Gesamtwirbelsäule des Neugeborenen entstehen während der Sitzphase und dem Beginn des aufrechten Gehens die Lordosen der Halswirbelsäule und der Lendenwirbelsäule, die wichtige Kyphose der Brustwirbelsäule und die biomechanisch weniger bedeutsame Kyphose des Kreuzbeines (Abb. 4/1b). Die durch Nachlassen der Muskelkräfte und durch Bänderschlaffheit häufig auftretende verstärkte Brustkyphose wird als Haltungsschwäche oder Haltungsverfall bezeichnet: „Schülerkyphose" der Wachstumszeit (7:2.3.2). Allerdings dürfen solche Diagnosen nicht über eine unter Umständen zugrunde liegende ernste Erkrankung, die Adoleszentenkyphose, hinwegtäuschen (4:3.2). Jede Zunahme der natürlichen Krümmung im Bereiche der Brustwirbelsäule bedarf der Klärung ihrer Belastbarkeit unter Zuhilfenahme aller diagnostischer Möglichkeiten.

Die Ursachen von angeborenen Kyphosen werden in 4:3.2 bis 4:3.4 besprochen. Weitere und oft recht *auffallende Kyphosen* bilden sich noch bei verschiedenen Systemerkrankungen der Knochen. Dazu gehören erbkonstitutionelle Krankheiten ebenso wie alterns- oder ernährungsbedingte Osteoporosen, Osteomalazien oder Osteodystrophien. Wenn Systemerkrankungen des Knochengerüstes bekannt werden, ist die Wirbelsäule stets in die Diagnostik einzubeziehen. Bei zunehmenden – meist schmerzhaften – Kyphosen muß nach solchen Erkrankungen gefahndet werden, da sie sich durch die Belastungen des täglichen Lebens verschlimmern können.

Kyphosen nach Wirbelbrüchen und nach Osteomyelitis (z.B. Gibbus durch Tuberkulose) bieten in jedem Einzelfall die bekannten Probleme der Behandlung, der ärztlichen Nachsorge und der späteren Belastbarkeit.

4:4.2 Adoleszentenkyphose / Scheuermann-Krankheit

Haltungsschwäche und Brustkyphose gehören bei der Jugend heute zu dem Ausdruck eines Lebensstiles, dem aller Zwang zuwider ist. Nach außen hin wird die *„lässige" Krummhaltung* als gewollt sichtbares Zeichen zur Schau gestellt. Bedenklich ist die fortschreitende Rückenmuskelschwäche, die im engen Verbund mit „innerer" Haltung – vielmehr mit innerer Fehlhaltung – einen Teufelskreis schließt, der nur schwer durchbrochen werden kann: *Jeanstyp* 7:2.3.2. Hinzukommende Rückensteife erschwert die Abgrenzung zur primär krankhaft entstandenen Kyphose der Jugendlichen, der häufigen *Scheuermann*-Krankheit, dem *Krummwuchs.* In der Literatur werden trotz zahlreicher experimentaler und klinischer Studien noch immer die verschiedensten Gruppen von Ursachen erörtert. Dabei spielt die erbliche Anlage eine wichtige Rolle, wie sich aus der Zwillingsforschung und bei Studien von Familien ergab: *Kuhlenbäumer* 1977, Literatur bei *Lenz* 1980, *Bradford* schreibt 1977 kurz und bündig: "The etiology of Scheuermann's disease is unknown". Mit allerdings nicht ausreichend kritisch geprüften Annahmen hält *Kohlbach* 1979 die Evolution für die ausschlaggebende Ursache.

Daß der Rundrücken Jugendlicher bereits vor Jahrhunderten bestanden hat, wurde in Röntgenaufnahmen von ägyptischen Mumien gefunden. *Schermuly* u. *Eggebrecht* stellten 1976 die Literatur zusammen. An dem so häufigen und äußerlich auffallenden Krummrücken konnte auch die Kunst nicht vorübergehen, wie unter anderem das Bild der vier Hexen von Albrecht Dürer aus dem Jahre 1497 zeigt: Abb. 5/2a.

Die Adoleszentenkyphose ist in ihren verschiedenen Ausprägegraden zweifellos der häufigste Schaden an der Wirbelsäule der heranwachsenden Jugend – mit Folgen bis in das höchste Lebensalter. Bei mindestens der Hälfte aller Jugendlichen bestehen Röntgenzeichen der *Scheuermann*-Krankheit, und 50% von ihnen leiden unter mehr oder weniger Beschwerden. Die Kyphose der Heranwachsenden bietet eine breitgefächerte Skala von geringen Schäden der Wirbelkörperabschlußplatten bis zu erheblichen Formvarianten der Wirbelkörper, die sich im Laufe des Wachstums meist verstärken und in vielen Fällen zum typischen Krummrücken führen. Der Entwicklungsgang ist in Abbildung 4/6 schematisch aufgezeichnet. Deckplatten und Randleisten der Wirbelkörper können unterschiedlich stark am Krankheitsvorgang beteiligt sein.

Auf jeden Fall sitzt die Ursache der Schäden in den Wachstumszonen der Wirbelkörper-Bandscheibe-Grenze: Abbildungen 4/7, 4/8, 4/9.

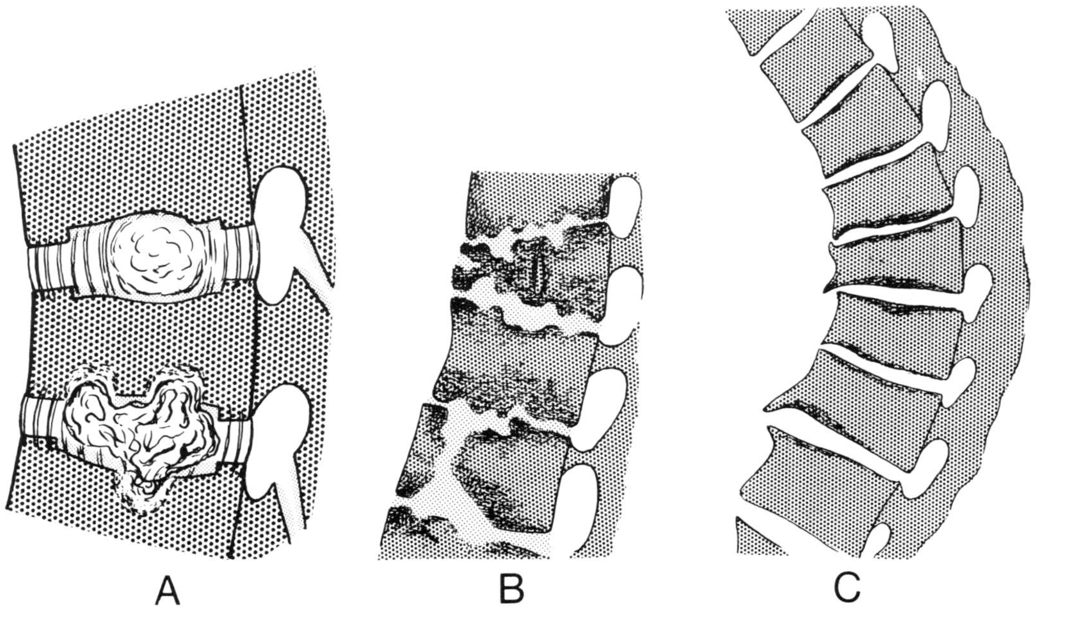

Abb. 4/6: Schematische Darstellung der Entwicklung einer Adoleszentenkyphose
A Beginnende Schäden an den Grenzschichten Wirbelkörper/Bandscheibe
B Skizze der Tomografie einer schweren Adoleszentenkyphose
C Skizze der Röntgenbilder einer mit völliger Steife ausgeheilten *Scheuermann*-Krankheit

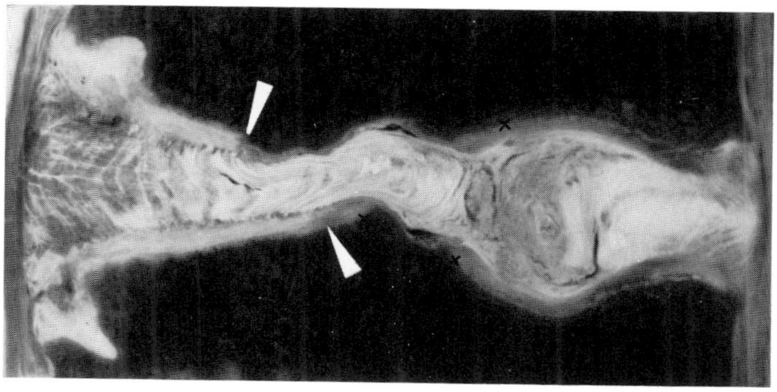

Abb. 4/7: Schnitt in der Sagittalebene eines Brustwirbelstückes (14jähriger) bei ausgeprägter Adoleszentenkyphose. Im vorderen Bandscheibeabschnitt sind die Wirbelkörperrandleisten noch knorpelig. Angrenzende Hyalinknorpelplatten bis zu den Pfeilen unverändert. Die weiter rückwärts anschließenden Knorpelplattenabschnitte sind zerstört. Gallertkern stark verändert mit Spalten nach oben und unten in die Wirbelkörperabschlußplatten ausgebuchtet. Lamellenringe haben vorn gestörten Richtungsverlauf

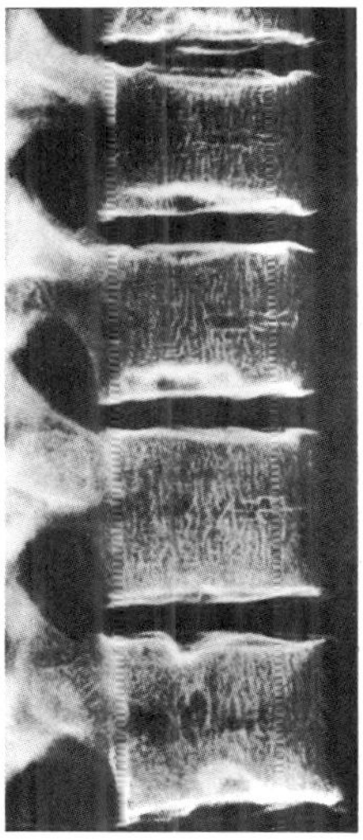

Abb. 4/8: Ausbuchtungen der Bandscheiben im Bereich der früheren Chordadurchtrittsstelle: *Schmorl*-Knoten in Reihenanordnung

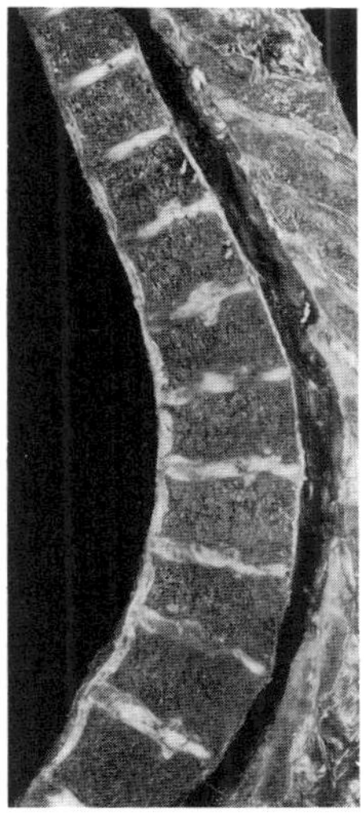

Abb. 4/9: Sagittalschnitt durch die Brustwirbelsäule eines 18jährigen mit typischer juveniler Kyphose. Zwischenwirbelräume haben verringerte Höhe, unregelmäßige Grenzen zu den anliegenden Wirbelkörpern. Einige Einbrüche von Bandscheibegewebe in die Wirbelkörper: Noduli *Schmorl*

Und während der zeitweise schubartig, zeitweise langsamer verlaufenden Wachstumszeit, also bis zum 14./16. Lebensjahr, sind diese Grenzzonen noch unverfestigt, daher instabil und leicht zu schädigen, wenn sie unter Drucklast geraten: im täglichen Leben, während der beruflichen Lehrzeit, in der Schule beim Sitzen, beim Motorradfahren, im frühkindlichen sportlichen Leistungstraining.

Bemerkenswert ist eine weitere Feststellung: Stehen wachsende Wirbel unter Einfluß einer Kyphose, so verstärken sich die Distraktionskräfte im Bogenteil. Dadurch kommt es zur Höhenzunahme der Bögen und Verlängerung der Gelenkfortsätze. Dies fixiert die Kyphose und behindert die Aufrichtmöglichkeit: *Heine* 1981.

Christ u. *Dupuis* (1968) fanden bei der Untersuchung jugendlicher Landwirte 51,5% schwerwiegende Befunde von Adoleszentenkyphose. Bei ihrer Häufigkeit ist es verständlich, wenn *Gschwend* (1965, 1972) in 70 bis 80% der Fälle von Chondrosen und Osteochondrosen in späteren Lebensjahren einen Zusammenhang mit der Adoleszentenkyphose feststellt.

Ross (1962) untersuchte die Wirbelsäulen von 5000 gesunden, beschwerdefreien Jugendlichen im Alter zwischen 15 und 22 Jahren röntgenologisch. Die Aufnahmen ergaben nur bei 31,6% normale Befunde. Bei 33,6% bestanden leichte, bei 27,6% mittelschwere und bei 7,2% schwere Wirbelsäuleschäden. Trotz der hohen Untersuchungszahlen ist die Aussagefähigkeit dieser Statistik begrenzt, das heißt, sie vermittelt einen zu günstigen Eindruck, da die Untersuchten bereits eine Auslese „beschwerdefreier gesunder Jugendlicher" darstellten, die sich freiwillig zur Tauglichkeitsprüfung für den Polizeiberuf meldeten. Die von *Ross* erhobenen Befunde geben immerhin Anhaltspunkte für das Verteilungsmuster häufiger Wirbelsäuleschäden. In Abbildung 4/10 betreffen einige Teilbilder verschiedene Zustände aus dem Komplex der Adoleszentenkyphose.

Bei 403 Einstellungsuntersuchungen von Lehrlingen der Schiffbauindustrie stellte *Nauwald* 1976 in 52,61% eine unveränderte Wirbel-

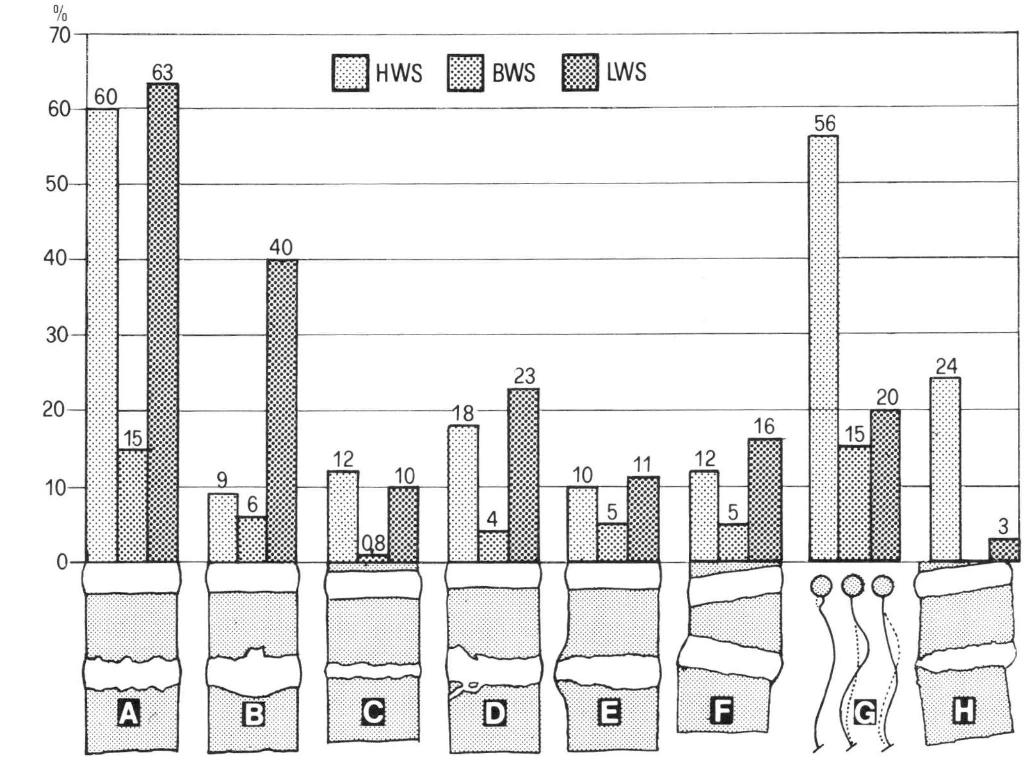

Abb. 4/10: Verschiedene häufige Veränderungen in Röntgenbildern Jugendlicher (nach *Roß*)
A Unregelmäßige Wirbelkörperabschlußplatten
B Einzelner *Schmorl*-Knoten (oben), Einbuchtung der Wirbelkörperabschlußplatten
C Höhenminderung der Bandscheibe
D Unregelmäßigkeiten vorderer Wirbelkörperkanten
E Knöcherne Randlippen
F Keilwirbel
G Kyphose der HWS, Brustkyphose mit ausgleichender Lordose, Flachrücken
H Wirbelverschiebung

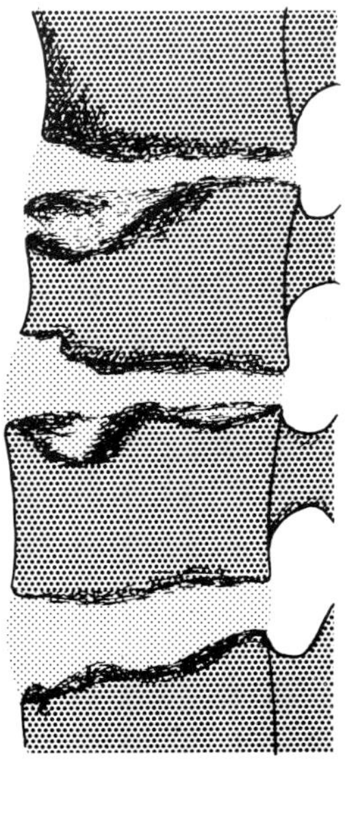

Abb. 4/11: Schemazeichnung nach Röntgenbefunden. Geht die Adoleszentenkyphose in die Lendenwirbelsäule über, dann treten die Schäden oft sehr erheblich auf. Vordringendes Bandscheibegewebe kann zur Wirbelkörperkantenabtrennung führen, vergleiche Kapitel 4:6.2.6

säule fest. Nach seinen Zahlen stammen 11,41% der krankhaften Befunde aus dem Gebiet der Adoleszentenkyphose und 20,59% betreffen Skoliosen unterschiedlicher Ausprägung. Wenn der Vergleich von Statistiken eine Schwankungsbreite zwischen 0,4% und 82% (!) ergibt, können nur Unterschiede in der Nomenklatur, in der Grundauffassung über die Krankheitszeichen oder das Fehlen von Röntgenaufnahmen Ursache dafür sein: siehe Statistik in Tabelle 4/1.

Wie bereits erwähnt, haben etwa 50% aller jugendlichen Wirbelsäulen Anzeichen dieser Krankheit. Sie ruft bei der Hälfte der Fälle deutliche Kyphosen in der unteren Brustwirbelsäule hervor. Häufig bestehen die typischen Krankheitszeichen auch oder vorwiegend im oberen Bereich der Lendenwirbelsäule (Abb. 4/11) mit besonders heftigen Beschwerden und einer bei unzureichender Therapie rasch zunehmenden Kyphose. Die ausgeprägteren Krankheitsfälle wirken durch ihre Rückstände mit Beschwerden und Belastungsschwierigkeiten in spätere Lebensjahrzehnte fort.

Die beschriebenen an den Deck- und/oder Grundplatten eingedellten Wirbelkörper, die reihenweise an zahlreichen übereinanderliegenden Wirbelkörpern vorkommen können und die bekannten *Schmorl*-Knoten darstellen (Abbildungen in 4:6.2.5), spielen bei dem Entstehen der Adoleszentenkyphose eine gewisse Rolle. Hinzu kommen noch Entwicklungsfehler, die dem Kreis der enchondralen Dysostosen angehören. Ein Zusammenhang mit den abortiven Formen der Mucopolysaccharidosen ist wahrscheinlich. *Mau* spricht 1958 und 1972 von Schäden der Knorpelverknöcherung in den Wirbelkörperabschlußplatten unter Beteiligung der Zwischenwirbelscheiben.

An den Deck- und Grundplatten der wachsenden Wirbelkörper entstehen die von *Scheuermann* beschriebenen Schäden. Sie bilden sich vorwiegend im Wachstumsschub während der Pubertät: *Aufdermaur* 1976, *Schmorl* u. *Junghanns* 1932, 1968 u.a. Der bei allen Lasteinflüssen, insbesondere bei gekrümmtem Sitzen, auf den vorderen Teilen der Brustwirbelsäule liegende Druck hemmt zusätzlich das gestörte Wachstum an der Wirbelkörper-Bandscheibe-Grenze. Gefördert wird die Kyphose der Brustwirbelsäule noch durch den sich mehr und mehr verkürzenden großen Brustmuskel, weil er Schultergelenk und Schulterblatt nach vorn zieht. (Entsprechend gegenwirkende Gymnastik ist erforderlich!). So entstehen Keilwirbel mit Zuspitzung nach vorn. Die Keilwirbel und die nach dem Wachstumsabschluß unregelmäßig wellig bleibenden Deck- und Grundplatten der Wirbelkörper sind die lebenslangen Zeichen der Krankheit. Das sich in der Zeit zwischen dem 13. und 16. Lebensjahr abspielende Zusammenwirken des gestörten Wachstums mit körperlichen Belastungen, wie gekrümmtes Sitzen, Schulsport und besondere Anforderungen der Lehrzeit, gaben der Krankheit die Namen „Sitzkyphose" und „Lehrlingskyphose": *Elsner* 1913. Die ärztlichen Erfahrungen berechtigen zu der Annahme, daß für den Sitzbuckel/Lehrlingsbuckel der endogene Ursacheranteil die wesentliche Voraussetzung ist. Trotzdem darf die exogene Belastung – schon im Hinblick auf die dringend notwendigen Vorbeugemaßnahmen und auf die Therapienotwendigkeit – nicht als nebensächlich abgetan werden.

Bemerkenswert sind noch die zahlreich beobachteten Kyphosen (sehr häufig „Totalkyphosen") im Bereiche der Brustwirbelsäule bei Leistungssportlern: Boxerbuckel (8:4.5.2), Turnerbuckel (8:4.9.1), Ruderbuckel (8:4.10.2), Schwimmerbuckel (8:4.10.4). Hierzu scheinen die Fragen berechtigt, welchen Anteil daran Vorschäden im Sinne der Adoleszentenkyphose haben und/oder wie weit die sportliche Trainingsbelastung der Jugendlichen, die oft schon in der frühen Schulzeit mit einem sportspezifischen Training sowie mit Wettkämpfen beginnen, die sehr oft eine verschlimmernde Rolle spielen: vergleiche dazu 8:8.2, 8:9.1.

Nach den Erfahrungen von *Mitzkat* (1980) führt körperliche Beanspruchung in späteren Lebensjahren erneut zu Rückenbeschwerden, wenn Restzustände einer Adoleszentenkyphose vorliegen. In diesem Zusammenhang würde noch die Frage zu klären sein, ob langzeitige „Sitzarbeit" und/oder Einflüsse von Vibrationen die Beschwerden der Jugendzeit wieder aufflammen lassen.

Da die Adoleszentenkyphose in verschiedenen Ausprägungsgraden vorliegt, sind mehrfach Stufen der Zustandsbilder vorgeschlagen worden: drei bis fünf Stadien sind üblich, wobei fließende Übergänge bestehen. Bei der Einteilung in Zustandsgruppen lassen sich die typischen Röntgenzeichen folgendermaßen beschreiben:

Stadium 1
Isolierte und geringfügige Unregelmäßigkeiten an den Wirbelkörperabschlußplatten.

Stadium 2
Stärkere Unebenheiten (Wachstumsunruhe) an den Wirbelkörperabschlußplatten, wie sie im allgemeinen bei Beginn einer Scheuermann-Krankheit vorliegen.

Stadium 3
Klassisches Bild der Adoleszentenkyphose mit zahlreichen *Schmorl*-Knoten, Höhenabnahme der Bandscheibenräume, Keilwirbel im erkrankten Bereich.

Stadium 4
Endzustand der *Scheuermann*-Krankheit mit welligen, aber geglätteten Wirbelkörperabschlußplatten, Höhenverlust der Zwischenwirbelräume, Keilwirbel.

Stadium 5
Schwerste Endformen mit rundbogiger Kyphose der Brustwirbelsäule oder mit tiefsitzender Kyphose am Übergang der Brust- zur Lendenwirbelsäule, hochgradige Einbrüche von Zwischenwirbelscheibegewebe in die Wirbelkörper in den vorderen und mittleren Teilen.

Die beginnende Kyphose läßt sich bei der Inspektion des Rückenprofiles bereits in den Sta-

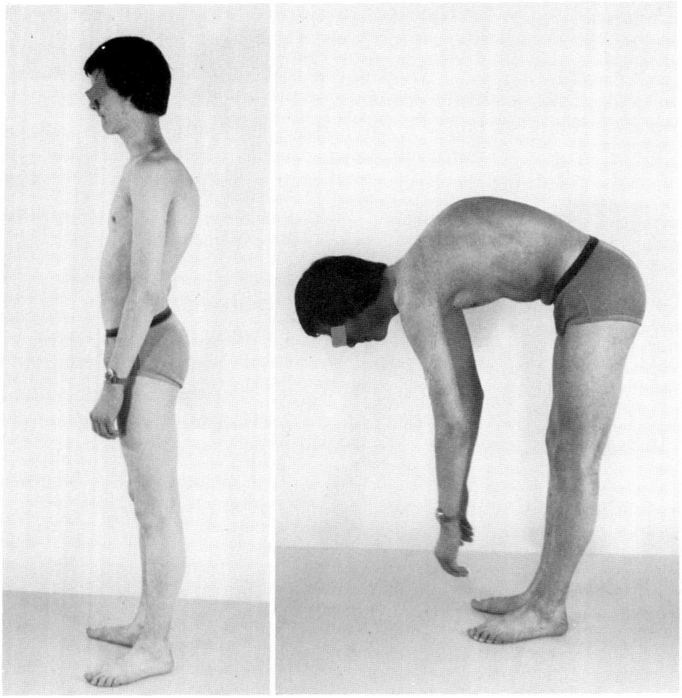

Abb. 4/12: Klinischer Befund eines 19 1/2jährigen Patienten mit einer schweren thorakalen *Scheuermann*-Kyphose. Beachte die verstärkte Kyphose der mittleren und unteren Brustwirbelsäule und die Streckstellung der Lendenwirbelsäule in Rumpfvorwärtsbeuge (aus *Götz* et al.)

dien 1 und 2 erkennen, wird beim Übergang in die späteren Stadien immer auffallender: Abbildung 4/12. Aber bereits in den Anfangsstadien sollte die Röntgendiagnostik nicht versäumt werden, denn sie läßt Einzelheiten erkennen, die für die Beurteilung des Fortschreitens der Krankheit und damit auch für die Therapie wichtig sind. Das Einordnen der Grenzfälle bietet, wie bei allen Gruppierungsversuchen, einen Ermessensspielraum, der auch dem Kundigen manche Schwierigkeiten bereitet.

Die Stadien dienen unter anderem sehr wesentlich der Verständigung über Fragen der Belastbarkeit. Sie ist in Schuluntersuchungen, für das Jugendarbeitsschutzgesetz, bei dem Prüfen der Tauglichkeit für den Beruf, im Sport und im Freizeitverhalten vordringlich zu klären.

Der sofortige Beginn einer EDV-gerechten Dokumentation (6:3.3.3, 6:3.4.5) und ihr laufendes Weiterschreiben ist anzustreben. Denn davon hängen Vorsorgemaßnahmen, gezielte Therapie, die Teilnahme am Schulturnen (7:2.3.5), Aufnahme oder Wiederaufnahme von besonders belastenden Berufstätigkeiten sowie Sportarten (8:8.2) ab.

Hilfreich für das langzeitige Beobachten des Kyphoseverlaufes kann die *Moiré-Topographie* sein: *Horst* u. *Drerup* 1980, siehe auch Kapitel 4:4.4.

Zum häufig umstrittenen Krankheitswert des Morbus *Scheuermann* nehmen *Richter* et al. 1982 Stellung. Sie erkannten, daß die ^{99m}TC-Szintigraphie keine Aussage zur Wertigkeit des Morbus *Scheuermann* zuläßt. Dagegen sind Röntgenbefund, Ergebnis der körperlichen Untersuchung, psychische Verfassung ausschlaggebend. Den wesentlichen Anteil an der Diagnose, der Zuteilung in eine der genannten Gruppen und an dem Urteil über die augenblickliche (sportliche) Belastbarkeit bringt allein die persönliche Erfahrung des Arztes auf diesem Gebiete: siehe auch 8:8.2.

Die Behandlung nimmt in der Literatur einen großen Raum ein. Zusammenfassende neuere Arbeiten von *Matthiaß* 1980, *Rathke* 1980. Über konservative Therapie berichten in „Die Wirbelsäule in Forschung und Praxis" Band 89 (1980): *Edelmann*, *Groeneveld*, *Henßge*, *Weiß*, *Zapfe* und andere. Über die Prognose der *Scheuermann*-Krankheit haben *Heine* et al. 1981 statistische Unterlagen erarbeitet.

Weitere Literatur: *Bradford* et al. 1980 (vordere und hintere Spondylodese), *Krahl* et al. 1980, *Niethard* u. *Gärtner* 1980, *Puhl* et al. 1980 (Röntgenologie), *Rathke* 1980, *Steinbrück* et al. 1980 (Sporttauglichkeit).

Eine Hilfsmaßnahme für die Diagnostik und für die Dokumentation des Rundrückens der Jugendlichen sowie besonders noch für den Nachweis des operativen Erfolges bietet die Moiré-Topographie (Abb. 4/13). Nähere Angaben zu Technik und Operationserfolgen in 7:4.2.6.

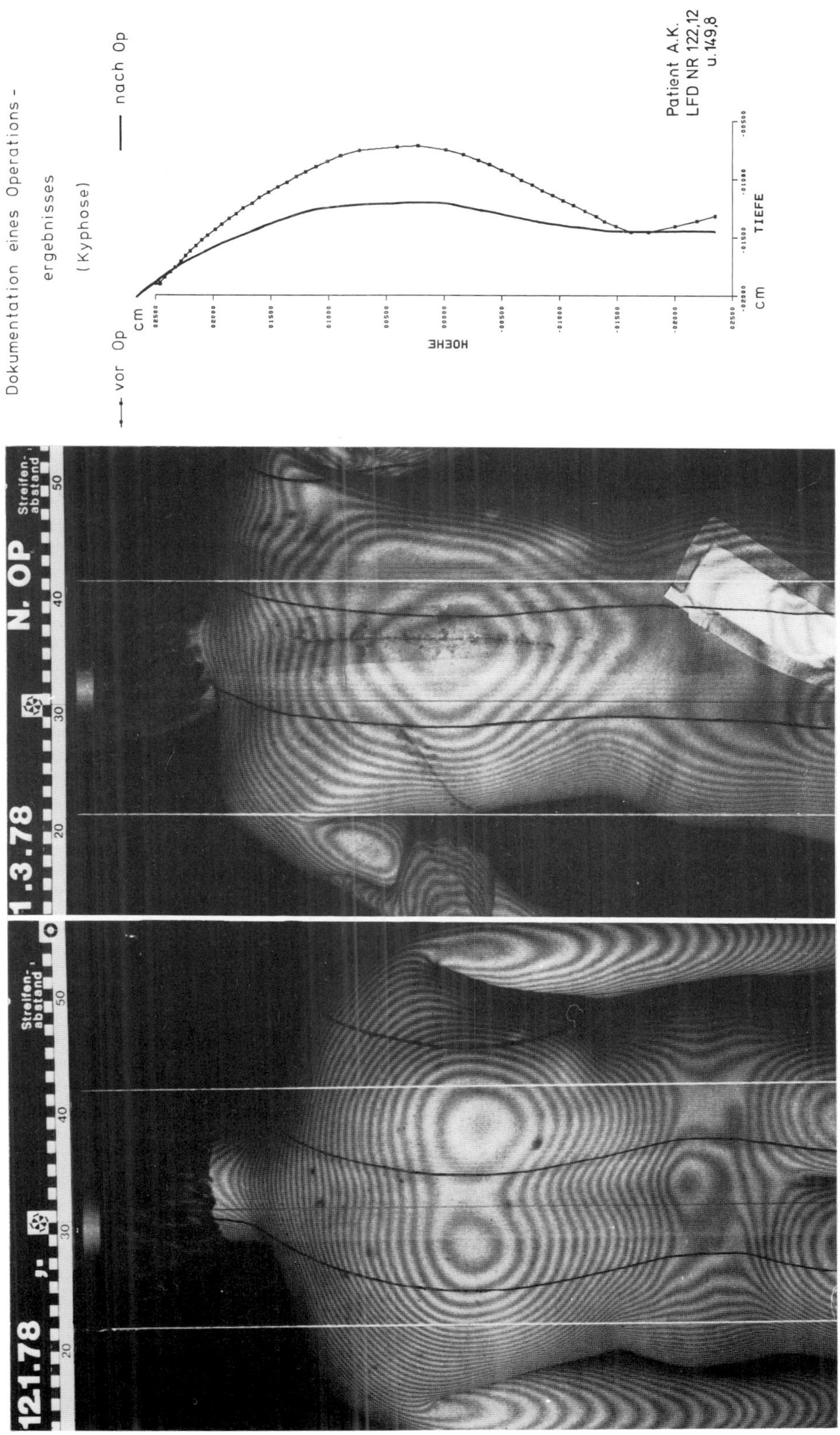

Abb. 4/13: Dokumentation der Aufrichtungsoperation bei Adoleszentenkyphose
Links: Moiré-Topogramm vor Operation, nach Operation
Rechte Skizze: Vergleich der Sagittalmitteprofile (aus *Drerup*)

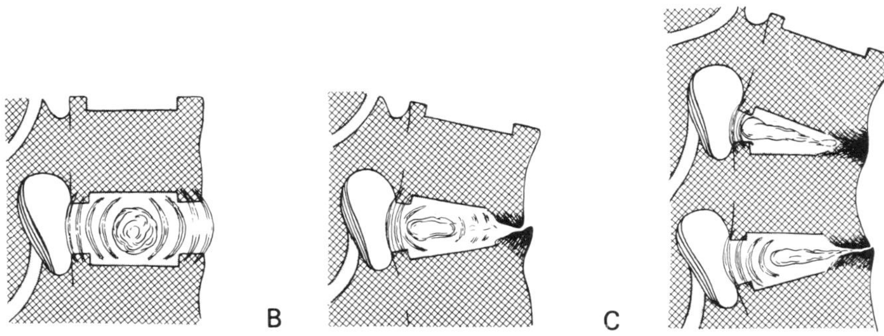

Abb. 4/14: Schematische Darstellung der schrittweisen Entwicklung einer Alterskyphose. Nach Zermürbung der vorderen Teile des Randleistenfaserringes kommt es zur Höhenverminderung in den vorderen Teilen des Zwischenwirbelraumes, zu Druck und Reibung der vorderen Kanten der übereinander liegenden Wirbelkörper mit Sklerosierung (A, B) und schließlich zur Verknöcherung (C)

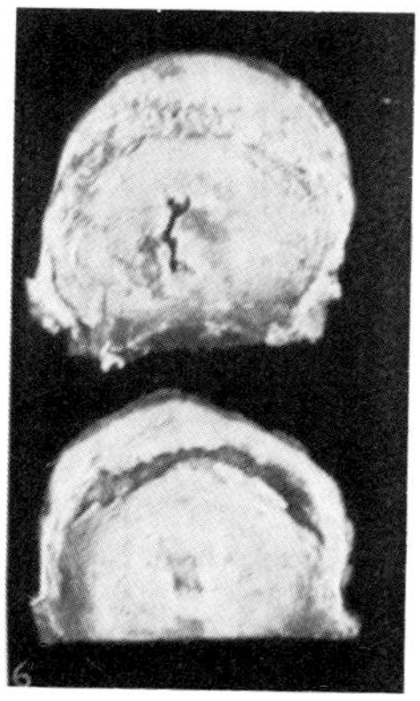

Abb. 4/15: Lichtbild horizontal aufgeschnittener Zwischenwirbelscheiben von zwei älteren Menschen. In der oberen ist außer einer Spaltbildung im Gallertkern eine bröcklige Nekrose der vorderen Teile des Faserringes sichtbar. In der unteren besteht ein etwas unregelmäßig begrenzter, klaffender, sichelförmiger Spalt im Faserring vorn, entlang dem hinteren Rande der Randleiste. In der Tiefe des Spaltes ist die knöcherne Schlußplatte des anliegenden Wirbelkörpers sichtbar. Beide Bilder zeigen Vorzustände der Alterskyphose

4:4.3 Alterskyphose

Eine spezifische Bandscheibeveränderung an der Wirbelsäule des alternden Menschen, die erstmals *Junghanns* 1932 gegenüber anderen Kyphoseformen abgrenzte, führt zur Alterskyphose: Kyphosis senilis. In Abbildung 4/14 ist ihr schrittweises Entstehen schematisch skizziert. Im Gegensatz zur Adoleszentenkyphose, deren Krümmungsscheitel im unteren Teil der Brustwirbelsäule, oft sogar an der Lendenwirbelsäule sitzt, findet sich das Zentrum des Rundbogens der Alterskyphose im oberen bis mittleren Teil der Brustwirbelsäule. Wahrscheinlich ist der infolge nachlassender Aufrichtungskraft der Muskulatur auf den vorderen Teilen der Bandscheiben ruhende Dauerdruck bei gleichzeitiger alternsbedingter Ernährungsstörung Ursache für die Gewebsnekrosen. Der Zwischenwirbelraum verliert vorn an Höhe. Der unmittelbare Druck auf die vorderen Anteile der Wirbelkörper führt zur Knochenverdichtung. Schließlich kommt es zu einem festen knöchernen Verbund im vorderen Abschnitt. Der Vorgang schreitet von oben nach unten fort.

Einzelheiten über den Verlauf sind aus den Abbildungen 4/15 bis 4/19 zu erkennen.

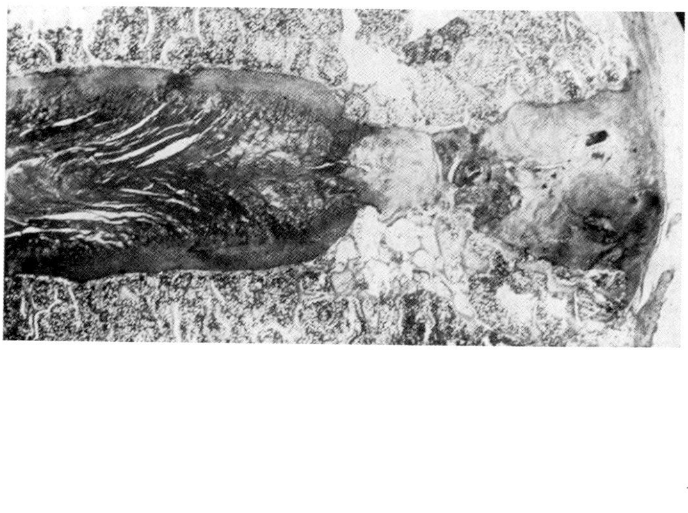

Abb. 4/16: Mikrophotogramm des Sagittalschnittes durch eine Zwischenwirbelscheibe. Vordere Hälfte = beginnende Alterskyphose, Einwachsen von Blutgefäßen, fibrösem Gewebe und spongiösem Knochen in die Zwischenwirbelscheibe am hinteren Rand der knöchernen Randleiste

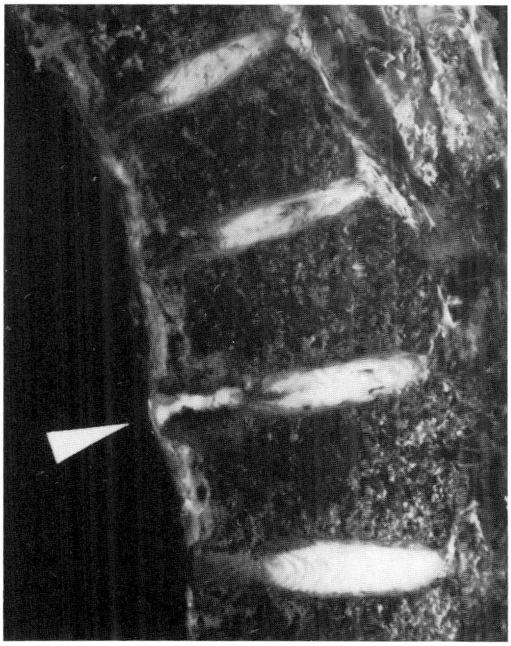

Abb. 4/17: Lichtbild der Sagittalschnittfläche der Brustwirbelsäule (85jährige Frau). Mäßig starke Alterskyphose. Die Bandscheiben sind in der Höhe vermindert, ihre vorderen Abschnitte verknöchert. Eine Bandscheibe (Pfeil) ist vorn fibrös umgewandelt

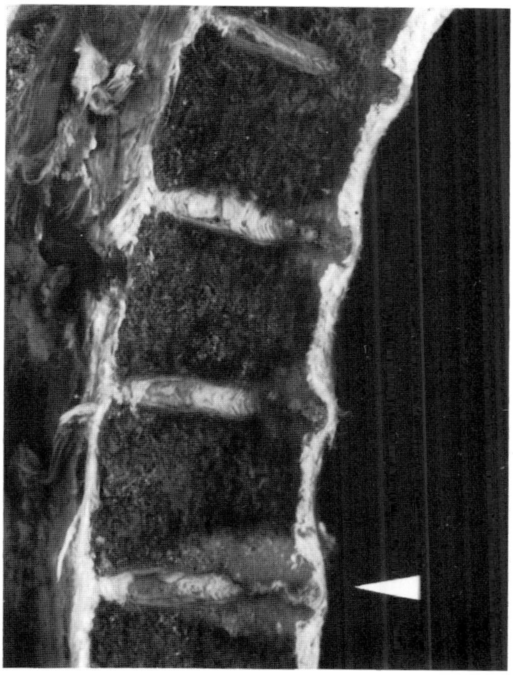

Abb. 4/18: Sagittalschnittfläche der Brustwirbelsäule eines 74jährigen Mannes. Alterskyphose mit typischen Kennzeichen: niedrige Zwischenwirbelscheiben, die im oberen Teil des Bildes bereits verknöchert sind. Am Pfeil floride Zerstörung des vorderen Bandscheibeabschnittes mit breitem umgebenden Verknöcherungsfeld nach oben und unten, vergleiche das nächste Bild

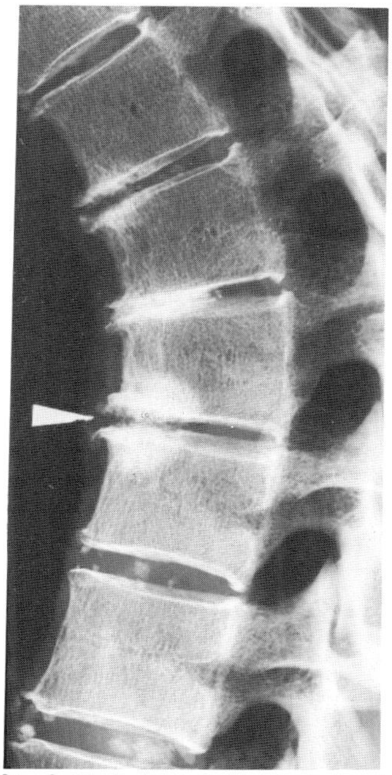

Abb. 4/19: Seitliche Röntgenaufnahme einer Hälfte der in der Sagittalebene durchsägten Brustwirbelsäule einer 63jährigen Frau. Alterskyphose im Entstehen. Niedrige, vordere Zwischenwirbelscheibenabschnitte mit Sklerose der angrenzenden Spongiosa. Einwucherung von Knochengewebe. Kleine Randzacken. Am Pfeil besonders breite Verknöcherungsphasen. Aus Erfahrung ist bekannt, daß diese bald nach dem knöchernen Durchbau von Wirbel zu Wirbel wieder verschwinden

Das Ergebnis des jahrelangen schmerzhaften Verlaufes ist eine rundbogige, oft erhebliche Kyphose: Abbildung 4/20. Während der Anfangsphase treten Schmerzen auf, die im Zuge der Verknöcherung wieder abflauen. Trotzdem wird der starke Rundbogen der Alterskyphose als sehr unangenehm empfunden, da ähnlich wie bei der *Bechterew*-Krankheit der Blick zum Boden gerichtet ist. Häufig tritt die Alterskyphose zusammen mit Osteoporose und gesinterten osteoporotischen Wirbelkörpern auf: Abbildung 4/21. Das führt zu weiterer Zunahme des Rundbogens. Da die Alterskyphose fast immer erst im siebenten Jahrzehnt auftritt, hat der Rundbogen nur wenig Bedeutung für das persönliche Leben, den Beruf oder den Sport. Jedoch sollten weder der Arzt noch der Betroffene einem Behandlungs-Nihilismus verfallen. Zwar ist damit keine Wiederkehr der Beweglichkeit zu erreichen, jedoch vermögen Durchwärmung und Massage der langen Rückenmuskulatur, die bis in die Lenden-, Gesäß- und Beinmuskeln – zur Ergänzung auch in die Nacken-Schulter-Arm-Muskulatur – fortzusetzen sind, das

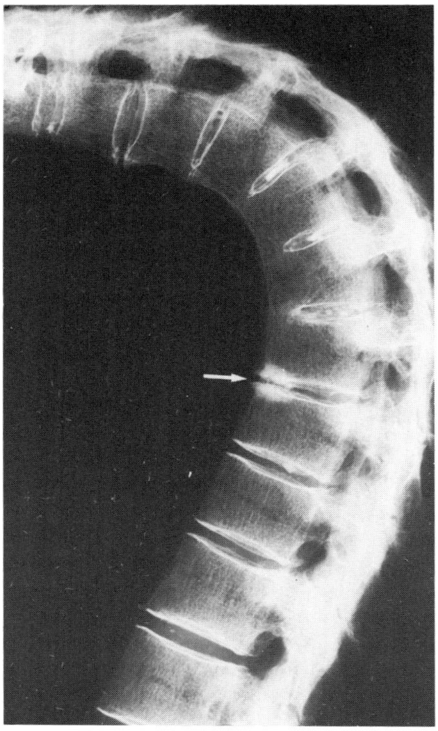

Abb. 4/20: Seitliche Röntgenaufnahme der in der Sagittalebene durchsägten Brustwirbelsäule einer 67jährigen Frau. Versteifte hochgradige Alterskyphose. Vier Zwischenwirbelscheiben in ihren vorderen Abschnitten spongiosiert. In den erhaltenen mittleren und rückwärtigen Zwischenwirbelscheibenteilen liegen einige kleine Kalkeinlagerungen. Die nächst tiefere Zwischenwirbelscheibe vorn niedrig mit Einwucherung von Knochengewebe und Verdichtung der angrenzenden Spongiosa (Pfeil). Kleine Randzacken an den benachbarten Wirbelkörpern, die an den höher liegenden (verknöcherten und versteiften) Zwischenwirbelscheiben bereits wieder abgebaut sind

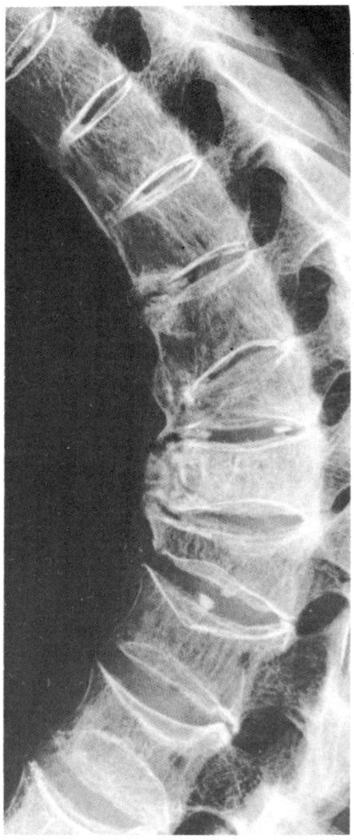

Abb. 4/21: Seitliche Röntgenaufnahme einer Hälfte der in der Sagittalebene durchsägten Brustwirbelsäule einer 83jährigen Frau. Vereinigung von Alters- und von osteoporotischer Kyphose. Im oberen Teil typische Alterskyphose mit Verknöcherung der Bandscheiben vorn, im unteren Teil keilförmige Wirbelzusammenbrüche und beginnende Fischwirbelformen infolge Osteoporose

Fortschreiten der vorgebeugten Haltung in einem gewissen Umfange zu verlangsamen. Das bessert auch das psychische Bedrücktsein der Erkrankten; siehe 7:3.7.2, 7:3.8, 7:3.9.

4:4.4 Skoliosen

Häufige und in der überwiegenden Zahl der Fälle aus der Wachstumszeit stammende Formabweichungen der Wirbelsäule sind die Skoliosen verschiedenen Ursprunges. *Nöh* u. *Behnecke* (1975) entdeckten bei Untersuchungen von Schülern im Alter zwischen zehn und zwölf Jahren in fast einem Drittel Wirbelsäuleskoliosen. (Die Zahlen für die Skoliosen liegen also niedriger als bei der Adoleszentenkyphose: vergleiche 4:4.2).

Häufige Ursachen für lumbale Skoliosen sind nach *Pink* (1979) Beckenschiefstand (18.8 %), Fehlformen am Lenden-Kreuzbein-Übergang (33 %) und Asymmetrien bei L 5 / S 1 (18,8 %). Das Erhalten der Statik erfordert für alle Skoliosen Gegenbögen. Die bekannte S-Form der Skoliose entsteht. Je nach der Stärke des Hauptbogens und der zusätzlichen Gegenschwingungen liegen für die Skoliosen Schwierigkeiten beim Bewegen und Belasten vor. Mit zunehmendem Alter bilden sich an der Bogeninnenseite „abstützende" Knochenzacken von unterschiedlicher Größe: Abbildungen 4/22, 4/24. Sie stabilisieren, beruhigen die Schmerzen und verbessern somit die Leistungsfähigkeit des zentralen Achsenorgans. Im Hauptbogen stark ausgeprägter Drehskoliosen bildet sich ein besonders deutlicher Torsionswirbel: Abbildung 4/23, Vertebra torta. Das kann zum seitlichen Abrutschen, dem Drehgleiten, führen: Abbildung 4/24. Die Verbindung mit Kyphosen zu Kyphoskoliosen bestimmt im Zusammenhang mit den Folgen am Herz-Kreislauf-System und an der Atmung die Belastbarkeit des Skoliotikers.

Um die Übersicht, das Prüfen der Belastbar-

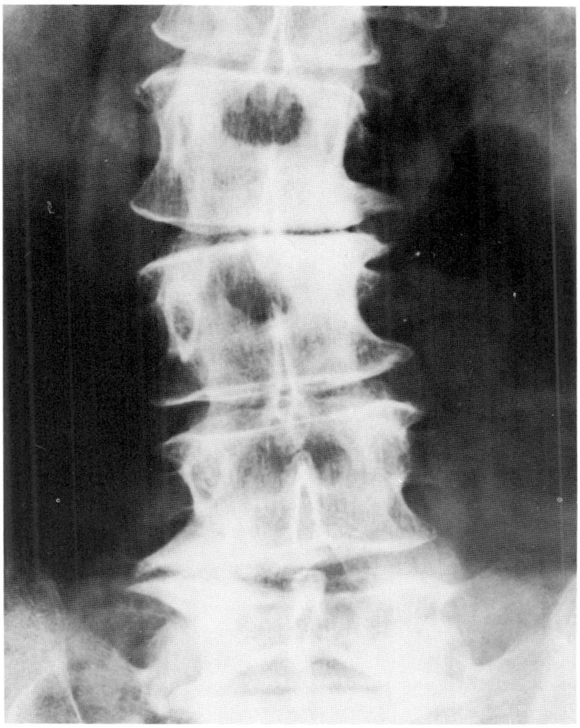

Abb. 4/22: Lumbalskoliose, 66jährige Frau. Verschieden große Randzacken, jeweils an der Bogeninnenseite. Besondere Belastungszentren sind die Innenseiten der Bogenkurven bei L 2/3 und L 4/5

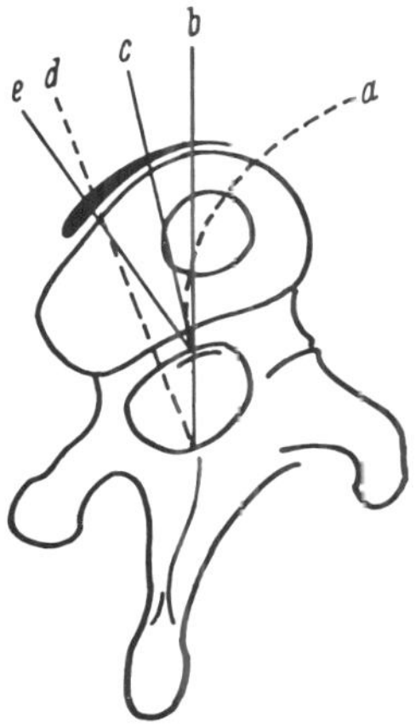

Abb. 4/23: Torsionswirbel bei Skoliose mit der Lage der ursprünglichen Sagittalebene nach der Ansicht verschiedener Autoren: a *Riedinger*, b *Engel*, c *Albert* 1899, d *Nicoladoni*, e *Albert* 1890

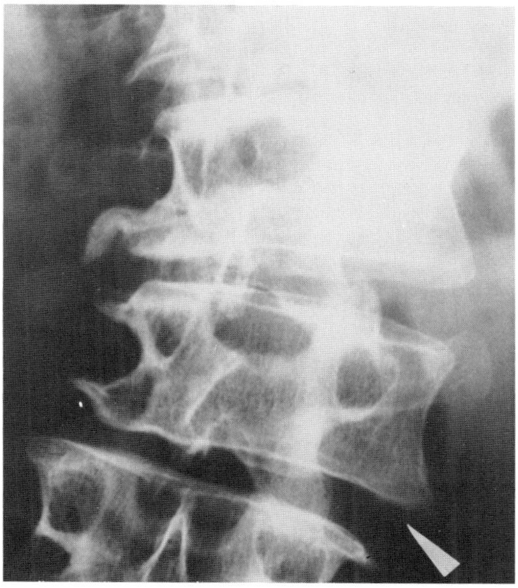

Abb. 4/24: Lumbalskoliose mit Wirbelkörperrandzacken an der Bogeninnenseite. Zusätzliche Torsionsverschiebung bei L 3/4 (Pfeil). Vergleiche Kapitel 4:5.4

keit, die Notwendigkeit für Operationen usw. zu klären, gibt es Schemata eingeteilt nach Schweregraden. Eines davon veröffentlichte *Jentschura* 1977:

Erster Grad
Geringgradige, jedoch fixierte Verkrümmung mit leichter Torsion. Teilweise aktive und passive Korrektur möglich.

Zweiter Grad
Ausgeprägte S-förmige oder C-förmige Skoliose. Die einzelnen Krümmungen sind leicht bis mittelschwer entwickelt und in sich ausgeglichen. Deutliche Anzeichen der Torsion.

Dritter Grad
Schwere, das ganze Rückgrat erfassende Verkrümmung. Starker Rippenbuckel und Lendenwulst. Überhang nach einer Seite, starke Verformung des Brustkorbes.

Vierter Grad
Schwerste Skoliose. Auffallende Verkleinerung des Rumpfes, der Thorax sitzt dem Becken auf, die Rippen ragen in das Becken hinein.

In seinem Buch „Die Ätiopathogenese der Skoliose“ bespricht 1982 *H. Mau* in allen Einzelheiten die verschiedensten Ursachen des skoliotischen Bogens. Die zusammengefaßte Tabelle enthält sieben Gruppen von symptomatischen Skoliosen mit insgesamt 40 Einzelformen und dazu noch bei den idiopathischen Skoliosen fünf Varianten.

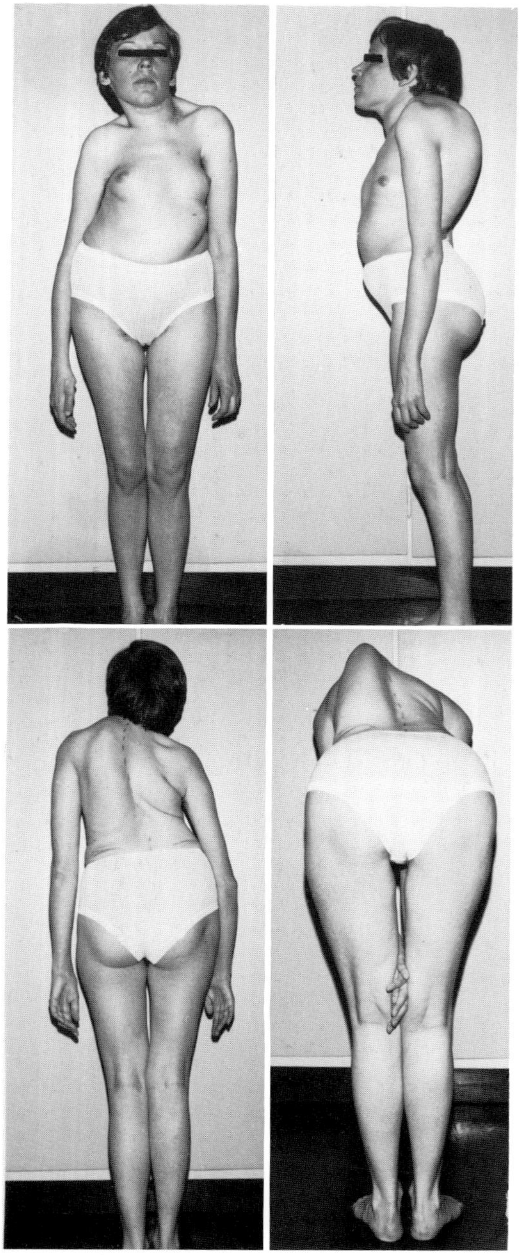

Abb. 4/25: 31jährige mit schwerer kombinierter thorakaler und lumbaler idiopathischer Skoliose von vorn, seitlich, von hinten stehend und gebückt (aus *K.-J. Schulze*, Dresden 1981)

Aus den Unterschieden der Gradeinteilung, die verschiedene Autoren veröffentlichen, wird die Schwierigkeit der Klassifikation von Skoliosen deutlich.

Neben den wachstumsbedingten „idiopathischen“ Skoliosen spielen die mit zunehmendem Lebensalter mehr und mehr Schmerzen erzeugenden Skoliosen, die aufgrund von Varianten oder Fehlformen bevorzugt am Lenden-Kreuzbein-Übergang entstehen und mit Osteochondrosis intercorporalis einhergehen, eine bedeutende Rolle (4:4.6). Von diesen verschiedenartigen strukturalen Skoliosen sind die Haltungsskoliosen abzugrenzen. Ihre Träger benötigen eine fachärztliche prophylaktische Therapie. Bei Erfolg dieser Therapie, die in Form von muskelkräftigender Gymnastik öfter wiederholt werden sollte, ist ein wirbelsäuleschonendes Verhalten im persönlichen Leben nicht erforderlich. Das gilt auch für berufliche Umschulungsmaßnahmen. Sportliche Aktivitäten des Skoliotikers sollten allerdings regelmäßig ärztlich betreut werden (8:8.3).

Aus der Vielzahl dokumentarischer Fotografien über Ansichten von Skoliose in verschiedenen Körperhaltungen ist Abbildung 4/25 typisch. Viele anatomische und klinische Museen stellen skoliotische Rumpfskelette aus. Die drei Skelette der Abbildung 4/26 entstammen der großen Sammlung von *G. Schmorl* in Dresden.

Das Messen der Skoliosebögen ist auf die verschiedensten Weisen vorgenommen, in der Literatur beschrieben und in Lehrbüchern bekannt gemacht worden. In letzter Zeit wird vor allem für präoperative Messungen und postoperative Erfolgskontrollen das Verfahren nach *Cobb* bevorzugt: Abbildung 4/27.

Scheier gibt 1975 eine Übersicht nach ätiologischen Gesichtspunkten, wie sie *Cobb* bereits 1948 für die Einteilung der Skoliosen ausarbeitete: osteochondropathisch, neuropathisch, myopathisch, fibropathisch, idiopathisch. *Scheier* hält die Einheit der idiopathischen Skoliose für fraglich: „Es ist viel wahrscheinlicher, daß immer mehr Formen der idiopathischen Skoliose in eine der geschilderten Gruppen aufgenommen werden müssen“. *Harrington* macht 1977 neben der genetischen Tendenz noch mehrere Faktoren für das Entstehen der idiopathischen Skoliose verantwortlich: Ernährung, hormonale und mechanische Einflüsse.

Weitere Literatur: *Banzer* et al. 1980 (Mes-

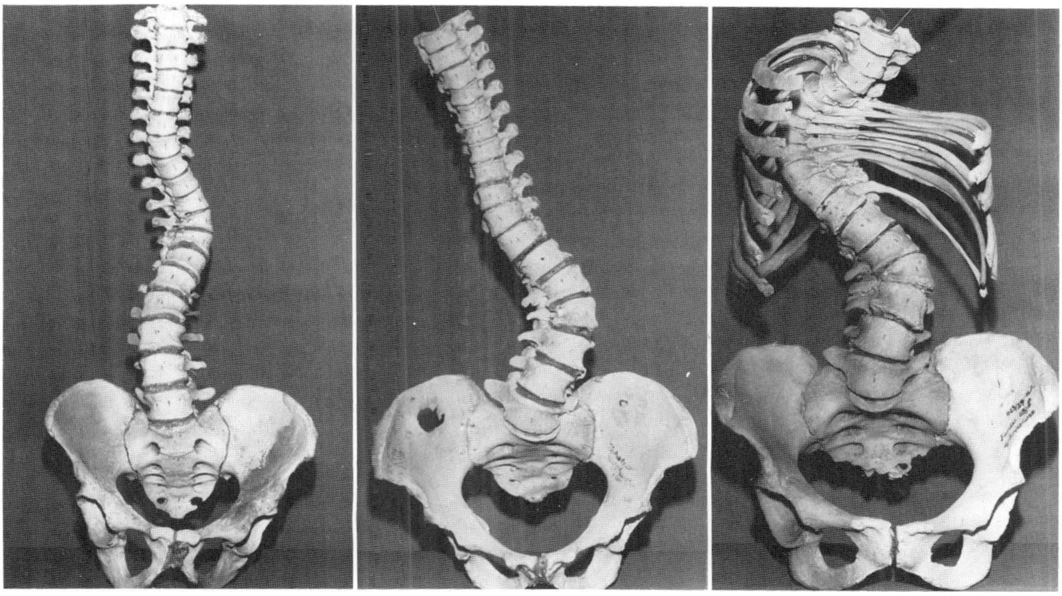

Abb. 4/26: Skoliosen aus der Wirbelsäulensammlung *G. Schmorl* in Dresden. Diese verschiedenen Skolioseformen haben gemeinsam, daß der Wirbelkörper im Zentrum der Bogeninnenseite deutlich keilförmig gestaltet ist. Im rechten Bild erheblich verformter Brustkorb

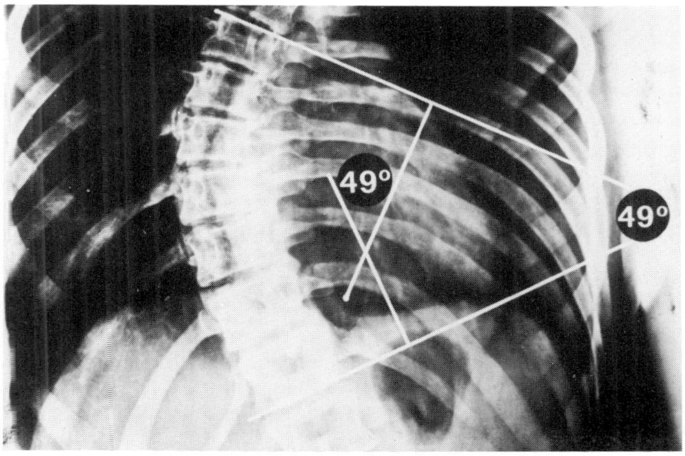

Abb. 4/27: Messen des „Skolíosewinkels" nach *Cobb*

sung des Rotationswinkels im Computertomogramm), *Beekman* u. *Hall* 1979, *Dick* 1980 (operative Behandlung), *Güth* u. *Abbink* 1980 (Elektromyographie), *Mau* 1982 (Ätiopathogenese), *Zielke* 1982 (Operationen der Skoliose).

In den letzten Jahren wird die *Moiré*-Topographie (Abb. 4/28) zur Darstellung und Dokumentation der Skoliosen verwendet: Arbeitsgruppe *Drerup* et al. 1982, 1983, *Willner* 1979; siehe dazu auch 6:3.3.3, 6:3.4.3.

4:4.5 Lordose, Geradehaltung, Streckung

Außer den üblichen Lordosen im Hals- und Lendenbereich, die gemeinsam mit der Brustkyphose dem statischen Ausgleich der S-Form des zentralen Achsenorganes dienen, finden sich nur selten durch pathomorphologische Veränderungen des Knochengerüstes oder der Zwischenwirbelscheiben verursachte Lordosen. Das kommt bei einigen Fehlformen vor. Die häufigste durch krankhafte Veränderungen entstehende Lordose ist die Ausgleichslordose: Abbildung 6/2 Ziffer 3. Sie findet sich im Zusammenhang mit verstärkter Brustkyphose bei großbogiger Adoleszentenkyphose oder nach keilförmig verheilten Wirbelkörperbrüchen. Die Ausgleichslordose hilft die lotrechte Achse oder die aufrechte Kopfhaltung mit Horizontalblick wieder herzustellen. Bei knickartiger Kyphose

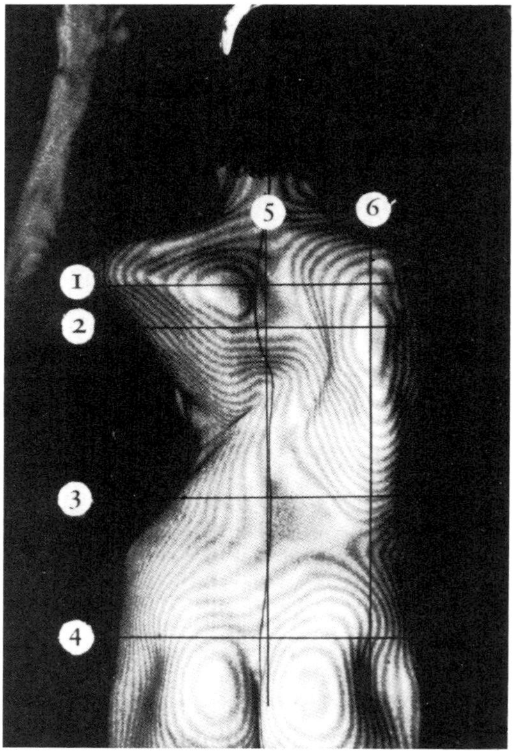

Abb. 4/28: Moiré-Aufnahme einer Skoliose, siehe dazu Kapitel 6:3.3.3, 6:3.4.3

kommt es oft zu einer starken Ausgleichslordose, wie das bei der Wirbeltuberkulose sichtbar wird. Bildet sich die Lordose während der Wachstumszeit, so entstehen ausgleichende Höhenzunahmen der Lendenwirbelkörper: Vertebrae elongatae. Doppelseitige Hüftluxationen, Hängeleib und Hüftsteifen verursachen fast regelmäßig Ausgleichslordosen. Bekannt sind die häufig sehr auffallenden Haltungslordosen, die durch das Tragen besonders hoher Absätze entstehen. Schmerzen können sich einstellen.

Ein Begleitsymptom stark gewölbter Lordosen ist die Berührung der im Scheitelpunkt liegenden Dornfortsätze mit Bildung von Nearthrosen, an denen sich Randzacken und Sklerosen zeigen. Das wird vielfach an der Lendenwirbelsäule, selten an der Halswirbelsäule beobachtet: *Baastrup*-Krankheit, 4:6.3.1 mit Abbildung 4/60.

Die üblichen Wirbelsäulekurven in der Pfeilnahtebene können sich nicht nur weiter verbiegen, sondern auch strecken. Das kann isoliert nur einen Wirbelsäuleteil betreffen, meist aber bedingt das Strecken eines Abschnittes ausgleichende benachbarte Gegenkrümmungen.

Viele dieser Streckungen sind fixiert (Strecksteifen), bei der körperlichen Untersuchung zu entdecken und röntgenografisch darzustellen. Manchmal handelt es sich jedoch lediglich um Haltungsfehler (Geradehaltung), die sich ausgleichen lassen.

Eine dauernd fixierte Streckung des üblichen Rundrückens im Brustbereich ist zu beobachten, wenn entfernt voneinander zwei Wirbelbrüche oder auch zwei Infektionsherde bestehen. Für solche Strecksteifen wurde der nicht ganz glückliche Ausdruck „relative Lordose“ gewählt. Auch die Lendenlordose oder die Halslordose strecken sich zwischen zwei Wirbelherden oder Wirbelbrüchen.

Besonders häufig besteht sowohl in lordotischen wie auch in kyphotischen Wirbelsäuleabschnitten oberhalb eines instabilen Bewegungssegmentes eine Geradehaltung über einen größeren Abschnitt: Zeichen von *Güntz*. Auch bei der Wirbelkörperverschiebung nach hinten (Retrolisthesis, Kapitel 4:5.4) besteht eine Geradehaltung der oberhalb liegenden Wirbelsäuleabschnitte. Bei dem Wirbelgleiten nach vorn (Spondylolisthesis, Kapitel 4:5.1) vereinigt sich ein Aufkippbecken mit einer Verschiebestufe zwischen den Dornfortsätzen und einer darüberliegenden Abflachung der Lendenlordose.

Die häufige Lendenstrecksteife (oft gemeinsam mit Hüftsteife) gehört in das soeben besprochene Gebiet. Sie wird bei Kaudatumoren, Entzündungen und Arthrosen der Wirbelbogengelenke gefunden. Noch aus anderen Ursachen kann sie vorkommen. Nach Laminektomie stellt sich fast immer eine Streckhaltung ein, die von der Muskulatur gesteuert wird. An der Halswirbelsäule sind oft Blockwirbel, viel häufiger aber ein Bandscheibeschaden und/oder eine Unkovertebralarthrose Ursachen für die steile Aufrichtung, die sogar in eine Kyphose übergehen kann.

Gerade an der Lendenwirbelsäule ist die abgeflachte Lordose ein wichtiges Leitzeichen zum Fahnden nach der Ursache. Oft werden dabei ernste Schäden zu Tage gefördert. Strecksteifen der regelrechten Wirbelsäulekrümmungen gehen mit Schmerzen einher und behindern die Belastbarkeit.

Die Winkel am Lenden-Kreuzbein-Übergang (2:2.9) können durch Lendensteife erheblich verändert werden, vermögen aber auch durch Schäden in ihrem Bereich (zum Beispiel Osteochondrosen, 4:6.5.8) Einfluß auf die Lendenlordose zu nehmen.

Auf jeden Fall sind bei der Eignungsuntersuchung von Anwärtern auf sportliches Leistungstraining (8:10.2) die Winkelverhältnisse am Lenden-Kreuzbein-Übergang sowie das beschriebene Abweichen der sagittalen Wirbelsäulekrümmungen zu beachten. Unter anderem hängt von ihrer Schmerzanfälligkeit und verminderten Belastbarkeit die sportliche Laufbahn ab.

4:4.6 Belastbarkeit von Fehlkrümmungen

Die *Belastbarkeit von Kyphosen* hängt von der Ursache (Ausheilung einer Grundkrankheit, z.B. Tuberkulose) und von der Klärung der zur Zeit bestehenden Entwicklungstendenz (Fortschreiten oder endgültiger Stillstand) ab: 4:4.1. Besonders wegen des letztgenannten Punktes sind Unterlagen über den Verlauf, unter anderem Meßergebnisse der Krümmung (6:3.3.2), dokumentarisch festzulegen. Röntgenologische Diagnostik sollte von Zeit zu Zeit wiederholt werden (6:3.4). Solange die Krümmung fortschreitet, ist jede Überlastung zu vermeiden, Krankengymnastik durchzuführen, beim Sitzen in der Schule und in der Freizeit (Fernsehen) die Vorbeuge möglichst zu meiden und stets eine geneigte Schreibtischplatte zu benutzen.

In den abgeschlossenen Zuständen von Kyphosen spielt der Knochen keine wesentliche Rolle. Das gilt auch für Schmerzen, soweit es sich nicht um eine aufflackernde Infektion handelt. Das plötzliche oder das wiederholte Auftreten von Schmerzen nach Belastungen bedarf des Studiums der Ursachen. Die Belastbarkeit eines verkrümmten Rückgrates kann durch Schmerzen gestört sein, wenn Schäden an Bewegungssegmenten hinzutreten oder vorhandene sich bemerkbar machen. Erfahrungsgemäß können die Schmerzen mit Bandscheibeschäden (Chondrosis disci, Osteochondrosis intercorporalis) zusammenhängen oder von einer sich in den überlasteten Wirbelbogengelenken entwikkelnden Arthrosis deformans (an der Halswirbelsäule von einer Unkovertebralarthrose) ausgehen. Gezielte körperliche und röntgenographische Untersuchungen sind zum Klären dieser Beschwerden hilfreich. Eine Vielzahl von Beschwerden wird von den unphysiologisch beanspruchten Muskeln ausgelöst. Sie müssen im Vordergrund der Therapie stehen.

Starke Kyphosen und Knickbildungen (Gibbus) können – auch wenn sie durch Trauma oder Infektion entstanden sind – trotz behinderter Beweglichkeit mehrere Jahrzehnte lang weitgehend belastungsfähig sein, wenn sie aus der Jugend stammen. Infolge der nachlassenden Kraft der Ausgleichsmuskulatur vermindert sich in höheren Lebensstufen jedoch ihre Belastbarkeit. Deshalb ist die Auswahl eines körperlich wenig belastenden Berufes empfehlenswert, der Wechsel zwischen Gehen, Stehen und Sitzen gestattet. Langes Sitzen und Vibrationseinflüsse (Kraftwagen und Motorrad) sind im täglichen Leben und in der Freizeit zu vermeiden.

Der Adoleszentenkyphose (*Scheuermann*-Krankheit, besprochen in 4:4.2) muß ein besonderes Interesse bezüglich ihrer Belastbarkeit zuerkannt werden. Für stark ausgeprägte Fälle erstreckt sich die Notwendigkeit ärztlicher Überwachung und Therapie praktisch über Jahrzehnte. In dieser langen Zeit kommen immer wieder Fragen über die Belastbarkeit auf. Da bei dem Auftreten der ersten Krankheitszeichen der Weiterverlauf unklar ist, sollte der Arzt den Zustand regelmäßig beobachten. Denn in dieser Zeit können Belastungen, zu denen auch Vibrationseinflüsse gehören, eine verschlimmernde Rolle spielen.

Geringe Andeutungen der Krankheit, wie sie kleine Unregelmäßigkeiten einzelner Wirbelkörperabschlußplatten und einzelne *Schmorl*-Knoten darstellen, bedürfen auf jeden Fall der Aufmerksamkeit des Schularztes. Das vorübergehende Fernhalten von Turnen und Sport ist ratsam, um einer Verschlimmerung vorzubeugen. Gleichzeitig sind angepaßte Krankengymnastik und Muskeltraining erforderlich, wobei alle Übungen mit Vorwärtsbeuge vermieden werden müssen und das aufrechte Sitzen in der Schulbank immer wieder zu prüfen ist (7:2.3.2, 7:2.3.6).

Wenn der mit deutlichen Zeichen der Adoleszentenkyphose behaftete Jugendliche in die Berufswahl geht, ernstlich Sport betreiben will oder der Wehrdienst bevorsteht, ist der Wirbelsäulezustand auf seine Belastbarkeit zu untersuchen. Infolge der Streuung von geringen Anzeichen bis zur ausgeprägten und schmerzhaften Kyphose stellt diese Entscheidung in jedem Einzelfalle hohe Anforderungen an die Kenntnisse des Arztes. Darüber berichtet Kapitel 8 an mehreren Stellen. Manche Unterschiede in den Tauglichkeitslisten sind von Verschiedenheiten der Namengebung her zu verstehen, die sich der internationalen Verständigung oft hindernd in den Weg stellen: Nomenclatura Columnae Vertebralis, *Junhanns* 1977.

Daß infolge der ungünstigen Lage, die von dem (meist jugendlichen) Segelflieger im Höchstleistungsflugzeug eingenommen werden muß (*Stedtfeld* 1976), eine Adoleszentenkyphose sehr stark der Verschlimmerungsmöglichkeit ausgesetzt wird, ist nicht zu bezweifeln, siehe 8:4.7.5. Wegen dieses großen Verschlimmerungsrisikos sollte der Sportarzt eine ernste Warnung aussprechen.

Eine Reihenfolge der vielgestaltigen „Minimalbefunde“ bis zu schwerwiegenden Schäden, die in Röntgenaufnahmen von Jugendlichen angetroffen werden, hat *Ross* 1962 aufgrund seiner Erkenntnisse an jugendlichen Bewerbern um die Einstellung bei der Polizei bekanntgegeben: Abbildung 4/10. Einige der Befunde, die er in acht Schweregrade einteilt (während sonst meist fünf genannt werden), sind nur „Andeutungen" des Krankheitsbildes. Mehrere an einer Wirbelsäule (oft in verschieden weit auseinander liegenden Wirbelsäuleabschnitten) vorliegende Minimalbefunde können ein erhöhtes Krankheitsrisiko bedeuten. Ob daraus ein Grund für die Untauglichkeit zu einer bestimmten Belastungsart (Sitzen, Dauerhaltung usw.) abzuleiten ist, bedarf der Sammlung von kritisch gesicherten Erfahrungen aus Langzeitstudien mit Vergleichen zwischen Röntgenbildern und körperlichen Befunden.

Für die Aufnahme beziehungsweise für das Verbleiben in bestimmten Berufen oder Sportarten spielt die Adoleszentenkyphose eine bedeutende Rolle wegen ihrer Häufigkeit und wegen der durch Belastung induzierbaren Verschlimmerung. Mehr dazu in „Die Wirbelsäule in der Arbeitsmedizin" von *H. Junghanns* 1979. Dort wird unter anderem ausgeführt, welche Grundlagen zur Klärung dieser Probleme bisher durch wissenschaftliche Studien erarbeitet werden konnten und welche Fragen offen blieben.

Durch Ergebnisse mit der funktionalen Behandlung der Adoleszentenkyphose kam *Henßge* 1976 zu dem Schluß, daß eine funktionale Betrachtungsweise auch im Erwerbsleben berücksichtigt werden sollte. Zwar ist das Fernbleiben von fortgesetzter Schwerarbeit erforderlich, aber leichte und mittelschwere Arbeiten können im Stehen und im Sitzen geleistet werden, wenn sie keine langdauernden Zwangshaltungen der Wirbelsäule mit sich bringen. Nach Ansicht von *Henßge* sind die bei der Adoleszentenkyphose gebotenen Einschränkungen für das allgemeine Erwerbsleben „so wenig einengend, daß der Jugendliche die meisten Berufe unbedenklich erlernen kann". Einzelne Befunde an den Wirbelkörperabschlußplatten (zum Beispiel *Schmorl*-Knoten) hält er für bedeutungslos. Die Beurteilung der Leistungsbreite wird „ausschließlich durch das Ausmaß der Kontraktur und der hierdurch bedingten Auswirkungen auf die benachbarten Wirbelsäuleabschnitte" bestimmt. Diese Folgerungen lassen sich auch auf das tägliche persönliche Leben sowie auf Freizeit und Sport ausdehnen.

Auf jeden Fall kann die *Scheuermann*-Krankheit durch belastende Vibrationen (Motorrad, Kraftwagen u.ä.) erheblich verschlimmert werden. Vor der Teilnahme am Turnen und Sport ist der *Scheuermann*-Kranke auf die Belastungsmöglichkeit seines augenblicklichen Krankheitszustandes zu prüfen: siehe in Kapitel 8:8.2.

Autoren, die sich mit der Prognose der Adoleszentenkyphose beschäftigen, kommen mit Recht zu folgenden Warnungen und Vorschlägen: Zu vermeiden sind Tätigkeiten, die schweres Heben und Tragen, langzeitige gebückte Haltung erfordern oder dauernden Bewegungsmangel mit sich bringen. Um zunehmende Schäden zu vermeiden, sind geeignete Fälle einer funktionalen, ärztlich geleiteten Krankengymnastik zuzuführen, die das Ziel verfolgt, schädigenden Einflüssen des Berufes und der persönlichen Lebensführung durch ausgleichendes Bewegen und Kräftigen des „Wirbelsäule-Muskelkorsetts" entgegenzuwirken. Über die Sporttauglichkeit siehe in 8:8.2.

Weitere Literatur: *Reinhold* u. *Tillmann* 1968, *Rompe* 1965, *Scheier* u. *Saner* 1976, *Schmitt* 1975.

Die *Belastung der Alterskyphose* (4:4.3) hängt vom jeweiligen Zustand ab. Deshalb bedarf sie eines ärztlichen Ratschlages. Die typischen Schäden in den vorderen Teilen der Zwischenwirbelscheiben (Abb. 4/14 bis 4/20) schreiten ebenso wie die zunehmende Krümmung im Scheitel der Brustkyphose langsam voran. Erkannt wird die Ursache der stets vorhandenen Schmerzen zwar meist erst, nachdem die Krümmung auffallend geworden ist. Die Anfänge können aber bereits im fünften Lebensjahrzehnt und damit noch vor Beginn des Renten- oder Pensionsalters liegen. Der Krankheitsvorgang und vor allem die Schmerzen – die zum Teil von einer begleitenden Altersosteoporose herrühren – machen das Vermeiden von schmerzauslösenden Belastungen erforderlich. Die bedeutet unter Umständen verfrühten Berufsabbruch. Berechtigt ist eine Therapie zur Kräftigung der Rücken- und Nackenmuskulatur und das Unterlassen der Vorwärtsbeuge bei der Behandlung und im Sitzen.

Um die *Belastbarkeit der Skoliosen* gab es von jeher viele Fragen, aber ebensoviele zwiespältige Antworten.

Obwohl selbst für schwerere, in der Jugendzeit entstandene Skoliosen erfahrungsgemäß die Belastbarkeit bis Mitte oder Ende des vierten Lebensjahrzehntes für mittelschwere körperliche Beanspruchung ohne wesentliche Beschwerden gegeben ist, sollten Skoliotiker bedenken, daß in späteren Lebensjahrzehnten doch Beschwerden zu befürchten sind. Deshalb besteht im Beruf und im persönlichen Leben der vorteilhafteste Tagesablauf in dem Wechsel zwischen Gehen, Stehen und Sitzen. Zusätzlich ist dauernde krankengymnastische Betreuung vorzuschlagen, um Überlastungsschäden in den Bewegungssegmenten, in der Muskulatur und für das Herz-Kreislauf-System zu vermeiden. Darüber hinaus hat nach *Gronert* (1975) die Wahl des Arbeitsplatzes eine entscheidende Bedeutung. *Götze* und *Rompe* geben 1977 Empfehlungen zur gutachtlichen Bewertung von Personen mit Skoliosen.

Besonders ist die Drehskoliose mit einer Drehverschiebung im Scheitel der Seitkrümmung zu beachten: Abbildungen in 4:4.4 und 4:5.2. Die begleitende Schwäche der Haltefunktionen des Zwischenwirbelscheibegewebes lockert das Bewegungssegment (3:4.3), und damit wird die Belastbarkeit erheblich gestört, bis sich durch Verknöcherung im Bandscheiberaum oder durch überbrückende Randwülste eine Festigung eingestellt hat.

Für Skoliosen bedeutet das gleichzeitige Vorkommen von Übergangswirbeln am Lendenwirbelsäule-Kreuzbein-Übergang eine zusätzliche Belastungsbegrenzung, weil in späteren Lebensjahren fast regelmäßig osteochondrotische Schäden in den oben/unten angrenzenden Bandscheiberäumen entstehen. Besondere Schmerzhaftigkeit ergibt sich bei einem pseudarthrotischen Zusatzgelenk (Neoarthros). Sie sind häufig einseitig zwischen dem Kreuzbeinseitenflügel und dem verbreiterten Querfortsatz des Übergangswirbels eingeschaltet: Kapitel 4:3.1 mit Abbildungen 4/1 und 4/2. Hinzu kommen die begleitenden Arthrosen in den fehlbelasteten Wirbelbogengelenken. Diese schmerzauslösenden Zustände verbieten körperliche Schwerbelastung oder langdauernde Zwangshaltung der Wirbelsäule.

Haltungsskoliosen (4:4.4) bedürfen der systematischen, auf Muskelkräftigung abzielenden Therapie. Soweit im täglichen Leben und/oder im Beruf dauernde Belastungen des Rückgrates verlangt werden, sind regelmäßige Überwachungsuntersuchungen erforderlich. Noch wichtiger ist die Behandlungsnotwendigkeit bereits in der Schulzeit: *Heipertz* 1976. Während dieses Lebensalters sollte für geeignete Fälle eine operative Aufrichtung (7:4.2.6) erwogen werden, um für die Zukunft bessere Belastungsfähigkeit zu erreichen: siehe Kapitel 7:4.2.6, dort auch Literaturangaben.

Die selteneren traumatischen oder die nach Infektionen entstandenen Skoliosen können trotz der Bewegungsbehinderung mehrere Jahrzehnte lang weitgehend belastungsfähig sein, wenn sie aus der Jugend stammen. Infolge der nachlassenden Kraft der Ausgleichsmuskulatur vermindert sich in höheren Lebensstufen jedoch ihre Belastbarkeit.

Bisher wurde nicht nachgewiesen, daß durch mechanische Dauereinflüsse eine gesunde Wirbelsäule zur Skoliose umgestaltet wurde. Demgegenüber kommt Krümmungszunahme bei endogen zu erklärenden Skoliosen während der jugendlichen Aufbaujahre häufig vor, wenn mechanisch belastende exogene Einflüsse hinzutreten. Um solche Verschlimmerungen nach Möglichkeit zu vermeiden, sind regelmäßig schulärztliche Untersuchungen und die Überprüfung im Rahmen des Jugendarbeitsschutzgesetzes vorzuschlagen. Rechtzeitig eingeleitete Therapie kann die Beschwerden bessern und in vielen Fällen die Verschlimmerung vermeiden, wenn sie lange genug mit Geduld seitens des Betroffenen durchgeführt wird.

Das Abwägen zwischen endogenem Vorschaden und exogenem Einfluß ist – sei er beruflich oder durch die Lebensumstände verursacht – in solchen Fällen ebenso schwierig wie verantwortungsvoll. Nur aufgrund einer gesicherten Diagnose sowie unter Beachtung der genau analysierten Belastungsanforderung des täglichen Lebens oder des Berufes lassen sich derartige Probleme klären. Hilfreich dafür sind die Vorschläge zur Begutachtung der Skoliosen bei *Götze* u. *Rompe* 1977.

Die *Belastungsfähigkeit von Lordosen, Geradehaltungen und Streckungen* hängt weniger von der geänderten Wirbelsäuleform als von der jeweiligen Ursache ab. Vielfältige Gründe für das Aufrichten und Strecken sind in 4:4.5 beschrieben. Die Bewegungs- und Belastungsfähigkeit läßt sich wiederherstellen, wenn die Ursache beseitigt werden kann. Vorbereitende Hilfsmaßnahmen dazu bestehen in systematischem Muskeltraining.

Die besonders belastungsschmerzhaft versteifte Geradehaltung oberhalb einer Osteochondrosis intercorporalis kann sich bessern, wenn die Instabilitas des Bewegungssegmentes allmählich in eine fibrös/knöcherne „Ankylose" übergeht oder nach interkorporaler Spondylodese. Bewegungsumfang und Belastungsmöglichkeit nehmen jedoch erst nach Schulung und Kräftigung der Muskulatur wieder zu.

Eine verbesserte oder vollständige Belastbarkeit herzustellen, ist – ähnlich wie bei den besprochenen Wirbelsäulefehlformen bereits erläutert – sehr von der ärztlicherseits individual gestalteten Therapie und Nachsorge sowie vom persönlichen Willenseinsatz des Kranken abhängig.

4:5 Wirbelgleiten und Wirbelverschiebung

4:5.1 Wirbelgleiten

Die Ausführungen in den Kapiteln 4:5.1 u. 5.2 stehen unter dem *Leitsatz: „Die paarigen Zwischengelenkstücke sind die Schicksalsstellen für die Festigkeit des Wirbelbogens*".

Für die häufigsten Formen des Wirbelgleitens (Spondylolisthesis) gilt als Vorbedingung die Spondylolysis, ein Spalt in der Portio interarticularis des Wirbelbogens. Sein Sitz ist in Abbildung 2/10 mit der Ziffer 2 eingezeichnet. Über seine verschiedenen Ursachen unterrichtet das anschließende Kapitel 4:5.2. Der besonders häufige Zusammenhang mit angeborenen Fehlern im Zwischengelenkstück wurde bereits in 4:3.3 erörtert. Einige der vielfältigen Spaltformen sind in einem Schema (Abb. 4/29) zusammengefaßt. Weitere zeigen die Röntgenaufnahmen in Abbildung 4/30 a, b.

Die Häufigkeit der Spondylolyse/Spondylolisthese schwankt nach Bevölkerungsgruppen, Rassen und wahrscheinlich auch nach unterschiedlichen Sitz- und Hockgewohnheiten zwischen 2% und 27%. Bei der weißen Rasse beträgt die Durchschnittszahl 5 bis 7%, bei Bantunegern 9%, bei Japanern 10% und bei Eskimos 27%. *Eisenstein* berichtet 1978 über 485 Skelette Jugendlicher der weißen und der schwarzen Bevölkerung in Südafrika. Beide Bevölkerungsgruppen hatten durchschnittliche 3,5% Spalten in der Pars interarticularis. Eine gleichzeitige Spina bifida bestand im Gesamtdurchschnitt mit 1,9%, bei Skeletten mit Spondylolysen waren es jedoch 11,8%. Ähnliche Zahlen wurden bereits früher genannt: vergleiche die Angaben bei *Junghanns* 1929 bis 1931.

Einige Verfasser errechneten das Vorkommen nach Geschlechtern mit 50 zu 50. In anderen Literaturangaben ist das Verhältnis 1/3 Frauen zu 2/3 Männer. Das wird auf die stärkeren körperlichen Lasteinflüsse bei Männern zurückgeführt. Die Hälfte bis zwei Drittel der Fugen sind mit einer Olisthesis verbunden.

Wenn durch beiderseitige Zwischengelenkstückfugen oder durch „dysplastische" Minderung der Knochenfestigkeit bzw. Trümmerzonen ein Wirbelgleiten eingeleitet wird, dann bleibt der hintere Bogenteil mit den beiden unteren Gelenkfortsätzen, den Wirbelbogenplatten und dem Dornfortsatz an ursprünglicher Stelle. Der Gleitwirbel rutscht mit beiden Bogenwurzeln, den oberen Gelenkfortsätzen und beiden Querfortsätzen mit der gesamten darüberliegenden Wirbelsäule nach vorn. Die Bandscheibe der Gleitebene wird allmählich zermürbt und verliert an Höhe. Knöcherne Randzacken können sich vorn bilden. Am Kreuzbein entsteht oft ein lastabfangender konsolartiger Vorbau. Einseitige Lysen verursachen Vorgleiten mit mäßiger Drehung. Durch Spondylolisthesen können auch Gefäßkrankheiten verursacht werden: *Wegener* et al. 1980.

Der bevorzugte Sitz der Spondylolyse ist der letzte präsakrale Wirbel: zwei Drittel oder mehr der beobachteten Fälle. Dann folgt der 4. Lendenwirbel mit 15 bis 30%. Kombinationen mehrerer Gleitwirbel in der Lendenwirbelsäule kommen vor, ebenso wie das völlige Abgleiten in das Becken: Spondyloptose.

Über das Vorkommen der Gleitwirbel in den einzelnen Abschnitten der Wirbelsäule gibt es zahlreiche Statistiken. Einige sollen genannt

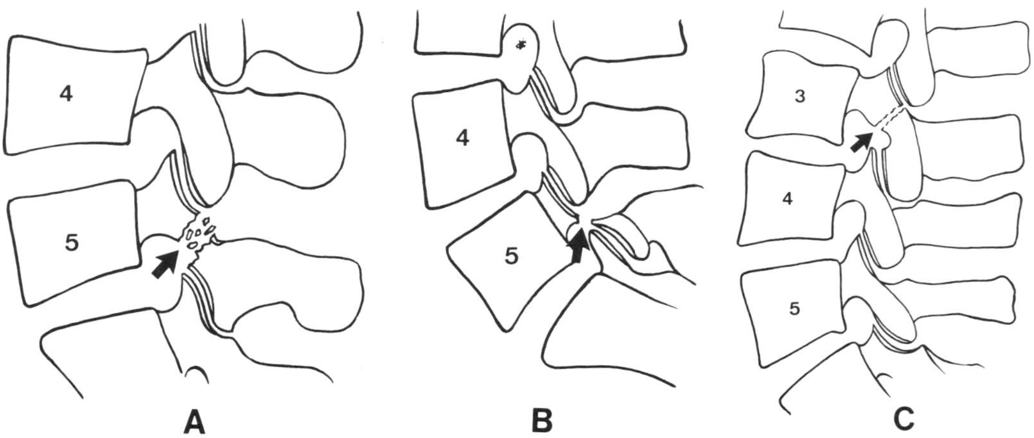

Abb. 4/29: Verschiedene Formen von Zwischengelenkstückfugen (Spondylolysis) im fünften (A, B) und im dritten (C) Lendenwirbelbogen

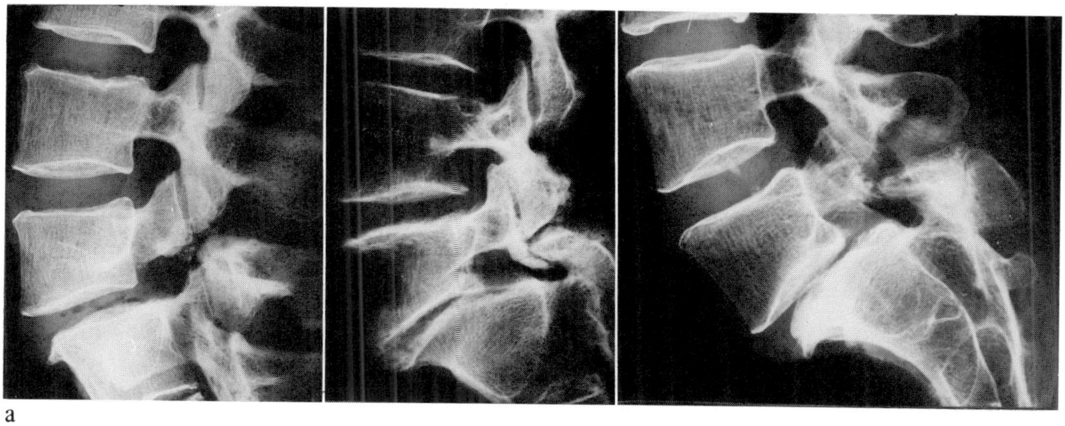

a

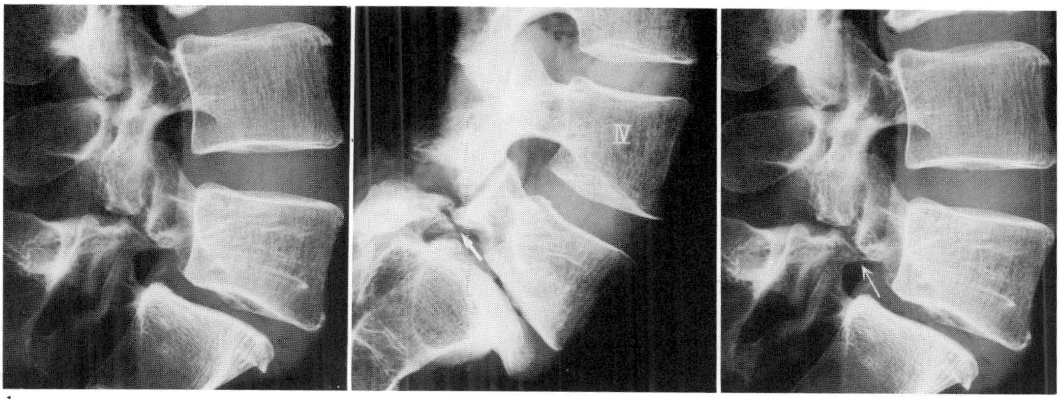

b

Abb. 4/30a u. b: Röntgenbilder von nicht mazerierten, durch Sagittalschnitte gewonnenen Wirbelsäulehälften verstorbener Männer und Frauen im Alter von 56 bis 84 Jahren (Pathologisches Institut Dresden 1928–1930). Spondylolysen in L 5 verschiedenster Formvarianten sowie Wirbelgleiten mit großem oder kleinem konsolartigen Knochenvorbau an der Vorderkante des 1. Kreuzbeinwirbels

sein, die auch Literaturübersichten bieten: *Junghanns* 1930 u. 1931, *Schmorl* u. *Junghanns* 1968, *Zippel* 1976. Wirbelgleiten an der Halswirbelsäule ist selten: Erstbeschreibung durch *Rauber* 1907.

Als Ursache der Zwischengelenkstückfugen werden in erster Linie angeborene Schäden vermutet. Dazu haben sich unter anderen folgende Autoren geäußert: *Azouz* et al. 1974, *Beck* 1982, *Bellamy* et al. 1974, *Böhler* 1968, *Charlton* et al. 1978, *Cotta* 1980, *Dawley* 1971, *Gehweiler* et al. 1977, *Kosnik* et al. 1979, *Moseley* 1976, *Prioleau* u. *Wilson* 1975, *Robson* et al. 1980, *Sheikholeslamzaden* et al. 1977, *Zippel* 1976. Beschrieben werden weitere Ursachen der Spondylolyse in 4:5.2.

Die Stärke des Gleitvorganges spielt sowohl in der Lenden- wie auch in der Halswirbelsäule eine entscheidende Rolle für Beschwerden und für das weiterhin zumutbare Belasten. Um ein Belastbarkeitsschema aufzustellen, geben viele Autoren Vorschläge für das vergleichbare Messen. Das Messen der Gleitstrecke geschieht am besten an den hinteren Wirbelkörperkanten, da sich die vorderen wegen der häufigen Randzakken nicht dazu eignen.

Penning u. *Blickman* (1980) untersuchten die Beweglichkeit der Spondylolisthese in Röntgenaufnahmen, sowohl in Vor- und Rückbeuge wie in Vor- und Rückverschiebung. Bei Spondylolyse im 5. Lendenwirbelbogen mit leichtem Vorgleiten des 5. Lendenwirbels kam es weder beim Vor- und Zurückbeugen noch beim Vor- und Zurückschieben zu einem Gleiten zwischen L 5 und S 1. Jedoch führte dieses Bewegen zu einer Änderung der Höhe des Bandscheiberaumes L 4/5: Höhenminderung vorn bei Vorbeuge und bei Zurückschieben, Höhenzunahme vorn bei Rückbeuge und bei Vorschieben.

Die Ergebnisse der Autoren bestätigen die bereits bekannte Tatsache, daß nach Stillstand des Vorgleitens in einem Bewegungssegment der Lendenwirbelsäule das nächst höhere Segment – oder einige darüber gelegene Segmente – „Er-

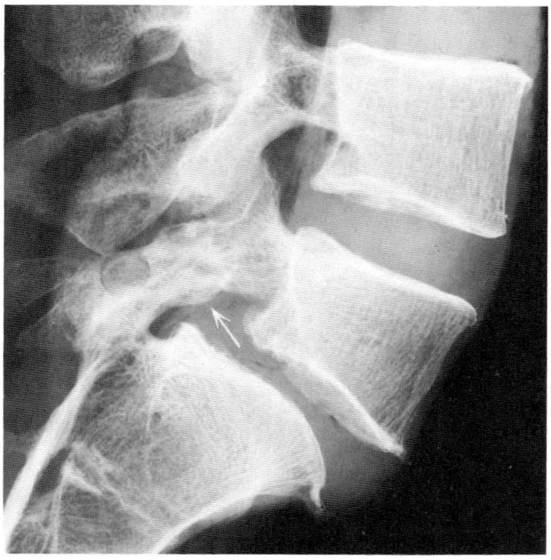

Abb. 4/31: Röntgenbild einer Hälfte der in der Sagittalebene durchtrennten Wirbelsäule. Portio interarticularis des Wirbelbogens verlängert und verdickt: knöchern verheilter Spondylolysespalt. Geringes Vorgleiten (Spondylolisthesis) von L 5

satzfunktionen" übernehmen können, falls es der Zustand der Zwischenwirbelscheiben ermöglicht. Derartige Ersatzfunktionen entstehen auch oberhalb oder unterhalb eines durch Spondylodese versteiften Abschnittes. Wird die Ersatzfunktion überbeansprucht, können Chondrose/Osteochondrose mit aufflackernden Schmerzen entstehen.

Für die Spondylolysis/Spondylolisthesis, die sich noch im Gleitvorgang befindet, gibt es ausführliche Hinweise über das weitere Verhalten des Spondylolysespaltes. Die Möglichkeiten sind das Fortschreiten der dysplastischen Vorgänge oder andererseits die Verknöcherung (Abb. 4/31), mit der weiteres Vorgleiten beendet ist. Auf die entsprechenden Angaben im Buch von *Zippel* u. *Pfeil* (1980) wird hingewiesen.

4:5.2 Ursachen der Spondylolysis

Die Spondylolyse, Vorbedingung für das typische Wirbelgleiten (4:3.3 u. 4:5.1), stand in den vergangenen hundert Jahren wiederholt im Blickpunkt des Studiums ihrer Ursachen. Seit langer Zeit sind für die Fugen im Zwischengelenkstück entwicklungsgeschichtliche, traumatische, trophostatische, dysplastische Theorien im Gespräch: Übersicht des umfangreichen Schrifttums bei *Meyer-Burgdorff* 1931, *Schmorl* u. *Junghanns* 1968, *Taillard* 1959–1963. *Runge* u. *Zippel* berichten 1976 aufgrund von histologischen Untersuchungen an foetalen (22) und kindlichen (32 zwischen null und sechs Jahren) Wirbelsäulen sehr ausführlich über das Wachstum am Zwischengelenkstück des Wirbelbogens. Die Verfasser kommen zu dem Schluß, daß „eine Nichtverschmelzung zweier enchondraler Knochenkerne im Isthmus als formalgenetischer Faktor für das Entstehen einer seitlichen Wirbelbogenspalte weitgehend auszuschließen ist". Sie lassen die Möglichkeit eines kongenitalen Spaltes jedoch offen. Allerdings müsse seine Entstehungszeit vor der Verknöcherungsphase zu suchen sein. Weitere Literatur: *Kestler* 1979, *Taillard* 1980, *Zippel* u. *Pfeil* 1980.

Nach den Ergebnissen weiterer Untersucher kann die Portio interarticularis bereits aus der frühen Wachstumszeit – unter Umständen angeboren und familiengebunden (*Shariaree* et al. 1979) – in einen vorderen und einen rückwärtigen Teil getrennt sein. Außerdem ist während der Entwicklungszeit das Entstehen von Dys- oder Hypoplasien mit Auflockerung und Verlängerung des belasteten Zwischengelenkstückes möglich. Der Angulus isthmocorporalis könnte dabei eine Rolle spielen (2:2.9).

Für das Entstehen von Fugen in der Portio interarticularis (Schicksalsstelle für die Festigkeit des Wirbelbogens 4:5.1) sind auch weitere genetisch bestimmte Verhältnisse im Bereiche des Wirbelbogens zu beachten: Variationen, Fehlbildungen. *Arct* weist 1980 auf die Assimilationen, wie Berührung vergrößerter Querfortsätze, hin, die er in 30% aller Assimilationen der Lendenkreuzbeingegend errechnete. Die so bedingte anatomisch-funktionale Inkongruenz ist nach seiner Ansicht eine Mitursache für das Entstehen von Spondylolysen.

Weiterhin besteht die Frage einer angeborenen Minderung des arteriellen Blutzuflusses im Zwischengelenkstück des Wirbelbogens, von dem aus eine Zentralarterie die Hauptversorgung des Isthmus gewährleistet (5:2.4.3). *Jamiokowska* wies 1978 in der Hälfte der untersuchten Präparate eine mangelhafte Blutversorgung und außerdem das Fehlen arterieller Anastomosen nach. Dies ist möglicherweise ein Zusatzfaktor für das Auftreten einer Spalte mit schlechter Heiltendenz, siehe auch *Suezawa* u. *Jacob* 1981.

In neuer Zeit wird vielfach die trophostatische Theorie für das Auftreten der Lysis im Isthmus herangezogen, also Umbauzonen oder schleichende Frakturen infolge druckbedingter biochemischer Schäden im Knochen: Die Kneifzangenwirkung der von oben und unten am Isthmus anliegenden Gelenkfortsatzspitzen könnte dabei eine Rolle spielen.

Solche Unklarheiten veranlaßten einige Forscher, zu prüfen, ob rhythmisch-mechanische

Dauereinflüsse auf Lendenwirbelsäulepräparate Spalten in der Portio interarticularis erzeugen. Trotzdem liegen noch immer widersprüchliche Ansichten zu der Frage vor, ob Vorbeuge oder Rückbeuge für Schäden im Zwischengelenkstück verantwortlich sind. Darüber gibt Kapitel 5:2.5.3 Auskunft. *Groher* 1980 hält zwar endogene Ursachen mit einer Zahl von 5–6 % in der Normalbevölkerung für vorgegeben und meint, daß darüber hinaus noch eine erhebliche Zahl von Spondylolysen/Spondylolisthesen durch exogene Einflüsse, zum Beispiel bei bestimmten Sportarten, entsteht, siehe in 8:7.2.

Über die Ursache der Spondylolysis/Spondylolisthesis wurde im vergangenen Jahrzehnt ein Bündel von Faktoren erörtert. Dabei kam zutage, daß das Einführen neuer Begriffe, wie sie immer wieder auftauchten, die Übersicht über den sich ausweitenden Fragenkomplex keineswegs verbessert hat. *Taillard* erwähnt 1980 die Spondylolisthesis isthmica und nennt als Ursachen: kongenitale Anomalien, Frakturen, entzündliche sowie infektions- und tumorbedingte Krankheitsvorgänge.

Zippel u. *Pfeil* (Monographie 1980) unterscheiden in bezug auf ätiologische Gesichtspunkte folgende Formen der Spondylolysis: dysplastische, spondylitisch-isthmische, degenerativ-involutive (entspricht der Pseudospondylolisthese nach *Junghanns*, siehe 4:5.4) und symptomatische. *Schreiber* 1968 hält die Folge mechanischer Einflüsse auf eine minderwertige dysplastische Interartikularportion für die Ursache des Wirbelgleitens. Weiterhin wird strukturale Unreife angenommen. Die anglo-amerikanische Terminologie enthält unterschiedliche Bezeichnungen. Dadurch ist der internationale Vergleich der Aussagen schwierig.

Die Verbindung von Spondylolisthese mit Skoliose ist nicht selten. Sie kommt nach *McPhee* u. *O'Brien* 1980 häufiger bei L 4/5 als bei L 5 / S 1 vor. Mit den Problemen der gegenseitigen Abhängigkeit von Skoliosen und Spondylolisthesen hat sich *Mau* 1980 sehr eingehend auseinandergesetzt.

Farfan legt mit seiner Forschergruppe 1976 Wert auf die Torsion in Vorbeuge als Ursache der Spondylolisthese; vgl. 8:7.2 (dort auch gegenteilige Aussagen!).

In den letzten Jahren erschienen Berichte über umfangreiche Experimente, die neue Erkenntnisse zur Frage des Entstehens oder des Verschlimmerns der Spondylolyse brachten: *Henßge* 1980, *Niethart* 1981, *Schulitz* u. *Niethart* 1980, *Suezawa* 1980, *Suezawa* u. *Jacob* 1980, 1981. In diesen Arbeiten wird auch das Einwirken einiger Sportarten auf die Lenden-Kreuzbein-Gegend besprochen und die Aufmerksamkeit besonders auf die Frage gerichtet, ob die Spondylolyse/Spondylolisthese durch sportliches Training und Wettkampf entstehen kann. Näheres dazu in 8:7.2.

4:5.3 Belastbarkeit der Spondylolysis/Spondylolisthesis

In jedem Falle einer Spondylolyse oder Spondylolisthese bietet die Beurteilung der Belastbarkeit für tägliches Leben, Freizeitverhalten und Sport ein Individualproblem, das keinesfalls allein mit Röntgenaufnahmen in zwei Ebenen zu lösen ist. Zusätzliche Röntgenbilder in Schrägschichten und Computertomogramme, unter Umständen noch Funktionsaufnahmen, führen in der Beurteilung des augenblicklichen Zustandes weiter. Die Vorgeschichte (Beginn und Weiterverlauf der Beschwerden am Rücken, Ausstrahl- und Bewegungsschmerzen), verbunden mit fachgerechter körperlicher Untersuchung, sind unerläßlich für die Auskunft des Arztes über die Möglichkeiten zukünftiger Belastung.

Da bei jugendlichen Trägern einer Spondylolysis der Beginn eines Gleitvorganges (Spondylolisthesis) und sein Fortschreiten weder aufgrund bestehender Beschwerden noch nach dem Röntgenbefund vorhergesehen werden kann, ist Vorsicht in der Belastung für Alltagsleben, Sport, Freizeit und selbstverständlich auch Beruf anzuraten. Besonders sind Belastungen des Lendenwirbelsäule-Kreuzbein-Überganges zu vermeiden, da das Risiko des Verschlimmerns beträchtlich ist, wie *Baumgartner* u. *Taillard* 1971 berichten. Sie untersuchten Träger dieser Schäden, die ihren Wehrdienst mühelos überstanden. Zehn Jahre später (im 30. Lebensjahr) mußten 62 % der Untersuchten wegen Beschwerden als dienstunfähig bezeichnet werden.

Spondylolysen ohne Gleitvorgang oder mit nur geringem Vorgleiten, die gegen Ende der Wachstumsperiode, also zwischen dem 18. und 25. Lebensjahr, durch Röntgenaufnahmen zur Kenntnis kommen, müssen nicht unbedingt weitergleiten. Die Träger sind vielfach in der Lage, mittelschwere bis schwere körperliche Belastungen beschwerdefrei zu ertragen. Zahlreiche von ihnen bekommen aber doch in den „Lebensjahrzehnten des Abbaues“, also nach dem 45./50. Lebensjahr, Beschwerden. Vorgleiten stellt sich in vielen Fällen zusätzlich ein. Deshalb ist Vorsicht bei der Wahl des Arbeitsplatzes, für das Verhalten in der Freizeit und für viele Sportarten geboten, die mit Sprüngen oder anderen ruckartigen Einflüssen auf den Lenden-Kreuzbein-Übergang verbunden sind, vergleiche 8:7.2. Laufende Überwachung gehört zur Sorgfaltspflicht des Arztes.

Neu aufgetretene oder sich verschlimmernde Beschwerden sollten zur Vorsicht mahnen. Sie sind Zeichen für weitere Zunahme der Instabilitas der unter dem Gleitwirbel liegenden Bandscheibe, und gleichzeitig deuten sie auf den Hartspann überanstrengter Muskulatur hin. Als Therapie ist nichtsportliches Schwimmen ohne Sprünge zu empfehlen.

Nicht nur in der Frage des Vorrückens bei Wirbelgleiten, sondern auch im Problem der Ursache spielt die Zwischenwirbelscheibe unterhalb des Gleitwirbels eine unterschiedlich beurteilte Rolle. Viele Autoren halten von vorne herein den Bandscheibeschaden für den wesentlichen Grund zum Gleiten. Andere wiederum fassen die Schäden in der Bandscheibe (genauer im gesamten Bewegungssegment) als Folgen der mechanischen Schwachstellen in den beiden Interartikularportionen auf.

Es ist auch die Ansicht verbreitet, daß eine festgefügte Zwischenwirbelscheibe das Vorgleiten verhindert.

Zunehmende Schmerzhaftigkeit und nachweisbar verstärktes Vorgleiten sind Gründe, um die Notwendigkeit einer Operation zu erörtern (4:7.10, 7:4.2.5).

Im Buch von *Zippel* u. *Pfeil* (1980) wird aus-

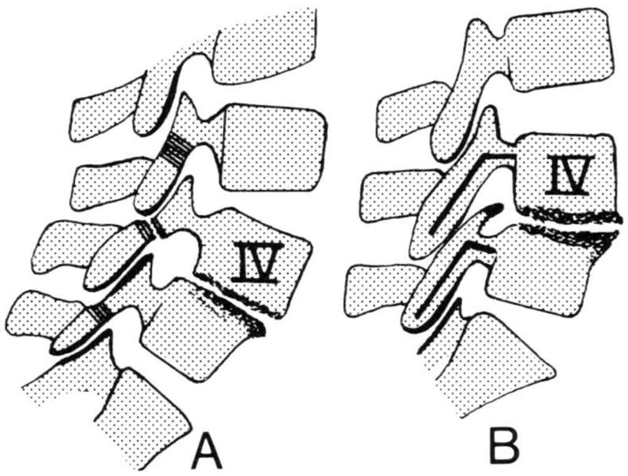

Abb. 4/32: Schematische Pausen seitlicher Röntgenbilder der Lendenkreuzbeingegend
A Spondylolisthese des 4. Lendenwirbels mit Fuge im Zwischengelenkstück
B Pseudospondylolisthese des 4. Lendenwirbels. Sein unterer Gelenkfortsatz ist etwas flacher gestellt als die übrigen. Flachstellung des Spaltes des Wirbelbogengelenkes zwischen 4. und 5. Lendenwirbel. Vergrößerung des Winkels zwischen Bogenwurzel und unterem Gelenkfortsatz, wie die eingezeichneten Achsen erkennen lassen. In den 4. Lendenzwischenwirbelkanal ragt eine kleine Zacke vom oberen Gelenkfortsatz des 5. Lendenwirbels aus hinein, und der Winkel zwischen diesem und der zugehörigen Bogenwurzel ist verkleinert

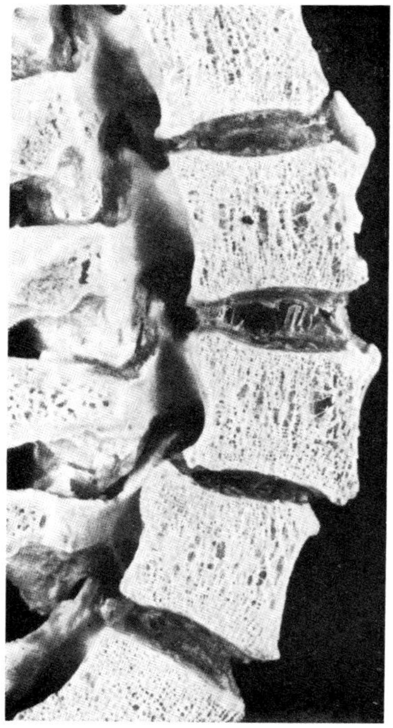

Abb. 4/33: Lichtbild der Sagittalschnittfläche der in der Sagittalebene durchsägten Lendenkreuzbeingegend einer 72jährigen Frau. Pseudospondylolisthese des 4. Lendenwirbels. Besonders deutlich ist die in den Zwischenwirbelkanal hineinragende Zacke des Gelenkfortsatzes zu sehen, wie das auch in den beiden folgenden Röntgenbildern zum Ausdruck kommt

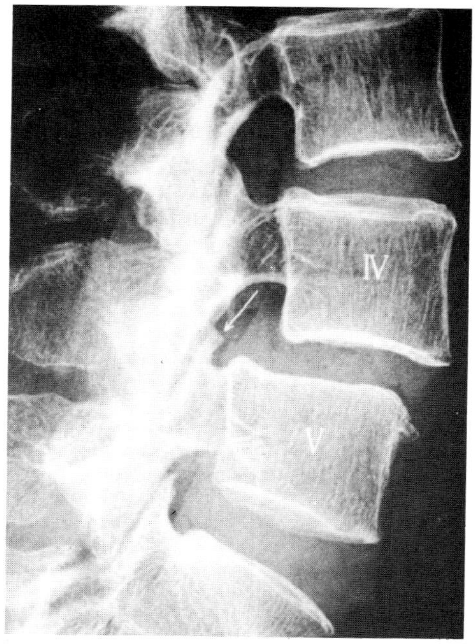

Abb. 4/34: Seitliche Röntgenaufnahme einer Hälfte der in der Sagittalebene durchsägten Lendenkreuzbeingegend einer 58jährigen Frau. Pseudospondylolisthese des 4. Lendenwirbels

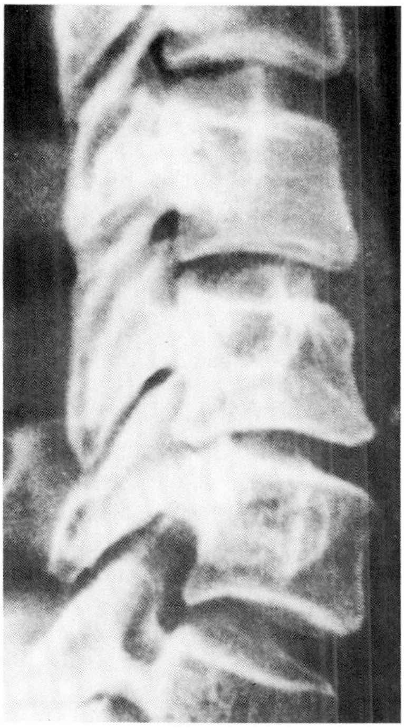

Abb. 4/35: Rückverschiebung des 5. Halswirbels (Retrolisthesis) mit Höhenminderung des Zwischenwirbelraumes (58jähriger Mann)

führlich über die sportliche Belastbarkeit der Spondylolyse/Spondylolisthese berichtet, siehe auch in 8:7.2.

4:5.4 Wirbelverschiebungen

Ohne Zusammenhang mit Schäden im Zwischengelenkstück entsteht die *Pseudospondylolisthesis* (Morbus *Junghanns*, 1930), die *Wirbelverschiebung* nach vorn: Abbildungen 4/32, 4/33, 4/34. Sie geht immer mit einer Höhenabnahme des zugehörigen Bandscheiberaumes einher, die sich recht bald zur ausgeprägten Osteochondrosis intercorporalis entwickelt. Die Wirbelbogengelenkflächen sind bei Vergleich mit dem darüberliegenden Gelenk nach vorn geneigt. Der Wirbelbogen-Gelenkfortsatz-Winkel ist deutlich stumpfer, als es der Regel entspricht. Die beiden Wirbelbogengelenke des Segmentes sind arthrotisch verändert mit verminderter Weite des Gelenkraumes. Ihre arthrotischen Zacken engen den Zwischenwirbelkanal ein: *Junghanns* 1930, *Taillard* u. *Lagier* bezeichnen diesen Zustand 1977 als erosive Osteoarthrosis, *Zippel* u. *Pfeil* 1980 als degenerativ-involutive Spondylolisthesis. *Farfan* beschreibt sie 1980 als Spondylolisthesis degenerativa, die mit Rotation einhergeht. Der Verfasser dieses Buches konnte in seinen pathoanatomischen Präparaten die Drehung nicht als regelmäßigen Befund erheben.

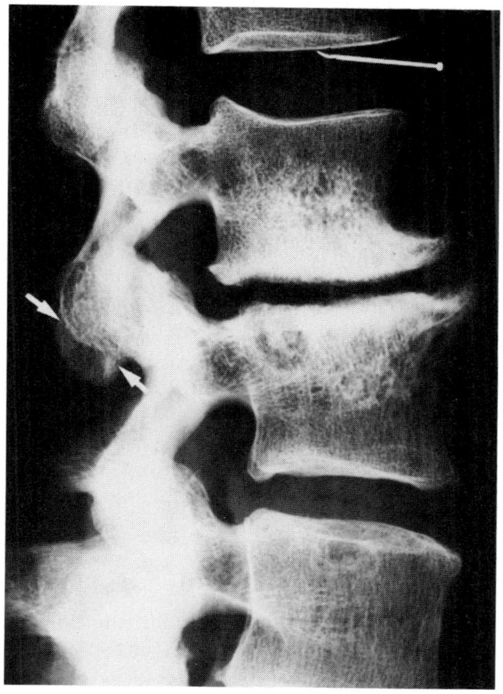

Abb. 4/36: Seitliche Röntgenaufnahme einer Hälfte der in der Sagittalebene durchsägten Lendenwirbelsäule eines 67jährigen Mannes. Hochgradige Höhenabnahme der 2. Lendenbandscheibe mit Sklerose der angrenzenden Wirbelkörperspongiosa. Verschiebung des 2. Lendenwirbels nach hinten mit teleskopartiger Verschiebung seines unteren Gelenkfortsatzes nach hinten unten, so daß er die Gelenkfläche des oberen Gelenkfortsatzes des 3. Lendenwirbels nach unten hin überragt (Pfeile). Einengung des Zwischenwirbelkanals

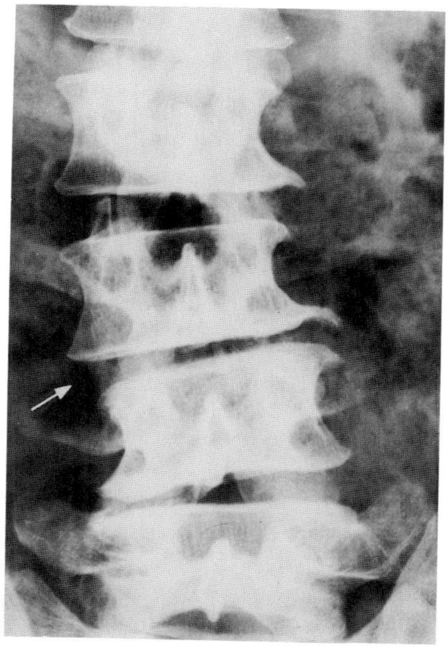

Abb. 4/37 Röntgenbild der Lendenwirbelsäule eines 44jährigen Mannes. Drehgleiten bei Skoliose, Pfeil

Das Krankheitsbild fehlt im Jugendalter, wird meist erst nach dem 40. Lebensjahr beobachtet; bevorzugt verschiebt sich der 4. Lendenwirbel und häufiger bei Frauen als bei Männern. Bemerkenswert bei der Pseudospondylolisthesis ist die Parallelverschiebung auf dem darunterliegenden Wirbel. Ein Kippen des Wirbels und damit Keilform des Zwischenwirbelraumes kommt nicht vor. Die Annahme, daß die Osteoporose als Ursache der Pseudospondylolisthese verantwortlich zu machen sei, konnte *Junghanns* weder 1930 noch später bestätigen. Auch *Walker* et al. lehnten 1980 unter Hinweis auf ihre speziellen Studien die Osteoporose als Mitursache für die Verschiebung ab.

Das mit der Verschiebung, der Osteochondrosis intercorporalis und der Wirbelbogengelenkarthrose verbundene gelockerte Bewegungssegment kann in Funktions-Röntgenaufnahmen dargestellt werden. Die Beschwerden entsprechen denen der Instabilitas intervertebralis (3:4.3). Die Behandlung sollte den Vorschlägen entsprechen, die für die Spondylolisthesis in 4:5.3 gemacht wurden. Die operative Behandlung wird in 7:4.2.5 beschrieben.

Die *Wirbelverschiebung nach hinten* (Retrolisthesis, Abb. 3/20, 4/35, 4/36) findet sich nach Literaturstatistiken in 3,2% an der Halswirbelsäule und in 4,7% an der Lendenwirbelsäule. Die Bandscheibe in der Gleitebene ist auffallend stark zermürbt (Osteochondrosis intercorporalis) und das Bewegungssegment zu einer entsprechenden Instabilitas intervertebralis gelockert. Die Verschiebestufe läßt sich an den zum Wirbelkanal hin liegenden Wirbelkörperkanten im seitlichen Röntgenbild gut erkennen, weil hier die Lagebeziehungen nicht durch Randwülste verschleiert sind. Im betroffenen Bewegungssegment wird die gesamte darüberliegende Wirbelsäule leicht nach rückwärts gegenüber dem unteren Wirbelsäuleabschnitt verschoben. Oberhalb der Verschiebung besteht häufig eine Steilstellung: Zeichen von *Güntz*. Die planparallele Höhenabnahme des betroffenen Zwischenwirbelraumes wird nur möglich, wenn die zum Bewegungssegment gehörenden Wirbelbogengelenkfortsätze aneinander vorbeigleiten: Teleskopverschiebung (Abb. 3/20). Infolge der schräg nach hinten-unten geneigten Gelenke wird der Wirbel zwangsläufig nach rückwärts geführt. Die Beschwerden entsprechen einer Instabilitas intervertebralis und sind besonders heftig, wenn sich mehrere übereinanderliegende Lendenwirbel treppenartig nach rückwärts verschieben. An der Halswirbelsäule kann es im Rahmen einer Rückverschiebung zu dem *Kneifzangenmechanismus* kommen, wenn sich Arthrosen der Wirbelbogengelenke mit Zacken hinzugesellen: Abbildung 3/19. Infolge der entstehenden Enge des Wirbelkanals von vorn und hinten können ernste Rückenmarkschäden auftreten, so daß die Operation (7:4.2.10) dringend geboten sein kann.

Seitverschiebung (Drehverschiebung, Abb. 4/24 u. 4/37) findet sich fast nur in der Lendenwirbelsäule und im Zusammenhang mit Skoliose. Sie ist Ausdruck einer Instabilitas intervertebralis. In solchen Fällen muß sich die Aufmerksamkeit auch den Zwischengelenkstücken der Wirbelbögen in der Höhe des Torsionsscheitels zuwenden, da es eine Vielzahl von spondylolisthetischen Skoliosen und skoliotischen Spondylolysen gibt: *Mau* 1977 u. 1980.

Durch seitliche Röntgenaufnahmen in Vorbeuge und Rückbeuge (Funktionsaufnahmen) lassen sich oft bei Kindern und Jugendlichen im Bereiche der *Halswirbelsäule* leichte Vor- und/oder Rückverschiebungen einzelner oder auch mehrerer Wirbel feststellen, siehe 6:3.4.2. Das kann im Rahmen des Normalen liegen. Bei anhaltenden Beschwerden sollten nach sechs bis neun Monaten allerdings Röntgenkontrollaufnahmen stattfinden. Denn diese Verschiebemöglichkeiten können bei Jugendlichen zu dem oft verkannten „Schulkopfschmerz" führen. Abhilfe bringt das Schrägpult, siehe in 7:3.2.2.

4:5.5 Belastbarkeit der Wirbelverschiebungen

Die Wirbelverschiebung nach vorn ohne veränderte Zwischengelenkstücke (Pseudospondylolisthesis) sowie die Rück-, Seit-, Drehverschiebungen sind in 4:5.4 erläutert. Diese in den Entstehungsursachen so verschiedenartigen Formen der Wirbelverschiebung weisen eine Gemeinsamkeit auf: im Verschiebesegment besteht Verbund von Osteochondrosis intercorporalis mit Arthrosen beider Wirbelbogengelenke. Der Ausprägungsgrad dieser Kombination bestimmt die Beschwerden und damit die Belastbarkeit des Rückgrates. Die in 4:5.4 beschriebenen Verschiebungen betreffen meist nur ein Segment.

Jedoch kommt es oft erst in späteren Lebensjahrzehnten mit dem Auftreten der Instabilitas intervertebralis (3:4.2) zu ernsthaften Schmerzen und Schwierigkeiten im Alltagsleben, bei körperlicher Freizeitbetätigung, im Sport und nicht zuletzt im Beruf. Bewegungsmangel vor allem in Verbindung mit Vibrationseinflüssen (Autofahren u.ä.) verstärkt die Schmerzen. Dafür ist die zunehmende Schwäche der sitzgeschädigten Rückenmuskeln verantwortlich: vgl. Kapitel 5:2.3.2, 5:2.4.1. Der an den Leidenszuständen der Wirbelsäule interessierte Arzt wird auf der Grundlage seiner Kenntnisse die individual zu beurteilende Belastbarkeitsgrenze finden. Mehr darüber enthält Kapitel 3:4.6.

Die nicht seltene *Retrolisthesis*, über die in 4:5.4 nachzulesen ist, muß bezüglich der Belastbarkeit in regelmäßigen Abständen geprüft werden. Für sie gelten die im vorstehenden Absatz bereits geschilderten Grundsätze der Therapie unter ärztlicher Aufsicht. In hartnäckigen und sehr behindernden Zuständen ist die Operation zu erwägen (7:4.2.4).

Bei der *Drehverschiebung* (4:5.4), die stets mit Skoliose verbunden ist, verlangen die früh eintretenden Schmerzen unbedingt die Prüfung der Belastbarkeit durch den Arzt. Die beginnende Leistungsschwäche (latente Insuffizienz, Kapitel 3:4.3) muß rechtzeitig erkannt werden. Die neuzeitlichen Derotationsoperationen können in geeigneten Fällen helfen, siehe in 7:4.2.5 und 7:4.2.6, dort auch Literatur.

Bei jedem erneuten Schmerzschub ist die Belastbarkeit wieder zu klären, damit eine aufbauende Therapie zu neuer Stabilität führen kann. Für das Freizeitverhalten und den Sport sind ärztliche Ratschläge einzuholen.

4:6 Weitere Veränderungen

Das Risiko ihrer Belastbarkeit

4:6.1 Vorbemerkung

Die für die anschließenden Abschnitte ausgewählten etwa 20 Wirbelsäuleveränderungen und die in 4:3 bis 4:5 bereits erläuterten „endogenen Störfaktoren“ erfassen keineswegs alle am Rückgrat vorkommenden Krankheiten. Im Rahmen der Thematik dieses Buches ist nur vorgesehen, die wesentlichen zu besprechen, die statischen und dynamischen Einflüssen in besonderer Weise ausgesetzt sind. Ständig ist jedoch zu beachten, daß die aus den Entwicklungs- und Wachstumszeiten stammenden Schäden in späteren Lebensjahren als Belastbarkeitsrisiko wirksam bleiben und sich durch die unweigerlich hinzukommenden Vorgänge des Alterns sowohl im Bewegungssegment wie im Knochengerüst verschlimmern.

Einige der Schäden betreffen ausschließlich das Knochengerüst des Achsenorganes, während bei anderen die Knochen lediglich in zweiter Linie einbezogen sind. Eine zahlenmäßig große und gleichzeitig für die Probleme der Belastung risikobeladene Gruppe geht von Schäden im Gewebe der Zwischenwirbelscheibe aus. In Abbildung 4/38 sind *sechs Gefährdungsbezirke* eingezeichnet. Sie können jeweils Ausgangspunkte für Schäden sein, denen besondere Krankheitsbilder zuzuordnen sind, die das biomechanische Gleichgewicht im betroffenen Abschnitt der Wirbelsäule mehr oder weniger stören. Dabei ergeben sich Möglichkeiten zu Fernwirkungen im Sinne von fortgeleiteten Symptomen und Syndromen. Die Zusammenhänge von Biomechanik und Pathomorphologie der Zwischenwirbelscheibe (Mechanopathologie) wurden zusammengefaßt in 3:4.3 erläutert.

An dieser Stelle sind Hinweise erforderlich

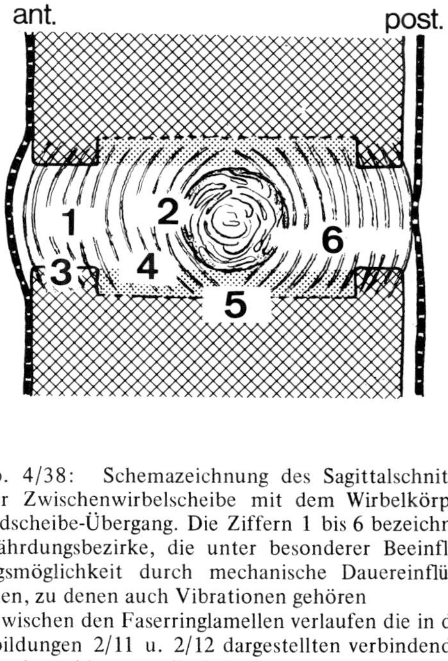

Abb. 4/38: Schemazeichnung des Sagittalschnittes einer Zwischenwirbelscheibe mit dem Wirbelkörper-Bandscheibe-Übergang. Die Ziffern 1 bis 6 bezeichnen Gefährdungsbezirke, die unter besonderer Beeinflussungsmöglichkeit durch mechanische Dauereinflüsse stehen, zu denen auch Vibrationen gehören

1. Zwischen den Faserringlamellen verlaufen die in den Abbildungen 2/11 u. 2/12 dargestellten verbindenden Fasereinstrahlungen, die bei Torsionsbewegungen, besonders bei raschen Torsionsschwingungen unter Wechselspannung geraten, wodurch der Bildung von konzentrischen Spalten Vorschub geleistet werden kann
2. Übergangszone zwischen dem Gallertkern und den inneren Faserringschichten
3. Zone der Einstrahlungen von Lamellenringfasern in die knöcherne Wirbelkörperrandleiste
4. Übergangsbezirk der einstrahlenden Fasern in den Hyalinknorpel
5. Grenze zwischen Wirbelkörper und Bandscheibe mit der Wirbelkörperabschlußplatte (porenhaltige Siebplatte) und der anliegenden Hyalinknorpelplatte
6. Rückwärtiger Bezirk der Zwischenwirbelscheibe, in dem am häufigsten Radialrisse vom Gallertkern bis zu den äußeren Ringschichten eintreten und den Weg für die Protrusio oder den Prolapsus disci posterior sive posterolateralis vorbereiten

auf die diagnostisch oft schwer klärbaren gegenseitigen Schmerzbeziehungen zwischen Veränderungen am Rückgrat und viszeralen Krankheiten auf der Basis von viszero-vertebralen Reflexbögen. Durch solche nervalen Verflechtungen können sich „Lumbalsyndrome", die auf einen spondylogenen Ursprung hinzuweisen scheinen, als organspezifische Schmerzausstrahlungen entpuppen: Leber, Niere, Unterleibsorgane. Andererseits besteht die Möglichkeit des Vortäuschens einer Organkrankheit durch spondylogene Schmerzausstrahlung; vergleiche Kapitel 3:4.3. Diese schwer überblickbaren Organbeziehungen werden unterschiedlich bezeichnet: vegetativer Schmerz, Pseudoradikularschmerz, Projektionsschmerz u.a. Wegen der abweichenden Meinungen zu diesen Fragen besteht eine umfangreiche Literatur, aus der einige Autoren genannt seien: *Eder* u. *Tilscher* 1982 (2. Aufl.), *Kunert* 1975, *Lewit* 1973, *Novotny* u. *Dvorak* 1973, *Tilscher* et al. 1977, *Tilscher* 1983.

4:6.2 Vorwiegend zwischenwirbelscheibebedingte Störfaktoren

4:6.2.1 Spondylosis deformans

Die Spondylosis deformans, die Knochenzackenkrankheit, gilt mit Recht als eine der häufigsten Erkrankungen der Wirbelsäule. Gleichzeitig ist sie die häufigste aus der Reihe der bandscheibebedingten Schäden. Eine kurvenmäßige Darstellung ihres Vorkommens an der Brustwirbelsäule und an der Lendenwirbelsäule errechnete *Junghanns* 1931 aus mehr als 4000 pathomorphologisch untersuchten Wirbelsäulen. Bemerkenswert ist der schnelle Anstieg der Veränderungen (Abb. 4/39) bis zum 35. Lebensjahr bei beiden Geschlechtern 40%, bis zum 49. Lebensjahr 80% der Männer und 60% der Frauen, bis zum 59. Lebensjahr 90% der Männer und 80% der Frauen. Das unterschiedliche Vorkommen der Spondylosis deformans an der Brust- und an der Lendenwirbelsäule in verschiedenen Lebensaltern ergibt sich aus Abbildung 4/39B für Männer und 4/39C für Frauen.

Eine Vielzahl von Autoren hat ähnliche Ergebnisse, meist an Röntgenbildern, vorgelegt: *Süsse* 1957, *Tepe* 1956 u.v.a. *Nathan* untersuchte 1962 die Zusammenhänge der Spondylosis deformans mit Alter, Geschlecht und Rasse. Manche Verfasser nehmen an, daß die Spondylosis deformans durch exogene Belastungen (Beruf) entsteht und in solchen Fällen ihren bevorzugten Sitz an der unteren Brustwirbelsäule hat: *Kersten* 1967, *Liebeskind* 1970, *Louyot* et al. 1954, *Schröter* 1971, *Schulze* u. *Polster* 1979.

Die Voraussetzung für die zunächst knorpelig-wulstigen und allmählich verknöchernden Zacken ist die Abtrennung des Anulus fibrosus von der knöchernen Wirbelkörperrandleiste: Abbildung 4/40. Siehe auch Ziffer 3 im Schema über die Gefährdungsstellen an der Zwischenwirbelscheibe: Abbildung 4/38. Das Ablösen der Fasern aus ihrer Verankerung zerstört den

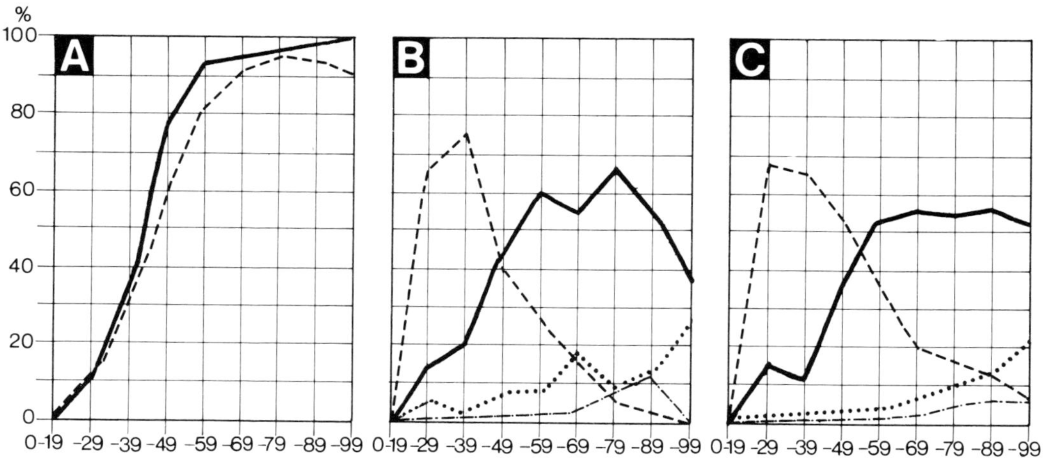

Abb. 4/39: Häufigkeit der Spondylosis deformans
A Zunahme bei Männern ——— und bei Frauen --------
B Verteilung auf die Lenden- und die Brustwirbelsäule bei Männern
C bei Frauen
——— Gleichmäßige, geringe Befunde in LWS und BWS
------- Befunde an BWS ohne Beteiligung der LWS
······· Starke Befunde der LWS, geringe Beteiligung der BWS
–·–·– LWS und BWS gleichmäßig stark befallen

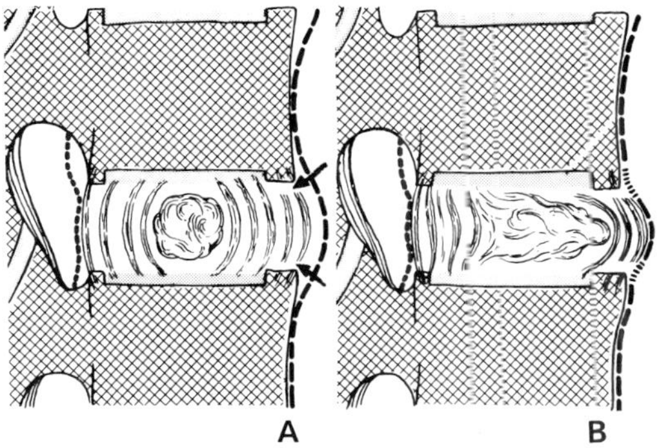

Abb. 4/40: Abtrennung der Faserringschichten von der knöchernen Randleiste (vergleiche Abb. 4/38 Ziffer 3). Infolge der entstehenden Lockerung (A) schiebt sich der Faserring vor (B). Allmählich kommt es zu den typischen knöchernen Randlippen der Spondylosis deformans: Abbildungen 4/41, 4/42.

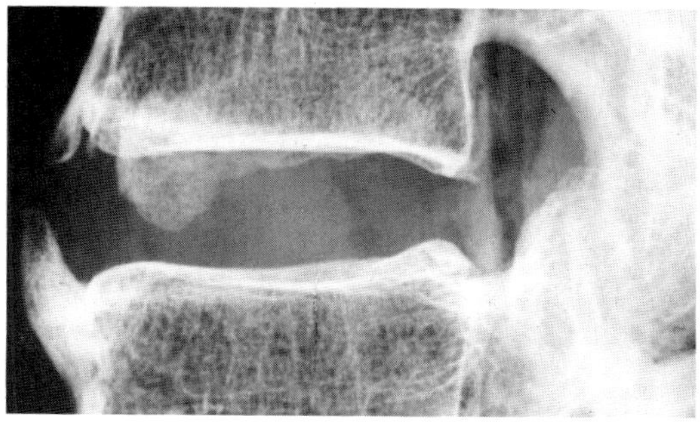

Abb. 4/41: Knochenzacken der Spondylosis deformans entspringen in der Ansatzstelle des Lig. long. ant. et lat. Beachte die unveränderte Höhe des Spatium intercorporale

festen Halt zwischen Wirbelkörper und Bandscheibe. (Gewisse funktionsmechanische Parallelen bestehen zu den Sehnenverankerungen, vergleiche Kapitel 4:6.3.2 und *Junghanns* 1979 Teil II.) Es kommt zu einer unrichtigen Verschiebemöglichkeit des gelockerten Bandscheibegewebes nach vorn und seitlich, die sich ungünstig auswirkt, wenn der Gallertkern kaum verändert, noch flüssigkeitsreich und sein Turgor also im wesentlichen erhalten ist. Infolgedessen preßt sich beim Bewegen und Belasten das am Randleistenanulus gelockerte Zwischenwirbelscheibegewebe gegen das vordere Längsband. Dieses sich immer wiederholende Vortreiben der Bandscheibe und die außerdem auftretenden unrichtigen Bewegungen führen zu einem dauernden Zerren an den Ansatzstellen des Längsbandes, an denen als Reizantwort knöcherne Zacken entstehen (Abb. 4/41), ohne daß eine wesentliche Höhenabnahme des Bandscheiberaumes eintritt. Immer mehr setzt sich die Ansicht durch, daß die „Knochenzackenkrankheit" weniger Krankheit als vielmehr Abwehr (Versuch einer Abstützung) gegen die Instabilitas intervertebralis darstellt (3:4.3). Was bleibt, ist also das knöcherne Denkmal einer langdauernden Fehlfunktion. Biochemische Vorgänge spielen eine Rolle, wie u.a. *Lipsen* u. *Muir* 1980 in Versuchen nachgewiesen haben.

Die Spondylosis deformans tritt nur selten an einem einzigen Bewegungssegment auf, fast regelmäßig sind mehrere benachbarte Bewegungssegmente betroffen. Sie ergreift gelegentlich verschiedene Bezirke der Wirbelsäule und kann in allen drei Abschnitten des Achsenorganes gleichartig oder abschnittsweise verschieden stark ausgeprägt bestehen. Die Zacken bilden sich in den Ansatzstellen des seitlichen Längsbandes: Abbildung 4/41. Demgegenüber erkrankt an der Osteochondrosis intercorporalis häufig nur ein Bewegungssegment (4:6.2.4).

Unrichtige Verschieblichkeit (Lockerung im Bewegungssegment, siehe 3:4.3) kommt bei der Spondylosis deformans selten und gegebenenfalls nur geringfügig vor, während sie bei der noch zu erläuternden Osteochondrosis intercorporalis zum Krankheitsbild gehört.

Die Wülste und Zacken der Spondylosis deformans sind in Größe und Ausdehnung sehr verschieden. Sie können rasch oder langsam wachsen und bis zu grotesken Formen führen, die gelegentlich den Zwischenwirbelraum schnabelartig aufeinander zustrebend überbrücken (Abb. 4/42), sich knöchern verbinden und dadurch eine Immobilitas des Bewegungssegmen-

Abb. 4/42: Skizze der Entwicklung einer Spondylosis deformans der Lendenwirbelsäule nach Röntgenreihe aus einem mehr als 15jährigen Verlauf (erstes Bild im 58. Lebensjahr). Obere Reihe: „Schaltknochen" im Längsband zwischen zwei spondylotischen Zacken mit allmählicher Vergrößerung des Schaltknochens sowie der auf ihn zustrebenden Knochenzacken. Untere Reihe: die Knochenzacken vergrößern sich von A bis C stetig, führen links zur Verknöcherung, während rechts eine Neoarthrose entsteht

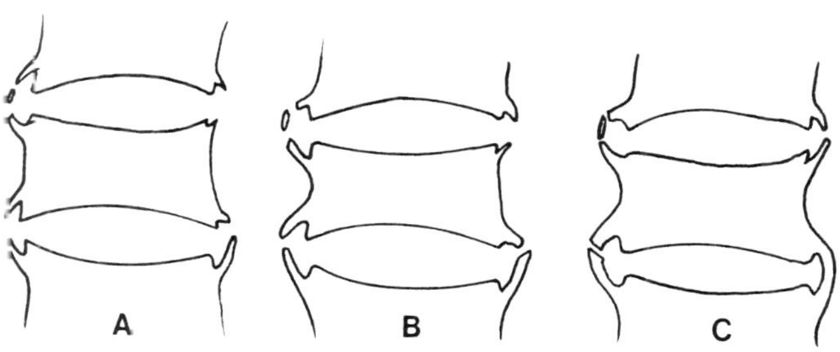

tes hervorrufen (3:4.4). Die Vielfalt des Erscheinungsbildes der Spondylosis deformans, die großen Unterschiede in den Beschwerden der Betroffenen und die schließlich eintretende, aber meist wenig schmerzhafte Steifigkeit verlangen eine individuale Beurteilung der Belastbarkeit.

Die Diagnose der Spondylosis deformans ist nur durch Röntgenaufnahmen zu sichern. Ihre an typischer Stelle des Wirbelkörpers entwickelten Knochenzacken (Abb. 4/41 u. 4/42) grenzen die „Knochenzackenkrankheit" gegenüber anderen Schäden ab. Von der Chondrosis disci (Bandscheibeverschleiß) und ebenso von der Bandscheibezermürbung, der Osteochondrosis intercorporalis, ist sie zu unterscheiden. Insonderheit ist die Bandscheibezermürbung durch die Höhenabnahme des Zwischenwirbelraumes und die trotz des gelockerten Bewegungssegmentes nur kleinen Wirbelkörperrandzacken gekennzeichnet und so von der Spondylosis unterscheidbar. Aus verschiedenen Ursachen können an der gleichen Wirbelsäule sowohl die Knochenzackenkrankheit wie Bandscheibeverschleiß und Bandscheibezermürbung vorkommen. Näheres über die Abgrenzung zwischen diesen Krankheitsbildern, die zwar Bandscheibeschäden als Ursache haben, aber auf sehr verschiedenen pathomorphologischen Grundlagen beruhen, ist der Tabelle im Kapitel 4:6.2.4 zu entnehmen. Diese wesentlichen Unterschiede bestimmen das Belastungsrisiko. Fehler in der Diagnostik und womöglich Fehlschlüsse über die Bedeutung exogener Einflüsse sind nur zu vermeiden, wenn die trotz mancher Übereinstimmung doch ursächlich und dadurch in ihren Folgen recht verschiedenen bandscheibebedingten Schäden klar auseinandergehalten werden. Das Fachwort Spondylosis deformans sollte deshalb nicht weiterhin Sammelbegriff oder undifferenzierte Verlegenheitsdiagnose sein.

Die charakteristischen Knochenzacken werden schon bald im Röntgenbild sichtbar. Da der Krankheitsvorgang mit der beschriebenen Abtrennung der Fasern des Anulus fibrosus von ihrer Verankerungsstelle in der knöchernen Wirbelkörperrandleiste beginnt (Abb. 4/38, Ziffer 3), ergeben sich Parallelen zur *Akroosteopathie* (3:6.3.2). Mikroskopische Studien haben bei diesem schmerzhaften Leiden Abtrennungen der Sehnen an ihren Verankerungsstellen aufgedeckt.

Für die Spondylosis deformans bestehen Hinweise auf den möglichen ursächlichen *Zusammenhang mit Vibrationen.* Das Zusammentreffen von Vibrationen mit Drehbelastung wird als zusätzlicher exogener Einfluß für das Verschlimmern der Spondylosis deformans erörtert.

Da die Knochenzackenkrankheit in mittleren Lebensjahren beginnt und sich fast immer in höhere Altersstufen – also über eine lange Zeit der Berufstätigkeit – verschlimmert, wird häufig der Beruf als Ursache dafür angeschuldigt. Hinweise zu diesen Problemen, ausführliche Darstellung der Grundlagen und der experimentellen Studien sowie umfangreiche Literaturangaben enthält das zweibändige Werk: Die Wirbelsäule in der Arbeitsmedizin, Hippokrates Verlag Stuttgart 1979.

Die *Bewegungs- und die Belastungsfähigkeit* hängen von den sehr unterschiedlichen Erscheinungsbildern der Spondylosis deformans ab. Die röntgenografisch verschieden gestalteten Knochenzacken (-vorsprünge, -schnäbel) und ihr Vorkommen über kleinere oder größere Streckenabschnitte der Wirbelsäule bieten keine Anhaltspunkte für die Stärke der Schmerzhaftigkeit oder für ein Belastungsrisiko. Selbst über große Wirbelsäuleabschnitte ausgedehnte und/oder grotesk gestaltete Knochenschnäbel verursachen nicht ohne weiteres eine starke Behinderung. Sie sind allerdings mit Bewegungseinschränkung verbunden, die aber ohne wesentlichen Einfluß auf das tägliche Leben ist. Lebhafte, körperlich anstrengende Freizeitbetätigung oder Turnen und Sport (8:8.6) können jedoch behindert sein. Manche der Betroffenen werden in den mittleren Lebensjahren von Zeit zu Zeit durch Schmerzschübe mit behinderter Belastungsmöglichkeit geplagt. Mit zunehmendem Alter tauschen sie aber ihre Schmerzen gegen eine schmerzfreie, örtlich begrenzte oder vollkommene Wirbelsäulesteife aus.

Bei der Diagnostik von Röntgenaufnahmen der Spondylosis deformans mit schmerzhafter Behinderung ist stets zu prüfen, ob die Schmerzen einen anderen Grund haben. Er kann zum Beispiel in einer gleichzeitig bestehenden Osteochondrosis intercorporalis gefunden werden, die sich an einem oder an mehreren Bewegungssegmenten abspielt: 4:6.2.4, siehe auch die umfangreiche tabellarische Übersicht der Differentialdiagnose beider Schäden in Kapitel 4:6.2.4. Die Häufigkeit dieser Kombination ist bisher nicht errechnet. Dies sollte an einer größeren körperlich und röntgenologisch untersuchten Reihe geeigneter Fälle geschehen, um eine Beurteilungsgrundlage zu schaffen. Ungeklärt ist auch noch die Frage, wie stark die Spondylosis deformans allein ohne Verbund mit Osteochondrosis intercorporalis oder andere schmerzauslösende

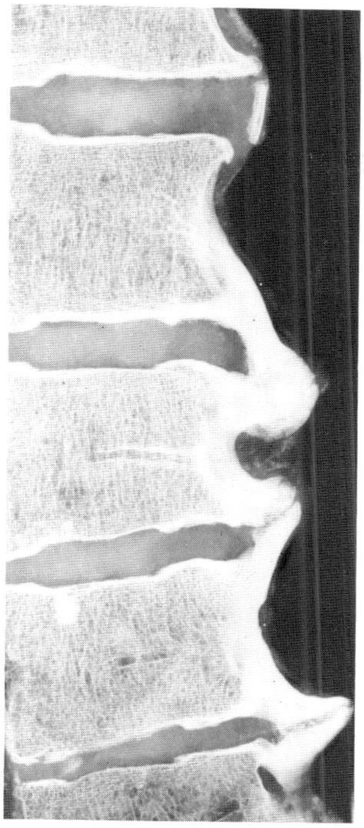

Abb. 4/43: Röntgenbild einer sagittal aus der Wirbelsäule ausgetrennten Scheibe. Spondylosis hyperostotica mit sehr ausgeprägten „zuckergußartigen" Auflagen mit Überbrückung der Zwischenwirbelräume

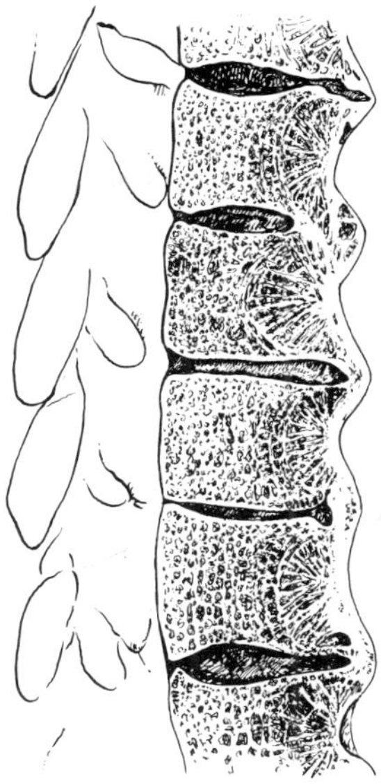

Abb. 4/44: Anpassung im Trajektorenverlauf der Wirbelkörperspongiosa infolge Druck- und Belastungsänderung durch zunehmende knöcherne Versteifung: Spondylosis hyperostotica (nach einem anatomischen Präparat gezeichnet)

Wirbelsäuleschäden Ursache für die hohe Prozentzahl von frühzeitigen Invalidisierungsanträgen ist, siehe in 4:9.3.

Die bisherigen Erfahrungen zeigen, daß die Spondylosis deformans pauschal weder auf die Seite der schmerzhaften und belastungsmindernden, noch auf die Seite der schmerzfreien und nichtbehindernden Krankheiten geschlagen werden kann. Ärztliche Untersuchung und Beratung sind für jeden Einzelfall erforderlich.

4:6.2.2 Spondylosis hyperostotica

Eine sichere Abgrenzung gegenüber der Spondylosis deformans ist nicht in allen Fällen der wesentlich selteneren Spondylosis hyperostotica zu treffen. In ihren ausgeprägten Formen besteht aber kaum Verwechslungsmöglichkeit, da die dichten, glatten, an den Wirbelkörpern „herabfließenden" Knochenauflagerungen mit breiten Brücken über die Zwischenwirbelräume charakteristisch sind und ihr den Namen „Zuckergußwirbelsäule" einbrachten: Abbildung 4/43. Der enge Zusammenhang mit Gicht und Diabetes deutet auf Beziehungen zum Stoffwechsel hin (4:7.5), die von der Spondylosis deformans nicht bekannt sind.

Die Konstitution spielt für die Spondylosis hyperostotica eine Rolle (Pykniker), und vermehrte Ausschüttung von Wachstumshormonen wird diskutiert. Biomechanisch interessiert die häufig bei dieser Krankheit gefundene rechtsseitig betonte Zuckergußauflagerung auf der Brustwirbelsäule. Das linksseitige Fehlen wird mit dem Einfluß der Aortenpulsation erklärt.

Literatur: *Boss* u. *Rehr* 1969, *Caplan* et al. 1966, *Chaiton* et al. 1979, *Ott* et al. 1978, *Schilling* et al. 1965.

Die Zuckergußwirbelsäule ist in ihren *Auswirkungen auf Belastbarkeit* schwierig zu beurteilen, weil ihre Zusammenhänge mit konstitutionalen und metabolischen Veränderungen noch nicht ausreichend geklärt sind und überprüfte Untersuchungsreihen fehlen. Nach bisherigen Kenntnissen werden die Erkrankten nach abgeschlossener, breitbandiger Verknöcherung (meist Brustwirbelsäule) mit versteifender Überbrückung mehrerer Bandscheiberäume schmerzfrei. Davon hängt die Belastbarkeit für Tätigkeiten im persönlichen Tagesverlauf ab.

Die überbrückenden „herabfließenden" Knochenzüge geben der Brustwirbelsäule eine neue belastbare Festigkeit, wenn sich wie in Abbildung 4/44 tragende, den Druckverhältnissen angepaßte Trajektorenbögen mit radial angeordneten Stützen gebildet haben.

4:6.2.3 Chondrosis disci (Bandscheibeverschleiß)

> *Das Zwischenwirbelscheibegewebe erleidet so frühzeitig einsetzende und so ausgedehnte Schäden wie kaum ein anderes Organ oder Organsystem des menschlichen Körpers.* (*Leitsatz*)

Biochemische Veränderungen im Gallertkern und im Faserring sind damit verknüpft (2:3.3.1). Vorwiegend handelt es sich um Vorgänge des Alterns (2:3.3.10), also um ein schicksalsmäßiges, endogen bestimmtes Umprägen des Bandscheibegewebes, die auch bei Versuchstieren vorkommt (2:3.3.10). Ob und wieweit beim Menschen genetische Ursachen dabei eine ausschlaggebende Rolle spielen, ist nicht restlos geklärt. *Berry* beschreibt 1961 genetische Grundlagen bei der Maus. *DeSèse* fand bei Mäusen rassenmäßige Unterschiede in der Häufigkeit des „degenerativen Rheumatismus der Wirbelsäule“. Unter dieser Bezeichnung verbergen sich chronische Bandscheibeschäden wie Chondrosis disci und Osteochondrosis intercorporalis. Wieweit genetisch erklärbare „Gewebeschwächen“ biochemische Veränderungen einschließen und im Zusammenhang mit funktionsmechanischer Belastung die vorbereitende Rolle für chondrotische Schäden spielen, oder ob die Funktion vorrangig dafür verantwortlich ist, wird in vielen Kapiteln dieses Buches berührt. Eingehendes Studium bedarf die Frage, ob für den Bandscheibeverschleiß Autoimmunvorgänge eine wesentliche oder eine begleitende Rolle spielen. Literatur bei *Gertzbein* 1977, siehe auch Kapitel 2:3.3.7.

Verändertes chemisches Milieu (2:3.3.1), das zunehmende Austrocknen, die Abnahme des inneren Spannungsdruckes sowie das Auftreten von Rissen und Spalten kennzeichnen die Chondrosis disci, den Bandscheibeverschleiß, die erste Stufe der Schäden des Alterns. Frühzustände der Chondrosis disci lassen sich in Flachschnitten von Zwischenwirbelscheiben erkennen

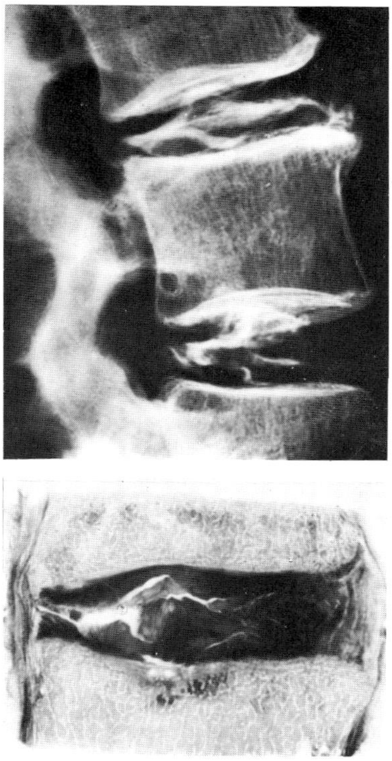

Abb. 4/45: Chondrosis disci mit Spalten im Zwischenwirbelscheibegewebe (gefüllt mit schattengebender Flüssigkeit), die sowohl Gallertkerngegend als auch Faserring betreffen. Oben: Röntgenbild einer Leichenwirbelsäule. Unten: Schnitt in der Pfeilnahtebene durch die im Röntgenbild dargestellte untere Bandscheibe (75jähriger Mann)

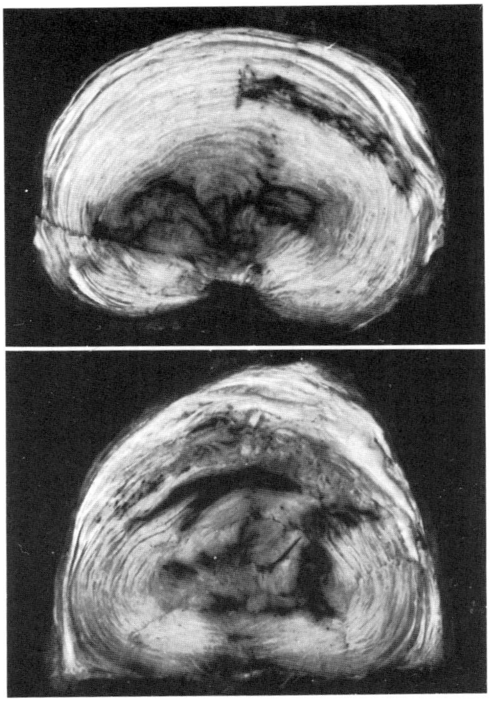

Abb. 4/46: Lichtbilder von Horizontalschnittflächen durch Zwischenwirbelscheiben, die vor dem Aufschneiden mit gefärbter Gelatine injiziert wurden. Die Spalträume beschränken sich nicht auf das Nukleusgebiet, auch im Faserring haben sich Spalträume mit Injektionsmasse gefüllt. Diese zeigen einen konzentrischen, der Schichtung des Faserringes folgenden Verlauf. Außerdem läuft vom Gallertkerngebiet nach hinten zu ein alle Faserringschichten durchsetzender Riß (zum Beispiel Abb. 2/14), ehe eine Höhenabnahme entstanden ist. Sie stellt sich erst später durch weiteres Austrocknen ein. Daran sind konzentrische Spalten und Querrisse maßgeblich beteiligt. Sie lassen sich in pathoanatomischen Präparaten (*Junghanns* 1931, Abb. 2/15) und am Lebenden durch Einspritzen von Kontrastflüssigkeit darstellen. Nach Einspritzen von Farben kommen sie in axialen oder horizontalen Schnitten zutage. Einige der vielfältigen Spaltformen zeigen die Abbildungen 4/45 u. 4/46. Bei der Chondrosis disci sind die Spalten nur geringgradig. Dem Nodulus intraspongiosus *Schmorl* und den anderen Formen des Prolapsus disci (4:6.2.5) geht fast regelmäßig eine Chondrosis disci voraus. Das veränderte Bandscheibegewebe läßt unrichtige Beweglichkeit zu und zieht durch seine Leistungsschwäche das gesamte Bewegungssegment in Mitleidenschaft.

Im Beginn ist die röntgenografische Erkennbarkeit der Chondrosis disci schwierig. Sorgfältige Vergleiche der Zwischenwirbelräume sichern aber durch die allmählich deutlicher werdende Höhenabnahme und das erste Auftreten kleiner Randzacken der beginnenden Spondylosis deformans die Diagnose. Stärkere Abnahme des interkorporalen Raumes zeigt den Beginn einer Osteochondrosis intercorporalis an, siehe 4:6.2.4. Röntgenaufnahmen mit Kontrastfüllungen, die nur bei dringender diagnostischer Erfordernis, zum Beispiel zum Klären der Operationsnotwendigkeit angefertigt werden sollten, können weiterhelfen.

Soweit keine anderen Gründe zu finden sind, liegt bei zunehmenden Belastungs- und Bewegungsbeschwerden der Wirbelsäule der Verdacht auf beginnenden Verschleiß im Bandscheibegewebe nahe.

Zur *Entstehung des Bandscheibeverschleißes* geben im Hauptkapitel 2:3 mehrere Unterkapitel Aufschluß über die biochemischen Zusammenhänge und den Einfluß des Stoffwechsels, der im bradytrophen Bandscheibegewebe nur mittels Diffusion möglich ist. In Kapitel 3:2.4 kann nachgelesen werden, welche Schwierigkeiten in den Diffusionswegen – vor allem im Übergang Knöcherne Siebplatte/Hyalinknorpelplatte – eintreten können. Das dadurch geschädigte Versorgen/Entsorgen des Gewebes ist eine wesentliche Voraussetzung für das Auftreten der in den vorstehenden Seiten geschilderten Chondrosis disci, die sich zur Osteochondrosis intercorporalis (Bandscheibezermürbung) fortsetzen kann (4:6.2.4).

Bei den Studien über den Ursprung der Chondrosis disci wurde in früheren Jahrzehnten – als die biochemischen Verhältnisse noch nicht ausreichend geklärt waren – der *Ermüdungsschaden* im Vordergrund gesehen. An einer zum chemisch bedingten Schaden des Gewebes hinzukommenden „Ermüdung der Abwehrmöglichkeiten" gegenüber Belastungen ist wohl nicht zu zweifeln. Bei allen Begutachtungen von Bandscheibeschäden und ihren Folgekrankheiten (Kapitel 4:6.2) ist aber zwischen Vorschaden und Belastungsfolgen zu unterscheiden: siehe in Teil II „Die Wirbelsäule in der Arbeitsmedizin", Hippokrates Verlag Stuttgart 1979.

An das Ende des Kapitels über die Chondrosis disci ist noch einiges zur Bedeutung traumatischer Einflüsse für das Auftreten des Bandscheibeverschleißes zu bemerken. Leicht zu verstehen ist, daß schadenstiftendes Eingreifen von Gewalteinflüssen in den anatomischen Aufbau und damit in die Biochemie des Zwischenwirbelscheibegewebes ernstliche Folgen zeitigen kann: Der *Initialanstoß* erzeugt je nach der einwirkenden Kraft einen mehr oder weniger großen *Initialschaden*, den Mikroschaden. Er besteht in Einrissen, kleineren Auseinanderdrängungen im Bereiche der Faserringe. Auch das Abtrennen von Einstrahlfasern an der knöchernen Randleiste des Wirbelkörpers oder an der hyalinen Knorpelplatte kommt vor. Am häufigsten entstehen solche Folgen des Erstanstoßes durch axiale Drucklast oder durch Extension in der Achsenrichtung bei gleichzeitigem Verwinden im Spatium intercorporale mit Abschermoment und kraftvollem Drehzug an den Faserringschichten.

Solche Situationen stellen sich im täglichen Leben, bei besonderen Berufen, aber wohl am häufigsten bei vielen Sport- und Turndisziplinen im spezifischen Training und im Wettkampf ein. Sie sind ebensooft bei den allgemeinen Kraft- und Geschicklichkeitsübungen möglich, die das sportspezifische Training begleiten und unterstützen. Tausendfach ergeben sich Gelegenheiten für einen Initialschaden dann, wenn das *Trommelfeuer des Trainings* die Wirbelsäule unentwegt belastet: siehe in 3:2.2.4 „trommelfeuerartiges Wiederholen stereotyper Bewegungs- und Belastungsphasen", außerdem in 8:2.2.2, 8:3.1, 8:4.1, 8:4.9, 8:9.2. Aus dem anfänglichen Mikroschaden entwickeln sich zunehmende Schadenszustände, die von der Chondrosis disci zur Osteochondrosis intercorporalis (4:6.2.3) und allen ihren Folgezuständen führen können, wie Spondylosis deformans (4:6.2.1), Protrusio/Prolaps (4:6.2.5).

Die zahlreichen Folgeschäden, die sich durch ein gestörtes Bewegungssegment einstellen –

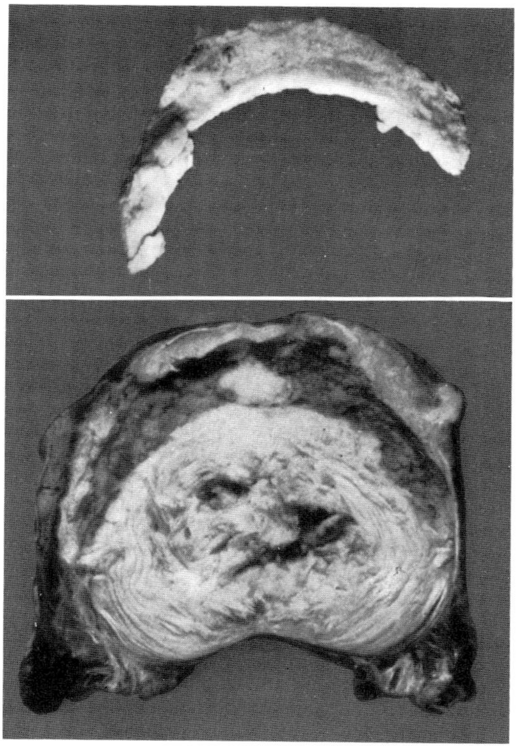

Abb. 4/47: Lichtbild des Flachschnittes durch eine Lendenbandscheibe. Chondrosis disci im Übergang zur Osteochondrosis intercorporalis mit vollständiger Auslösung eines sichelförmigen Stückes = großer Bandscheibesequester, freier Gelenkkörper. Der Sequester kann zur Blockade führen, siehe 3:4.5

gleichgültig, ob sie in erster Linie von den weiter vorne in diesem Kapitel geschilderten biochemischen Störungen ausgehen oder auf einem soeben dargelegten traumatischen Initialschaden beruhen – können in den einzelnen Abschnitten des Kapitels 3:4 nachgelesen werden.

4:6.2.4 Osteochondrosis intercorporalis (Bandscheibezermürbung)

Der stärkste Grad des chronischen Bandscheibeschadens – gewissermaßen Fortsetzung und Endausgang der Chondrosis disci – ist die *Osteochondrosis intercorporalis*, die *Bandscheibezermürbung*. Sie zeigt sich im pathomorphologischen Bild durch eine zunehmende Zerstörung des Bandscheibegewebes. Die Spalten in dem austrocknenden Gewebe sind vielgestaltig, Bandscheibesequester können auftreten: Abbildung 4/47 und 3/21a,b,c. Eingespritzte Kontrastflüssigkeit verläßt den Bandscheiberaum, wenn Risse die äußersten Faserringschichten zerstört haben.

Mit Abnahme der Höhe des Bandscheiberaumes kommt es zu Druck und Reibung auf die

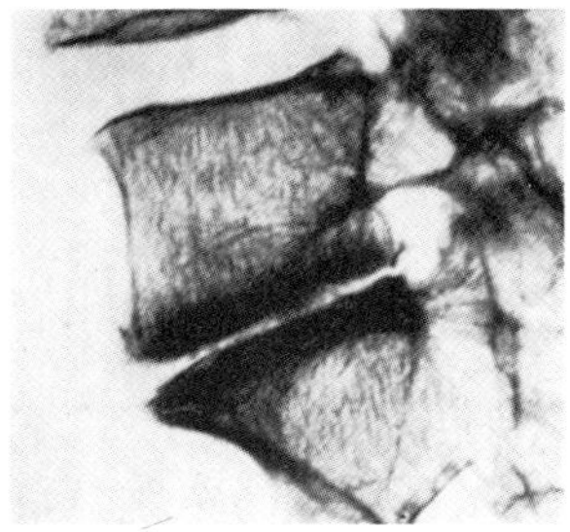

Abb. 4/48: Hochgradige Osteochondrosis intercorporalis L 5 / S 1. Bandscheibegewebe völlig zerstört. Randzacken vorn und hinten. Sklerose der angrenzenden Wirbelkörperspongiosa

knöchernen Deck- und Grundplatten der anliegenden Wirbelkörper. Dies betrifft den Bereich der Wirbelkörper-Bandscheibe-Grenze (Limen discocorporalis) in ganzer Ausdehnung, beziehen also den Randleistenring ein. Röntgenaufnahmen zeigen die entsprechende Sklerose der Wirbelkörperabschlußplatten nebst Rauhigkeiten oder kleinen Knochenzacken, die vom Rande des Wirbelkörpers ausgehen: Abbildung 4/48. Im Gegensatz dazu entspringen die knöchernen Auswüchse der Spondylosis deformans etwas entfernt vom Wirbelkörperrand im Ansatz des vorderen Längsbandes: Abbildungen 4/41, 4/42.

Die Osteochondrosis intercorporalis ist regelmäßige Begleiterscheinung bei Spondylolysis/ Spondylolisthesis, ebenso wie für Rück- und Seitverschiebungen. Als Beispiele dafür können einige Abbildungen aus früheren Kapiteln genannt werden: 3/19, 3/20, 4/30, 4/32, 4/36, 4/48. Häufig sind Arthrosen der Unkovertebralgelenke (4:6.5.5) mit Osteochondrosen der zugehörigen Bandscheiberäume vereinigt. Dadurch entstehen Krankheitsbilder, deren Schmerzen zum Kopf oder/und in die Nacken-Schulter-Armregionen ausstrahlen.

Wie ausgetrocknet und in ihren Strukturen zermürbt sich die Zwischenwirbelscheiben im Endausgang der Osteochondrosis intercorporalis darbieten, ist den Flachschnitten der Abbildung 4/49 zu entnehmen.

Gelegentlich können vordere Randzacken bei Bandscheibezermürbung die Speiseröhre einengen: Abbildung 4/50. Wie in 7:4.2.10 geschildert, können in sehr seltenen Fällen große Wirbelkörperrandzacken Ursache für operatives Eingreifen sein.

An dieser Stelle ist ein Blick auf die Nomenklatur für die verschiedenen Arten von Zwischenwirbelscheibeschäden erforderlich. Unter den häufig verwendeten Sammelbegriffen Diskopathie oder Zwischenwirbelscheiben-Degeneration verstecken sich Schäden, die sich krankhaft auswirken und teilweise auch röntgenografisch sichtbar gemacht werden können. Zur allgemeinen Verständigung sind klare Begriffe vonnöten (*Junghanns*, Nomenclatura Columnae Vertebra-

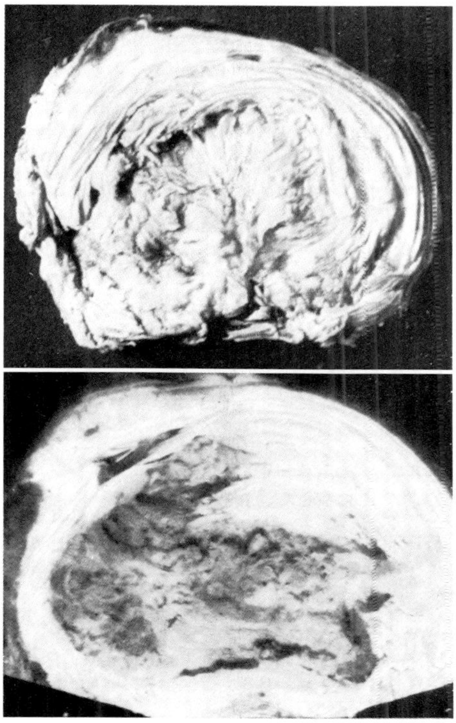

Abb. 4/49: Flachschnitte durch Lendenbandscheiben. Zermürbung des ausgetrockneten Gallertkerngebietes, übergehend in den bereits weitgehend zerrissenen Faserring: Osteochondrosis intercorporalis

lis, Hippokrates Verlag Stuttgart 1977). Deshalb wird auch auf die unterschiedliche Nomenklatur Chondrosis disci und Osteochondrosis intercorporalis Wert gelegt. Der Terminus „Degeneration" ist nach *Pritzker* (1977) lediglich der Ausdruck unserer Unkenntnis über Gewebeschäden in der Zwischenwirbelscheibe. Er sollte vermieden und jeweils durch eindeutig kennzeichnende Begriffe ersetzt werden.

Die Ursachenforschung läßt noch die Frage offen, ob die Osteochondrosis intercorporalis immer vordergründig für die sklerosierenden Vorgänge in den Wirbelkörperabschlußplatten ist. Oder verhindert – in gewissen Fällen – die unter Umständen als Heilvorgang von Mikro-Trümmerfrakturen – die zuerst entstehende Sklerose des Knochens den Stoffaustausch für die Zwischenwirbelscheibe und leitet dadurch den Schaden ein? Darüber wird ausführlich in 5:2.4.3 berichtet, siehe auch 3:2.2.4.

Nur selten kommt die Osteochondrosis intercorporalis an mehreren Bandscheiben gleichzeitig vor. Sie steht häufig im Zusammenhang mit Wirbelverschiebungen (4:5.4). Über ihren ernsten und nachhaltigen Einfluß auf das Belasten und Bewegen der Wirbelsäule, die Insufficientia intervertebralis, ist in 3:4.2 nachzulesen.

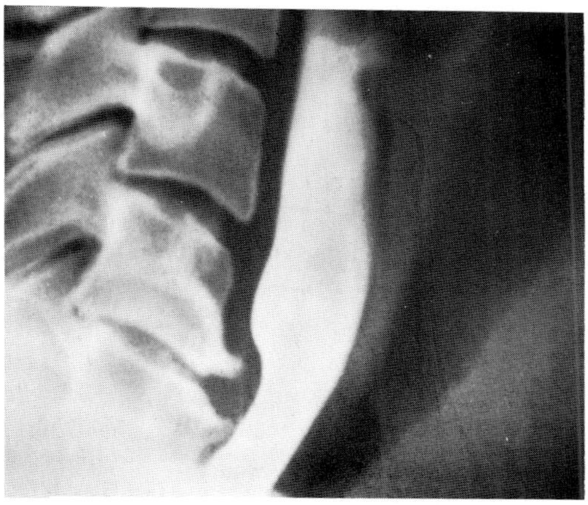

Abb. 4/50: Seitliche Röntgenaufnahme der Halswirbelsäule einer 42jährigen Frau. Kontrastfüllung der Speiseröhre. Die knöchernen Randzacken der Osteochondrosis intercorporalis am 5. und 6. Halswirbelkörper engen die Speiseröhre ein. Erheblich Schluckbeschwerden

Das auffallend gehäufte Auftreten der Osteochondrosis intercorporalis in der Nachbarschaft von lumbosakralen Übergangswirbeln (4:3.1) beobachtete *Erdmann* 1953. Er sieht deshalb diese Variation als endogenen Faktor für den Bandscheibeschaden an, während Belastungen durch besondere Lebensumstände oder Verhaltensweisen seiner Ansicht nach nur als zusätzliche Faktoren wirken.

Die Osteochondrosis intercorporalis ist Hauptzeichen oder Begleiterscheinung vieler Allgemeinkrankheiten, wie Chondrocalcinosis, Ochronose, Neuropathie, Tabes, Syringomyelie u.a. Kommt es bei diesen Krankheiten zu Rückenschmerzen, so unterstützt das Röntgenbild der Wirbelsäule (bevorzugt Lendenwirbelsäule) die Diagnose.

In welcher Weise Vibrationen, die in vielen Berufen, aber auch im täglichen Leben (7:2.3.5, 7:3.3) und in der Freizeit die Wirbelsäule auf unterschiedlichen Leitwegen erreichen, mit dem Entstehen oder mit dem Verschlimmern der Chondrosis disci/Osteochondrosis intercorporalis zusammenhängen, wird in zahlreichen Kapiteln erörtert, unter anderem in 5:3.1.5, 5:3.2, 5:3.3.

Die Rolle der Autoimmunisierung im Bandscheibegewebe und der dabei wirksam werdenden Lymphocyten ist in 2:3.3.7 geschildert.

Die ärztliche Erfahrung lehrt, daß in einer kleinen Anzahl von Fällen (genaue Zahlenangaben fehlen) die mit der Bandscheibezermürbung verbundene Lockerung und Verschiebemöglichkeit durch Einwuchern von straffem Bindegewebe oder von Knochen in den Zwischenwirbelraum (oder auch durch überbrückende Knochenspangen) gefestigt werden kann. Operative Stabilisation ist bei erheblicher Schmerzhaftigkeit angezeigt (7:3.10).

Die röntgenologische Diagnose der Osteochondrosis intercorporalis ist durch die Höhenabnahme des Zwischenwirbelraumes und durch Darstellung einer übermäßigen Verschieblichkeit zu sichern. Sie kann mit Aufnahmen in starker Vor- und Rückbeuge, gelegentlich auch bereits durch die körperliche Untersuchung, geklärt werden. Die Auswirkungen der Bandscheibezermürbung werden in bezug auf die Belastbarkeit der Wirbelsäule in 3:4.6 geschildert.

Weitere Literatur: *Lagier* u. *Mac Gee* 1979, *Jumashev* u. *Furman* 1976.

4:6.2.5 Protrusio disci und Prolapsus disci

Der Austritt von Zwischenwirbelscheibegewebe aus dem Bandscheiberaum ist nach allen Richtungen möglich: Abbildung 4/51.

Mit jeder Austrittsrichtung ist ein eigenes Krankheitsbild verbunden, siehe Bildunterschrift.

Der weitaus häufigste Vorfall von Bandscheibegewebe drängt sich gegen und in anliegende Wirbelkörper: *Prolapsus intraspongiosus disci*, der typische *Schmorl*-Knoten: Abbildung 4/52. Er entsteht gelegentlich traumatisch, zum Beispiel als Restzustand nach Wirbelkörperfraktur mit Deckplatteneinbruch: Abbildung 4/53. Viel häufiger dringt das Bandscheibegewebe nur langsam und oft auf dem Wege der beschriebenen Bandscheibebuchten (Abb. 4/54) an der früheren Durchtrittsstelle der Chorda dorsalis (Abb. 2/2) in die Wirbelkörperspongiosa ein. Einzelne *Schmorl*-Knötchen verursachen keine Schmerzen oder Behinderungen. Treten sie in zahlreichen übereinander liegenden Wirbelkörpern auf, können sie Vorzustände für die Adoleszentenkyphose sein: Abbildung 4/8. Zusammenhang mit dem Krankheitsbild der enchondralen Dysostosen liegt vor (4:4.2).

Der Prolapsus intraspongiosus disci kann bei

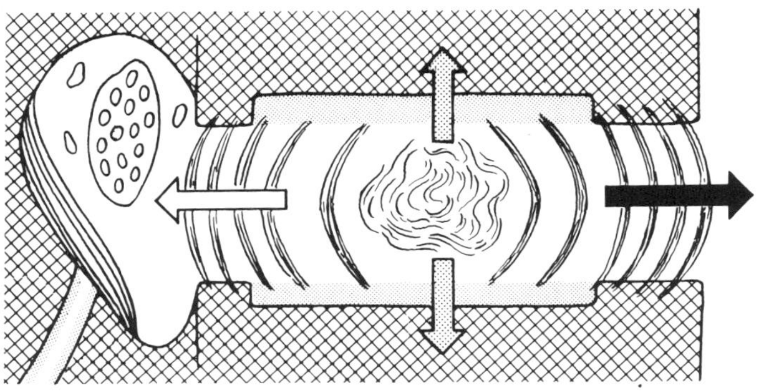

Abb. 4/51: Schema der verschiedenen Möglichkeiten des Bandscheibevorfalles. Punktierte Pfeile: Vorfall nach kopfwärts oder steißwärts ergibt einen Nodulus intraspongiosus *Schmorl* (Abbildungen in diesem Kapitel). Weißer Pfeil zeigt den Weg des Prolapsus posterior disci an (Abbildungen in diesem Kapitel). Schwarzer Pfeil: Richtung der Vortreibung der Zwischenwirbelscheibe bei der Spondylosis deformans. Abbildungen in Kapitel 4:6.2.1)

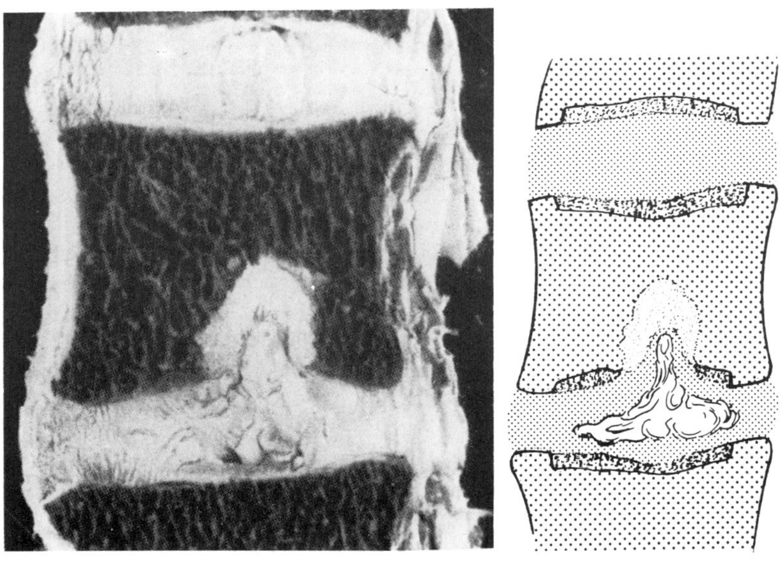

B

Abb. 4/52: A Schnitt durch die Pfeilnahtebene einer Leichenwirbelsäule. Typischer *Schmorl*-Knoten. Vorfall von Bandscheibegewebe in den Wirbelkörper nach Durchdringung der Knochen- und der Knorpelplatte. Korbartige Knorpelabdeckung des vorgefallenen Bandscheibegewebes
B Schematische Skizze

starker Ausbildung biomechanische Risiken haben, vor allem dann, wenn er im vorderen Teil von Lendenwirbelkörpern sitzt. Letzteres ist bei der Adoleszentenkyphose häufig: Abbildung 4/11. Auch jeder andere größere isolierte Bandscheibevorfall im Wirbelkörper ändert die biomechanischen Verhältnisse für die Bandscheibe, der er entstammt und in gewissem Umfange für das Bewegungssegment, dem sie zugehört. Gelegentlich sind in einem solchen Falle Beschwerden glaubhaft, die bei besonderen Bewegungen oder axialen Lasteinflüssen auftreten oder sich verstärken. Der Zusammenhang eines isolierten *Schmorl*-Knotens mit sportlichen Einflüssen wird in 8:8.6 erörtert.

Für das Eindringen von Zwischenwirbelscheibegewebe in den Wirbelkörper, also für Bildung eines *Schmorl*-Knotens, stellen sich weitere biomechanische Probleme. Zwar ist die Entstehung eines typischen *Schmorl*-Knotens durch Dauerbelastung wie durch Bewegungsmangel oder Zwangshaltung der Wirbelsäule bei ordnungsgemäßem anatomischen Aufbau der Wirbelkörper-Bandscheibe-Grenzschichten bisher nicht nachgewiesen worden. Aber neuerdings steht das Problem zur Diskussion, ob langanhaltende Vibrationen in der Lage sind, Mikrofrakturen und Trümmerzonen im Übergangsbereich Zwischenwirbelscheibe-Wirbelkörper unmittelbar als Ermüdungsschaden oder durch behinderten Blutzufluß hervorzurufen. Sollten nach langzeitig einwirkenden Vibrationen Gewebeschäden an der Hyalinknorpelschicht der Zwischenwirbelscheibe und/oder in der knöchernen Wirbelkörperabschlußplatte tatsächlich auftreten, dann bietet die entstandene „Schwachstelle" die

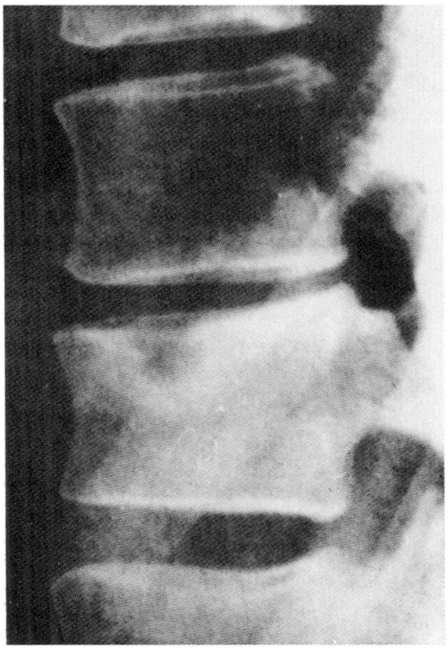

Abb. 4/53: Ausbildung eines typischen „traumatischen Nodulus *Schmorl*", drei Jahre nach Eindrückbruch eines Brustwirbelkörpers. Korbartiger Kallus verhindert weiteres Vordringen von Bandscheibegewebe

Möglichkeit zum langsamen Vordringen von Zwischenwirbelscheibegewebe in den Wirbelkörper, also die vibrationsbedingte Bildung eines *Schmorl*-Knotens. Noch ist dies jedoch unbewiesen. Überlegungen in dieser Richtung sind für den Wehrdienst erforderlich: Piloten, Panzerfahrer, Schiffsbesatzungen.

Die *Protrusio disci* kann als gemeinsame Vorwölbung der hinteren, seitlichen und vorderen Schichten des Faserringes bei Chondrosis disci eintreten, wenn Elastizitätsverlust eine Abnah-

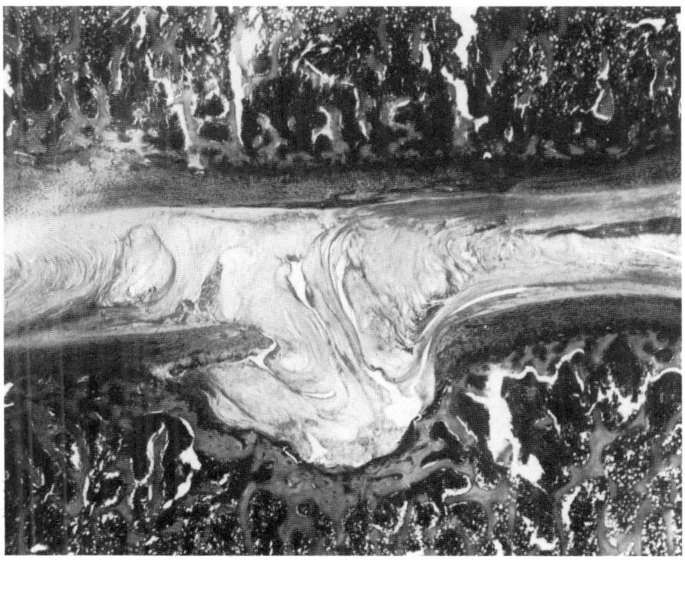

Abb. 4/54: Nodulus intraspongiosus *Schmorl*. Vorfall von Bandscheibegewebe durch breitklaffende Lücke in den Grenzschichten Bandscheibe/Wirbelkörper, Risse im Bandscheibegewebe nach beiden Seiten. Abdeckung des Vorfalles durch Knochenschale. Nach der linken Seite im Bild hat sich vorgefallenes Gallertkerngewebe unter die knöcherne Wirbelkörperabdeckplatte geschoben

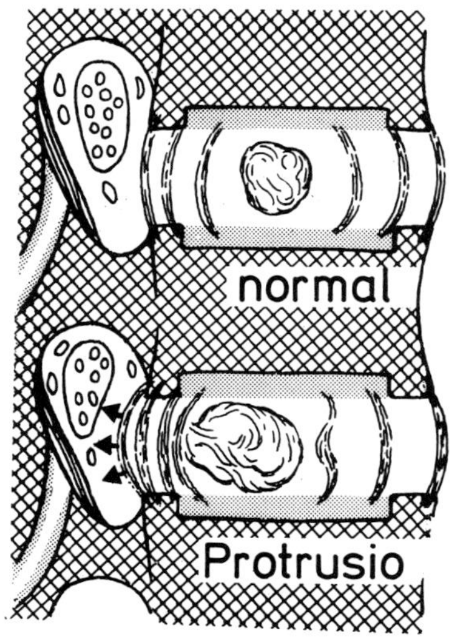

Abb. 4/55: Vorwölbung der Bandscheiberückwand, Protrusio posterior disci, kann Vorläufer eines Prolapsus disci sein

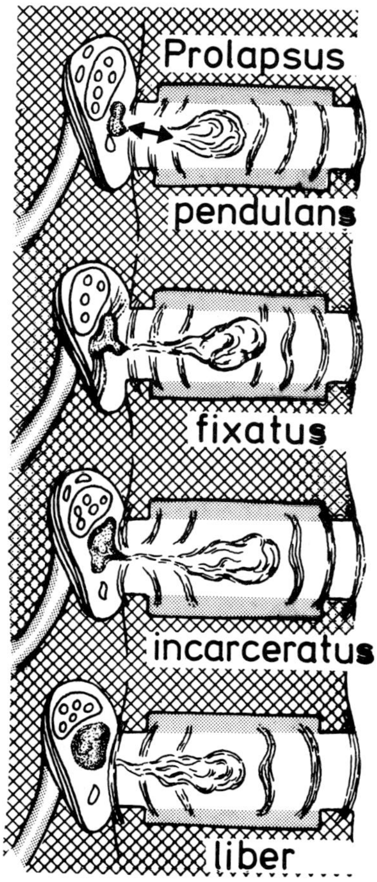

Abb. 4/56: Schemazeichnung der verschiedenen Formen des Bandscheibevorfalles: pendelnd, verwachsen, eingeklemmt, frei

me der Höhe des Zwischenwirbelraumes bedingt: Autoreifenbandscheibe. Kommen gleichzeitig nach postero-medial oder postero-lateral verlaufende Radialrisse vor, in die sich Faserring- oder Gallertkernstücke einschieben, entsteht eine betonte Vorwölbung der Bandscheiberückwand: *Protrusio posterior disci*, Abbildung 4/55. Sie drängt sich gegen die Nervenwurzeln und verursacht je nach dem Druck, der auf der Bandscheibe ruht (Heben aus gebückter Stellung, Husten, Niesen usw.), wechselhafte Beschwerden. Nach dem Aufbruch der letzten Faserringe können die verschiedenen Formen des *Prolapsus posterior disci* entstehen: Abbildung 4/56. Je nachdem, ob er pendelnd, fixiert, eingeklemmt oder frei ist, verursacht er die bekannten Beschwerden. Der Bandscheibevorfall gehört pathomorphologisch zum Bild der Chondrosis disci, entsteht seltener bei bereits vorliegender Osteochondrosis intercorporalis. Durch seine auffallenden Besonderheiten schält er sich als eigene Erkrankungsform aus den anderen Zwischenwirbelscheibeschäden heraus. Unter der Bezeichnung „Ich habe eine Bandscheibe" ist er die in Laienkreisen bekannteste Störung aus den so verschiedenartigen Krankheitsbildern der Diskopathie (3:4).

Der *Prolapsus postero-medialis* und der *Prolapsus postero-lateralis* spielen die Hauptrollen als schmerzauslösende Formen des Bandscheibevorfalles: Abbildung 4/57a und b. Ein solcher Prolaps kann fast ohne jedes auffallende Vorzeichen plötzlich in großer Schmerzstärke auftreten oder durch häufig rezidivierende Beschwerden allmählich zu einer behindernden Belastung für den Alltag, die Freizeit und den Sport werden, schließlich sogar eine Operation erfordern (7:4.2.3).

Die häufig rezidivierenden Schmerzzustände werden vorwiegend von Vorfällen im Bereiche der Lendenwirbelsäule ausgelöst und als Hexenschuß, Kreuzschmerz oder Ischialgie empfunden. Sie kommen in ähnlicher Weise im Nacken, dem „oberen Kreuz", mit Ausstrahlungen in die Arme vor (*Braun* u. *Maksoud* 1980) als vielmehr durch Verschleiß oder Zermürbung des Zwischenwirbelscheibegewebes, oft verbunden mit Rückverschiebung und Kneifzangenmechanismus: Abbildungen 3/19, 3/20, 4/30, 4/32, 4/36. Eine bedeutende Rolle spielt dabei das gelockerte Bewegungssegment, die Instabilitas intervertebralis (3:4.3). Durch Beeinträchtigung von Nervenwurzeln besteht die Gefahr von Dauerfolgen im Sinne spondylogener Krankheiten. Um derartige Schäden zu verhindern, sollten die Möglichkeiten von regelmäßigen Untersu-

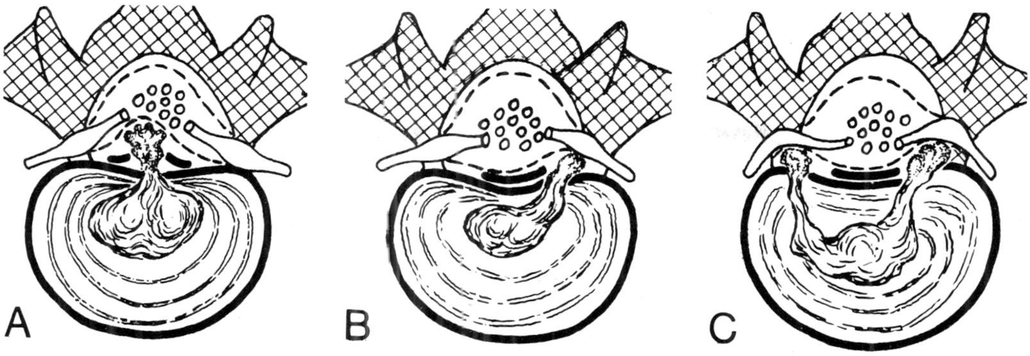

Abb. 4/57a: Die verschiedenen Arten des Vorfalles von Zwischenwirbelscheibegewebe nach rückwärts
A posteromedial mit Auffaserung (Zerreißung) des hinteren Längsbandes
B posterolateral einseitig,
C doppelseitig

chungen auch für Jugendliche genutzt werden.

Voraussetzung für den Vorfall eines Bandscheibestückes sind die geschilderten Schäden im Gewebe der Zwischenwirbelscheibe: Spalten, Radialrisse, Sequester. Das Austreten des Sequesters aus dem Bandscheiberaum wird von vielen Autoren lediglich als der durch plötzliche oder langsame Druckerhöhung bedingte – aber bereits „vor der Tür stehende“ – Endausgang eines langen Prozesses gedeutet. Das haben *Reischauer* und viele andere Bearbeiter dieses schwierigen Problems angenommen.

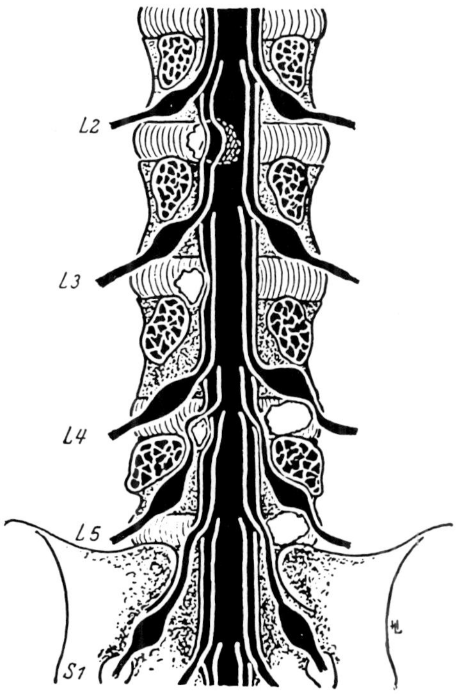

Abb. 4/57b: Beziehungen von Vorfallknoten der Bandscheiben zu den Rückenmarkwurzeln: Medial liegender Bandscheibevorfall (L 2) ergibt wenig charakteristische Beschwerden und kann mehrere Wurzeln des Pferdeschweifes beeinträchtigen. Einseitiger Vorfall (L 3 links) bedrängt Wurzel L 4 von außen. Er kann sich auch im Winkel zwischen Duraseitenwand und Wurzelabgang so einschieben, daß er auf zwei Wurzeln gleichzeitig Einfluß hat (L 4 links). Größere seitliche Vorfälle sind in der Lage, gleichzeitigen Druck gegen zwei Wurzeln oder wechselnden Druck gegen zwei Wurzeln auszuüben (L 4 u. L 5 rechts)

Über den *Unfallmechanismus*, der nach einigen Autoren für einen Bandscheibevorfall verantwortlich sein könnte, liegen gegensätzliche Meinungen vor, die auch Bedeutung für das Auftreten eines Bandscheibevorfalles durch Dauerdruck in Zwangshaltung haben, wie sie bei langem Sitzen in ungünstiger Haltung (Fernsehen!), bei sportlichem Gewichtheben in falscher Vorbeuge und bei Piloten (zusammen mit Vibrationen) wirken kann.

Soweit einmalige Gewalt oder längere Zwangshaltung eine Rolle spielen, entsteht nach weitverbreiteter Ansicht der Bandscheibevorfall nach rückwärts oder seitlich-rückwärts durch starke Rückbeuge. Demgegenüber bezeichnen *Louyot* et al. 1956 die kraftvolle Vorbeuge als Ursache für das Austreten eines Bandscheibesequesters nach rückwärts. Dieser Ansicht schließen sich *Sullivan* u. *Farfan* 1975 an. Sie schreiben außerdem, daß für die Spondylolyse des Wirbelbogens die klassische Meinung über die gefahrbringende Rückbeuge zu Unrecht besteht. Aufgrund ihrer Studien halten sie vielmehr die Vorbeuge, unter Umständen mit Torsion, für die Ursache. Das könnte also bei Dauertraining im Hochleistungssport der Fall sein: siehe in 8:3, 8:4.8.3, 8:7.2. Die Arbeitsmedizin beschäftigt sich eingehend mit den Fragen über berufsabhängige Ursachen des Bandscheibeprolapses, sowie anderer bandscheibebedingter Schäden: „Die Wirbelsäule in der Arbeitsmedizin“, Hippokrates Verlag Stuttgart 1979.

Eine schlüssige, für viele Fälle gültige Antwort nach der Ursache des Bandscheibevorfalles – Berufskrankheit, Sport- oder Turnschaden – läßt sich nicht geben. Eine umfangreiche Palette aus endogenen Vorschäden und exogenen Einflüssen liegt vor. Neben diesen Faktoren sind epidemiologische Untersuchungen sowie biomechanische und biochemische Grundlagen zu berücksichtigen. Schwierige Versicherungsfragen sind damit verbunden, über die in Kapitel 8:12 nachzulesen ist.

Zweifelsfragen über die Leistungsfähigkeit nach der Operation eines Bandscheibevorfalles tauchen immer wieder auf: siehe 4:7.10. Eine allgemein gültige Lösung ist nicht zu finden. Der ärztliche Rat ist erforderlich. Das gilt besonders für jugendliche Operierte, deren Zahl zunimmt: *Schuler* et al. 1982. In einem solchen Falle kann bei rechtzeitiger Operation die Wiederherstellung einer völligen Belastungs- und Bewegungsfähigkeit der Wirbelsäule erreicht werden. Die Wiederaufnahme der früheren sportlichen Betätigung und sportliche Höchstleistungen solcher Operierter sind bekannt: *Mohssenipour* u. *Fischer* 1976. Keinesfalls sollte die Tatsache einer Bandscheibeoperation ohne weiteres Grund für erhebliche Einschränkungen im persönlichen Leben oder gar für eine Frühinvalidität sein. In manchen Fällen wird allerdings ein entsprechend ausgesuchter, dem Wirbelsäulezustand angepaßter Arbeitsplatz notwendig: *Featherstone* 1964. Weitere Literatur zum Prolapsus disci bei Jugendlichen: *Borgesen* u. *Vang* 1974, *Grobler* et al. 1979, *Kurihara* u. *Kataoka* 1980.

4:6.2.6 Abtrennung eines Wirbelkörperkante-Stückes

Die in Abbildung 4/51 mit schwarzem Pfeil angegebene Möglichkeit der Verschiebung von Zwischenwirbelscheibegewebe deutet im wesentlichen auf die Ursache der vorn und seitlich am Wirbelkörper auftretenden Knochenzacken der Spondylosis deformans hin: (4:6.2.1). Eine weitere Form des Austrittes von Bandscheibegewebe nach vorn – genauer gesagt schräg nach vorn – ist die Abtrennung eines Wirbelkörperkantestückes mit Eindringen des Bandscheibegewebes von der inneren Begrenzung der Wirbelkörperrandleiste schräg nach vorn: Abbildungen 4/58, 4/59. Dieser *Prolapsus disci intraspongiosus retromarginalis obliquus* drückt ein apfelsinescheibeartiges vorderes (nur selten seitlich gelegenes) Knochenstück ab: Dissectio marginis vertebrae. Im vordringenden Zwischenwirbelscheibegewebe besteht fast regelmäßig ein Spalt. Eine Pseudarthrose kann sich bilden, wenn nicht eine überbrückende, verknöchernde Spange im Wirbelkörperperiost das abgetrennte Kantenstück festhält. Die Differentialdiagnose gegenüber einem Wirbelkörperkante-Abbruch ist oft schwierig. Er steht meist im Zusammenhang mit einem flachen Wirbelkörperdeckplatte-Einbruch und verbindet sich bei der Heilung dieser Fraktur fest knöchern mit dem Wirbelkörper. Die allmähliche Kante-Abtrennung kommt an einem oder an mehreren Wirbelkörpern gleichzeitig, aber fast ausschließlich an den oberen Wirbelkörperkanten vor. Häufig steht die Kanteabtrennung in Verbindung mit einer Adoleszentenkyphose.

Manche Autoren, die sich mit dem Röntgenbild und/oder den pathoanatomischen Befunden der Wirbelkörperkante-Abtrennung beschäftigen, neigen der Ansicht einer traumatischen Entstehung für alle Wirbelkörperkante-Abtrennungen zu. Andere Bearbeiter bezeichnen sie als persistierende Wirbelkörperepiphysen. Zu diesen Ansichten hat *Junghanns* bereits 1930 Stellung genommen.

Die ausgedehnte Literatur und auch die Ansichten über die Entstehung dieses apfelsinescheibeartigen Wirbelkörperkantestückes sind bei *Schmorl* u. *Junghanns* (5. Aufl. 1968) geschildert.

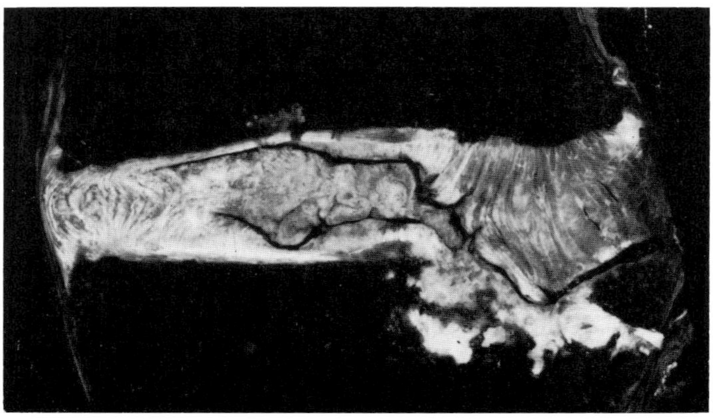

Abb. 4/58: Schwach vergrößertes Bild einer Sagittalschnittfläche durch eine Zwischenwirbelscheibe. In einem Riß zwischen Knorpelplatte und Randleiste ist Zwischenwirbelscheibegewebe vorgedrungen und hat sich in der Richtung nach vorn-unten weiter vorgeschoben und ein keilförmiges Stück Spongiosa abgetrennt. Zahlreiche Knorpelwucherungen in der Umgebung an der Rißstelle. Abriß des Faserringes von der Randleiste

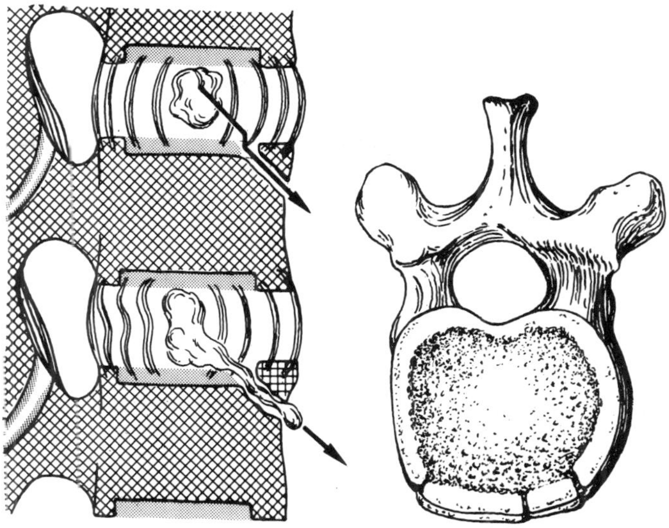

Abb. 4/59: Schematische Zeichnung der Entstehung einer Wirbelkörperkanteabtrennung. Das Zwischenwirbelscheibegewebe dringt von der Grenze zwischen Knorpelplatte und rückwärtiger Begrenzung der Wirbelkörperrandleiste schräg in den Wirbelkörper ein und drückt ein Kantenstück ab (linkes Bild). Ansicht der Kantenabtrennung am mazerierten Knochen (rechtes Bild)

Weitere Literatur: *Niedner* 1932 (aus dem Untersuchungsgut des *Schmorl*-Institutes in Dresden). Die von *Arct* 1980 gebrauchte Bezeichnung Paradiskaldefekt ist nicht erforderlich und erklärt die Ursache nicht deutlich.

4:6.3 Bänder und Muskeln

4:6.3.1 Baastrup-Krankheit

Der erstmals von *Baastrup* (1933, 1936) beschriebene chronische Schaden zwischen den Dornfortsätzen der Lendenwirbelsäule, der an der Halswirbelsäule ebenfalls – aber nur selten – zu beobachten ist, beruht auf dem Verschleiß des Ligamentum interspinosum. Stark ausgeprägte Lordose, übermäßig kräftig gebildete Dornfortsätze, Höhenabnahme des Zwischenwirbelraumes (z.B. durch Osteochondrosis intercorporalis) werden mit dem Entstehen der schmerzhaften Krankheit in Zusammenhang gebracht. Ihre Ursache ist nach *Eger* (1966) in mechanischem Einfluß auf die Bänder durch Scher- und Dehnungskräfte zu suchen, wenn auch hinzukommende andere Ursachen möglich sind, die *Rissanen* 1960 in einer rheumatischen Komponente vermutet. Der Morbus *Baastrup* kann auch sportspezifische Ursachen haben, siehe in 8:7.4.

Die Schäden in den Dornfortsatz-Zwischenbändern beginnen aber nach den bisher vorliegenden Berichten über mikroskopische Studien nicht in den Verankerungskanälen (vergleiche 4:6.3.2) oder am Knochenansatz, sondern im Band selbst. Zunächst bilden sich Höhlen und Spalten, die ähnlich wie bei der Chondrosis disci durch Injektion röntgenschattengebender Flüssigkeit dargestellt werden können. Schließlich entsteht ein Falschgelenk zwischen den Dornfortsätzen mit zunehmender Sklerose der Berührungsflächen: „Kissing spines". Das Röntgenbild ist sowohl in der Vorderansicht wie auch in der Seitenansicht eindrucksvoll: Abbildung 4/60. Die Krankheit grenzt durch den allmählich auftretenden Dauerschmerz die stati-

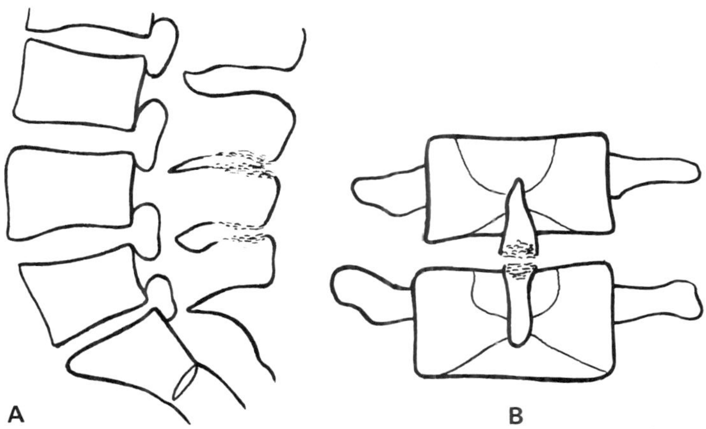

Abb. 4/60: Skizzen des Morbus *Baastrup* nach Röntgenbildern sche Belastbarkeit und die Beweglichkeit des Rückgrates erheblich ein. Sie erhielt verschiedene Namen: Diarthrosis interspinosa, Noarticulatio interspinosa, Osteoarthrosis proc. spin., Kissing spines, Kontaktsyndrom der Dornfortsätze u.a. Einspritztherapie ist angezeigt, gelegentlich auch operative Hilfe (7:4.2.10), sowie die Schmerzhaftigkeit das erträgliche Maß überschreitet.

Die umfangreiche Literatur kann bei *Schmorl* u. *Junghanns* 1968, außerdem bei *Knoch* 1962 nachgelesen werden.

4:6.3.2 Insertions-Osteotendopathie / Akroosteopathie

Die an Knochenvorsprüngen auftretende Insertions-Osteotendopathie – wegen der Schmerzhaftigkeit als Akroosteoalgie bezeichnet – ist von mehreren Stellen des Stütz- und Bewegsystems bekannt. Das Krankheitsbild umschließt: Epicondylitis, Styloiditis, Coracoiditis, Xyphoideodynie, Periostosen und andere durch ihre verschiedenartigen Namen gelegentlich Verwirrung stiftende Bezeichnungen. *Laarmann* nennt sie 1977 Ansatzerkrankungen oder Muskelzugperiostosen. Sie beginnen in den mit Knorpel ausgekleideten langen Einfügungskanälen, in denen die Fasern der Sehnen, der Bänder und gelegentlich auch der Muskelfaszien so verankert sind, daß sie eine funktionsgerechte Gewebssymbiose mit dem Knochen bilden: *Drasche* 1975, *Rettig* 1975. An den Einstrahlstellen kommt es zu Aufbrauch (Gewebsentartung, Gewebsermüdung) des hyalinknorpeligen Widerlagers. (Die *Baastrup*-Krankheit beginnt demgegenüber im spinalen Zwischenband: siehe 4:6.3.1.)

Turner u. *Bodner* (1963) sprechen von einem kolloidalen Zusammenbruch der interfibrillaren und interzellularen Substanz. Damit fehlt den Sehnen das elastische Polster ihrer Verankerung. Sie werden in den Entartungsprozeß einbezogen, „zerfasern" und reißen ab. Gleichzeitig entstehen Rauhigkeiten und Auflagerungen bis zu Knochenspornen an den schmerzhaften Ansatzstellen: das Krankheitsbild wird röntgenographisch darstellbar.

Schneider veröffentlichte 1954 ein Bild über periostfreien Sehnenansatz (Abb. 4/61). Das wurde 1977 von *Franke* kritisch im Zusammenhang mit sportlicher Überlastung derjenigen Sehnenansatzstellen besprochen, an denen häufig Tendinosen entstehen. Die Zusammenhänge entzündlich-rheumatischer Einflüsse auf die verschiedenen Arten der Sehnenansätze bedürfen weiterer klinischer und pathomorphologischer Studien.

Im Verlauf von unphysiologischen Über- und Fehlbeanspruchungen, die an der Wirbelsäule unter anderem durch Kyphosen, Skoliosen hervorgerufen werden, oder von übermäßigen Dauerbelastungen infolge langzeitiger und ungünstiger Körperhaltung oder rasch wiederholtem, lange fortgesetztem, gleichförmigem Bewegen (zum Beispiel im sportlichen Training) werden Beschwerden fühlbar. Wegen der mechanischen Ursachen und wegen des deformierenden Endzustandes prägten *Thurner* u. *Caruso* 1959 die Bezeichnung „funktionsmechanische deformierende Insertionstendopathie". An der Wirbelsäule bevorzugt sie die Spitzen der Dorn- und Querfortsätze im Lendenbereich, sowie am Beckenkamm. Sie kann sich infolge ungünstiger Dauerhaltung auch an den Querfortsatzspitzen von C 1 bis C 4 (Ansatzstelle des M. levator) oder an den Dornfortsätzen der Halswirbelsäule und am Hinterhaupt (Ansatzstellen der Mm. Trapezius und rhomboideus) als schmerzhaftes

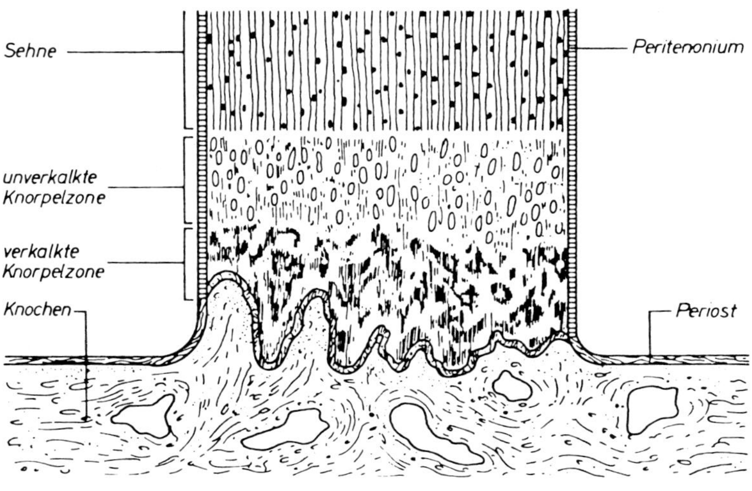

Abb. 4/61: Schema des periostfreien Sehnenansatzes (nach *Schneider*)

Leiden zeigen. Chronischer, der Therapie hartnäckig widerstehender Verlauf kommt häufig vor. Gelegentlich angenommene Beziehungen zum Infekt-Rheumatismus sind noch ungeklärt (4:7.3). Der Zusammenhang dieser und ähnlicher Gewebezerfaserungen oder -abtrennungen mit Vibrationen steht in der Diskussion (5:3.2.3).

Die beschriebenen schmerzhaften Akroosteopathien an den Wirbelbogenfortsätzen können bei entsprechenden Dauerarbeitseinflüssen (*Junghanns* 1979, Teil II) sowie im täglichen Leben und im Sport (8:7.4) zu ernsten Störfaktoren auswachsen.

Da es sich um ausgesprochen haltungs- und belastungsabhängige Schäden handelt, verschlimmern sich die Krankheitsbilder bei Fortdauer der äußeren Einflüsse, die oft sportspezifisch sind (8:7.4). Übliche Krankengymnastik kann dieses Leiden verstärken: *Gutmann* 1980 (7:4.1.4).

Wieweit die Epicondylitis humeri, der „Tennisellbogen", zu den primären Insertionsosteotendopathien gehört oder ob sie als spondylogenes Reflexsyndrom (*Idelin* 1977) aufgefaßt werden muß, ist trotz vieler Arbeiten noch immer nicht eindeutig geklärt: 8:4.4.3. Zusammenhänge mit Schäden im Bereich der Halswirbelsäule – zum Beispiel Osteochondrosis – haben neben *Reischauer* 1951–1961 und *Mohing* 1957 noch andere Autoren angenommen: Literatur bei *Schmorl* u. *Junhanns*, 5. Auflage 1968.

Gegen die sehr hartnäckigen Beschwerden der beschriebenen Krankheitsbilder an der Wirbelsäule sind neben zeitweiligem Einstellen des verursachenden Sportes verschiedene Injektionsverfahren üblich, siehe in 7:4.1.6.

4:6.3.3 Instabilitas / Hypermobilitas

Die häufigsten zur *Instabilitas* der Wirbelsäule führenden Störungen gehen vom Bewegungssegment aus. Die verminderte Leistungsfähigkeit bleibt lange unerkannt: Insufficientia intervertebralis latens, ruhende Leistungsschwäche. Erst wenn Gewebeschäden ein gelockertes Segment herbeiführen und bei dem Auftreten von „Zusatzimpulsen" entsteht die krankhafte, die fühlbare Leistungsschwäche: Instabilitas. Über ihre drei unterscheidbaren Gruppen wurde in 3:4.3 ausführlich berichtet.

Übermäßige Beweglichkeit, *Hypermobilitas*, kann konstitutional sein (*Rompe* u. *Steinbrück* 1981 mit Literatur), jedoch auch durch Nachlassen der Muskelkraft und infolge von Bänderschwäche – zusammenhängend mit einem gelockerten Segment, gelegentlich auch selbständig – als Ursache für Rücken- oder Kreuzschmerzen auftreten. Schwäche des Muskel-Bänder-Korsetts (zum Beispiel bei Kinderlähmung oder durch Querschnittsymptome) bringt als ernster Störfaktor in einem der Belastung zentral ausgesetzten Segment – zum Beispiel Krümmungsscheitel – oder in größeren Abschnitten des Rückgrates, schmerzhafte Lockerungen. Einer Ligamentschwäche kann nur für kurze Zeit durch Muskelanspannung entgegengewirkt werden. Ein überbeanspruchter Rückenmuskelstrang erschlafft oder es entsteht eine mit Schmerzen verbundene Strecksteife. Aus solchen Gründen führt schließlich die Muskel- und Bänderüberlastung bei Spondylolisthesis, bei Retrolisthesis und bei Drehgleiten ebenfalls zu Dauerbeschwerden.

Röntgenographische Funktionsaufnahmen lassen bei akuter Schmerzhaftigkeit zwar ein verschobenes Segment erkennen, geben jedoch über seine Gesamtverschieblichkeit keine Auskunft, da der Schmerzreiz Abwehrsteife und damit Immobilitas erzeugt.

Während der Schwangerschaft führen die allgemein gelockerten Bandsysteme im Beckenbereich und am Lenden-Kreuzbein-Übergang zu einer „physiologischen Hypermobilitas". *Gutmann* empfiehlt 1980 rechtzeitige, vorbeugende Maßnahmen.

In Sport und Artistik spielt die Überbeweglichkeit auch als planmäßig durch Training und „Weichmachen" erworbene Hypermobilitas eine wichtige Rolle, siehe in 8:6.2 und 8:8.7.

4:6.3.4 Bänderverknöcherungen

Alle Bänder des Rückgrates können aus unterschiedlichen Ursachen verknöchern. Je nach dem Umfang der Verknöcherungsvorgänge werden die Beweglichkeit sowie die Belastungsfähigkeit gemindert. Die umfangreichsten Verknöcherungen bestehen bei dem Morbus *Bechterew*. Einzelheiten über die schwere behindernde Krankheit sind dem Kapitel 4:7.4 zu entnehmen. Ausgebreitete verknöcherte Bänder weist die *Spondylosis hyperostotica* (4:6.2.2) auf. Die breiten Knochenflächen bilden sich vor allem am vorderen Längsband der Brustwirbelsäule (Zuckergußwirbelsäule), siehe die Abbildungen 4/43, 4/44.

Bei der Spondylosis deformans bilden sich Knochenzacken („Knochenzackenkrankheit") im vorderen Längsband. Ihr Entstehen und Fortschreiten wird im Kapitel 4:6.2.1 eingehend erläutert. Dort finden sich auch Hinweise auf mögliche Störungen der Umgebung.

Eine das Rückenmark und auch die Spinalwurzeln behindernde – aber oft schwierig zu diagnostizierende – Bandverknöcherung bildet sich im hinteren Längsband, das an den Rückwänden der Bandscheiben ansetzt. Die Knochenauswüchse entstehen zum Teil isoliert an einer oder wenigen Stellen, zum Teil auch in größeren zusammenhängenden Knochenleisten über mehrere Segmente. Sie können erhebliche nervale Schäden hervorrufen. Oft werden erst durch eine Computertomographie die in den Rückenmarkkanal vorspringenden Knochen entdeckt, vergleiche 4:3.5.

Die Ligamenta flava überbrücken an der Rückwand des Wirbelkanales die Wirbelbogengelenke in jedem Segment, sind aber in ihrer Gesamtheit dem stabilisierenden Bändersystem der Wirbelbogenreihe hinzuzurechnen, die hier nicht alle aufgeführt werden sollen. Gerade die gelben Bänder werden mehr/weniger in den Verknöcherungsvorgang bei der Spondylarthritis ankylosans (4:7.4) einbezogen.

Alle größeren, in die Bänder oder Gelenkkapseln einwuchernden Knochen führen zu Störmöglichkeiten: Überbrücken von Zwischenwirbelräumen oder von Wirbelbogengelenken. Auch durch Arthrosen in den Kopfgelenken, an den Unkovertebralgelenken sowie an Iliosakralfugen kommt es zu störenden und zum Teil brückenartig zusammenwachsenden Knochenzacken. Gelenkfrakturen und Wirbelbrüche können ähnliche Folgen nach sich ziehen.

4:6.4 Knochengerüst und Muskelmantel

4:6.4.1 Vorbemerkung

Das Wirbelskelett ist der wesentliche tragende Faktor für den Rumpf. Deshalb hängt die statische Belastbarkeit in hohem Maße von einem unveränderten Knochengewebe und einem regelrechten Aufbau der Form des Wirbelkörpers sowie des Wirbelbogens einschließlich seiner Fortsätze ab. Die Tragfestigkeit des Rückgrates muß für die vielfältigen dynamischen und kinetischen Belastungen gewährleistet sein, die infolge der senkrechten Haltung oder durch wechselnde Körperstellungen von ihr verlangt werden. Jedes veränderte Knochengerüst ist also darauf zu prüfen, ob es eine Belastungsschwäche in sich birgt und/oder Beschwerden verursachen kann, also für den Träger schmerzhaft in Erscheinung tritt. (Hier ist anzumerken, daß eine begleitende Schmerzhaftigkeit für Knochenveränderungen seltener gilt als für die Folgen von Schäden der Gewebe des Bewegungssegmentes: siehe in 3:4.)

Die Knochen des Rückgrates unterliegen in besonderer Weise und frühzeitig dem Altern. Das wurde in vielen Studien geprüft, weil der Altersknochen seine Tragfähigkeit zunehmend verliert und die Altersosteoporose daher vielerlei Schwierigkeiten mit sich bringt. So zeigt zum Beispiel der Wirbelkörper (neben dem Femurkopf) die mit dem Altern gekoppelte „Entknochung des Organes Knochen": Abbildung 4/62, nach *Heuck.*

Einige Schäden im Knochengerüst der Wirbelsäule rufen allerdings ernste Krankheiten hervor: Dazu gehört die verbreitetste Knochenkrankheit, die Osteoporose, in ihren verschiedenen Formen: 4:6.4.3. Die sie begleitenden diffusen Rückenbeschwerden sind zunächst gering, werden mit der röntgenographisch verfolgbaren Abnahme des Kalkgehaltes heftiger. Kommt noch allmähliches Sintern von Wirbelkörpern hinzu, verstärken sich die Belastungsschmerzen gelegentlich bis zur Bettlägerigkeit. Das gilt auch für die in 4:6.4.3 besprochenen malazischen Osteopathien.

Der Aufbau des Knochengerüstes ist stark gestört oder wesentlich in Mitleidenschaft gezogen bei allen Veränderungen, die angeboren oder wachstumsabhängig sind und in den entsprechenden Abschnitten der Kapitel 4:3 bis 4:5 geschildert wurden. Ebenso wirken sich die Folgen von vielen weiteren Einflüssen auf das Knochengerüst ungünstig aus: siehe die einzelnen Beschreibungen in 4:7.

In allen Fällen der genannten Schäden oder Krankheiten ist der Knochen meist dann nicht mehr unmittelbare Ursache von Schmerzen, wenn er durch An-, Ab- oder Umbau die endgültige innere Struktur und äußere Form gefunden hat, die den neuen biomechanischen Erfordernissen entspricht. Bestehen dann noch immer hartnäckige Schmerzen, ist nach anderen Ursachen zu fahnden. Sie sind häufig in gleichzeitig bestehenden Schäden der Weichgewebe, also an Bandscheiben, Bändern und Muskelmantel, sowie in Mitbeteiligung oder „Belästigung" von Nerven und Gefäßen und auch in den Folgen statischer Veränderungen zu suchen. Erneut ist festzuhalten, daß die häufigsten Ursachen für „Rückenschmerzen" nicht im Knochengerüst liegen, sondern sehr wesentlich auf Schäden im Bewegungssegment zurückgehen.

Die Belastbarkeit für den Beruf, für das tägliche Leben und den Sport hängt bei den Veränderungen im Knochengerüst der Wirbelsäule im wesentlichen von der jeweiligen Krankheitsart, ihrem augenblicklichen Zustand, von Wirbelkörpersinterungen oder knochenbedingten, veränderten Krümmungsverhältnissen ab. Die schmerz-

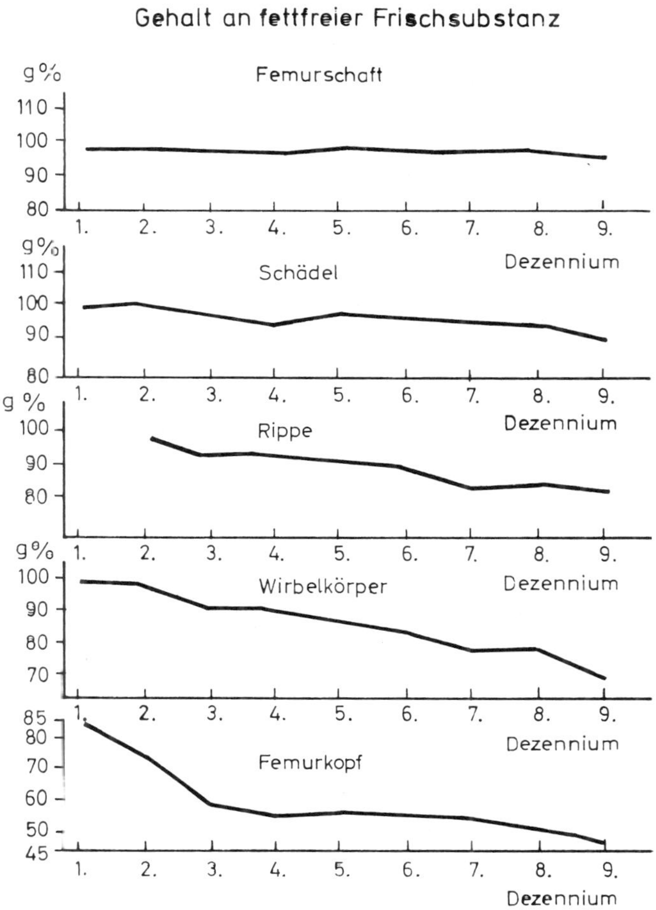

Abb. 4/62: Veränderungen des Knochengewebevolumens im Gesamtknochen während des Alterns. Ergebnisse chemischer Analysen an fünf Knochenregionen zeigen deutlich die „Entknochung" des Organs Knochen (nach *Heuck* 1976)

haften Phasen der Leidenszustände, z.B. bei den Osteoporosen, den Knocheninfektionen oder den Knochenbrüchen, bedingen entsprechende Zurückhaltung im Alltagsleben (zum Beispiel von langem Sitzen, Autofahren u.ä.), im Freizeitverhalten, im Sport. Schematische Leitlinien können dafür nicht angeboten werden. Dem behandelnden Arzt fällt die Beratung über die stufenweise Wiedereingliederung und über die Rehabilitationsmaßnahmen zu (7:3.9).

4:6.4.2 Osteoporosen

Osteoporosen sind die häufigsten Erkrankungen des Knochengewebes und fast ausschließlich Allgemeinkrankheiten des Knochengerüstes aus inneren, mit Stoffwechselstörungen gekoppelten Ursachen. Bei Frauen treten sie häufiger auf als bei Männern: *Jesserer* 1981. Die bekannteste und häufigste Form, die Altersosteoporose, entsteht durch erhöhte Steigerung des physiologischen Knochenabbaues. Dadurch vermindert sich die Knochenmasse etwa vom dritten Lebensjahrzehnt ab, und zwar bei Männern in jedem Lebensjahrzehnt um 3 % und bei Frauen um 8 %. Das bedeutet schließlich einen Gesamtverlust von Knochenmasse von ungefähr 10 bis 40 %, an dem die Spongiosa durch Abnahme von Dicke der Knochenbälkchen früher und stärker beteiligt ist als die Corticalis, die erst im späteren Verlauf nachfolgt. Der Knochenabbau beginnt im Zentrum der Wirbelkörper und schreitet allmählich nach allen Seiten fort, wobei die senkrechten, lasttragenden Knochenlamellen anfangs verschont werden: Abbildung 4/63. Röntgenographisch erfaßbar wird die Osteoporose, wenn das mineralisierte Knochengewebe um etwa 3 % herabgesetzt ist. Die Tragfähigkeit solcher Knochen vermindert sich zunehmend, denn Dehnbarkeit, Festigkeit und Elastizitätsmodul gehen im Alter zurück: *Vinz* 1975.

Örtliche oder auf einen Knochen *begrenzte Osteoporosen* kommen selten vor. Sie werden unter anderem verursacht durch Tumoren, durch Entzündungen im Knocheninneren oder in seiner Umgebung, durch Strahleneinwirkung. *Dennert* u. *Münzenberg* geben 1975 Hinweise zur röntgenographischen Diagnostik.

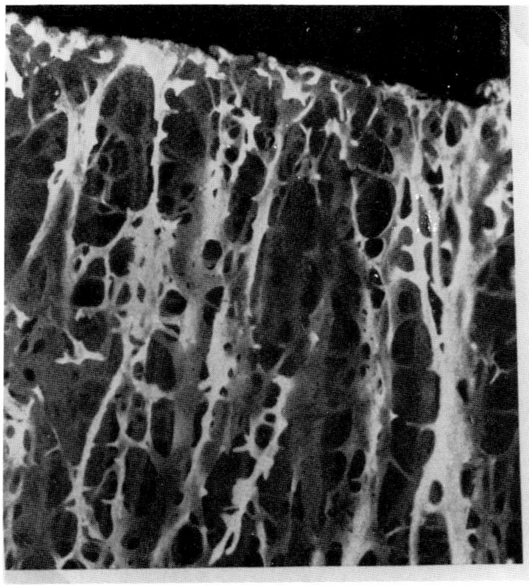

Abb. 4/63: Mazeriertes Wirbelkörperstück einer alten Frau. Schwach vergrößert. Blick in das stark porotische Spongiosagerüst. Gegenüber der regelrechten Spongiosa sind die Spongiosaplatten an Zahl und Dicke verringert und vermehrt durchlöchert (Abb. 2/8 u. 2/9)

Die durch körpereigene Ursachen entstehenden Osteoporosen, denen meist endokrine Störungen des Stoffwechsels zugrunde liegen, sind in den Knochen der Wirbelsäule fast immer auffallender ausgeprägt als in anderen Knochen. Das hängt mit der guten Blutgefäßversorgung des auch im hohen Alter noch reichlich entwikkelten roten Knochenmarkes zusammen. Die alternsbedingte Abnahme von Kalzium der Wirbelknochen ist bei Frauen ausgeprägter als bei Männern.

Die Arbeitsgruppe *Krokowski* (1974–1977) führt die Osteoporose auf verminderte Knochendurchblutung zurück. Nach ihrer Theorie wird die Osteoklastentätigkeit angeregt, wenn der Blutumlauf in dem sinusoidalen Venenplexus des Knocheninneren gestört ist, sei es durch Stase infolge verminderten arteriellen Einstroms, durch venöse Stauung oder durch herabgesetzten extravaskularen Flüssigkeitsdruck. Wieweit sich diese neue Theorie durch weitere Studien und Experimente anderer Forscher bestätigen läßt, bleibt abzuwarten. *Krokowski* und *Peter* betonen 1977 den Einfluß der Muskelschwäche auf die Osteoporose. Dieser Hinweis sollte beachtet werden, damit bei gefährdeten Wirbelsäulen außer der Fluoridtherapie (7:3.9.2) vorbeugende krankengymnastische und sportliche Maßnahmen rechtzeitig eingreifen.

Weitere Literatur: *Heuck* 1970, 1976, *Samizadeh* et al. 1977.

Nach *Jesserer* (1981, 1982) ist die Osteoporose „ein individuelles klinisches Syndrom", jedoch keine in irgendein Schema zu pressende Krankheit. Deshalb besteht die Notwendigkeit der gezielten Therapie, die der Autor beschreibt. Natriumfluorid ist zur Zeit das überragende Medikament, bedarf einer vorsichtigen Dosierung und wirkt erst nach langzeitiger Anwendung: siehe auch *Ziegler* 1984. Welche Ursachen der Osteoporose zugrunde liegen, sie bedeutet stets einen endogenen Störfaktor für die Belastbarkeit des knöchernen Anteiles der Wirbelsäule.

Durch das Zusammenkommen von biochemischen Veränderungen und mechanischem Dauereinfluß (2:3.5.1) entstehen bei erheblichen Wirbelosteoporosen isolierte oder vielfache Wirbelkörpersinterungen, die sich ohne Hinzutreten eines Unfallherganges bereits bei alltäglichen oder bei sportlichen Belastungen und Freizeitbeschäftigungen ausbilden: Keil-, Flach-, Platt-, Fischwirbel: Abbildungen 4/64, 4/65.

Diese Umbildungen der Wirbelkörper können isoliert auftreten, sind aber meist mehrfach an einer Wirbelsäule vorhanden. Oft bestehen verschiedene Formabwandlungen an der gleichen Wirbelsäule. Im Lendenteil herrschen Fischwirbel mit der charakteristischen Bikonkavform vor, die im Röntgenseitenbild deutlich erscheinen. Solche auffallenden Wirbelkörpersinterungen regten Meßverfahren mit einem Vergleichsindex an. Den Bikonkav-Index (zentraler Index) von *Barnett* u. *Nordin* (1960, 1965) erläutert *Heuck* 1976. Nach seiner Ansicht unterstützen diese morphometrischen Verfahren in Zusammenhang mit röntgendosimetrischen Messungen das frühzeitige Erkennen von Wirbelosteoporose.

Die Altersosteoporose oder die in etwas früherem Lebensalter besonders bei Frauen auftretende *postmenopausische Osteoporose* sind bekannte Beispiele für die geringe Widerstandsfähigkeit osteoporotischer Wirbelknochen. Nach Angaben von *Havelka* (1975) leben in USA schätzungsweise 1,6 Millionen Frauen mit Altersosteoporose und Wirbelkörpersinterungen. Schwierigkeiten gegenüber den Belastungsansprüchen des täglichen Lebens sowie Schmerzen sind häufig.

Die *Osteoporose der Raumfahrer* wurde in den letzten Jahrzehnten sehr eifrig durchforscht. Viele Probleme ranken sich um die damit zusammenhängenden Fragen. Darüber berichtet eine Literaturzusammenfassung im Teil II des Buches „Die Wirbelsäule in der Arbeitsmedizin", Hippokrates Verlag Stuttgart 1979. Bemerkens-

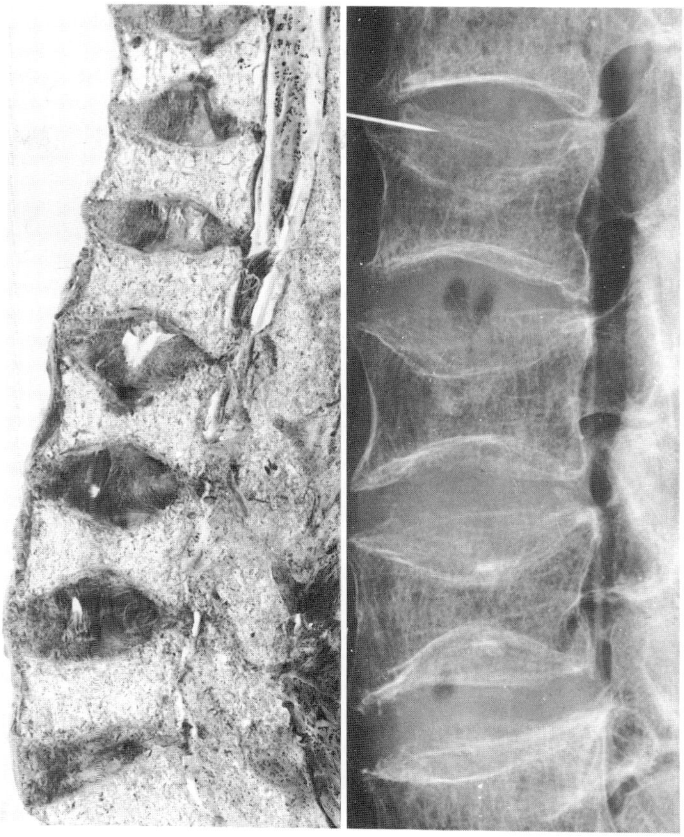

Abb. 4/64: Sagittalschnittfläche einer stark osteoporotischen Lendenwirbelsäule (77jährige Frau). Zentral eingedellte Wirbelkörper: Fischwirbel. In einigen der aufgetriebenen Zwischenwirbelscheiben „Hohlräume" (flüssigkeitgefüllte Zysten). Im Röntgenbild erscheinen einige davon als Aufhellungen: Vakuumphänomen

wert ist die Tatsache, daß unter den Umständen der bisher durchgeführten Weltraumfahrten die Astronauten trotz der mit Ca angereicherten Kost am Tage folgende Verluste erlitten: 635 mg Ca, 296 mg Ka, 6,4 mg Fe. Hormonale Umstellungen durch die Schwerelosigkeit und die erzwungene Inaktivität sind die wesentlichen Ursachen für das Entstehen der Raumfahrerosteoporose.

Die fehlende Widerstandsfähigkeit des Knochengerüstes gilt nicht nur für die genannten Formen der Osteoporose, sondern ebenso für Osteoporosen aus anderen Ursachen, von denen die folgenden hervorzuheben sind: barotaktische Osteoporose der Raumfahrer, Fischwirbelkrankheit der Jugendlichen (die bei Untersuchungen in der Schule und für das Jugendarbeitsschutzgesetz zu beachten ist), Osteoporose durch Arzneimittel, östrogene und androgene Mangelosteoporosen, Inaktivitätsosteoporose.

Die Osteoporosen der Wirbelsäule führen außer zu dem geschilderten auffallenden Sintern einzelner Wirbelkörper zu großbogigen oder gelegentlich – ähnlich wie Wirbelkörperzusammendrückbrüche – zu knickartigen Kyphosen, selten zu Skoliosen. Bestehende Skoliosen, ebenso wie bestehende Kyphosen, werden bei hinzukommender Osteoporose unter der Last der täglichen Beanspruchung verstärkt. Häufig verbindet sich mit einer osteoporotischen Kyphose noch eine *Alterskyphose*, die nach *Junghanns* (1931) ihren Ursprung in druckbedingten Schä-

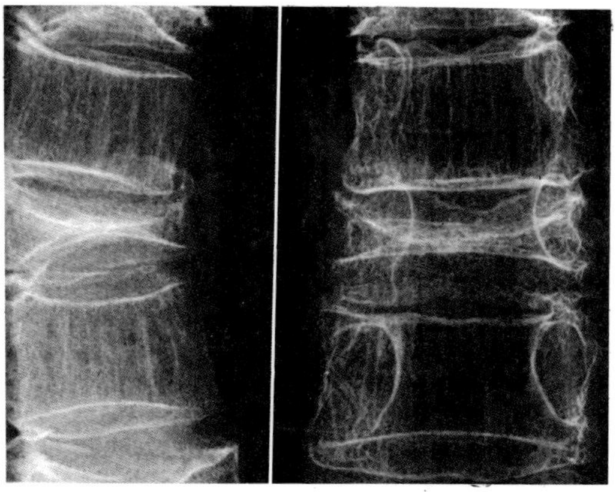

Abb. 4/65: Linke Seite. Seitliche Röntgenaufnahme der mittleren Brustwirbelsäule einer 76jährigen Frau. Beträchtliche Osteoporose mit Zusammendrückung mehrerer Wirbelkörper, in der Mitte ein Flachwirbel. Rechte Seite. Röntgenaufnahme der gleichen Brustwirbelsäule wie links. Ansicht von vorn. „Froschkopfform" des zusammengebrochenen Wirbelkörpers den im vorderen Teil der Zwischenwirbelscheiben hat; siehe Abbildungen 4/14 bis 4/20.

Die Fragen der Entstehung oder Verschlimmerung von Osteoporosen durch mechanische Dauereinflüsse (vermehrte Last oder Bewegungsarmut) werden in 5:3.1.2, 7:3.5.2 behandelt. Konservative Behandlungsmöglichkeiten und Diät siehe in 7:4.1.2.

4:6.4.3 Generalisierte (malazische) und lokalisierte Osteopathien

Zu den malazischen Osteopathien gehören die durch Vitamin-D-Mangel entstehende *Rachitis*, die *Osteomalazie* (D-Hypovitaminose der Erwachsenen), die *Hungerosteopathie* (Spondylomalacia marantica) und die Knochenschäden bei *Sprue* sowie *Skorbut*. Ähnliche Knochenschäden finden sich bei den hyperparathyreoidalen und den renalen Osteopathien, außerdem bei kindlichem Diabetes und weiteren seltenen Krankheiten.

Der kennzeichnende Knochenaufbau bei den malazischen Osteopathien entsteht durch *Anlagerung von breiten Osteoidsäumen* an den Knochenbälkchen. Jedoch unterbleibt die Verkalkung des Osteoids, während der Knochenabbau durch Osteoklasten ungestört weitergeht. Röntgenografisch ergibt sich dadurch eine verwaschene Wirbelkörperstruktur, während bei der Osteoporose die in ihrer Dicke verminderten Knochenbälkchen eine scharfe Zeichnung aufweisen. Die Osteomalazien verursachen eine erheblich herabgesetzte Belastungsfähigkeit, so daß – ähnlich wie bei der Osteoporose (4:6.4.2) – das Sintern von Wirbelkörpern und dadurch Kyphosen, seltener Skoliosen, üblich sind.

Neuere Literatur: *Jesserer* 1980, 1981, *Kruse* 1977, *Ritz* et al. 1977, *Thurner* u. *Amato* 1977.

Noch immer umstritten ist die Ursache des *Morbus Paget* (Osteodystrophia deformans), nach *Jenner* (1980) eine lokalisierte Osteopathie: histologisch durch *Mosaikstrukturen* gekennzeichnet, Abbildung 4/66. Wahrscheinlich ist sie virusbedingt. Sie geht vom Knochenmark aus, kommt bei 3–4 % der Menschen jenseits des 40. Lebensjahres vor. Die Wirbelsäule kann monostisch oder polyostisch erkranken. In 6,5 % der Fälle dehnt sich die *Paget*-Krankheit auf alle Skelettelemente des Rückgrates aus: *Hallermann* 1929, *Jesserer* 1981, *Schmorl* 1926, 1932.

Das Knochengewebe ist weich, mit Messer schneidbar, und grobsträhnig oder wabig mit verbreiterten Knochenlamellen. Oft entstehen „Elfenbeinwirbel". Der *Paget*-Knochen verunstaltet oft die Wirbelform. Das heißt, Wirbelkörper und Wirbelbogen vergrößern ihre Masse. Das ruft unter Umständen Druck auf das Rückenmark oder durch Einengung des Canalis intervertebralis Wurzelschmerzen hervor: Abbildung 4/67.

Fragen der Therapie wurden auf dem EHDP-Symposium in Heidelberg 1981 erörtert. Selecta 40 (1982) 3798.

4:6.4.4 Osteopetrose (Osteosklerose)

Die Knochen bei Osteopetrosis – Eburnisatio, *Elfenbeinwirbel*, Marmorwirbel – zeichnen sich durch verdichtete Spongiosa aus. Die Verdichtung kann im Röntgenbild nur als mäßige Verbreiterung der noch gut unterscheidbaren Kno-

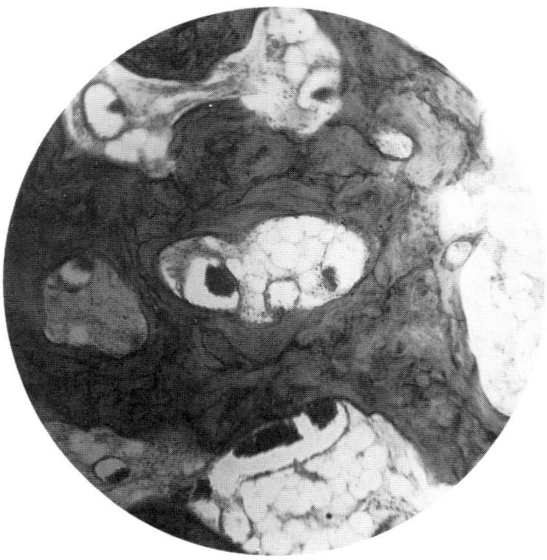

Abb. 4/66: Mikrofotogramm des Schnittes durch einen Wirbelkörper bei Osteodystrophia deformans *Paget*. Verbreiterte Knochenbälkchen mit „Mosaikstrukturen" (Foto *G. Schmorl* 1926)

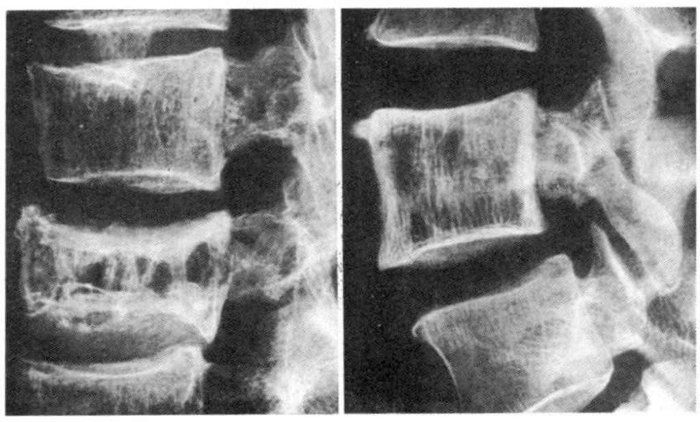

Abb. 4/67: Seitliche Teil-Röntgenaufnahmen der Wirbelsäulehälften von zwei älter als 60jährigen Männern. Durch Morbus *Paget* veränderte Wirbel
Links: Flachwirbel mit *Paget*-Strukturen, verdickten Wirbelbögen, eingeengte Zwischenwirbelkanäle
Rechts: Rahmenform eines erkrankten Wirbelkörpers, verdickter Wirbelbogen

chenbälkchen auftreten, oder es kommt nach langem Bestehen der Ursache zu einer so vollkommenen Dichte der Struktur, daß die Differenzierung einzelner Knochenbälkchen nicht mehr möglich ist. Die Ursachen sind vielfältig: beruflich oder endemisch erworbene Fluorose, Leukosen. Differentialdiagnostisch wichtig ist die Osteodystrophia deformans, der Morbus *Paget* (4:6.4.3).

Bei einigen Karzinomarten werden in der Wirbelsäule bis zu 33% Metastasen gefunden, die häufig osteoblastisch mit herdförmigen Verdichtungen auftreten oder zu einzelnen Elfenbeinwirbeln führen.

Neuere Literatur bei *Jesserer* 1977, 1982, die ältere bei *Schmorl* u. *Junghanns* 1968. Weitere Literatur: *Junghanns* 1979, *Schmidt* 1976 (Fluorose).

4:6.4.5 Erbkonstitutionale Systemkrankheiten

Manche der erbkonstitutionalen Systemkrankheiten, an denen das Rückgrat beteiligt ist, sind nicht immer bereits im Kindesalter oder bei der üblichen körperlichen Untersuchung eines Erwachsenen feststellbar. Sie bewirken häufig erst in späteren Lebensjahrzehnten Schäden mit Abnahme der Belastungsfähigkeit. Außerdem sind sie trotz Röntgenuntersuchung differentialdiagnostisch schwierig zu deuten, da sie nicht bei jedem Merkmalträger in ausgeprägter Form bestehen. Das kann bei Fehlbeurteilung des Belastungsrisikos schwerwiegende Folgen haben. In solchen Fällen sind die Untersuchung des gesamten Skelettsystems, die Überprüfung der Familie und entsprechende Laboratoriumsuntersuchungen nicht zu umgehen.

Die *Chondrodystrophia fetalis*, deren Prototyp der mit dieser Erbkrankheit gezüchtete (chondrodystrophische) Dackel ist, kommt beim Menschen selten in stark ausgeprägter Form, häufiger abortiv vor. Die Wirbelsäule ist regelmäßig beteiligt. Buckel im thorako-lumbalen Übergang durch Keilwirbel mit vorderen Schneiden werden beim erwachsenen Chondrodystrophiker gefunden. Dagegen sind die beim Kleinkind erheblichen Wirbelkörperveränderungen (unregelmäßig gestaltete flache Scheiben) im späteren Leben oft nur noch andeutungsweise vorhanden.

In den letzten Jahrzehnten ist eine gewisse Abgrenzung zwischen der Chondrodystrophia fetalis und der Gruppe der enchondralen Dysostosen gefunden worden, zu denen die Krankheiten nach *Ribbing-Müller*, *Morquio-Brailsford*, *Pfaundler-Hurler* gehören. Bei allen drei Typen ist das Rückgrat beteiligt. Die Wirbelkörper zeichnen sich in der Jugendzeit durch Rundungen ihrer Kanten aus. Sie sind in der Höhe vermindert. Die Knochenkerne in den knorpeligen Wirbelkörperrandleisten treten verzögert auf und die Wirbelkörperabschlußplatten erscheinen unregelmäßig. Diese Angaben ergeben bereits gewisse Ähnlichkeiten mit der Adoleszentenkyphose: siehe 4:4.2. Unklar ist aber noch, ob alle Adoleszentenkyphosen auf dieser Grundlage entstehen, wieweit die *Schmorl*-Knoten dabei eine Rolle spielen, und welche weiteren Einflüsse (zum Beispiel mechanische) für das Zustandekommen der endgültigen Wirbelsäuleveränderungen angeschuldigt werden müssen.

Weitere Krankheiten aus der Gruppe der erblichen konstitutionalen Systemkrankheiten, die gelegentlich große differentialdiagnostische Schwierigkeiten bereiten, sollen wegen ihrer Seltenheit hier nicht beschrieben, aber der Vollständigkeit halber aufgezählt werden: angeborene Knochenbrüchigkeit, Dysostosis cleidocranialis, Marmorknochenkrankheit Albers-Schönberg, Neurofibromatosis, Osteopoikilie, Wirbelsäulen-Mongolismus, Ochronose (Alkaptonurie). Näheres darüber kann nachgelesen werden bei *Hellner* 1961 sowie bei *Schmorl* u. *Junghanns* 1968.

Alle diese Krankheiten bedeuten verminderte Widerstandskraft gegenüber dynamischen und statischen Lasteinflüssen. Das liegt zum Teil am Knochengewebe, wird jedoch häufig noch durch die begleitenden Abweichungen der Wirbelsäuleform (4:4) verstärkt. Auf diese Belastungsrisiken muß der beratende Arzt achten, wenn er Ratschläge über körperlichen Einsatz im persönlichen Leben, im Freizeitverhalten sowie im Sport und Turnen erteilt.

4:6.4.6 Weitere Störfaktoren der Knochenfestigkeit

Besonders gefahrvolle Störfaktoren der Leistungsfähigkeit des Knochengerüstes der Wirbelsäule sind sowohl *gutartige Tumoren* (zum Beispiel Angiome) wie besonders die primären *bösartigen Geschwülste* und die recht häufigen *Knochenmetastasen.* (Statistische Unterlagen über die Häufigkeit der Tumoren und der Metastasen enthält Kapitel 4:7.7.)

Je nach Sitz und Ausdehnung der Tumoren ist die Belastbarkeit des befallenen Wirbelsäuleabschnittes recht unterschiedlich. Breitet sich ein Tumor oder eine Metastase vom Wirbelkörper her in die beiden Wirbelbogenwurzeln aus, so entsteht gelegentlich der Zusammenbruch an dieser Stelle früher als im Zentrum des Wirbelkörpers. Selbst kleine Tumoren in der Portio interarticularis führen infolge des kneifzangenartigen Druckes durch die Wirbelbogengelenke zum Zusammenbruch und können so eine Spondylolysis/Spondylolisthesis auslösen: *Taillard* 1980. Tumormetastasen in den Wirbelkörpern führen von einem gewissen Umfang der Knochenzerstörung ab zu plötzlichen Wirbelkörperzusammenbrüchen mit Schmerzen, ohne daß der Kranke selbst eine Ursache (Sturz, besonders heftiges Vorbeugen oder ähnliches) angeben kann. Das Zusammenbrechen eines Tumorwirbelkörpers kann sehr langsam vor sich gehen (Sintern), führt in den meisten Fällen zu einem nach vorn zugespitzten Keilwirbel: knickartige Kyphose, Gibbus. Bei seitlichem Sitz des zerstörten Knochengewebes ist auch eine Skoliose möglich.

Nicht immer kommt es bei Wirbelkörpermetastasen zu knochenzerstörenden Vorgängen mit Zusammenbrüchen, da nicht alle Metastasen zerstörenden Charakter mit verminderter Knochenfestigkeit haben. Wie bereits geschildert, bilden manche Tumoren vermehrten Knochenaufbau: bis 33% osteoblastische Metastasen. Die dadurch entstehenden *Elfenbeinwirbel* (4:6.4.4) sind im allgemeinen so tragfähig wie ein normal strukturierter Wirbelkörper. Trotzdem erscheint es nicht ratsam, den Träger eines oder mehrerer solcher osteosklerotischen Wirbel besonders hohen Lasteinflüssen – zum Beispiel Hochleistungstraining des Sportes – auszusetzen.

4:6.4.7 Muskelmantel

Das Rückgrat wird von einem umfangreichen, kräftigen und sehr differenziert aufgebauten Muskelmantel umschlossen, von dem aus zum Kopf, zu den Schultern und Armen, zum Brustkorb, zum Becken und den Beinen eine große Zahl von Anschlußmuskeln ausgeht. Dazu kommt noch ein vielseitig verankertes Bändersystem. Deshalb ist es berechtigt, von einem statisch-dynamischen Muskel-Bänder-Korsett zu sprechen: siehe Kapitel 2:2.4, 3:2.5.1, 4:8.2. Jedes Nachlassen der Funktion in einzelnen Abschnitten dieses Muskel-Bänder-Mantels oder das *Versagen größerer Teile wirken als Störfeuer im Rahmen der Leistungsfähigkeit der Wirbelsäule* (*Leitsatz*).

Glücklicherweise ist die Wirbelsäule in einem gewissen Umfange der Anpassung (Adaptation) fähig. Dies wird in mehreren Kapiteln erläutert, zum Beispiel in 4:8.2 (in bezug auf den stabilisierenden Muskel-Mantel) und in 8:2.2 (unter anderem für die Muskulatur, die Sehnen und die Bänder).

4:6.5 Arthrosen an Gelenken der Wirbelsäule

4:6.5.1 Vorbemerkung

Außer den Zwischenwirbelscheiben, die im Rahmen des Spatium intercorporale als Halbgelenke bezeichnet werden, gibt es am Rückgrat eine Reihe von weiteren Halbgelenken und vielen echten Gelenken (insgesamt mehr als 100!). Darüber ist im Kapitel 2:2.6.1 berichtet worden.

Die Gelenke und Halbgelenke sind für die Funktion der „Gliederkette Wirbelsäule" bereits von der Zahl her bedeutsam. Bedauerlicherweise werden sie nicht immer ausreichend beachtet, und wegen der schwierigen Diagnostik unterbleibt das Fahnden nach den wahren Ursachen von Beschwerden, die im Bereich aller Wirbelsäuleabschnitte durch Arthrosen der Gelenke, der Halbgelenke und der Falschgelenke entstehen können. Sie gehören zu denjenigen Wirbelsäuleleiden, die sich allzu oft unter der undefinierten Bezeichnung „Rückenrheumatismus" verbergen.

Der Nachweis der Gelenkarthrose ist vor allem in den Anfangszuständen nur durch gezielte Röntgenuntersuchungen zu erbringen: Schichtaufnahmen, Schrägaufnahmen, Schicht-Schrägaufnahmen, Computertomographie: Kapitel 6:3.4.2.

Die diagnostischen Schwierigkeiten verstärken sich durch ungenaue Nomenklatur beträchtlich, so daß die Diagnostik leider oft verschlungene Irrwege geht und eine gezielte Therapie daher lange Zeit versäumt wird.

Da üblicherweise ein Verbund der Gelenkarthrosen mit Chondrosis disci/Osteochondrosis intercorporalis besteht (zum Beispiel Abb. 3/20), bietet dieser zweifache Schaden im Bewegungssegment ein erhebliches Risiko für die Belastbarkeit der erkrankten Wirbelsäuleabschnitte. Einer zunächst ruhenden Leistungsschwäche folgt das Krankheitsbild der Insufficientia intervertebralis, dessen Beurteilung bezüglich der Belastbarkeit in 3:4.2 besprochen wurde.

Bei der in 2:2.6.2 erwähnten Tagung der Gesellschaft für Wirbelsäulenforschung, die ausschließlich den Wirbelbogengelenken galt, wurde über die Gelenkarthrosen in mehreren Beiträgen ausführlich berichtet.

4:6.5.2 Wirbelbogengelenke

Anatomische Beschreibung der Wirbelbogengelenke in 2:2.6.2, siehe auch 3:2.3.

Da die in einer geschlossenen biomechanischen Arbeitskette verbundenen 25 Wirbelbogengelenkpaare praktisch bei jedem Bewegen des Rückgrates gemeinsam beansprucht werden, haben ihre häufig viel zu spät diagnostizierten Arthrosen eine erhebliche Bedeutung. Sie erhöht sich noch infolge segmentgebundener Koppelung der arthrotischen Gelenkpaare mit Schäden im Gefüge der Zwischenwirbelscheibe, zum Beispiel mit Chondrosis und Osteochondrosis: Abbildungen 3/20, 4/32b. Die Abhängigkeit zwischen Wirbelbogengelenkarthrose und spondylotischen Zacken an den Wirbelkörpern wird von der Einseitigkeit oder Doppelseitigkeit des Gelenkschadens typisch bestimmt.

Gerne wird vergessen, daß bei dem häufigen zivilisatorischen Mißbrauch der Wirbelsäule (Bewegungsmangel, Vibrationen, Hochleistungssport u.ä.) im Bewegungssegment sowohl die Zwischenwirbelscheibe wie auch das zugehörige Wirbelbogengelenkpaar unter axialer Last stehen. Und daß nicht nur der Bandscheibe, sondern auch den Wirbelbogengelenken während vieler Bewegungsphasen noch lastauffangende und lastverteilende Aufgaben zugemutet werden. In welcher Weise dadurch zum Beispiel bei einigen Sportarten Überlasten auf den Wirbelbogengelenken liegen und dadurch Arthrosen entstehen, wird in vielen Kapiteln für die einzelnen Sportarten erläutert: zum Beispiel 8:4.5 Kollisionssport, 8:4.9.2 Bodenturnen, 8:4.9.5 Kunstturnen, 8:4.10.2 Rudern, 8:6.2 Kontorsionisten, 8:6.5 Trampolinartisten u.a. Entstehen und Verschlimmern der Gelenkarthrosen im Bereich des Rückgrates wird durch Vibrationen erheblich beeinflußt.

Die Wirbelbogengelenkarthrose verursacht früh einsetzende und sich steigernde Schmerzen. Bereits 1933/1934 wies *Ghormley* auf diese Ursache vieler Rückenschmerzen hin. Er nannte sie Facettensyndrom. Wie weit der arthrotisch veränderte Knorpelbelag der Gelenkfacette oder allein die Nervenenden in der beteiligten Gelenkkapsel die Schmerzempfindung aufnehmen und weiterleiten, sollte noch eingehender erforscht werden. Einzelheiten über die Nervenverteilung und ihre Bedeutung in 2:2.5.

Die fachgerechte Röntgenographie der Wirbelbogengelenke, die nur bei orthogradem Strahlengang, also durch Schrägbilder, Schrägschichtbilder (Abb. 4/68) aussagefähig ist, beschreibt u.a. *Erdmann* 1979 (Arbeitstagung der Gesellschaft für Wirbelsäulenforschung). Die neuen bildgebenden Verfahren (6:3.4.4) ermöglichen noch bessere Einblicke.

Die Arthrosen der Wirbelbogengelenke sind im Bereiche der Halswirbelsäule oft sehr ausgeprägt: Abbildung 4/69. Ihre Bedeutung für Beschwerden im Nacken und für die Nacken-Schulter-Arm-Syndrome wird durch das Zusammentreffen mit Arthrosen der Unkovertebralgelenke noch verstärkt (4:6.5.5).

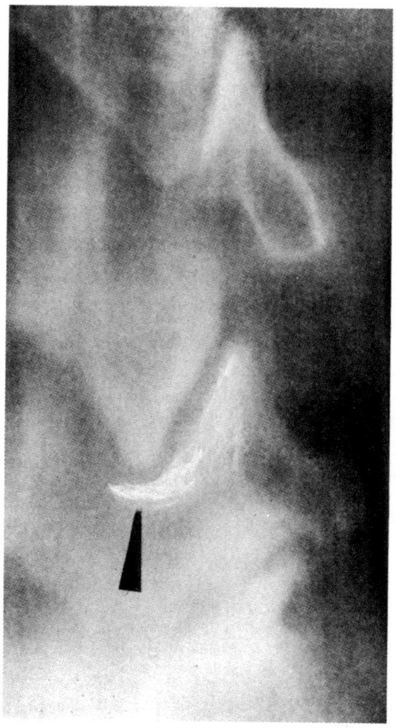

Abb. 4/68: Ausschnitt aus Schrägschichtaufnahmen der unteren Lendenwirbelbogenreihe von einem 40jährigen Mann. Arthrosis deformans der Wirbelbogengelenke, teilweise mit großen arthrotischen Zacken (Pfeil) (Aufnahme *Erdmann*)

Die häufigen *Arthrosen der Wirbelbogengelenke* haben die Wissenschaft seit langem angeregt, zum Beispiel *Lange* (1934) und *Güntz*, der 1934 bei Sechzigjährigen in 50% Arthrosen feststellte. Die Häufigkeit in einzelnen Bewegungssegmenten errechnete *Güntz* mit 70% bei T 4/5 und mit jeweils 50–60% an L 3/4, L 4/5 sowie L 5 / S 1. Literatur bei *Schmorl* u. *Junghanns* 1968. Wie bei allen Arthrosen spielen endogene Faktoren und exogene Einflüsse eine jeweils unterschiedliche Rolle, wobei das Schwergewicht meist einer endogenen Grundursache zugesprochen wird. Häufig hinkt die Diagnose der begleitenden Wirbelbogengelenkarthrose der bereits erkannten Chondrosis disci nach. Einseitige Wirbelbogengelenkarthrose kommt bei Skoliose vor (das beschreibt *Heine* 1981 bei Kindern im Durchschnittsalter von 15–16 Jahren), findet sich auch nach Verletzung des Wirbelbogengelenkes, Gelenkspitzenabbruch u.ä. Der Zusammenhang von Pseudospondylolisthesis und anderen Wirbelverschiebungen mit Wirbelbogengelenkarthrosen wurde in 4:5.4 besprochen.

Die Wirbelbogengelenke unterliegen regressiven Veränderungen mit Bewegungsschmerzen

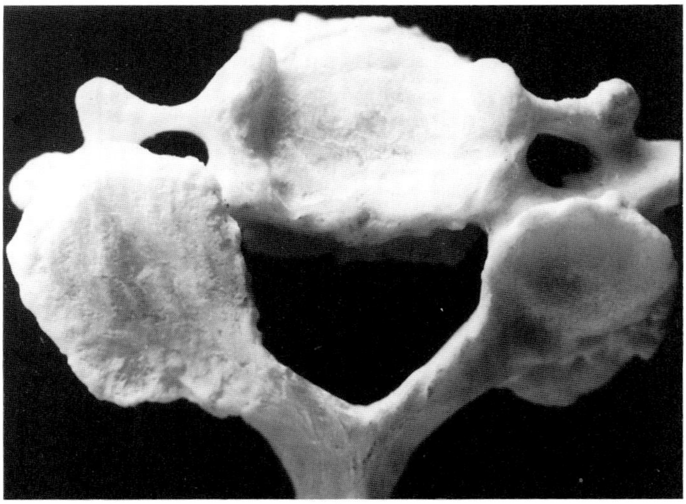

Abb. 4/69: Foto eines mazerierten Halswirbelkörpers. Die linksseitige hochgradige Arthrosis deformans im Wirbelbogengelenk mit Schliffrinnen, Verbreiterung der gesamten Gelenkfläche und hochgradigen arthrotischen Randzacken engt das Foramen costotransversarium stark ein. Rechts geringere Arthrose (*Hinz*)

und Steifen bei Spondylitis ankylosans und chronischer Polyarthritis: *Aufdermaur* 1981.

Nebenbei ist zu erwähnen, daß die Wirbelbogengelenkarthrose trotz ihrer großen praktischen Bedeutung nur selten mikroskopisch untersucht wurde. So haben erst *Vernon-Roberts* u. *Pirie* 1977 über den bisher nicht bekannt gewesenen Durchbruch von Knorpelgewebe in die angrenzende Spongiosa berichtet. Sie zeigen im Bild einen rundlichen Knorpelherd, der, umgeben von einer dichten Schale, im subchondralen Knochen liegt. Ähnliche Bilder sah *Schmorl* im Knochen der Wirbelkörper-Bandscheibe-Grenzschicht bei Osteochondrosis intercorporalis. Er bezeichnet diese perlenartigen Gebilde im Unterschied zu den typischen *Schmorl*-Knoten als arthrotische Knorpelknötchen. Neuere histologische Untersuchungen über die Wirbelbogengelenkarthrose führten 1979 *Heine* u. *Rodegerdts* durch.

Häufigkeit und Bedeutung der schmerzhaften Wirbelbogengelenkarthrose reihen diese Krankheit in die Gruppe der für das Bewegen und Belasten risikobeladenen Wirbelsäuleschäden ein. Ihnen kommt eine wesentliche Rolle bei manchem Freizeit- oder Leistungssport zu.

Wenn nach einer Druckfallkrankheit – die bei Caissonarbeitern und unter gewissen Umständen bei Sporttauchern (8:4.10.5) entstehen kann – Spätbeschwerden an der Wirbelsäule auftauchen, ist es ratsam, im Röntgenbild nicht nur auf Schäden in den Wirbelkörpern und an der Wirbelkörper-Bandscheibe-Grenze, sondern auch auf Wirbelbogengelenkarthrosen zu achten. Sie entstehen wahrscheinlich in gleicher Weise wie die häufigen Schulter- und Hüftgelenkarthrosen: durch Knochennekrosen mit Einbruch der Gelenkflächen als Spätfolge von Gasblasenembolie in den subchondralen Kapillaren.

Weitere Literatur: *Groher* 1979, *Niethard* u. *Gärtner* 1979. Die Computertomographie gestattet genauere Einblicke in die arthrotischen Schäden der Wirbelbogengelenke.

Das arthrotisch erkrankte Wirbelbogengelenk kann durch das geschwollene Kapselgewebe und/oder Druck der Randwülste infolge seiner vegetativ-nervalen Verflechtung Fernwirkungen erzeugen, „die Organschäden vortäuschen, akzentuieren oder wesentlich mitgestalten können". So schreibt 1981 *Kunert* vom Standpunkt des internistischen Wirbelsäuletherapeuten. Er fügt an: „... denn zu dem Bewegungsmechanismus in der Wirbelkörper-Bandscheiben-Reihe tritt der Artikulationsmechanismus der Wirbelgelenke als pathogenetischer Faktor hinzu. Wegen der teilweise gemeinsamen Nervenversorgung über den Nervus sinuvertebralis *Luschka* (vergl. 2:2.5 u. 2:5) sind neben den Wirbelbogengelenken auch Schäden in den Bandscheiben und den Wirbel-Rippen-Gelenken in diese Überlegungen einzubeziehen."

Die selten vorkommenden *Tumoren* der Wirbelbogengelenke (*Willert* u. *Enderle* 1981) führen zu Arthrosen, wenn sie nahe der Gelenkfläche entwickelt sind oder die Gelenkfacette zerstören. Bewegen, Belasten und Schwingeinflüsse verursachen große Schmerzen.

Über die Notwendigkeit, die schmerzhaften Wirbelbogengelenkarthrosen mehr als bisher in den Blickpunkt der Diagnostik und der Behandlungsmöglichkeiten zu stellen, ist in den Kapiteln 7:4.1.1, 7:4.1.3 und 7:4.1.6 nachzulesen – soweit konservative Maßnahmen bevorzugt werden. In den letzten Jahren zeigt sich die Zunahme erfolgreicher operativer Verfahren. Sie sind in Kapitel 7:4.2.4 geschildert.

4:6.5.3 *Iliosakralgelenke und Symphysis pubica*

Die beiden *Kreuzbein-Darmbein-Gelenke* (2:2.6.3) sind, wie die Wirbelbogengelenke, als Gelenkpaar in segmentaler Anordnung zu sehen. Sie haben statische und dynamische Belastungen und oft auch sinusförmige oder stochastische Schwingungen zu ertragen und sie zwischen Beckenring und Kreuzbein, schließlich auch vom Übergang Wirbelsäule/Kreuzbein zum Bekkenring zu verteilen. Ihr innerer Aufbau aus einem echten Gelenk im vorderen und einer straffen Bandhaft im rückwärtigen Teil ist diesen Aufgaben gut angepaßt: Abbildung 2/33.

Vorwiegend unsymmetrische Fehlbelastungen (Hüftgelenkleiden, hinkender Gang) führen in den Iliosakralgelenken zu Arthrose und zu schmerzhafter Blockade beziehungsweise Instabilitas eines oder beider Gelenke. Durch die zwangsläufige Ausgleichs-(Balancier-)Belastung des Schaukelganges kommt es schließlich zu Muskelermüdung, Kreuzschmerzen und ähnlichen Insuffizienzzeichen, zu sakroiliakalen Überlastungsschäden nach *Dihlmann* (1975). Er empfiehlt 1979 zur Verfeinerung der Diagnostik die sakroiliakale Computertomographie.

Subakut chronisch schwelende Arthritiden in den Kreuzbein-Darmbein-Gelenken, wie sie bei Spondylitis ankylosans (4:7.4) und bei der Vinylchloridkrankheit (4:7.6) auftreten, stellen infolge der begleitenden Schmerzen ein großes Hindernis für das Belasten dar.

Der Verdacht auf Arthritis oder Arthrose in den Kreuzbein-Darmbein-Gelenken wird durch die bei entsprechender körperlicher Untersuchung auslösbaren Schmerzen erhärtet.

Röntgenographisch finden sich Randzacken im Vorderbild am unteren Teil der Kreuzbein-Darmbein-Fuge sowie bandförmig verdichtete Spongiosa mit aufgelockerten Grenzschichten entlang der Fuge. Bei *Bechterew*-Krankheit (4:7.4), aber ebenso bei anderen entzündlichen Krankheiten, können die Iliosakralgelenke einseitig oder beidseits knöchern verlöten.

Unrichtige Sitzgewohnheiten im täglichen Leben (zum Teil aufgepfropft auf Einflüsse des beruflichen Sitzens), Motorrad- und Kraftwagenfahrten in der Freizeit und wahrscheinlich auch manche mit Beckendrehung verbundenen sportlichen Kraftleistungen begünstigen das Auftreten von Iliosakralarthrosen. Durch schwierige Geburten gelockerte Beckengelenke (einschließlich Symphyse) können ebenfalls für Arthrosen verantwortlich sein. Das akute kindliche Iliosakralgelenksyndrom und seine Differentialdiagnose schildern 1979 *Du Pan* u. *Widmer*.

Weitere Literatur: *Elhabali* et al. 1979, *Helbing* 1978, *Schlenzka* 1980.

Die *Schambeinfuge* (Symphysis pubica, 2:2.6.3) – nach *Luschka* ein Halbgelenk – muß im Zusammenhang mit den Kreuzbein-Darmbein-Gelenken Lasten abfangen, die entweder von der Wirbelsäule oder von den Beinen her das Becken als Dauerdruck oder rhythmisch (Vibrationen) erreichen. Schiefstand des Bekkens, zum Beispiel durch Beinlängendifferenz, Gangstörungen infolge von Hüftgelenkleiden und ähnliche Einflüsse führen – insonderheit durch die Schaukelbelastung beim Gehen – zu schmerzhaften Arthrosen an der Symphyse. Durch gleiche Ursachen wie bei den Iliosakralgelenken (s. oben) entstehen Verknöcherungen.

4:6.5.4 *Kopfgelenke*

Anatomische Beschreibung in 2:2.6.4.

Hinweise auf die diagnostisch schwierig erkennbaren Arthrosen der Kopfgelenke (Abb. 4/70) sind Bewegungsschmerzen und Wirbelblockaden. Ausreichende Langzeitstudien über den Zusammenhang von Arthrosen der Kopfgelenke mit besonderen Einflüssen des Leistungssportes, wie Fußball (Kopfball!), Boxen, Ringen, „Schwingen“, Judo, Karate usw. wurden bisher nicht durchgeführt. *Buetti-Bäuml* (1954) untersuchte ebenso wie andere Autoren nicht die Kopfgelenke, sondern die mittlere und vor allem die untere Halswirbelsäule und entdeckte bei Schwingern starke Schäden: Spondylosis deformans, Osteochondrosen, Unkovertebralarthrosen bei 30–40jährigen, die seit dem 14./15. Lebensjahr „Schwinger“ waren.

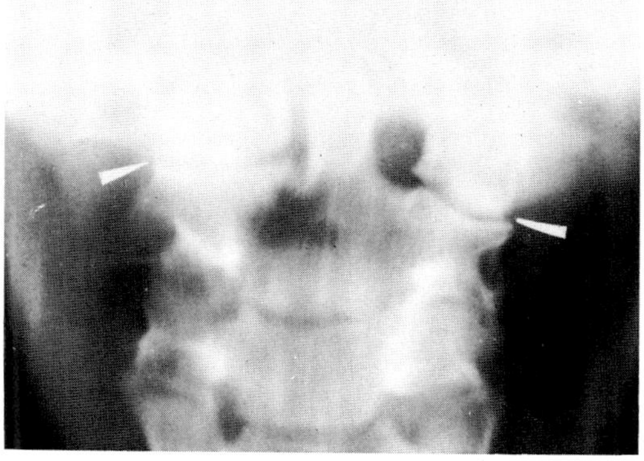

Abb. 4/70: Arthrosis deformans im Atlantoaxial-Gelenk infolge anlagemäßiger Schiefstellung der Gelenkflächen. Schichtaufnahme

Die Durchsicht des Schrifttums läßt erkennen, daß die Frage von Schäden (Arthrosen) an den Kopfgelenken durch Sport und Turnen wesentlich weniger im Blickpunkt des Interesses stand, als Schäden im mittleren und unteren Bereich der Halswirbelsäule. Nur gezielte Langzeitstudien bei Athleten vieler Sportarten – nicht zu vergessen sind Boxer und Fußballspieler – werden die Frage klären können, in welchem Umfang die Kopfgelenke Schäden erleiden. Damit ist auch auf die für Gewalteinflüsse besonders empfindlichen zahlreichen Varianten und Fehlformen am Kopf-Hals-Übergang zu achten. Sie sind besonders bei gleichzeitiger Arthrose die Ursachen für langdauernde Kopfschmerzen.

Die schädigenden Einflüsse des *Motorradhelmes*, wie sie bei dauernd sich wiederholendem Vorwärtsnicken des Kopfes zu befürchten sind – vor allem bei Geländefahrten unter erschwerten Bedingungen – waren bisher noch nie das Thema ausreichender systematischer Studien. Von den Autoren werden lediglich Osteochondrosen der Halswirbelsäule ohne besondere Differenzierung der Kopfgelenke erwähnt, obwohl bei den Gewalteinflüssen des sportlichen Motorradfahrens auf die Halswirbelsäule gerade der Kopf-Hals-Übergang durch Abknicken und Drehen belastet sein müßten. Weitere Studien zu dieser Frage sind erforderlich. Das sollte im Zusammenhang mit den Vibrationen und stochastischen Stößen, die über den Motorradsitz in die Wirbelsäule eindringen, geklärt werden: siehe in 8:4.2.3. Beispiel für solche Studien sind die Untersuchungsverfahren der Arbeitsgruppe *Dupuis*, die seit 1956 zunächst für Traktoren ausgearbeitet wurden. Die Motorradhersteller konnten bisher auf diese Probleme keine Antwort geben: Anmerkung in 7:2.3.5. (*Dupuis* und seine Mitarbeiter haben bis in die letzte Zeit – 1984 – noch viele verdienstvolle Arbeiten veröffentlicht, die sich mit dem Einfluß von Vibrationen auf die Wirbelsäule beschäftigen.)

4:6.5.5 Unkovertebralgelenke

Die Hakengelenke (Halbmondgelenke, Unkovertebralgelenke) an der Halswirbelsäule bilden sich rechts und links erst nach der Geburt allmählich durch das Auswachsen halbmondförmiger, nach oben strebender Knochenfortsätze (Abb. 4/71) linke Seite und die im Zusammenhang damit entstehenden Spalten im Bandscheibegewebe (Abb. 2/16) aus. In diesen Unkovertebralgelenken kommt es bereits frühzeitig zur Arthrose (Abb. 4/71). Sie ist fast regelmäßig durch Bandscheibeverschleiß (bis zur Zermürbung) mit Abnahme der Höhe des Spatium intervertebrale gekoppelt (Abb. 4/72a). Die in den Zwischenwirbelkanal einragenden arthrotischen Knochenwülste verengen vor allem den Durchtrittsraum für die Spinalwurzeln (Abb. 4/72b). Diese gekoppelten Schäden münden schließlich in eine Insufficientia intervertebralis mit den üblichen schmerzhaften Folgen (3:4.2). Im Röntgenvorderbild mit zentriertem Strahlengang und im Schichtschrägbild werden diese Veränderungen erkennbar. Computertomogramme stellen Einzelheiten noch besser dar. Eine gegliederte Übersicht über die Schmerzsymptome bei Unkoarthrosen stellten 1981 *Lanz* et al. zusammen.

Außer dem Zwischenwirbelkanal bedrohen die knöchernen Randwülste der Unkovertebralarthrose auch die Wirbelarterie (Abb. 4/73, 4/74, 4/75). Die Beeinträchtigung der Arteria vertebralis und der dadurch in manchen Kopfstellungen behinderte Blutdurchfluß kann sich ungünstig auf das Innenohr auswirken und eine Kinetose hervorrufen oder verstärken.

Für das tägliche Leben, bei manchen beruflichen Tätigkeiten und für die Freizeitgestaltung sind Unkovertebralarthrosen deshalb unangenehm, weil die Beschwerden plötzlich hexenschußartig auftreten. Aus diesem Grunde sind die Arthrosen mit ihren Folgen auch ernste Störfaktoren für Turnen, Gymnastik und Sport, insbesondere für Hochleistungen. Häufig ist die Notwendigkeit zum operativen Eingriff gegeben (7:4.2.2).

4:6.5.6 Falschgelenke

Übergangswirbel (4:3.3) sind am Lenden-Kreuzbein-Übergang (Regio transitoria lumbosacralis) durch einseitige oder doppelseitige Verbreiterung der Querfortsätze gekennzeichnet: Abbildungen 4/1b u. 4/2b. Häufig entstehen gelenkartige Verbindungen (Falschgelenke), die sich im Laufe des Lebens arthrotisch verändern: Pseudarthrosis transitoria. Im Zusammenhang damit besteht oft eine Osteochondrosis intercorporalis (4:6.2.4). Schmerzen bei statischen oder dynamischen Belastungen bleiben nicht aus: schmerzauslösende Übergangswirbel. (Abb. 4/76).

Das endogen vorgezeichnete Fortschreiten der Arthrose im Falschgelenk und der Chondrose in der „minderwertig" angelegten Zwischenwirbelscheibe verstärkt sich häufig durch exogene Lasteinflüsse, die allerdings nur als nebensächliche Ursachenanteile wirken. Ob Vibrationen auf das Fortschreiten der Falschgelenkarthrose maßgebenden Einfluß haben können, ist für den Lenden-Kreuzbein-Übergang nicht untersucht.

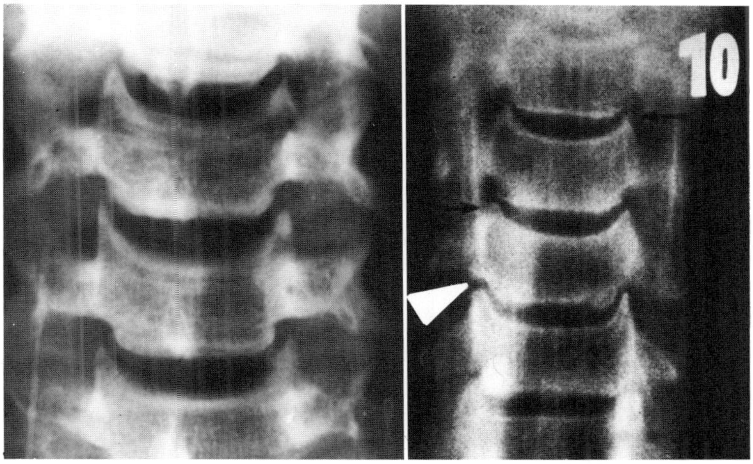

Abb. 4/71: Röntgenschichtaufnahmen von Unkovertebralgelenken: links normal, rechts beginnende Arthrose (Pfeil)

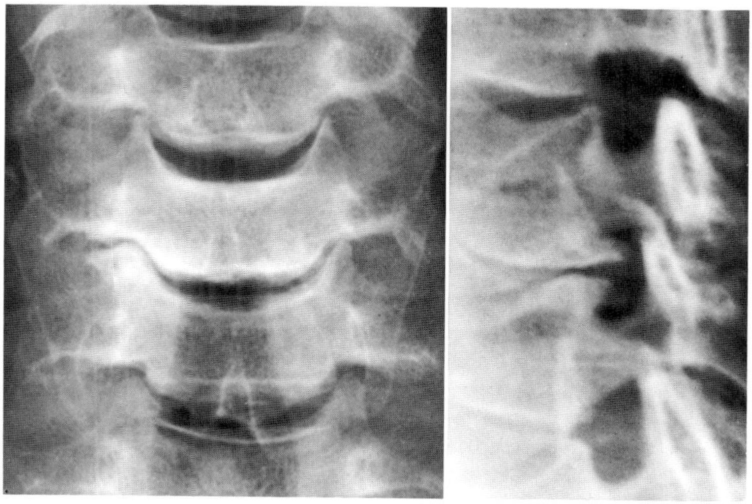

Abb. 4/72: Links: einseitig hochgradige Arthrose des Unkovertebralgelenkes, die auf der anderen Seite erst beginnt. Gleichzeitig verminderte Höhe des Bandscheiberaumes (beginnende Osteochondrosis intercorporalis). Bild mit schrägem Zentralstrahl.
Rechts: Knöcherne Randwülste des arthrotischen Unkovertebralgelenkes engen den Zwischenwirbelkanal erheblich ein

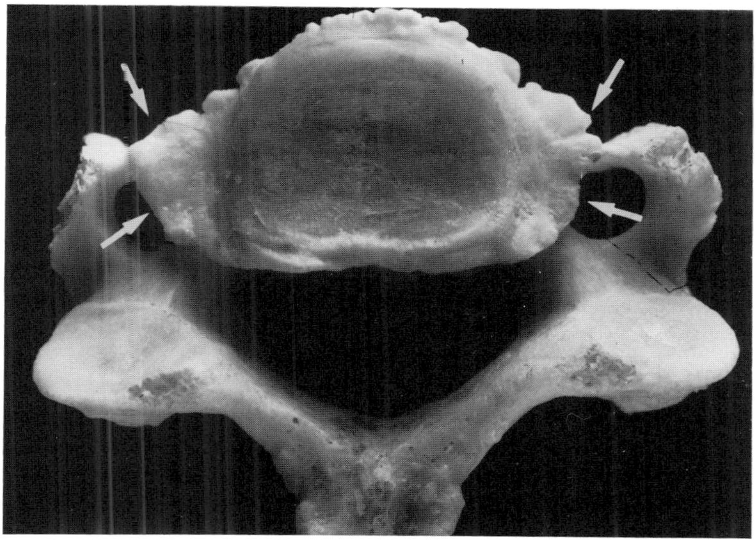

Abb. 4/73: Mazerierter Halswirbelkörper. Große knöcherne doppelseitige Randwülste bei Unkovertebralarthrose (Pfeile). Sie beengen das Foramen costotransversarium (links stärker als rechts) und damit den Durchtrittskanal der Arteria vertebralis ein (Bild *Hinz*)

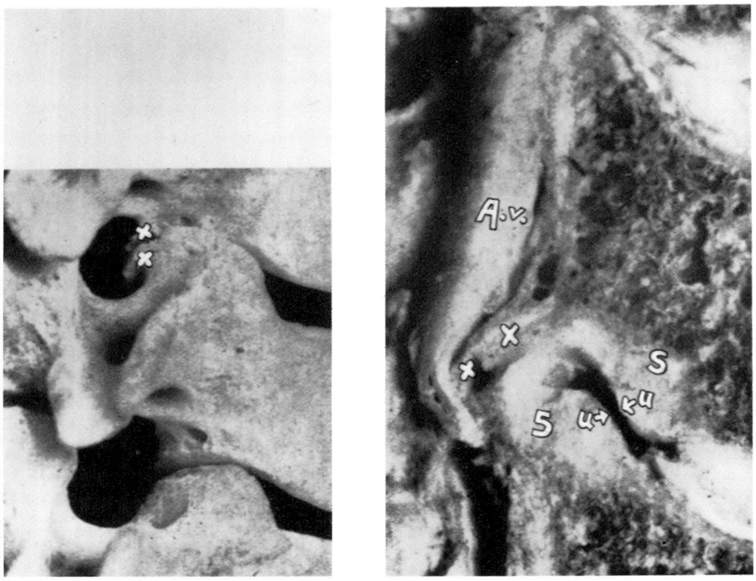

Abb. 4/74: Unkovertebralgelenk der Halswirbelsäule im mazerierten Präparat (links) im unteren Teil normale Verhältnisse mit weitem Zwischenwirbelkanal. Im oberen Teil arthrotische Randwülste (XX) mit Einengung des Zwischenwirbelkanales.
Frontalschnitt durch rechte Hälfte der Halswirbelsäule mit starker Arthrosis eines Unkovertebralgelenkes (rechts), hochgradige Randzacken (Kreuze), die die Arteria vertebralis (A.v.) verdrängen und einengen (nach *Krogdahl* u. *Torgensen*)

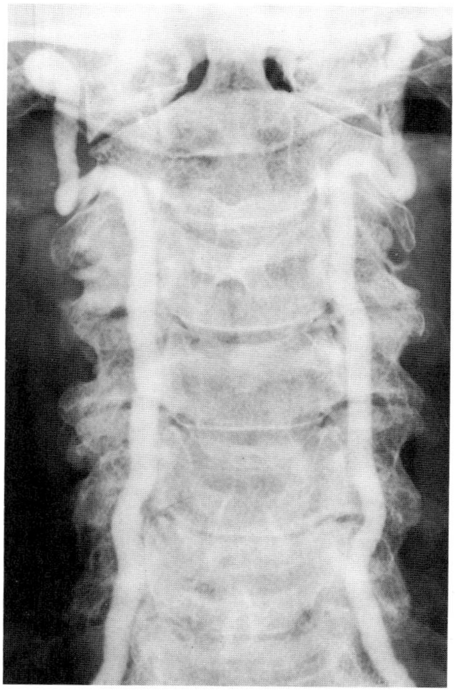

Abb. 4/75: Angiographie beider Vertebralarterien bei 67jährigem Mann. Bogenförmiges Ausweichen beider Arterien in Höhe C 5/6 infolge Unkovertebralarthrosen. Normalbefund der Arteriographie am Hals in Abbildung 2/25

Störend sind die schmerzauslösenden Übergangswirbel für schwere körperliche Arbeit, ebenso für viele belastende Tätigkeiten des täglichen Lebens. Sie behindern sportliche Leistungen.

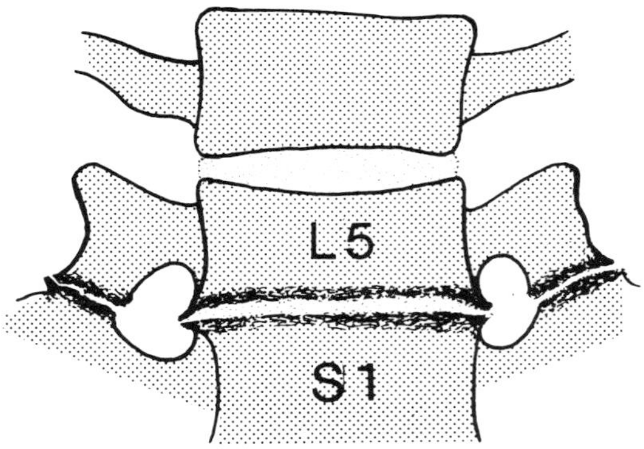

Abb. 4/76: Übergangswirbel L 5 / S 1 mit Falschgelenken zwischen verbreiterten Querfortsätzen und Kreuzbeinseitenflügeln. Arthrose in den Falschgelenken und Osteochondrosis intercorporalis, gezeichnet nach Röntgenbild

4:6.5.7 Wirbelrippengelenke

Über die Entwicklung und den Endzustand der Wirbelrippengelenke wurde in 2:2.6.6 berichtet. Wegen der anatomischen Gegebenheiten entwickelt sich häufig die Arthrosis vertebrocostalis gemeinsam mit einer Osteochondrosis intercorporalis. Das entsprechende Fortschreiten der Arthrose wird durch einen heftigen stichartigen Hexenschuß im Rippenbereich (Interkostalneuralgie) spürbar, wenn eine Atembewegung des Brustkorbes mit einer ungünstigen Haltung, Bewegung oder Belastung des Rumpfes zusammentrifft: mechanisch-dyspnoisches Syndrom (*Maigne* 1970) durch Blockade im Wirbelrippengelenk, die auf nervalen Fehlsteuerungen durch Muskelspasmen beruhen, vergleiche auch 3:4.5.

Röntgenographisch ist die Arthrosis vertebrocostalis durch eine besondere Röntgenaufnahmetechnik zu erfassen, die *Hohmann* 1968 und 1981 beschreibt.

Weitere Literatur zum vertebrokostalen Symptom: *Andrian-Werburg* 1979, *Arct* 1978, *Bergsmann* u. *Eder* 1982, *Floel* 1980, *Geiger* 1983, *Steinrücken* 1980 (Chirotherapie).

Tab. 4/2: Häufigkeit von Veränderungen der Wirbelsäule (nach ***Cremona*** 1972), siehe vorhergehende Kapitel

Wirbelsäule-veränderungen	Autoren / Zahl d. Fälle	*Runge* 4654	*Lindemann* 4291	*De Sèze* 1000	*Le Go* 4161	*Fargeot* 100	*Foehr* 684	*Cremona* 5580
		%	%	%	%	%	%	%
Anomalien		32,00	43,00	5,50	25,40	36,00	–	–
Spina bifida		3,09	11,00	–	–	–	24,00	0,74
Beschwerden an LWS-Kreuzbein-Übergang		6,16	7,70	–	15,71	11,00	11,00	8,76
Spondylolysis/Spondylolisthesis		2,08	1,40	3,80	–	5,00	4,00	10,36
Diskopathie		2,53	–	0,4	–	–	11,00	
Arthrose		19,20	17,50	–	–	–	39,00	28,76
Statische Beschwerden		2,32	–	0,90	5,85	0,90	65,00	18,41
Adoleszentenkyphose (*Scheuermann*-Krankheit)		0,81	0,40	0,50	–	0,50	82,00	2,78

4:7 Verminderte Leistungsfähigkeit durch weitere Einflüsse

4:7.1 Vorbemerkung

Durch die in den folgenden Abschnitten des Kapitels 4:7 geschilderten Krankheiten oder anderweitigen Einflüsse können die Strukturen der Wirbelknochen und/oder der Gewebeaufbau in den Zwischenwirbelscheiben bis zum Entstehen von Belastungsrisiken gestört werden. Allerdings ist es nicht möglich, das sehr breite Spektrum dieser inhomogenen Gruppe darzustellen. Bezüglich der hierher gehörenden Infektionserreger hat *Junghanns* unter Einbeziehung seltener Erreger, Protozoen, Parasiten, Pilzen sowie außereuropäischer Krankheitskeime in Band 79 der Buchreihe „Die Wirbelsäule in Forschung und Praxis", Hippokrates Verlag Stuttgart 1979 berichtet. Da die Folgen dieser Infektionen nicht nur durch die häufig lange Krankheitszeit, sondern auch durch die Behinderung der Bewegungs- und Belastungsfähigkeit ernste Einschränkungen für das persönliche Alltagsleben, für den Schulbesuch, für den Beruf sowie für die Freizeitmöglichkeiten und den Sport mit sich bringen, gebührt der Wirbelsäuleinfektion Beachtung, auch wegen der häufig langzeitigen Nachsorgephase.

Gleiches gilt für die in dem erwähnten Buche ebenfalls besprochenen chemischen Stoffe, Geschwülste, Stoffwechselstörungen, den Rheumatismus, die Einwirkung von Kälte und Wärme sowie die Raumfahrt: vergleiche auch die Ausführungen in 5:5.1 und 5:3.6.1.

4:7.2 Infektionsfolgen (Spondylitis / Spondylodiscitis)

Allgemeines. Infektionen hinterlassen häufig nachweisbare Dauerschäden an der Wirbelsäule. Es ist nicht möglich, sie alle aufzuzählen. Vorgeschichte, Befunde bei den körperlichen Untersuchungen (Verkrümmungen, Schmerzangaben bei Palpation und bei Bewegung, nachweisbare Bewegungseinschränkungen) können bereits auf Dauerfolgen hindeuten. Als Grundlage für eine bindende Auskunft über die Belastbarkeit für Beruf, tägliches Leben oder Wiederaufnahme des Sportes ist zumindest in allen Zweifelsfällen eine ausreichende Röntgendiagnostik notwendig. Das Röntgenbild zur alleinigen Beurteilungsgrundlage heranzuziehen, genügt jedoch nicht (6:3.4). Auf der einen Seite kann den im Röntgenbild geradezu erschreckend aussehenden Veränderungen eine ausreichende körperliche Leistungsfähigkeit gegenüberstehen, andererseits liegt trotz eines wenig auffallenden Röntgenbefundes die Möglichkeit erheblicher Belastungsschwierigkeiten vor.

Den Entscheid über die Leistungsfähigkeit der Wirbelsäule bei Infektionsfolgen kann nur der Erfahrene aufgrund einer körperlichen Untersuchung fällen (6:3.3). Zum Beispiel braucht ein aus der Jugend stammender infektionsbedingter Wirbelkörperschaden oder eine frühere Spondylodiscitis die Belastbarkeit nicht zu vermindern, wenn spontan oder nach operativer Verblockung von Wirbelkörpern (7:4.2.8) ein fester knöcherner Wiederaufbau vorliegt. Durch

Röntgenschichtaufnahmen oder CT-Tomographie ist zu klären, ob herdverdächtige Aufhellungen fehlen. Die Laboruntersuchungen müssen frei von Hinweisen auf schwelende Entzündung sein.

Da das Belastungsrisiko bei den Folgen aller Infektionen der Wirbelsäule groß ist, sollte die Rückkehr in den Beruf und das tägliche Leben mit schrittweise dosierter Leistungsanforderung und unter ärztlicher Aufsicht erfolgen.

Weitere Literatur: *Saunders* u. *Jacobs* 1976, *Perin* u. *Fuckan-Perin* 1978, *Shport* et al. 1978.

Aufgabe dieses Buches kann es nicht sein, alle Infektionserreger mit ihren Folgen an der Wirbelsäule zu erwähnen oder gar zu beschreiben. Nur über einige häufige Arten der Wirbelosteomyelitis und ihre Besonderheiten wird berichtet.

Zu ihnen gehörte die *Tuberkulose* als die häufigste Ursache für Infektionen des Knochens, von denen die Spondylitis tuberculosa besonders oft zu ernsten Folgen führt. *Kastert* veröffentlichte 1974 eine Statistik über ein großes Krankengut.

Typisch für die Wirbelsäuletuberkulose ist der Beginn von einem Wirbelkörperherd aus, der in die benachbarte Zwischenwirbelscheibe einbricht und sie rasch zerstört. Nähere Schilderungen bei *Schmorl* u. *Junghanns* 1968, *Brocher* 1973, *Caroit* et al. 1975, *Kastert* 1974, über die neueren Möglichkeiten der radikalen Behandlung: *Chahal* u. *Iyoti* 1980.

Über die Wirbelinfektion durch *Brucellosen* (Morbus *Bang*, Maltafieber) wird erst in den letzten Jahrzehnten häufiger berichtet. Oft ist der Krankheitsverlauf subakut. Deshalb bleibt die wahre Ursache lange Zeit verborgen. Gerade bei schleichendem, uncharakteristischem Verlauf kommt es zur Keimansiedlung in verschiedenen Organen, auch in Knochen und Gelenken. Eine Beteiligung der Wirbelsäule tritt erst ein bis vier Monate nach der Infektion zutage. Es können entweder Infektionen der Wirbelbogengelenke (ähnlich wie in den Gließmaßengelenken) oder der Wirbelknochen in Form einer Spondylitis brucellosa mit Bandscheibeneinschmelzung (Frühsymptom!) auftreten.

Aufmerksamkeit verdient die von *Mergold* 1963 beschriebene *Brucella-Infektion der Sakroiliakalgelenke.* Sie begleitet die akute Erkrankung, kann sich aber auch dann weiterentwikkeln, wenn die Brucellose-Bazillen erfolgreich aus dem Organismus eliminiert sind. Ebenso wie die Brucellosen in vielen Körpergelenken zu Arthritis führen, kommt es auch zur Infektion der Wirbelbogengelenke (Spondylarthritis brucellosa – genauer: Arthritis articulationis arcus vertebrae brucellosa mit heftigen Beschwerden, deren Ursache oft nicht sofort richtig gedeutet wird).

Literatur ausführlich bei *Schmorl* u. *Junghanns* bis 1968. Weitere Literatur: *Diethelm* u. *Kastert* 1974, *Fenollosa* 1975, *Hall* 1974, *Henderson* et al. 1975, *Kaben* et al. 1976, *Lederer* 1972, *Moroni* u. *Frei* (nach Mohr), *die Rienzo* 1950, *Schnurrenberger* et al. 1975.

Salmonella-Infektionen spielen eine zunehmend wichtige Rolle. Die mehr als tausend Arten sind zum Teil für den Menschen (z.B. *Typhus abdominalis* und *Paratyphus*), zum Teil für Tiere und oft für beide zugleich pathogen. Die vom Tier auf den Menschen übertragenen Salmonelleninfektionen verursachen akute Darmstörungen. Die Häufung endemischer Übertragungen auf Menschen ist unter anderem auf unphysiologische Tierhaltung in „neuzeitlichen" Mastbetrieben zurückzuführen. Einzelheiten bei *Diethelm* u. *Kastert* 1974, *Hall* 1974, *Schmorl* u. *Junghanns* 1968.

Nach Statistiken, über die *Kempf* et al. 1971 berichten, tritt in 0,2–0,3 % von Salmonellosen eine erregerspezifische Spondylodiscitis auf, bevorzugt an der Lendenwirbelsäule. Ähnlich wie bei Tuberkulose und Typhus abdominalis wird die Zwischenwirbelscheibe von einem Wirbelkörperherd aus befallen mit raschem Übergang auf den anderen benachbarten Wirbelkörper. Das klinische Bild verläuft im allgemeinen stürmischer als bei der Tuberkulose.

Unspezifische Eitererreger, meist Staphylokokken, aber auch Streptokokken und andere, können unmittelbar in die Wirbelsäule eindringen und zu einer *Wirbelosteomyelitis* (*Spondylosteomyelitis*) führen: Häufiger entsteht sie metastatisch – also mittelbar – bei septischer Allgemeinerkrankung. Sie macht nach verschiedenen Übersichten in der Literatur etwa 2 % aller Osteomyelitisfälle aus. Oft siedeln sich die Keime an mehreren Stellen in der Wirbelsäule an. Die Wirbelkörper und ihre Fortsätze einschließlich der Wirbelbogengelenke werden wesentlich häufiger betroffen als bei den spezifischen Infektionen wie Tuberkulose, Brucellosen, Salmonellosen u.a. Außer Wirbelkörperherden mit Einschmelzung benachbarter Zwischenwirbelscheiben sind bei chronischem Verlauf einer unspezifischen Wirbelinfektion gelegentlich Knochenverdichtungen (4:6.4.4) mit dem Aussehen von Elfenbeinwirbeln (Marmorknochen) zu erkennen, wie bei der Spondylo-Osteopetrosis: *Deplante* et al. 1974. Literatur bei *Schmorl* u. *Junghanns* (1968).

Tab. 4/3: Erreger entzündlicher und parasitenbedingter Erkrankungen der Wirbelsäule (nach *Schulze* 1979)

Erreger endogen entzündlicher spezifischer Wirbelerkrankungen	***Erreger endogen entzündlicher unspezifischer Wirbelsäulenerkrankungen***
Mykobakterien insbesonders M. tuberculosis M. bovis	Bakterielle Infektionen Staphylokokken Streptokokken
fraglich oder selten: M. avium M. Calmette-Guerin M. leprae und atypische Mykobakterien Treponemen insbesonders T. pallida angeborene und erworbene Syphilis Tabes dorsalis fraglich oder selten: T. recurrens (Rückfallfieber) T. pertenue (Framboesie)	Pneumokokken Salmonellen Rikettsien Brucellen Kolibakterien Klebsiellen Enterokokken Gonokokken Pseudomonaden ***Mykosen:*** Blastomycen Histoplasmen Kryptokokken Kokzidien Sporotrichen Aktinomycen Nokardien Viren (ohne Anspruch auf Vollständigkeit)
Erreger parasitenbedingter Erkrankungen der Wirbelsäule	
Echinokokken Zystizerken	

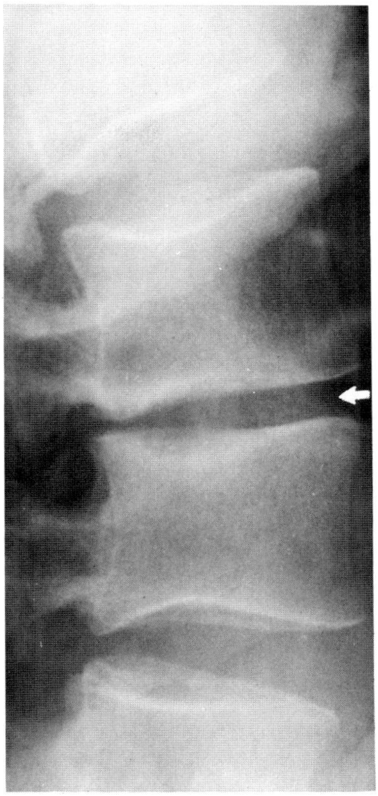

Abb. 4/77: Spondylodiscitis bei L 3/4 (Pfeil). Ausschnitt aus der seitlichen Röntgenaufnahme. Starke Höhenabnahme des Zwischenwirbelraumes. Auflockerung der knöchernen Wirbelkörperabschlußplatten, vor allem im mittleren und dorsalen Abschnitt, mit Sklerose

Schulze bespricht 1979 die Infektionskeime, die Wirbelosteomyelitiden hervorrufen können, und veröffentlicht eine in Anlehnung an *Diethelm* u. *Kastert* (1974) zusammengestellte Übersicht: Tabelle 4/3. Ähnliche Zusammenstellungen stammen von *Schmorl* u. *Junghanns* 1932 u. 1968.

Spondylodiscitis. Die Zerstörung einer Zwischenwirbelscheibe durch Infektion entsteht meist infolge Übergreifens eines benachbarten Wirbelkörperherdes.

Im engeren Sinne gilt die Bezeichnung „Spondylodiscitis“ für die Folgen des unmittelbaren Eindringens von Infektionserregern oder von chemischen Stoffen in das Gewebe der Bandscheibe, soweit nicht die besonderen Veränderungen der Spondylodiscitis rheumatica vorliegen (4:7.3).

Nur sehr selten sind ein direkter Stich oder das Eindringen eines Projektils Ursache der Spondylodiscitis. Ebenso selten kommen glücklicherweise iatrogen bedingte „Einschmelzungen“ des Bandscheibegewebes vor. Sie können bei Operationen an oder in der Nähe der Wirbelsäule und bei Punktionen (Diskographie, Wirbelkörperpunktion, Lumbalpunktion, lumbale Grenzstrangblockade, Aortographie u.ä.) auftreten. Dazu Abbildung 4/77 (Beschreibung in der Legende).

Literatur: *Hoppenfeld* 1980, *Stöhr* 1980, siehe auch 7:4.1.6.

Die Spondylodiscitis nach Punktionen wird von einigen Autoren nicht als Infektion, sondern als chemische Reaktion auf das Einspritzmittel (z.B. nach Diskographie) angesehen, die zur auffallend beschleunigten Auflösung und Resorption der Knorpelgrundsubstanz im faserknorpeligen Anulus sowie in den hyalin-knorpeligen Endplatten führt: *Farfan* (deutsche Ausgabe 1979).

Wenn eine unmittelbare Infektion nach Punktion einer Bandscheibe entsteht (Spondylodiscitis arteficialis), bleibt sie häufig auf das Zwischenwirbelscheibegewebe und die unmittelbare Umgebung begrenzt. Höhenabnahme des Spatium intercorporale mit fibrotischer oder knöcherner Versteifung ist der übliche Ausgang.

Im akuten Zustand ist die Spondylodiscitis

sehr schmerzhaft und benötigt oft lange Ausheilungszeiten mit Ruhigstellung. Das operative Ausräumen mit antibiotischer Lokalbehandlung und Knochenspanausfüllung kann hilfreich sein und die Heilzeit verkürzen (7:4.2.8). Unbehinderte Belastungsmöglichkeit entsteht nach vollkommener Verknöcherung.

Auf die therapeutisch gewünschte Spondylodiscitis (Nukleolyse) durch Einspritzung des proteolytischen Enzyms *Chymopapain* oder durch *Kollagenase* sei hier nur hingewiesen. Näheres darüber (mit Einschluß des möglichen Schadens) in 7:4.1.6.

Literatur: *Busse* et al. 1976, *Manani* et al. 1980 (Discitis postoperativa), *Ford* 1976, *Hölzl* u. *Riedler* 1976 (Lumbale Grenzstrangblockade mit Infektion), *Kerdiles* et al. 1975 (Aortographie mit Infektion), *Sauser* et al. 1978 (Discogenic vertebral sclerosis nach Operation) u.a.

Über die Möglichkeiten operativer Hilfe bei Spondylitis/Spondylodiscitis unterrichtet Kapitel 7:4.2.8.

4:7.3 Rheumatismus

Definition und Allgemeines. Die Beziehungen des „Rheumatismus" zur Wirbelsäule sind vielgestaltig und aus zahlreichen Gründen unübersichtlich. Der größte Hemmschuh, diese Beziehungen auf den Grundlagen der Pathophysiologie und Pathomorphologie in übersichtliche Bahnen zu lenken, sind die uneinheitliche, viel umstrittene Nomenklatur und die beharrlichen Versuche vieler Rheumatologen, den Rheumabegriff auf alle Gelenkschmerzen und Skelettmuskelbeschwerden auszudehnen. Das gilt nach *Andersen* (1971) und nach anderen Verfassern auch für Schmerzen nach einem Trauma, soweit sie länger als sechs Wochen anhalten. Einbezogen werden die Osteoarthrosen und der chronische (degenerative) Bandscheibeschaden der Wirbelsäule – also die Chondrosis disci sowie die Osteochondrosis intercorporalis – und außerdem die Beschwerden durch einen Bandscheibevorfall. „Unerklärliche rheumatische Beschwerden" gehören ebenso dazu wie die Spondylitis ankylosans (*Bechterew*) und die Spondylosis deformans. Nach *Bros* (1965) werden ferner dem so stark ausgeweiteten Rheumabegriff zugeordnet: Schädigungen des Knochengerüstes durch Einflüsse chemischer Gifte bei Fluorose, die infolge Druckfallkrankheit embolisch entstehenden Knochennekrosen mit Folgeschäden an Gelenken, andere exogen bedingte Knochen- bzw. Wirbelsäuleschäden. Gegenüber diesem unsystematischen Ausufern tritt *Whrigt* 1979 für eine klare Definition der „seronegativen Spondylarthropathien" ein.

Wenn auch zugegebenermaßen die pathophysiologischen Grundlagen für das Abgrenzen der verschiedenen Formen des entzündlichen Rheumatismus noch nicht befriedigend gelöst sind, und die Ursachenforschung keineswegs abgeschlossen ist, so bleibt die uferlose Ausweitung des Begriffes Rheumatismus nicht verständlich. Das gilt vor allem für die immer mehr verwendete Bezeichnung „rheumatischer Formenkreis", der nach dem vorher Gesagten viele genau diagnostizierbare und pathoanatomisch eindeutig abgegrenzte Leiden des alterungs- oder traumabedingten Gelenkverschleißes zusammen mit weniger gut oder überhaupt nicht definierten schmerzhaften Krankheitserscheinungen umschließt. Der Weg zu einer eindeutigen Differentialdiagnostik wird durch die Einführung des Begriffes „degenerativer Rheumatismus" für die Gruppe der chronischen, schmerzhaften Wirbelsäuleleiden (*de Blecourt* 1963) noch weiter verschüttet.

Der gleichen Ansicht tritt *Tilscher* 1983 bei, wenn er die Diagnose „degenerativer Rheumatismus" nur mit äußerstem Vorbehalt gestellt sehen möchte.

Hoffentlich wirkt die Ergänzung der Weiterbildungsordnung mit Einführung der Teilgebietsbezeichnung „Rheumatologie" klärend auf viele Streitfragen, die um die Bezeichnungen Rheuma und rheumatische Erkrankungen kreisen. Diese Teilgebietsbezeichnung ist für die Fachgebiete Innere Medizin und Orthopädie vorgesehen und beinhaltet nur den „entzündlichen Rheumatismus": siehe Deutsches Ärzteblatt 1980, Seite 1500 sowie die Formulierung für diese Teilgebietsbezeichnung in der Weiterbildungsordnung.

In bezug auf die Wirbelsäule interessieren die „entzündlichen rheumatischen Erkrankungen im engeren Sinne", die häufig als „echter" Rheumatismus bezeichnet werden: das rheumatische Fieber (akute Polyarthritis), die chronische Polyarthritis (primär chronische Polyarthritis, rheumatoide Polyarthritis), die Spondylitis ankylosans oder ankylopoetica (Morbus *Bechterew*). Die Beziehungen dieser drei Krankheitsformen zur Wirbelsäule sind unterschiedlich. So eindeutig zum Beispiel die Abgrenzung der ausgeprägten *Bechterew*-Krankheit (4:7.4) durch Vorgeschichte, körperliche Untersuchungsbefunde und Röntgenaufnahmen ist, so schwierig sind die Abgrenzungen des akuten rheumatischen Fiebers und seiner seltenen Folgen am Stütz- und Bewegsystem. Das liegt zu einem beträchtlichen Teil an der Ursachenvielfalt der entzündlichen rheumatischen Krankheiten und an der Vielzahl von Symptomen (Über die Abgrenzung vergleiche „Teilgebiet Rheumatologie“ im vorhergehenden Absatz).

Nach heutigen Kenntnissen ist der ausschlaggebende Teil im Zusammenspiel der Faktoren die genetische Prädisposition, also ein endogener Faktor. Hinzu kommen virusbedingte Einflüsse, Streptokokkeninfektion, Autoantigene, Entgleisungen der lysosomalen Fermente u.a.

Die Belastungsfähigkeit verringert sich in den schmerzhaften akuten Phasen rheumatischer Krankheitszeichen an der Wirbelsäule so stark, daß erhebliche Störungen für das persönliche Alltagsleben und ebenso für sportliche Betätigung vorliegen. In den chronischen Zuständen zunehmender Steifigkeit ist eine ärztliche Beratung erforderlich. Sie sollte keineswegs im Verbot von Bewegung und Belastung der Wirbelsäule bestehen, sondern alle Rehabilitationsmöglichkeiten ausschöpfen.

Weitere Literatur: *Anderson* 1971, *von Arnim* u. *Höcherl* 1976, *Behrend* u *Behrend* 1971, *Dirheimer* 1977, *Fassbender* 1978, *Fritze* et al. 1971, *Jung* 1977, *Junghanns* 1975, *Lederer* 1972, *Miehlke* 1975, *Zeitseva* 1970, siehe auch Beiträge von *Eger*, *Gross*, *Moser*, *Ott*, *Schuler* u.a. in dem Vortragsband „Wirbelsäule und Rheumatismus“ (‚Die Wirbelsäule in Forschung und Praxis‘, Band 34, Hippokrates Verlag Stuttgart 1966).

Spondylodiscitis rheumatica. Der Rheumatismus als eine Systemkrankheit der Abkömmlinge des mittleren Keimblattes (*Fassbender* 1973, 1975) befällt bevorzugt das Knorpelgewebe. Das bedeutet an der Wirbelsäule eine Gefährdung der Zwischenwirbelscheiben. In schweren Fällen kommt es zur Spondylodiscitis, das heißt zur Zerstörung des Discus intercorporalis mit Übergreifen auf die angrenzenden Wirbelkörperabschnitte: Abbildung 4/77.

Die Spondylodiscitis kann eine Begleiterscheinung der primär chronischen Polyarthritis, aber auch der *Bechterew*-Krankheit (Abb. 4/78a) und anderer Einflüsse sein (4:7.2). Eine oder mehrere Bandscheiben werden betroffen. Die starken Zerstörungen lösen Instabilitas im gelockerten Bewegungssegment mit erheblichen Schmerzen aus (3:4.2). Bei Jugendlichen ist die

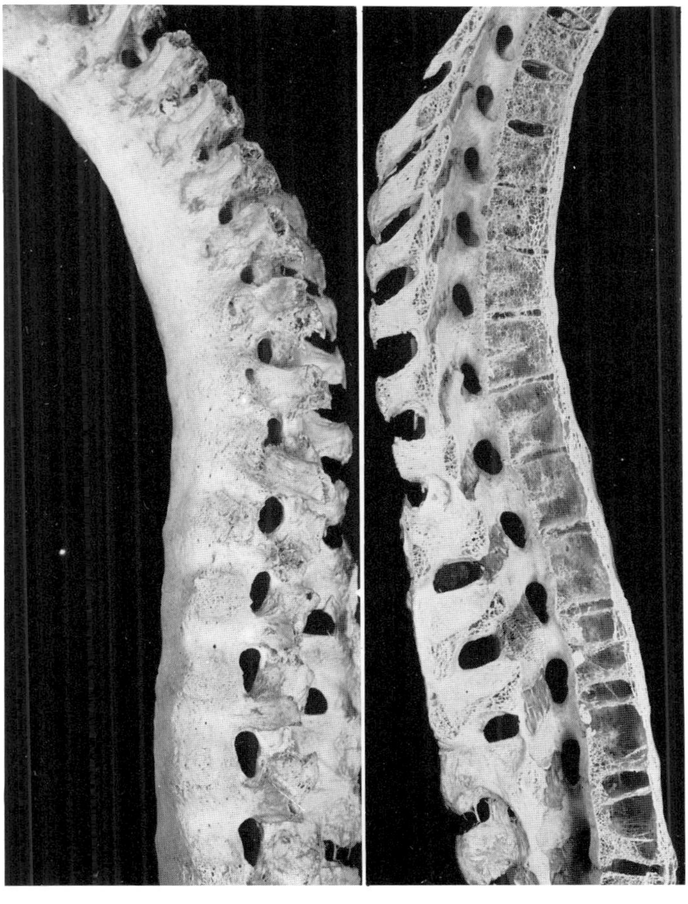

Abb. 4/78a: Mazerierte Wirbelsäule (60jähr. Mann) mit Spondylitis ankylosans. Vollständige Verknöcherung der Außenfläche der Wirbelkörper-Bandscheibe-Reihe. Verknöcherung der Bänder im Wirbelbogenbereich. Im Sagittalschnitt: Verknöcherung und Verdickung des vorderen Längsbandes, sowie der Zwischenwirbelscheiben in ihren äußeren Anteilen, der gelben Bänder, der Wirbelbogengelenke und der Zwischenbänder an den Dornfortsätzen, hochgradiger Schwund der Wirbelkörperspongiosa

Spondylodiscitis besonders häufig, befällt bevorzugt die Halswirbelsäule, zerstört die Bänder und verursacht Lockerungen, die zu Rückenmarkkompression führen können. Die schwierige Röntgendiagnostik erläutert *Wackenheim* 1974 mit ausgezeichneten Abbildungen.

Die Ursache dieser schweren Form des Wirbelsäulerheumatismus ist ebenso komplex wie bei den übrigen entzündlich-rheumatischen Leiden. Die Frage des Einflusses von Immunoglobulinen bleibt noch zu klären.

Zusätzliche Literatur: *Ball* 1971, *Ball* u. *Sharp* 1971, *Eulderink* u. *Meijers* 1976, *Frank* u. *Gleeson* 1975, *Gschwend* et al. 1981, *Martel* 1977, *Roques* et al. 1977.

Weitere Formen des Rheumatismus. Eine wichtige Erkenntnis (*Caplan* 1953) ist die Häufigkeit der Siliko-Arthritis: *Caplan-Colinet-Petry*-Syndrom. Sie tritt bei Bergleuten mit rheumatoider Pneumokoniose als begleitende progressive Polyarthritis auf und nimmt mit der Dauer der Exposition und im Alter ständig zu. Die Art und Weise, wie die Vergesellschaftung einer schweren Quarzlungenerkrankung mit primär-chronischem Rheumatismus zustande kommt, ist allerdings noch nicht restlos geklärt. Literaturzusammenstellung bei *Behrend* u. *Behrend* 1971, *Dechous* 1972, *Fritze* 1974, *Rosmanith* 1971.

Da in den letzten Jahren immer häufiger Wirbelsäuleschäden besonders am Kopf-Hals-Übergang, bei primär-chronischem Rheumatismus beschrieben werden, sollte sich das Augenmerk in allen Fällen von Siliko-Arthritis auch auf die Wirbelsäule richten.

Ob die Spondylosis rheumatica cervicalis juvenilis, die *Reinhardt* 1974 als starke Verknöcherung nach rheumatischer Polyarthritis beschreibt, Folge einer vorwiegend an der Halswirbelsäule entwickelten und ausgeheilten Spondylodiscitis ist (4:7.2) oder in das übliche Bild einer Spondylarthritis ankylopoetica (4:7.4) gehört, ist noch nicht ausreichend geklärt. Eingehend erläuterte *Schilling* 1963 und 1984 die schwierigen Fragen, die mit der rheumatischen Zervikalarthritis zusammenhängen.

Zugehörige Literatur: *Caplan* et al. 1962, *Mattson* 1971, *Petry* 1954, *Rettig* 1975.

Langanhaltende Schmerzhaftigkeit an vorspringenden Knochenpunkten (z.B. an Dorn- und Querfortsätzen der Wirbelsäule), die Akroosteoalgie, bekannt als Folge von Dauerbelastungen (4:6.3.2), wird gelegentlich als Begleiterscheinung bei Infektrheumatismus angetroffen. Wieweit ursächliche Zusammenhänge bestehen, ist noch nicht verbindlich festgestellt, denn Beziehungen zu vibrationsabhängigen Störungen an Knochenvorsprüngen mit Sehnenansätzen sind ebenfalls noch nicht geklärt (5:3.2.3).

4:7.4 Spondylitis ankylosans / Bechterew-Krankheit

Obwohl es manche anamnestische sowie differentialdiagnostische Beziehungen zwischen einigen Formen des Rheumatismus (z.B. benigne seronegative chronische Polyarthritis) und dem ausgeprägten Krankheitsbild der Spondylarthritis ankylosans der Bambusstab-Wirbelsäule, gibt (Abb. 4/78a), bleibt die Ätiologie der Krankheit unklar. Näheres darüber bei *Ott* u. *Wurm* 1957, *Schmorl* u. *Junghanns* 1968 mit Literaturangaben.

Strittig ist noch der pathogenetische Ablauf in den stets beteiligten Wirbelbogengelenken: *Aufdermaur* 1981, *Güntz* 1933, *Ott* u. *Wurm* 1957. Das gilt in gleicher Weise für die vertebrokostalen Gelenke (4:6.5.7). Die frühzeitige Einbeziehung der Iliosakralgelenke (4:6.3.3) zeigt sich durch zunehmende Schmerzhaftigkeit. Die Diagnose der Gelenkbeteiligung kann durch die Szintigrafie (6:3.4.3) geklärt werden: Abbildung 4/78b.

Als Entstehungsursachen der *Bechterew*-Krankheit werden die verschiedensten Einflüsse vorgebracht. Dazu gehören in erster Linie Kälte

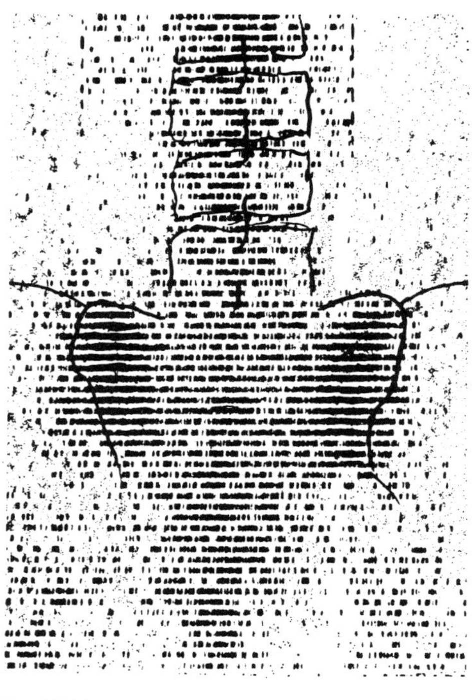

Abb. 4/78b: Knochenszintigramm. Entzündungszeichen in beiden Iliosakralgelenken (nach *Grebe* 1972)

und Nässe. Körperliche Anstrengungen sind neben Kälte und Nässe auch bei der Klärung von Einflüssen des Wehrdienstes zu beurteilen. Toxische Schäden durch Blei werden ebenfalls erörtert: *Werthemann* u. *Rintelen* 1932.

Aufgabe dieses Buches kann es nicht sein, die Ursache für die Spondylitis ankylosans in ihrer ganzen Vielfalt aufzuzeigen und kritisch zu durchleuchten. Hier ist es jedoch notwendig, den Fragen nachzugehen, welche äußeren Einflüsse wirksam werden können. Die weitgehend einhellige Meinung der Bearbeiter dieser Fragenkomplexe lautet, daß die Arbeitsumwelt (gleichartig wie Sport, Wehrdienst usw.) offenbar keinen Einfluß auf die Entstehung einer Spondylitis ankylosans hat, deren Anfänge meist bis in das Jugendalter zurückgehen und bei der eine stark betonte genetische Komponente vorliegt. Allerdings können langanhaltende ungünstige exogene Einflüsse, wie schwere körperliche Belastung und Erschütterungen der Wirbelsäule sowie Kälte und Nässe, den Verlauf der Krankheit zumindest vorübergehend verschlimmern: *Behrend* u. *Behrend* 1971. Auch eine Infektionskrankheit vermag einen vorübergehend verschlimmernden Einfluß auf den Verlauf einer schwelenden Spondylitis ankylosans oder auf den Beginn eines neuen Krankheitsschubes auszuüben. Das gilt auch von der Ruhr (*Mohr* 1969) und bei dem Morbus *Reiter*, der in Beziehungen zur *Bechterew*-Krankheit steht und ähnlich wie diese auffallende Veränderungen in den Iliosakralgelenken verursacht. Sorge für sachgemäße Behandlung während der akuten Schübe und laufend wiederholte Rehabilitationsmaßnahmen sind für die Wiederherstellung einer möglichst umfassenden Leistungsfähigkeit unerläßlich: *Bergsmann* u. *Eder* 1982 (Therapie).

Weitere Literatur: *Miehlke* 1975, *Müller-Faßbender* et al. 1978, *Schmidt* 1980 (Rehabilitationsprognose).

Bei hochgradigen versteiften Kyphosen kommt operatives Aufrichten infrage: Beschreibung, Bilder, Literaturangaben in 7:4.2.6.

4:7.5 Stoffwechselstörungen

Vorbemerkungen. Die ausgedehnten Stoffwechselfunktionen des normalen Knochengewebes wurden in ihren Grundzügen dargestellt (2:3.2). Es ist leicht erklärlich, daß dieses durch lebhaften An- und Abbau stoffwechselpflichtiger Stoffe immer in Bewegung befindliche Mineraldepot störanfällig ist, wenn – aus welchen Ursachen auch immer – Unregelmäßigkeiten in den Ablauf des Stoffaustausches eingreifen. Das Knochengerüst ist zwar sehr ausgedehnt, aber die metabolischen Vorgänge laufen in der Wirbelsäule im Vergleich mit den Röhrenknochen viel lebhafter ab, weil das blutversorgte rote Knochenmark in den Spongiosaräumen der Wirbel auf einer sehr großen Kontaktfläche Beziehungen zum Knochen hat. Bei einigen Stoffwechselkrankheiten wird das besonders deutlich. Neben den Wirbelknochen können auch noch die Bandscheiben und die Bänder mit ernsten Folgen für die Belastbarkeit betroffen sein.

Stoffwechseländerungen durch Beschleunigung und Schwerelosigkeit (Luft- und Raumfahrt) werden in den entsprechenden Abschnitten dargestellt: 2:3.3.3, 4:6.4.2, 4:7.8.

Diabetes und Gicht. Über die erst in letzter Zeit näher studierte und von *Forestier* ausführlich beschriebene Spondylosis hyperostotica bestehen noch immer lebhafte Auseinandersetzungen hinsichtlich der Ursache. Dabei wird auch die überlastete Dauerhaltung in Erwägung gezogen. Da der zuckergußartige Knochenanbau (4:6.2.2) bei Skoliosen und Kyphosen vermehrt im inneren Krümmungsbogen angetroffen wird, scheint ein gewisser Zusammenhang mit Belastungsdruck zu bestehen. Die Kombination mit diabetischer Stoffwechsellage (50% der Erkrankten) sowie Verbindungen zu übergeordneten erblichen und/oder endokrinen Ursachen, über die in der Literatur vielerlei Beweise zu finden sind, sprechen vielmehr für die überwiegende Bedeutung dieser Ursachen.

Bei Gicht und Diabetes beschreibt *Baader* 1954 Meniskopathien in Kniegelenken. Wenn dies tatsächlich in größerem Umfange zutrifft, dann besteht der berechtigte Verdacht, daß die Zwischenwirbelscheiben (infolge ihres ähnlichen Aufbaues) und die Menisken in den Wirbelbogengelenken gleichartig erkranken können. Pathohistologische Untersuchungen sind deshalb anzuraten. Sie können unter Umständen manche Begleitschmerzen an der Wirbelsäule aufklären.

Literatur: *Aufdermaur* et al. 1980, *Boos* u. *Rehr* 1969, *Evans* u. *Boda* 1970, *Forgács* 1974, *Glick* 1972, *Pazderka* et al. 1973, *Resnick* et al. 1975.

Ochronose / Alkaptonurie. Zu den Stoffwechselstörungen mit ernsten Auswirkungen auf die Wirbelsäule gehört die Ochronose (Alkaptonurie). Bei dieser erblichen Stoffwechselanomalie fehlt ein spezifisches Enzym. Deshalb werden die zyklischen Aminosäuren nur bis zur Homogentisinsäure abgebaut, die sich in bradytrophes Gewebe einlagert und dieses schwarz färbt. An der Wirbelsäule sind die Bänder, ganz besonders aber die Zwischenwirbelscheiben betroffen. Neben der Schwarzfärbung entsteht bereits in jungen Jahren eine auffallende Zerrüttung des Bandscheibegewebes und schließlich eine Osteochondrosis intercorporalis.

Zu den für dieses Krankheitsbild typischen Veränderungen (Höhenabnahme der Zwischenwirbelräume, Sklerose der Wirbelkörperabschlußplatten, lockere Bewegungssegmente) kommen Bandscheibeverkalkung, die röntgenologisch das Krankheitsbild klären. Durch die Osteochondrosis intercorporalis, verbunden mit unrichtiger Beweglichkeit, entstehen Schmerzen bei jeder Belastung. So beeinträchtigt diese Krankheit die Fähigkeit zu körperlicher Tätigkeit und macht sie oft unmöglich. Im Endzustand bilden sich zum Teil Knochenbrücken zwischen den Wirbelkörpern.

Weitere Literatur: *Schmorl* u. *Junghanns* 1968, *Seliwanow* et al. 1971, *Zimmermann* et al. 1972.

Bei der hochgradigen und auf weite Abschnitte der Wirbelsäule verbreiteten Zerstörung im Gewebeaufbau der Zwischenwirbelscheibe ist bei dem heutigen Stand der Behandlungsmöglichkeiten die Wiederherstellung schmerzfreier Belastbarkeit nicht zu erwarten.

Weitere Zwischenwirbelscheibeschäden. Neben der Ochronose können einige andere Veränderungen im Gewebe der Zwischenwirbelscheibe eng mit Stoffwechselstörungen zusammenhängen. Das trifft unter anderem für das endogen bedingte und von Stoffwechseleinflüssen sehr abhängige Altern des bradytrophen Gewebes zu (2:3.3.10). An der Wirbelkörper-Zwischenwirbelscheibe-Grenze können durch vielerlei Umstände in den Übergangsschichten (knöcherne Wirbelkörperabschlußplatte, Knorpelschicht der Zwischenwirbelscheibe) Änderungen eintreten, die den Stoffwechsel ernstlich bedrohen (3:2.4). Dadurch werden Aufbrauchstörungen eingeleitet oder bestehende verschlimmert. Hinzutretende Vibrationen (5:3.2) sind in der Lage, die Schäden in den Grenzschichten ungünstig zu beeinflussen oder den normalen Flüssigkeitsstrom des Zuflusses und der Abflutung in einer Weise zu behindern, die einer Stagnation gleichkommt (3:2.4).

4:7.6 Verschiedene chemische Stoffe und ionisierende Strahlen

Das Knochengewebe ist ein Speicherorgan für vielerlei Schadstoffe, die nicht nur durch berufliche Exposition, sondern auch durch Umweltverschmutzung (*W. Schmidt* 1976) auf dem Wege über die Lungen oder den Magendarmkanal eindringen. Nach Übergang in den Blutkreislauf erreichen sie schließlich den Knochen. Da das rote Knochenmark der Wirbelsäule bis ins hohe Alter besonders gut mit Blut versorgt wird, gibt ein Überangebot an schädigenden Stoffen Anlaß zur Speicherung.

Der bekannteste Stoff aus der Gruppe der unentbehrlichen Spurenelemente, der zur Ansammlung neigt, ist Fluor. Die Fluorose des Wirbelknochens kann bereits in verhältnismäßig frühem Stadium im Röntgenbild der Wirbelsäule nachgewiesen werden. Anfangs bestimmt eine schmerzhafte Osteoporose die Marmorknochenkrankheit. Mit dem Fortschreiten der Krankheit leidet das Rückgrat an zunehmender Steifheit, Bewegungs- und Belastungsschwierigkeiten, in ähnlicher Weise wie die Spondylitis ankylosans (4:7.4). Näheres bei *Junghanns* 1979, Teil II.

Besonders anfällig ist das Knochengewebe für die Aufnahme von vermehrt zugeführtem *Blei.* Da dies vorrangig für den wachsenden Knochen gilt, hat *Stöfen* 1975 mit Nachdruck auf die mögliche Bleivergiftung der Kinder und Jugendlichen durch Autoabgase hingewiesen. Die Beteiligung des Rückgrates an der chronischen Bleivergiftung wird deshalb ausführlich im Kapitel über die Schul- und Jugendzeit (7:2.3.1) besprochen.

Im Blut von *Erwachsenen* wird erhöhter Bleigehalt durch Zigaretten- und Alkoholkonsum gefunden. Das ergaben umfangreiche Prüfungen bei 8000 Männern in 24 englischen Städten, wie im British Medical Journal (Bd. 284, S. 299 ff) mitgeteilt wird. Starke Trinker hatten 30% mehr Blei im Blut als Nicht- oder Gelegenheitstrinker. Bei starken Rauchern (bis zu 40 Zigaretten am Tag) enthält das Blut durchschnittlich 44% mehr als das der abstinenten Vergleichsgruppe. Die erhöhten Werte für das Schwermetall im Blut werden vor allem mit einer gestörten Leberfunktion begründet. Solche Untersuchungen sollten mit dem Ziele weitergeführt werden, wie stark bei Trinkern und Rauchern mit Leberschädigungen der Bleigehalt im Knochen ansteigt, und ob dadurch Schäden der Wirbelsäule zu befürchten sind, wenn noch erhöhte Bleiimmission im Straßenverkehr hinzukommt, zum Beispiel bei Verkehrspolizisten, Straßenarbeitern, Garagenwärtern; vergleiche dazu 7:2.3.1.

Cadmium (Cd), das seltene Schwermetall, hat wegen des gestiegenen industriellen Bedarfs (Chemie, Elektronik, Reaktortechnik u.ä.) eine Weltproduktion von jetzt jährlich etwa 17000 t gegenüber 80 t im Jahre 1911. Durch die Hüttenindustrie und die Verbrennung von Plastikstoffen gelangen Emissionen in die Umweltluft. Da manche Getreide- und Gemüsesorten Cadmium sowohl aus der Luft wie auch aus dem Boden aufnehmen und anreichern, kommt es durch pflanzliche Kost auf dem Umweg über Futtermittel auch durch Fleischnahrung in den menschlichen Körper. Neben dieser Vergiftung über den Magen-Darm-Kanal wirkt Cadmium in den entsprechenden Fertigungsbetrieben durch Inhalation ein. Zusätzliche Gefahren bringt der Zigarettenrauch.

Durch diese zunehmende Umweltverschmutzung wirkt *Cadmium* als Schadstoff und Ursache für verschiedene Krankheiten, die mittelbar auf das Knochensystem wirken und hier wiederum die empfindliche Wirbelsäule bevorzugen. Es kommt zu Knochenschäden mit Schmerzen im Becken, an der Wirbelsäule und an den Fersenbeinen.

Die durch Cadmiumspeicherung hervorgerufenen Knochenschäden erscheinen röntgenologisch als schwere Osteoporosen, sind aber mehr dem Bilde der Hungerosteopathie und der Osteomalazie zuzurechnen. Im Spätstadium bilden sich schmerzhafte Kyphosen und Skoliosen.

Weitere Literatur: *Bittersohl* 1976, *Cumbrowski* u. *Raffke* 1975, *Friberg* 1960, *Lachnit* 1975, *Rettig* 1975.

Vinylchlorid (VC) und Polyvinylchlorid (PVC) verursachen Knochenschäden, die bisher nicht in der Wirbelsäule nachgewiesen wurden. Große Aufmerksamkeit verdient die Beteiligung der Kreuzbein-Darmbein-Gelenke am Krankheitsbild. Die Veränderungen zeigen wie bei der *Bechterew*-Krankheit und dem Morbus *Reiter:* unregelmäßige Gelenkflächen mit Randsklerose. Sie werden als Arthritis gedeutet: *Buchter* 1978, *Dodson* et al. 1971, *Thiess* u. *Versen* 1974. Die *Bechterew*-ähnlichen Veränderungen regen zu weiterer Überprüfung der Wirbelsäule an, da die Iliosakralarthritis häufiger Anfangsbefund eines in die Wirbelsäule aufsteigenden Krankheitsvorganges ist. So könnte geklärt werden, ob chemische Einflüsse eine Wirbelsäulekrankheit auszulösen vermögen, die der Spondylitis ankylosans ähnelt oder ihr gleicht.

Die Arthritis der Iliosakralgelenke ist schmerzhaft und Ursache einer erheblichen Minderung der Leistungsfähigkeit.

Ionisierende Strahlen sind in der Lage, Schäden am Knochengewebe selbst und im Knochenmark hervorzurufen. Emanationen von radioaktiven Substanzen, wie sie bei industriellen Fertigungen vorkommen, können durch die inkorporierten Radionuclide neben der Lungenschädigung gleichzeitig strahlenbedingte Leukämien und ähnliche Schäden des Blutbildes verursachen. Sie sind in die Gruppe derjenigen Blutkrankheiten einzureihen, die zu Osteosklerose führen und unter der Bezeichnung Osteomyelosklerosen zusammengefaßt werden: Sie ähneln der von der Fluorvergiftung bekannten Marmorknochenkrankheit. Den Osteomyelosklerosen ist eine Dickenzunahme der Knochenbälkchen bei unveränderten äußeren Umrissen gemeinsam. Die Wirbelsäule wird frühzeitig betroffen: Literatur bei *Schmorl* u. *Junghanns* 1968. In manchen Fällen ist neben den Änderungen des Blutbildes die Osteosklerose der Wirbelsäule ein sicheres Erkennungszeichen für die Schädigung durch radioaktive Stoffe.

Die strahlenbedingten Leukämien in Form der chronischen myeloischen oder akuten Leukose sind nach *Schüttmann* (1974) trotz aller Schutzvorschriften bis in unsere Zeit hinein noch immer eine verhältnismäßig häufige Berufskrankheit der Radiologen, die eine dreifache Übersterblichkeit an Leukämie, bezogen auf die Vergleichsbevölkerung, haben: *Lewis* 1963.

Die Leukämie ist bei Kranken, die wegen Spondylitis ankylopoetica bestrahlt wurden, zehnmal häufiger als im Durchschnitt der Bevölkerung. Röntgenbestrahlungen aus anderen Gründen bringen eine statistisch erwiesene erhöhte Leukämierate mit Wirbelsäulebeteiligung.

Dazu gibt es viel weitere Literatur, unter anderem Arbeiten von *Anderson* 1971, *Duncan* u. *Howell* 1970, *Oughtersen* u. *Warren* 1956.

Der Vollständigkeit halber sind ernste Schäden der Wirbelsäule durch ionisierende Strahlen zu erwähnen, weil die Folgen solcher Einflüsse für die Sitzbelastung und den Sport in der Schule und bei Jugendlichen Bedeutung haben. Im Vordergrunde stehen Wachstumsstörungen. Sie können vorkommen, wenn infolge notwendiger Röntgentherapie eine kindliche oder jugendliche Wirbelsäule zwangsläufig im Bereich der Strahlen liegt, zum Beispiel bei Hämangiom, Wilms-Tumor, eosinophilem Granulom, retroperitonealer oder intraabdominaler Geschwulst u.ä.: *Kolár* et al. 1965, *Leatherman* 1970, *Stásek* et al. 1965. Je nach der Strahlendosis, dem Alter des Kindes und dem bestrahlten Wirbelsäuleabschnitt entstehen verschiedene Wachstumsstörungen. Ihrem Grade entsprechend stellen sie ein Beweglichkeits- und Belastungsrisiko dar. Häufig sind einseitige Wachstumshemmungen einiger Wirbel mit Ausbildung von Skoliosen. Es kommt auch zur Hypoplasie der Wirbelkörper. Weiterhin ist das Zurückbleiben der Randleistenausbildung zu beobachten. Das führte in mehreren langzeitig beobachteten Fällen zu starker Ähnlichkeit mit dem Bilde einer Adoleszentenkyphose: unregelmäßige Grund- und Deckplatten sowie Keilform der Wirbelkörper im früher bestrahlten Bereich.

Wenn bei Bestrahlung einer werdenden Mutter der Embryo von den ionisierenden Strahlen miterfaßt wird, entstehen Schäden, die unter anderem die Wirbelsäule in schwerster Form (je nach der augenblicklichen Entwicklungsstufe) betreffen.

Weitere Literatur: Atomic Bomb Casualty Commission (*ABCC*) 1971, *Fischer* 1975, *Radiological Health Handbook* 1970, *Schüttmann* 1974, *Warren* 1971.

4:7.7 Geschwülste

Gutartige sowie bösartige Primärgeschwülste spielen in den Knochen und den Weichgeweben der Wirbelsäule zahlenmäßig keine bedeutende Rolle. Sie können deshalb hier vernachlässigt werden.

Dagegen finden sich Geschwulstmetastasen in der Wirbelsäule wesentlich häufiger als in anderen Knochen. Darüber wurde bereits 1932 aus dem Institut *Schmorl* in Dresden eine umfangreiche Statistik über 1000 Autopsien mit Tumorbefunden zusammengestellt. Sie ist als Tabelle bei *Schmorl* u. *Junghanns* 1932 u. 1968 veröffentlicht. Danach ist die Wirbelsäule bevorzugter Sitz von Metastasen bei Männern mit 66% der Prostatakarzinome, 42% der Sarkome, 33% der Blasentumoren; bei Frauen mit 66% der Mammakarzinome; bei Männern und Frauen mit 30% der Lungen- und Bronchialkrebse.

In Dresden wurden bei 500 Sektionen von männlichen Tumorträgern 25%, bei 500 Frauen 20% Wirbelmetastasen gezählt. Bei den Krebsen der Lungen und der Bronchien waren es für beide Geschlechter etwa 33%: nach der Krebsstatistik über 35 Jahre (*Junghanns* 1929).

Nach den klinischen Erfahrungen führt nicht allzu selten die Schmerzhaftigkeit der Wirbelsäulemetastasen und ihre Entdeckung im Röntgenbild erst zur Suche nach dem Primärtumor. Gelegentlich weisen die Wirbelsäulemetastasen mit Querschnittsymptomen auf den vorher unbeachteten primären Krankheitsherd hin. Die Leistungsfähigkeit des Rückgrates ist schmerzbedingt stark behindert.

Schließlich bedeuten Geschwülste und Metastasen im Rückgrat erhebliche Störfaktoren für die Festigkeit des Knochengewebes und damit für die Belastbarkeit (4:6.4.6).

Über die Möglichkeit der Radikaloperation tumorkranker Wirbel sowie deren Ersatz durch Kunststoff oder Metall kann in 7:4.2.9 nachgelesen werden.

4:7.8 Raumfahrt

Beschleunigung und Schwerelosigkeit sind die beiden Faktoren, die bei Höhenflügen und bei Weltraumfahrten den menschlichen Körper in vielfältiger Weise beanspruchen. Dadurch kommt es auch zu Schäden an der Wirbelsäule. Durch Kalkverminderung erleidet das Knochengerüst Osteoporose (4:6.4.2). In den Zwischenwirbelscheiben vermehrt sich der Flüssigkeitsgehalt, wie bereits in Kapitel 2:3.3.3 erläutert wurde; dort auch Bilder. Beide Störungen beeinträchtigen die Leistungsfähigkeit, zum Teil noch längere Zeit nach dem Ende der unmittelbar schädigenden Einflüsse. In diesen Zeiträumen besteht ein Belastungsrisiko für den Beruf und für das tägliche Leben, aber auch für sportliche Leistungen.

4:7.9 Verletzungen

Nach *Wirbelbrüchen* kehrt die vorherige Belastungsfähigkeit je nach dem durch Behandlung und Rehabilitationsmaßnahmen erreichten knöchernen Ausheilungsgrad und nach ausreichender Wiederertüchtigung der Muskulatur zurück. Der einfache Wirbelkörperzusammendrückbruch ohne wesentliche Winkelbildung kann nach der knöchernen Festigung sehr bald schrittweise in den persönlichen Alltag, aber auch in den Sport wieder eingegliedert werden.

Bei Wirbelsäuleverletzungen mit *Querschnittlähmung* heilt der Knochen-Bandscheibe-Schaden nach entsprechender konservativer oder operativer Behandlung belastungsfähig aus. Die Wiederaufnahme des bisherigen Berufes oder die Einführung in eine neue, den Restfolgen angepaßte Tätigkeit ist eine schwere, aber nicht unlösbare Aufgabe der Rehabilitation. Das ist in früheren und neuen Arbeiten vielfach beschrieben, zum Beispiel *Meinecke* 1976, *Paeslack* 1975.

Die in den letzten Jahrzehnten ausgebauten Rehabilitationsmaßnahmen haben für die Querschnittgelähmten je nach dem verbliebenen Lähmungszustand gute Möglichkeiten für eine angepaßte Lebensführung gebracht. Besondere Behinderten-Sportarten dienen der möglichst weitgehenden Erhaltung der Muskulatur und der Beweglichkeit.

Verletzungen der Zwischenwirbelscheiben, isoliert oder im Zusammenhang mit Wirbelkörper- und/oder Wirbelbogenfrakturen brauchen längere Zeit zur stabilen, leistungsfähigen Heilung. Das betrifft auffallend die Schleuderverletzungen der Halswirbelsäule: *Erdmann* 1973, *Hinz* 1970 und viele andere. Ursache dafür ist die Lockerung im verletzten Bandscheibegefüge mit gleichzeitigen Schäden der umgebenden Weichteile, z.B. Blutungen in der Muskulatur. Letzten Endes ist bei der größten Zahl der Verletzten Leistungsfähigkeit im alten Beruf, volle Wiederaufnahme der persönlichen Belastungen des Tagesablaufes und geeigneter sportlicher Betätigung wiederzuerlangen. Denn im allgemeinen kehrt eine genügende statische und dynamische Belastbarkeit zurück, wenn sie auch im gewissen Umfange eingeschränkt bleibt. Das hat *Erdmann* 1973 anhand seiner Erfahrungen über die Schleuderverletzung dargelegt.

Für schwere Kompressionsfrakturen wird zur Wiedererlangung von Belastungs- und Arbeitsfähigkeit die operative Aufrichtung und Stabilisation empfohlen: siehe in 7:4.2.7.

4:7.10 Die operierte Wirbelsäule

Unter den zahlenmäßig zunehmenden Operationen an der Wirbelsäule ist noch immer die Operation wegen eines *Bandscheibevorfalles* (4:6.2.5, 7:4.2.3) die häufigste. Daß der Erfolg dieser Operation in gleicher Weise wie bei allen anderen Operationen von einer gezielten Diagnostik, von der Stärke der Veränderungen, die im Operationsgebiet gefunden werden, und von den aus dieser Sachlage heraus gegebenen Möglichkeiten der operativen Hilfe, aber ebenso von den bereits entstandenen spondylogenen Folgekrankheiten (3:4) abhängt, bedarf keiner besonderen Erläuterung. Der Zustand ist nach sehr vielen Bandscheibevorfall-Operationen so ausgezeichnet, daß die volle Belastbarkeit der Wirbelsäule – im Rahmen des gegebenen Alters – auch für Beruf, Freizeitverhalten und Sport wiederkehrt. Je mehr sich durch einen langen Krankheitsverlauf bereits die erwähnten Dauerschäden an den Nerven und inneren Organen eingestellt haben, um so behinderter bleibt die Leistungsfähigkeit nach der Operation.

Für den Wintersport haben *Mohssenipour* u. *Fischer* 1976 festgestellt, daß nach Entfernung von Bandscheibevorfällen jüngere Operierte durchweg nach vier und ältere nach zwölf Monaten zur Wiederaufnahme des Sportes in der Lage waren.

Literatur: *Braun* u. *Maksoud* 1980 (Halswirbelsäule), *Perin* u. *Fuckan-Perin* 1978, *Schwägerl* 1980, *Shport* et al. 1978, *Walker* u. *Kehr* 1979.

An der Wirbelsäule werden zunehmend mehr Operationen zur *Aufrichtung von Kyphosen oder Skoliosen* ausgeführt (7:4.2.6) sowie Operationen, die der *Behebung einer Instabilitas intervertebralis* dienen (3:4.3). Solche Operationen können durchaus Schmerzbefreiung und bis auf die bleibende Bewegungseinschränkung des operierten Wirbelsäuleabschnittes auch wieder verbesserte Belastbarkeit bewirken, gleiches gilt für die Operationen von *Spondylolisthesen: Baltschev* u. *Scholler* 1980.

Die erwähnten Operationen sind große Eingriffe. Nur selten sind sie als sofortige operative Hilfen notwendig, zum Beispiel wegen heftiger Schmerzhaftigkeit und wegen der Gefahr von Verschlimmerungen und Lähmungen. Die größte Zahl der Wirbelsäuleoperationen wird nach dem Versagen konservativer Behandlung durchgeführt. Trotz einer solchen schwierigen Ausgangslage ist es keineswegs richtig, jeden Operierten als nicht mehr belastungsfähig anzusehen und ohne weitere Klärung vom Beruf, von Sport und körperlicher Freizeitbetätigung abzuhalten. Wegen der langzeitigen Krankheitsdauer der vorhergegangenen Schmerzzustände und Behinderungen ist postoperativ allerdings eine systematische Rehabilitation erforderlich, die häufig einige Zeit in Anspruch nimmt. Danach wird die Wiedereingliederung in die früheren Lebensgewohnheiten in den meisten Fällen möglich, soweit nicht die Grundkrankheit örtlich fortschreitet oder andere Regionen der Wirbelsäule ergreift. Regelmäßige Überwachungsuntersuchungen der Operierten sind empfehlenswert, damit die nicht allzu seltenen Pseudarthrosen nach Spondylodesen (*Suezawa* 1980) rechtzeitig entdeckt und operativ beseitigt werden können.

> *Leitsatz: „Operative Eingriffe am Rückgrat verhindern in der Mehrzahl der Fälle keineswegs die Wiederaufnahme eines Sportes".* Siehe auch 7:4.2.

Weitere Literatur: *Beyeler* et al. 1979, *Clauner* 1978, *Junghanns* 1982 in „Klinik der Gegenwart".

Durch operative Stabilisation von Wirbelsäuleabschnitten entstehen am oberen und am unteren Rand des versteiften Teiles für das Bewegen und das Belasten neue Verhältnisse. Das führt gelegentlich zu Schäden der sich oberhalb und unterhalb des versteiften Rückgratteiles anschließenden Bandscheiben und Wirbelbogengelenke. Das erneute Auftreten von Beschwerden deutet darauf hin: *Goymann* et al. 1981.

Besondere Probleme betreffen die Aufrichtoperation der versteiften *Bechterew*-Kyphose, sowie auch anderer Kyphoseformen. Die Operationsindikation ist dann gegeben, wenn die Erkrankten seit Jahren frei von akuten Rezidiven sind, wenn erhebliche Behinderungen – zum Beispiel durch den „an den Boden gefesselten Blick" – vorliegen, wenn psychische Belastungen in der Familie und im Beruf das Leben erschweren: siehe in 7:4.2.6, dort auch Literaturangaben.

4:8 Prognose der Wirbelsäuleleiden

4:8.1 Vorbemerkung

Die Wirbelsäuleleiden, die zum großen Teil bereits in der Jugend vorliegen oder beginnen (zum Beispiel Zeichen der Adoleszentenkyphose bei 50% der Heranwachsenden, 4:4.2) und weitere, die sich während der späteren Lebensjahrzehnte einstellen, wie die Verschleißkrankheiten im Bereiche des Bewegungssegmentes (4:6.2, 3:4), bergen im allgemeinen den Keim der Verschlimmerung in sich. Sie bedrohen den ungestörten Ablauf des persönlichen Lebens und des Berufes sowie viele Betätigungen der Freizeit und des Sportes. Maßgebend für die Prognose ist allerdings die Schwere, mit der die Krankheit einsetzt, sowie Form und Stärke der hinzukommenden äußeren Einflüsse. Die individual vorgegebene Widerstandskraft, das persönliche Verhalten des Einzelnen, die rechtzeitige Aufnahme und die Fortsetzung geeigneter Behandlungsverfahren sowie die sehr wesentliche Abwehr oder Beendigung ungünstiger äußerer Einflüsse bestimmen den weiteren Verlauf. Da sich mit Recht sagen läßt, daß die Prognose der Wirbelsäuleleiden ganz wesentlich von der Vorsorge abhängt, ist die Präventivmedizin als vorsorgerisch denkende und handelnde Disziplin von ausschlaggebender Bedeutung. Jedoch kann Vorsorge nur dann in vollem Umfang gegen das frühzeitige Versagen der Wirbelsäuleleistung wirken, wenn während und am Ende der Schulzeit eine Untersuchung die Leistungsmöglichkeit des Achsenskeletts ergründet und die anschließende Beratung geeignete Behandlungsmöglichkeiten aufzeigt. Die beschriebenen zahlreichen Vorschäden, die dem Rückgrat auch noch im weiteren Lebensablauf drohen, machen eine regelmäßige vorsorgerische Betreuung erforderlich, um prognostisch ungünstige Veränderungen, wie sie insbesondere der Bandscheibeverschleiß in sich birgt (4:6.2), so rechtzeitig zu erkennen, daß ungünstige äußere Zusatzeinflüsse wirksam ausgeschaltet werden können. Das ist ein wichtiges Problem für Freizeitverhalten, Sport und Wehrdienst und nicht zuletzt auch für die Arbeitsmedizin.

Die zum Teil erbgebundene Konstitution beeinflußt in einem nicht genau bestimmbaren Umfang Aufbau, Funktion und Belastungsfähigkeit der Wirbelsäule. Das gilt unter anderem für Variationen und Fehlbildungen (4:3) sowie Wirbelgleiten (4:5.2).

In welchem Hundertsatz es eine genetisch bedingte Schwäche oder Anfälligkeit für Leiden der Zwischenwirbelscheibe (zum Beispiel Chondrose in frühen Lebensstufen) gibt, bleibt umstritten, obwohl die Adoleszentenkyphose mit ihren ernsten Folgen für das Bandscheibegewebe als Ausdruck einer enchondralen Dysostose aufgefaßt wird, die häufig familiengebunden vorkommt: 4:4.2. Die Familienanamnese kann Anhaltspunkte für die Prognose des persönlichkeitsgebundenen Lebens geben. *Berry* konnte 1961 bei einer Mäuserasse die Vererbbarkeit von Bandscheibeveränderungen nachweisen (2:3.3.10, 4:6.2.3). Wegen der Gefährdung einer „konstitutional schwachen" Wirbelsäule müssen die Merkmalträger vorsorglich betreut werden, damit die individuale Belastungsgrenze weder im Tagesablauf noch bei Spiel oder Sport überschritten wird.

Alle Versuche zu prognostischen Aussagen über den Weiterverlauf organischer Leiden bringen den Arzt in Entscheidungsnöte. Das ist für die Wirbelsäule mit ihren zahlreichen Vorschäden besonders zu beachten. Bei ihrer Beurteilung wird der Erfahrene das vorhandene Krankheitspotential herausfinden, in dem ein größeres oder weniger starkes Krankheitsrisiko verborgen ist. Da aber nicht in jedem Krankheitsrisiko ein Krankheitsobligatorium beschlossen liegt, bleibt für die Entscheidung über die zu vermeidende Belastungsschwelle ein Ermessensspielraum offen. Seine Begrenzung sollte keineswegs dadurch umgangen werden, daß der untersuchende Arzt jeden Träger einer Wirbelsäuleveränderung von schwerer körperlicher Tätigkeit oder vom Sport, Turnen und Spiel abhält. Das würde schon deswegen falsch sein, weil die Prognose der Wirbelsäuleleiden nicht nur von den negativen exogenen Belastungseinflüssen abhängt. Der Träger einer Wirbelsäulestörung kann durch die Führung eines entsprechenden persönlichen Lebensstiles und durch Einplanung einer wirbelsäulegerechten, unter Umständen ärztlich überwachten Sportausübung aktiv mitwirken und so auf die Prognose des Wirbelsäuleleidens einen günstigen

Einfluß ausüben, worüber im Folgenden noch berichtet wird.

Zu beachten ist für die Prognose der Individualbelastung einer Wirbelsäule das mit zunehmendem Lebensalter nachlassende Ausgleichsvermögen, das Muskelkraft und Bänderstraffheit nur einige Jahrzehnte lang aufrecht erhalten kann. Aus diesem Grunde sind Muskelschwächlinge, denen der Arzt wegen ihrer geistigen Haltung die Energie zu regelmäßig fortgesetzter aufbauender Krankengymnastik und zu einsatzfreudiger sportlicher Betätigung nicht zutraut, anders zu beurteilen als muskelkräftige Konstitutionstypen. Mit besonderer Sorgfalt ist der Weiterverlauf eines Wirbelsäuleleidens zu überdenken, wenn sein Träger erst jenseits des vierten Lebensjahrzehntes zur Beurteilung kommt. In solchen Fällen spielt die allgemeine Anamnese und die Leistungsvorgeschichte eine ausschlaggebende Rolle (6:3.2.).

4:8.2 Selbstschutz / Adaption

Glücklicherweise bietet der Selbstschutz, der den Organen des Stütz- und Bewegsystems durch Eigenabwehr innewohnt, gewisse Möglichkeiten, um gefährdete Teile der Wirbelsäule oder die Wirbelsäule als Ganzes vor schädigend wirkenden mechanischen Einflüssen zu bewahren. Das Anpassen an geforderte Leistung durch geänderte Knochenstrukturen (verstärkte Spongiosatrajektoren), durch Kraftzunahme der Muskulatur und Straffung belasteter Bänder, Geschicklichkeit im Angleichen an den Ablauf der Lasteinflüsse und eine positive psychische Einstellung zur körperlichen Leistung (siehe Sport 8:2.2.2) vermögen im Sinne der Selbsthilfe manchen Schaden vom Rückgrat abzuwenden. Allerdings findet die Kompensationsfähigkeit ihre Grenzen dort, wo Vorschäden der Wirbelsäule nicht überwunden werden können, oder wo der innere Wunsch, der eigene Wille zu Einsicht und Mithilfe sowie vielerlei ungünstige Umwelteinflüsse und andere Komponenten hemmend wirken.

In welcher Weise die reaktiven, degenerativen und involutiven Vorgänge des Alterns (oder ihre Kombinationsformen) auf die Leistungsfähigkeit einzelner Organsysteme einwirken, hat *Eitner* 1975 zutreffend geschildert. Das gilt auch für die Wirbelsäule, die allerdings in einem gewissen Umfang durch eigene Regulationsmechanismen „in Selbsthilfe" eingreifen kann. Zum Beispiel entstehen mit der Entwicklung mancher schmerzauslösender Bandscheibeschäden (Chondrosis disci/Osteochondrosis intercorporalis, 4:6.2.3 und 4, Spondylosis deformans, 4:6.2.1) an den Wirbelkörpern knöcherne Randzacken, die nicht selten den Zwischenwirbelraum überbrücken und so zur Steife eines oder mehrerer Segmente und damit zur schmerzbefreienden Reparation führen. Je mehr dieser Vorgang fortschreitet, leidet die Beweglichkeit der betroffenen kleineren oder größeren Abschnitte der Wirbelsäule. Den ruhiggestellten Muskelanteilen fehlen mehr/weniger ihre Funktionen des Bewegens sowie des Stabilisierens. Sie verlieren ihre Kraft, sie verkümmern. Ein solcher Akt der Selbsthilfe bringt zwar – meist erst nach langer Zeit – Befreiung von Schmerz und Instabilitas. Erkauft wird dies allerdings durch bindegewebige oder knöcherne Steife. Dieses Ergebnis ist nicht ganz selten: zum Beispiel überbrückende Randwülste bei Spondylosis deformans (4:6.2.1), Zuckergußwirbelsäule (4:6.2.2), Morbus *Bechterew* (4:7.4), Alterskyphose (4:4.3) und andere.

Die Prognose der fortschreitenden Altersschäden hängt wesentlich von dem möglichst rechtzeitigen Erkennen der verbliebenen Bewegungs- und Belastungsmöglichkeit – also letztlich der schmerzfreien Leistungsfähigkeit ab, wie sie durch Selbsthilfe gefördert wird. „*Ein gekräftigtes, stabilisierendes Muskelkorsett kann als lastabfangende Stütze helfend eingreifen*" (*Leitsatz*).

Diese durch persönliche Mithilfe unterstützten körpereigenen Vorgänge führen schließlich zur Adaptation an die vom individualen Leben geforderten Leistungen und ermöglichen das wünschenswerte Wiedereingliedern (7:4.3.1). Ob diese Vorgänge des Anpassens allerdings für das Weiterführen eines Leistungssportes im Alter ausreichen, ist recht fraglich.

In der Sportmedizin spielt die Adaptation durch Trainierbarkeit von Muskeln und Sehnen eine bedeutende Rolle: *Hess* 1980. Verwertbare Studien zur Frage, wieweit die Gewebe der Zwischenwirbelscheibe trainierbar sind und zum Beispiel verlorene Elastizität, das heißt auch die innere, flüssigkeitsabhängige Spannkraft wiedergewinnen können, liegen bisher nicht vor. Eingehender sind die Möglichkeiten der Adaptation im Sport im Kapitel 8:2.2.2 beschrieben.

4:8.3 Prognose jugendlicher Wirbelsäuleleiden

In bisherigen und weiter in folgenden Kapiteln dieses Buches wird unter Darstellung der wechselseitigen Beziehungen zwischen Leistungsgrenze und den Folgen exogener Einflüsse versucht, dem Arzt Hinweise zur Hand zu geben. Sie können im vorgegebenen Ermessensspielraum eine gewisse Anleitung zur Bewältigung dieser Fragen bringen. Deshalb sind lange Ausführungen darüber an dieser Stelle nicht erforderlich.

Einige Beispiele von Wirbelsäuleschäden, die in der Kinderzeit beginnen und deren Verlauf besondere, vorausschauende Vorsorgemaßnahmen erfordern, können dies erläutern:

- Dazu gehören wegen der Häufigkeit in erster Linie die Adoleszentenkyphose (*Scheuermann*-Krankheit) und die genuinen Skoliosen. Sie sind in 4:4.2 und 4:4.4 und wegen ihrer Beziehungen zum Sport in 8:8.2 und 8:8.3 dargestellt.
- Nachdem in den letzten Jahrzehnten die auffallende prozentuale Häufigkeit der Spondylolysis/Spondylolisthesis bei Hochleistungssportlern erkannt wurde, bedarf dieses Krankheitsbild für die allgemeine Beratung sowie im Sport einer gezielten Aufmerksamkeit (4:5, 8:7.2).
- Die im wesentlichen bereits in der jugendlichen Wachstumszeit beginnenden Wirbelsäulekrümmungen (Skoliosen, Kyphosen, Kyphoskoliosen) haben häufig einen ungünstigen Weiterverlauf und erfordern deshalb eine vorsichtige prognostische Beurteilung, siehe 4:4.1, 4:4.4. Ein therapeutischer Nihilismus darf aber trotzdem nicht Platz greifen.

4:8.4 Prognose später entstehender spondylogener Krankheiten

Neben den mit dem Wachstum zusammenhängenden beziehungsweise während dieser Zeit in ihren Anlagen erkennbaren Wirbelsäuleschäden (4:8.3) spielen weitere, in späteren Lebensjahren einsetzende Veränderungen eine wesentliche Rolle. Ihr größter Prozentsatz – die alternsbedingten Knochenstörungen sowie die bandscheibebedingten Schäden – zur Zeit der Schuluntersuchungen und der Vorsorgemaßnahmen des Jugendarbeitsschutzgesetzes noch nicht zu erfassen. Ihre Probleme, die Schwächung der Belastbarkeit des Knochengerüstes und die Funktionsverluste der Bewegungssegmente, kommen erst später zutage. Zu diesen Schäden gehören u.a.:

- Die erst im höheren Alter auffällig werdenden Knochenkrankheiten, wie die häufigen Osteoporosen (4:6.4.2).
- Die häufigste Erkrankung der Wirbelsäule, die Spondylosis deformans (4:6.2.1).
- Die Chondrosis disci und die Osteochondrosis intercorporalis mit den begleitenden Schäden in den rückwärtigen Anteilen des Bewegungssegmentes (4:6.2.3 u. 4:6.2.4). Dazu ist vor allem die Insufficientia intervertebralis zu rechnen (3:4.2).
- Der Bandscheibevorfall bietet schwierige prognostische Probleme vor und nach Operationen (4:6.2.5).
- Die Arthrosen der Wirbelsäulegelenke bedürfen einer erhöhten Aufmerksamkeit (4:6.5).
- Prognostisch wichtig sind die Verhältnisse nach Operationen an der Wirbelsäule (4:7.10).
- Je nach Dauer der akuten Phase und nach dem zurückbleibenden Grade des Schadens sind Infektionsfolgen und entzündlich-rheumatische Leiden für die Belastbarkeit maßgebend (4:7.2, 4:7.3).

Weitere Literatur: *Brocher* 1973, *Gschwend* 1972.

4:9 Volkswirtschaftliche und sozialmedizinische Bedeutung wirbelsäulebedingter Leiden

4:9.1 Vorbemerkung

Volkswirtschaft und/oder Sozialmedizin werden von vielen spondylogenen Leiden erst dann berührt,

- wenn in der Art des Krankheitszustandes eine Verschlimmerungstendenz liegt und eines Tages die Belastungs- oder die Bewegungsmöglichkeit durch Ausbruch eines therapiebedürftigen Schubes so beeinträchtigt wird, daß starke Behinderung im täglichen Leben, Arbeitsunfähigkeit und ähnliche Schwierigkeiten eintreten, oder
- wenn auf die vorveränderte Wirbelsäule äußere Einflüsse treffen und den augenblicklich stabilen Zustand des Leidens so überfordern, daß die ruhende Leistungsschwäche in spürbare Krankheit übergeht.

In dem umfangreichen Gebiet der Wirbelsäuleschäden, die in 3:4 sowie in weiteren Kapiteln berührt werden, können die genannten und noch andere Möglichkeiten das Krankheitsrisiko zur Krankheit umwandeln. Die chronischen, langjährig schwelenden Schäden der Bandscheibe mit Einflüssen auf das Bewegungssegment (3:4) haben wegen ihrer häufigen Rezidiv-Beschwerden einen hohen Anteil an der volkswirtschaftlichen Bedeutung der Wirbelsäuleleiden.

Der in der Jugendzeit beginnende Haltungsverfall und die im Laufe des Lebens als schwere, belastende Krankheiten hinzukommenden spondylogenen Nacken-Rücken-Kreuz-Schmerzen haben sich im Zusammenhang mit dem jedes Risiko ablehnenden Anspruchsdenken und dem Drang nach der Frührente zu einer „*Crux medicorum et societatis*" ausgeweitet.

4:9.2 Belastung der Volkswirtschaft in Zahlen

Schipperges spricht 1976 von der Dezimierung der produktiven Schicht durch Zivilisationsschäden: Krebskrankheiten, Herzinfarkte, Stoffwechselleiden und Verkehrsopfer. In diese keineswegs vollständige Aufzählung von *Störfaktoren der individualen Leistungsfähigkeit* lassen sich auch die Wirbelsäuleleiden im Zusammenhang mit den Verschleißschäden und den Bewegungsmangelkrankheiten am Stütz- und Bewegsystem einreihen. Sie belasten nicht nur den Erkrankten selbst durch Schmerzen und Kummer, sondern führen in einer volkswirtschaftlich bedeutsamen Häufigkeit zu langen Arbeitsunfähigkeitszeiten, zu Berufswechsel, vorzeitigem Berufsabbruch und Frühinvalidität (4:9.3).

Die sozialmedizinische Bedeutung der von Wirbelsäuleschäden ausgehenden Krankheiten zeigt sich in der Gliederung der 200 Millionen Arbeitsunfähigkeitstage der Pflichtversicherten der Ortskrankenkassen in der *Bundesrepublik Deutschland* aus dem Jahre 1973. Darüber berichtete *Ebersbach* 1976 (umfangreiches Literaturverzeichnis). Von den 200 Millionen Arbeitsunfähigkeitstagen fallen etwa 37,8 Millionen (also knapp 20%) auf die Diagnosegruppen der Krankheiten des Stütz- und Bewegsystems. Mit der gleichen Zahl waren die Atmungsorgane an den Ausfalltagen beteiligt. Andere Krankheitsgruppen liegen weit zurück: 31,2 Millionen Ausfalltage durch Unfälle, 30,6 Millionen infolge Krankheiten der Verdauungsorgane, 22,5 Millionen infolge Krankheiten des Kreislaufsystems und 4,4 Millionen für die Geschwulstkrankheiten. Setzt man zu den Arbeitsunfähigkeitstagen noch die Krankheitstage der Nichtberufstätigen (Hausfrauen, Rentner, Jugendliche) hinzu, die vom Stütz- und Bewegsystem ausgehen, dann steigen die Zahlen weit über 37,8 Millionen (oder 20%) hinaus.

Eine große Belastung der Volkswirtschaft bringen auch *Berufsförderungsmaßnahmen* und *Kuren* (Näheres dazu bei *Junghanns* 1979, Teil 2). Nicht vernachlässigt werden darf die Tatsache, daß vielen Wirbelsäulekranken das Erfüllen von Pflichten des täglichen Lebens sehr erschwert ist, und daß ihnen die Möglichkeit zu gesundheitlich wichtiger körperlicher Betätigung in der Freizeit und im Sport oft für lange Zeit oder sogar dauernd versagt bleibt.

Selbst unter Berücksichtigung der nicht völlig übereinstimmenden Berechnungsarten enthalten die Übersichten aus verschiedenen Ländern (siehe unten) doch ein verhältnismäßig einheitliches Bild über die Arbeitsausfallzeiten (Absentismus) durch Schäden, die ihren Ausgangspunkt bevorzugt vom Rückgrat nehmen.

Wirbelsäuleleiden haben eine erhebliche volkswirtschaftliche Bedeutung und verbrauchen einen großen Anteil aus dem erarbeiteten Gesamteinkommen der Bevölkerung. Allerdings ist das in Einzelheiten gehende Berechnen recht schwierig. Trotzdem ergeben aus der internationalen medizinischen Literatur zusammengestellte Zahlen eine eindrucksvolle Übersicht.

Bundesrepublik Deutschland

Nimmt man die degenerativen Skelettkrankheiten und die „rheumatischen" Erkrankungen zusammen, so beinhaltet diese Gruppe im wesentlichen die chronischen Schäden am Rückgrat. Im Bericht der Rentenversicherungsträger (Bundesrepublik Deutschland) über die zu Heilverfahren führenden Beschwerden hat die Gruppe der Wirbelsäuleleiden einen besonders hohen Anteil gegenüber anderen Gruppen chronischer Krankheiten: Tabelle 4/4.

Tab. 4/4: Prozentzahlen der Heilverfahren bei verschiedenen Krankheitsgruppen

Krankheitsart	Prozentzahlen bei Männern	Prozentzahlen bei Frauen
Schäden der Wirbelsäule	23,5	32,2
Lungen- und Bronchialleiden	9,9	5,3
Bluthochdruck	5,6	6,2
Ischämische Herzleiden	8,2	3,5
Erkrankungen von Leber, Galle, Pankreas	6,7	3,5
Magen-Darm-Krankheiten	4,7	2,2

Für die Landesversicherungsanstalten in der Bundesrepublik Deutschland verursachen wirbelsäulebedingte Krankheitszustände einen hohen Kostenaufwand. Das läßt sich aus einem Bericht schließen, den *Ellwanger* auf der 8. Arbeitstagung der Gesellschaft für Wirbelsäuleforschung 1973 abgab: „In der Arbeiterrentenversicherung Württemberg wurden im Jahre 1972 wegen Wirbelsäuleleiden und ihrer zusätzlichen Symptome 31,2% aller Heilverfahren und 46,95% der Berufsförderungsmaßnahmen durchgeführt".

Eine Prüfung der Krankenhausaufenthalte im Bezirk der Landesversicherungsanstalt Oldenburg/Bremen ergab bei 30% aller Krankenhaustage krankhafte Veränderungen im Wirbelsäulebereich: *Seitz* u. *Anderl* 1972.

Nach den Zahlen von *Ebersbach* betrug der Verlust an Arbeitstagen für die Krankheiten des Stütz- und Bewegsystems 1974 in der Bundesrepublik Deutschland 37,8 Millionen.

Die Krankheiten durch Bewegungsmangel verursachen nach Angaben der Krankenversicherungen in der Bundesrepublik Deutschland jährliche Ausgaben von zehn Milliarden Mark (*Timmer* 1979). Ein erheblicher Anteil an dieser Zahl geht auf die infolge Bewegungsarmut erzeugten Wirbelsäuleschäden zurück (5:3).

In den Statistiken des Bundesverbandes der Betriebskrankenkassen in der Bundesrepublik ist 1981 die Wirbelsäule mit 10,6 % an der Arbeitsunfähigkeit beteiligt und steht somit in der Krankenstatistik an zweiter Stelle. Die Erkältungskrankheiten nehmen den ersten Platz ein.

Vereinigte Staaten von Amerika

Im Jahre 1938 gingen in den USA 64 Millionen Arbeitstage infolge „Rheumatismus" verloren: *Weil* 1953.

Wie stark Wirbelsäuleleiden in finanzielle Überlegungen jedes einzelnen Betriebes einfließen, beweist die Errechnung durch *Marsh* u. *Rombold* (1952), nach der ein Betrieb 5000 US-Dollar mit jedem abgewiesenen Träger einer Spondylolisthese spart.

Nach Statistiken aus den USA besteht ein jährlicher Ausfall von 93 Millionen Arbeitstagen wegen Rückenschmerzen, und für ihre Behandlungen werden rund fünf Milliarden Dollar im Jahr ausgegeben: *Behrends* 1981.

England

Die Industriebetriebe Englands verlieren jährlich 30 Millionen Arbeitstage durch „rheumatische" Beschwerden, wobei Rückenschmerzen und die „Lendenbandscheibe-Krankheit" die häufigsten Krankheitsursachen sind: *Leyshon* u. *Francis* 1975.

Daß auch Veränderungen allein an der Halswirbelsäule einen erheblichen Anteil an ärztlicher Behandlungsnotwendigkeit erfordern, berichteten *Irvine* et al. 1964. In einer bevorzugt von Bergarbeitern besuchten Allgemeinpraxis waren 10 % der Behandlungen wegen Schmerzen und röntgenographisch nachweisbaren Veränderungen an der Halswirbelsäule erforderlich.

Frankreich

Weil (1953) gibt die Kosten für die Behandlung des „Rheumatismus" im Bezirk von Paris für das Jahr 1952 mit 2,6 Milliarden alten französischen Francs an und errechnete für Dänemark die Behandlungs- und Arbeitsausfallkosten wegen Lumbosakralstörungen für das Jahr 1946 mit 5,5 Milliarden alten französischen Francs.

Österreich

Die österreichische Krankheitenstatistik des Jahres 1972 zeigt, wie aus Angaben im Buch von *Eder* u. *Tilscher* (1982) hervorgeht, ähnlich herausragende Zahlen für die Erkrankungen des Stütz- und Bewegsystems: Tabelle 4/5.

Tab. 4/5: Auszug aus der Österreichischen Krankheitenstatistik von 1972 (nach ***Eder*** u. ***Tilscher***)

	Krankenstandstage 1972	
Erkrankungen	Tage je Fall	Gesamtzahl in Millionen
im Stütz- und Bewegsystem	19,1	3,5
Magen-Darm-Krankheiten	14,0	2,8
Grippe	9,0	2,9

Eine neue Statistik aus Österreich über das Jahr 1979 ergibt nach *Tilscher* (1983) folgende Zahlen: bezogen auf alle Beschäftigten kam es zu 6,15 Millionen Arbeitsausfalltagen wegen Schäden am Stütz- und Bewegsystem – gegenüber etwa 11 Millionen in allen anderen Krankheitsgruppen zusammen.

Schweden

Für Schweden wird der Arbeitsverlust durch Beschwerden im Bereiche der Wirbelsäule mit zwei Millionen Arbeitstagen im Jahr angegeben: *Hult* 1954. Heute dürften diese Zahlen wesentlich höher sein.

Schweiz

Wenn in einer Umfrage bei der Gesamtbevölkerung eines Ortes in der Schweiz 67 % der Einwohner Wirbelsäulebeschwerden angaben, wie *Wagenhäuser* 1969 berichtet, so spricht dies für die große allgemeine Bedeutung der Krankheiten des Rückgrates.

Diese Zahlen aus verschiedenen Ländern sprechen ihre eigene Sprache. Obwohl die Angaben aus Ländern mit unterschiedlichen Wirtschaftsstrukturen stammen, ist die beträchtliche volkswirtschaftliche Bedeutung der Wirbelsäuleschäden abzulesen. *Cremona* ist jedenfalls zuzustimmen, wenn er 1972 ausführt, daß die Allgemeinheit nur für die Schäden im Bereiche des Lenden-Kreuzbein-Überganges „einen großen Tribut zahlen muß". Wieviel höher ist dieser Tribut für alle Wirbelsäuleleiden!

Bei gleichbleibendem Ansteigen des Begehrens nach optimaler medizinischer Versorgung wird in etwa 40 bis 50 Jahren – so wurde errechnet – die gesamte erwerbstätige Bevölkerung Schwedens nur noch im Dienste des Gesundheitswesens tätig sein. Infolge des hohen Prozentanteiles der Wirbelsäuleschäden ist also zu erwarten, daß ein sehr beträchtlicher Teil der Staatsbürger „für die Wirbelsäule arbeitet", das heißt für Schäden, die in einem erheblichen Prozentsatz durch Versäumnisse in der Pflege der jugendlich-wachsenden Wirbelsäule entstanden (Kapitel 7:2).

Weitere Literatur: *Gutmann* u. *Wolff* 1959, *Mennet* et al. 1971.

4:9.3 Frühinvalidisierung

Ein ernstes sozialmedizinisches Problem mit wirtschaftlichen Folgen ist die häufige Frühinvalidisierung infolge schmerzhafter Krankheiten des Rückgrates. Gemeint sind spondylogene Leiden mit ihren in das persönliche Leben des Alltages eingreifenden Begleitsymptomen, wie Kopf-Nacken-Schulter-Arm-Schmerzen oder Lumbago-Ischias-Anfälle usw.: siehe in 3:4 und 7:3.7.2. Viele Wünsche gehen bis zu einem Antrag auf Anerkennung der Erwerbsunfähigkeit bzw. Berufsunfähigkeit: Häufig geht ein Berufswechsel oder nach längerer Krankheit ein vorzeitiger Berufsabbruch voraus. Um dies zu verdeutlichen, folgen einige Beispiele aus der Literatur:

60% aller Anträge auf Gewährung einer Frührente werden wegen Wirbelsäuleleiden gestellt: *Fürmaier* 1954.

Fast 50% aller Antragsteller auf vorzeitige Invalidisierung (Landesversicherungsanstalt Oberbayern) litten an Wirbelsäuleschäden: *Matthiaß* 1975.

Die von der Arbeiterrentenversicherung in Württemberg im Jahre 1972 an Männer vergebenen frühzeitigen Renten wegen Arbeitsunfähigkeit oder Erwerbsunfähigkeit waren in etwa 20% für Wirbelsäuleleiden und ihre Symptome erforderlich, für Frauen sogar in 23%: *Ellwanger* 1976.

Bei einem Vergleich der Jahresgruppen 1966 bis 1968 mit einer zweiten Gruppe aus den Jahren 1971–1973 konnte *Auberlen* (1976) errechnen, daß in der gesetzlichen Rentenversicherung der Arbeiter und der Angestellten bei den Frauen eine geringe, aber bei den Männern eine erhebliche Zunahme der Berufsunfähigkeitsrenten bereits zwischen dem 45. und 49. Lebensjahr eingetreten ist.

Nach *Theissen* u. *Wittgens* (1973) sind für Triebwagenführer und Zugbegleitpersonal Wirbelsäuleleiden der dritthäufigste Grund zu einem vorzeitigen Berufsabbruch (nach Herz-Kreislauf-Krankheiten und Erkrankungen der Atemwege). Werden die nach den Angaben der Verfasser ermittelten weiteren Veränderungen des Bewegsystems zu den Wirbelsäuleleiden hinzugerechnet, rückt das Stütz- und Bewegsystem an die zweite Stelle der Frühpensionierungen bei diesem Beschäftigtenkreis der Deutschen Bundesbahn.

Berufswechsel infolge gehäufter Lenden-Kreuz-Schmerzen war nach *Magora* (1970) nötig bei 75% Schwerarbeitern, 66% Postangestellten, 65% Autobusfahrern, 40% Beschäftigten mit leichterer Industriearbeit und 30% Krankenpflegepersonen.

Diese Zahlen, die noch vermehrt werden könnten, sind allerdings nicht ohne weiteres vergleichbar, weil sie sich zum Teil auf gestellte Anträge (*Fürmaier*, *Matthiaß*), zum Teil auf zuerkannte Renten (*Ellwanger*, *Auberlen*) beziehen. Vorzeitiger Berufsabbruch oder Berufswechsel spielen eine bedeutende Rolle: *Magora*, *Theissen* u. *Wittgens*. Trotzdem beweisen die Angaben in der Literatur die hohe sozialmedizinische Bedeutung der Wirbelsäuleleiden, die bedauerlicherweise in immer jüngeren Lebensjahrzehnten von der Belästigung in Krankheit übergehen und die Berufsfähigkeit vorzeitig beenden: *Auberlen*.

Daß Alterskrankheiten keineswegs immer – erst recht nicht leichtere Beschwerden des „Altersrückens" – zur Frühinvalidisierung und zur Resignation gegenüber Bewegung und Rückkehr in das Alltagsleben führen dürfen, ist ein ärztlich-menschliches Anliegen im Interesse der Betroffenen. Ausführungen dazu in 7:3.7.2, 7:3.8, 7:3.9, 7:4.3.1.

4:10 Leitsätze

Die paarigen Zwischengelenkstücke sind die Schicksalsstellen für die Festigkeit des Wirbelbogens (S. 100).

Das Versagen größerer Teile des Muskel-Bänder-Mantels wirkt als Störfeuer im Rahmen der Leistungsfähigkeit der Wirbelsäule (S. 130).

Operative Eingriffe am Rückgrat verhindern in der Mehrzahl der Fälle keineswegs die Wiederaufnahme eines Sportes (S. 147).

Ein gekräftigtes, stabilisierendes Muskelkorsett kann als lastabfangende Stütze helfend eingreifen (S. 149).

Die spondylogenen Nacken-Rücken-Kreuz-Schmerzen haben sich zu einer Crux medicorum et societatis ausgeweitet (S. 151).

---

5 BEANSPRUCHUNG DURCH ÄUSSERE EINFLÜSSE

Mit Hinweisen auf biomechanische Grundlagen

5:1 Einleitung

5:1.1 Funktionen der Wirbelsäule

Leitsatz: Das einmalige biomechanische Kunstwerk der gegliederten Achsensäule meistert infolge seiner Fülle von Bewegungsmöglichkeiten eine kaum überschaubare Zahl von statischen und dynamischen Aufgaben.

Der Wirbelsäule fallen in erster Linie statische und kinetische Funktionen zu. Sie baut sich über dem Kreuzbein auf und ist damit in die Becken-Bein-Statik einbezogen. Sie trägt den Kopf sowie den Schultergürtel mit den Armen und überträgt deren Gewichte und einen großen Teil des Rumpfgewichtes auf das Becken. Dazu kommen noch der an der Wirbelsäule verankerte Brustkorb und die zum Teil an der Wirbelsäule aufgehängten inneren Organe von Brust- und Bauchhöhle. Die Wirbelsäule ist aber nicht nur Träger dieser Gewichte, sondern sie nimmt durch die von ihr ausgehenden und zu ihr hinstrebenden Muskel- und Bandverbindungen ununterbrochen an den Belastungen und den Bewegungen der Gliedmaßen und des Kopfes ebenso wie an der Fortbewegung des Gesamtkörpers teil, wobei sie auch der sinnesphysiologischen Orientierung im Raum dient: Zum Beispiel Herstellung des Gleichgewichtes und Aufrechterhaltung der waagerechten Lage der Augenverbindungslinie. Alle Bewegungen fördern den für die ordnungsgemäße Diffusionsernährung der Zwischenwirbelscheiben unerläßlichen *Pumpmechanismus* (2:3.5.2, 5:2.3.2, 5:3.1.4). Seine biomechanische Funktion ist ein wesentlicher Ordnungsfaktor für die biochemischen Belange der störanfälligen Gewebe im Zwischenwirbelraum.

Neben den geschilderten Funktionen ist die Wirbelsäule noch ein Schutzorgan von wichtiger Bedeutung. Sie umschließt große Teile des zentralen Nervensystems mit den in der Höhe jedes Bewegungssegmentes durch die Zwischenwirbelkanäle austretenden Nervenwurzeln sowie den begleitenden Blutgefäßen und dient noch zu ihrer Aufhängung. Diese topographischen Beziehungen schützen Rückenmark und Nervenwurzeln vor endogenen und exogenen mechanischen Einflüssen, lassen aber gleichzeitig genügend Bewegungsspielraum im Rahmen der vielfältigen normalen Bewegungsmöglichkeiten: Strecken, Zusammendrücken, Drehen, Kippen, Vor-, Seit- und Rückbeuge.

Trotzdem können die engen Beziehungen zwischen Wirbelsäule und zentralem Nervensystem bereits bei geringen Gefügestörungen erhebliche Bedeutung für Schmerzphänomene erlangen.

Ihrer Bedeutung wegen werden die funktionsabhängigen Störungen in zahlreichen Abschnitten des Buches ausführlich behandelt.

5:1.2 Vier Gruppen äußerer Einflüsse

Im Vordergrund der „von außen" auf die Wirbelsäule wirkenden Beanspruchung stehen offensichtlich mechanische Einflüsse, wie Berufsbelastung, Form und Haltung, Gehen, Stehen, Laufen, Springen, Bücken, sportliche Freizeitbetätigung und ähnliches, also im wesentlichen tagtägliche Bewegungsvorgänge. Sie können als *Erste Gruppe* betrachtet werden, die wohl die häufigsten Einflüsse ausübt.

Infolge der gegenüber früheren Zeiten erheblich veränderten heutigen Lebensart ist allerdings eine *Zweite Gruppe* stark in das Blickfeld ärztlicher Aufmerksamkeit getreten: der Bewegungsmangel. Er wird gegenüber der „groben" körperlichen Belastung in der allgemeinen Ansicht vernachlässigt. Diese sich immer mehr ausbreitenden Formen der Minderbelastung durch „bequeme" Sitzarbeit und das zusätzliche lange Sitzen in der arbeitsfreien Zeit bedrohen die natürlichen Funktionen des Rückgrates, insbesondere das Leben der Bandscheiben: *Die Zwischenwirbelscheibe lebt von der Bewegung. Daher ist die „neuzeitliche" körperliche Minderbeanspruchung (Bewegungsmangel) für das Rückgrat schädigender als für andere Teile des Stütz- und Bewegsystems* (*Leitsatz*). Das belegen viele Abschnitte dieses Buches.

In der Reihe der mechanischen Lasteinflüsse spielt – ebenfalls infolge unserer heutigen Lebensweise – eine *Dritte Gruppe* eine sehr ungünstige und immer mehr zunehmende Rolle: die Vibrationen. Sie belasten in besonderer Weise die für die Bewegung und für das Abfedern vieler mechanischer Belastungen so wichtigen gefäßlosen und auf Diffusionsernährung angewiesenen Zwischenwirbelscheiben. Hier verbinden sich biomechanische und biochemische Probleme (2:3.5.2).

Von allgemeiner Bedeutung für den Beruf, das tägliche Leben, die Freizeit und den Sport sind als *Vierte Gruppe* noch Wirkungen auf die

Wirbelsäule durch Kälte/Wärme, Umwelteinflüsse, chemische Stoffe u.ä.

Die im Vorstehenden angedeuteten äußeren Einwirkungen können bei entsprechender Dauer und Intensität eine gesunde – insonderheit die wachsende kindliche und jugendliche – Wirbelsäule ernstlich gefährden. Sie beeinträchtigen und verschlimmern in erheblichem Umfange Vorerkrankungen der Wirbelsäule, die aus der Jugendzeit stammen oder die im Laufe des Lebens – mit Beginn im dritten bis vierten Lebensjahrzehnt – als Ausdruck des Alterns in Form von Regressionen besonders im Gewebe der Zwischenwirbelscheibe entstehen. Die Kenntnisse über die Eigentümlichkeiten ihres Verlaufes sind wichtig, wenn der Arzt die allgemeine oder die individuale Belastungsfähigkeit der Wirbelsäule klären will, um Vorbeugemaßnahmen oder Behandlungen vorzuschlagen.

Die ursächlich so unterschiedlichen Einwirkungsarten, die im wesentlichen einen mechanischen Charakter tragen, werden in den folgenden Teilkapiteln nur im Grundsätzlichen und allgemein orientierend besprochen. Dazu gehören durch Experimentalstudien erforschte und/oder empirische Grenzwerte der schadenfrei ertragbaren Lasten. Wiederum stehen die Bandscheiben im Vordergrund, weil die im täglichen Leben üblichen Dauerbelastungen kaum jemals die Knochen des Rückgrates, aber in bevorzugter Weise die Weichgewebe und in erster Linie wiederum die Zwischenwirbelscheibe beeinträchtigen.

Tabellen und Zahlen über Grenzwerte der Belastbarkeit tauchen in den entsprechenden Kapiteln des Buches auf. Nicht nur Ärzte in der Einstellungs- oder Vorsorgeuntersuchung für Beruf, Sport und Freizeit, sondern auch Pädagogen, Beamte im Sozialdienst sowie Trainer, Turnlehrer, Gymnasten, Sportfunktionäre und interessierte Laien werden praktischen Nutzen aus dem Beachten der Belastungsgrenzwerte ziehen, die sich bei den erwähnten drei biomechanisch wichtigen Belastungsgruppen ergeben.

5:1.3 Hinweis auf Literatur zur Biomechanik

Der Verfasser dieses Buches hat über die Zusammenhänge Wirbelsäule/Biomechanik im Rahmen einer zweiteiligen Monographie „Die Wirbelsäule in der Arbeitsmedizin" (Hippokrates Verlag Stuttgart 1979) ausführlich berichtet. Dort ist über Grundlagen, neue Forschungsergebnisse, noch offen stehende Fragen sowie über viele praktische Konsequenzen für das Arbeitsleben berichtet worden. Die folgenden Kapitel, in deren Mittelpunkt die Biomechanik in ihren Beziehungen zum zentralen Achsenorgan des Stütz- und Bewegsystems steht, stellen einen gedrängten Überblick aus dem genannten Werk dar. Er soll dem interessierten Arzt einige Grundlagen vermitteln, die ihn in die Lage setzen, Auswirkungen mechanischer Belastungen im täglichen Lebensablauf, in der Freizeitgestaltung, im Sport besser beurteilen zu können. Mit diesen Kenntnissen wird es für ihn leichter sein, an dem Vermeiden schadenbringender Überschreitungen der Leistungsgrenze des Rückgrates bei Gesunden und bei wirbelsäulegefährdeten Jugendlichen und Erwachsenen mitzuwirken. Falls der Interessierte tiefer in unklar gebliebene Probleme eindringen möchte, findet er Schilderungen der Grundlagen in Teil I „Biomechanische und biochemische Probleme der Wirbelsäulenbelastung" und Ausführungen über praktische Belange in Teil II „Einflüsse der Berufsarbeit auf die Wirbelsäule" des oben genannten Werkes aus dem Jahr 1979 (Hippokrates Verlag), das mit zahlreichen Bildern und vielen Literaturangaben weiterhelfen kann.

Die folgenden Kapitel enthalten allgemein orientierende Ausführungen. Einige besonders wichtige Grundtatsachen, wie die biomechanischen Verhältnisse an der Zwischenwirbelscheibe und im Bewegungssegment werden näher erläutert. Ausführliche Angaben über die Literatur findet der Leser in der erwähnten Monographie. Deswegen wird in den anschließenden Kapiteln auf die Angabe einer großen Zahl von Literaturstellen verzichtet.

Hinzuweisen ist auf eine dreiteilige Veröffentlichung, die eine übersichtliche Verbindung der Biomechanik zur Klinik darstellt: *Erdmann*, „Grundzüge einer funktionellen Wirbelsäulebetrachtung", Man. Med. 5 (1967) 55, 6 (1968) 32 u. 79.

Aus der neueren Literatur der Beziehungen Biomechanik/Wirbelsäule seien noch einige Verfasser mitgeteilt: *Andersson* 1980, *Dupuis* u. *Zerlett* 1984, *Reuben* et al. 1979, *White* u. *Panjabi* 1976. *Häublein* gibt aus der Sicht der DDR wichtige Hinweise in seinen Veröffentlichungen von 1973 bis 1981 (besonders für die Arbeitsmedizin).

5:2 Allgemeine biomechanische Leistungsanforderungen

5:2.1 Einleitung

Mit den in 5:1.1 beschriebenen statischen, kinetischen und schützenden Funktionen sind die biomechanischen Aufgaben des Zentralorgans im Stütz- und Bewegungssystem noch keineswegs vollständig aufgezählt. Wie *Tichauer* 1969 betont, geht es nicht an, Biomechanik als „Mischung von Anatomie und konstruierender Mechanik" zu definieren. Die Biomechanik greift mit ihren gesicherten Erkenntnissen, aber auch mit ihren offenen Fragestellungen in die Anatomie und noch in viele andere medizinische Fachgebiete ein. Bei streng umgrenzter Begriffsbestimmung beschäftigt sich die Biomechanik in Lehre und Forschung mit der Anwendung bekannter Regeln, Gesetzmäßigkeiten und Untersuchungsverfahren aus der Mechanik, um biologische Tatbestände zu erfassen und Zweifelsfragen zu klären. Es gilt, die Wechselwirkungen zwischen den physiologischen Größen (Kraft, Beschleunigung usw.) und dem lebenden Körper zu erkennen, zu durchforschen und letztlich daraus Schlüsse für die Anwendung in der Praxis der Medizin zu ziehen. Nur das Zusammenwirken von Biologen, Ärzten, Pathologen, Physiologen usw. mit Bioingenieuren, Mathematikern und schließlich Computerspezialisten wird zu verbindlichen Ergebnissen führen.

Die Biomechanik wandte sich, bedingt durch praktische Notwendigkeiten des täglichen Lebens, des Berufes und des Sportes verständlicherweise bevorzugt den diesbezüglichen Interessengebieten zu. Allerdings sollte die Wirbelsäule gemäß ihrer zentralen Stellung im Körper regelmäßiger als bisher im Vordergrund biomechanischer Forschungsaufgaben stehen.

Zahlreiche neue Arbeiten enthalten Grundbegriffe und Grundtatsachen über die mechanische Belastbarkeit der „ruhenden" Wirbelsäule sowie über viele Bewegungsabläufe mit den sich ergebenden, unterschiedlich großen und in den verschiedensten Richtungen wirkenden Beanspruchungen. Vielfach kam es den Forschern auf das Erfassen von Grenzwerten zwischen erträglicher Belastbarkeit und übermäßiger Belastung mit Zusammenbruch der Funktionen an.

Obwohl viele menschliche Probanden (meist Ärzte) zu Versuchen bereit waren, konnten die Studien nicht bis an die Belastungsgrenze herangeführt werden. Zur Klärung mancher biomechanischer Grundtatsachen waren deshalb Untersuchungen an Tieren notwendig. Die Lösung vieler Fragen gelang an Wirbelsäulepräparaten von Tieren und von Menschen aller Altersstufen.

Da die Belastbarkeit einer Gliederkette, wie sie die Wirbelsäule darstellt, vom schwächsten Glied abhängt, ist zu klären, wo diese schwache Stelle sitzt. Unabhängig von den biomechanischen Unterschieden, die im Wechsel von Weichgeweben (Zwischenwirbelscheiben) und Knochen liegen, besteht nach alter ärztlicher Erfahrung eine besondere Störanfälligkeit an Übergangsgebieten zwischen den Abschnitten des Rückgrates. Das gilt betont für den Kopf-Hals-Übergang und für den Lenden-Kreuzbein-Übergang, aber auch für die untere Halswirbelsäule und die Grenzzone zwischen Brust- und Lendenwirbelsäule. Darüber hinaus ist zu prüfen, ob die zwischen festen Knochen eingelagerten und in besonderer Weise funktional belasteten Bewegungssegmente (Abb. 3/1) als segmentale Einheiten anzusehen sind, die mechanischen Einwirkungen weniger gut widerstehen als das Knochengerüst. Zahlreiche Bearbeiter haben zu dieser Frage auf Grund experimenteller Forschungen Wesentliches beigetragen. Trotzdem stehen vor der Biomechanik noch viele Aufgaben, die nur in Gemeinschaft mit biochemischer Forschung und weiterer interdisziplinarer Zusammenarbeit zu lösen sein werden.

Wie bereits erwähnt, beschritt die Forschung verschiedenste Wege. Wichtige Ergebnisse brachten biologische Prüfungsverfahren. Mancherlei Modelle wurden herangezogen (5:4.2). Diesen und anderen Grundlagenforschungen sind diejenigen Kenntnisse zu verdanken, von denen belastungsphysiologische Forschungen auszugehen haben. Sie widmen sich den allgemein lebensbedingten und den beruflichen Beanspruchungen, den hierdurch unter Umständen entstehenden Wirbelsäuleschäden und deren Verhinderung. Für verschiedene Haltungen und Belastungen wurden ergometrische Grunddaten erarbeitet. Sie dienten zur Festlegung von Toleranzgrenzen für das tägliche Leben und für sportliche Leistungen.

Die Belastbarkeitsgrenzen (Toleranzgrenzen) lassen sich für die wachsende Wirbelsäule des Kinder- und Jugendalters wie auch für vorgeschädigte oder erkrankte Wirbelsäulen nur schwierig bestimmen, zum Beispiel bei Form- und Haltungsabweichungen, Zwischenwirbelscheibeschäden, Knochenerkrankungen usw. Da für unterschiedliche Berufe, für das Alltagsleben, für die Jugend- und Schulzeit sowie für den Sport die Frage des „biomechanischen Wertes" – sowohl des statischen wie des dynamischen – der Wirbelsäule häufig auftaucht, gehört es zur Vorsorgepflicht der Verantwortlichen, die für solche Fälle individual gezogene Belastbarkeitsgrenze zu erkennen und in richtiger Weise helfend einzugreifen. In vorstehenden und folgenden Kapiteln werden Unterlagen und Hinweise dazu gegeben.

Eine kritische Studie der möglichen Schäden verlangt den Hinweis, daß Mißverhältnisse zwischen Belastung und Belastbarkeit – von auffälligen Ausnahmen abgesehen – nur dann eine pathotrope Bedeutung erlangen, wenn angeborene oder erworbene Vorschäden den Übergang zum Krankhaften mitbestimmen. Siehe zu diesem Problemkomplex auch das Einwirken der Vibrationen (7:3.3, 7:3.4).

5:2.2 Form und Haltung

5:2.2.1 Vorbemerkung

Der langzeitigste und erfolgreichste äußere Einfluß auf das Rückgrat des Menschen war die Aufrichtung aus der Vierpunktbelastung zum zweibeinigen Stand und Gang: Abbildung 2/1. Das geschah im Tertiärstadium der Erdentwicklung, also vor 50 bis zehn Millionen Jahren. Diese auffallendste biomechanische Leistung in der Entwicklung des zentralen Achsenorganes hat eine bewundernswerte Anpassung der Wirbelsäule an ihre neue Orientierung im Raum und an die damit verbundenen Aufgaben gebracht. Trotzdem scheint damit ein Endpunkt in der Entwicklung noch nicht erreicht zu sein. Das beweisen die vielen individual sehr verschiedenartigen Variationen und Fehlformen an den beiden entwicklungsgeschichtlich besonders auffallend umgebildeten und heute noch unruhigsten Übergangszonen: Wirbelsäule/Kopf sowie Lendenwirbelsäule/Kreuzbein. Verschiedenheiten in der Wirbelzahl, abweichende Wirbelkörperformen, das Verschmelzen einzelner Bauteile, das Fehlen anderer oder ihre unrichtige Zuordnung sind Zeichen einer noch bestehenden Weiterentwicklung: vergleiche hierzu das Kapitel 4:3. Verbunden damit sind ein erhöhtes Krankheitspotential und häufige Schmerzen.

Lehrbücher der Anatomie, der Entwicklungsgeschichte und der Orthopädie enthalten viele Angaben und oft widerstreitende Ansichten über die normale Form und Haltung des Rückgrates. Dazu gehört die Zweifelsfrage, ob eine Eigenform der Wirbelsäule besteht, die aus Erbveranlagung unausweichlich vorbestimmt ist, oder ob der Einfluß des aufrechten Ganges die Wirbelsäuleform mit ihren charakteristischen kyphotisch-lordotischen Krümmungen bei jedem Menschen immer wieder neu bestimmt. *Virchow* hielt dies 1909 für eine traditionelle Vorstellung und für eine leere Redensart zur Beschwichtigung eines sehr oberflächlichen Kausalitätsbedürfnisses. Nach der Meinung von *Knese* (1963) „können wir die Eigenform der Wirbelsäule heute nicht mehr als die einmal für eine ganz bestimmte Belastung ausgebildete Krümmung der Wirbelsäule ansehen. Jede Wirbelsäule hat als Variation eines Grundtyps ihre Individualform und zeigt ihre, leider meist nicht bekannte, Entstehungsgeschichte. Die individuale Form der Wirbelsäule wird sowohl in älteren als auch neueren Arbeiten (*Sullivan* u. *Miles* 1960) nachgewiesen".

5:2.2.2 Form

Die typische Form der Wirbelsäule des Erwachsenen mit zwei Lordosen (Halswirbelsäule, Lendenwirbelsäule) und zwei Kyphosen (Brustwirbelsäule, Kreuzbein) in der Sagittalebene sowie dem auffallenden Knick zwischen letztem präsakralen Wirbel und der Kreuzbeinbasis ist dem aufrechten Stand und dem Gang – bis auf den in 4:2.2.1 erwähnten Einschränkungen – angepaßt. Jedoch hat der Krümmungsradius jedes Wirbelsäuleabschnittes – auch ohne krankhafte Störungen – eine deutliche individuale Variationsbreite (siehe *Killus* in 5:2.2.3).

In der Vorderansicht sollte die Wirbelsäule auf dem Kreuzbein gerade und ohne Krümmung aufgebaut sein. Oft liegen aber kleine und für die Bewegungs- sowie für die Belastungsfähigkeit unbedeutende Skoliosen vor. Dafür machen einige Autoren die Rechtshändigkeit (beziehungsweise Linkshändigkeit) wie auch die seitlich anliegende Aorta mit ihrem pulsierenden Innendruck (*Schanz* 1930/31) verantwortlich.

Im allgemeinen wird angenommen, daß die Wirbelsäule während des Wachstums unter dem Einfluß von Erbanlagen allmählich eine Eigenform entwickelt (Abb. 2/38), die aber zweifellos in ihrer endgültigen Ausprägung auch von der senkrechten Belastung, also von biomechanischen Kräften mitbestimmt wird. Die Schwerkraft hat dabei ebenfalls Bedeutung. Unter dem Einfluß zahlreicher Muskeln sowie aus entwicklungsgeschichtlich vorgegebenen und in der Individualentwicklung weitergestalteten Formen der Wirbelkörper und der Zwischenwirbelscheiben entsteht letztlich die individuelle Eigenform des Rückgrates (*Knese* 1963, *Schultheß* 1904, *Sullivan* u. *Miles* 1960 u.a.) als biomechanische Ausgangsform für die Anforderungen des Lebens.

Wie *Roux* betont, hängt der Aufbau der Wirbelsäuleform von dauernden mechanischen Reizen ab. Nach Erfahrungen, die bei Wirbelsäuleuntersuchungen gemacht werden konnten, führen neuromuskulare Krankheiten sowie Bewegungsmangel (5:3.1, 7:3.5) zu Haltungsfehlern: zum Beispiel nach Dauerbettruhe oder Schwerelosigkeit in der Raumfahrt. In solchen Zuständen fehlen die abgestimmten mechanischen Reize der Schwerkraft und der Muskelfunktion sowie der disco-ligamentale Spannungsausgleich zwischen der Elastizität der Bänder und dem viskoelastischen Druck der Zwischenwirbelscheiben.

Wichtig für die Gestaltung der Wirbelsäule und die Einhaltung ihrer Form sind die in den einzelnen Abschnitten des Rückgrates unterschiedlichen Neigungswinkel und verschieden gerichteten Gelenkflächen der Wirbelbogengelenke, die an den Übergangsstellen der Abschnitte allmählich andere Neigungen und Drehstellungen einnehmen: Abbildungen 2/28, 2/29, 2/30, 2/37. Außerdem sind die Gelenkflächenformen verschieden. Solche Formvarianten können rechts und links unterschiedlich sein. Folglich wirken die Wirbelbogengelenke am Ausreifen der Eigenform des Rückgrates wesentlich mit und üben auf seine Statik und Dynamik wichtige (zum Teil hemmende) Einflüsse aus.

In besonderer Weise bestimmen die Winkelverhältnisse am Lenden-Kreuzbein-Übergang die Form der Gesamtwirbelsäule, denn sie ruht mit ihrem Aufbau auf dem Kreuzbeinsockel. Seine Neigung gegenüber der Horizontalen sowie die unterschiedlichen vorderen und hinteren Höhen der präsakralen Zwischenwirbelscheibe bilden die wesentlichen Faktoren für die Schwingungen der Wirbelsäule in der Sagittalebene bis hinauf zum Übergang Halswirbelsäule/Kopf. Aus diesem Grunde genießen die Winkelverhältnisse an der Lenden-Kreuz-Übergangsregion seit jeher biostatisches und biodynamisches Interesse. Winkelmessungen sind an dieser Stelle aber nicht einfach. Je nach der Fragestellung bedienen sich die Bearbeiter des Problems unterschiedlicher Bezugspunkte und Bezugslinien: Abbildungen 2/41, 2/42, *Ferguson* 1947, *Junghanns* 1929, *Lackum* 1924, *Whitman* 1925, *Zaunbauer* 1974 u.a.

Die oft unterschiedlich ausgebildete Form des letzten präsakralen Wirbelkörpers beeinflußt den Angulus promontorii erheblich. Ein doppeltes Promontorium kann entstehen: Abbildungen 2/41, 2/42.

Außer den Winkelverhältnissen an der besonders variablen Regio transitoria „Lendenwirbelsäule/Kreuzbein" sind die zahlreichen Varianten der Kopfgelenke (Übergang „Kopf/Halswirbelsäule") ebenso mitverantwortlich für die Eigenform der Gesamtwirbelsäule wie die geschilderten Formvarianten der Wirbelbogengelenke an den anderen Übergangsbereichen: Halswirbelsäule/Brustwirbelsäule, Brustwirbelsäule/Lendenwirbelsäule und Lendenwirbelsäule/Kreuzbein.

So bestimmen also Veränderungen in der Wirbelbogenreihe und in der Wirbelkörper-Bandscheiben-Säule gemeinsam die außerdem von begleitenden Muskelvarianten sowie von der Beckenneigungsebene (*Leger* 1959, 1968, *Davidowitsch* 1976) abhängige persönlichkeitsgebundene Eigenform des Achsenorganes. Sie ruht unter dem Einfluß der genannten Faktoren in einem inneren Gleichgewicht. Damit ist sie das „Rückgrat" für die Haltung (5:2.2.3) und für die Beweglichkeit (5:2.3) des gesamten Stütz- und Bewegsystems.

Weitere Literatur: *Caillet* 1968, *Farfan* 1979, *Hirsch* u. *Lewin* 1968, *Neugebauer* 1976, *Rizzi* 1979, *Schlegel* u. *Dierks* 1958, *Schmorl* u. *Junghanns* 1968.

5:2.2.3 Haltung

Neben der anatomisch und physiologisch bestimmten Wirbelsäuleform (5:2.2.2) ist die Haltung des Rückgrates mit besonderem Blick auf seine Abhängigkeit von der Gesamthaltung des Körpers zu beachten. Dazu sind die Kopfhaltung, die Beckenneigung sowie die ausgeglichene Ruhehaltung der Muskulatur (Abb. 2/18, 2/19, 2/20) zu berücksichtigen.

Diese Erkenntnisse bilden den Eingang zur Wirbelsäuleuntersuchung (5:3.1, 6:2.9). Jedes Abweichen von der Haltungsharmonie beim stehenden, gehenden, sitzenden oder ruhenden Menschen verlangt das Aufspüren der Ursache. Welche Rolle dabei die Lenden-Becken-Hüftregion spielt, erläutert 1978 *Gutmann.*

Die Normalhaltung liegt nach *Taillard* (1964) vor, „wenn sie mit einem Minimum von Energie eine gewisse Zeit beibehalten werden kann ohne aktive Betätigung der Muskulatur, ohne Überbeanspruchung der Bänder oder mehrerer Abschnitte des Bewegungsapparates". Für den Menschen ist Haltung ein von der Statik des zweifüßigen Standes her bestimmtes Ausgleichsstreben zwischen Schwerkraft und Aufrichtungsbedürfnis. Danach ist jede Haltung als krankhaft anzusehen, die sich nicht in den Rahmen dieser Postulate einreihen läßt. Das gilt für die Ruhehaltung des stehenden Menschen und ähnlich für die ruhige Sitzhaltung. In dem geschlossenen Haltungssystem des Gesamtkörpers (5:4) kommt der Wirbelsäule eine führende Rolle zu. Jede der wesentlichen Grundhaltungen – Stehen, Knien, Sitzen, Liegen – vereint morphologisch-statische und funktional-dynamische Elemente, die sich in einem eng gekoppelten System wechselseitig beeinflussen. Somit stellt Haltung ein individuelles Ergebnis aus Form und Leistung dar: *Wagenhäuser* 1969.

Außer diesen Erklärungen kann die menschliche Haltung, für die der Wirbelsäule als dem zentralen Achsenorgan eine wesentliche Rolle zukommt, noch von weiteren Gesichtspunkten aus definiert werden. Die Palette dieser Möglichkeiten reicht von der Anatomie und der Biomechanik über die Orthopädie und verschiedene sozialmedizinische Belange bis zur Verhaltenspsychologie und der ästhetischen Betrachtungsweise des Künstlers (5:2.2.4).

Die immer wiederholten Versuche zur bildlichen Darstellung der normalen Eigenform und der Haltung der Wirbelsäule sind verständlich. So hat *Killus* (1973 u. 1976) Studien über die Krümmungsverhältnisse der Wirbelsäule in der Sagittalebene vorgelegt. Darüber ist in 2:2.9 nachzulesen: Abbildungen 2/39, 2/40.

Welcher Aufwand erforderlich ist, um vergleichbare Meßwerte über die Haltung der Wirbelsäule zu erreichen, beschreibt *Groeneveld* 1975 u. 1976: Photogrammetrie, Stereophotographie, Statokinesiometrie, Elektromyographie. Messungen über die Haltung der Wirbelsäule in Ruhe und über ihre Beweglichkeit sowie über unterschiedliche Meßverfahren liegen von verschiedenen Autoren vor. Messungen der Brustwirbelsäuleform in rassen-, geschlechts- und altersspezifischer Differenzierung beschreibt *Matzdorf* 1976 mit Rückblicken auf die Geschichte und mit umfangreicher Literaturzusammenstellung.

Das durch starre Teile (Wirbelkörper mit Wirbelbogen und Fortsätzen) und zwischengelagerte Bewegungseinheiten (Bewegungssegmente siehe in Kapitel 3 Abb. 3/1) gut gegliederte „Achsenorgan Wirbelsäule" kann seine Haltung im gesamten, aber auch in den einzelnen Abschnitten durch mechanische Einflüsse wesentlich verändern. Auf der anderen Seite gestatten die in das Bewegungssegment eingeschalteten Sperren dem exogenen mechanischen Einfluß in den einzelnen segmentalen Einheiten nur eine begrenzte Bewegungsmöglichkeit. Das bewirken die in den knöchernen Wirbelkörperrandleisten verankerten Bandscheiben (Abb. 2/4), der geringe Bewegungsumfang der Wirbelbogengelenke und die geschlossene Funktionseinheit des Bändersystems, sowie das Muskelkorsett (3:2.5).

Für das tägliche Leben, für das Freizeitverhalten und für den Sport gibt es „Gebrauchshaltungen" der Wirbelsäule – wie die in früherer Rekrutenausbildung stark betonte militärische Haltung –, die sich mehr oder weniger weit vom energiesparenden Ruhezustand entfernen. Je weiter die Wirbelsäule von der „Idealform in Ruhe" abweicht, umso ungünstiger wirken mechanische Ansprüche. Deshalb muß es das Ziel von Vorbeugemaßnahmen sein (7:3.8), durch Schulung des Einzelnen und durch den wirbelsäulegerechten Sitzplatz schädigende Einflüsse mit allzu grober und langdauernder Abweichung von der Idealhaltung zu vermeiden oder durch Haltungs- und Bewegungswechsel abzumildern (7:2.3.4).

Diese Tatsachen sind für biomechanische Studien bedeutungsvoll, weil die Grenzwerte der Haltungsmöglichkeiten in Verbindung mit der stets beteiligten Muskelkraft bei dem Berechnen von Lasteinflüssen und bei der Sitzplatzgestaltung im Haus und in der Schule beachtet werden müssen. Das ist besonders zur Vermeidung zusätzlicher Belastungsschäden, bei wachstums- oder alternsbedingten Vorschäden wichtig. Ausführliche Angaben über die Wirbelsäulehaltung im Arbeitsleben bei *Landau* u. *Reus* 1979, *Kropp* 1979, *Schoberth* 1979.

Eigenform und Normalhaltung der Wirbelsäule ergeben – bei Blick von der Seite – eine mehr oder weniger ausgeprägte S-Form: A in Abbildung 5/1a, siehe auch Abbildung 2/40. Sie ist die Grundlage für das federartige Abfangen aller in der Körperlängsachse wirkenden Kräfte, da sie sich ausgleichend auf die vorderen und auf die hinteren Abschnitte der Gliederkette verteilen. Die Hals- und die Lendenwirbelsäule sind infolge ihrer Lordosen ventral einer Dehnung und dorsal einem Druck ausgesetzt. An der Brustwirbelsäule verhält sich die Kraftverteilung umgekehrt. Darüber hinaus wirkt die S-Form insbesondere wegen der segmental eingeschalteten elastischen Teile des Bewegungssegmentes als Sprungfeder und absorbiert – allerdings nur im Rahmen der Toleranzbreite von Knochen und Bandscheiben – in der Längsrichtung auftreffende Energien.

Persönlichkeitsgebundene Formtypen – ohne gestörte Entwicklung – liegen oft dem Beginn einer krankhaften Form- und Haltungsänderung der Wirbelsäule recht nahe. Das gilt in den meisten Fällen für die in Abbildung 5/1a dargestellten Formtypen des Hohlrückens (hohlrunder Rücken) C und des Flachrückens D. Obwohl sie in der Jugendzeit noch ausgleichbar sind, kommt es doch mit zunehmendem Alter zum Einsteifen ausgedehnter Wirbelsäuleab-

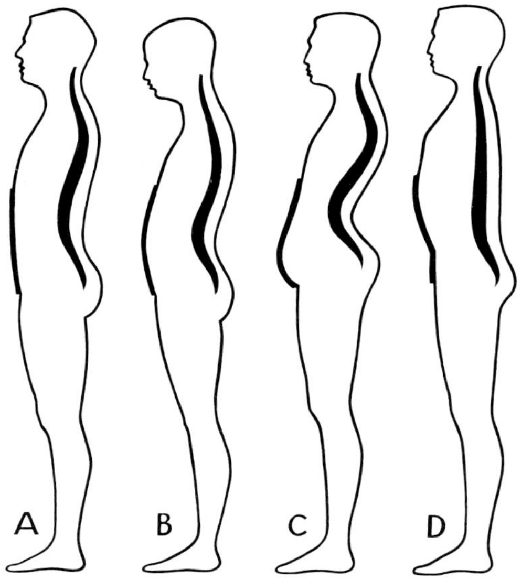

Abb. 5/1a: Häufige Rückenformen mit der zugehörigen Bauchsilhouette nach *Junghanns* 1965
A harmonische Rückenform,
B langgezogene Brustkyphose vom Typ der Adoleszentenkyphose,
C hohlrunder Rücken,
D Flachrücken

schnitte. Bisher ist nicht ausreichend geklärt, welche der dargestellten Wirbelsäuleformen ungünstige Voraussetzungen für bestimmte Beanspruchungen mitbringen. Ist die Form B in Abbildung 5/1a unter Umständen schon von ihrem Typ her für langzeitiges Sitzen ungünstig, weil die Kyphose im unteren Teil der Brustwirbelsäule und die damit verbundene vermehrte Kopfneigung unter besonderen Dauerbelastungen stehen? Wie ist die Belastbarkeit bei einer starken Lendenhohlkrümmung (Typ C) oder bei dem ausgesprochenen Flachrücken (Typ D), die vom „Idealrücken" recht erheblich abweichen? Nur gezielte Langzeituntersuchungen an großen Zahlenreihen können diese und viele andere hierher gehörende Fragen beantworten. *Beck* u. *Killus* (1973, 1974) sind der Auffassung, daß aus den computererrechneten Haltungskurven (Abb. 2/39, 2/40) bei der Einstellungsuntersuchung für das militärische Flugpersonal beurteilt werden kann, welche Träger besonders abweichender Krümmungsformen ausgesondert werden müssen, weil durch Lasteinflüsse wie Vibrationen oder zermürbende Erschütterungen (besondere Formen des Flugdienstes) Schäden zu befürchten sind.

Das enge Verknüpftsein zwischen Wirbelsäuleform und Beckenkippung mit der zwischen Rumpf, Becken und unteren Gliedmaßen eingeschalteten Muskulatur ist von jeher in ana-

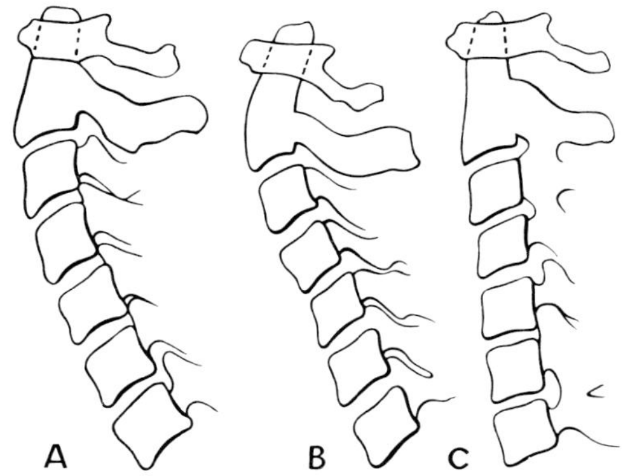

Abb. 5/1b: Haltungstypen der Halswirbelsäule
A flachgeschwungene Lordose
B verstärkte Lordose im oberen Teil, leichter Kyphoseknick bei C 4/5
C Streckhaltung

tomischen Lehrbüchern dargestellt worden: Abbildung 2/20. Bereits bei unbedeutender Änderung der Beckenneigung verlagert sich die Anspannung auf andere haltungsstabilisierende Muskelgruppen.

Schwierigkeiten ergeben sich bei dem Versuch, die ideale Haltung der sehr beweglichen Halswirbelsäule zu beschreiben. Die Krümmung in der Sagittalebene schwankt vor allem bei Kindern in der Ruhehaltung zwischen Streckstellung, Sublordose, Lordose und Hyperlordose. Abbildung 5/1b stellt einige Haltungstypen zusammen, wie sie häufig in Röntgenaufnahmen zu finden sind. Wegen unterschiedlicher Auffassung über die Norm der Krümmung kommt es gelegentlich zu schwierigen Auslegungsfragen bei Begutachtungen.

Zusammenstellung der Literatur bis 1971 bei *Markuske*. Weitere Veröffentlichungen siehe in 6:2.2.

5:2.2.4 Psyche und Wirbelsäulehaltung

Die folgenden Ausführungen über den Zusammenhang zwischen Psyche und Haltung des Rückgrates haben im Kapitel der äußeren Einwirkungen durchaus ihren Platz. Einerseits sind Einflüsse von außen, wie das Ermüden infolge anstrengender körperlicher Tätigkeit oder ein psychisch schwer zu verarbeitendes Trauma – auch ein unmittelbar „psychisches Trauma" – in der Lage, eine geänderte Wirbelsäulehaltung zu erzeugen. Auf der anderen Seite können unmittelbar psychische Einflüsse oder endogen bestimmte psychische Reaktionen über nervale oder muskulare Wege die geordnete Biomechanik der Wirbelsäule erheblich stören. Häufig ist auch das Vermengen äußerer Geschehnisse mit psychogener Körperfehlhaltung. Leicht gestörte

Beziehungen zur Umwelt können eine Rolle spielen: *Crown* 1978, *Pongratz* 1980.

Beim Auftreten eines psychovertebralen Symptomes empfehlen *Bergsmann* u. *Eder* 1982, zwischen dem Primat der Psyche und der spondylogenen Störung streng zu unterscheiden. Sie halten die Brustwirbelsäule für zentral und sprechen vom „Psychobarometer Brustwirbelsäule“.

Zwischen Psyche und Soma gibt es Rückkoppelungen in beiden Richtungen. Verschiedentlich wird in der Literatur beschrieben, daß der Faktor Psyche etwa bei einem Drittel der Kranken mit spondylogenen Syndromen beobachtet werden kann. Das dürfte allerdings sehr vom Krankengut des Arztes oder der Klinik abhängen.

Weitere Ausführungen zum Thema in 6:2.2, 6:3.1.

Allport (1949), *Rowe* (1922) haben dargelegt, wie wesentlich die Psyche in die mechanischen Funktionen eingreifen kann. Die allgemeine Haltung des Rumpfes, die aufgerichtete oder geneigte Haltung des Kopfes und somit auch der Gesamteindruck der Körperhaltung hängen von mancherlei psychischen Einflüssen ab. Körperliche und seelische Vorgänge bilden bei der Haltung eine psychosomatische Einheit. „Der Mensch offenbart seine Seele in seiner Haltung“: *Derbolowsky* 1958, 1973. „Die Wirbelsäule ist ein Ausdrucksfeld psychischer Störungen“: *Vetter* 1961. Körperhaltung wird zur Körpersprache, und die Haltung der Wirbelsäule spiegelt „innere Haltung“ wider. Der Rücken wird Ausdrucksorgan des in seiner Persönlichkeit oder seiner Umweltbeziehung gestörten Menschen: *Donner* 1974, *Weintraub* 1971 bis 1979. In ihren Lebensäußerungen zeigen gehemmte Menschen oft Bewegungs- und Haltungsstereotypien, vergesellschaftet mit Verkrampfungen, Hartspann entsprechender Muskelgruppen sowie Hypotonus anderer Muskelgebiete. Da dies infolge der mangelnden intellektualen Impulse bei debilen Menschen besonders ausgeprägt ist, entsteht eine großbogige „funktionale Totalkyphose“. Ein ähnliches Zusammensinken zu dem bekannten „gebeugten Rücken“ findet sich bei Mutlosigkeit, Trauer und Verzweiflung. Mit dem Abklingen solcher seelischer Stimmungslagen bessert sich die Haltung. Bei der häufig als „Bürde des Alters“ erklärten hochsitzenden und versteiften Brustkyphose spielen jedoch weniger unmittelbare psychische Einflüsse als vielmehr altersabhängige Muskelerschlaffung und Schäden mehrerer Zwischenwirbelscheiben eine Rolle: Alterskyphose in 4:4.3.

Der Schmerz mit seinem Einfluß auf die Psyche verlangt oft eine Schonhaltung und verhindert Bewegungen, schafft also ungünstige mechanische Bedingungen für das zentrale Achsenorgan.

Die tiefe Verwurzelung der Wirbelsäule in unserer Gedankenwelt zeigt sich in vielen Ausdrücken, in denen – meist unbewußt – die Wirbelsäulehaltung mitschwingt: Handle aufrichtig; er ist ein aufrechter Mann; bleibe senkrecht; beweise Rückgrat; dieser Schicksalsschlag brach sein Rückgrat; bewahre Haltung; ich bin geknickt; er ist haltlos, gramgebeugt.

Das tägliche Leben und die Arbeitswelt unserer Zeit bieten ausreichend Beispiele des Zusammenhanges von psychischer Belastung und Körperhaltung (6:2.2.). Der zusammengesunkene Oberkörper mit herabhängendem Kopf ist Ausdruck der Ermattung nach Belastung oder nach Krankheit. Der sich im Tagesablauf bei langem Sitzen immer runder krümmende und oft noch zunehmend schmerzende Rücken bleibt nicht ohne Einfluß auf die Lebensfreude, also auf die psychische Einstellung zur Last des Alltags und damit auf die Leistung. Im Gegensatz dazu wird ein Mensch in gutem Einklang mit seinem persönlichen Leben und seiner Tätigkeit eine aufrechte Körperhaltung zeigen, eine Harmonie der Wirbelsäulehaltung, bei der die statischen und kinetischen Funktionen im Einklang mit dem organischen Wirbelsäuleaufbau und der regelrechten Funktion der zugehörigen Halte- und Bewegsysteme (Bänder, Muskeln, Nerven usw.) stehen.

Dauerhaltungen, seien sie durch körperliche Belastung oder durch psychische Einflüsse bedingt, leisten mancherlei morphologischen Schäden Vorschub oder verschlimmern sie. Endgültig kann es über eine zunächst gewollte oder anerzogene und schließlich langzeitig fixierte Haltung zu einer Alterseinsteifung kommen: gerader Steifrücken des langgedienten Soldaten. Jahrzehnte schwerer körperlicher Betätigung fixieren im Zusammenhang von pathomorphen Veränderungen und verstärkten Schäden des Alterns (Alterskyphose, 4:4.3) die kyphotische Brustwirbelsäule oft zur großbogigen Totalkyphose: noch heute zu beobachten bei alten Bauern als „Bauernrücken“.

Vorbeugen ist erforderlich (7:3.8). Daß selbst krankhafte Veränderungen von Wirbelsäuleabschnitten psychische Schwierigkeiten mit sich bringen, erläutert *Riser* 1962 am Beispiel der Halswirbelsäule. *Penzholz* weist 1964 mit Recht darauf hin, daß Rückenschmerzen auch beim Fehlen sinnfälliger vertebraler Symptome und neurologischer Ausfallerscheinungen noch kein Grund sein dürfen, um geklagte Schmerzen als psychogen oder als simuliert anzunehmen.

Der geschilderte enge und häufige Verbund der Psyche mit der Haltung und dem Bewegen der Wirbelsäule (5:2.2) sollten dem Arzt bei der körperlichen Untersuchung stets gegenwärtig sein, um Fehlschlüsse zu vermeiden: siehe auch „*Jeanstyp*" 7:2.3.2. Das gilt nicht nur für schwere psychische Dauerleiden. Vorübergehende, zum Beispiel durch Begehrensvorstellungen (Flucht in die Krankheit, Rentenwünsche) gesteuerte Haltungen und Bewegungssperren, sind zu beachten.

Weitere Literatur zur psychisch bedingten Haltung: *Dahmen* 1978, *Müller* 1961, *Pope* et al. 1980, *Sell* et al. 1974.

5:2.2.5 Die Wirbelsäulehaltung in der darstellenden Kunst

Der menschliche Körper spielt in der plastischen und der bildlichen wie in der schauspielerischen Darstellungskunst seit Jahrtausenden eine dominierende Rolle. Nicht nur der ideal-schöne, sondern auch der häßliche, der entstellte Körper wird dargestellt. Infolge der statisch und dynamisch zentralen Rolle des Rückgrates für die Körperhaltung steht verständlicherweise oft der Rücken im Blickpunkt des künstlerischen Bemühens. Die Haltung der Wirbelsäule gibt in der Gestaltung der Rückenform – oft mit ausgeprägt dargestellter Muskulatur – die Grundlage für die gesamte Körperhaltung.

Vielerlei Beispiele für den psychischen Einfluß auf die Körperhaltung bietet die darstellende Kunst. Der „Denker" von *Auguste Rodin* sitzt vorgebeugt, das Kinn auf die Hand gestützt, den Blick sinnend auf den Boden gerichtet. In ähnlicher Weise wird in einer Plastik von *K.H. Krause* 1974 ein „Denkender" in konzentrierter Sitzhaltung mit stark gekrümmtem Rücken und gesenktem Kopf dargestellt. Die Ausdrucksmöglichkeiten des Rückens regten den Künstler *Matisse* zu den berühmten Bronzereliefs „Die vier Impressionen des Rückens" an: *Urist* et al. 1972. Vom psychisch kranken Menschen gibt es viele Darstellungen, auch in wissenschaftlichen Bildern, in denen er in sich gekehrt, mit gekrümmtem Rücken und gesenktem Kopf vor sich hinbrütet.

Ein Mensch, „der sich behauptet", trägt den Kopf hoch und streckt die Halswirbelsäule. Bereits in den künstlerischen Darstellungen der Antike wird die innere Hochstimmung „mit der Haltung und dem Blick des Siegers" in aufgerichteter, lordotisch betonter Rumpfhaltung und erhobenem Kopf ausgedrückt. Die „Hörsaallordose" ist eine bekannte, oft belächelte Berufshaltung des voll Begeisterung dozierenden Professors.

In einem Kupferstich stellt *Dürer* 1497 die bekannten „Vier Hexen" dar (Abb. 5/2a). Bei zwei von ihnen sind die Rückansichten deutlich. Die links im Bild stehende Figur zeigt eine hochgradige Totalkyphose mit Lendenlordose. Die Ansicht des Rückens der in Bildmitte dargestellten Hexe deutet eine leichte Skoliose an.

Aus dem Jahr 1877 stammt das sehr bekannte Bild der Nana von *Monet* (Abb. 5/2b). Die hohen modischen Schuhabsätze erzwingen, wie auch heute noch, das gekippte Becken mit dem unweigerlich verbundenen Hohlkreuz, das durch die straffe Miederschnürung noch vertieft wird.

Diese beiden Bilder und noch andere, die nicht alle etwas mit dem Rücken zu tun haben, erläutert *Rotzler* 1979 in dem Buch von *Rizzi*.

In ähnlicher Weise wie für den malenden, zeichnenden oder plastisch bildenden Künstler gilt es für den Schauspieler, durch Haltung und Bewegung – wobei auch dem Rücken eine zentrale Rolle zukommt – Ausdrucksformen zu finden, die den psychischen Einflüssen – oft auch schweren psychischen Erkrankungen, unter denen der dargestellte Mensch steht, besonders lebhaft und überzeugend Ausdruck verleihen.

Literatur zur ästhetischen Betrachtungsweise der Haltung: *Fast* 1970, *Kietz* 1956, *Magnus* 1926.

5:2.3 Beweglichkeit/Bewegung

5:2.3.1 Vorbemerkung

Wenn auch nach Ansicht vieler Forscher zwischen Haltung (5:2.2.3) und Bewegung kein grundsätzlicher, sondern nur ein gradmäßiger Unterschied besteht, ergibt sich die Notwendigkeit zu gesonderter Betrachtung einiger biomechanischer Fragen. Darüber kann bei zahlreichen Bearbeitern nachgelesen werden, unter anderen bei *Fick* 1904–1911, *Lange* 1902, *Luschka* 1858 (mit erster ausführlicher Beschreibung der Bandscheiben), *Schultheß* 1904, *Strasser* 1908–1913, *Virchow* 1909–1911, *Weber* 1827. Diese zum Teil über hundert Jahre zurückliegenden Forschungsergebnisse brachten nicht allein biomechanische Grundkenntnisse, sondern haben für das allgemeine Verständnis Tatsachen erarbeitet, die auch heute noch gelten.

Bisher ist es jedenfalls nicht gelungen, bindende *Normen für die Beweglichkeit* aufzustellen, denn von der Rasse, vom Typ (Astheniker, Pykniker) sowie von der Individual-Form und

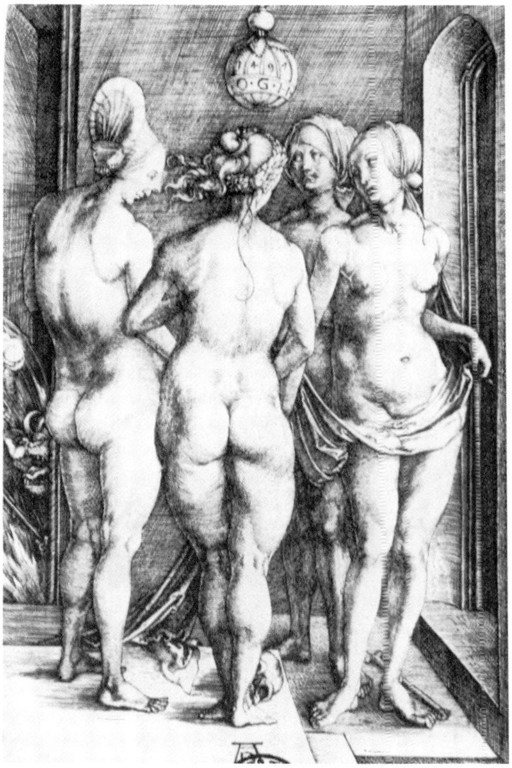

Abb. 5/2a: Die vier Hexen von *Dürer:* Erläuterung im Text

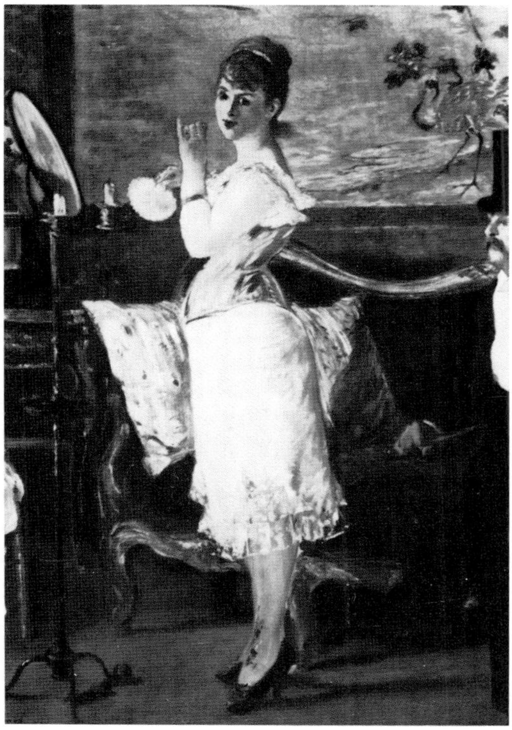

Abb. 5/2b: Nana von *Manet* 1877. Näheres dazu im Text

-Haltung abhängende Unterschiede liegen vor. Die früheren umfangreichen Untersuchungen über die Beweglichkeit der Wirbelsäule, die im Handbuch der Anatomie und Mechanik der Gelenke von *Fick* 1911 und von *Braus* 1921 in Band I der Anatomie des Menschen zusammengestellt sind, fußten auf Messungen an (meist mazerierten) Wirbelsäulepräparaten. Vielen späteren Beschreibungen liegen Ergebnisse von Röntgenbildauswertungen zugrunde, die teils am Lebenden, teils an isolierten, aber nicht mazerierten Wirbelsäulepräparaten durchgeführt wurden: *Bakke* 1931, *Dittmar* 1930 u. 1931, *Leger* 1959, *Rizzi* 1979 u.v.a.

Trotz dieser Unterlagen darf nicht vergessen werden, wie häufig „Normzahlen" der Beweglichkeit bereits durch das Lebensalter, aber noch mehr durch die Abhängigkeit vom Zustand der Bänder und der Muskulatur bestimmt sind. Jedenfalls kann der Umfang des Bewegens eines Neugeborenen-Rückgrates (Abb. 5/3a) mit seinem großen, allerdings in der Vor- und in der Rückbeuge unterschiedlichen Bewegungsausmaß schon in den anschließenden Lebensjahren nicht mehr als Regelfall gelten, wie *Virchow* in einem Bänderpräparat festhielt (Abb. 5/3b).

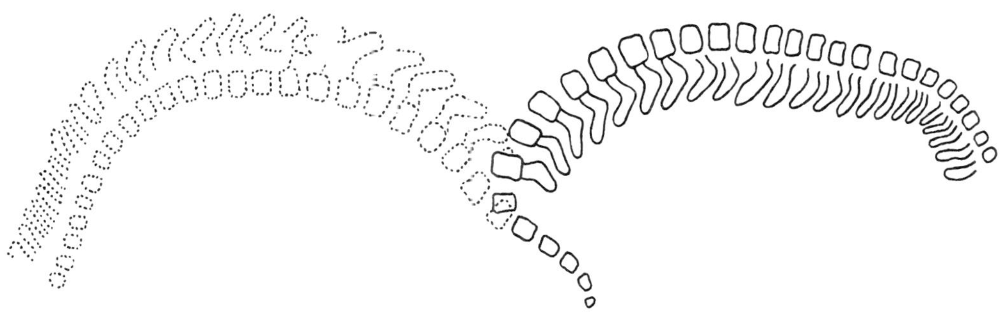

Abb. 5/3a: Bewegungsumfang zwischen Vor- und Rückbeuge der isolierten Wirbelsäule eines Neugeborenen (Skizzen von *Schoberth* nach Röntgenbildern)

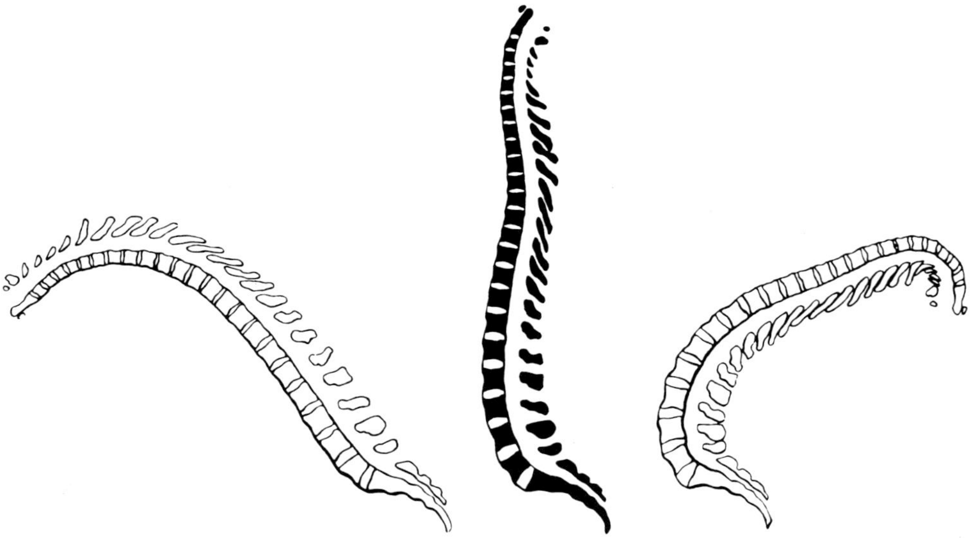

Abb. 5/3b: Äußerste Vor- und Rückbeugung der Wirbelsäule im Bänderpräparat (nach *Virchow*)

Kimberly hat 1980 das mögliche Bewegungsspiel für Seit-, Vor- und Rückbeuge augenfällig dargestellt. Er unterscheidet in einer übersichtlichen Zeichnung – aber offensichtlich etwas zu schematisch – zwischen dem physiologischen und dem anatomischen Ausschlag.

Tieferes Eindringen in die biomechanischen Gegebenheiten der Wirbelsäulebewegung ermöglicht das Buch: *Junghanns* „Die Wirbelsäule in der Arbeitsmedizin“ Teil I. Biomechanische und biochemische Probleme der Wirbelsäulenbelastung, Hippokrates Verlag Stuttgart 1979.

5:2.3.2 Stehen, Sitzen, Liegen

Während in Kapitel 5:2.2.3 die ideale, mehr abstrakt gesehene Haltung des Rückgrates betrachtet wurde, sind die zu besprechenden häufigen Gebrauchshaltungen des täglichen Lebens als Bindeglieder zur Beweglichkeit in den folgenden Abschnitten eingeordnet. Das vor allem deshalb, weil in diesem Kapitel zur gegenseitigen Vergleichsmöglichkeit die biomechanische Beanspruchung, die selbst das Liegen mit sich bringt, in Bezug zu den biochemischen Folgen gebracht werden soll.

Die Normalform der Wirbelsäule bei aufrechter Körperhaltung im *Stehen* spielt als Haltungsgrundtyp eine wichtige Rolle, weil sich die Gebrauchshaltungen des täglichen Lebens sowie viele gymnastische und sportliche Übungen aus dem Grundtyp entwickeln. Mehr darüber enthält Kapitel 7:3.2.1.

Über die statischen Lasten, die eine aufgerichtete Wirbelsäule im Stehen schadenfrei erträgt, und über die praktischen Belastungsgrenzwerte wird in besonderen Kapiteln berichtet:
5:2.5.4 Grenzen für die Knochenbelastung
5:2.6.2 Belastungsgrenzwerte der Zwischenwirbelscheiben

Die häufigste Gebrauchshaltung unserer Zeit ist das *Sitzen*, bei dem die Wirbelsäule sehr unterschiedliche Haltungen einnehmen kann. Zwischen der gestrafft aufgerichteten und oft noch rückengestützten Sitzhaltung und der nicht rückenunterstützten, gelockerten Haltung mit rundbogiger Kyphose gibt es viele Übergänge: Abbildung 5/4. Je mehr sich ein gekipptes Becken einstellt, umso mehr kommt es zur Umkehr der Lendenlordose in eine Kyphose, die sich in die Brustwirbelsäule unter Zunahme der normalen Brustkyphose fortsetzt. Die Haltungskyphose des Sitzens verstärkt sich noch, wenn ein Bein übergeschlagen wird. Diese ungünstige Sitz-

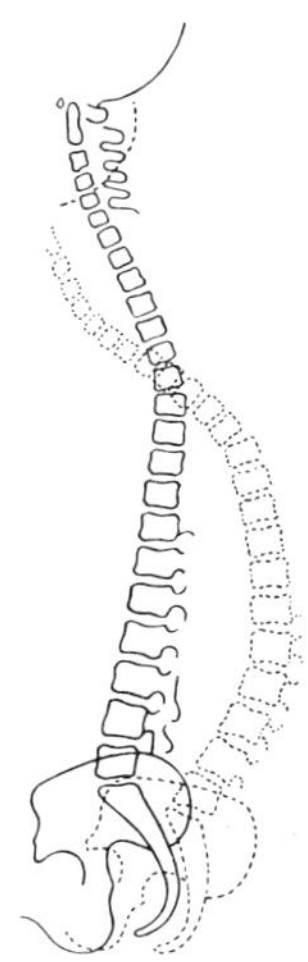

Abb. 5/4: Wechsel der Wirbelsäulehaltung von der aufgerichteten, straffen zur gelockerten, nichtunterstützten Sitzhaltung (nach *Schoberth* 1962)

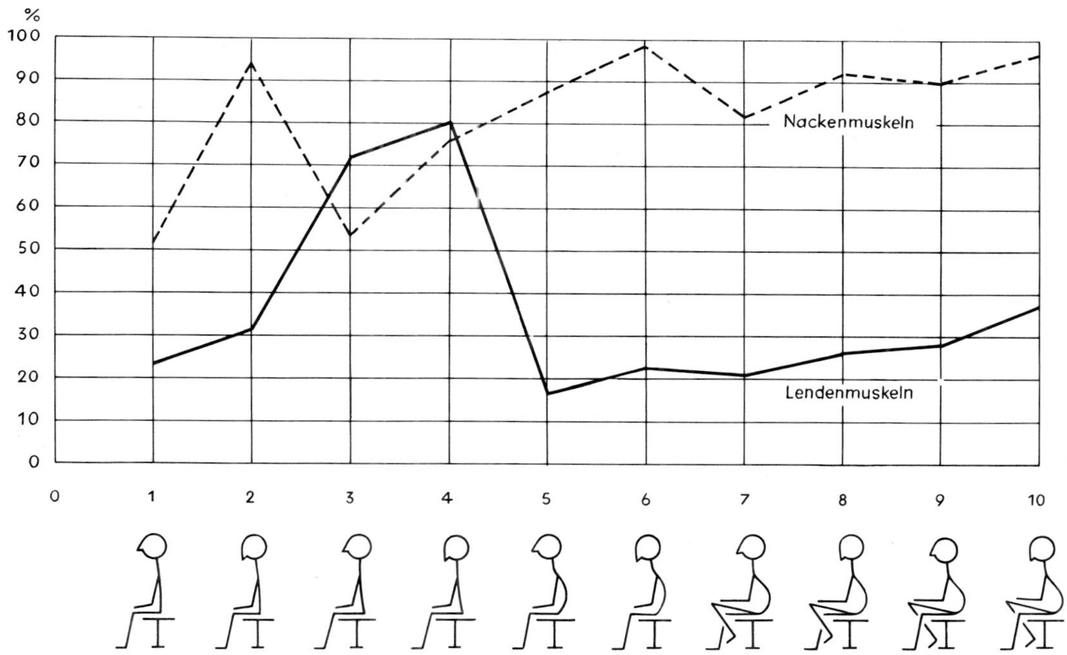

Abb. 5/5: Elektromyographische Befunde an den Nacken- und Lendenmuskeln bei unterschiedlichen Sitzhaltungen mit aufrechter Kopfhaltung bei geradeausgerichtetem Blick (1, 3, 5, 7, 9) und mit gesenktem Kopf zur Lese- und Schreibhaltung: 2, 4, 6, 8, 10 (nach *Schoberth* 1962)

haltung erhöht den Anspruch an die Lendenmuskeln, erzeugt aber eine noch weit stärkere Beanspruchung der Nackenmuskulatur. Sie wird zum Kraftausgleich gezwungen, um eine aufrechte Kopfhaltung sicherzustellen. Elektromyographische Befunde machen dies deutlich: Figuren 7 bis 10 in Abbildung 5/5. (Weiteres ist in 5:2.4.1, 5:3.1.4, 7:3.2.2 nachzulesen.) Je mehr sich das Rückgrat krümmt, umso rascher ermüdet die Muskulatur, und auf den vorderen Abschnitten der Bandscheiben ruht eine vermehrte Last. Außerdem fällt die Kraft der Bauchmuskeln fort. Damit erschlafft die hydraulisch stützende Bauchblase, die *Schanz* 1930/31 so eindringlich betonte (5:2.4.1).

Für die Bandscheiben der unteren Lendenwirbelsäule erhöht sich der Druck um 30%. Bei längerem, nicht rückenunterstütztem Sitzen verschlechtert sich die Wirbelsäulehaltung durch Muskelermüdung in Verbindung mit falsch gespannten Muskeln und Bändern. Das wird bei vorgeneigtem Kopf besonders deutlich in der Hals- und Nackengegend (5:2.4.1). Das Sitzen in üblicher Rumpfhaltung verlangt allerdings eine freie Bewegungskette Hüftgelenk-Becken-Lendenwirbelsäule. Jede Störung in dieser Einheit ist mit einer besonders belastenden Sitzhaltung verbunden.

Sitzen ist in unserer Zeit nicht nur die häufigste Gebrauchshaltung geworden, sondern gilt auch als die schlechteste, das heißt die am meisten wirbelsäulebelastende und störanfälligste Ruhehaltung, denn sie behindert den für die Bandscheibe unerläßlichen Pumpmechanismus (2:3.6). Deshalb der wichtige *Leitsatz: „Die Zwischenwirbelscheibe lebt von der Bewegung"* (siehe 3:2.4, 5:3.1.4).

Welche Muskeln bei verschiedenen Sitzhaltungen relativ wenig und welche relativ viel beansprucht werden, zeigt eine Übersicht: Abbildung 5/6. Außerdem sind die Druckverhältnisse in den Bandscheiben anschaulich in Bildern des Kapitels 3:2.2.3 dargestellt.

Wird langzeitiges Sitzen mit Schwingbelastung in motorisierten Fahrzeugen verbunden, so vermehrt sich das Schadensrisiko für die Gewebe der Zwischenwirbelscheibe (5:3.3.1). Näheres über die zahlreichen Probleme, die mit dem Sitzen in unserem täglichen Leben zusammenhängen, enthalten weitere Kapitel, zum Beispiel 5:3.1.4, 7:3.2.2, 7:3.5.4.

Neuere Literatur zum Sitzen: *Grandjean* u. *Hünting* 1978, *Schoberth* 1979, *Kropp* 1979.

Das *Liegen* ist im Gegensatz zum belastenden Sitzen die beste Ruhehaltung für die Wirbelsäule (7:3.5.3). Wie weiter vorn bereits ausgeführt, ist mit dem Liegen kein meßbarer Energiever-

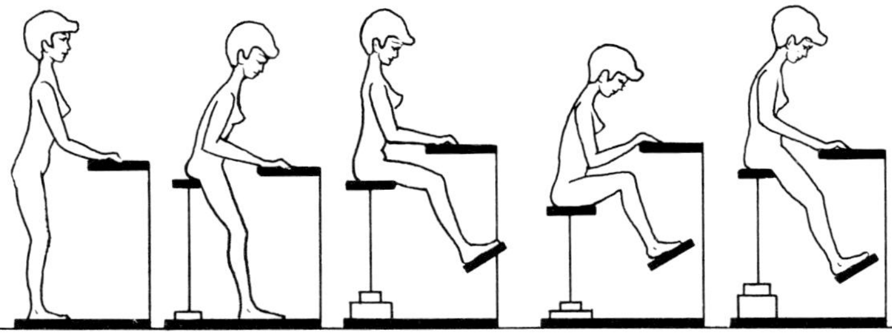

Wadenmuskulatur	++	+	+	+	+
Rückenmuskulatur	+	+	++	+++	++
Armmuskel M. biceps I	++	++	++	++	+++
Armmuskel M. deltoides II	++	++	++	+++	+

Abb. 5/6: Elektromyographisch festgestellte Muskelspannung bei verschiedenen Körperhaltungen (nach *Laurig* u. *Rohmert*). Die Zahl der Kreuze entspricht der relativen Stärke der Anspannung

brauch verbunden. Er stellt sich aber bereits beim Heben der Arme ein: Abbildung 5/7. Häufig wird übersehen, daß die unmittelbare mechanische Belastung der Wirbelsäule nicht allein mit dem Energieverbrauch beurteilt werden kann. Dazu ist das Messen des im Inneren der Gliederkette entstehenden Druckes erforderlich. Verschiedene Arbeitsgruppen haben Berichte darüber vorgelegt: Messungen des Binnendruckes in der Bandscheibe L 3 / L 4 (3:2.2.2 u. 3:2.2.3).

Wird der relative Druck in dieser Zwischenwirbelscheibe im Stehen mit 100 bezeichnet, so beträgt er in flacher Seitenlage 75 und in Rückenlage immerhin noch 25: Abbildung 3/5.

Während es für die Gliedmaßengelenke eine spannungsfreie, entlastete Ruhestellung gibt, verursacht der Spannungsdruck im Inneren des Halbgelenkes Zwischenwirbelscheibe-Sprengkraft des Gallertkernes, Kapitel 3:2.2.2 mit Abbildungen. Gegenspannung in den Faserringschichten sowie in den zu jedem Bewegungssegment gehörenden Bändern: vorderes und hinteres Längsband, gelbe Bänder, Zwischenbänder der Wirbelbogenreihe u.a. Diese disko-ligamentalen Spannungen tragen eine gewisse Unruhe in sich, die zum Teil auf die veränderte Flüssigkeitsmenge in den Zwischenwirbelscheiben bei der Ruhelage zurückgehen, zum Teil durch Ausgleichsbewegungen der anliegenden Muskeln bestimmt werden.

Leitsatz: „Das Rückgrat wird in jeder Haltung mechanisch beansprucht.“

5:2.3.3 Gehen / Beugen / Drehen

Die mit dem *Gehen* verbundenen symmetrisch rechts-links-pendelnden Bewegungen wirken kräftigend auf die Rückenmuskulatur. Gleichzeitig unterstützen sie den Bandscheibestoffwechsel im Sinne des Pumpmechanismus: siehe in 2:3.5.2, 5:1.1, 5:2.3.2, 5:3.1.4. Dieser wichtige Pumpvorgang wird auch bei jedem Schritt durch hinzukommende mäßig starke Vibrationen verstärkt, die auf dem Leitweg über Beine und Becken zum Rückgrat gelangen. Im richtigen Zusammenwirken dieser Vorgänge ist allerdings gelockertes Gehen in geeignetem Schuhwerk mit Abrollen des Fußes Voraussetzung. Dem Zusammenhang zwischen Gehen und Rückgrat sind seit langer Zeit viele Studien gewidmet worden. Darüber wird in Kapitel 7:3.2.1 und für die Belange des sportlichen Gehens in 8:4.3.2 u. 4.3.3 berichtet.

An dieser Stelle ist noch die durchschnittliche Gehbelastung im Alltag zu erwähnen: *H. Groh* u. *G. Groh* haben 1975 die tägliche Schrittzahl des Großstadtmenschen mit rund 20000 Schritten angegeben. Das bedeutet für jedes Bein 10000maliges Auftreten und damit auch ebensoviele zur Wirbelsäule weitergeleitete Druckstöße (Vibrationseinflüsse), die jeweils ein leichtes Pendeln nach der Gegenseite erzeugen. Der Lenden-Kreuzbein-Übergang muß sich also 20000mal am Tage neu einstellen. Das verträgt ein gesundes Rückgrat nicht nur sehr gut, sondern sein dynamisches Muskelkorsett (3:2.5, 4:8.2) wird dadurch in seiner Stabilisierungsfunktion gestärkt und der für die Diffusionsernährung der Zwischenwirbelscheiben notwendige Pumpmechanismus angeregt.

Welche ungünstigen Einflüsse im Gegensatz zum normalen Gehen durch den Geher-Sport sowie durch die leichtathletischen Laufdisziplinen für die Wirbelsäule zu befürchten sind, ist in den Kapiteln 8:4.3.2, 8:4.3.3 nachzulesen.

Beugen und längere *Beugehaltung* der Wirbelsäule erzeugen verschiedene Belastungsproble-

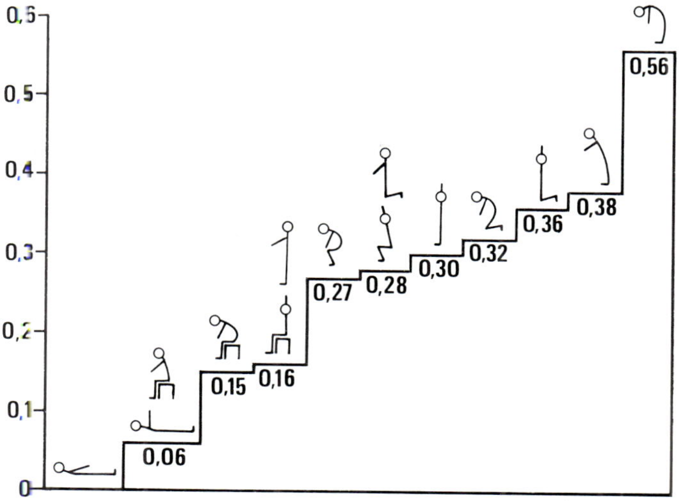

Abb. 5/7: Der Energieumsatz nach kcal/min in verschiedenen Körperhaltungen (nach *Sämann*)

me. Beim Beugen nach vorn wird die Wirbelsäule, falls sie keine fixierten Krümmungen hat, in eine Totalkyphose verwandelt unter Drehen und Rückverlagern des Beckens. Für diese beim Beugen übliche Gebrauchshaltung der Wirbelsäule steigt infolge der notwendigen Gegenhaltekräfte der Muskulatur der Energieumsatz, der im Stehen 0,16 kcal/min beträgt, auf 0,56 an und ist damit der höchste Meßwert für übliche Gebrauchshaltungen: Abbildung 5/7. Gleichzeitig wirkt ein hoher Druck auf die vorderen Teile der Zwischenwirbelscheiben, der bei Vorveränderung des Gewebes verschlimmernde Schädigungsursache sein kann. Darum ist das in den Kapiteln 3:2.2.2, 5:2.3.4, 7:3.2.3 beschriebene Heben unter Vermeiden einer Totalkyphose eine wichtige wirbelsäuleschonende Maßnahme.

Besonders häufig war die gut zugängige Halswirbelsäule das Studienobjekt zum Berechnen von Durchschnittswerten der Beweglichkeit. Den *Kipp-* und *Drehbewegungen* fiel im oberen Halsbereich und am Übergang zum Kopf besondere Aufmerksamkeit zu. Das umfangreiche Schrifttum ist bei *Junghanns* (1979) zu finden. In Diagrammen, die *Penning* 1976 u. 1978 durch das Messen von Röntgenfunktionsaufnahmen erhielt, sind die Achsen und die Bewegungsmöglichkeiten der verschiedenen Segmente nach vorn, seitlich und rückwärts dargestellt. Daraus ergibt sich u.a. das häufige, leicht treppenförmige Verschieben der Halswirbel bei Vorbeuge, das in Höhe C 2/3 und C 3/4 vor allem bei Kindern deutlich ist. Außerdem errechnete er den Rückgang der Bewegungsausschläge während des Lebens: Zwischen Vor- und Rückbeuge liegen im 10. Lebensjahr 120° und im 70. nur noch 75°. Weitere Ergebnisse aus den letzten Jahrzehnten, die für das gezielte Studium der Halswirbelsäule wichtige Beiträge liefern, stammen von *Dunsker* et al. 1977, *Llopis* 1968, *Lysell* 1969, *Markuske* 1971, *Pschirrer* 1968, *Rizzi* et al. 1975, *Stofft* 1976, *Töndury* 1975, *White* et al. 1975 u.v.a.

An der Brustwirbelsäule lassen die anatomischen Gegebenheiten (Rippen-Wirbel-Gelenke, Dornfortsätze, Wirbelbogengelenke) wesentlich geringere Rückbeuge- als Vorbeugemöglichkeit zu: *Stofft* u. *Ribka* 1975 u.v.a. (Die anstelle von Rückbeuge = Retroflexio oft verwendeten Begriffe Extension oder Hyperextension stiften Verwirrung: siehe die Anmerkung in 7:3.2.1.)

Ähnlich zahlreich wie für die Halswirbelsäule liegen Meßergebnisse über die Beweglichkeit der *Lendenwirbelsäule* und für den statisch sowie dynamisch wichtigen Lenden-Kreuzbein-Übergang, das Lenden-Kreuzbein-Scharnier, vor. Sie gehören zu dem Basiswissen jeder körperlichen Untersuchung (6:3.3) und sind gerade für die unter erheblichen äußeren Einflüssen stehende Lendenwirbelsäule wichtig. Über das Messen der Beweglichkeit im unteren Wirbelsäulebereich steht Ausführliches in 6:3.3.2. Aus der umfangreichen Literatur sollen nur einige Verfasser genannt werden: *Benson* et al. 1976, *Panjabi* mit *Krag* et al. 1977, *Rizzi* et al. 1972 bis 1976, *Schultz* u. *Galante* 1970.

Für die wichtige *Drehbeweglichkeit* der einzelnen Wirbelsäuleabschnitte gibt es umfangreiche Studien: *Ecke* 1971, *Gregersen* u. *Lucas* 1967, *Lumsden* u. *Morris* 1968, *Nash* u. *Moe* 1969, *Papastravrou* u. *Ecke* 1971, *Pavelka* 1970. Die Ergebnisse wurden mehrfach durch das Messen von Bewegungsausschlägen der in Dornfortsätze eingestochenen Nadeln gewonnen. Zum Verständnis der Rotations- und Schlinger-

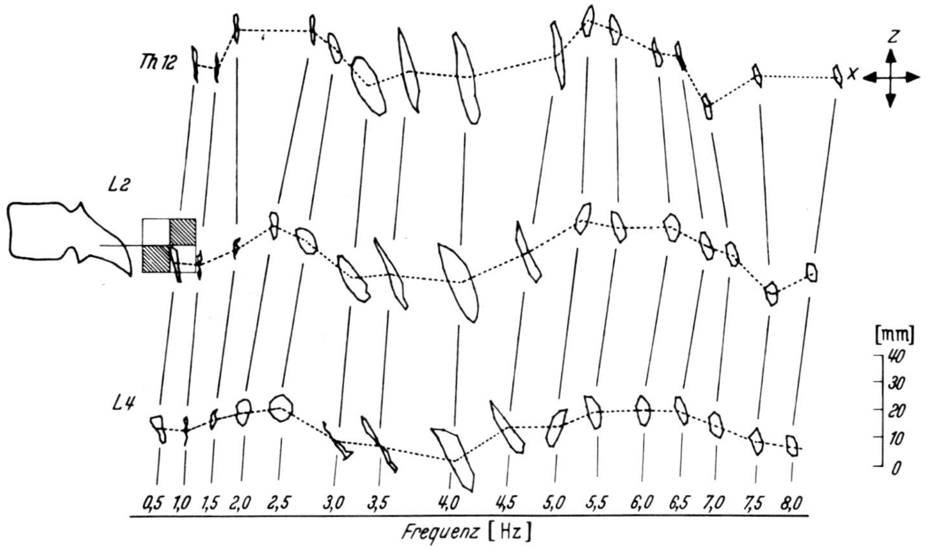

Abb. 5/8: Schlingerbewegungen der Wirbel T 12, L 2, L 4 bei vertikaler Schwingerregung (Z-Richtung) von 0,5 bis 8,0 Hz, aufgezeichnet mittels eingestochener Nadeln in den Dornfortsätzen (nach *Dupuis* 1975)

bewegungen der Wirbel können die Ergebnisse von *Dupuis* u. Mitarbeiter dienen, die sich auf die Einflüsse von Schwingungen beziehen: Abbildung 5/8.

Das im Bewegungssegment stattfindende Drehen, gelegentlich mit geringem Kippen, hängt sehr wesentlich von den Möglichkeiten ab, die die Wirbelbogengelenke zulassen. Die Zwischenwirbelscheiben haben durch die Verankerung von Faserringschichten in den Wirbelkörperrandleisten einen zusätzlich bremsenden Einfluß. Durch Zwischenwirbelscheibe, Wirbelbogengelenke und die anatomische Struktur der Wirbelbögen sind die Rotationsachsen bestimmt. Außerdem ist die Drehmöglichkeit im Stehen und im Sitzen unterschiedlich.

Die geschilderten Bewegungen sind nicht in allen Segmenten immer nur als reine Vor-, Rück-, Seitbeugen oder Rotationen möglich. Häufig kommt es zu Verbundbewegungen (7:3.2.1). Zum Beispiel gesellen sich zu den Vor- und Rückbeugen oft Drehen oder leichtes Kippen einzelner Wirbel, wie *Jirout* 1970 durch Röntgenbild-Messungen an 2955 Wirbeln der Halswirbelsäule von 326 Versuchspersonen nachwies.

5:2.3.4 Heben und Tragen

Heben und Tragen sind recht häufige Vorgänge im täglichen Leben, im Freizeitverhalten (Gartenarbeit, Breitensport) und naturgemäß auch im Leistungssport. Die für Heben und Tragen notwendigen Kräfte liegen in drei statischen und dynamischen Faktoren: Wirbelsäule mit dem Spannungsdruck der Bandscheiben, Muskulatur, Innendruck des Bauch- und des Brustraumes (als zusammenwirkende hydropneumatische Kammern nach *Schanz*).

Entsprechend der Muskelarbeit ergibt sich ein erhöhter Energieumsatz. So benötigt die Vorbeuge ohne Heben bereits 0,56 kcal/min und damit den höchsten Verbrauch einer unbelasteten Haltung: Abbildung 5/7. Kommt zum Bükken noch eine Hebeleistung von 10 kg, erhöht die aufrichtende und das Gleichgewicht haltende Muskelkraft den Druck am Übergang Lendenwirbelsäule/Kreuzbein auf 422 kg: Figur links unten in Abbildung 5/9. Wird das Gewicht von unterhalb der Standfläche angehoben, entsteht ein Druck von 727 kg am Lenden-Kreuzbein-Scharnier: Figur rechts unten im Bild.

Übermäßiger Druck liegt auf den vorderen Anteilen der Bandscheiben im unteren Lendenbereich beim (falschen!) Heben mit gekrümmtem Rücken: Abbildungen 3/3, 3/4. Zum richtigen Heben und Tragen gehört der gestreckte Rücken, damit der Druck sich gleichmäßig auf die gesamte Bandscheibe verteilt. Heben mit Gewichtsbelastung schont die untere Lendenwirbelsäule sowie den Übergang zur Kreuzbeinbasis am besten, wenn aus Hockstellung gehoben wird: Abbildung 5/10. Das Bild zeigt besonders deutlich die hohe Last, die entsteht, wenn statt der Hockstellung die Beine gestreckt sind. Weitere Ausführungen dazu in 7:3.2.3, und für das sportliche Gewichtheben in 8:4.6.2.

Als 1931 *Schanz* den Bauch als Hilfstrageorgan der Wirbelsäule beschrieb, fand er wenig Verständnis. Spätere Studien zeigten jedoch,

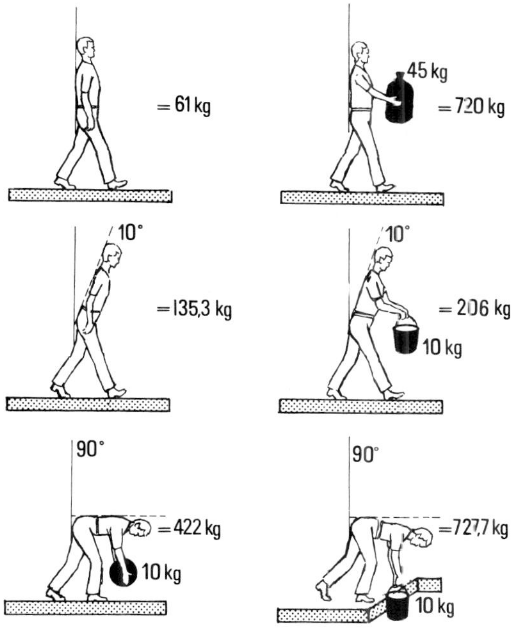

Abb. 5/9: Belastung am Lenden-Kreuzbein-Übergang beim Heben. Eine Last von 45 kg vor dem Körper gehalten (rechts oben) gibt fast die gleiche Druckkraft wie eine Last von 10 kg, die von unterhalb der Standfläche (rechts unten) zu heben ist (nach *Kucera* u. *Charvat*)

daß der Bauchinnendruck beim Aufheben einer Last um 150 und gleichzeitig der intrathorakale Druck um 50 mmHg steigen. Die axiale Tragfähigkeit der Wirbelsäule wird durch den erhöhten Druck unterstützt, der – anders ausgedrückt – den Lastdruck vermindert: in der Lendenwirbelsäule um 50% und in der unteren Brustwirbelsäule um 30%. Im Gegensatz zu diesen Ansichten meint *Farfan* 1973, daß die rückwärtigen Elemente des Segmentes, im wesentlichen die Wirbelbogengelenke, viel von der Hebelast auffangen. Der Innendruck des Bauchraumes hilft nach seiner Ansicht nur mit einem um 5 bis 10% verminderten Druck kurzfristig während des Kippmomentes, das bei dem Hebevorgang auftritt. Weitere Literatur: *Fairbank* et al. 1980, *Grew* 1980.

Die Studien über Druckbelastungen der Zwischenwirbelscheiben und über die erforderlichen Muskelkräfte ergeben bei dem Zusammenstellen von Grenzlasttabellen für das Heben und Tragen und für Vorsorgemaßnahmen praktische Anhaltspunkte, siehe in 7:3.2.3. Deswegen setzten verschiedene Länder Grenzwerte für das berufliche Heben und Tragen fest. Für jugendliche Männer und Frauen unter 18 Jahren werden nur geringe Lastgewichte gestattet, um die noch wachsende Wirbelsäule zu schonen; siehe die Tabellen 7/2A u. 7/2B in 7:3.2.3.

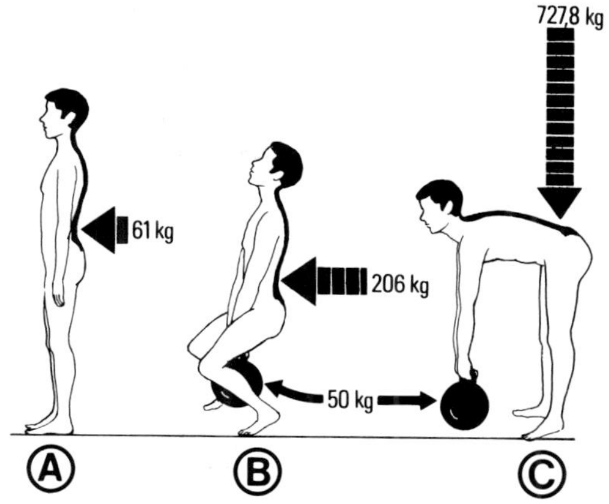

Abb. 5/10: Lasteinfluß auf den Lenden-Kreuzbein-Übergang bei aufrechter Haltung durch das Kopf-Rumpfgewicht (A), beim Heben von 50 kg mit gebeugten Knien und gestrecktem Rücken (B), bei *falschem Heben* aus Vorbeuge mit gestreckten Beinen (C)

Da Heben und Tragen häufig mit Drehen des Körpers verbunden ist, erforschte *Tichauer* 1971 die Drehmomente an der Lendenwirbelsäule und an den Hüftgelenken durch Myogramme. So entsteht ein „biomechanisches Profil" der Hebeaufgabe. Aus den Ergebnissen der myographischen Messungen von Hebelast ist die Leistung vergleichbar abzulesen. Verschiedene Trageweisen der Last, aber auch die Schuhabsatzhöhe – beides von Interesse für die Tätigkeit im Haushalt –, die sich auf die Lendenlordose auswirken, sind mit diesem Verfahren differenzierbar: siehe in 7:3.2.3.

Weitere Literatur: *Poulsen* 1981.

Das einseitige Tragen einer Schultasche – stets unter dem gleichen Arm – bedeutet im Kindesalter Probleme für das Rückgrat, über die in Kapitel 7:2.3.2 berichtet wird. Die Last der Schulbücher im Schulranzen auf dem Rücken verursacht weniger Schwierigkeiten für die Wirbelsäule.

5:2.4 Beteiligung von Muskeln, Nerven, Gefäßen

5:2.4.1 Muskeln

Die hervorragend wichtige Rolle der Muskulatur (2:2.4) wird bei jeder Körperbewegung bewiesen. Daran ist die Wirbelsäule infolge ihrer zentralen Funktion als Achsenorgan des Stütz- und Bewegsystems mindestens passiv, meist aber aktiv beteiligt. Die mechanischen Aufgaben liegen keineswegs nur bei der unmittelbar an der Wirbelsäule ansetzenden Muskulatur, sondern jede Bewegung der oberen und der unteren Gliedmaßen, des Brustkorbes und des Kopfes erfordert eine aktive Mitarbeit der Rumpfmuskulatur, die bei der Bewegung hilft, aber auch mit bremsender Wirkung oder zur Stabilisierung der Haltung eingeschaltet ist. Nicht nur die Muskulatur in der unmittelbaren Umgebung der Wirbelsäule, sondern auch Muskeln, die zwar an der Wirbelsäule entspringen, aber ihren Ansatzpunkt weit davon entfernt haben (z.B. Mm. psoas und glutaeus maximus), sind wichtige mechanische Faktoren für das Aufrichten, das Halten, die Stabilisation und für das Bewegen des zentralen Achsenorganes. Nicht vergessen werden darf, daß – außerhalb gymnastischer / sportlicher Körperschulung – *„allein das Gehen die beste koordinierte Tätigkeit der Rumpfmuskulatur erzielt"* (*Leitsatz*), siehe 5:2.4.1, 7:3.8.3. Außerdem bestehen die Aufgaben der Muskulatur darin, der Schwerkraft und anderen Massenkräften, zum Beispiel der Trägheit, Widerpart zu leisten.

Die Atembewegungen des Brustkorbes greifen ebenfalls in die muskelmechanischen Belange der Wirbelsäule ein. Das gleiche gilt für die Bauchmuskulatur, deren besondere Beziehung zur Drehbelastung der Lendenbandscheibe *Farfan* 1975 darstellt: Abbildungen 2/18, 2/19. Es bestehen viele funktionale Verbindungen zwischen den Muskeln des Rückens, der Bauchwand und des Brustkorbes. Dazu sind noch die äußeren Brustwandmuskeln zu rechnen, deren Aufspannung die stabilisierende Wirkung des Brustkorbes auf die Wirbelsäule verstärkt. Auch das Zwerchfell spielt eine Rolle. Diese Muskelbeziehungen zwischen Brustkorb, Bauch und Wirbelsäule sowie der in Brust- und Bauchhöhle vorhandene Innendruck (Luftblasen) veranlaßten *Schanz* bereits 1930 dazu, Brustkorb und Bauchhöhle als Hilfstrageorgane der Wirbelsäule anzusehen. Denn Brust- und Bauchraum wirken bei Muskelanspannung als nicht deformierbare Zylinder, als hydropneumatische Kammern. Die Anregungen, die *Schanz* gab, waren Anlaß zu vielerlei ähnlichen Betrachtungen, wie sie *Farfan* 1973 unter Hinweis auf die Literatur schildert.

Wie stark die Bauchmuskulatur auf den Innendruck der Lendenbandscheiben einwirken kann, prüfte *Nachemson* (1975): isometrische Übungen der Bauchmuskulatur erhöhen den Druck in der Zwischenwirbelscheibe L 3/4 auf 110 kg. Zum Vergleich: Der Druck in der Ruhelage beträgt 30 kg, beim aufrechten Stehen 70 kg.

Für die Wirbelsäule können erhebliche funktionale Schwierigkeiten auftreten, wenn einzelne Muskeln oder Muskelgruppen infolge krankheitsbedingter Lähmung ausfallen, oder wenn eine einseitig belastende Haltung leistungsmindernd auf bestimmte Muskelgruppen wirkt. Oft machen Rückenbeschwerden auf solche muskelmechanische Fehlleistungen aufmerksam. Dann muß der Rückenschmerz in seiner Ursache bekämpft werden: Richtige Haltung beim Sitzen in der Schule und im Elternhaus sind erforderlich (7:2.3.2, 7:3.2.2).

Ein wesentlicher Faktor bei der Prüfung mechanischer Einflüsse auf die Wirbelsäule am Lebenden ist der Krafteinsatz der Muskulatur des Rückens in Zusammenhang mit denjenigen Muskelgruppen des Stammes, des Halses und Nackens sowie der Arme und Beine, die statisch oder dynamisch mit der Wirbelsäule zusammenwirken. Im einzelnen sind diese Kraftverhältnisse nur schwierig zu analysieren. Die Stärke der von Körper oder von einzelnen besonders bei den Bewegungen und Belastungen beteiligten Muskeln ausgehenden Kräfte wurde von *Kroemer* (1969) und von anderen Wissenschaftlern in Versuchsreihen geprüft. Die dabei unmittelbar an der Muskulatur der Wirbelsäule entstehenden sowie von ihr ergänzend oder als Gegenwehr zu leistenden Kraftanstrengungen konnten in den Versuchen allerdings nicht immer bis ins einzelne aufgeschlüsselt werden: zum Beispiel an den unterschiedlich langen und sich überspringenden Zügen der langen Rückenstreckmuskulatur.

Die Kraft der unmittelbar auf die Wirbelsäule einwirkenden Muskeln beweisen Wirbelkörperbrüche infolge tetanischer Muskelkrämpfe, wie sie beim Wundstarrkrampf und bei Schocktherapie vorkommen: Literatur bei *Schmorl* u. *Junghanns* 1932 und 1968. Bisher ist jedoch nicht nachgewiesen, daß durch kraftfordernde koordinierte Bewegungen des täglichen Lebens mit besonderem Bezug zur Wirbelsäule – also durch bewußt gesteuerte Kräfte – Brüche von gesunden Wirbelkörpern auftreten. Selbst vom dynamisch ausgewogenen Heben schwerster Gewichte beim sportlichen Gewichtheben ist das nicht bekannt (8:4.6.2).

Vom Einsatz der für das tägliche Leben, für Sport und Freizeit beanspruchten Muskulatur (einschließlich der Herz-Kreislauf- und der Atemmuskulatur) hängt der Energiebedarf, berechnet in kcal/min, im wesentlichen ab. Er ist das wichtigste Kriterium für jede körperliche Belastung.

Sämann gibt 1970 für die entspannte Rückenlage den Energieumsatz mit 0,00 kcal/min an und findet den Höchstwert von 0,56 kcal/min beim Stehen mit stark gebeugtem Rücken: siehe Abbildung 5/7. Die massenmäßig sehr umfangreiche Muskulatur des Rückens zusammen mit den Muskeln, die den Rumpf mit Kopf und Gliedmaßen verbinden, haben den größten Anteil am Energieverbrauch.

Mit der Berechnung der kcal/min-Werte ist aber keine spezielle Aussage über die Belastung der Wirbelsäule gegeben. Um hierfür Grenzwerte der schadenfreien Belastungsfähigkeit zu erhalten, erfolgten verschiedene Berechnungen, von denen nur wenige wiedergegeben werden sollen, die zum Teil auch die entlastenden Muskeleinsätze berücksichtigen. Entlastung für die Wirbelsäule bringt unter anderem der Innendruck von Brust- und Bauchhöhle, der durch eine kräftige Muskulatur des Thorax und der Bauchwand wesentlich unterstützt werden kann. Darüber ist bereits weiter vorn in diesem Kapitel berichtet worden. *Morris* (1973) legt eine Berechnung zu diesem Komplex vor. Am Hauptbelastungspunkt, dem „Drehscharnier" des Lendenwirbelsäule-Kreuzbein-Überganges beträgt die Belastung 939 kg. Sie vermindert sich durch Muskelanspannung der Bauchdecken und durch den auf diese Weise unterstützten Bauchinnendruck auf 672 kg.

In allen Fragen, die mit dem Muskeleinsatz in Verbindung stehen, hat sich auch für die der Wirbelsäule dienende Muskulatur die *Elektromyographie* (EMG) hervorragend bewährt. Sie steht allerdings für übliche allgemeine Untersuchungen, z.B. im Rahmen des Jugendarbeitsschutzgesetzes sowie für Einstellungsuntersuchungen (Sport, Wehrdienst) infolge des hohen Aufwandes an Zeit nicht zur Verfügung. (Dafür eignet sich ein einfaches Verfahren: das Messen der Rumpfhebezeit aus Bauchlagenüberhang mit vorgestreckten Armen.)

Das EMG kann die erheblichen Unterschiede verdeutlichen, die sich bereits bei verhältnismäßig gering geänderten Unterstützungen von Rücken und Kopf am sitzenden Menschen ergeben, wie das „Ruhe-EMG" in Abbildung 5/11a zeigt.

Ausführlichere Angaben über die Einflüsse

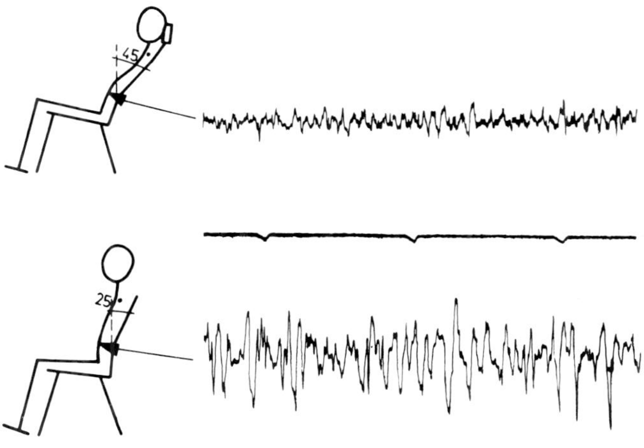

Abb. 5/11a: Elektromyogramme der Lendenmuskulatur (ermittelt über Hautelektroden) beweisen die unterschiedliche Beanspruchung der „ruhenden" Rückenmuskulatur in Abhängigkeit von der Rückenunterstützung mit und ohne Kopfunterstützung (aus *Schmidtke*, Ergonomie 2)

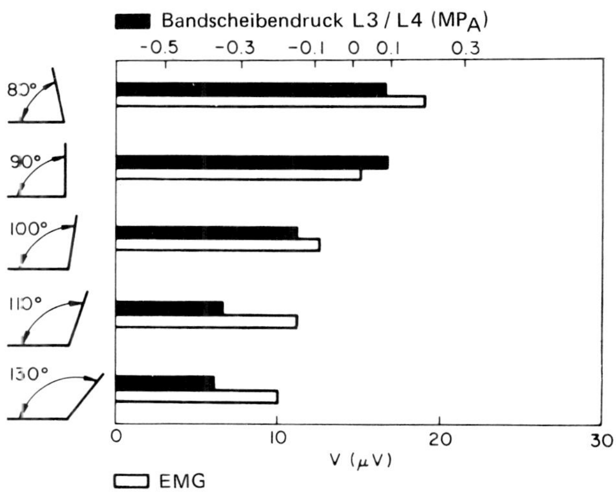

Abb. 5/11b: Druck in der Bandscheibe (schwarze Balken) und Elektromyogramm (weiße Balken) der Rückenmuskeln in Beziehung zu verschiedenen Neigungswinkeln der Rückenlehne (MPA = Megapascal) (nach *Andersson* u. *Örtengren* 1974)

der verschiedenen Winkelgrade von Rückenlehnen auf den Bandscheibedruck und auf die EMG-Werte des Sitzenden lassen sich aus der Abbildung 5/11b ablesen. Bandscheibedruck (gemessen intradiskal zwischen L3 und L4), ebenso EMG-Werte vermindern sich entsprechend dem vergrößerten Winkel zwischen Sitz und Rückenlehne.

Kommen zur Sitzhaltung noch Vibrationen hinzu – wie im Kraftwagen oder anderen motorisierten Fahrzeugen (5:3.2) –, entsteht ein geändertes biochemisches Milieu in den Muskeln: darüber kann bei *Junghanns* 1979 (Teil I) nachgelesen werden. Als Folgen sind Muskelschwäche, Muskelatrophie und übergeordnete Schäden im motorischen Neuron beschrieben worden. Das EMG vermag erschütterungsbedingte Folgen in der Rückenmuskulatur nachzuweisen.

Durch Schwingungen in der x-Achse (von vorn nach hinten) und in der y-Achse (von rechts nach links), also quer zur Wirbelsäulenachse, entsteht bei 3 Hz starke Aktivität der Rückenmuskulatur. Zwischen 1,5 und 3 Hz vermehrt sich die Steigerung der EMG-Potentiale um 93 %.

Das ist nach *Dupuis* eindeutig auf das Resonanzverhalten des Oberkörpers zurückzuführen. Für die Wirbelsäule des sitzenden Menschen bedeutet also das Erregen horizontaler Vibrationen von 3 Hz (zum Beispiel durch die Rückenlehne im PKW) eine besonders hohe Beanspruchung. Sie wird umso stärker, je mehr die Sinus-Vibrationen in stochastische übergehen. Dadurch kommt es zu statischer Anspannung mit hoher Muskelaktivität. Besonders zu beachten ist die von *Schmidtke* 1974 betonte Tatsache, daß die zwischen 1 und 3 Hz liegenden Vibrationen, die ihren Einfluß in der horizontalen y-Richtung ausüben, besonders hohe motorische Steuerungsfehler verursachen – wesentlich höhere als die Vibrationen der x-Richtung, die bereits stärker sind als die in z-Richtung (in der Wirbelsäulelängsachse) liegenden Schwingungen. Verlaufen Vibrationen in y-Richtung mit Kombinationen von Rollschwingungen, so ergeben sich die stärksten Fehler in der Muskelsteuerung. Das ist ein häufiger Grund für Rükkenschmerzen beim Autofahren, wenn eine Insufficientia intervertebralis vorliegt: Kapitel 3:4.2. Das ist unter anderem damit zu erklären, daß die Rückenmuskulatur infolge der Schnelligkeit des unvorhergesehenen Wechsels der Schwingrichtung und der Amplituden keine so rasch reagierende Verhaltenskomponente für die Abwehr mobilisieren kann (vergleiche 5:3.2.3).

Die unterschiedlichen Reaktionen der Lendenmuskeln auf sinusförmige und auf stochastische Schwingungen, die vom Sitz her als Ganzkörperschwingungen vertikal einwirken, sind in den nebeneinandergestellten Schwingungskurven in Abbildung 5/12 eindrucksvoll abzulesen. In etwas anderer Weise verlaufen die in dorsoventraler Richtung erzeugten Schwingungen: Abbildung 5/13.

Die bereits erwähnten schwingbedingten biochemischen Vorgänge im Muskelstoffwechsel beeinträchtigen die Belastbarkeit der Rumpfmuskeln. Weiterbestehender Einfluß von Vibrationen führt zum Ermüden und damit zur Fehlhaltung der Wirbelsäule. So steuert ein Teufelskreis das Rückgrat schließlich in eine krankheiterzeugende Überlastung. Infolgedessen bedürfen Muskulatur mit Ligamentstrukturen sowie die Bandscheiben der zwischenzeitlichen Belastungsänderung mit gezielter erholsamer Bewegung, denn „Erholung durch Wechsel" ist ein biologisches Grundgesetz (2:3.6).

Schoberth hat 1962 aufschlußreiche Vergleiche der Muskelreaktionen im Nacken- und Lendenbereich mittels elektromyographischer Studien bei gebräuchlichen Sitzhaltungen angestellt. Die Ergebnisse, übersichtlich zusammengefaßt in Abbildung 5/5, zeigen verstärkte Reaktionen in den Nackenmuskeln, wenn bei gleichbleiben-

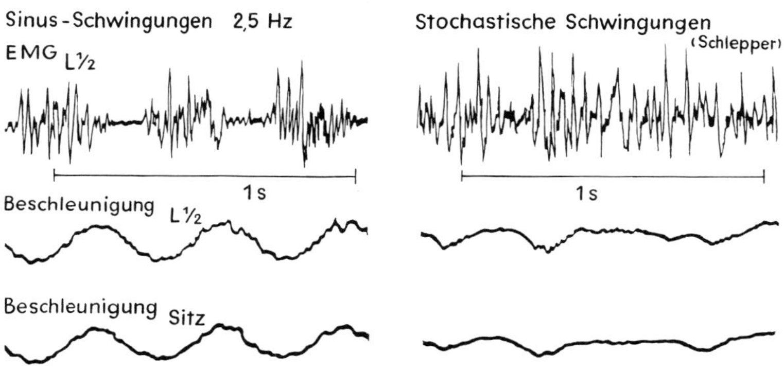

Abb. 5/12: „Programmierte" Muskelreaktion der Lendenmuskulatur auf erregende Sinusschwingungen mit 2,5 Hz (links). Reaktion der gleichen Muskelgruppe ohne vorliegendes Verhaltensmuster auf erregende stochastische Schwingungen (rechts). EMG = Elektromyogramm. L 1/2 = Meßstelle in Höhe Lendenwirbel L 1 bis L 2 (nach *Dupuis*)

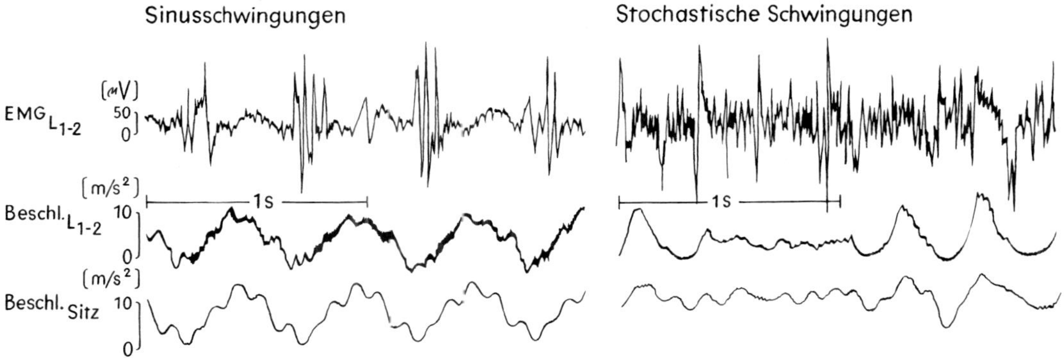

Abb. 5/13: Elektromyogramme des M. erector trunci bei Sinusschwingungen (links) und stochastischen Schwingungen (rechts) in dorso-ventraler Einwirkung (nach *Dupuis*). Vergl. die Unterschiede zu den Kurven in Abbildung 5/12.

der Rückenhaltung der Kopf nach vorn geneigt ist. Wird diese Vorbeuge langzeitig eingehalten, kommt es zur ermüdenden Anspannung der Nackenmuskulatur. Das hat bei der Arbeit am horizontalen Schultisch häufig den kindlichen Beugekopfschmerz (Anteflexionskopfschmerz, 7:2.3.2) mit Schulunlust zur Folge. Das Wiedereinführen schräggeneigter Schreibplatten für die Schulpulte kann Abhilfe bringen (7:2.3.3).

Wegen der Häufigkeit von Kopf-Nacken-Schulter-Arm-Schmerzen wurde die Halswirbelsäule mit ihrer zugehörigen Muskulatur im Elektromyogramm oft und eingehend untersucht. Sie ist geradezu ein Paradebeispiel für das Erkennen der Probleme, für ihre Durchforschung und für die Versuche zur Abhilfe.

Die mit gebündelten Faserzügen über mehrere Bewegungssegmente alternierend hinweggreifenden Teile des M. erector trunci gewährleisten auch im Nackenbereich differenziert abgestimmte Funktionen für verschiedene Haltungen sowie bei statischen und kinetischen Anforderungen an das Rückgrat. Nur die differenziert durchgeführte Elektromyographie erbringt die erforderliche zuverlässige Aussage über das Zusammenspiel und über die Gegenfunktionen der einzelnen Muskelteile bei Wirbelsäulebewegungen.

Das Aufrechterhalten jeder Kopfstellung, jedes Bewegen des Kopfes und besonders sein Vorneigen erfordern eine anstrengende koordinierte Tätigkeit der zuständigen Muskelgruppen in Gemeinsamkeit mit den Bändern (5:2.7). Kommt es dabei infolge allzu langer Dauerhaltung – zum Beispiel unrichtige Neigung der Schreibplatte – zur Muskelverspannung und -ermüdung, besteht die Gefahr ernstlicher Schäden, die sozial- und vorsorgemedizinisch bedeutsam werden können. Darüber mehr in 7:2.3

Viele Autoren haben sich unter Zuhilfenahme mathematischer Wirbelsäulemodelle und mit Computerberechnungen um das Messen der von der Nackenmuskulatur aufzubringenden Gegenhaltekräfte bemüht; siehe die Bände 85 (*Rizzi* 1979) und 78 (*Junghanns* 1979) der Buchreihe ‚Die Wirbelsäule in Forschung und Praxis'. Die Drucklast, die auf der unteren Halswirbelsäule ruht, wenn der vorgeneigte Kopf durch die Kraft der Nackenmuskulatur festgehalten werden muß, veranschaulicht Abbildung 7/13. Gegenüber der Ruhehaltung steigen die notwendigen Muskelkräfte bei starker Vorneige des Kopfes auf das Mehrfache. Bereits bei der funktionalen Kopfbeuge während des Schreibens (siehe 7:2.3.2) vermehrt sich die aufzuwendende Kraft über das Zweifache der üblichen Ruhehaltekraft. Dadurch wird die Muskulatur weit über das Gebiet ihrer idealen Kraftentfaltung hinaus gedehnt. Der größte Anteil der Gegenhaltekraft muß von den Nackenbändern übernommen werden. „Dieses Gegeneinanderlaufen der physikalischen und biologischen Gegebenheiten erschöpft das Muskelsystem und führt zur Dauerbelastung der Ligamentstrukturen": *Rizzi* et al. 1976.

Bei vorgeneigtem Kopf erhöht sich außerdem der Lastdruck auf die unteren Halsbandscheiben mit Bevorzugung ihrer vorderen Abschnitte: Abbildung 7/13. Denn anstelle des durchschnittlichen Kopfgewichtes von 6,7 kg, das bei Normalhaltung des Kopfes auf dem Übergang von der Hals- zur Brustwirbelsäule ruht, ergibt sich durch den infolge der Vorbeuge notwendigen Gegenzug der Nackenmuskulatur ein Druck von 21,0 kg.

Heben und Tragen verlangen einen besonderen Einsatz von Muskelkräften, die mittels Elektromyographie gemessen werden können. Mit diesem Verfahren und mit dem Messen des Innendruckes der Bandscheibe läßt sich die kraftsparende Hebetechnik finden. Näheres dazu enthalten die Kapitel 5:2.3.4, 7:3.2.3, siehe auch die Abbildungen 3/7, 3/8, 5/10.

Allgemeine Literatur über Rückenmuskelkraft: *Örtengren* et al. 1981, *Schulz* u. *Andersson* 1981.

Über das praktische Prüfen der Funktionen wichtiger Muskeln geben die Bilder im Buch von *Eder* u. *Tilscher* (Neuauflage 1982) gute Anleitungen. Zugleich wird von den Verfassern das Bekämpfen der Rückenschmerzsymptome durch muskelkräftigende Maßnahmen geschildert.

Ebenso wie an den Muskeln der Gliedmaßen kann auch die Rumpf-Muskulatur nach längerer Belastung zum *Muskelkater* neigen. Während man früher dafür das Anhäufen von Laktat in der Muskelsubstanz verantwortlich machte, neigt sich die Ansicht der Forscher heute zu der Annahme einer Mikrotraumatisierung, die mit reflektorischem Ödem einhergeht und schmerzhafte Muskelsteife hervorruft. Das hat Bedeutung für viele Sportarten.

Da sich die Stränge der langen Rückenstreckmuskulatur in einzelnen Faserbündeln gegenseitig verschoben überdecken, kommt es bei Kraftübungen der Gewichtheber, Turner, Ruderer, Leichtathleten, Wasserspringer nicht selten zu kleinen Einrissen einzelner Muskelbündel und zum schmerzhaften Muskelspann. Er wird fälschlicherweise oft als spondylogene Lumbago gedeutet. Durch entsprechende Therapie (Wärme, vorsichtige Massage u.ä.) erlangen die Athleten nach wenigen Wochen wieder Sportfähigkeit.

5:2.4.2 Nerven

In eine Betrachtung der Wirbelsäule vom Blickpunkt biomechanischer Probleme aus sind die Nerven einzubeziehen. Die enge Verflechtung des Rückenmarkes und der segmental austretenden Nervenwurzeln mit der Wirbelsäule (2:2.5) kann Ursache für mechanisch bedingte Beeinträchtigungen dieser Nerven sein. Glücklicherweise sind die erforderlichen Durchtrittsräume im Wirbelkanal selbst und in den Zwischenwirbelkanälen bei normal entwickelter Wirbelsäule genügend weit und durch Sperrmechanismen (Wirbelbogengelenke, gelbe Bänder usw.) so abgesichert, daß gefahrbringende Engen bei üblichen Wirbelsäulebewegungen und -belastungen nicht befürchtet werden müssen. Das kann sich aber bereits bei geringen Abweichungen der Wirbelsäuleform oder -haltung, durch angeborene Wirbelkanalenge (4:3.5) und bei Schäden im Bereich des Bewegungssegmentes ändern, wenn sich dadurch Verschiebungen im Bewegungssegment mit Engen im Wirbelkanal oder den paarigen Zwischenwirbelkanälen einstellen. Darüber wird in vielen Kapiteln berichtet, zum Beispiel in 3:4.3, 4:3.5, 4:5.1, 4:5.4 und anderen. Eine Übersicht über die Diagnostik der nervalen Störungen vom Standpunkt der Orthopädie bringt 1980 *Hoppenfeld.*

Teilweise oder vollkommene Nervenlähmungen, die nicht wirbelsäulebedingt sind, können durch Muskelschwächen oder durch Funktionsausfall von Muskeln die bereits weiter vorn angedeuteten ungünstigen mechanischen Einflüsse auf die Wirbelsäule haben.

Neben den größeren Nervenstämmen mit der beschriebenen mechanischen Beeinflußbarkeit sind die Abzweigungen verschiedener kleiner, segmental angeordneter Nerven aus mancherlei Gründen sowohl für die wissenschaftliche Forschung wie auch für die praktisch-ärztliche Diagnostik und Therapie bedeutungsvoll. Sie unterliegen ebenfalls mechanischen Einflüssen, die bei Schäden im Bewegungssegment, wie Chondrosis disci und deren Folgen (4:6.2.3 u. 4:6.2.4), ein Bündel von Beschwerden auslösen (3:4). Die Nerven im und am Bewegungssegment werden in 3:2.7 zusammenfassend beschrieben.

Mit der in 5:2.4.1 ausführlich erläuterten Bedeutung der Muskulatur für Statik und Dynamik der Wirbelsäule hängen nerval-muskulare Regelsysteme eng zusammen.

Langanhaltende Vibrationen sind ein beachtenswerter, mit Schädigungsmöglichkeit belasteter Faktor insonderheit für das periphere Nervensystem: weiteres darüber in 5:3.3.2. Das zentrale Nervensystem kann sowohl durch Teilkörper- wie durch Ganzkörperschwingungen in Mitleidenschaft gezogen werden; siehe in 5:3.2.2.

5:2.4.3 Blutgefäße

Blutgefäße (siehe die Beschreibung ihrer Anatomie in 2:2.5) sind in vielfältiger Weise in die mechanischen Aufgaben der Wirbelsäule einbezogen. Das betrifft einzelne in näherer Verbindung mit der Wirbelsäule stehende Gefäßbezirke. Vor allem ist die *Arteria vertebralis* zu nennen, die an der Halswirbelsäule durch die Foramina transversarii zieht, vergleiche 2:2.5. Dort kann sie ähnlich wie die durch die Zwischenwirbelkanäle austretenden Nervenwurzeln mechanisch beeinflußt werden, falls besondere – meist krankhafte – Bedingungen vorliegen. Die Arteria vertebralis paßt sich im subokzipitalen Bereich durch ihre Schlingen den mechanischen Erfordernissen der Kopfbewegungen zwar sehr gut an, ist an dieser Stelle aber gefährdet, wenn krankhafte oder unfallbedingte Schäden den Bewegungsablauf stören oder das freie Spiel der Gefäßschlinge behindern. Derart mechanisch verursachte Engen sind in der Lage, den Blutfluß in der Arteria vertebralis vorübergehend oder langdauernd einzuschränken und damit Schäden in den Versorgungsgebieten (Gehirn, Innenohr usw.) hervorzurufen. Praktisch kann der Art. vert. in ihrem Gesamtverlauf Schädigung durch äußere Einflüsse drohen: *Meyermann* 1982.

Die *Segmentarterien* können gelegentlich im unteren Bereich der Lendenwirbelsäule eine Rolle spielen, wenn sie durch einen Bandscheibevorfall in mechanische Bedrängnis geraten. Ihre Kompression ist eine häufig beobachtete Mitursache für ischialgische Beschwerden, unter Umständen auch für Lähmungen.

Nach Ansicht von *Schanz*, der bereits auf die Brust- und die Bauchhöhle als Hilfstrageorgane der Wirbelsäule hingewiesen hat (5:2.3.4), übt die prall-pulsierende *Blutfüllung der Aorta* eine helfende Stützfunktion für das zentrale Achsenorgan aus.

Ein von Blutgefäßen ausgehender Störeinfluß auf die Wirbelsäule kann auf einem bisher kaum beachteten Wege erfolgen. Experimente und klinische Beobachtungen ergaben, daß bei der *Vibrationskrankheit* (3:3.2, 5:3.2.2, 5:3.3.2) über den neurovasalen Weg der Blutzufluß bevorzugt in den Endkapillaren behindert ist. Dadurch können Ernährungsstörungen im kapillaren Versorgungsgebiet entstehen, zum Beispiel die vasospastische Erkrankung der Fingerkuppen (5:3.3.2). Wenn Vibrationen entsprechender Frequenzen bis in die Kapillargebiete der Wirbelkörper-Bandscheibe-Grenze (2:2.7) vordringen, was wahrscheinlich – experimentell jedoch noch nicht bewiesen – ist, werden ernste Störungen für das Zwischenwirbelscheibegewebe die Folgen sein: Verschleiß und Zermürbung (4:6.2.3 und 4:6.2.4). Denn ihr Stoffwechsel hängt von der Diffusion aus diesen Kapillargebieten ab. Für die biomechanische und die biochemische Forschung hält das Übergangsgebiet Wirbelkörper–Zwischenwirbelscheibe noch viele Fragezeichen bereit: siehe in 2:2.5, 2:2.7, 2:3.3.2, 3:2.4, 5:2.5.2. Weitere Klärung ist nur durch enge Zusammenarbeit der Pathomorphologie mit der Pathophysiologie und einigen anderen Disziplinen zu erhoffen.

In den Isthmus des Wirbelbogens tritt etwa in seiner Mitte eine kleine Arterie ein. Sie spielt eine Rolle bei den Erörterungen über die Entstehung der an dieser Stelle verlaufenden Spondylolyse (4:5.2). Kann der Arterienkanal eine risikoreiche Schwachstelle sein, oder ist das Fehlen der Arterie Ursache beziehungsweise Mitursache der Fugenbildung?

Das *vertebrale Venensystem* im Inneren des Wirbelkanales ist eine Einheit, die vom kaudalen bis zum kranialen Pol des Achsenorganes verläuft. Der engmaschige Venenplexus, bestehend aus klappenlosen Venengeflechten mit sinusoiden Erweiterungen, umschließt die Dura und hat viele Anastomosen mit den Wirbelkörpervenen. Sie haben durch die Zwischenwirbelkanäle hindurch Verbindungen zu zahlreichen die Wirbelsäule begleitenden Venen. So entsteht ein Zusammenhang von den Beckenvenen bis zu den großen Schädelblutleitern mit der Möglichkeit des Blutflusses in beiden Richtungen. Diese Venennetze ermöglichen bei Verschluß bzw. bei operativer Unterbrechung der oberen oder der unteren Hohlvene einen helfenden Umgehungsweg. Er kann jedoch auch Infektionen oder Tumormetastasen ohne Passage durch das Lungenfilter in andere Organe und bis zum Gehirn weiterleiten: *Batson* 1957. Darüber hinaus ist der innere Venenplexus von mancherlei mechanischen Einflüssen bedroht, wie Prolapsus posterior disci (4:6.2.5), im Rückenmarkkanal wachsende, druckerzeugende Tumoren u.ä.

In seltenen Fällen scheidet ein Bandscheibevorfall kleine Gewebestücke ab, die durch hormonale Faktoren oder Traumen begünstigt und schließlich – durch die Bauchpresse unterstützt – über den venösen Knochenmarksinus des Wirbelkörpers zu dem weitverzweigten Venenplexus im Wirbelkanal und durch Venen-Arterien-Anastomosen weitergeleitet werden. *Budka* et al. haben 1979 einen eigenen Fall beschrieben und auf weitere elf Fälle hingewiesen, bei denen auf diesem Wege Myelomalazien in den Spinalis-posterior-Versorgungsgebieten entstanden.

5:2.5 Knochengerüst

5:2.5.1 Vorbemerkung

Das Knochengerüst der Wirbelsäule (Wirbelkörper mit Wirbelbögen und Fortsätzen) unterliegt bezüglich seiner Struktur den gleichen Gesetzen wie alle übrigen Knochen, demnach auch den Aufbau- und Umbauvorgängen während des Wachstums, des Alterns, durch die jeweilige mechanische Beanspruchung. Hinzu kommen die damit entweder steuernd oder reagierend verbundenen Stoffwechselfunktionen. Zu diesen Tatsachen und zu den noch vorliegenden Fragen enthalten die Kapitel 2:2.2 (morphologische Besonderheiten der Knochen) und 2:3.2 (Biochemie der Knochen) bereits eine jeweils auf die Thematik bezogene kurzgefaßte Erörterung.

In den folgenden Abschnitten über die Biomechanik der Wirbelknochen wird so weit als möglich versucht, die mechanischen Belange getrennt zu besprechen. Trotzdem bleibt erkennbar, wie häufig im Bereiche der Wirbelsäule eine mechanisch-biochemische Wechselbeeinflussung vorkommt.

Trotz der vielen grundlegend neuen Erkenntnisse, die in den letzten Jahrzehnten von vielen Forschern – oft durch interdisziplinare Verbundarbeiten – gewonnen wurden, sollen die folgenden Ausführungen kurz gehalten werden. Sie bringen zum Verständnis der mechanischen Belastung nur Unterlagen, soweit sie für die Thematik dieses Buches erforderlich erscheinen. Wer eingehendere Auskünfte sucht, findet sie in „Biomechanische und biochemische Probleme der Wirbelsäulenbelastung", erschienen 1979 als Band 78 der Buchreihe „Die Wirbelsäule in Forschung und Praxis".

5:2.5.2 Umbau der Bioarchitektur durch Belastung

Für die Biomechanik der Knochenstruktur und ihrer Umwandlungen gelten heute noch die Ergebnisse, die *Wolff* 1870 u. 1892 aus seinen Untersuchungen ableitete: Jeder Änderung in der Funktion des Knochens folgen geänderte äußere Knochenformen jeweils nach bestimmten mathematischen Regelmäßigkeiten. Neue Untersuchungen über Einwirken mechanischer Kräfte auf Knochenzellenaktivität und Knochenzellendynamik sowie in der Mechanochemie sind hinzugekommen. (Mechanochemische Probleme ergeben sich auch für die Zwischenwirbelscheiben, 2:4.5.)

In den beiden Grundformen der Knochenbildung (Geflechtknochen und Lamellenknochen) sind der innere Aufbau, die Festigkeit und die Reaktionen auf Reize – auch auf die tägliche Belastung – unterschiedlich. Jedoch sind beide sowohl für die Stützfunktion wie für den Stoffwechsel wichtig. Angepaßte Reize und die Gen-Steuerung der Knochengewebszelle bilden unter anderem über das Tropokollagen eine Zugfestigkeit, die sogar die Güte bester Baustähle übertrifft. Vor allem spricht der Lamellenknochen auf statische Reize an. Dagegen antwortet der Geflechtknochen, der aus nicht ausgerichtetem regellosem Faserfilz besteht, nicht auf „statische Signale".

Die hohe Aktivität, die durch einen stetigen metabolischen Umsatz mineralischer und organischer Baustoffe charakterisiert ist (2:3.2), hat eine dauernde Umstrukturierung zur Folge. Fortlaufend bestehen Einflüsse normaler und sich in Richtung sowie Stärke oft ändernder mechanischer Kräfte: Körpergewicht, Muskeltätigkeit, Kräfte von außen, Beschleunigungen der Gravitationskraft, Vibrationen, zusätzliche Last usw. Die Reaktion des Knochens – also das Ergebnis der Adaptation (8:2.2.2) – auf derartige mechanische Einflüsse ist von vielerlei Umständen abhängig: Angriffspunkt, Kraftgröße, Zeitdauer, Kraftrichtung, Kraftform, Widerstandsfähigkeit des Knochens, Lebensalter u.a. Zudem spielt wechselnder Einfluß der von außen und der von innen eingreifenden Kräfte eine wesentliche Rolle. Die Summe solcher einmalig oder langdauernd einwirkenden Kräfte entscheidet, ob sich der Knochen elastisch oder plastisch verformt oder ob er zerbricht. Durch diese Ansprüche an das Wirbelsäulegerüst sind also weitgehende Umbilde- und Anpaßvorgänge zu erwarten. Das vermehrt oder vermindert die Mineralbestandteile und die organische Knochenmatrix. Außerdem entstehen Knochenneubildungen (Sklerose, Osteophytose u.ä.) bzw. Knochenresorption wie Osteoporose u.a. (4:6.4). Spongiosaaufbau und Kortikalis reagieren auf geänderte Lasteinflüsse in typischer Weise: Abbildung 4/63.

Für die senkrechte Belastbarkeit des Wirbelkörpers ist der feste Kortikaliszylinder wesentlich. Außerdem wirken die knöchernen Deck- und Grundplatten der Wirbelkörper (Wirbelkörperabschlußplatten) als „Druckaufnahmeplatten" (2:2.2). Deswegen hat das Knochenbälkchenwerk im Inneren des Wirbelkörpers kein so ausgeprägt „mechanisch gerichtetes" Trajektorengefüge wie etwa der Übergang vom Femur zu Schenkelhals und Hüftkopf. Trotzdem sind die in Kopf-Steiß-Richtung verlaufenden Spongiosazüge im Wirbelkörper wichtig. Das ist unter anderem bei Osteoporose erkennbar, da sich Zahl und Dicke der Spongiosalamellen zwar in ihrer Gesamtheit erheblich vermindern, während in Kopf-Steiß-Richtung ein betonter Bälkchenverlauf bestehen bleibt.

Interesse verlangen Ausführungen von *Seyss* (1967 bis 1969) über die Deutung der Fischwirbelform bei Osteoporose. Ein Fischwirbelkörper bildet sich nach seiner Ansicht nicht, wie bisher angenommen, durch den unmittelbaren Druck des Gallertkerns gegen die Wirbelkörperabschlußplatten, sondern entsteht infolge eines allmählichen Umbaues in Biegelinien, die dem Elastizitätsmodul entsprechen.

Zu diesem Beobachtungskreis gehört unter anderem noch die Adaptation des knöchernen Wirbelsäulegerüstes an erheblich veränderte Umwelteinflüsse, wie sie als „schwereloser Zustand" bei Astronauten vorliegen. Dies ist ein Beweis des Anpassens des Achsenorganes an Einflüsse ökologischer Natur. Ähnliches gilt, wenn infolge von Krankheit eine „physiologische" Inaktivität vorliegt: Muskeldystrophie, psychische Retardation, Bettruhe durch Hirn- und Nervenstörungen.

Der belastungsabhängigen Bioarchitektur des Knochens wird zunehmende Aufmerksamkeit geschenkt. Sie ist an der Wirbelsäule in vieler Hinsicht bedeutungsvoll. Das gilt auch für Folgeerscheinung der Spondylolisthesis, die eine wichtige Rolle spielen. Vielerlei Theorien und zahlreiche biomechanisch begründete Erklärungsversuche, ebenso wie die Ergebnisse zahlreicher experimenteller Studien liegen vor. Darüber wird ausführlich im Kapitel 4:5 berichtet. Solche Umbauvorgänge finden sich verhältnismäßig häufig bei dauernd wiederholten sportspezifischen Lasteinflüssen: siehe in 8:7.2.

Schlüter hat 1965 seine spannungsoptischen Studien auch auf den Wirbelbogen ausgedehnt. Die Hauptspannungsdifferenzen fand er in der Portio interarticularis, in der die Fuge der Spondylolysis/Spondylolisthesis liegt: siehe die Bilder von *Kummer* 1983.

Grundlagenforschungen über den belastungsabhängigen Knochenumbau haben in den letzten Jahrzehnten erhebliche Fortschritte gebracht. Darüber wird im folgenden kurz berichtet, um einige praktische Hinweise zu geben.

Zur genauen *Analyse der Knochenverhältnisse* in den Wirbeln gehören von jeher lichtmikroskopische und neuerdings elektronenoptische Untersuchungen. Mehr als bisher sollten diese Verfahren bei unklaren Diagnosen mittels Knochenbiopsie durchgeführt werden. Denn sie bieten die Möglichkeit, den Grad der Knochensubstanzabnahme bei Osteoporose festzustellen.

Ein relativ neues Verfahren für das Bestimmen von Wachstum, Aufbau und Umbau der Knochensubstanz (Mineralisation der Knochenmatrix) ist das *Kennzeichnen mit Tetrazyklinen.* Die intravitale Markierung mit Tetrazyklinen, Porphyrinen und H_3-Thymidin hilft zum Klären der Heilungsvorgänge bei Knochenbrüchen. Auf diese Weise ist es möglich, den angebauten Knochen- und Knorpelkallus in zwei verschiedenartig fluoreszierenden Zonen zu erkennen.

Die Übertragung solcher Studien auf die Wirbelsäule könnte nützlich sein, um die im Bereiche der Wirbelkörperabschlußplatte gefundenen Trümmerzonen (Mikrofrakturen 4:6.1.2) in ihren Heilungsverhältnissen zu verfolgen. Dabei ist auf die anliegende Knorpelplatte ebenfalls zu achten, denn noch ist nicht sicher geklärt, ob neben den Trümmerzonen im Bereiche der knöchernen Wirbelkörperabschlußplatte auch Schäden an der Hyalinknorpelplatte entstehen, und wie sich die Heilvorgänge in den Knochen- und Knorpelplatten auf den Diffusionsstoffwechsel der Bandscheibe auswirken (2:2.7, 2:3.3.2).

In diesem Zusammenhang gilt es zunächst in Tierversuchen zu prüfen, ob Abbau oder Umbau in den Knochen- und in den Knorpelplatten durch langzeitige Dauerbelastung erzeugt werden können. Die Ergebnisse derartiger Studien sind voraussichtlich geeignet, im Zusammenhang mit der erwähnten Tetrazyklin-Markierung den Beginn von mechanisch erzeugten Knochenstrukturänderungen bei solchen Personen frühzeitig aufzudecken, deren Wirbelsäule durch besondere mechanische Beanspruchung, unter Umständen auch durch sportliches Training oder Vibrationen (5:3.2.3) gefährdet ist.

Das Markieren mit Tetrazyklinen könnte Strukturschäden in den Wirbelknochen zum Beispiel bei Sportlern rechtzeitig aufdecken, um vorbeugend gegen das Weiterschreiten einzugreifen. Denn statische und dynamische Lasteinflüsse, die bei verschiedenen Turn- und Sportarten von der Wirbelsäule – häufig stereotyp wiederholt – ausgehalten werden müssen, sind in der Lage, allmählich Umbauvorgänge im Knochengerüst hervorzurufen. So ist bei Gewichthebern eine auffallend grobsträhnige Spongiosastruktur in den Wirbelkörpern bekannt, die *Neugebauer* 1974 als Anpassung an den übermäßigen Axialdruck beim Stemmen beschreibt, vergl. 8:4.6.2, 8:2.2.2 sowie 8:4.10.2 (Ruderer), 8:4.12.4 (Speerwerfer) u.a.

5:2.5.3 Strukturanalysen und Festigkeitsstudien

Die Biomechanik verlangt nach immer tiefer in die Knochenstruktur und -belastbarkeit eindringenden Forschungsmöglichkeiten. So hat *Scholten* 1976 den Kraftfluß am Hüftkopf und Schenkelhals mittels Computer-Strukturanalysen berechnet. Damit klären sich nach Ansicht des Verfassers die qualitativen Zusammenhänge zwischen dem mechanischen Anspruch und der Reaktion des lebenden Knochens. Für den Aufbau des Wirbelkörperknochens und noch mehr für die Belastung der bioarchitektonischen Winkelstrukturen am Übergang von Wirbelkörper zur Wirbelbogenwurzel (Angulus corpoarticularis 2:4.4.2) und zum Gelenkfortsatz könnten derartige Studien wertvolle Erkenntnisse bringen.

Die grob veränderte Dichte des Knochengerüstes der Wirbel ist unschwer im Röntgenbild abzulesen. Die röntgenologische Substanzanalyse ermöglicht ein gradmäßiges Einstufen der verschiedenen Osteoporosestadien. Neben dieser Densitometrie und der üblichen Röntgenbild-Analyse besteht in der Morphometrie eine weitere Möglichkeit, um von osteoporosebedingten Veränderungen vergleichbare (standardisierte) Zahlen zu erhalten.

Infolge der hochgradigen Altersabhängigkeit in der Menge und in der Zusammensetzung der Knochensubstanz (Abb. 2/44) ergibt sich der besonders deutliche Abfall des Knochengewebevolumens im Wirbelkörper, während zum Beispiel der Oberschenkel- und der Schädelknochen viel weniger verlieren: Abbildung 4/62. In ähnlicher Weise vermindern sich schon bei jüngeren Menschen die Knochenbestandteile und das Gesamtknochengewebe in den Wirbeln zum Beispiel durch Minderbelastung bei Bewegungsmangel (7:3.5, 5:3.1).

Ein verhältnismäßig einfaches biomechanisches Verfahren ist die Belastbarkeitsprüfung des Wirbelknochens. Sie bezieht sich allerdings oft nur auf die Festigkeit des isolierten Wirbelkörpers (ohne die anliegenden Bandscheiben und ohne den knöchernen Wirbelbogen). So werden mechanische Eigenschaften wie Druck-, Zug-, Biege-, Scher- und Drehbelastungsfähigkeit bis zur Toleranzgrenze festgestellt. Darüber liegen bereits viele ältere Untersuchungen vor (z.B. *Messerer* 1880, Tab. 5/1a), auf die manche Studien heute noch häufig Bezug nehmen. Diese Tabelle weist in ihrer unteren Hälfte den Abfall der Druckfestigkeit jenseits des 45./50. Lebensjahres nach, wobei der Ablauf allerdings dem individual sehr unterschiedlichen biologischen Lebensalter folgt. *Messerer* berechnete in seiner 100 Jahre zurückliegenden Arbeit auch die Druckfestigkeit des Wirbelkörpers bezogen auf den Quadratmillimeter. Das wiederholten seitdem noch mehrere Untersucher: Tabelle 5/1b.

Tab. 5/1b: Druckfestigkeit von Wirbelkörpern nach den Ergebnissen verschiedener Untersucher zwischen 1880 und 1971

Autoren	Jahr	Wirbelkörper	Druckfestigkeit in kp/mm²
Messerer	1880	frisch	0,22 – 0,84
G. Lange	1902	frisch	0,15 – 0,56
Göcke	1928	frisch	0,20 – 0,70
Sonoda	1962	frisch	0,35 – 0,88
Bell et al.	1967	frisch	0,22 – 0,79
Plaue	1971	mazeriert	0,402 – 1,335

Tab. 5/2: Festigkeitsgrenzen für Axialdruck. Vergleich der Zwischenwirbelscheiben mit den Wirbelkörpern für das 4./5. Lebensjahrzehnt, Werte in kg (nach *Sonoda* 1962)

	Halswirbelsäule	Obere Brustwirbelsäule	Untere Brustwirbelsäule	Lendenwirbelsäule
Bandscheibe	320	450	1150	1500
Wirbelkörper	289	336	502	569

An Wirbelsäulenpräparaten hat *Sonoda* (1962) die Bruchfestigkeitsgrenze der Wirbelkörper in verschiedenen Abschnitten der Wirbelsäule und in den einzelnen Lebensaltersstufen festgestellt. Er fand in mittleren Altersstufen: 370 kg an der Hals-, 431 kg an der Brust- und 730 kg an der Lendenwirbelsäule. Gleichzeitig berichtet er über den Höhenverlust der Wirbelkörper, der bis zur Bruchfestigkeitsgrenze zwischen 5,6 und 8,1 % der Wirbelkörperhöhe lag: Tabellen 5/2 und 5/3. Die elastische Wiederaufrichtung des knapp bis zur Bruchfestigkeitsgrenze belasteten Wirbelkörpers betrug nach Fortfall der Belastung 7 % und nach Beendigung der elastischen Nachwirkung 11 %. Nach länger-

Tab. 5/1a: Wirbelkörperbelastungsgrenze, errechnet von *Messerer* 1880 (Werte in kg) mit Angaben für verschiedene Altersstufen bei Männern und Frauen

56jähr. Mann							
C 3	150	T 1	200	T 7	250	L 1	400
C 4	150	T 2	200	T 8	250	L 2	425
C 5	170	T 3	190	T 9	320	L 3	350
C 6	170	T 4	210	T 10	360	L 4	400
C 7	170	T 5	210	T 11	400	L 5	425
		T 6	220	T 12	375		

	C 4	T 1	T 6	T 10	L 1	L 4	L 5
25jähr. Frau	–	300	360	480	620	–	740
30jähr. Mann	275	450	600	850	1000	–	875
34jähr. Frau	–	–	–	–	–	800	–
51jähr. Frau	240	250	280	420	540	–	560
56jähr. Mann	–	–	220	360	400	400	425
80jähr. Frau	–	–	–	–	–	250	–
81jähr. Frau	–	–	–	–	240	–	–

Tab. 5/3: Höhenverlust durch Axialdruck bis zur Zusammenbruch-(Berstungs-)Grenze in Prozenten gegenüber der druckfreien Normalhöhe für Zwischenwirbelscheiben und Wirbelkörper (nach *Sonoda* 1962)

	Halswirbelsäule	Untere Brustwirbelsäule	Lendenwirbelsäule
Zwischenwirbelscheibe im 4./5. Lebensjahrzehnt	35,2	31,4	35,5
Wirbelkörper im 2./3. Lebensjahrzehnt	8,1	5,6	5,6

wirkendem Druck kam es im Anschluß an den sofortigen Höhenverlust bei Eintritt der Fraktur durch einen weiterwirkenden Druck noch zu einer schleichenden Verformung.

Die Untersuchungen von *Sonoda* (1962) bezogen sich auch auf die Zugbelastung der Wirbelkörper und die dabei zu beobachtenden Zerreißgrenzen (Tab. 5/4), Höhenzunahmen, elastische Wiederzusammenziehung usw.

Der gleiche Verfasser berichtet über den Einfluß gewaltsamer horizontaler Drehungen von Wirbelkörpern: Tabelle 5/5. Die Drehverformung im mittleren Lebensalter gelang vor der Bruchgrenze in der oberen Brustwirbelsäule bis zu 13° und in der Lendenwirbelsäule bis zu 5°. *Wyss* u. *Ulrich* haben solche Untersuchungen 1954 mit ähnlichen Ergebnissen durchgeführt. Bei ihren Versuchen ergab sich die Bruchgrenze der Lendenwirbelkörper bei einer Drucklast von etwa 400 kp (das entspricht 40 kp/cm²), die im Alter von über 70 Jahren auf 250 kp abfiel. Neue umfassende Untersuchungen stammen von *Hansson* et al. 1980. Ergebnisse elastomechanischer Prüfungen der Wirbelkörpertrabekel beschreiben 1980 *Piwernetz* u. *Röhler*.

Eine interessante Versuchsanordnung wählten 1966 *Christ* u. *Dupuis*, indem sie ein Lendenwirbelsäulepräparat unter Druck setzten und den Ablauf des Experiments röntgenkinematographisch aufzeichneten. In diesem Versuch betrug die zum Wirbelkörperbruch führende Kraft 822 kp.

Da *Nachemson* (1965, 1966) die Drucklast der Lendenbandscheiben bei normalen Tätigkeiten des täglichen Lebens mit 0,1 bis 0,2 kp/mm² feststellt, besteht keine Gefahr eines weiteren Zusammenpressens eines gebrochenen Wirbelkörpers durch den Druck der benachbarten Lendenbandscheiben. Diese Ergebnisse ermuntern zu einer frühzeitigen Belastung und Wiederaufnahme des täglichen Lebens.

Perrey beschreibt 1957 die besondere Eigenart der häufig bei Druckversuchen an Wirbelsäulepräparaten auftretenden Einbrüche der knöchernen Wirbelkörperabschlußplatten. Viele Autoren weisen auf Zusammenhänge mit den Mikrofrakturen der Abschlußplatten (Siebplatten) hin, siehe Kapitel 2:2.7, 2:3.3 2, 3:2.4, 4:6.1.2.7. Aus diesen Kapiteln geht hervor, daß auch Beziehungen zu den Rissen und Mikrofissuren in den Knorpelplatten der Zwischenwirbelscheiben bestehen, die bei Druckversuchen auftreten. Sie sind erstes Zeichen eines Druckschadens in der Zwischenwirbelscheibe und kommen oft bereits bei Lasteinflüssen vor, die noch nicht zum Wirbelkörperbruch führen. Die anschließenden Heilvorgänge an der Knorpelplatte und an der knöchernen Wirbelkörperabschlußplatte bedürfen in der Zukunft eingehender experimenteller Studien in Tierversu-

Tab. 5/4: Festigkeitsgrenzen in kg/mm² für Zwischenwirbelscheiben und Wirbelkörper bei axialem Längszug (nach *Sonoda* 1962)

	Halswirbelsäule	Obere Brustwirbelsäule	Untere Brustwirbelsäule	Lendenwirbelsäule
Zwischenwirbelscheiben	105 kg 0,33 kg/mm²	142 kg 0,24 kg/mm²	291 kg 0,26 kg/mm²	394 kg 0,30 kg/mm²
Wirbelkörper	–	173 kg 0,37 kg/mm²	336 kg 0,38 kg/mm²	464 kg 0,40 kg/mm²

Tab. 5/5: Zerreißgrenzen in kg/cm und kg/mm² bei Drehversuchen an Zwischenwirbelscheiben und Wirbelkörpern (nach *Sonoda* 1962)

	Halswirbelsäule	Obere Brustwirbelsäule	Untere Brustwirbelsäule	Lendenwirbelsäule
Zwischenwirbelscheibe	56 kg/cm 0,52 kg/mm²	87 kg/cm 0,46 kg/mm²	273 kg/cm 0,48 kg/mm²	463 kg/cm 0,51 kg/mm²
Wirbelkörper	– –	60 kg/cm 0,37 kg/mm²	165 kg/cm 0,34 kg/mm²	255 kg/cm 0,32 kg/mm²

chen, um zu klären, ob mit der Haltung der Diffusionsstrom zwischen Wirbelkörper und Bandscheibe verschlechtert wird (2:3.3.2).

Die Knochenstrukturen sind aber nicht allein für die mechanische Festigkeit des Wirbelkörpers verantwortlich. Einen unterstützenden Anteil hat der im Inneren der Spongiosaräume herrschende Flüssigkeitsdruck. Von ihm hängt die Toleranzgrenze der Belastung bis zu einem gewissen Umfang ab, wie neuere Messungen des Knochenmarkbinnendruckes der Wirbelkörper annehmen lassen: *Harrelson* u. *Hills* 1970, *Hoffmann-Daimler* 1974. Mit zunehmender – meist alternsbedingter – Osteoporose läßt der osmotische Binnendruck wahrscheinlich auch deswegen nach, weil sich der Flüssigkeitsaustausch im Kapillarsystem ebenfalls in Abhängigkeit vom Alter vermindert. Die mechanische Widerstandskraft des Wirbelkörpers verschlechtert sich also sowohl durch Knochenabbau wie auch durch Verlust des Binnendruckes. Bei Erörterung dieser Fragen ist die hämodynamisch-biostatische Theorie der Osteoporose von *Krokowski* et al. (1976) zu beachten.

An Wirbelsäulepräparaten von Menschen erfolgten Untersuchungen über die Tragfähigkeit der Wirbelbogenfortsätze. Der schadenfreie Belastungsgrenzwert für die Dorn- und für die Querfortsätze liegt bei 15 kg, während er für die Gelenkfortsätze etwa 100 kg beträgt.

Zu der Frage über die *Entstehung der Spondylolyse*, also der Unterbrechung des festen knöchernen Zwischengelenkstückes im Wirbelbogen (Abb. 4/29) sind häufig Experimente über die Druck- und Biegefestigkeit herangezogen worden: siehe Kapitel 4:5.2, 8:7.1, 8:7.2. *Roca* u. *Jimeno* (1980) behaupten unter Hinweis auf Experimentalstudien, daß die Spondylolyse das Ergebnis eines Ermüdungsbruches durch Zugkraft während der Rückbeuge sei. Andere Meinungen – nämlich die Bedeutung der Vorbeuge – werden von *Farfan* und seinen Mitarbeitern vertreten, siehe in 4:5.2, 8:7.2.

Weitere Literatur: *Suezawa* 1979.

Durch die gesteigerten Anforderungen an den Hochleistungssportler droht häufiger denn je das Überschreiten des von der Wirbelsäule noch schadenfrei erduldbaren Grenzbereiches der Leistungsmöglichkeit. Das wird in Kapitel 8 vielseitig besprochen: siehe zum Beispiel 8:3.1.

5:2.5.4 Grenzen für die Belastung

In 5:2.5.3 wurden die in Versuchen ermittelten Belastungsgrenzen aufgezeigt, die bei langsamem oder plötzlichem Druck, bei Längszug und bei Drehung zu Brüchen im *Wirbelkörper* führen. Ähnliche Studien über die für die *Wirbelbögen* mit ihren Fortsätzen schadenfrei zu ertragenden Belastungsgrenzwerte sind ebenfalls in 5:2.5.3 besprochen.

Die im täglichen Leben und in der Freizeit auf die Wirbelknochen einwirkenden mechanischen Einflüsse erreichen aber die in Versuchen errechneten Belastungsgrenzen nicht. Deshalb verändern diese Gewalten weder die innere Knochenstruktur noch führen sie zu Substanzzusammenbrüchen (Sintern). Im täglichen Leben und in der Freizeit können sich zwar unerwartet plötzliche Überlastungen – zum Beispiel Unfälle – mit wesentlichem Überschreiten der Toleranzgrenze ereignen. Ihre Besprechung gehört aber nicht zur Thematik dieses Buches.

Soweit von der jugendlichen Entwicklungszeit her und/oder durch Vorgänge des Alterns mäßige Schäden am Knochengerüst vorliegen, sind der sportlichen Betätigung weder im Breitensport (8:2.4) noch für die Fitneßprogramme (8:2.6) Belastungsgrenzen in bezug auf den knöchernen Anteil der Wirbelsäule vorzuschreiben. Der gesunde Wirbelknochen wird die Anfangsstufen eines Leistungstrainings schadenfrei ertragen. Wie weit das Training zum Spitzenkönnen im Hochleistungssport Gefahr für die Wirbelknochen – insonderheit für das Zwischengelenkstück des Wirbelbogens – heraufbeschwören kann, wird in 8:7.2 erörtert. Eine sportliche Überlastung für den Wirbelkörper ist nur bei unrichtiger Hebetechnik in Verbindung mit Muskelfehlsteuerung für den Gewichtheber zu befürchten (8:4.6.2).

Bereits das Annähern an die üblichen Belastungsgrenzwerte bedeutet ein Risiko für alle Formen der Osteoporose, bevorzugt die Altersosteoporose und weitere, die Belastungsfähigkeit mindernde Erkrankungen der Knochen (4:6.4). Zurückhaltung auch gegenüber den körperlichen Anforderungen des täglichen Lebens ist in diesen Fällen also angebracht. Daß unter solchen Umständen persönliche Beratungen durch einen erfahrenen Arzt – und für die Belange der sportlichen Belastung durch einen kenntnisreichen Sportarzt – notwendig sind, liegt auf der Hand.

Genaue Belastungsgrenzen sind in bezug auf die Knochen der Wirbelsäule nur im Experiment an einzelnen Wirbeln festzustellen. Für das tägliche Leben und die Freizeit, aber auch für den Breitensport haben sie untergeordnete Bedeutung. Denn das schadenstiftende Überlasten des Rückgrates ist stets mit einem Bündel von Faktoren verknüpft. Dazu gehören die Widerstandsfähigkeit des Halbgelenkes Zwischenwirbelscheibe, der zahlreichen Gelenke und der Bewegungssegmente (Kapitel 3), die in dieser Hinsicht für das gesamte Geschehen an der Wirbelsäule zentrale Bedeutung haben. Deshalb erfolgt in Kapitel 5:4 eine zusammenfassende Darstellung über die statische und dynamische Belastungsfähigkeit der Gesamtwirbelsäule, nachdem in 3:2.2.4 u. 5:2.6.2 die Belastungsgrenzen der Zwischenwirbelscheibe erläutert worden sind. Sie hat einen weit größeren Anteil an den Belastungsschwierigkeiten als der Wirbelknochen.

Zahlreiche Experten und Forschergruppen führten die geschilderten Untersuchungsverfahren zur Biomechanik am toten Knochen durch: zum Beispiel an frisch entnommenen bzw. an konservierten Wirbeln, gelegentlich an ganzen Wirbelsäulen oder am Torso. Aus den Ergebnissen solcher Studien sind zwar keine unmittelbaren Schlüsse auf die Belastbarkeit des Achsenskeletts beim Lebenden zu ziehen; sie geben aber Hinweise auf Belastungsgrenzen.

5:2.6 Zwischenwirbelscheibe (Discus intercorporalis)

5:2.6.1 Vorbemerkung

Die morphologischen Besonderheiten, die das Halbgelenk Zwischenwirbelscheibe von „echten“ Gelenken unterscheidet, sind in 2:2.3 und 3:2.2.1 dargestellt worden. Das Kapitel 2:3.3 enthält die Beschreibung über die Biochemie der faserigen und der hyalinen Knorpelbestandteile sowie der Flüssigkeit und des Stoffwechsels im bradytrophen Gewebe des Diskus. Die wechselseitigen Beziehungen zwischen mechanischen Einflüssen und biochemischen Vorgängen sind in 2:3.5.2 behandelt. Die biomechanisch wichtige Verklammerung der Zwischenwirbelscheibe mit den anliegenden Wirbelkörpern im Bereiche der Wirbelkörper-Zwischenwirbelscheibe-Grenze ist und wird noch mehrfach erörtert: in den Kapiteln 2:2.7, 2:3.3.2, 2:4.4.2, 2:4.4.3, 2:4.5.4, 3:2.2, 3:2.4, 4:6.1.2.

Im Rahmen des Bewegungssegmentes hat die Zwischenwirbelscheibe eine zentrale biomechanische Funktion zu erfüllen. Darüber kann in 3:2.2.1 nachgelesen werden. Bisher nicht hinreichend beschriebene Faktoren, die an der biomechanischen Leistungsfähigkeit der Zwischenwirbelscheibe wesentlichen Anteil haben, sind in 3:2.2.2 bis 2.2.4 erläutert.

5:2.6.2 Belastungsgrenzwerte

So wie die Belastungsgrenzwerte der Wirbelknochen aus Ergebnissen von Studien an totem Untersuchungsgut genommen wurden (5:2.5.3 u. 4) gibt es auch für die Zwischenwirbelscheibe Bestimmungen der Belastungsgrenzwerte, siehe in 3:2.2.4, 3:4.5. Solche Ergebnisse sind nicht ohne weiteres auf den lebenden Menschen zu übertragen. Sie geben jedoch gewisse Hinweise auf diejenigen Belastungsarten, die für die Wirbelsäule bedenklich werden könnten, wenn sie besonders heftig oder langdauernd oder in Kombinationen wirken. Solche Formen des Einwirkens werden im normalen Ablauf des täglichen Lebens sowie bei geringer körperlicher Anstrengung im nicht leistungsbezogenen Freizeitsport kaum auftreten. Anders ist dies allerdings für das sportliche Leistungstraining insonderheit für Hochleistung und Wettkampf zu beurteilen. Darüber sind Einzelheiten in 8:3.1 nachzulesen.

Belastungsgrenzen spielen für die Zwischenwirbelscheiben sehr oft bereits beim Übergang des dritten zum vierten Lebensjahrzehnt eine wesentliche Rolle. In diesem Zeitraum läßt die Kraft des statisch-dynamischen Muskel-Bänder-Korsettes im Rumpfbereich deutlich nach (3:2.5). Denn im Beruf wie im täglichen Leben nimmt die Sitzzeit einen vermehrten Umfang ein. Die Stunden für gezielte muskelkräftigende Bewegungen (Sport, körperliche Freizeitbetätigung, Teilnahme an Fitnessprogrammen) nehmen dagegen ab. Durch diesen Bewegungsmangel und die Schwingeinflüsse während der Kraftwagenfahrten treten geringe bandscheibebedingte Schäden, die oft aus der Wachstumszeit stammen, wieder in den Vordergrund. Die Grenzen kurzzeitiger Belastung und die Dauerleistungsgrenze, wie sie die vom Zustand der Bandscheiben abhängende Insufficientia intervertebralis und ihre Folgezustände mit sich bringen, werden spürbarer (3:4.6). Verstärkte Muskelkraft – erreicht durch sorgfältige ärztlich geführte Behandlungsverfahren – kann die Leistungsgrenze wieder erhöhen.

Die Besprechung über die Grenze der Belastbarkeit von Zwischenwirbelscheiben bedarf des Hinweises, daß bei den häufigen Vorschäden, die aus der Embryonalzeit beziehungsweise aus den jugendlichen Wachstumsjahren stammen oder im Laufe des weiteren Lebens auftreten, die Belastungsgrenze mehr/weniger weit unter die Regelwerte sinkt. In diesen Fällen wird die „normale“ Widerstandsschwelle allzu rasch überschritten. Lediglich ein gut geschultes statisch-dynamisches Muskel-Bänder-Korsett (3:2.5), das in den gegebenen Fällen richtig eingesetzt wird, kann in gewissem Umfange Schaden mildern oder eine Zeitlang verhindern.

Über die Grenze der biomechanischen Belastbarkeit des Bandscheibegewebes, die im sportlichen Training sowie im Hochleistungswettkampf eine wichtige Rolle spielt und leider oft überschritten wird, ist in 8:3.1 nachzulesen.

5:2.6.3 Modelle von Zwischenwirbelscheiben

Während es Modelle der gesamten Wirbelsäule – oder von größeren Abschnitten – mit und ohne besondere Berücksichtigung der Zwischenwirbelscheiben gibt (5:4.2), sind Einzelmodelle von Zwischenwirbelscheiben nur selten angefertigt worden. *Bromberg* und *von Essen* haben 1980 über ein solches Modell ausführlich berichtet. Es enthält den Gallertkern als nichtkomprimierbare Flüssigkeit und elf Faserschichten mit schräger, gegenläufiger Richtung. Die Zwischenwirbelräume dieser Ringfasern sind mit nichtkomprimierbarer Flüssigkeit ausgefüllt. Zusammendrückung in Achsenrichtung, Drehung, Schrägdruck und Kombinationsbelastung wurden geprüft. Streckversuche läßt das Modell zunächst nicht zu.

Aufgrund solcher Modelle und technisch-biomechanischer Überlegungen sind bereits künstliche Zwischenwirbelscheiben für den operativen Ersatz konstruiert worden: *Hoffmann-Daimler* 1974.

5:2.7 Bändersystem

Die zahlreichen, in unmittelbarem Zusammenhang mit dem gegliederten Stab des Rückgrates stehenden Bänder (2:2.4) bilden eine biomechanische Einheit, ein Bändersystem. Seine wichtigen Funktionen kann es als Einheit ausüben, weil seine elastisch-zügelnde Wirkung über Vermittlung der Ansätze an den größeren Knochen (zum Beispiel das vordere Längsband an den Wirbelkörpern) und/oder den zahlreichen Wirbelbogenfortsätzen eine geschlossene Leistungskette über Segmente hinweg bildet. Gemeinsam mit den Bandscheiben wirkt diese Bänderkette als Stabilisator gegenüber allen äußeren mechanischen Einflüssen.

Die in den Wirbelsäulebändern bestehende elastische Kraft zeigt sich durch die Verlängerung der Wirbelsäule um etwa 4 cm, wenn alle Bänder in der Ebene jedes Bewegungssegmentes, aber nicht die Zwischenwirbelscheiben durchtrennt werden.

Den Bändern kommen neben den allgemeinen Haltefunktionen ganz wesentliche steuernde und bremsende Funktionen gegenüber unphysiologischen Bewegungen zu. Sie haben deshalb einen entsprechend geschilderten und gerichteten Verlauf ihrer Faserzüge. Darüber geben die üblichen Lehr- und Handbücher und neuere Arbeiten Auskunft.

Da die Bänder eine gute Nervenversorgung besitzen, spricht man ihnen eine Rolle bei der Entstehung von Wirbelsäuleschmerzen zu. Das Schmerzproblem an der Wirbelsäule hat auch in Verbindung mit Belastung und Bewegung enge Beziehungen zur Biochemie (2:3.3.11).

Die Bänderstrukturen an der Wirbelsäule werden den an sie gestellten biomechanischen Anforderungen im Regelfalle durchaus gerecht. Der Regelfall ist jedoch nur gegeben, wenn ein geordnetes Zusammenspiel mit den zugehörigen Muskelgruppen besteht. Bei einer Leistungsminderung der Muskulatur infolge schlechten Trainingszustandes, hohen Alters, Überbeanspruchung durch ungünstige Körperhaltungen usw. oder durch Lähmungen wirken die Bandsysteme ausgleichend, falls sie in ihren Strukturen nicht geschädigt sind. Dauernde Inanspruchnahme kann aber Überlastung bestimmter Bändergebiete hervorrufen, dadurch die Leistungsfähigkeit herabmindern und schließlich ungünstig auf die Muskulatur zurückwirken. Im umgekehrten Sinne stören Bandschäden auf die Dauer die Ausgleichskraft der Muskulatur. Ein wechselseitiges Aufschaukeln der Leistungsminderung ist der Fall. Solche Begleitsymptome verschlimmern die Instabilitas intervertebralis (3:4.3). Beim Auftreten der ersten Anzeichen von Insuffizienzerscheinungen wird eine muskelkräftigende Therapie dringendes Gebot (7:3.9).

Der Zusammenhang zwischen dem Bandsystem und der Muskulatur wird durch den viel zu wenig beachteten *Anteflexionskopfschmerz der Schulzeit* deutlich (7:2.3.2, 7:2.3.3, 7:3.2.1, 7:3.2.2).

5:3 Besondere mechanische Einflüsse

5:3.1 Bewegungsmangel

5:3.1.1 Vorbemerkung

Mehr und mehr wird erkannt, in welch zunehmendem Maße ein Mangel an körperlicher Bewegung das Leben unserer Zeit überschattet: Bewegungsmangel als pathogenetischer Faktor. Der früher verbreiteten alltäglichen Leistung ist nach und nach eine unterhalb des Pegels der gesundheitsfördernden Bewegung liegende schädigende „Minderbelastung“ gefolgt. Es entstanden die früher unbekannten *Bewegungsmangelkrankheiten.* Darüber wird aus internistischer Sicht in 7:1.2 berichtet. Das Rückgrat ist aber von solchen Schäden nicht verschont geblieben.

Hochgradiger und langdauernder Mangel an dynamischer und/oder statischer Beanspruchung erzeugt im Knochengerüst – mit deutlicher Bevorzugung der Wirbelsäule – den Abbau des Knochengewebes, die sogenannte *Inaktivitätsosteoporose*, gekennzeichnet durch Verminderung der Zahl und des Durchmessers der Knochenbälkchen. Die bekannten Osteoporosefolgen am zentralen Achsenorgan sind: Schmerzhaftigkeit der Wirbelsäule und Sintern der in der Tragfähigkeit geminderten Wirbelkörperspongiosa zu Keil-, Flach- oder Plattwirbeln (siehe 4:6.2.4). Auch zentral eingedellte Wirbelkörper sowie dadurch hervorgerufenes zunehmendes Krümmen der Wirbelsäule können entstehen.

Eine seltene Form von (berufsbedingter) Osteoporose bildet sich unter den Einflüssen der Schwerelosigkeit im Weltraum, also durch erheblich veränderte Umweltbedingungen, die das ausgewogene Gleichgewicht des Knochenstoffwechsels stören. Näheres dazu in *Junghanns*, „Die Wirbelsäule in der Arbeitsmedizin“ Teil II 1979.

5:3.1.2 Krankheit

Einige, zum Teil häufige Krankheiten führen zu hormonal gesteuerten *Osteoporosen:* östrogene und androgene Mangelosteoporosen als senile und präsenile Knochenentkalkungen. Osteoporosen durch Arzneimittel kommen hinzu. An der Wirbelsäule entwickeln sich derartige Knochenstörungen rascher und ausgeprägter als an anderen Knochen. Deshalb sind Rückenschmerzen ein Anfangssymptom. Die häufigen Wirbelkörpersinterungen (4:6.4.2) vermehren die Schmerzen erheblich. Sitzen (5:3.1.4, 7:3.5.4) oder langdauernde Bettruhe (5:3.1.3, 7:3.5.3) sind ungünstig wirkende Zusatzfaktoren.

Bei ungenügender Therapie entsteht ein Teufelskreis, in dem sich die pathomorphen Schäden und die schmerzbedingte Bettruhe (5:3.1.3, 7:3.5.3) gegenseitig aufschaukeln. Nicht vergessen werden darf die durch fehlende Leistung entstehende allmähliche Schwäche der Muskulatur, die noch in den Teufelskreis eingreift. Damit verliert auch die disko-ligamentale Spannung ihre Ausgleichsfunktion (5:2.2.2, 5:2.3.2).

Psychische Krankheiten mit Bewegungsarmut können Ursachen für Wirbelosteoporosen im Sinne der Inaktivitätsosteoporose sein und alle die Schwierigkeiten hervorrufen, die sich mit dem Sintern osteoporotischer Wirbelkörper einstellen (4:6.4.2), wobei oft die benachbarten Zwischenwirbelscheiben durch zentrale „Auftreibung“ infolge Flüssigkeitszustrom beteiligt sind.

5:3.1.3 Bettruhe

Bereits die übliche nächtliche Bettruhe wirkt stagnierend auf den Flüssigkeitsaustausch der Zwischenwirbelscheibe und damit auf ihre Ernährung. Durch Flüssigkeitsstau entsteht Höhenzunahme der Bandscheibenräume. Die Körpergröße, die sich während des Tages – insonderheit bei langzeitigem Sitzen oder schwerem Tragen – meßbar vermindert, erreicht bis zum Morgen ihren Normalstand zurück: *Gritz* 1975, *Junghanns* 1979 Teil I.

Störungen der Wirbelsäule durch Bettruhe sind jedoch nicht auf die Zwischenwirbelscheiben beschränkt. Bettruhe verschlimmert eine bestehende Osteoporose, wie in 5:3.1.2 ausgeführt wurde, und erzeugt bei langzeitiger Dauer auch am gesunden Wirbelknochen eine zunehmend mehr schmerzende Inaktivitätsosteoporose. Der Kalkverlust in den Knochen steigt bis zur achten/neunten Woche der Bettruhe allmählich an. Danach bleibt längere Zeit ein konstanter Kalkspiegel bestehen: *Vogel* u. *Whittle* 1975.

Da sowohl die Veränderungen an den Zwischenwirbelscheiben wie auch die Knochenstörungen, die sich unter Bettruhe einstellen, im täglichen Leben ernstliche Schwierigkeiten bereiten können, wird mehr darüber in 7:3.5.3 berichtet.

Weitere Literatur: *Donaldson* et al. 1970, *Gauer* et al. 1970.

5:3.1.4 Sitzen

Häufig wird Bewegungsmangel mit langdauernder Zwangshaltung (z.B. beim Sitzen) für eine Osteoporose der Wirbelsäule mit Rückenschmerzen verantwortlich gemacht. Untersuchungen haben jedoch ergeben, daß auf diese Weise keine Osteoporose entsteht. Das war auch nicht zu erwarten, weil die verminderte Belastung beim Sitzen (auch im Beruf) täglich nur während einer begrenzten Zahl von Stunden vorliegt, die Inaktivitätsosteoporose der Wirbelsäule jedoch erst nach einer (zum Beispiel krankheitsbedingten) Bettlägerigkeit auftritt, die monatelang ununterbrochen wirkte (5:3.1.3).

Der Bewegungsmangel im Sitzen verursacht zwar keine nachweisbaren Schäden im Knochengerüst, hat aber bei längerer Dauer ungünstige Folgen im Bewegungssegment, besonders für die Zwischenwirbelscheibe. Ihr fehlt der für den Flüssigkeitsaustausch wichtige Pumpmechanismus (3:2.4, 5:2.3.2). Das biochemische Versorgen und das Entsorgen leiden Not, siehe Kapitel 2:3.5.2, 2:3.6. Es gilt der in 3:2.4 bereits formulierte *Leitsatz: Die Zwischenwirbelscheibe lebt von der Bewegung.*

Das bei langer Sitzhaltung fehlende Bewegen betrifft jedoch nicht allein die Bewegungssegmente, sondern wirkt außerdem ungünstig auf die beteiligte Muskulatur (4:2.4.1) am Rumpf, am Nacken, an den Schultern und Armen sowie im Bereich Becken/Oberschenkel, denn sie bedürfen für ihren Stoffwechsel und für das Aufrechterhalten ihrer Kraft ebenfalls des Wechsels zwischen Ruhe und Bewegung. So wirkt also ein Teufelskreis von Sitzdruck und Muskelerschlaffung schädigend auf die Gewebe der Zwischenwirbelscheiben.

5:3.1.5 Zusätzliche Schwingbelastung

Die Schwingbelastung der Wirbelsäule, über die anschließend in 5:3.2 und 5:3.3 berichtet wird (und die in vielen Berufen vorkommt (*Junghanns* 1979, Teil II), hat wesentliche Bedeutung für das tägliche Leben und die Freizeit, besonders als zusätzlicher Einfluß bei dem „bewegungsarmen" Sitzen auf und in motorisierten Fahrzeugen (vergleiche 5:3.2.1). Für die Wirbelsäule des älteren Schulkindes und des Jugendlichen bedeutet die Teilnahme an der Motorisierung die *zweite ernste Gefährdungszeit* (7:2.3.5 u. 7:3.5.5) nach der ersten, die am Übergang vom Spielkind zum Sitzkind liegt (7:1.2). Eine *dritte Stufe der Gefährdung* kann in der Übergangszeit vom dritten zum vierten Lebensjahrzehnt gesehen werden (7:3.1).

Die einem Fahrzeug durch Vibrationen des Motors mitgeteilten sinusförmigen Schwingungen dringen vom Sitz her auf dem Leitweg der Wirbelsäule bis zum Kopf vor. Beim Durchlaufen unterschiedlicher Gewebe (Knochen, Weichgewebe) und an Grenzschichten können Verstärkungen durch Resonanz auftreten. Die vom Steuerrad oder von Handgriffen über den Hand-Arm-Schulter-Weg eingeleiteten Schwingungen kommen hinzu, ebenso Horizontalschwingungen mit Drehmomenten, die vor allem das Bandscheibegewebe und die Wirbelbogengelenke beeinflussen können. Außerdem übertragen sich vom Sitz und im geringen Grade auch von den Füßen her nicht nur regelmäßige Sinusschwingungen auf das Rückgrat. Es kommen sehr unregelmäßige stochastische Schwingeinflüsse hinzu, die im wesentlichen von der Oberflächenstruktur der Fahrbahn ausgehen.

Da motorisierte Fahrzeuge fast täglich von allen Altersschichten der Bevölkerung als Fahrer oder Insassen benutzt werden – obwohl dies wahrscheinlich nicht immer notwendig wäre –, liegt hierin ein Problem, das die zentrale Achse unseres Bewegsystems deswegen so belastet, weil das möglicherweise schädigend wirkende Sitzen auf der schwingenden Fläche die sowieso ungünstigen Einflüsse der bewegungsarmen Ruhe-Sitzbelastung potenziert, siehe auch 5:3.2.1, 5:3.2.3, 5:3.3.3, 7:3.3.5, 7:3.5.5.

5:3.2 Ganzkörperschwingungen

5:3.2.1 Allgemeine Grundlagen

Infolge der neuzeitlichen Lebensumstände sowie der Anforderungen durch Arbeit, Sport und Turnen ist der menschliche Körper den Einflüssen von Vibrationen verschiedener Art, Dauer und unterschiedlicher Stärke ausgesetzt. Die immer weiter fortschreitende allgemeine Mechanisierung und nicht zuletzt das verbreitete Benutzen der Kraftfahrzeuge an den Arbeitstagen und in zunehmendem Ausmaß während der Erholungszeiten (7:3.3.1) hat ein ständig ansteigendes Belasten des menschlichen Organismus durch mechanische Wechselkräfte zur Folge, die sich auf den Körper übertragen und Schaden stiften können. Als Ursache für derartige Schäden im Rückenbereich galt früher allein der unmittelbare Einfluß auf die schwingerregte Wirbelsäule mit den zugehörigen Muskelgruppen. Vertieftes Forschen ließ jedoch erkennen, daß ein zweiter, zusätzlicher Weg zu Schaden führen oder vorhandene vibrationsabhängige Schäden verschlimmern kann. Er geht von innersekretorischen Organen aus. Nerven und Blutgefäße sowie wichtige Gewebeanteile solcher Steuerorgane des Stoffwechsels reagieren mit krankhaften Veränderungen auf Schwingeinflüsse: *Janek* et al. 1964, *Rakhimoy* 1970, *Steplenski* et al. 1964 u.a. Auch übergeordnete nervale Strukturen unterliegen schädigenden Vibrationen (5:3.2.2, 5:3.3.2). Auf diesen besonderen Wegen können biochemische Umsetzungen mechanisch erzeugter Schäden und nerval-vasale Einflüsse fernliegende „Erfolgsorgane" erreichen. Das ist eingehend für die Teilkörperschwingungen untersucht: siehe vasospastische Gefäßschäden in 5:2.4.3 u. 5:3.3.2. Störungen des Stoffwechsels der Muskeln, der Knochen, des Knorpels, der Sehnen können sich einstellen. Infolge ihrer Stoffwechselabhängigkeit gehören die knöchernen Teile der Wirbelsäule und die vom Diffusionsstoffwechsel beeinflußten Bandscheiben sowie die Knorpelflächen der Wirbelgelenke dazu.

Wie in weiteren Abschnitten noch anklingen wird, gelingt dem Körper keineswegs immer eine sinnvolle Verarbeitung der aufgenommenen Vibrationseinflüsse, wie *Dupuis* u. *Zettel* betonen. Sie fügen hinzu: „Dies liegt offensichtlich daran, daß es in dem kybernetischen System an entsprechenden Bauteilen fehlt. Denn entwicklungsgeschichtlich hat bisher keine Notwendigkeit für ein unter allen Bedingungen vollkommenes Schwingungsregelsystem bestanden. Insbesondere unter der Einwirkung von stochastischen Schwingungen und bei sitzender Körperhaltung machen sich die bestehenden Mängel auf der sensorischen und motorischen Seite nachteilig bemerkbar."

Die oft unübersichtlichen Verhältnisse der im praktischen Alltag in den Körper eindringenden Vibrationen erschweren das Erforschen von schwingabhängigen Körperschäden. Hinzu kommt noch das unterschiedliche Weiterleiten der Schwingungen zwischen den einzelnen Körpergeweben und Körperabschnitten. An den Grenzflächen verschiedener Gewebe, aber auch während des Durchlaufens größerer gleichförmiger Gewebsabschnitte können Vibrationen allmählich aufgebraucht werden. Unter gewissen Voraussetzungen lösen anregende Schwingungen beim Auftreffen auf ein mitschwingendes System heftige Resonanz mit hohen Amplituden aus. Schwache Anstöße vermögen also durch eine geeignete Resonanzfrequenz ein schwingfähiges menschliches Organ in heftiges Vibrieren zu versetzen.

Nur selten und lediglich in der Arbeitspraxis kommen Vibrationen über 1000 Hz vor. Sie werden bereits in den obersten Gewebeschichten des Körpers stark abgedämpft, wirken in tieferen Schichten nicht mehr. Wesentlich niedriger liegt das Frequenzgebiet derjenigen Schwingeinflüsse, die Organe und Organsysteme im Körperinneren beeinträchtigen: von unterhalb einer Schwingung in der Sekunde (1 Hz) bis etwa 100 Hz. In den Abbildungen 5/14, 5/15a sind ältere Forschungsergebnisse über subjektiv empfundene Schwingeinflüsse dargestellt. Sie bedürfen einiger Korrekturen. Denn diese Angaben machen nicht deutlich genug, daß auch Vibrationen unterhalb 4 Hz den menschlichen Körper stark beeinflussen. Das muß insonderheit deshalb beachtet werden, weil Schwingeinflüsse durch Schlepperfahrzeuge und durch schwere Baumaschinen in diesem Bereich liegen. Darüber laufen ergänzende Studien, die noch nicht abgeschlossen sind: persönliche Mitteilung von *Dupuis* 1984.

Je nachdem, in welcher Richtung die Schwingeinflüsse den Körper treffen und durchdringen, werden sie mit Richtungsbuchstaben bezeichnet: Abbildung 5/15b. Nicht immer erreichen die Vibrationen unmittelbar oder nach Durchdringung dünner Oberflächenschichten die Wirbelsäule. Oft benutzen sie kürzere oder auch weitläufige Leitwege (5:3.2.3), zum Beispiel Arme oder Beine.

Manche Vibrationsenergien werden subjektiv als besonders lästig empfunden. Einige der in den beiden Übersichten angegebenen Wahrnehmungen gehören in diese Gruppe. Zum Teil vermindern sie das Leistungsvermögen und erzeugen sogar ernste Krankheiten. Schwingungen unter 1 Hz liegen den das Allgemeinbefinden sehr störenden *Kinetosen* zu Grunde (Abb.

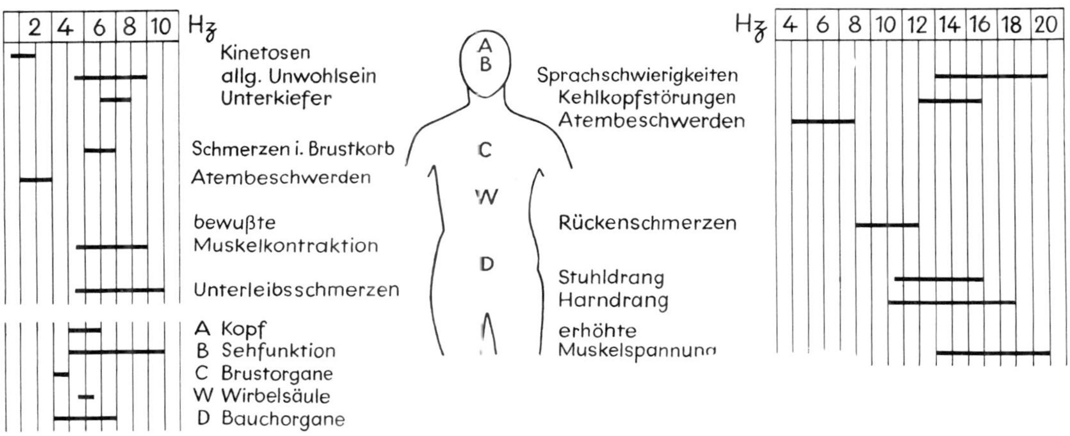

Abb. 5/14: Toleranzgrenzen verschiedener Symptome, ermittelt bei vertikalen Schwingerregungen am sitzenden Menschen (zusammengestellt nach verschiedenen Autoren). Vergl. Abbildung 5/15

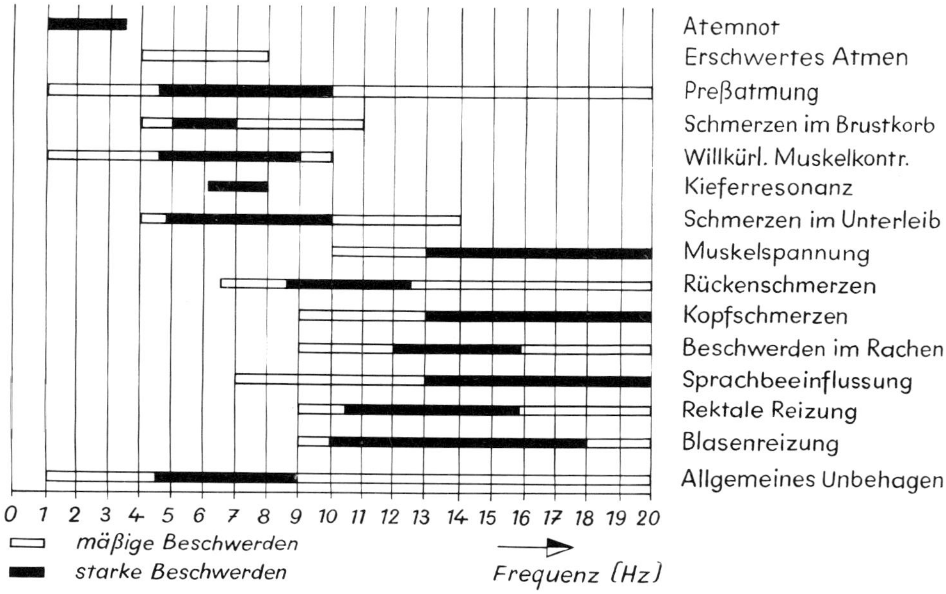

Abb. 5/15a: Schema nach *Magid* über Wahrnehmung vibrationsbedingter Symptome (geringe Abweichungen gegenüber Abb. 5/13)

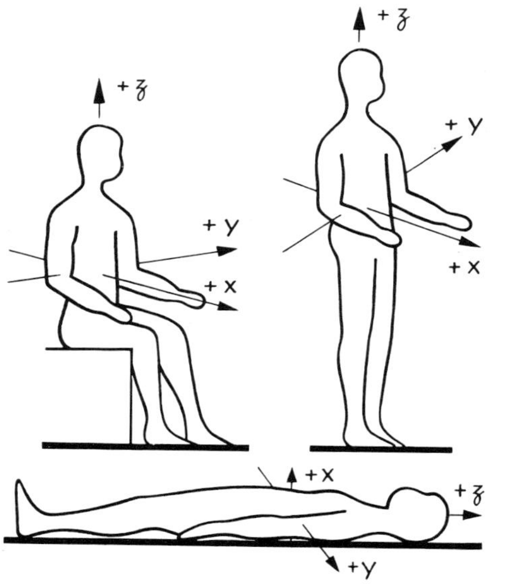

Abb. 5/15b: Physiologisches Koordinatensystem bei verschiedenen Körperstellungen zur Bezeichnung der Schwingungsrichtungen

5/14), die häufig durch lange Kraftwagen- oder Omnibusfahrten und als Seekinetosen (Seekrankheit) im täglichen Leben und in der Freizeit auftreten. Die der Halswirbelsäule mitgeteilten Vibrationen können – wie in 7:3.3.2 (Kinetosen) nachzulesen ist – auf vasalen oder auf nervalen Wegen das Gleichgewichtsorgan im Mittelohr stören: Schwindelgefühle, Unwohlsein und sogar Erbrechen sind die Folgen.

Der Einfluß auf menschliche Organe durch Vibrationen hängt unter anderem von der bereits erwähnten Eigenresonanz ab. Sie findet sich bei den meisten Organen im Bereiche von 3 bis 9 Hz. Für die Wirbelsäule gilt eine Resonanzfrequenz von 5 Hz. *Christ* u. *Dupuis* ermittelten 1966 das Schwingmaximum der Halswirbelsäule bei 3,5 Hz. Zwischen 3 und 4 Hz liegt die Höchstgrenze für die Resonanz der Brustorgane und zwischen 3 und 7 Hz für die Bauchorgane, bei denen der jeweilige Wert von der Füllung der Hohlorgane und von ihrem Muskeltonus beeinflußt wird. Für die Einheit Wirbelsäule/Kopf werden 6 Hz angegeben: *Stech* u. *Payne* 1969, *Terry* u. *Roberts* 1968. (Unterschiede erklären sich durch die Versuchsanordnungen der Autoren.) Bei Versuchen mit einem Schwingtisch findet 1972 *Cremona* die Hauptbelastungen der Wirbelsäule bei C 4 bis 6, T 10 bis L 1 und L 4 bis S 1. Die Vibrationen des Kopfes bezeichnet er als dreimal stärker gegenüber der oberen Rumpfgegend. Im Resonanzbereich des Rumpfes besteht eine besonders lebhafte Muskelaktivität zwischen 4 und 8 Hz, wie in elektromyographischen Untersuchungen nachgewiesen ist. Schmerzen ergaben sich im Brustkorb und in den Schultern bei 4 bis 6 Hz, im Bauch bei 9 bis 10 Hz und in der Lenden-Kreuz-Gegend bei 8 bis 12 Hz.

Ein Rückblick auf diese unterschiedlichen Ergebnisse, die zum Teil durch die Versuchsanordnungen bestimmt sind, zeigt den Hauptresonanzbereich des Menschen bei 5 Hz: *Dupuis* u. *Zerlett* 1984. Das gilt im Wesentlichen auch für die Wirbelsäule.

R. Heide gab 1978 ein zusammenfassendes Ergebnis von 29 epidemiologischen Untersuchungen bekannt: Ein erhöhtes Risiko für die Wirbelsäule (und im Zusammenhang damit für das periphere Nervensystem) bringen Ganzkörperschwingungen im Frequenzbereich zwischen 0,1 und 20 Hz mit sich, wenn ihre Intensität die „Grenzkurve für Gesundheit" der VDI 2057 und der ISO 2631 überschreitet.

Im Sport bleiben langanhaltende Schwingeinflüsse auf einige Bereiche beschränkt, wie Motorrad- oder Radfahren, Autorennen, Pferderennen, Sportfliegen u.ä. Auch hier gilt der Rat, zusätzlich potenzierende Schwingbelastungen im täglichen Leben möglichst zu vermeiden; siehe Kapitel 7:3.3.1, 7:3.3.5 u.a.

Trotz wesentlicher Forschungsergebnisse, über die in weiteren Kapiteln nachzulesen ist, bleiben noch manche Fragen unbeantwortet. Das hängt zum Teil mit experimentellen Schwierigkeiten sowie mit fehlenden pathomorphologischen und pathophysiologischen Erkenntnissen zusammen. Auch uneinheitliche Terminologie stört gelegentlich das gegenseitige Verstehen der Forscher.

Die allgemeine Darstellung über die Vibration wurde der gebotenen Kürze wegen vereinfacht. Das tiefere Eindringen in die Lehre von den Vibrationen und von ihren Einflüssen auf den menschlichen Körper verlangt eine intensive Beschäftigung mit der recht umfangreichen Literatur. *Coermann* stellte sie 1962 zusammen. Seitdem nahm sie ständig zu. Weitere Ausführungen, Bilder und neuere Literatur sind zu finden in „Die Wirbelsäule in der Arbeitsmedizin" Teil I, Hippokrates Verlag Stuttgart 1979.

Unsere Kenntnisse über die Folgen der Schwingbelastung im allgemeinen und auch an der Wirbelsäule sind vorzüglich in der arbeitsmedizinischen und ergonomischen Literatur niedergelegt. Einige Autoren, die zusammenfassend darüber berichteten, sollen genannt werden: *Dupuis* u. Mitarb. 1954–1984, *Häublein* 1972–1977, *Heide* u. *Seidel* 1978.

Am Schluß dieses Kapitels sei an die vielfältigen Verbindungswege erinnert, die Vibrationen unmittelbar zur Wirbelsäule haben können oder die auf Umwegen über andere Organe (5:3.2.2) den für die Zwischenwirbelscheibe lebenswichtigen Stoffwechsel beeinflussen, und die bei bestimmten Konstellationen in der Lage sind, Zerstörungen im Aufbau der Zwischenwirbelscheiben einzuleiten. Zwei *Leitsätze* sollen dies drastisch aussprechen und in Erinnerung halten:

Vibrationen sind die geheimen Störer des Stoffwechsels der Zwischenwirbelscheibe.

In Verbindung mit Bewegungsmangel können Vibrationen zu Zerstörern der Bandscheibestruktur werden.

Beziehungen von Vibrationen zu den Berufskrankheiten. Bisher war es weder nach der Berufskrankheitenverordnung von 1968 (7. BKVA) noch aufgrund der neuen D-BeKV von 1977 möglich, einen Schaden an der Wirbelsäule – zum Beispiel eine Spondylosis deformans – generell als Berufskrankheit anzuerkennen. Es bestand lediglich die Möglichkeit, in der Bundesrepublik einen Antrag auf Anerkennung eines Wirbelsäuleleidens nach § 551 Abs. 2 RVO zu stellen. In anderen Ländern (in der DDR, in einigen – aber keineswegs in allen – Ostblockstaaten) wird die Spondylosis deformans durch Vibrationen beim Fahren von Kraftfahrzeugen, schweren motorisierten Arbeitsmaschinen oder durch Bedienung von handgeführten Druckluftgeräten in der Liste der Berufskrankheiten geführt. Die Berufskrankheitenliste der Europäischen Gemeinschaft (EG-BK) enthält im Merkblatt E 5 eine gewisse Anerkennung von Wirbelsäuleleiden, die jedoch nicht ausreichend differenziert beschrieben sind.

Eine Änderung dieses Standpunktes ist durch die Neufassung für die Liste der Berufskrankheiten zu erwarten, die das Internationale Arbeitsamt (*IAA*) der ILO (International Labor Organisation) 1980 aufstellte. Dort wurde der „berufliche Ursprung von Wirbelsäuleerkrankungen infolge von Vibrationen des gesamten Körpers und von Erschütterungen insbesondere bei den Fahrern von Kraftmaschinen und Traktoren" anerkannt. Wieweit sich daraus für die Bundesrepublik Konsequenzen ergeben, bleibt abzuwarten. In dem Buche „Die Wirbelsäule in der Arbeitsmedizin" (Hippokrates Verlag 1979) heißt es wörtlich: „Noch immer hängt also die an Problemen reiche Frage des Zusammenspieles von beruflichen Lasteinflüssen und Bandscheibeschaden an ihrer letzten Antwort für den Einzelfall davon ab, ob es gelingt, diejenigen Berufe oder die besonderen Arbeitsplätze herauszufinden, die der Wirbelsäule durch körperliche Schwerarbeit, durch Bewegungsmangel, durch Zwangshaltung oder durch den Einfluß von Vibrationen so eingreifende Lasteinflüsse aufbürden, daß der exogene Ursachenanteil die endogenen Grundlagen überragt. Die bisherigen wissenschaftlich-experimental erarbeiteten Grundlagen sind noch nicht ausreichend, um Endgültiges zum Klären dieser Frage auszusagen. Ob es epidemiologischen Untersuchungen gelingt, einen solchen Nachweis zu führen, bleibt abzuwarten.

Bei einer beträchtlichen Anzahl von Sport- und Turnarten kommt es zum Teil zu heftigen und auch langdauernden, oder in kurzer Zeit trommelfeuerartig wiederholten, stereotypen Einflüssen von Vibrationen (*Leitsatz*). Diese werden im Kapitel 8 an vielen Stellen für die entsprechenden Disziplinen beschrieben. In solchen Fällen taucht also die Frage auf, ob sich dadurch Wirbelsäuleschäden einstellen oder wesentlich verschlimmern können, die unter gewissen Umständen ähnlich wie eine Berufskrankheit als „Sportschaden" oder „Turnschaden" anerkannt werden sollten. Über die versicherungsrechtlichen Fragen wird in Kapitel 8:12 berichtet.

5:3.2.2 Vibrationskrankheit

Die Ausführungen im vorstehenden Kapitel bestätigen die Notwendigkeit der Bezeichnung Vibrationskrankheit. Sie berührt über die geschilderten Beispiele hinaus viele Organe und Organsysteme als von außen wirkende dynamische Wechselbelastung durch Schwingkräfte. Die Folgen der Organbeteiligung zeigen sich recht unterschiedlich: vorübergehende subjektive Lästigkeit (zum Beispiel Kinetosen, siehe 5:3.2.1, 7:3.3.2), psychische Beeinträchtigung, physiologische Wirkung. Verminderte Leistung kann die Folge sein, und schließlich drohen akute oder chronische Gesundheitsschäden.

Neben den bekannten Lärmschäden des Ohres sind in letzter Zeit Gefahren für die Augen durch Schwingkräfte festgestellt worden. Zwischen 2 und 10 Hz liegt der kritische Frequenzbereich für die Abnahme der Sehschärfe. Bei erregenden Schwingfrequenzen um 20 Hz entsteht ein so erhebliches Aufschaukeln des Augapfels, daß die Gefahr der Amotio retinae zu fürchten ist. Anstrengender Wasserskilauf kann solche Beschleunigungen erzeugen (8: 4.10.7). Herz-Kreislauf-System, Atmung und Magensaftproduktion werden von Vibrationen beeinflußt. Magengeschwüre können entstehen oder sich verschlimmern.

Die Einflüsse von regelmäßig sinusartigen, ungeregelten (stochastischen) Schwingungen sowie Schwinggemischen sind bevorzugt für die unmittelbar der Wirbelsäule anliegende Muskulatur sowie für die Gesamtmuskulatur des Rumpfes untersucht worden: nachzulesen in 5:2.4.1. Akute und chronisch-krankhafte Schäden können in der Muskulatur entstehen und mittelbar ungünstige Folgen für Wirbelknochen und Bandscheiben erzeugen (5:3.2.3).

Noch ist zu klären, welche Theorien oder verwertbare Forschungsergebnisse zu den Fragen vorliegen, inwieweit Vibrationen für Knochen, Gelenke und Weichteile (z.B. Bandscheiben oder Sehnenansätze, vergleiche 3:2.4, 4:6.3.2) die Wirbelsäule unmittelbar schädigen können, oder ob sie – wie in 5:3.2.1 angedeutet – erst in zweiter Linie von primären vibrationsbedingten Schäden der Nerven, der Blutgefäße, der Steuerungsorgane des Stoffwechsels in Mitleidenschaft gezogen werden. Auf diesen Wegen besteht – um nur ein Beispiel zu nennen – die Möglichkeit, daß eine vibrationsbedingte Stoffwechselstörung die Lebensfähigkeit des empfindlichen bradytrophen Bandscheibegewebes in Frage stellt.

Die Gefahr von mittelbar der Wirbelsäule zugeleiteten Folgen besteht durch vibrationskranke Gefäße, Nerven und Ganglien. Ihre Schädigungen im Bereiche der Arme hängen bevorzugt von Teilkörpervibrationen ab. Ob der Leitweg der Teilkörperschwingungen bis zur Halswirbelsäule weiterläuft und dort außer ihren Knochen und Weichteilen noch nervale Strukturen oder die Kapillaren an der Hyalinknorpelplatte schädigend erreicht, wird in der Literatur viel diskutiert: siehe dazu 5:3.3.2.

Die Vibrationskrankheit ist ein Sammelbegriff aus pathophysiologischen und pathomorphologischen Schäden sowie aus funktionalen Störungen und klinischen Symptomen. Aufgabe der Biomechanik und Biochemie ist es, durch interdisziplinare Forschungsarbeiten noch tiefer in die Zusammenhänge der verschiedenen Symptome dieses Syndroms einzudringen. Nur so wird es gelingen, die Umwandlung von physiologischen Funktionen durch vibrationsbedingte Entgleisungen in pathomorphologische Schäden weiter zu klären.

Der große Umfang vibrationsbedingter Schäden in vielen Organsystemen veranlaßte zahlreiche Studien zur Frage, welche Schäden in einzelnen Körpergeweben nach langzeitigen Vibrationseinflüssen in Tierexperimenten hervorzurufen sind. Dazu wurden sowohl licht- wie elektronenoptische Untersuchungsverfahren herangezogen.

Muskeln. Nach vierwöchigem Vibrationseinfluß entdeckte *Fassbender* 1979 in seinen Studien Vermehrung der Mitochondrien und der Riesenzellen. Nach der doppelten Zeit beobachtete er das Auftreten geringfügiger Degenerationsstadien. *Witt* u. *Fischer* beschreiben 1980 homogenisierte Muskelzellen mit Verlust der Querstreifung. Diese Schäden führen die Verfasser auf den vibrationsabhängigen, reflektorisch ausgelösten Muskelhypertonus zurück.

Knochen. Nach längerer Beeinflussung durch Vibrationen reagierte das Knochengewebe mit stark erweiterten Bluträumen in der verminderten Spongiosa: Blutseen. Sie werden als stauungsbedingte Abflußstörungen gedeutet und sollen auch ein zusätzlicher arthroseauslösender Faktor sein: *Witt* u. *Fischer* 1980.

Im Tierversuch ist durch Schwingeinflüsse eine Zunahme der nichtorganischen Bestandteile bei gleichbleibendem Kalziumgehalt beobachtet worden. Der Knochen wird mürbe und brüchig, wie bei üblicher Altersosteoporose: vorzeitige Strukturschwächung (*Jankowich* 1971).

Knorpel. In der bereits erwähnten Studie fand *Fassbender* auch die Generationen von Knorpelzellen, die als Vorstufe zur Osteochondrose gedeutet werden.

Von verschiedenen Autoren wurde die Übergangsregion Knorpel/Knochen an den Wirbelbogengelenken histologisch untersucht (4:6.5.2). Die Bestandteile der Zwischenwirbelscheibe (Gallertkern, Hyalinknorpelplatte, Faserringknorpel der Lamellenringe) sind in zahlreichen Kapiteln des Buches in ihrem anatomischen Aufbau und auch in ihren Schäden, an deren Entstehen Vibrationen großen Anteil haben, ausführlich beschrieben worden.

Die engen Beziehungen der Vibrationskrankheit zur Wirbelsäule werden in verschiedenen Kapiteln mehrfach erörtert, unter anderen in 3:2.4, 5:3.2.3, 5:3.3.2, 7:3.3.1.

Umfangreiche Verzeichnisse der Literatur bei *Coermann* 1962, *Dieckmann* 1956 bis 1967, *Dupuis* 1956 bis 1977, *Dupuis* u. *Zerlett* 1984, *Eskenasy* 1967 bis 1972, *Junghanns* 1937 und 1979 (Teil II), *Köhl* 1975, *Sandover* 1981.

5:3.2.3 Ganzkörperschwingungen und Wirbelsäule

(Folgen von Ganzkörperschwingungen an der Wirbelsäule)

Die Knochen und Gelenke sind ebenso wie die Weichgewebe (Bandscheiben, Bänder) des Rückgrates in bisher nicht genügend beachteter Häufigkeit und Stärke vielfältigen Vibrationseinflüssen ausgesetzt und zwar am häufigsten den Ganzkörperschwingungen; siehe Kapitel 5:3.2.1, 5:3.2.2, 7:3.3. (Trotzdem darf das Einwirken durch Teilkörpervibrationen nicht vernachlässigt bleiben; sie sind in 5:3.3 und 7:3.4 dargestellt.)

Für die *Wirbelsäule* als dem zentralen Achsenorgan besteht infolge der zunehmenden Motorisierung im Beruf, Alltagsleben, Sport und Freizeit eine erhöhte Exposition zu Kontaktvibrationen, die auf verschiedenen *Leitwegen* eindringen.

Vibrationen wirken auf die Wirbelsäule der im Fahrzeug sitzenden Menschen vom Sitz sowie von der Bodenplatte und von der mitschwingenden Rückenlehne her. Diesen Schwingeinflüssen unterliegt der gesamte Körper: Ganzkörperschwingungen. Zum Teil werden sie vom Motor erzeugt. Ernsteren Charakter haben Vibrationen von besonders unregelmäßiger Zahl, Energie und Amplitude (stochastische Schwingungen), die von den Oberflächenverhältnissen der Fahrbahn über schwingende Fahrzeugteile (Räder, Achsen, Federungen, Fahrzeugkabine usw.) den im Fahrzeug sitzenden, stehenden oder liegenden Menschen mitgeteilt werden und mit den bereits erwähnten sinusförmigen Ganzkörpervibrationen zusammenwirken. Den Fahrzeugführer treffen noch Erschütterungen von den fußbedienten Hebeln, die sich mit den anderen Ganzkörpervibrationen vermischen. Über Steuerrad und handbediente Hebel erreichen ihn stochastische Erschütterungen als Teilkörpervibrationen (5:3.3), die auf dem Leitweg Hand-Arm-Schultergürtel zum Rückgrat vordringen und hier mit den Ganzkörper-Schwingeinflüssen zusammentreffen.

Das zentrale Achsenorgan wird auf diese Weise von vertikalen und – weniger häufig – von horizontalen Vibrationen erreicht, die sich je nach der Gegebenheit einzeln oder kombiniert (Schwinggemische) fortsetzen. Die Vibrationen werden nur selten langzeitig als ununterbrochene, harmonische Sinuseinflüsse aufgenommen. Häufiger treffen sie das Rückgrat mit der zugehörigen Rumpfmuskulatur als unregelmäßige (stochastische) Vibrationen. Sie wirken oft mit unerwarteten zusätzlichen Druckstößen in wechselvoll zusammengesetzter – regelloser – Schwingform schüttelnd, ruckartig beugend, abknickend und oft mit Drehkomponente (beim Kurvenfahren) ein. Diesen Erschütterungen mit ihren nicht voraussehbaren Stoßanteilen werden besonders ungünstige Folgen zugeschrieben. Nach heutiger Ansicht kann die Muskulatur gegenüber den unregelmäßigen Schwinggemischen kein sinnvolles „Verhaltensmuster" zur Abwehr entwickeln und somit die Stöße nicht ausreichend auffangen und ausgleichen (5:2.4.1).

Zu den geschilderten unmittelbaren Schwingeinflüssen auf das Rückgrat werden in der Literatur Möglichkeiten mittelbaren Wirkens auf dem Umwege über vibrationsgeschädigte Organsysteme beschrieben: Näheres in 5:3.2.2.

Nur wenige Grundlagenstudien über das biomechanische Verhalten der Wirbelsäule sind am Menschen, am lebenden Tier oder an Präparaten durchzuführen. Deshalb wurden in den letzten Jahrzehnten immer vollkommener gestaltete mathematische und biodynamische Modelle, anthropomorphe Puppen und Computer-Simulationsmodelle herangezogen (5:4.2). *Junghanns* hat 1979 in „Die Wirbelsäule in der Arbeitsmedizin", Teil I, diese Untersuchungsverfahren und ihre Ergebnisse dargestellt.

Häufig wird für derartige Studien die Wirbelsäule als einheitlicher elastischer Stab mit einer Resonanzfrequenz von 5 Hz zugrunde gelegt, der die vom Boden her eindringenden Vibrationen stark abdämpft. Dieses als Einheit betrachtete System Wirbelsäule ist in Wirklichkeit ein gegliedertes Organ, das sich in regelmäßigem Wechsel aus Knochenteilen (Wirbeln) und eingeschalteten Weichteilen (Zwischenwirbelscheiben) zusammensetzt, dem in jedem Bewegungssegment außerdem noch zwei gelenkige Einheiten (Wirbelbogengelenke) zugeordnet sind. Als „reagierendes System" dient bei vertikal wirkenden Lasten für das Bewegen einschließlich Drehen und Kippen das einzelne Bewegungssegment oder in den meisten Fällen einige, oft sogar alle Segmente.

Der beträchtliche Gewebeanteil der Bandscheiben am Gesamtsystem der horizontal gegliederten Wirbelsäule (ein Drittel der Gesamthöhe der Wirbelsäule) spielt also für das Ergebnis von Schwingeinflüssen eine zentrale Rolle. Weiteren Experimenten stellen sich mehrere Fragen:

- Wie verhalten sich bei vertikalem Vibrationseinfluß Schwingdämpfung und Resonanz jeweils an der kaudalen und an der kranialen Wirbelkörper-Bandscheibe-Grenze, also einmal beim Übergang vom Knochen zum weichen, elastischen Bandscheibegewebe und einmal von der Bandscheibe zum Knochen?
- Ist es möglich, daß Vibrationseinflüsse auf die an diesen Übergangsstellen in den Poren der knöchernen Wirbelkörperabschlußplatte liegenden Endkapillaren der Wirbelkörperarterien (2:2.7, 5:2.4.3) – sie sind für die Diffusionsernährung der Bandscheibe von größter Wichtigkeit – ähnlich ungünstige Wirkung entfalten können wie an den Kapillaren der Fingerbeeren (5:3.3.2)?
- Wie wirken horizontale Schwingeinflüsse und insbesondere Rotationsschwingungen auf das Gebiet der Wirbelkörper-Bandscheibe-Grenze sowie auf weitere gefährdete Gebiete, wie Verankerung des Faserringes in der knöchernen Randleiste und Verbindungsfasern zwischen den Lamellenringen (2:2.3 mit Abbildungen)?
- Welcher Zusammenhang besteht zwischen vertikalen, horizontalen und rotatorischen Schwingeinflüssen und den von einigen Verfassern beschriebenen Mikrofrakturen sowie Trümmerzonen im Bereiche der knöchernen Wirbelkörperabschlußplatte und der anliegenden hyalinen Knorpelschicht (2:3.3.2, 5:2.6.4)?

5:3.3 Teilkörperschwingungen

5:3.3.1 Vorbemerkung

Im Gegensatz zu den besprochenen Ganzkörpervibrationen haben Teilkörperschwingungen für das tägliche Leben, für Freizeit und Sport nur wenig Bedeutung. Denn ihr Einfluß auf Teile des Körpers liegt hauptsächlich in beruflichem Sektor. „Erkrankungen durch Erschütterungen bei der Arbeit mit Druckluftwerkzeugen (früher: Preßluftwerkzeuge) oder gleichartig wirkenden Werkzeugen oder Maschinen" werden nach Nr. 2103 der BeKV vom 1.1.77 unter gewissen Bedingungen als Berufskrankheiten anerkannt: siehe *Junghanns* 1979, „Die Wirbelsäule in der Arbeitsmedizin" Teil II.

Da aber handgeführte vibrierende Geräte auch für das außerberufliche Alltagsleben und für die Freizeit benutzt werden, sind Teilkörperschwingungen und ihr Einfluß auf die Wirbelsäule nicht ganz ohne Bedeutung. Wenn sie sich auf gleichartige Einwirkungen des Berufes „aufpfropfen", wirken sie zusätzlich als ungünstige Faktoren und sollten im Alltagsleben und in der Freizeit unterbleiben.

5:3.3.2 Erkrankungen durch Teilkörpervibrationen

Wie in 5:3.3.1 ausgeführt, wirken Teilkörperschwingungen nur in geringem Umfange außerhalb beruflicher Arbeit auf den Körper ein. Da aber gleichartige oder ähnliche Schwingeinflüsse in außerberuflicher Beschäftigung (meist in der Freizeit) den beruflichen Wirkungsfaktor durch zusätzliche Exposition potenzieren, soll kurz auf einige Erkrankungsmöglichkeiten hingewiesen werden, ohne daß Vollständigkeit angestrebt wird. Anfangsbeschwerden sind zu beachten, um rasch Abhilfe zu schaffen.

Das Nervensystem ist ein deutlicher Indikator für die Vibrationskrankheit. Deshalb wurde die mit Teilkörpervibrationen zusammenhängende Nervenstörung eingehend geprüft. Aufgrund seiner Studien und der Literaturkenntnisse beschreibt *Coermann* 1965 den überstarken Reiz von Vibrationen auf jene Nervenrezeptoren, die in den Gleitschichten zwischen einzelnen Organen (und auch zwischen Muskeln) liegen. Das kann neben vorübergehendem Reiz bis zum Zerstören von nervalen Strukturen führen. Folgen an Organen, die von den betroffenen Nerven abhängen, bleiben nicht aus. Andere Autoren sehen ebenfalls in den von Vibrationseinflüssen primär hervorgerufenen Reizungen nervaler Systeme beziehungsweise Nervenschäden den Ursprung von Blutgefäßveränderungen, die demnach als ‚vibrationsbedingte vasospastische Krankheit' angesehen werden müßten, siehe auch in 3:3.2.

Solche vibrationsabhängigen nerval-vasalen Blutgefäßschäden erhielten viele Namen: traumatische Angioneurose der Fingerkuppen, traumatische vasospastische Krankheit, Morbus *Raynaud*, Krankheit der weißen Finger, Totenfinger, vibrationsbedingtes vasospastisches Syndrom. Zu beachten ist das weitere Fortschreiten dieser Blutgefäßschäden auch nach Aufgabe der schädigenden Schwingeinflüsse. Besonders für solche Fälle gilt der dringende Rat, im täglichen Leben, im Sport und bei dem Freizeitverhalten alle weiteren gefahrbringenden Schwingeinflüsse zu vermeiden.

Die Möglichkeit schädigender Vibrationseinflüsse auf das zentrale und/oder das periphere Nervensystem wird in der Literatur unterschiedlich aufgefaßt. Im wesentlichen bejahen die Verfasser Wirkungen – auch mit ernsten Folgen – am nervalen und nerval gesteuerten vasalen System: *Andreeva-Galanina* 1963, *Dieckmann* 1957 bis 1965, *Eskenasy* 1970, *Laarmann* 1944, *Langer* u. *Vethacke* 1957, *Lessing* 1972, *Modelia* et al. 1970, *Razumov* et al. 1967, *Teuchmann* 1963. In den erwähnten Arbeiten werden die Einflüsse von Ganzkörper- sowie von Teilkörpervibrationen auf Grund von Erfahrungen und von Experimenten kritisch beleuchtet.

Dies bezieht sich auch auf vibrationsbedingte Knochen- und Gelenkschäden, die neben den Blutgefäß- und Nervenveränderungen die häufigsten Folgen von Teilkörpervibrationen sind. Handgelenk, Ellbogengelenk und Schultereckgelenk (Akromioklavikulargelenk) sind diesen Schadensmöglichkeiten besonders ausgesetzt: Kahnbeinbruch, Mondbeintod, Arthrosis deformans, Osteochondrosis dissecans u. ähnliche ernste Krankheiten.

5:3.3.3 Beziehungen von Teilkörperschwingungen zur Wirbelsäule

Der wesentliche – hier allein zu besprechende – Leitweg von Teilkörperschwingungen zur Wirbelsäule verläuft von einem vibrierenden handgeführten Gerät oder von Lenkrad und Bedienhebeln im PKW über Hand, Arm und Schulter in das Übergangsgebiet der Brust- zur Halswirbelsäule. Nach vorliegenden Messungen setzt er sich bei entsprechender Schwingintensität über die Halswirbelsäule bis zum Kopf fort, der in Mitschwingung geraten kann. Im Hand- bis Schulterbereich kommen Einflüsse auf die Muskeln sowie auf Gelenk- und Gefäßschäden unzweifelhaft vor (5:3.3.2).

Andererseits sind Angaben über vibrationsabhängige Schäden der Knochenstruktur der Wirbelsäule und ihrer Gelenke (Wirbelbogengelenke, Kopfgelenke) in der Literatur uneinheitlich. Der auf dem langen Einleitungsweg entstehende Beschleunigungsabbau (Abb. 5/16) wird für den geringen Einfluß an der Halswirbelsäule verantwortlich gemacht. Beim Zusammenfließen von Teilkörper- und Ganzkörpervibrationen können Aufschaukeln von Schwingenergien, das Vermischen abknickender und rotatorischer Einflüsse sowie Auftreten erheblicher (dreidimensionaler) Rollschwingungen ungünstige Folgen haben. Dadurch sind Schäden im Gewebe der Zwischenwirbelscheibe, im Hals- und oberen Brustbereich zu befürchten. Bei Beteiligung des Gleichgewichtsorganes und infolge vasospastischer Einflüsse wird das Auftreten von Mißempfindungen, wie Kinetosen (5:3.2.1

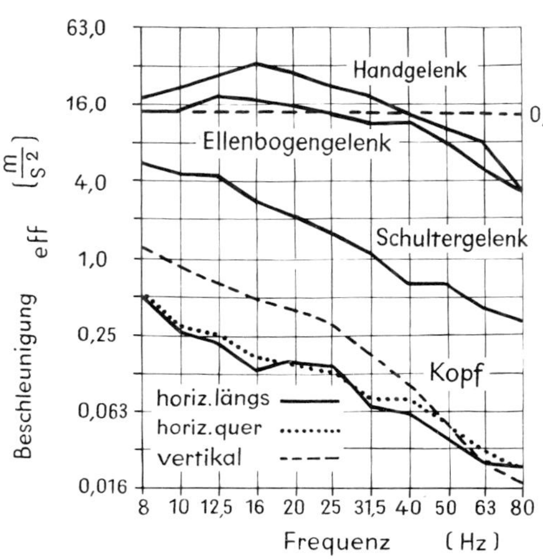

Abb. 5/16: Biomechanische Schwingübertragung von vibrierenden Werkzeugen auf Hand, Ellenbogen, Schulter und Kopf (8 bis 80 Hz) (nach *Dupuis*)

u. 7:3.3.2), durch Teilkörpervibrationen begünstigt.

So gelangen zum Beispiel bei den Racket-Sportarten Tennis, Squash, Badminton, Tischtennis (8:4.4.3) erhebliche Schwingintensitäten auf den Leitweg über Arm und Schulter in die Halswirbelsäule, wenn der Ball – etwa bei Squash – mit 300 km/h auf das Racket auftrifft. Wie oft wird dabei die Belastbarkeitsgrenze einer gesunden oder einer vorveränderten Bandscheibe überschritten sein, so daß häufig Initialschäden (4:6.2.3, 8:2.2.1) entstehen, die bei der Vielzahl der rasch hintereinander einwirkenden Schläge den Anfang für eine Chondrosis disci sein können? Leider ist auf diese biomechanisch interessante Frage in der sportmedizinischen Literatur keine Antwort zu finden.

5:4 Biomechanisches Verhalten der Gesamtwirbelsäule

5:4.1 Allgemeines

Leitsatz: Die Risikoschwelle der Einzelteile bekommt andere Dimensionen in der Gesamtheit der Wirbelsäule.

Das biomechanische Verhalten der Wirbelsäule beruht nicht nur auf den allgemeinen Belastungsbedingungen und den besonderen mechanischen Eigenschaften des Rückgrates, seinen Knochen und Zwischenwirbelscheiben, worüber in zahlreichen Abschnitten der Kapitel 2 und 3 nachzulesen ist. Eingebunden in die biomechanische Problematik sind Muskulatur (2:2.4, 5:2.4.1), Bandsysteme (2:2.4, 5:2.7), Nerven (5:2.4.2) und Blutgefäße (5:2.4.3) soweit sie zur unmittelbar mit der Wirbelsäule verflochtenen Umgebung gehören. Auf diese Weise entsteht eine enge gegenseitige Bindung sowie biomechanische Beeinflussung zwischen dem zentralen Achsenorgan Wirbelsäule und den übrigen Teilen des Stütz- und Bewegsystems; vergleiche Kapitel 5:1.1.

Deshalb sind biomechanische Daten über die Einheit Wirbelsäule in ihren klinischen Bezügen nur zu ergründen, wenn im Zusammenhang mit dem Studium von Form, Haltung und Beweglichkeit des Rückgrates (5:2.2 und 5:2.3) gleichzeitig Studien über das mechanische Zusammenspiel der Körpereinheit, insbesondere der Gliedmaßen und ihrer mit dem Rückgrat verbundenen Muskulatur, durchgeführt werden: Kapitel 6:3.3.1. Auch dürfen die Winkelverhältnisse am Wirbelsäulesockel (Lenden/Kreuzbein/Übergang) und der damit eng verknüpften Beckenneigung nicht außer acht bleiben; siehe 2:2.9 und 4:4.5).

Die Vibrationsforschungen beschäftigen sich bevorzugt mit der Gesamtwirbelsäule, die als einheitlicher Stab angesehen wurde, auf den die Forschungsplanungen, die Durchführung der Experimente und die Berechnungen der Ergebnisse ausgerichtet waren. Die enge Verflechtung zwischen Knochen und Weichgeweben an der Wirbelsäule legt eine solche Betrachtungsweise nahe. Damit gelang es, gewisse Grundtatsachen über die Beziehungen zwischen Wirbelsäule und Vibrationen zu erkennen. Das beweisen unter diesem Blickwinkel erzielte Ergebnisse. So erfüllte die Vibrationsforschung an der Gesamtwirbelsäule die Voraussetzungen für diejenigen praktischen Notwendigkeiten, die sich bei arbeitsmedizinischen Überlegungen zur wirbelsäulegerechten Arbeitshaltung und Arbeitsplatzgestaltung in vielen Berufen ergeben. Sie können zum Teil auf die im Alltagsleben, in der Freizeit und im Sport wirkenden Schwingeinflüsse und deren mögliche schädigende Folgen übertragen werden.

Die notwendige Grundlagenforschung sowie das Übertragen ihrer Ergebnisse auf Vorbeuge- und Hilfsmaßnahmen verlangt jedoch ein tieferes Eindringen in die wissenschaftliche Problematik, die nicht mehr unter der einfachen Vorstellung einer stabförmigen Gesamtwirbelsäule gelöst werden kann. Der segmentale Bau des Rückgrates (knöcherne Bestandteile und Weichgewebe) birgt ungeklärte Fragen an die biomechanische Forschung, die in 5:3.2.3 dargestellt sind.

Zu berücksichtigen ist weiterhin, daß zum Beispiel an der Lendenwirbelsäule bei Axialdruck und ebenfalls bei Drehbelastung die Bandscheiben widerstandsfähiger sind als die Wirbelkörper. Gegenüber einem Längszug sind jedoch die Wirbelkörper standhafter als die Zwischenwirbelscheiben. (Einzelheiten über diese Belastungsdaten enthält das Buch „Biomechanische und biochemische Probleme der Wirbelsäulenbelastung“ von *Junghanns* 1979.)

Die Belastungsstruktur des Wirbelkörpers, die begrenzte Zusammendrückfähigkeit des Discus intercorporalis, die perivertebralen Bindegewebsstrukturen und die Rückenmuskulatur sorgen bei Axiallast für die notwendige Stoßdämpferfunktion.

Nach den kurzen Darstellungen in diesem Kapitel und den ausführlichen in dem erwähnten Buch ist es also notwendig, die Belastungsfähigkeit der Gesamtwirbelsäule unter Rücksicht auf die für einzelne Bewegungs- und Belastungsarten jeweils schwächste Stelle zu beurteilen. Das Bewegungssegment spielt dabei eine bedeutende Rolle. Mit anderen Worten heißt ein *Leitsatz: „Für jede Art des Bewegens und des Belastens – eingeschlossen Bewegungsmangel sowie Vibrationseinfluß – hat die Gesamtwirbelsäule nur die Widerstandsfähigkeit wie ihre persönlichkeitsgebundene Schwachstelle*“. Dieser Satz ist gleichermaßen bedeutend für den Beruf, für das tägliche Verhalten, für die Freizeitbetätigung und für den Sport, gleichgültig, ob dieser als allgemeine Körperschulung oder zum Erlangen eines hohen individuellen Leistungsstandes dienen soll.

5:4.2 Bedeutung von Wirbelsäulemodellen

Schon seit dem vorigen Jahrhundert wurden mit immer größerem Aufwand Versuche über die Bewegungsfähigkeit und die Belastungsbreite der Wirbelsäule an einzelnen Wirbelsäulen, im Verbund mit der Wirbelsäule oder mit dem Brustkorb und dem Becken an lebenden Tieren und an freiwilligen menschlichen Probanden durchgeführt. Als in den Prüfungen die Grenze erreicht war, die freiwilligen menschlichen Probanden zugemutet werden kann, wurden seit etwa dreißig Jahren von einem einfachen Modell ausgehend (Abb. 5/17) in immer vollkommener Weise zusammengesetzte Modelle

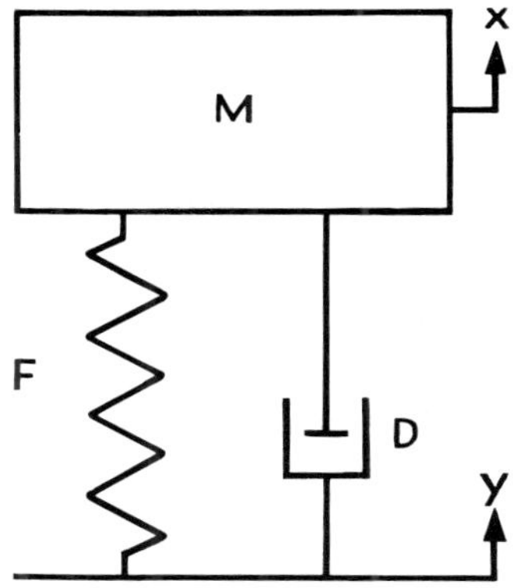

Abb. 5/17: Modell der Wirbelsäule mit einem Freiheitsgrad (nach *King* et al. 1975). M = Masse, F = Feder, D = Dämpfung, x, y = einwirkende Kräfte

des menschlichen Körpers entwickelt, die einen tieferdringenden Einblick in die mechanischen Belastungen erwarten ließen und auch brachten. Sie sind heute zu unentbehrlichen Hilfen für die Erlangung von Grunddaten geworden. Ein übersichtliches Modellschema für den Gesamtkörper hat *Coermann* (1961–1967) beschrieben: Abbildung 5/18, und als „mechanisch-dynamisches Ersatzsystem für den menschlichen Körper bezeichnet. Wie sich die Modelle zunehmend weiterentwickelten, kann bei *Junghanns* nachgelesen werden: Die Wirbelsäule in der Arbeitsmedizin, Teil I, Hippokrates Verlag Stuttgart 1979. Die jetzt vorhandenen, sehr unterschiedlichen Fragestellungen dienenden Modelle kommen ohne Hilfe von Großrechnern nicht mehr aus. Ihre Ergebnisse kön-

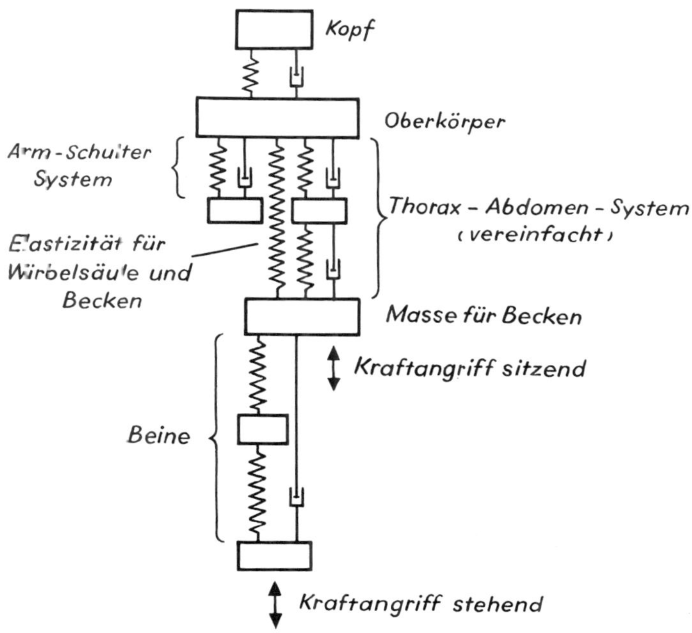

Abb. 5/18: Mechanisch-dynamisches Ersatzsystem der Wirbelsäule im Rahmen des Gesamtkörpers (nach *Coermann* 1961 bis 1967)

nen für praktisch wichtige Belange im Bereiche der Arbeitsmedizin, aber ebenso für die Sportmedizin nutzbar gemacht werden. Besonderen Wert haben sie für die Luftfahrt- und Raumfahrtmedizin. Mit ausgereiften und computergerechten Modellen lassen sich vor allem die schädigenden Belastungsgrenzen für Druck, Zug, Drehung usw. herausarbeiten, was bei freiwilligen menschlichen Probanden nicht möglich ist. Für die Grenzwerte der Belastbarkeit der Wirbelsäule bei Steigerungstraining im Hochleistungssport können derartige Vorberechnungen entscheidenden Einfluß gewinnen.

Die vielfältige Bedeutung der Wirbelsäulemodelle hat *von Gierke* 1971 ausführlich und übersichtlich beschrieben. 1976 legten *King* u. *Chou* eine weitere Zusammenstellung vor. Ein dreidimensionales Kopf/Wirbelsäule/System, das auch die beweglichen und elastischen Möglichkeiten der Zwischenwirbelscheiben, der Bänder und anderer zugehöriger Elemente berücksichtigt, beschreiben 1973 *Belytschko* et al.

Eine Übersicht der neuesten schwingungsmechanischen Ersatzmodelle veröffentlichten *Dupuis* und *Zerlett* 1984. Dort sind auch Kurven von Ergebnissen des Übertragens frequenzabhängiger Vibrationen abgebildet, die in den x-, y-, z-Richtungen die Wirbelsäule des stehenden, sitzenden und liegenden Menschen durchlaufen.

Weitere Literatur: *Clark* u. *Stewart* 1970, *Hickey* u. *Hukins* 1980.

5:5 Nichtmechanische Einflüsse

5:5.1 Vorbemerkung

Neben den in mehreren vorstehenden Abschnitten dieses Kapitels beschriebenen zahlreichen äußeren Einflüssen, die im wesentlichen auf mechanischen Wegen die Wirbelsäule beeinträchtigen, dürfen die nichtmechanischen äußeren Einwirkungen keineswegs zu gering geachtet werden. In diesem Kapitel bedürfen sie aber keiner Besprechung, denn sie wurden ausführlich in 4:7 behandelt, siehe auch 7:3.6.2. Nur ein allgemeiner Hinweis soll als kurzer Überblick angefügt werden.

5:5.2 Allgemeine Hinweise

Die von außen auf das Rückgrat wirkenden nichtmechanischen Einflüsse sind vielfältig, z.B. Kälte/Wärme (7:3.6.1), chemische Stoffe, Infektionserreger, Ernährungseinflüsse, Stoffwechselstörungen und ionisierende Strahlen (4:7). Weiterhin besteht die Möglichkeit der Übertragung von Karzinommetastasen (4:7.7) sowie von dem „entzündlichen" Rheumatismus (4:7.3) auf das Rückgrat. Unter Einschluß einiger Einflüsse mechanischer Art (z.B. Verletzungen, Operationen) sind die nichtmechanischen Schadensmöglichkeiten für die Aufbauteile des Rückgrates ausführlich in 4:7 dargestellt worden. Dort werden ihre Folgen in bezug auf das Nachlassen der Leistungsfähigkeit geschildert. Alltagsleben, Freizeit und Sport können dadurch sehr behindert sein.

Die Veränderungen, die sich infolge der in 4:7 geschilderten Einflüsse in der Wirbelsäule festsetzen, sind gegenüber den Schäden durch chronische Veränderungen des Alterns, durch Vibrationen und andere mechanische Belastungen, wie sie in zahlreichen Kapiteln dieses Buches erörtert werden, zahlenmäßig von geringerer Bedeutung. Trotzdem belasten sie den Betroffenen häufig akut und erzeugen oft Dauerschäden. Der Arzt muß ihre Anfänge erkennen, ehe die Veränderungen an der Wirbelsäule irreparabel geworden sind. Häufigkeit und Verlauf solcher Krankheiten sind in „Die Wirbelsäule in der Arbeitsmedizin" (*Junghanns* 1979, Teil II) im wesentlichen in Beziehung zu Berufskrankheiten beschrieben. Viele Erkenntnisse daraus bilden die Grundlage für einige Kapitel dieses Buches.

5:6 Leitsätze

Das einmalige biomechanische Kunstwerk der gegliederten Achsensäule meistert infolge seiner Fülle von Bewegungsmöglichkeiten eine kaum überschaubare Zahl von statischen und dynamischen Aufgaben (S. 154).

Die Zwischenwirbelscheibe lebt von der Bewegung. Daher ist die „neuzeitliche" körperliche Minderbeanspruchung (Bewegungsmangel) für das Rückgrat schädigender als für andere Teile des Stütz- und Bewegsystems (S. 154, 165, 184).

Das Rückgrat wird in jeder Haltung mechanisch beansprucht (S. 166).

Allein das Gehen erzielt die beste koordinierte Tätigkeit der Rumpfmuskulatur (S. 170).

Vibrationen sind die geheimen Störer des Stoffwechsels der Zwischenwirbelscheibe (S. 187).

In Verbindung mit Bewegungsmangel können Vibrationen zu Zerstörern der Bandscheibestruktur werden (S. 187).

Bei einer beträchtlichen Anzahl von Sport- und Turnarten kommt es zum Teil zu heftigen und auch langdauernden, oder in kurzer Zeit trommelfeuerartig wiederholten stereotypen Einflüssen von Vibrationen (S. 188).

Die Risikoschwelle der Einzelteile bekommt andere Dimensionen in der Gesamtheit der Wirbelsäule (S. 192).

Für jede Art des Bewegens und des Belastens – eingeschlossen Bewegungsmangel und Vibrationseinfluß – besitzt die Gesamtwirbelsäule nur die Widerstandsfähigkeit wie ihre persönlichkeitsgebundene Schwachstelle (S. 193).

6 UNTERSUCHUNG DER WIRBELSÄULE

6:1 Allgemeines

Durch die Aufrichtung zum zweibeinigen Stand und Gang hat sich der Mensch die schwere Hypothek des Lenden-Kreuzbein-Knickes sowie der Lendenlordose und damit neuartige Belastungsverhältnisse am Lenden-Kreuz-Übergang eingehandelt: Abbildungen 2/1a u. 2/1b. Am Kopf-Hals-Übergang entstanden ebenfalls Besonderheiten für das Tragen und Bewegen des Kopfes, die sich in umgestalteten „Kopfgelenken" ausdrücken. Das Aufrichten aus dem Vierfüßergang bewirkte die mehrfachen Kurven des Rückgrates in der Pfeilnahtebene, mit besonderen Aufgaben für die Beweglichkeit und für das elastische Abfedern der senkrechten Einflüsse. Der langsame – wahrscheinlich gelegentlich auch sprunghafte – Übergang zur heutigen Wirbelsäuleform hat eine allmähliche Anpassung erzeugt, konnte aber einige Schwachstellen nicht beseitigen. Dadurch genügt „unser" Rückgrat nicht in vollem Umfange den „unnatürlichen" Lasteinflüssen, die vor allem die Lebensweise der letzten ein- bis zweihundert Jahre der Wirbelsäule aufbürdete. Denn die Wirbelsäule hat als zentrales Achsenorgan eine umfangreiche Arbeit zur Bewältigung ihrer statischen und kinetischen Funktionen zu leisten. Durch ihren Aufbau über dem Kreuzbein ist sie in die Becken-Bein-Statik einbezogen. Sie trägt den Kopf sowie den Schultergürtel einschließlich der Arme und überträgt deren Gewicht zusammen mit dem Rumpfgewicht, wozu die zum Teil an der Wirbelsäule aufgehängten inneren Organe von Brust- und Bauchhöhle gehören. Das Rückgrat ist aber nicht nur Träger dieser Gewichte, sondern nimmt durch die von ihm ausgehenden und zu ihm hinstrebenden Muskel- und Bandverbindungen ununterbrochen an den Belastungen und den Funktionen der Gliedmaßen und des Kopfes, ebenso wie an der Fortbewegung des Gesamtkörpers teil. Dabei fallen ihr noch Aufgaben des sinnesphysiologischen Orientierens im Raum zu: zum Beispiel das Herstellen des Gleichgewichtes und Erhalten der waagerechten Lage der Augenverbindungslinie.

Neben den geschilderten Funktionen dient *die „Wirbelsäule als wichtiges Schutzorgan"*. Sie umschließt große Teile des zentralen Nervensystems mit den in der Höhe jedes Bewegungssegmentes durch die Zwischenwirbelkanäle austretenden Nervenwurzeln sowie den begleitenden Blutgefäßen. Durch die anatomisch feste, aber gleichzeitig flexible Gestalt der Gliedersäule, einschließlich der Zwischenwirbelkanäle, besteht genügend druck- und zugfreier Spielraum beim Strecken, Zusammendrücken, Drehen, Vor-, Seit- und Rückbeuge. Trotzdem kann der enge Verbund zwischen Wirbelsäule und zentralem Nervensystem erhebliche Bedeutung für Schmerzphänomene und ernste Erkrankungen gewinnen (3:4.3).

Die Funktionen des Achsenorganes und der angedeutete Verbund zu den weiteren Organen des Stütz- und Bewegsystems müssen dem untersuchenden Arzt stets gegenwärtig sein, damit er die besonderen Belange der Wirbelsäule und – in anderer Richtung gesehen – auch diejenigen der Gliedmaßen mit ihren Einflüssen auf das Achsenorgan richtig einzuschätzen lernt.

6:2 Grundlagen der Untersuchung

6:2.1 Einleitung / Normale Beweglichkeit

Grundlagen für Untersuchungen stammen zunächst aus alter ärztlicher Erfahrung. Sie werden weitgehend während des Studiums und der folgenden Weiterbildung praktisch vermittelt. Das gilt auch für die Wirbelsäule. Darüber ist in den bekannten Hand- und Lehrbüchern nachzulesen.

Eine kurzgefaßte, auf die Manualmedizin abgestellte Übersicht über notwendige Untersuchungsmaßnahmen gibt die „Zürcher Konvention" von 1983 (siehe auch 7:4.1.3), veröffentlicht von *Neumann* 1983:

Die *manualmedizinische Diagnostik* umfaßt alle Maßnahmen zur Erkennung von reversiblen Funktionsstörungen am Haltungs- und Bewegungsapparat. Hierzu dienen:

a) Die üblichen ärztlichen Untersuchungsverfahren
b) Die statische und dynamische Untersuchung des Haltungs- und Bewegungsapparates
c) Die palpatorische Prüfung der Gelenksmechanik
d) Die Beurteilung der Muskelfunktionen und -koordination
e) Die palpatorische Untersuchung der reflektorischen Reaktionen und der Konsistenzverän-

derungen an Muskeln, Ligamenten, subkutanen Geweben und der Haut

f) Die besondere Beurteilung der neurologischen und vaskularen Befunde vornehmlich im Hinblick auf segmentale Veränderungen.

Ein umfangreiches Buch über die „Programmierte Untersuchung des Bewegungsapparates" veröffentlichte 1983 *H. Frisch.*

Unterlagen für die *Normzahlen der Beweglichkeit* (allerdings ohne altersbedingte Varianten) vermittelt *Kapandji* (1974) auf der Grundlage der Neutral-0-Methode in einer guten Übersicht: Tabelle 6/1. Zwei Skizzen (Abb. 6/1a u. Abb. 6/1b) erläutern die normalen Bewegungsmöglichkeiten.

Die Neutral-0-Methode ist unter anderem in den letzten Jahren für die Dokumentation wichtig geworden: siehe 6:3.3.3, dort sind Dokumentationsblätter beschrieben.

6:2.2 Form- und Haltungsstörungen

Eine geringgradige Kyphose oder Skoliose ist nicht ohne weiteres als krankhaft zu bezeichnen. Wird aber der Versuch, die normale Wirbel-

Tab. 6/1: Normale Beweglichkeit der Wirbelsäule (nach *Kapandji* 1974). Angaben in der Neutral-0-Methode

	Grad
Vor-/Rückneigung (Abb. 2)	
Halswirbelsäule	40-0-75
Brust- + Lendenwirbelsäule	105-0-60
Lendenwirbelsäule	60-0-35
	110-0-140
Rechts-/Linksneigung (Abb. 3)	
Halswirbelsäule	35-0-35
Brustwirbelsäule	20-0-20
Lendenwirbelsäule	20-0-20
	75-0-75
Rechts-/Linksdrehung	
Halswirbelsäule	45-0-45
Brustwirbelsäule	35-0-35
Lendenwirbelsäule	5-0- 5
	90-0-90

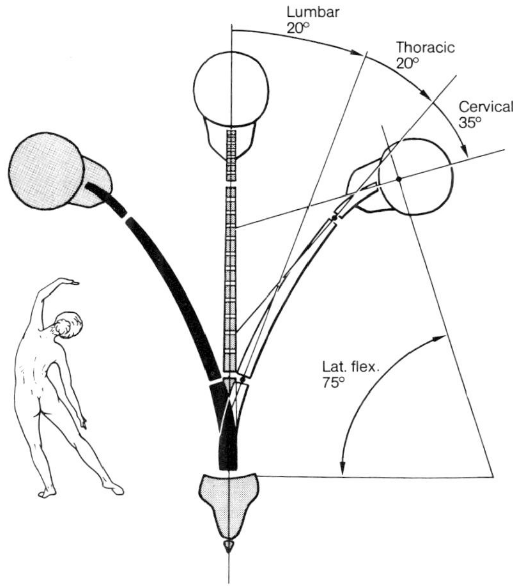

Abb. 6/1 A: Physiologische Seitbeuge der Wirbelsäule (aus *Kapandji* 1974)

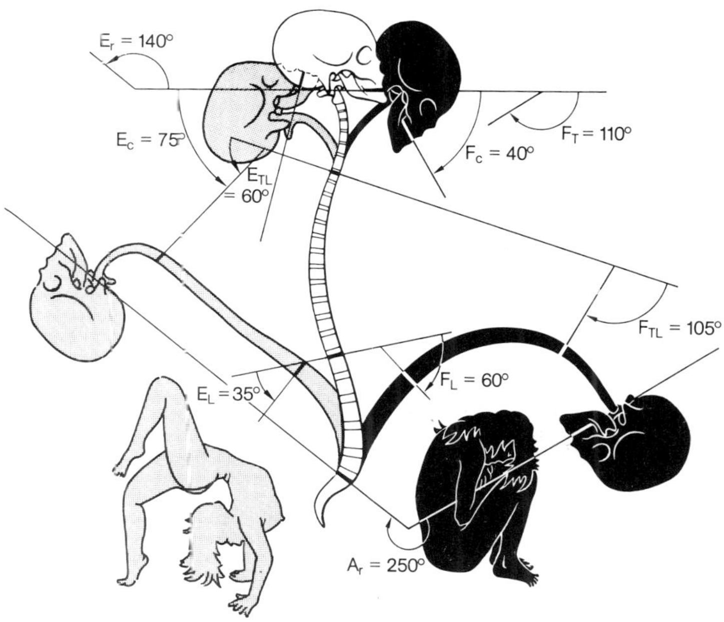

Abb. 6/1 B: Normale Rück- und Vorbeugemöglichkeiten der Wirbelsäule (aus *Kapandji* 1974)

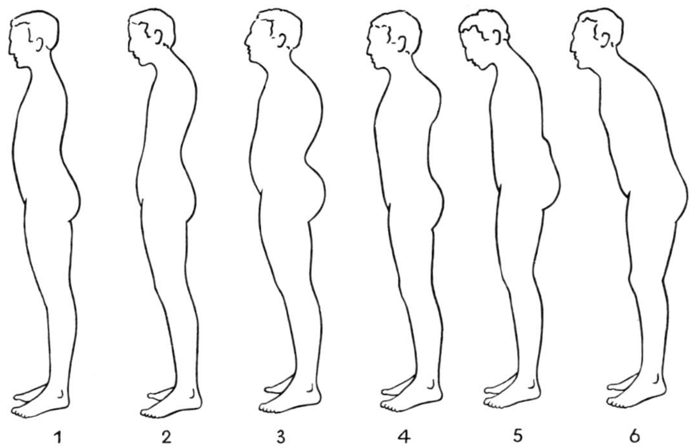

Abb. 6/2: Vergleich des normalen Körperprofiles mit pathologischen Wirbelsäuleformen: harmonische Rückenform (1), Adoleszentenkyphose im Brustwirbelsäulebereich (2), großbogige Adoleszentenkyphose im Brust- und Lendenteil (Totalkyphose) mit statischem Ausgleich durch knickartige Lendenlordose (3), Kyphoskoliose der Brustwirbelsäule (4), spondylolisthetische Stufe durch Vorgleiten des 5. LWK (5), schmerzbedingte Haltung bei Ischialgie (6)

säulekrümmung einzunehmen und längere Zeit beizubehalten, von Schmerzen begleitet, dann ist, soweit nicht bedeutsame Schäden im Knochengerüst oder in Zwischenwirbelscheiben vorliegen, das ordnungsgemäße Muskelspiel gestört. Eine solche Feststellung erfordert ärztlich überwachte Krankengymnastik, um dauernde Wiederherstellung der Normalhaltung zu erzielen oder das Verschlimmern zu vermeiden.

Bleibt fachgerechte und langzeitige Therapie erfolglos, kann nicht mehr von gestörter Haltung durch Muskelinsuffizienz gesprochen werden. Kyphose, Skoliose oder Kyphoskoliose mit unterschiedlichen, meist endogenen Ursachen liegen vor (4:4). Oft haben bereits exogene Einflüsse verschlimmernd eingewirkt. Dazu gehört auch die Fehlstatik.

In der Praxis sind gestörte Haltung und fixier-

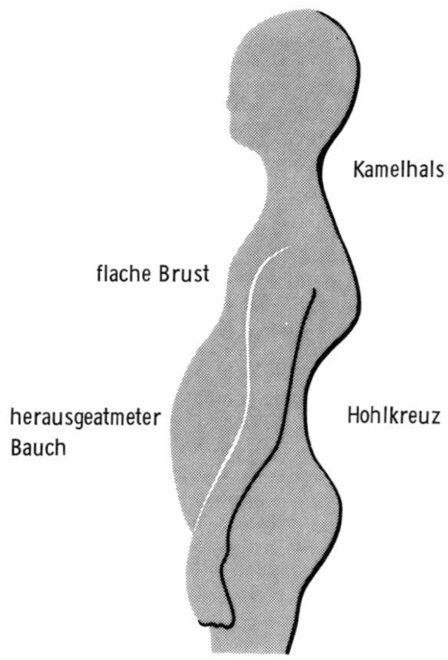

Abb. 6/3: Hohlrunder Rücken durch Bauchatmung. Näheres im Text

te Schäden der Wirbelsäule nicht immer eindeutig abzugrenzen. Das gilt für den hohlrunden Rücken der Kinder: Abbildungen 5/1c, 6/3. Diese Rückenform wird von manchen Autoren auf eine persistierende und überbetonte Bauchatmung bezogen und daher als „Verhaltensfehler" gewertet: von *Kügelgen* 1976 mit Literaturangaben. Immer wieder steht die vom allzu hohen Schuhabsatz veränderte Wirbelsäulehaltung im Gespräch. Allerdings wird der Einfluß des Absatzes unterschiedlich beurteilt: *Weiss* 1978 und dazu die Kritik von *Hartenberg* 1978. Die fehlende Normalform bis zur gestörten Haltung kann vielerlei außerhalb der Wirbelsäule liegende Gründe haben. Sie ist zum Beispiel vom Innendruck des Brustkorbes und des Bauchraumes ebenso abhängig wie von Nerven- und Muskeleinflüssen.

Psychische Gründe wirken oftmals auf die Haltung ein: vergleiche in 5:2.2.4, 6:3.1, 7:3.5.3.

Die häufige kindliche „schlechte Haltung" läßt sich gegenüber ernsten Wirbelsäuleschäden durch die Untersuchung nach *Matthiaß* (Armvorhalteversuch) klären. Das wird in Abbildung 6/4a dargestellt und im Begleittext näher erläutert.

Eine Besonderheit ist die „lässige" Jeanstyp-Haltung der Jugendlichen: siehe in 7:2.3.2 und Abbildung 7/1.

6:2.3 Störungen der Beweglichkeit

Verminderte Beweglichkeit ist die häufigste Beweglichkeitsstörung im Bereich des Rückgrates. Im Verlaufe vieler vorstehender und nachfolgender Kapitel begegnen wir einer großen Zahl von Ursachen für diese zum Teil schmerzlosen, viel häufiger aber mit Schmerzen verbundenen Hemmnisse im Bewegungsspiel einzelner Segmente oder auch der gesamten Wirbelsäule. Das

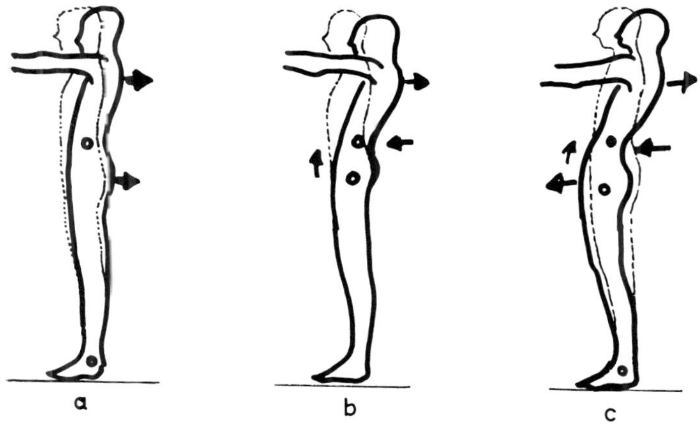

Abb. 6/4a: Haltungstest nach *Matthiaß* mittels Arm-Vorhebe-Prüfung. Durch die Armvorhalte verlagert sich der Schwerpunkt nach vorn. Das haltungsstarke Kind verlagert den Gesamtkörper nur gering nach rückwärts (a), wobei es manchmal die Brustkyphose und die Lendenlordose leicht verstärkt (b). Das haltungsschwache Kind schiebt das Becken nach vorn und vertieft die Lordose erheblich: Haltungsverfall (c)

Aufzählen aller Möglichkeiten würde keinen Vorteil für eine Gesamtschau der Problematik geben. Jedoch sei als Grundlage für Untersuchungen der Hinweis gegeben, daß nicht alle Steifen im Wirbelsäulebereich vom Rückgrat selbst ausgehen. Sehr häufig verursachen besondere Umstände von außen her die teilweise oder völlige Steife der Wirbelsäule. Das können an der Brustwirbelsäule angeborene oder entzündlich bedingte Rippenverschmelzungen sowie Knochenplatten nach Pleuritis erzeugen. Rigor mehrerer kleiner oder umfangreicher Muskelgruppen, der auf nervaler oder entzündlicher Basis entsteht, kann eine exogene Ursache für die begrenzte Wirbelsäulebeweglichkeit sein.

Steifen bilden sich auch auf der Grundlage angeborener Variationen und Wirbelfehlformen (4:3). Sie sitzen bevorzugt an Übergangsregionen und führen im Laufe des Lebens sehr oft zur zunehmenden, meist schmerzhaften Bewegungssperre, die im Alltagsleben sehr störend wirkt und oft Freizeitbetätigung und Sport unmöglich macht. Tritt eine örtliche Steife plötzlich und sehr schmerzhaft ein, muß nach einer Wirbelblockade (3:4.5) gefahndet werden.

Seltener als eine verminderte wird dem Untersucher eine *vermehrte Beweglichkeit* auffallen. Sie kann vielerlei Ursachen haben. Die Kriterien für das Erkennen einer Überbeweglichkeit haben *Tilscher* et al. 1979 in einer Übersicht zusammengestellt:

1. *Halswirbelsäule*
   a) Seitneigbarkeit bis zur Ohr-Schulterberührung;
   b) Kopfdrehbarkeit um mehr als 180°.
2. *Brustwirbelsäule*
   Entfalten der Brustwirbelsäuledornfortsätze (Ottsches Maß) um mehr als 5 cm.

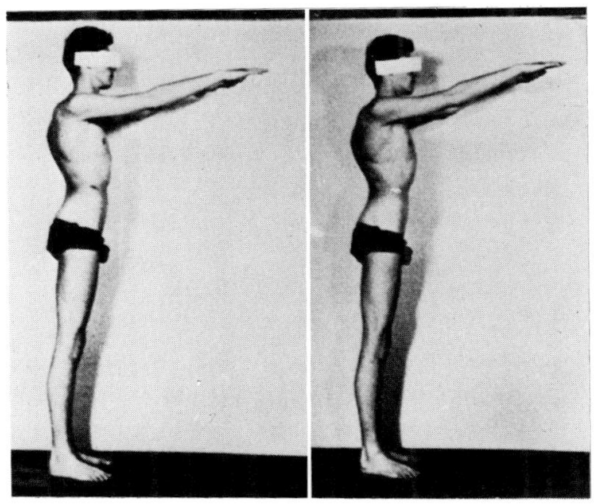

Abb. 6/4b: Haltungsstarker Rücken trotz großbogiger Totalkyphose, siehe Text (nach *Matthiaß*)

3. *Lendenwirbelsäule*
   Entfalten der Lendenwirbeldornfortsätze (Schobersches Maß) um mehr als 6 cm.
4. *Bewegungskombinationen*
   a) Negativer Fingerspitzen-Fußbodenabstand bei der Vorbeuge mit gestreckten Kniegelenken;
   b) Seitneigbarkeit der Rumpfwirbelsäule um mehr als 35° – so daß das Lot aus der konvexseitigen Achselfalte in die kontralaterale Beckenhälfte fällt.

Die *vermehrte Beweglichkeit* nimmt ihren Ausgang häufig von einzelnen oder mehreren Bewegungssegmenten, wie in einigen anderen Kapiteln besprochen wird: das „gelockerte Segment" (Hypermobilitas im Rahmen der Insufficientia intervertebralis, 3:4.2). Der Untersucher hat allerdings zu beachten, daß gerade diese krankhaften Zustände in den Zwischenwirbelscheiben infolge nervaler Schmerzreize einen Abschnitt der Wirbelsäule durch Muskelhartspann versteift halten können.

Überbeweglichkeit in der Gesamtwirbelsäule

oder in einzelnen Abschnitten hat besondere Beziehungen zu Sport und Artistik. Das sollte bei den Untersuchungen in der Schule und für das Jugendarbeitsschutzgesetz wegen der Berufseignung beziehungsweise des Beginnes eines sportspezifischen Trainings bereits berücksichtigt werden. Darüber ist in 4:6.3.3, 8:2.3, 8:8.7 nachzulesen. Hierzu gehört auch die Talentauswahl für den Sport (8:9.2).

Eine besonders übermäßig vermehrte Beweglichkeit – oft mit Zerstörung wesentlicher knöcherner Wirbelbogenteile – zeichnet die Kontorsionisten aus, die trotz ihres willkürlich erzeugten, krankhaften, schmerzenden Zustandes ihre artistische Kunst fortsetzen (8:6.2).

Diese wenigen Angaben zeigen, daß viele Ursachen zur vermehrten oder zur verminderten Beweglichkeit führen können. Aber erst durch Betrachten des Körpers in den verschiedensten Haltungen, auch mit Hilfe von Tastdiagnostik (Untersuchung von Hand), sind Hinweise auf die zugrundeliegenden Schäden zu finden. Erforderlichenfalls muß den Ursachen durch bildgebende Untersuchungsverfahren nachgespürt werden, beschrieben in 6:3.4.

Bei den Untersuchungen der Wirbelsäulebeweglichkeit kann sogleich nach der bei asthenischen Frauen häufig vorhandenen *Beckenringlockerung* gefahndet werden. Sie spielt eine Rolle bei der Talentauswahl für das Bodenturnen (8:9.2) sowie manchen anderen Sport- und Turndisziplinen.

6:2.4 Zusätzliche Literatur zu 6:2.2 und 2:3

Form und Beweglichkeit des Rückgrates waren seit mehr als hundert Jahren das Thema vieler Bearbeiter. Auch heute noch hat es an Aktualität nicht verloren. Einige Autoren aus letzter Zeit seien genannt: *Berger* et al. 1984, *Groeneveld* 1976, *Klein-Vogelbach* 1984, *Markuske* 1971, *Neugebauer* 1975, *Reinhardt* 1976, *Rosemeyer* 1977, *Weintraub* 1971, 1977.

6:3 Ärztliche Untersuchung

6:3.1 Einleitung

Die verschiedenen diagnostischen Verfahren – einschließlich der speziellen Leistungsvorgeschichte – werden in den folgenden Abschnitten kurz geschildert. Nicht nur bei der Vorgeschichte, sondern in allen Phasen der körperlichen Untersuchung ist das Augenmerk den Schmerzangaben zuzuwenden. Sie stehen häufig nicht im Einklang mit den körperlichen und röntgenographischen Befunden Das kann auf Prüfverfahren beruhen, die dem einzelnen Fall nicht ausreichend angeglichen sind. Dem Arzt bedeutet dies Vorsicht für seine endgültige Diagnose.

Besondere Aufmerksamkeit ist psychosomatischen Zusammenhängen zuzuwenden. Das verwundert nicht, wenn die vielfältigen Beziehungen zwischen Psyche (5:2.2.4, 7:3.5.3), Simulation, Dissimulation und Rückenschmerzen beachtet werden. Selbst bei geringen wirbelsäuleabhängigen Rücken- oder Ausstrahlschmerzen, die infolge ihrer üblichen Wiederkehr während der Berufs- oder/und der Hausarbeit auffallend einprägsam sind, neigen Frauen zur Überwertung. Das kann zur Projektion aller möglicher psychischer Unlustgefühle auf den Rücken- und Kreuzschmerz führen. *Weintraub* hat dies 1979 anhand von Einzelbeispielen dargestellt. Wörtlich sagt er: „daß der Arzt sich und seinen Patienten mit belanglosen Befunden im Röntgenbild beruhigt und am emotionellen Gehalt des Beschwerdebildes vorbeisieht: Der Mensch wird an einem Zäckchen seines eigenen Skeletts aufgehängt. Solchermaßen fixierte Rückenschmerzen, vom Kranken mit der genau fixierten Wirbel- oder Bandscheibezahl herumgetragen, sind oft kaum wegzubringen". In einer Tabelle stellte *Weintraub* die Phänomenologie psychosomatischer Rückenbeschwerden zusammen: Tabelle 6/2. Über das Zäckchen, an dem der Kranke sich selbst und oft der Arzt den Schmerzkomplex aufhängt, entwarf *Weintraub* ein einprägsames Bild: Abbildung 6/5.

Eine psychologisch ausgerichtete Diagnostik hilft oftmals, den wahren Ausgangspunkt der auf den Rücken projizierten Beschwerden aufzudecken. In einer psychosomatischen Studie beschreibt *Pongratz* 1980 aus der Sicht des Chirotherapeuten die Wirbelsäuleschmerzen als Leitsymptom. Bereits das mit Einfühlungsver-

Tab. 6/2: Phänomenologie psychosomatischer Rükkenbeschwerden (nach *Weintraub* 1979)

Einteilung	Bedeutungsgehalt
1. Psychosom. Zervikalgie	Emotional erschwerte Behauptung, hartnäckiges Gesichtswahren
2. Psychosom. Dorsalgie	Trauer, Verzweiflung, Mutlosigkeit oder kompensierende aufrechte Zwangshaltung
3. Psychosom. Lumbalgie	Psychische Überbelastung, Sprunghaftigkeit, Frustration bes. bei gestörter Sexualität

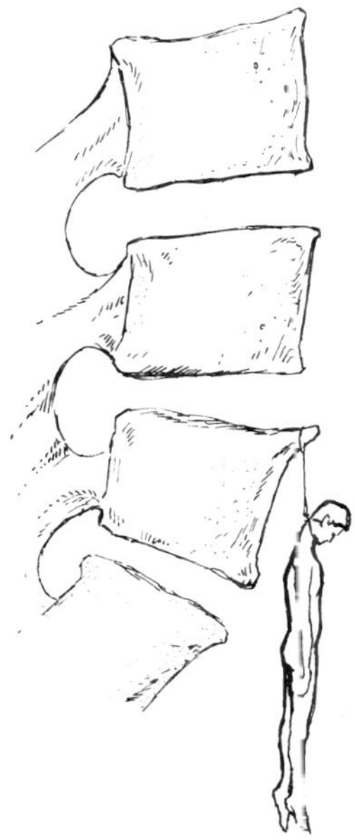

Abb. 6/5: Der Wirbelsäulekranke „hängt“ an den Zacken im Röntgenbild seiner Wirbelsäule. Der behandelnde Arzt hängt daran den Schmerzkomplex des Kranken auf

mögen geführte Gespräch bei Untersuchungsbeginn kann psychosoziale Faktoren als die tieferen Ursachen von Rückenbeschwerden herausfinden.

Bei besonders schwerwiegenden psychischen Krankheiten können Haltungsverfall und zunehmende Bewegungsunlust bis zur Dauerbettlägerigkeit ernste Schäden an den Knochen und Weichgeweben des Rückgrates hervorrufen, wie in Kapitel 5:3.1.2 geschildert.

Weitere Literatur: *Crown* 1980, *Pope* et al. 1980.

Bedenkt der Arzt die angedeuteten Untersuchungsschwierigkeiten und Fehleinschätzungen, so wird er von vornherein einen geordneten Plan des Untersuchens ansteuern. Dazu soll der Text in den folgenden Kapiteln helfen.

6:3.2 Vorgeschichte

Für die Beurteilung des allgemeinen Leistungsvermögens ist zunächst die hier nicht näher zu erörternde übliche Vorgeschichte zu erfragen. Wenn besondere Belange über die Belastbarkeit des Rückens in Rede stehen, muß vor der Untersuchung geklärt werden, ob bereits Leistungsschwierigkeiten beobachtet wurden, wie

Bewegungsstörungen
Rückenbeschwerden

– nach Belastungen des täglichen Lebens
– bei der Betätigung im Haushalt (welche besonderen Arbeiten?)
– nach körperlicher Freizeitbelastung
– nach längerem Sitzen (in welchen Stuhlarten?)
– nach Gehen, Stehen, Heben und Tragen (welche Trageart?)

Schüler und Jugendliche werden zusätzlich befragt über

– Turnen und Sport (gelegentlich, regelmäßig, Leistungssport usw.)
– Beschwerden beim Sitzen in der Schule (welche Schulbank, geneigte Schreibtischplatten?)
– Ablehnung gewisser Turn- und Sportarten wegen Rückenbeschwerden
– Beschwerden bei Leistungssport (welche Sportart, Training oder langzeitige Spitzenleistungen?)
– Abbruch sportlichen Leistungstrainings (mit Angabe der Gründe)

Nach der orientierend erhobenen Leistungsvorgeschichte sind für die Gebiete, die bisher Schwierigkeiten bereiteten, ins einzelne gehende Fragen zu stellen.

In der anschließenden systematischen Untersuchung der Wirbelsäule muß versucht werden, die Ursachen der Schmerz- oder Behinderungszustände aufzuklären. Darüber hinaus soll der Arzt bereits bei der Aufnahme der Anamnese die zukünftigen sportlichen Wünsche erfragen, um unter Umständen schon unter Vorausschau auf die zu erwartenden Belastungen den anschließenden Untersuchungsgang zu steuern – auch bezüglich der notwendigen Röntgenaufnahmen (6:3.4.1) und weiteren Studien mit bildgebenden Verfahren (6:3.4.2 bis 3.4.4).

6:3.3 Körperliche Untersuchung

6:3.3.1 Allgemeine Untersuchung

Die Untersuchung der Wirbelsäule setzt eine allgemeine körperliche Untersuchung voraus, um diejenigen Veränderungen an der Wirbelsäule (zum Beispiel Steifigkeit oder Bewegungs- und Belastungsschmerzen) richtig einzuschätzen, die von außen her auf das Rückgrat wirken: Gliedmaßen, Muskulatur. Die Grundlagen zu diesen Untersuchungen und Einzelheiten der Wirbelsäuleuntersuchung brauchen hier nicht näher dargestellt zu werden. Die üblichen Lehr- und Handbücher geben hinreichende Auskunft. Wer Übersichten sucht, findet sie bei einigen Autoren. Zum Beispiel beschreibt *Debrunner* 1971 den Verlauf einer systematischen Untersuchungstechnik mit Erläuterung derjenigen Punkte, die erfahrungsgemäß oft fehlgedeutet werden. *Hinz* u. *Erdmann* haben bereits 1968 die Untersuchung der Halswirbelsäule ausführlich dargestellt. Eine Übersicht über die Grundsätze der körperlichen Untersuchung gibt *Hinz* 1977 u. 1979. Dem Röntgenologen *Erdmann* verdanken wir den Hinweis auf die wichtige „Untersuchung von Hand", die er als unabdingbar für die nachfolgende gezielte Röntgenuntersuchung der Wirbelsäule voraussetzt: Kapitel 6:3.4. Als *Didaktik der Manualmedizin* veröffentlicht *Sutter* 1983 die Diagnostische Weichteilpalpation. Auf wenigen Seiten erhellt er in einer systematischen Übersicht die notwendigen Tastbefunde und schreibt: „Palpation ist mehr als Berühren und Betasten: Palpation ist Befühlen, Befragen, Greifen, Ergreifen und Begreifen". Damit erweitert *Sutter* – neben vielen anderen Autoren – die mit 1968 von *Erdmann* bevorzugte „Untersuchung von Hand".

Zugleich mit der Wiedergabe eines umfassenden Literaturkataloges beschreibt 1972 *Eichler* einfache Verfahren für die Untersuchung der Wirbelsäule, die als Grundlage für Einzel- und Reihenuntersuchungen zu verwenden sind. Er berücksichtigt kritisch die Genauigkeit von Meßverfahren und die Ergebnisse passiver Untersuchungstechniken.

Bereits in der Grunduntersuchung ist nach der *konstitutional lockeren Wirbelsäule* zu fahnden. Sie spielt in einigen Sportarten für jugendliche Sportler eine bedeutsame, aber ebenso Gefahr bringende Rolle bei der Talentauswahl (8:9.2) und später beim Training. Näheres in 6:2.3, 8:2.3, 8:6.2, 8:8.7.

Eine *neurologische Übersichtsuntersuchung* ist in bezug auf die Höhendiagnostik von Rückenmark- und Nervenschäden sowie der segmentalen Ausstrahlschmerzen in jedem Falle notwendig und bedarf in allen Störfällen der genauen Nachprüfung. Hinweise dazu vom orthopädischen Standpunkt aus gibt *Hoppenfeld* 1976, 1980.

Selbstverständlich darf in allen ernsten Krankheitsfällen mit örtlichen Schmerzen und Lähmungszeichen die *eingehende neurologische Untersuchung* nicht versäumt werden. Sie ist auch vor allen operativen Eingriffen dringendes Gebot. Das Urteil eines Facharztes wird häufig erforderlich. Die Literatur ist umfangreich.

Der Untersucher, der sich Einblick in die Belastungsansprüche, die verschiedene Lebensbereiche an das zentrale Achsenorgan stellen, und über die „individuale Belastbarkeit des Rückens" verschaffen will, muß Grundkenntnisse über Anatomie, Physiologie, Biomechanik und Biochemie bereit haben. Sie sind kompendiumartig in den Kapiteln 2, 3 und 5 geschildert. Aufbau und Funktion sind zu berücksichtigen, wie sie in der Form und in der Haltung im Stehen, Sitzen, Gehen sowie in weiteren Bewegungsabläufen zutage treten. Hilfreich ist dafür die „funktionale Wirbelsäulebetrachtung", wie *Erdmann* 1967 und 1968 forderte und beschrieb. Er hat 1979 die visuelle und manuelle Prüfung, die palpatorische Fahndung nach Druckschmerzempfindlichkeit und das diagnostische Auslösen von Schmerzen durch vorsichtige Dislokation erläutert. Diese Formen der Untersuchung haben Gültigkeit auch für Reihenuntersuchungen im sportlichen Vorsorgebereich. Für einen dreigeteilten Untersuchungsgang tritt 1977 *Hinz* ein: Beweglichkeitsprüfung, lokale manuale Information und Leistungszustand der Muskulatur.

Weitere Veröffentlichungen: *Brune* 1981 (Halswirbelsäule), *Frisch* 1979 (Chirodiagnostik), *Maigne* 1970, *Stoddard* 1978, *Tilscher* u. *Bogner* 1979 (Quadrantensyndrom).

6:3.3.2 Sonderuntersuchungen

Soweit durch das Untersuchen der Wirbelsäule und des Rückens eine besondere Belastbarkeit (Breitensport, Hochleistungstraining) zu prüfen ist, muß eingangs die Haltung in Ruhestellung sorgfältig beachtet werden. Sie setzt sich aus dem inneren Gleichgewicht der Gliederkette Wirbelsäule und den von außen stützenden Kräften, Muskeln und Bändern zusammen: *Rizzi* 1973, siehe auch 6:1.

Vorsorgeuntersuchungen und das Prüfen der Eignung stellen für die Beurteilung der Wirbelsäule noch weitergehende Aufgaben, wenn sich die Prüfung in ähnlicher Genauigkeit vollziehen soll, wie sie vor allem von seiten der Sportmedizin für jede Allgemeinuntersuchung als notwendig gilt. Der Sportarzt fordert mit Recht Einzelheiten über den Zustand der Atmungsorgane sowie des Herz-Kreislauf-Systems unter Einsatz von Lungenfunktionsprüfung, Elektrokardiogramm ohne und mit Belastung, Oszillogramm, Laboruntersuchungen usw. Im Vergleich dazu wären als Teil der Wirbelsäuleuntersuchung mindestens für gewisse Zweifelsfälle verschiedene apparative Verfahren zu verlangen: zum Beispiel *Elektromyographie* der Rückenmuskulatur in besonderen Situationen, beschrieben in 5:2.4.1 mit Abbildungen 5/11, 5/12, 5/13. Dazu aus der sehr umfangreichen Literatur einige Autorennamen: *Brussatis* 1962, *Güth* 1979, *Hatt* 1979, *Ludin* 1976. Hinzu kommen auch Untersuchungen mit dem Statokinesiometer und ähnlichen Geräten.

Das schlägt *Groeneveld* 1975 und 1976 vor, um die für die Belastungsfähigkeit der Wirbelsäule wichtigen Koordinationsleistungen zu prüfen und dokumentationsgerecht festzulegen (6:3.3.3).

Da nicht nur in vielen Berufen, sondern zusätzlich im täglichen Lebensablauf eine zunehmende Gefährdung durch Vibrationen (zum Beispiel vermehrte Fahrkilometer im Personenkraftwagen und auf dem Motorrad) zu befürchten ist, kann ein von *Debrunner* u. *Graden* 1975 empfohlenes Verfahren unterstützende Hilfe leisten. Die Verfasser prüfen die dynamische Funktion der Wirbelsäule durch Einleiten eines Druckstoßes vom Becken her in axialer Richtung und messen die Laufzeit bis zum Kopf sowie die Schwingdämpfung an verschiedenen Punkten entlang der Wirbelsäule. Falls es möglich wird, ein entsprechend empfindlich reagierendes Gerät zu erfinden, das sich für Reihenuntersuchungen eignet, könnte dieses Verfahren nach Festlegung bestimmter Auswertungskriterien eine wichtige Hilfe zum Erkennen vibrationsgefährdeter Wirbelsäulen sein.

Im allgemeinen werden für die Sprechstunde und insonderheit für Reihenuntersuchungen (Sport) ohne großen Aufwand durchführbare Verfahren im Vordergrund stehen, so die in den Abbildungen 6/6 und 6/7 dargestellten Rückenformen in verschiedenen Haltungen. Eine weitere einfache Prüfmöglichkeit ist das Wirbelsäuleprofil, das mancherlei Aufschlüsse über die gestörte Haltung oder krankhafte Veränderungen geben kann: Abbildung 6/2, siehe auch die Abbildungen 2/20 und 5/1.

Eine auf die Leistung orientierte Untersuchung benötigt Meßzahlen über die Bewegungsfähigkeit der Gesamtwirbelsäule sowie ihrer einzelnen Abschnitte. Das weitverbreitetste Verfahren dafür ist die Prüfung von Meßstrecken zwischen den Dornfortsätzen C 7 (Spina prominens) bis T 12 und von T 12 bis L 5 oder bis S 5 bei aufrechtem Stehen und bei Vorbeuge. *Erdmann* schildert das Verfahren 1979 und veröffentlicht Normbefunde: Tabelle 6/3. Darüber berichtet *Hinz* 1977 in ähnlicher Weise. Das vergleichende Abtasten der Spreizstrecken zwischen den Dornfortsätzen unterrichtet über Beweglichkeitsfehler in einzelnen Segmenten. Die Prüfung des Kopfdrehens und -neigens (Tab. 6/4) sowie

Tab. 6/3: Prüfung der Vorwärtsbeuge von Brust- und Lendenwirbelsäule, eigentätig aus dem Stand heraus, mit Hilfe der Meßbandstrecke. Normwerte bei einer Körpergröße von 1.60 bis 1.70 m (nach ***Erdmann*** 1979)

	aufrecht stehend	nach vorne gebeugt	Differenzwert
C 7 – D 12	33 cm	35 cm	2 cm
D 12 – S 5	27 cm	35 cm	8 cm
C 7 – S 5	60 cm	70 cm	10 cm

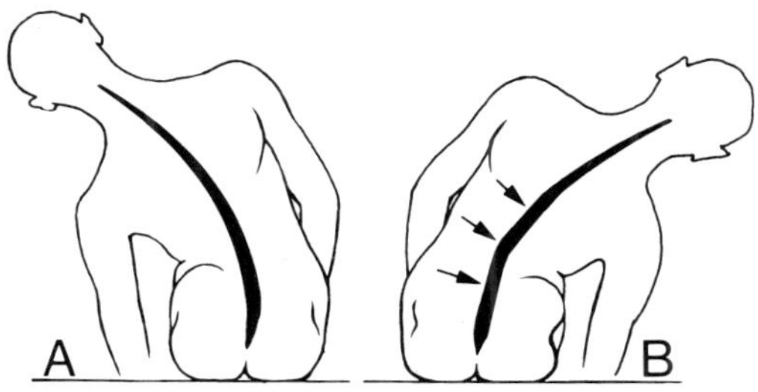

Abb. 6/6: Harmonisch geschwungene Seitbeuge (A). Knick in Seitbeuge, wahrscheinlich infolge einer versteckten Skoliose (B)

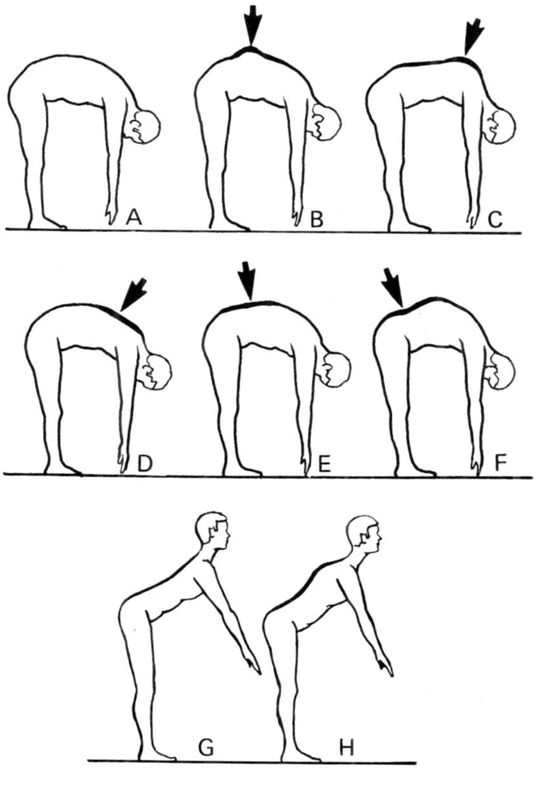

Abb. 6/7: Vorbeuge, harmonisch geschwungen (A). Kyphose im Lendenteil (B), im Brustteil (C). Fixierte Geradehaltung im Brustteil (D), im Lendenteil (E). Hohlrunder Rücken mit fixierter Lordose (F). Leicht geschwungene Lordose im Brust- und Lendenteil beim Aufrichten einer gesunden jugendlichen Wirbelsäule (G). Fixierte Brustkyphose beim Aufrichten (H)

Tab. 6/4: Prüfung der Kopfwendebeweglichkeit der Halswirbelsäule, fremdtätig am auf dem Rücken Liegenden. Normwerte bei Jugendlichen zwischen 20 und 30 Jahren (nach *Erdmann* 1979)

	nach rechts	nach links
aus Vorwärtsbeugung	45°	45°
aus Mittelstellung	90°	90°
aus Rückwärtsbeugung	60°	60°

die Dokumentation der Dreh- und der Beugefähigkeit mit Angaben entstehender Schmerzen (6:3.3.3) sollten nicht unterbleiben.

Das noch immer beliebte Messen des Finger-Boden-Abstandes als Kriterium für die Beugefähigkeit des Rückgrates sollte unterbleiben. Die Fingerspitzen können den Boden selbst bei völliger Wirbelsäulesteife durch gute Hüftgelenkbeweglichkeit erreichen. *Erdmann* hat dies dargestellt: Abbildung 6/8.

Außerdem werden verschiedene apparative Meßverfahren angeboten: der Nulldurchgangswinkelmesser von *Schilgen* u. *Goetze* 1975, das Kyphometer von *Debrunner* 1972, das Hydrogoniometer nach *Rippstein* (benutzt von *Stofft* u. *Grosam* 1975, *Stofft* u. *Ribka* 1975), das Elkameter, über dessen vielseitige Verwendungsfähigkeit *Eichler* 1972 berichtet, das Spondylogoniometer von *Swiderski* et al. 1973 und das Elastometer von *Swiderski* 1979, das Oleo-Goniometer „Reglus" nach *Rippstein* 1977, das Plurimeter von *Rippstein* 1979 und weitere Verfahren: *Böhler* 1933, *Lekszas* 1970, *Tichauer* et al. 1973 (Lordosometrie). Die Bilder geben einige Meßverfahren wieder. *Neugebauer* empfiehlt 1975 ein einfaches Rückenmeßgerät, das die Aufstellung einer *Rückenformel* erlaubt, die mit wenigen Zahlen die Meßergebnisse der Wirbelsäule in Ruhehaltung, gestraffter Haltung und bei Armvorhalte dokumentarisch festhält („Rückenindex").

Aus der Fülle der zahlreichen Meßverfahren sind hier nur einige in Bildern dargestellt (Abbildungen 6/8 bis 6/11). Alle entsprechenden Lehrbücher geben über weitere Verfahren Auskunft.

Trotz der genannten und einiger weiterer Verfahren bleibt zweifelhaft, ob Messungen der Bewegungsfähigkeit und der Wirbelsäulekrümmungen in den Untersuchungsgang aller Vorsorgeuntersuchungen eingeführt werden sollen. Das wird nur möglich sein, wenn das Festlegen auf bestimmte, leicht durchführbare und einfach dokumentierbare Meßverfahren gelingt (6:3.3.3, 6:3.4.5). Wie schwierig dies ist, zeigen die Erfahrungen bei wehrdienstlichen Einstellungsuntersuchungen. Das veranlaßte *Beck* 1975 trotz der von ihm begrüßten Bemühungen um ein einheitliches Meßverfahren zu der Äußerung: „Alle bisher aufgestellten Formeln reichen

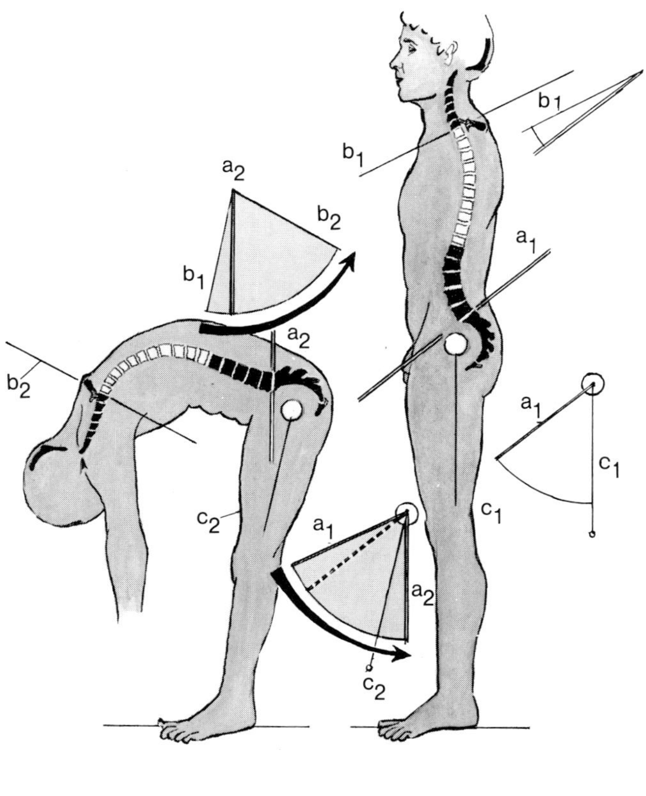

Abb. 6/8: Vorwärtsbeuge aus dem Stand (eigentätig) als Summenleistung: Beteiligt sind nicht nur die Wirbelsäule, sondern auch die Hüftgelenke. Der obere Fächer repräsentiert den Bewegungsanteil in der Rumpfachse (b 1 und b 2 = Bandscheibebene zwischen C 7 und Th 1; a 1 und a 2 = Bandscheibeebene zwischen L 5 und S 1). Der untere Fächer repräsentiert den Bewegungsanteil in den beiden Hüftgelenken (c 1 und c 2 = Femurtragachse, jeweils aufrecht stehend und nach vorne gebeugt). In der Vermischung der beiden Einzelleistungen (Wirbelsäule einerseits, Hüftgelenke andererseits) liegt der entscheidende Nachteil bei der Messung des Fingerspitzen-Bodenabstandes zur Prüfung der Wirbelsäulebeweglichkeit (nach *Erdmann*)

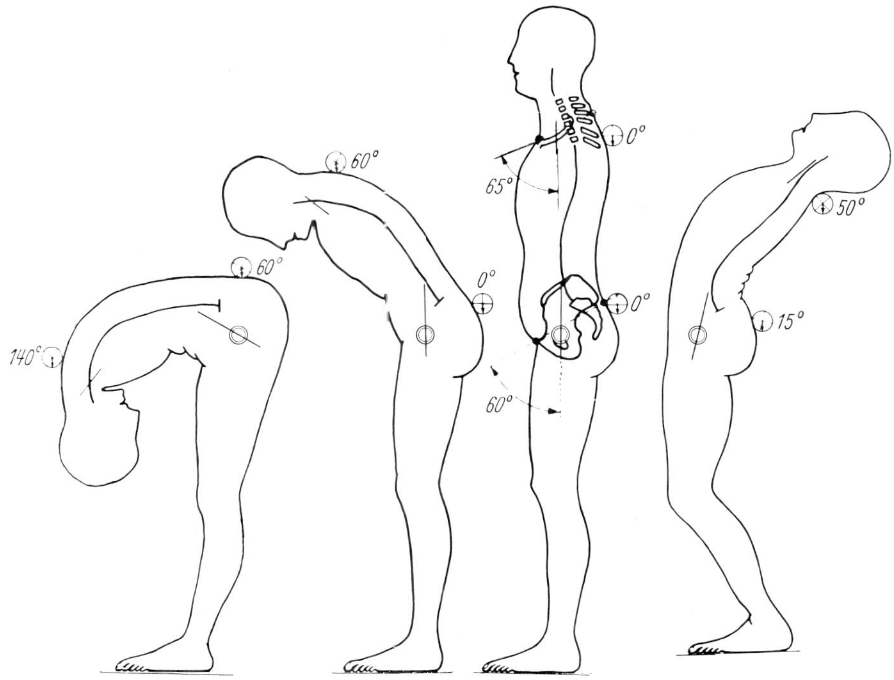

Abb. 6/9a: Normwerte für Vor- und Rückbeuge gemessen mit dem Elkameter von links nach rechts. Vorbeuge bei Beckenmitbewegung, Vorbeuge ohne Beckenbewegung, Nullstellung, Rückbeuge

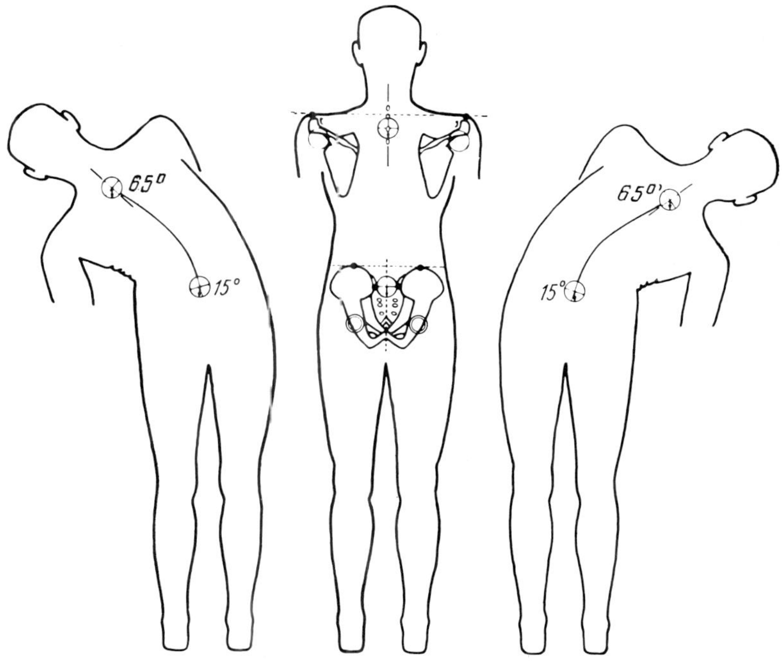

Abb. 6/9b: Normwerte für die Seitbeuge nach rechts und links, gemessen mit Elkameter. Der Wert zwischen beiden Meßpunkten (15° und 65°) ergibt den durchschnittlichen Beugewert von 50°

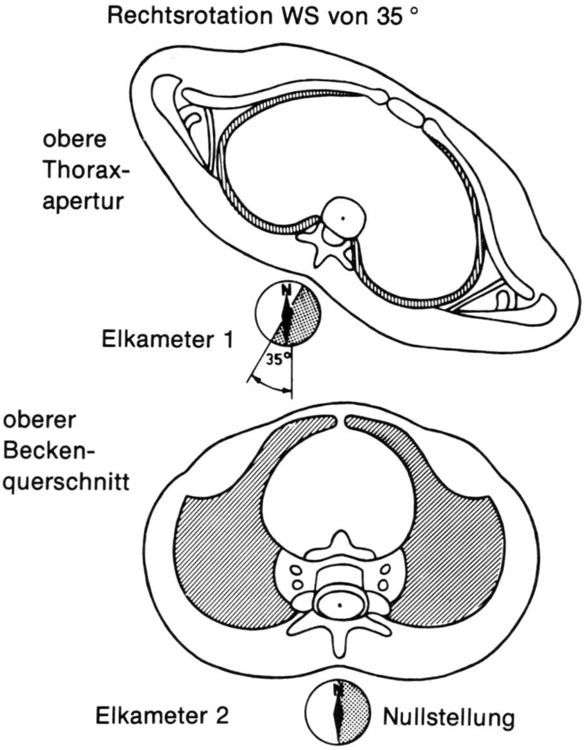

Abb. 6/10: Messung der Oberkörperrotation (oben) im Vergleich zur Nullstellung des Beckens

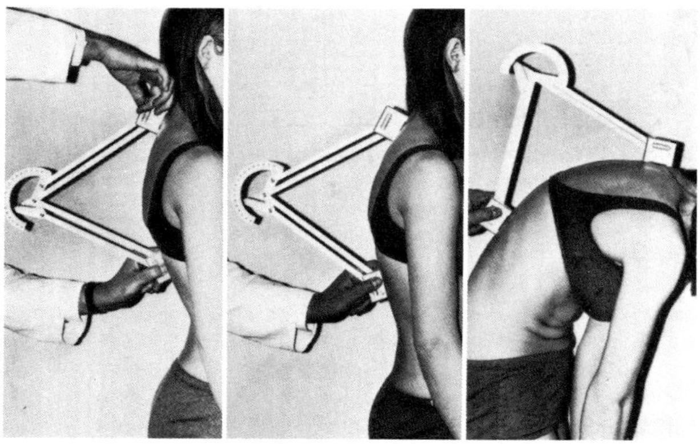

Abb. 6/11: Messung der Brustwirbelsäulebeweglichkeit mit dem Kyphometer nach *Debrunner*. Der Krümmungswinkel der Brustwirbelsäule wird zwischen den Dornfortsätzen TH 2 bis 3 und TH 12 bis L 1 im aufrechten Stehen gemessen, dann in maximaler Beugung und bei maximaler Streckung. Mit dem Kyphometer können auch Lordosen gemessen werden

nicht zu einer befriedigenden Charakterisierung aus und schon gar nicht für die Beurteilung, ob eine Krümmung oder ein Winkel den physiologischen Belastungswert verändert."

Zum Messen gehören *Normwerte* (siehe in 6:2.1), die möglichst nach dem Lebensalter geordnet sein sollten. In den späteren Lebensstufen werden allerdings Normzahlen als Anhaltspunkte für die körperliche Untersuchung immer problematischer. Unterschiede in den drei Wirbelsäuleabschnitten lassen sich nur annäherungsweise darstellen: Tabelle 6/5.

Für die Prüfung der Belastbarkeit des Achsenorgans spielt neben belastungsmindernden Schäden das Feststellen der Muskelleistung eine

Tab. 6/5: Unterschiede der Bewegungsfähigkeit in den drei Abschnitten des Rückgrates: +++ starke, ++ mittlere, + schwache Bewegungsausschläge

	Halswirbelsäule	Brustwirbelsäule	Lendenwirbelsäule
Vorbeugung, Rückbeugung	+++	+	+++
Seitneigung	++	+	++
Drehung	++	+	++
Seitneigung mit Drehung	+++	+	+++

Rolle, weil die Insuffizienz der Rückenmuskulatur – aus welcher Ursache sie auch entstanden sein mag – Rückwirkungen auf die Wirbelsäule ausübt. Da die *Leistungsfähigkeit der Rückenmuskulatur* weder in Reihenuntersuchungen, wie sie durch das Jugendarbeitsschutzgesetz vorgeschrieben sind, noch in jeder Einzeluntersuchung, zum Beispiel für die Eignungsprüfung zum sportlichen Hochleistungstraining, elektromyographisch geprüft werden kann, empfiehlt sich eine einfache Untersuchung, die in jeder ärztlichen Sprechstunde ohne Aufwand möglich ist: die *Haltedauer des Rumpfhebens* aus Bauchlagenüberhang. Sie läßt sich mit der Stoppuhr messen. Die Haltedauer gilt als ausreichend, wenn der Rumpf mehr als 120 Sekunden lang erhoben gehalten wird. Jede mindere Haltedauer bedeutet Leistungsschwäche der Muskulatur. Bei der Untersuchungsreihe von *Christ* u. *Dupuis* (1966) zeigten 63,3 % (im Alter von durchschnittlich 29,3 Jahren) eine ausreichende Muskelleistung. Muskelinsuffizienz fand sich bei 36,8 % der Untersuchten. Bei Nichtsportlern war die Insuffizienzrate höher: 43,2 %.

Ähnliche, einfach durchführbare Untersuchungen über die Rückenmuskelkraft, die im Rahmen des Jugendarbeitsschutzgesetzes sowie für sportliche und andere Eignungsuntersuchungen wichtig sein können, beschreibt *Groeneveld* 1976. In der Sprechstunde läßt bereits die einfache Arm-Vorhebe-Prüfung ohne Belastung (Haltetest nach *Matthiaß*, Abb. 6/4) die Rükkenschwäche durch Ausweichen des Körpers nach rückwärts bei gleichzeitig verstärkter Lendenlordose mit Vorschieben des Beckens erkennen. Ausführliche Beschreibungen ähnlicher Verfahren zur Klärung der Muskelkraft gibt *Rizzi* 1979. Zum Vergleich verwendet er typische Bilder von *Kraus* (1946).

Nur selten wird eine im Knochengerüst des Rückgrates aufgetretene oder vermutete krankhafte Veränderung den Arzt vor die Notwendigkeit einer *Wirbelbiopsie* stellen, um mikroskopisch oder elektronenoptisch den Charakter des Schadens klären zu lassen. Das Verfahren der Entnahme und entsprechende Biopsienadeln beschreiben *Franke* et al. 1978, *Kotz* et al. 1979, *Wohlenberg* et al. 1978 und andere. Eine Probevertebrotomie wird nur in Einzelfällen nötig.

Der vorstehende Text brachte einen kurzgefaßten Einblick in verschiedene, einfach durchführbare Untersuchungsverfahren, die einer funktionalen Betrachtung der Wirbelsäule dienen und Form, Haltung, Beweglichkeit zu erfassen vermögen. Gleichzeitig bieten sie – neben den noch zu besprechenden Röntgenuntersuchungen und anderen bildgebenden Verfahren (6:3.4) – eine der Voraussetzungen für das Erkennen von Belastungsschwierigkeiten, die in verschiedenen Lebensbereichen für die gesunde, mehr aber noch für die veränderte Wirbelsäule auftreten können. Dabei handelt es sich nicht ausschließlich um die unmittelbare körperliche Beanspruchung, wie sie im Sport gefordert wird. Bewegungsarmut unseres täglichen Lebens, Zwangshaltung beim Sitzen in Schulbänken, aber auch zu Hause, falsches Freizeitverhalten und der sich immer mehr ausbreitende Einfluß von Vibrationen bleiben nicht ohne Wirkung auf das zentrale Achsenorgan. Es ist Aufgabe der weiteren Kapitel, gerade diese Einflüsse, vor allem unter Berücksichtigung der häufigen Vorschäden zu prüfen und Wege der Abhilfe zu zeigen.

Da Kranke mit Rücken- und Kreuzschmerzen häufig wegen Art und Form der Schmerzen am Rücken und in der Kreuzgegend Ärzte verschiedener Fachdisziplinen aufsuchen, sind kritisch-diagnostische Sonderuntersuchungen erforderlich. Darüber berichteten auf der 10. Arbeitstagung der Gesellschaft für Wirbelsäuleforschung 1977 (veröffentlicht mit Diskussionen in Band 83 „Die Wirbelsäule in Forschung und Praxis", Hippokrates Verlag Stuttgart 1979) unter anderen: *Delank* (Neurologie), *Holdorff* (Neurologie), *Kaiser* u. *Loch* (Gynäkologie), *Kunert* (Innere Medizin), *Lutzeyer* u. *Hild* (Urologie, Abb. 6/12b), *Matthiaß* (Orthopädie), *Rößler* (Orthopädie), *Wolff* (Chirotherapie), *Wüllenweber* (Neurochirurgie).

Einige Hinweise für besondere differentialdiagnostische Verfahren sind noch erforderlich. Als einfaches, erfolgreiches und komplikationsarmes Verfahren kann die *diagnostische Regionalanästhesie* angesehen werden: *Gerbershagen* 1979. Unerläßlich sind selbstverständlich die üblichen neurologischen Untersuchungen. Eingehende Klärung von seiten der Neurologie wird sehr oft bei Nacken-Schulter-Arm-Schmerzen erforderlich, weil hierbei vasale und/oder wurzelabhängige Schmerzen unterschieden werden müssen. Das Ergebnis ist Richtschnur für die Therapie: *Eulert* 1979, *Gross* 1979, *Krone* u. *Oldenkott* 1982.

Gute Hilfe bringt die *Thermoreizung* im Lendenwirbelsäulebereich zur Bestimmung des Ursprunges von Ausstrahlschmerzen. Ein neuerer Bericht darüber stammt von *Matthiaß* 1983: Abbildung 6/12a. In Abbildung 6/12b sind die Schmerzzonen dargestellt, die differentialdiagnostisch wichtig sind, um Lumbago von ausstrahlenden Schmerzzonen des Urogenitalsystems abzugrenzen.

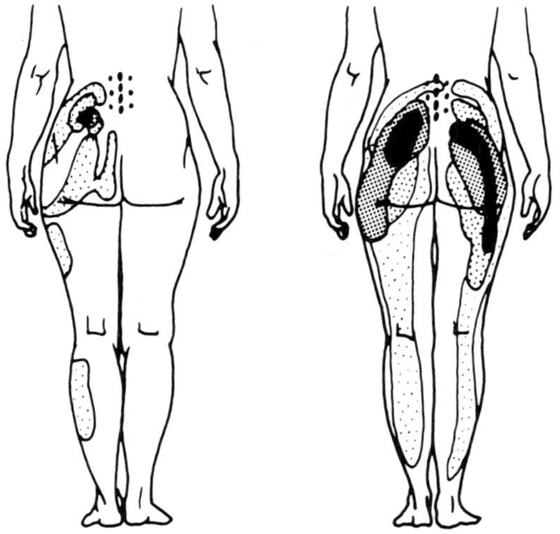

Abb. 6/12a: Felder der ausstrahlenden Schmerzen bei der Thermoreizung (nach *Matthiaß* 1983)

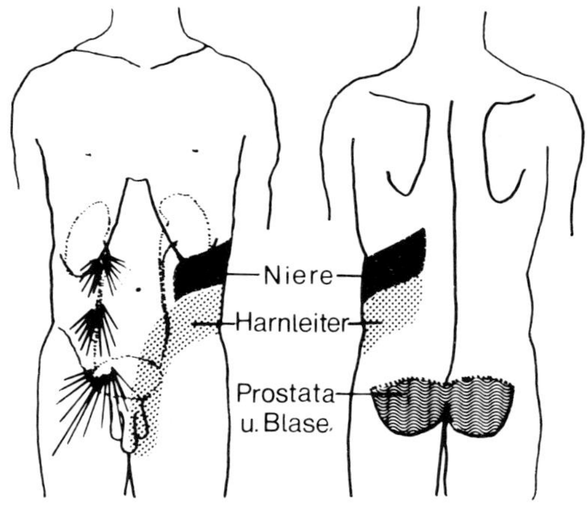

Abb. 6/12b: Schmerzzonen von Niere, Harnleiter, Prostata und Blase sowie Schmerzprojektion des fortgeleiteten, meist kolikartigen Schmerzes (nach *Lutzeyer* u. *Hild* 1979)

6:3.3.3 Dokumentation der körperlichen Untersuchung

Der Allgemeinarzt sollte bei der Grunduntersuchung auch die wichtigsten Daten über die Wirbelsäule in einem Aufzeichnungsbogen niederlegen, wie er für alle Reihenuntersuchungen im Vorsorgebereich (Schuluntersuchung, Jugendarbeitsschutzgesetz, Eignungsuntersuchung für Sport) nicht fehlen darf. Bisher haben die üblichen Vordrucke leider keine ausreichenden Eintragungsspalten für das Stütz- und Bewegsystem. Insbesondere fehlen sie für die Wirbelsäule, während anderen Organsystemen oft unangemessen umfangreicher Platz eingeräumt wird.

Die Umsetzung der durch körperliche Untersuchung feststellbaren Schäden an der Wirbelsäule in die notwendigen Vorsorge- oder Therapiemaßnahmen verlangt jedoch zusätzliche Kenntnisse über die Grundlagen und Ergebnisse früherer und vor allem neuerer experimenteller Studien. Sie wurden am menschlichen Torso, aber auch an freiwilligen Probanden und an Tieren durchgeführt (3:2.2.2 – 2.2.4). Die so gewonnenen Erkenntnisse erhöhen das Verständnis für die zumutbaren Lasteinflüsse auf das menschliche Rückgrat und zugleich für die richtige Körperhaltung. Sie wiederum ist ein Baustein für das ordnungsgemäße Entwickeln der wachsenden Wirbelsäule, sowie für das Fördern ihres auch von der Form abhängigen Belastungswiderstandes gegenüber den heutigen Ansprüchen der Lebensweise mit Einschluß des Freizeitverhaltens und in gleicher Weise für den Sport. (Im besonderen Maße gilt dies für die körperliche Belastung im Beruf: *Junghanns* 1979.)

Nicht unbeachtet sollte bleiben, wie sehr die zunehmend wichtiger werdenden Reihenuntersuchungen – Jugendarbeitsschutzgesetz (6:4.3) sowie das Testen sportlicher Belastbarkeit (8:3.1 u. 3.2) u.a. – einen geordneten Untersuchungsgang fordern, um das sachgemäße Eintragen auf dem Bogen der Elektronischen Datenverarbeitung (EDV) zu sichern: siehe in 6:3.3.3, 6:3.4.5.

Ein Vorschlag zur Dokumentation der Wirbelsäuleuntersuchung ist in Tabelle 6/6 dargestellt. Zur körperlichen Untersuchung des Achsenorgans, die in diesem EDV-gerechten Formblatt übersichtlich dokumentiert werden kann, gehören ebenso wie für die Vorsorgemaßnahmen anderer Organsysteme in wichtigen Fällen ergänzende technische Verfahren, zum Beispiel bildgebende Verfahren (6:3.4.3).

Sollen Untersuchung und Dokumentation für therapeutische Zwecke und als Erfolgskontrolle oder für wissenschaftliche Studien genutzt werden, müssen allerdings mehr Daten erfaßt werden, als die Tabelle 6/6 vorsieht. Darüber finden sich Angaben bei *Tillmann* 1978 u. 1980), der ein Formblatt abbildet. Einen computergerechten Dokumentationsbogen für das Stütz- und Bewegsystem mit einem Abschnitt für die Wirbelsäule erläutert 1978 *Thumb. Winkler* stellte 1979 einen ausführlichen Befundbogen für die orthopädische Untersuchung zusammen, der auch den Wirbelsäulebefund aufnehmen kann.

Das Auswerten rheumatologischer Befunde auf der Grundlage ausführlicher Dokumentationsblätter erläutert 1978 *Binzus.* Das Buch von *Josenhans* (1978) enthält Dokumentationsvorschläge, die allerdings meist recht umfang-

Tab. 6/6: Dokumentationsblatt für die Wirbelsäulenuntersuchung aus *Junghanns* 1979

I. Form der Wirbelsäule

				HWS	BWS	LWS
1. normal	☐	5.	Skoliose			
2. Flachrücken	☐		a. mit Bogenaußenseite rechts	☐	☐	☐
3. Verstärkte BWS-Kyphose	☐		b. mit Bogenaußenseite links	☐	☐	☐
4. Verstärkte LWS-Lordose	☐	6	Kyphoskoliose	☐	☐	☐

II. Funktionen der Wirbelsäulenabschnitte (einschl. Schmerz-Prüfung)

A. Halswirbelsäule

	Bewegung eingeschränkt	Bewegung mit Schmerz	(eingehendere Untersuchung)		Bewegung eingeschränkt	Bewegung mit Schmerz
1. Längszug		☐	7. Drehungen			
2. Vorbeuge	☐	☐	a. in Normalhaltung	nach rechts	☐	☐
3. Rückbeuge	☐	☐	b.	nach links	☐	☐
4. Seitbeuge n. rechts	☐	☐	c. in Vorbeuge	nach rechts	☐	☐
5. Seitbeuge n. links	☐	☐	d.	nach links	☐	☐
6. Drehungen	☐	☐	e. in Rückbeuge	nach rechts	☐	☐
			f.	nach links	☐	☐

B. Brust- und Lendenwirbelsäule

	BWS Bewegung eingeschränkt	BWS Bewegung mit Schmerz	LWS Bewegung eingeschränkt	LWS Bewegung mit Schmerz
1. Vorbeuge	☐	☐	☐	☐
2. Rückbeuge	☐	☐	☐	☐
3. Drehung nach rechts	☐	☐	☐	☐
4. Drehung nach links	☐	☐	☐	☐

C. Dornfortsätze

Druckschmerz

HWS	BWS	LWS
☐	☐	☐

Messung (in cm)

	T 1–12	T 12 – L 5
Aufrechte Haltung	.... cm	.... cm
Starke Vorbeuge	.... cm	.... cm

III. Dehnungsschmerz des N. ischiadicus rechts ☐ links ☐

Der im Bereich des grauen Kastens befindliche Teil ist nur auszufüllen, wenn eingehendere Untersuchungen erforderlich sind.

reich sind. Sie bieten bis zu 300 und mehr Ankreuz- oder Eintragemöglichkeiten. *Neugebauer* schlägt 1975 eine „*Rückenformel*" vor, die nach seiner Ansicht auch bei Reihenuntersuchungen einfach und rasch durchzuführen ist und damit eine wertvolle Dokumentationsgrundlage schafft.

Aus neurochirurgischer Sicht hat 1980 *Schirmer* für das Gebiet der Lumboischialgie einen dokumentationsgerechten Bogen mitgeteilt. Er erfaßt sehr ausführlich das weite Gebiet des lumboischialgiformen Symptomenkreises, veranlaßt den untersuchenden Arzt zu einem systematischen Vorgehen, klärt die vielfältigen Schmerz- und neurologischen Ausfallbilder und fördert die Indikation für die notwendige Therapie.

Das *Elektromyogramm* (EMG) der Rückenmuskulatur (Abb. 5/11, 5/12, 5/13) ist nicht allein als wichtiger Bestandteil von Forschungsvorhaben oder eingehender klinischer Diagnostik anzusehen (5:2.4.1). Für die Verlaufskontrolle und die daraus abzuleitende Therapie dient die Aufbewahrung der wesentlichen Myogramme als Dokumentation, solange nicht EDV-gerechte Dokumentationsbögen mit wenigen Eintragungen das Myogramm vergleichbar charakterisieren.

Zur Dokumentation eines Befundes kann auch ein *Thermogramm* des Rückens dienen (Abbildungen in 6:3.4.4).

Als neueres – allerdings etwas umständliches – Verfahren bietet sich die *Kontaktthermographie* an: *Riede* 1978. Nach dem Anlegen einer speziellen Folie werden Flüssigkeitskristalle aufgebracht. Je nach der Hauterwärmung kommt es zur Verfärbung der Folie von blau (warm) über grün zu gelb und rot (kalt). So kann zum Beispiel die Wirksamkeit einer Chirotherapie geprüft werden.

Die *Moiré-Fotographie* Abbildung 6/13 (von *Drerup*) bietet die Möglichkeit, das Profil des Rückens zu verdeutlichen und so den Verlauf von Skoliosen oder Kyphosen zu verfolgen. Weitere *Moiré*-Bilder in 4:4.4 (Skoliosen).

Literatur: *Horst* u. *Drerup* 1980, siehe auch in 6:3.4.6.

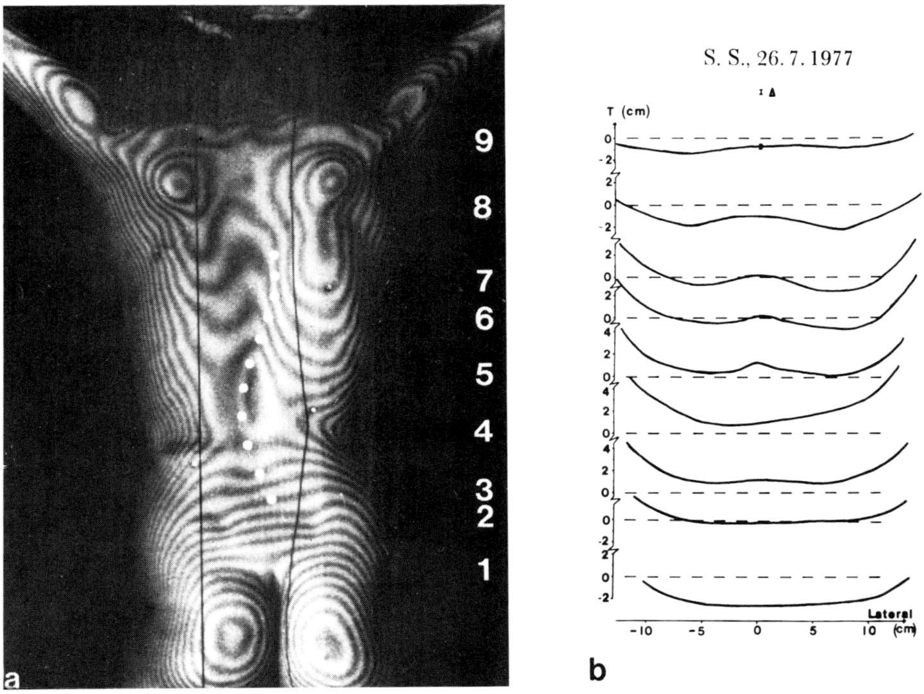

Abb. 6/13: Aus stereoskopischen Röntgenaufnahmen entnommene Wirbelkörpermittelpunkte sind auf das Moiré-Fotogramm des Rückens (a) projiziert = weiße Punkte). In Höhe der im linken Bild eingezeichneten Querlinien 1–9 sind unter Verwendung des Moiré-Bildes jeweils die Horizontalprofile (b) bestimmt (aus *Drerup* 1977)

6:3.4 Bildgebende Verfahren für die Diagnostik

6:3.4.1 Einleitung

Von ihrer Entdeckung am Ende des vorigen Jahrhunderts ab boten die *Röntgenstrahlen* das einzige Verfahren, innere Organe, und damit auch das Rückgrat, bildlich darzustellen. Der Ausbau aller durch die Röntgenologie gegebenen Möglichkeiten war sowohl allgemein als auch auf die Wirbelsäule bezogen beträchtlich. Das muß nicht besonders aufgezählt werden. Allerdings erschöpfte sich etwa in den sechziger Jahren dieses Jahrhunderts das Aufspüren weiterer wesentlicher Fortschritte in der Röntgendiagnostik der Wirbelsäule. Die *„klassische" Röntgendiagnostik* wurde von anderen bildgebenden Verfahren (6:3.4.4), die wesentlich genauere diagnostische Einblicke und deren bildliche Darstellung ermöglichen, Schritt für Schritt ergänzt, zum Teil auch abgelöst. Trotzdem kann zur Zeit nicht (noch nicht?) auf die konventionale Röntgendiagnostik verzichtet werden.

6:3.4.2 Röntgendiagnostik (allgemein)

Neben gründlichen Kenntnissen über die pathomorphen Schäden und die pathophysiologischen Zustände, die zur Differentialdiagnostik der Wirbelsäuleleiden nötig sind, spielt das Röntgenbild eine bedeutende Rolle. Jedoch darf der Arzt nicht in den Fehler verfallen, sich vom „Blickfang Knochen" zu einer vorschnellen Röntgendiagnose verführen zu lassen. Denn aus Röntgenaufnahmen des Rückgrates kann durchaus auf Weichteilschäden geschlossen werden, die bevorzugt im Bewegungssegment liegen, wie in zahlreichen vorhergehenden Kapiteln ausgeführt ist, insbesondere in 3:4, 4:6.2. Solche Schäden sind viel häufiger Ursache für vorübergehende oder dauernde Leidenszustände und behindern das Rückgrat ernstlicher als auffallend sichtbare Schäden im Aufbau des Knochengerüstes. Dieses kann allerdings von Schäden der Weichgewebe zweitlinig in Mitleidenschaft gezogen werden. Dann lassen sich von den röntgenographisch erkennbaren Knochenveränderungen an der Wirbelkörper-Bandscheibe-Grenze Rückschlüsse auf den Zustand der Weichgewebe ziehen.

Eine sinnvolle Röntgendiagnostik bedarf in jedem Falle der vorher eingehend zu erfragenden Vorgeschichte (6:3.2). Damit sind die früheren und – für Vorsorgeuntersuchungen – auch die zu erwartenden Belastungen zu klären.

Außerdem gehört der körperlichen Untersuchung (6:3.3) stets der Vorrang vor allen weiteren diagnostischen Verfahren. Auf diesen Grundlagen beruht eine gezielte Röntgendiagnostik.

Für entsprechende Fälle können Röntgenbilder im aufrechten Stehen – an der Halswirbelsäule auch im Sitzen – so standardisiert werden, daß die Bilder Vergleiche über die statischen Verhältnisse zulassen. Das zeigt *Lewit* 1981 in einprägsamen Bildern.

Obwohl übliche Röntgenbilder in zwei Ebenen manche der bei körperlicher Untersuchung offen gebliebene Zweifel klären, sind häufig weitere röntgendiagnostische Verfahren besonders dann nicht zu umgehen, wenn die Belastbarkeit der Wirbelsäule eine Rolle spielt, wie das bei Vorsorge- und Einstellungsuntersuchungen der Fall ist: siehe Jugendarbeitsschutzgesetz (6:4.3), Prüfungen vor Beginn eines Trainings für Leistungs- und Hochleistungssportarten. Dafür empfiehlt sich – je nach der durch die körperliche Untersuchung zu begründenden Notwendigkeit – das Anfertigen von *Wirbelsäule-Ganzaufnahmen.* Meist genügt ein Bild im Stehen mit Blick von der Seite oder mit Blick von vorn.

Gelegentlich sind beide Aufnahmerichtungen erforderlich. Nach *K.P. Fischer* (1964) „spiegelt die Ganzaufnahme den Kompromiß von gezielter Haltungsbeeinflussung und gerichteter Funktionsbehinderung wider“ und zeigt an, auf welcher Ebene er zustande gekommen ist. Im Hinblick auf diese Frage ist sie eine Funktionsaufnahme des Achsenorganes. Die Ganzaufnahmen im Stehen, deren Aussagemöglichkeit allerdings gewisse Grenzen gezogen sind (*Erdmann* 1965, 1967, 1968), ermöglichen zutreffende Aussagen über die Krümmungen der Wirbelsäule in der Sagittal- und in der Frontalebene sowie über die Beckenstellung. Gleichzeitig können sie als Standardbilder für den späteren Vergleich über das weitere Verhalten der Wirbelsäule unter den Belastungen des Alltages oder anderer Lebensbereiche dienen.

Bleiben trotz der üblichen Anfangsröntgenbilder Zweifel über Befunde an einzelnen Wirbelsäuleabschnitten oder über die Belastbarkeit bestehen, dann sollte unter stetigem Rückblick auf die Beschwerden und die körperlichen Befunde sowie im Vorausblick auf die zu erwartende Belastung die weitere Röntgendiagnostik nach einem *Stufenplan* fortgeführt werden.

Als Ergänzungsaufnahmen der *ersten Stufe* kommen Schrägaufnahmen in Frage. Am häufigsten ergibt sich diese Notwendigkeit an der Lendenwirbelsäule zur Fahndung nach einer Spondylolyse im Zwischengelenkstück (2:1.3, 4:5.2) oder nach einer Wirbelbogengelenkarthrose (4:6.5.2). An der Halswirbelsäule sind Schrägbilder zur Klärung der Verhältnisse in den Zwischenwirbelkanälen unerläßlich. Auch andere Indikationen können für Aufnahmen in schräger Richtung bestehen. Zur Technik der Aufnahmen von Wirbelbogengelenken an der Lenden- und an der Halswirbelsäule hat *Erdmann* 1979 mit Bildern berichtet. *Zsernaviczky* et al. beschreiben 1980 die funktionale Schrägaufnahme für die Wirbelbogengelenke an der Lendenwirbelsäule.

Als zusätzliche Röntgenbilder (*zweite Stufe*) sind Schichtaufnahmen, unter Umständen Schräg-Schichtaufnahmen, empfehlenswert, wenn bestimmte Veränderungen an umschriebenen Abschnitten der Wirbelsäule vorliegen. Das ist zum Beispiel für das Klären von Einzelheiten der Knochenstrukturen und in manchen Fällen zur Verdeutlichung der Verhältnisse an der Wirbelkörper-Bandscheibe-Grenze und für das Darstellen von Teleskopverschiebungen und/oder Arthrosen der Wirbelbogengelenke erforderlich: Abbildung 3/20.

In die zweite Stufe gehören weiterhin Aufnahmen in besonderem Strahlengang für die klare Darstellung der Übergangsverhältnisse Kopf-Halswirbelsäule und für den Einblick in einen Zwischenwirbelraum von vorn her, zum Beispiel an der Halswirbelsäule oder in den letzten präsakralen Zwischenwirbelraum: Einblickaufnahmen mit gekippter Röhre. Die Ergebnisse von Funktionsstudien des Atlas in 4 Ebenen berichtet *Decking* 1977.

Eine *dritte Stufe* der Röntgendiagnostik umfaßt die weiteren Möglichkeiten der röntgendiagnostischen Verfahren, die vom Fachröntgenologen je nach Notwendigkeit des Einzelfalles durchzuführen sind: nähere Beschreibung in 6:3.4.3.

Der Stufenplan gibt zwar Anhaltspunkte über die schrittweise Fortsetzung der Röntgenuntersuchung. Jedoch kann eine Schichtaufnahme, die an sich in die zweite Stufe gehört, im Rahmen der Sofortdiagnostik Frischverletzter unaufschiebbar sein (*Erdmann* 1979 in der Diskussion auf der Arbeitstagung der Gesellschaft für Wirbelsäulenforschung in Bad Homburg).

Wie weit bereits heute neue bildgebende Verfahren, wie Computertomographie, Sonographie u.a. als erste diagnostische Hilfe – auch bei Unfallverletzungen – für die Wirbelsäule eingesetzt werden und sich danach ein neuer Stufenplan mit bildgebenden Verfahren entwickelt, wird die nahe Zukunft lehren.

Durch das Empfehlen eines Stufenplanes zur Röntgenaufnahme wird keineswegs für eine Vielzahl von Röntgenaufnahmen eingetreten. Er soll im Gegenteil von der ersten Untersuchung ab einen sparsamen Einsatz der bildgebenden Diagnostik einleiten, der auf die Belange der mechanischen Belastbarkeit der Wirbelsäule abgestellt ist, sich aber auch für Diagnostik der Wirbelsäule aus anderen Gründen anbietet. Läuft dieser Plan von vornherein folgerichtig ab, können die gesammelten Bildunterlagen sachgemäß durch weitere Aufnahmen ergänzt werden. So lassen sich unnötige, allzuoft wiederholte Strahleneinflüsse vermeiden. Wenn sich die Übertragung auf Kleinbildfilme allmählich durchsetzt (6:3.4.3), sind frühere Aufnahmen als Vergleichsbilder einfacher und rascher zu beschaffen.

An dieser Stelle ist ein Rückblick auf *Vorsorge-, Einstellungs- und Überwachungsuntersuchungen* erforderlich, die kurz bereits im ersten Teil dieses Kapitels erwähnt sind. Sie gehören in das tägliche Arbeitspensum des Arztes und benötigen in bezug auf die Wirbelsäule, die bei derartigen Untersuchungen als zentrale Gliedersäule im Stütz- und Bewegsystem besonders beachtet werden muß, verhältnismäßig viel Röntgendiagnostik. Mit diesem Problem haben sich viele Autoren beschäftigt. Nur eine kleine Auswahl soll genannt werden: *Caillard* u. *Thilliez* 1975, *Cremona* 1972, *Foehr* et al. 1975, *Jaster* 1963, *Junghanns* 1977, *Mach* et al. 1976, *Majdecki* et al. 1977, *Montgomery* 1976, *Stapleton* 1978.

Wegen der Strahlenbelastung sind der Reihenröntgendiagnostik des Rückgrates Jugendlicher allerdings Grenzen gesetzt. Deshalb bleibt der Vorschlag von *Stoddard* u. *Osborn* (1979), damit bereits im 12. Lebensjahr in der Schule zu beginnen und regelmäßig zu wiederholen, recht fragwürdig, obwohl wesentliche Erkenntnisse im Interesse der Untersuchten und notwendiger Therapie sowie für praktische und wissenschaftliche Belange erwartet werden könnten. Ob neue bildgebende Verfahren ohne Röntgenstrahlen für größere Teile oder Ganzaufnahmen der Wirbelsäule in absehbarer Zeit zur Verfügung stehen werden, ist bisher nicht zu erkennen.

6:3.4.3 Besondere röntgendiagnostische Verfahren

Eine Bemerkung voraus: Bei der großen Zahl röntgenographischer Möglichkeiten ist die Gefahr eines Schadens durch allzu viele Untersuchungen nur zu vermeiden, wenn ein Untersuchungsplan mit Vorbedacht aufgestellt wird; siehe Stufenplan in 6:3.4.2.

Ein den erhobenen Befunden und den weiteren noch offenen Fragen überlegt angepaßter Untersuchungsverlauf (6:3.1) kann für einige Fälle durch röntgendiagnostische Sonderaufnahmen ergänzt werden, die in 6:3.4.2 noch nicht besprochen sind. In erster Linie gehören dazu *Funktionsaufnahmen* in den erreichbaren Endstellungen. Sie fanden nach der Empfehlung von *Junghanns* seit 1937 allmählich Eingang in die Diagnostik. Röntgenaufnahmen mit Last auf Kopf und Schultern (im Stehen oder Sitzen) werden selten benötigt.

Für manche sportmedizinische, aber mehr noch für wissenschaftliche Belange können sie jedoch bedeutsam sein. Die Wichtigkeit des Messens auf den Funktions-Röntgenaufnahmen an der Halswirbelsäule – biometrische Röntgendiagnostik – unterstreicht *Arlen* 1978 mit Zahlenangaben, siehe auch *Lindner* 1983. Er weist auf die Bedeutung für Diagnostik und Therapie und auf die umfangreiche Literatur hin. *Markuske* schildert 1978 Wert und Grenzen der funktionalen Röntgendiagnostik der Halswirbelsäule und gibt einen historischen Überblick. *Prantl* (1982) empfiehlt für die Halswirbelsäule eine Funktionsanalyse, deren technische Grundlagen er beschreibt. Am gebräuchlichsten sind vergleichende Funktionsaufnahmen an der Halswirbelsäule in Vor- und Rückbeuge. Die Möglichkeiten der Seitneige nach rechts und links werden noch zu wenig genutzt. Weitere Literatur: *Caille* 1970, *Decking* 1977, *Decking* u. *ter Steege* 1975, *Dihlmann* 1978, *Distelmeier* 1977, *Eckel* 1980, *Gaizler* u. *Mardarasz* 1979, *Zsernaviczky* et al. 1980.

Zum Erkennen biomechanischer Schwierigkeiten im Bereich von Übergangsregionen (zum Beispiel am thorakolumbalen Übergang) empfehlen *Rizzi* et al. 1977 Vergleichsberechnungen in Funktionsaufnahmen: Vorbeuge und Rückbeuge.

Stereoskopische Röntgenbilder und ihr Ausmessen (Stereophotogrammetrie) können die Beurteilung schwierig deutbarer Aufnahmen erleichtern: *Olsson* et al. 1977. Die biplanare Stereoradiographie empfehlen 1980 *Wilder* et al. zum Erkennen einer Lockerung im Bewegungssegment (segmentale Instabilitas).

Zur Indikation für eine Skolioseoperation und zur postoperativen Erfolgskontrolle ist das Messen auf Röntgenbildern dringendes Erfordernis: *metrische Diagnostik* nach *Steinhaus* 1979.

Die Röntgenuntersuchung zeigt nicht nur Befunde am Knochengerüst. Durch Hinzunahme von Sonderuntersuchungen, wie sie in den vorstehenden Abschnitten erwähnt sind, kann sie wichtige *Schäden an den Weichgeweben* aufdecken, wenn alle Bildmerkmale sorgfältig beachtet und kritisch bewertet werden (6:3.4.2). So deutet die verminderte Höhe des Zwischenwirbelraumes sowie eine Verschiebestellung zwischen Wirbelkörpern auf ursächliche oder begleitende Schäden der Bandscheibe hin. Die in Schrägaufnahmen als verengt sichtbaren Spalten der Wirbelbogengelenke können den Knorpelschwund einer beginnenden Arthrosis deformans verdeutlichen oder als Begleitzeichen eines Blockwirbels vorliegen. „Teleskop-Verschiebungen" in den Wirbelbogengelenken sind Anzeichen für gelockerte Gelenkkapseln: Abbildungen 3/20 und 4/36. Allerdings ist die Ursachendeutung bei diesen und anderen Röntgenzeichen oft schwieriger als das Erkennen knöcherner Schäden. Das betrifft die Art und den Zeitpunkt ihres Entstehens, die für die Therapie, aber auch für Begutachtungen von ausschlaggebender Wichtigkeit sein können.

In vielen Fällen lassen sich *Angiographien* nicht umgehen. Die *Arteriographie*, oft für die Arteria vertebralis angewendet, ist dafür das eindeutige Beispiel: Abbildung 4/75, *Hinshaw* et al. 1979. Die epidurale *Venographie* wird wegen ihres begrenzten Aussagewertes nur bei bestimmten Fragen erforderlich: *Tadie* et al. 1979, *Thelen* u. *Buurmann* 1979, *Vogelsang* 1979, *Wilkie* u. *Beetham* 1980. Gleiches gilt für die spinale *Phlebographie*.

Nur unter bestimmten Gesichtspunkten – zum Beispiel für Operationsindikationen – empfehlen sich zusätzlich:

- *Nukleographie/Diskographie: Schmidt* 1979, *Seifert* 1979 einschließlich Diskometrie
- *Myelographie, Szintigraphie: Bessler* u *Feine* 1979 (Abb. 4/78b), *Cording* 1979, *Hör* 1981 (Knochenmarkszintigraphie), *Schmidt* u. *Schmidt-Brüggemann* 1979, *Schöter* u. *Wappenschmidt* 1980 (computerassistiertes Myelogramm), *Jackson* et al. 1976 (Szintigraphie für Störungen in der Portio interarticularis des Wirbelbogens)
- *Myeloszintigraphie, Funktions-Myelographie* und ähnliche Verfahren: *Lotz* u. *Cen* 1978
- *Lumbosakrale Radikulographie: Jenson* et al. 1982, *Tajima* et al. 1980

Für wissenschaftliche Zwecke und gelegentlich als Erfolgskontrolle der Therapie – auch nach Operationen – besteht die bisher nur selten genutzte Möglichkeit *kinematographischer Röntgenaufnahmen* zur Prüfung von Bewegungsvorgängen. Soweit solche Aufnahmen am Lebenden durchzuführen sind, bereichern sie gegenüber den aus anatomischen Präparaten gewonnenen Meßergebnissen unsere Kenntnisse über die Bewegungsabläufe in den einzelnen Segmenten, wenn Filmaufnahmen im Zeitlupentempo analysiert werden. Auf diese Weise studierten *Christ* u. *Dupuis* 1966 die Einflüsse vertikaler Vibrationen und ermittelten das Schwingmaximum an der Halswirbelsäule bei 3,5 Hz.

Die Röntgen-CT hat bereits Bedeutung für die *Medizinarchäologie: Hübener* u. *Pahl* (1981). Sie entdeckten auf diese Weise Wirbelkörper mit osteolytischen Herden (wahrscheinlich Metastasen) in altägyptischen Mumien.

Vorgeschichte, körperliche Untersuchungsbefunde, „klassische" Röntgendiagnostik und gegebenenfalls die Durchsicht früherer Röntgenbilder und neuer Sonderaufnahmen, wobei Röntgen-CT und Kernspin-CT nur selten herangezogen werden müssen, bleiben bei Vorsorge-, Einstellungs- und Überwachungsuntersuchungen in der täglichen ärztlichen Praxis, in der *Arbeitsmedizin*, der *Sportmedizin*, aber auch für das wirbelsäulegerechte *Freizeitverhalten* unerläßliche Voraussetzungen für das Beurteilen der augenblicklichen und der zukünftigen Belastungsfähigkeit des Rückgrates: siehe 6:3.4.2 am Ende.

Weitere Literatur: *Bernau* 1978, *Bielecki* et al. 1978, *Biermann* 1979, *Dihlmann* 1978, *Diller* 1979, *Gelehrter* 1975, *Hipp* u. *Hackenbruch* 1979, *Jones* 1960, *Reinhardt* 1976, 1977, *Rothe* et al. 1977, *Scherer* et al. 1977, *Schröder* u. *Lackner* 1980, *Seifert* 1976 (Sammelreferat), *Yücel* 1979.

6:3.4.4 Weitere bildgebende Verfahren

Trotz verschiedener neu entwickelter bildgebender Verfahren bleibt die *„klassische" Röntgendiagnostik*, deren Bedeutung für die Wirbelsäule in den vorstehenden Kapiteln (6:3.4.2, 6:3.4.3) erläutert wurde, voraussichtlich noch für Jahre als grundlegende Notwendigkeit mit breiter Anwendung bestehen. Daneben ist schon heute die *Röntgen-Computertomographie* (CT) – eine Revolution auf dem Gebiete der Röntgendiagnostik – für schwierige Fragen an die Wirbelsäulediagnostik so unentbehrlich, daß sie für die Belange des Rückgrates den klassischen Verfahren zugeordnet werden kann.

Die Literatur zu diesem Thema ist in ihrer Fülle auch bezüglich der Wirbelsäule unübersehbar geworden. In der Buchreihe „Die Wirbelsäule in Forschung und Praxis" erschien 1984 als Band 104 „Die Computertomographie der Wirbelsäule" von *Schubiger*.

In den bildgebenden Verfahren bahnt sich eine unerwartete Bereicherung an: Die Möglichkeit, Schichtbilder des Körperinneren ohne ionisierende Strahlen zu erhalten. Das erreicht die *Kernspin-Computertomographie* (auch als NMR-CT = Nuclear-Magnetic-Resonance-Computertomographie bezeichnet): *Graul* 1982, *Stender* 1983 und viele andere Autoren. Infolge des Magnetfeldverfahrens ist wahrscheinlich schadenfreies Wiederholen für Langzeitstudien möglich, zum Beispiel für das Überwachen eines Krankheitsverlaufes. (Jedoch ist noch Vorsicht geboten, bis gelegentlich geäußerte Zweifel über die Schadenfreiheit völlig geklärt sind).

Das NMR-CT wurde in kurzer Zeit vielfach verbessert, und weitere Verbesserungen stehen in Aussicht, So hat das Verfahren auch neue diagnostische Einblicke für die Wirbelsäule gebracht. Die Größe des flüssigkeitsreichen Gallertkernes zeichnet sich deutlich gegenüber dem Faserring ab. Außerdem läßt sich die Auflösung des Zwischenwirbelscheibegewebes bei der Nucleolysis/Discolysis (7:4.1.6) feststellen. Zur Zeit heißt die Frage, ob dieses Verfahren die Möglichkeit der Darstellung und genauen Analysierbarkeit biochemischer Vorgänge in den Weichgeweben für klinische Zwecke ausreichend nutzbar gemacht werden kann. Wird es eines Tages gelingen, in der Zwischenwirbelscheibe Stoffwechselfehler aufzuspüren? Dies könnte eine wichtige Bereicherung für das frühe Erkennen der Bandscheibeschäden und für die Therapie sein: zum Beispiel rechtzeitiges Entlasten von Druck, Arzneimittelgaben zum Wiederherstellen des Stoffwechselgleichgewichtes.

Weitere Literatur zur Kernspin-Tomographie: *Buchmann* u. *Heinzerling* 1983, *Heindel* u. *Huk* 1983, *Rink* et al. 1983.

Zu den neueren bildgebenden Verfahren gehört die *Ultraschalldiagnostik* (*Sonographie*). Sie hat im Gegensatz zu anderen Organsystemen für die Wirbelsäule bisher nur wenig – oder keine? – verwertbaren Bilder gebracht. Ob die Weiterentwicklung diagnostischer Ultraschallgeräte hierfür Fortschritte bringen wird, muß die Zukunft ergeben.

Dem Auffinden versteckter Herde im Rückgrat und der Reaktionen in seiner Umgebung kann die *Thermographie* als neues bildgebendes Verfahren dienlich sein: *Engel* 1981. Die Abbildung 6/14 (links) zeigt das Farbthermogramm (in Schwarz/weiß-Abbildung) vom Rücken eines gesunden Jugendlichen. Die Abbildung 6/14 (rechts) stammt von einem später operativ bestätigten Vorfall der Bandscheibe L 4/5. Thermographien sind wichtige Grundlagen für Dokumentation der körperlichen Untersuchungen: 6:3.3.3. Literatur: *Ganssen* u. *Rusch* 1972.

Über ein anderes Verfahren (das auch für die Dokumentation wichtig sein kann), die *Kontaktthermographie*, siehe in 6:3.3.3. Dort ist auch über die *Moiré-Fotographie* und ihre Verwendbarkeit nachzulesen.

In 6:3.4.3 wurde bereits über die *Röntgen-*

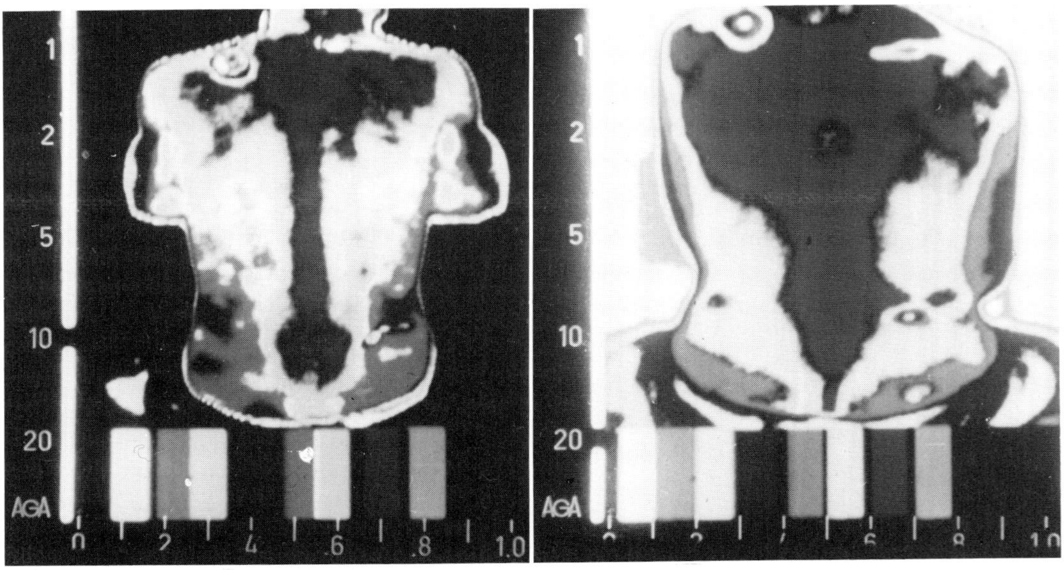

Abb. 6/14: Farbthermogramm des Rückens (Schwarz-Weiß-Bild) mit der normalen Wärmeverteilung, wobei sich die Wirbelsäule als überwärmter Streifen schwarz darstellt (linkes Bild). Das Überwärmungsthermogramm des Rückens zeigt (im rechten Bild) über der unteren LWS eine längsgestellte überwärmte Zone, die als Bandscheibevorfall L 4 / L 5 myelographisch und operativ bestätigt wurde (aus *Koonermann* u. *Koob* 1979)

Stereophotogrammetrie berichtet In neuerer Zeit ist die Stereophotogrammetrie für das genauere Vermessen des Rückenprofiles hinzugekommen. Sie bedient sich der Projektion eines Linien- oder eines Gitternetzes. Daraus sind dreidimensionale Koordinaten jedes Punktes zu berechnen.

Leitsatz: „Die umfangreich gewordene Klaviatur bildgebender Verfahren erlaubt es dem überlegenden und kenntnisreichen Arzt, mit wenigen, nach einem Stufenplan gezielt ausgewählten Verfahren die Diagnose zu sichern. Dagegen bringt ein wahlloses Tasten eine Wand voll Bilder und die Erkenntnis: weniger wäre mehr gewesen."

Die bestehende *Vielfalt der diagnostischen Verfahren* und die in nicht allzu ferner Zeit noch zu erwartenden neuen Möglichkeiten, die vorläufig nur skizziert werden konnten, bürdet dem Arzt manches Problem für die Auswahl des *„richtigen Verfahrens zur rechten Zeit"* auf. Das heißt mit anderen Worten, er muß einen dem Einzelfall angepaßten Stufenplan aufstellen. Der bereits in 6:3.4.3 vorgeschlagene Stufenplan betrifft nur die klassische Röntgendiagnostik. In naher Zukunft sollte der Stufenplan für die Wirbelsäulediagnostik alle Möglichkeiten berücksichtigen, die in den Kapiteln 6:3.4.2 bis 4.4 erwähnt sind. Mit einer überlegten Fragestellung wird der Arzt den Einstieg in die erste Stufe finden, die einen Überblick bringt. Auf dieser Grundlage bedarf das Voranschreiten in die weiteren Stufen jeweils eines neuen Nachdenkens.

Die beschriebenen neuen und noch zu erwartenden bildgebenden Verfahren sehen ihr Hauptziel in Tomogrammen, also in Schnitten, die jeweils nur den begrenzten Teil der Wirbelsäule darstellen, der im Mittelpunkt besonderer Probleme steht. Die bildliche Darstellung des Rückgrates ist aber noch aus einer ganz anderen Problematik heraus zu sehen, die dem Arzt aus seiner Verpflichtung für Vorsorgemaßnahmen entsteht. Dazu gehört das Klären des Leistungsanspruches, dem die einzelne Wirbelsäule ausgesetzt werden kann oder darf. Über das Gewicht, das heute derartigen Vorsorge- und Überwachungsuntersuchungen der Wirbelsäule mit Recht zugemessen wird, ist bereits in mehreren Kapiteln berichtet worden und wird in 6:4.1 bis 4.4 zusammengefaßt. Nicht nur aus sozioökonomischen Gründen gehören zur Vorsorge auch Reihenuntersuchungen: für Arbeitsschutz, Leistungsprüfungen in Sport und für das Freizeitverhalten. Dafür wünscht sich der Arzt eine bildgebende Diagnostik, die ohne Einfluß von Röntgenstrahlen das Gesamtbild der Wirbelsäule wiedergibt. Das ist ein ernstes Anliegen an die Forschung (*Leitsatz*): *„Ist es zu ermöglichen, daß die Wirbelsäule in Ruhe und Bewegung so abgetastet und in einem Filmband von Einzelphasen wiedergegeben werden kann, wie das heute für die inneren Organe durch die Sonographie bereits praktiziert wird?"*

6:3.4.5 Gefahren der Röntgenuntersuchung

Die Gefahren der Röntgenuntersuchung sind so bekannt, daß hier keine allgemeine Erörterung notwendig erscheint. Trotzdem ist ein Hinweis angebracht, weil bei der Wirbelsäulediagnostik die häufig schwierigen und nur mit Sonderaufnahmen klärbaren Fragen eine Mehrzahl von Röntgenbildern erfordern, während an anderen Skelettabschnitten meist Aufnahmen in zwei Ebenen ausreichen. Deshalb ist bei Röntgenuntersuchungen der Wirbelsäule zurückhaltend zu verfahren und von vornherein eine vorgeplante Methodik nach einem Stufenplan zu wählen, um mit möglichst wenig Röntgenbildern auszukommen (6:3.4.2); siehe auch 6:4.4 mit Literaturangaben.

Meinecke beschreibt 1979 die Gefahren, die durch diagnostische und therapeutische Anwendung der Röntgenstrahlen dem Rückenmark drohen. Paraplegien kommen vor nach Angiographie, Anästhesie und Bestrahlung.

Große Vorsicht ist bei Jugendlichen für Röntgenwiederholungsuntersuchungen geboten: siehe 6:3.4.2 und 6:3.4.4 am Schluß.

6:3.4.6 Dokumentation der bildgebenden Diagnostik

Für die Dokumentation von Ergebnissen der klassischen Röntgenuntersuchung genügt keineswegs das Aufbewahren von Röntgenbildbeschreibungen. Da die trotz der Röntgenverordnung mit ihren einschneidenden Regeln weiter anschwellende Flut von Röntgenbildern das jahrzehntelange Aufbewahren nicht mehr möglich macht, bietet sich als einziger Ausweg das Übertragen der in üblicher Größe hergestellten Röntgenaufnahmen in Kleinbildformate an. Dadurch entsteht außerdem der Vorteil, sie in Kopien den Untersuchungsberichten unmittelbar beizufügen, so daß sie bei der Nachuntersuchung oder Begutachtung stets vorliegen. Die Dokumentation wird sich für die bildlichen, ebenso wie für schriftliche Unterlagen immer mehr der Mikroverfilmung zuwenden (6:3.4.1).

Neben der Herstellung von Klein- und Kleinstformaten der Röntgenbilder kann eine andere Form der Röntgenbilddokumentation für die Zukunft hilfreich sein, nämlich eine Kodierung der Befunde auf ähnliche Weise, wie sie bereits für Lungen-Röntgenbilder zur Unterscheidung des Sitzes und der Form von Lungenherden bei Silikose und Asbestose (*Bohlig* 1977) in Gebrauch sind. Einen diesbezüglichen Vorschlag machte *Schmidt* 1974 für die Wirbelsäulebefunde in der Sportmedizin und der Sporttraumatologie. *Böck* et al. beschreiben 1979 eine „standardisierte röntgendiagnostische Urteilsbildung", die eine personenunabhängige, objektive Diagnostik herbeiführen soll. Für epidemiologische Untersuchungen fordert *Leistner* 1980 standardisierte röntgenologische Diagnosekriterien.

Allerdings wird bei der Vielzahl von krankhaften Befunden an der Wirbelsäule (Kapitel 2 und 4) ein standardisiertes und möglichst für die elektronische Datenverarbeitung (EDV) brauchbares Auswertschema nur schwierig zu erarbeiten sein.

Die *Moiré-Fotographie* des Rückens (Abb. 6/13 in 6:3.3.3) hat in Zusammenhang mit stereoskopischen Röntgenogrammen der Wirbelsäule Aussicht auf wesentliche Beteiligung an einer exakten Dokumentation (Abb. 6/13 nach *Drerup*, Bild 5a u. b), vor allem beim Vorliegen von Langzeitvergleichsserien. Wenn auch zur Zeit dieses Verfahren bevorzugt wissenschaftlichen Zwecken dient, läßt die weitere technische Entwicklung eine verbreiterte Anwendemöglichkeit erwarten: *Adair* et al. 1977, *Drerup* 1977 u. 1978, *Polster* 1979, *Willner* 1979. Über die besondere Bedeutung für die Dokumentation von Skoliosen vor und nach Operationen siehe in 4:4.4.

Die Röntgenologie bietet Meßverfahren an, von denen *Bargon* 1980 eine Anzahl, die sich noch wesentlich erweitern ließe, aus der Literatur zusammenstellte. Solche röntgenographische Meßdaten können im Dienste von Verlaufsbeobachtungen wesentliche Unterlagen für die Dokumentation sein; vergleiche auch die Abbildungen in 2:2.9.

Die in den vorhergehenden Kapiteln besprochenen bildgebenden Diagnoseverfahren eignen sich zum dokumentarischen Sammeln. Doch ist ihre Wertigkeit für die Dokumentation unterschiedlich. Die anschwellende Flut von Bildern, die oft bei einzelnen Kranken über 100 betragen, kann in ihrer Gesamtheit wahrscheinlich schon bald nicht mehr als Kleinbilddokumentation gehortet werden. Das Archivieren wird sich auf die aussagekräftigen Bilder beschränken müssen.

6:4 Vorsorge-, Eignungs- und Überwachungsuntersuchungen

6:4.1 Allgemeines

Vorsorgeuntersuchungen in der Schule (6:4.2) und für das Jugendarbeitsschutzgesetz (6:4.3) mit besonderem Hinblick auf die Wirbelsäule, sind die unverzichtbaren Grundlagen für das Erhalten der körperlichen Gesundheit unserer Jugend, damit sie der erforderlichen körperlichen Betätigung in Spiel und Sport/Turnen gewachsen ist und um den ihren körperlichen Möglichkeiten angepaßten Beruf zu wählen. Leider lassen die folgenden Ausführungen erkennen, wie wenig Wert auf diese Vorsorgemaßnahmen von seiten der Jugendlichen, der Eltern, der Lehrer gelegt wird. Das Bewußtsein für diese Notwendigkeit muß noch geschaffen und im Denken und Handeln der Jugendlichen als fester Bestandteil verankert werden: siehe in 8:2.5 (Sport und Turnen als Gesundheitsvorsorge!).

Eignungs- und Überwachungsuntersuchungen haben mehr und mehr an Bedeutung im Hochleistungseinsatz für viele Sportarten gewonnen. Darauf wird an verschiedenen Stellen bei den einzelnen Sportarten mit Hinweis auf die dringende Notwendigkeit solcher Maßnahmen berichtet: siehe in den Angaben zu einzelnen Sport- und Turnarten im Kapitel 8.

6:4.2 Schuluntersuchungen

Zu den wichtigsten und unverzichtbaren Vorsorgeuntersuchungen gehören die Schuluntersuchungen. Sie haben mit der Eingangs- und mit den Überwachungsuntersuchungen eine Entwicklungsphase zu begleiten, in der endogene Veränderungen – wie die Akzeleration (7:2.1, 7:2.3.1), die jugendliche Kyphose (4:4.2) und Skoliosen (4:4.4) –, aber auch äußere Einflüsse der Schul-Sitz-Zeit (7:2.3.2) ernstliche Schäden hervorrufen können. Sie sind für die Entwicklung des Rückgrates und der dazugehörigen Muskulatur ausgesprochen entscheidend.

Da Kinder nur selten klagen und ebenso wie die Eltern ein geringes Abweichen in der Körperhaltung weder rechtzeitig genug bemerken noch als Warnzeichen ansehen, sollten die regelmäßigen schulärztlichen Nachuntersuchungen nicht versäumt werden.

Die kurzgefaßte Methodik über die körperliche Untersuchung in 6:3.3 gilt auch für Kinder und für Jugendliche. Besondere Aufmerksamkeit verdient in diesem Lebens- und Wachstumsabschnitt das Beobachten von Änderungen der Wirbelsäulekrümmungen und der Körperhaltung. Ihre Anfänge sind ernste Warnzeichen: das Abweichen von der normalen Haltung und in Sonderheit die diskreten Steifen umschriebener Abschnitte des Rückgrates beim Bewegen. In den Lehrbüchern der Orthopädie werden sie durch Bilder verdeutlicht. Näheres über die Wichtigkeit der Schuluntersuchungen in 7:2.3.1.

6:4.3 Jugendarbeitsschutzgesetz

Dieses Kapitel soll zeigen, daß mit dem Jugendarbeitsschutzgesetz ein Beispiel vorliegt, nach dem sich vorhergehende Untersuchungen (Schule) und spätere Untersuchungsnotwendigkeiten ausrichten können. Nur so entsteht eine abgestimmte Untersuchungsfolge, die für das Erkennen und das Verhüten von Schäden an der Wirbelsäule Jugendlicher wichtig ist. Bleiben die drei Möglichkeiten (Schule, Jugendarbeitsschutzgesetz, nachgehende Fürsorge für wirbelsäulegefährdete und -geschädigte Jugendliche) ohne Verbindung miteinander, entstehen Lücken, und Schäden schreiten unerkannt und ungehemmt voran. Dessen müssen sich neben den Ärzten die Mitverantwortung tragenden Eltern und Pädagogen – allen voran Turn- und Sportlehrer – bewußt sein. Denn ein sehr wesentlicher Anteil der schmerzhaften Rückenleiden späterer Lebensjahrzehnte beruht auf Versäumnissen während der jugendlichen Wachstumszeit.

Das Jugendarbeitsschutzgesetz – 1960 in der Bundesrepublik in Kraft getreten – steht zwar außerhalb der Schuluntersuchungen, bedeutet aber viel für die Jugendlichen an der Grenze zwischen Schule und Beruf. Der Inhalt des Gesetzes und mehr noch die inzwischen erlangten Erfahrungen bezüglich der Wirbelsäuleuntersuchungen und ihrer Ergebnisse sind auch im Rückblick auf die Schuluntersuchungen und für die Belastbarkeit im täglichen Leben wichtig (7:2.4.3). Das heißt mit anderen Worten: Das gesundheitliche Betreuen der Schuljugend sollte in der Vorausschau auf die Eignungsprüfungen, die das Gesetz vorschreibt, bereits einen entsprechenden Untersuchungsgang und die Dokumentation der Ergebnisse (6:3.3.3, 6:3.4.5) anstreben. Damit könnte der nahtlose Übergang zu der gesetzlichen Vorsorgeuntersuchung erreicht werden.

Dem Gesetz entsprechend folgt der *Erstuntersuchung* nach einem Jahr die *Erste Nachuntersuchung*. Der Jugendliche kann sich jeweils nach einem weiteren Jahr zu einer Untersuchung beim Arzt einfinden, der beim Vorliegen einer im Gesundheitszustand des Jugendlichen bestehenden Gefährdungsmöglichkeit die *Außerordentliche Nachuntersuchung* anordnet. In besonderen Fällen hat er eine Ergänzungsuntersuchung durch einen anderen Arzt (Facharzt) zu veranlassen.

Die Aufgabe dieser Untersuchungen ist das Erkennen individualer Leistungsschwächen bei Jugendlichen. Bezogen auf die Wirbelsäule, handelt es sich um Haltungsschwäche, Fehlhaltung und Fehlstellung, Erkrankungen des Achsenorganes (wie Morbus *Scheuermann*), um Zustände nach einer entzündlichen Krankheit oder nach einem Trauma (über die in mehreren Kapiteln dieses Buches ausführlich berichtet wird). Außerdem darf der Jugendliche nach § 22 des Gesetzes Arbeiten mit schädigenden Einflüssen durch Erschütterungen, die bekanntlich die Wirbelsäule ernstlich bedrohen (7:3.3, 7:3.4), nicht ausgesetzt werden. (Diese Vorsicht, die der Gesetzgeber den arbeitenden Jugendlichen mit Recht einräumt, wird bedauerlicherweise in der persönlichen Gestaltung des täglichen Lebens – Motorradfahren, 7:2.3.5; lange Autofahrten usw. – gröblich mißachtet!)

Die Untersuchung (6:3.3.1), die als allgemeinärztliche Ganzkörperuntersuchung ohne größere apparative Hilfsmittel ausgeführt werden soll (*Wagner* 1975, 1976), gehört in den Arbeitsbereich des Arztes für Allgemeinmedizin. Er ist in der Lage – bezogen auf das hier interessierende Gebiet der Wirbelsäuleschäden –, Haltungsfehler zu erkennen und durch eine gezielte körperliche Untersuchung Schmerzhaftigkeit, Steifen oder Teilsteifen sowie Bewegungsfehler der Wirbelsäule aufzudecken. Schmerzangaben in der Vorgeschichte und bei der Untersuchung werden auf Wirbelsäuleschäden hindeuten. Die genaue Diagnose hängt aber in vielen und zwar in den wichtigsten Fällen mit versteckten Schäden von der Röntgenuntersuchung (6:3.4) und gelegentlich vom Laboratoriumsbefund ab.

Wenn sich aus den Ergebnissen der ärztlichen Vorsorgeuntersuchung zwar keine arbeitsplatzspezifische Berufseignungsuntersuchung, aber doch lenkende Berufshinweise ergeben sollen – und das ist schließlich der innerste Kern des Jugendarbeitsschutzgesetzes –, sind beim Vorliegen des Verdachtes einer gefährdeten Wirbelsäule eingehendere Untersuchungen notwendig, als sie in der Sprechstunde des Arztes für Allgemeinmedizin durchgeführt werden können. Medizinisch-diagnostische Blickpunkte bilden zwar die Grundlage zur Erkennung von Veränderungen, aber die funktionale Beurteilung der verbliebenen Leistungsfähigkeit erfordert besonders geschulte Kenntnisse, um die Veränderungen und die Schäden der jugendlichen Wirbelsäule in jeder Hinsicht für die sinnvolle Durchführung des Gesetzes zu erfassen. Das heißt also, daß nach der Auswahl der wirbelsäulegefährdeten Jugendlichen durch den Allgemeinarzt noch die vom Gesetz vorgesehene spezielle Ergänzungsuntersuchung durch zuständige Fachärzte (Orthopäde, Röntgenologe, unter Umständen Internist, Laborarzt u.a.) stattfinden muß.

Die Untersuchungen durch den Arzt für Allgemeinmedizin und die Ergänzungsuntersuchungen wurden nur im Hinblick darauf geschildert, daß ihre Ergebnisse dem Arzt dazu dienen, gefährdete und erst recht bereits wirbelsäulegeschädigte Jugendliche zu richtigem Verhalten im Alltagsleben, in der Freizeit und im Sport anzuregen und in erforderlichem Maße therapeutische Konsequenzen zu ziehen. Um diese Erfordernisse noch zu unterstreichen, folgen Zahlen, die einige Länderministerien errechneten:

Unter den 8,3 % Schäden des Skelettsystems nimmt die deformierte Wirbelsäule mit 5,7 % den größten Platz ein.

Bei den gemeldeten Gefährdungsvermerken standen Sehstörungen an erster Stelle, gefolgt von den Beeinträchtigungen durch die Beschaffenheit des Rückgrates.

Von den Jugendlichen mit deformierter Wirbelsäule erhielten 49,8 % einen Gefährdungsvermerk.

Wegen der in Nachuntersuchungen aufgedeckten Wirbelsäulebefunde wurden 33,5 % Berufsverbote ausgesprochen.

10402 krankhaften Befunden am Rückgrat stehen 4527 an Herz und Lunge gegenüber.

Nachuntersuchungen, die nach einer Erprobungszeit im Beruf stattfanden, ergaben trotz der bereits nach der Erstuntersuchung von gewissen Berufen ferngehaltenen Jugendlichen mit gefährdeten Wirbelsäulen einen weiteren, wesentlichen Anteil von Berufsverboten aufgrund von Wirbelsäuleschäden.

Bemerkenswerte Zahlen ergaben sich im Rahmen des Jugendarbeitsschutzgesetzes in bezug auf den Sport. Die aktive sportliche Betätigung, die vor Eintritt in das Berufsleben von männlichen Jugendlichen in 62 % und von weiblichen in 45 % ausgeübt wurde, war bereits in der ersten Zeit nach Beginn der beruflichen Inanspruchnahme um 50 % vermindert. Nach den Angaben von *Nöhl* u. *Behnecke* (1975) können von etwa 550 Schülern einer Gesamtschule zwar 86 % schwimmen und 47 % sind Mitglieder eines Sportvereins, jedoch nur 38 % treiben regelmäßig Sport. Das Statistische Landesamt Nordrhein-Westfalen errechnete den Rückgang der sporttreibenden Jugendlichen zwischen dem 14. und 17. Lebensjahr von 43 auf 35 %. Bei den Nachuntersuchungen für das Jugendarbeitsschutzgesetz betrug diese Zahl nur noch 32 %. Zu dieser bedauerlichen Tendenz heißt es im Bericht: „Trotz aller Bemühungen sowohl des Staates als auch der Ärzte und der Verbände um die Gesundheitserziehung ist es bisher offenbar noch nicht gelungen, die Jugendlichen in größerem Umfang für sportliche Betätigung zu gewinnen."

Weitere und in übersichtlicherer Weise zusammengestellte Zahlen findet der Interessierte bei *Junghanns* 1979 „Die Wirbelsäule in der Arbeitsmedizin" Teil II.

Leider gibt es viel mehr gefährdete Wirbelsäulen, als die üblichen diagnostischen Prüfungen der Wirbelsäule bei den körperlichen Untersuchungen während der Schulzeit und für das Jugendarbeitsschutzgesetz ans Licht bringen können. Das gilt zum Beispiel für die Häufigkeit der *Scheuermann*-Krankheit (2:3.2, 7:2.3.2). Danach haben 50 % aller Jugendlichen Anzeichen dieses Leidens, und die Hälfte von ihnen leidet unter ernsthaften Beschwerden.

Ein bedauerliches Zeugnis über die Wirbelsäuleschäden Jugendlicher sind die Ergebnisse der Musterungsuntersuchungen von mehr als drei Millionen Wehrpflichtigen aus den Geburtsjahrgängen 1942 bis 1951 in der Bundesrepublik. Sie deckten 54,3 % Veränderungen an der Wirbelsäule auf: *Gruschka* 1976. In den Geburtsjahrgängen 1952 bis 1955 waren es sogar 68 %.

Die wiedergegebenen Zahlen sind alarmierend. Wegen unterschiedlicher statistischer Verfahren bestehen allerdings Schwierigkeiten in der Vergleichsmöglichkeit, so daß aus ärztlicher Sicht der Gedanke einer Vereinbarung zur einheitlichen Untersuchungsmethodik und Dokumentation für die Wirbelsäuleschäden – unter Einschluß der Schuluntersuchungen – naheliegt: siehe in 6:3.3.3, 6:3.4.3 und Tabelle 6/6 (Dokumentationsbogen).

Weitere Literatur: *Becker* 1962, *Junghanns* 1979, *Leger* 1966, *Rompe* 1976.

6:4.4 Obligatorische Röntgendiagnostik

Die in den vorstehenden Abschnitten mehrfach erwähnte Forderung nach obligatorischer Röntgendiagnostik der Wirbelsäule bei Vorsorge-, Vorbeuge-, Einstellungs- und Überwachungsuntersuchungen ist nicht neu. Sie wird schon seit vielen Jahren erhoben, wie aus der internationalen Literatur zu entnehmen ist. Einige Verfasser stützen sich auf ihre guten Erfahrungen in den Einstellungsuntersuchungen bei verschiedenen Sportarten: *Beck* 1973 (Piloten), *Refior* 1970 u. 1972 (Sport) und andere.

Auch kritische Stimmen meldeten sich zu Wort. Sie meinen, eine allgemeine Einführung sei wegen der Strahlenbelastung zu vermeiden, halten aber in individualen Problemfällen Röntgenaufnahmen für erforderlich (6:3.4.4) und empfehlen sie dringend, wenn Hochleistungssport oder/und ein körperlich belastender Beruf in Aussicht steht: *Denman* et al. 1961, *de Emilio* et al. 1969.

Die Forderung nach regelmäßiger Röntgenuntersuchung der Wirbelsäule bei Vorsorge- und Einstellungsuntersuchungen wird im Bereiche der Arbeitsmedizin betont erhoben: *Cremona* 1972 (Eisen- und Montanindustrie), *Mach* et al. 1976 (Hafenumschlagarbeiter), *Redfield* 1971 (Forstarbeiter), *Reiner* 1958 (Busfahrer), *Stapleton* 1978 (Industrie), *Steinfeld* 1970 (Bergleute) u.v.a. Röntgenaufnahmen in Funktionsstellungen werden vielfach empfohlen, darunter von *Jirout* (1967).

Das Studium weiterer Veröffentlichungen zu diesen Problemkreisen kann auch für die Sportmedizin hilfreich sein: *Caillard* u. *Thilliez* 1975, *Foehr* et al. 1975, *Houston* 1977, *La Rocca* u. *Macnab* 1969 u. 1970, *Mach* et al. 1976, *Present* 1974.

Die Zukunft wird zeigen, ob *bildgebende Verfahren ohne Röntgenstrahlen* (6:3.4.4) bald so ausgearbeitet sein werden, daß sie „obligatorische Röntgenbilder" ersetzen können. Das würde die in verschiedenen Kapiteln angesprochenen notwendigen Studien an größeren Reihen risikofrei ermöglichen: zum Ausbau wissenschaftlicher Erkenntnisse, zum Prüfen von Therapieerfolgen und zum Feststellen des individualen Leistungsvermögens der Wirbelsäule.

6:5 Leitsätze

Die Wirbelsäule dient als wichtiges Schutzorgan (S. 196).

Die umfangreich gewordene Klaviatur bildgebender Verfahren erlaubt es dem überlegenden und kenntnisreichen Arzt, mit wenigen, nach einem Stufenplan gezielt ausgewählten Verfahren die Diagnose zu sichern. Dagegen bringt ein wahlloses Tasten eine Wand voll Bilder und die Erkenntnis: Weniger wäre Mehr gewesen (S. 215).

Ist es zu ermöglichen, daß die Wirbelsäule in Ruhe und Bewegung so abgetastet und in einem Filmband von Einzelphasen wiedergegeben werden kann, wie das heute für die inneren Organe durch die Sonographie bereits praktiziert wird? (S. 215).

7 TÄGLICHES LEBEN

Auswirkungen des täglichen Lebens auf die Wirbelsäule

7:1 Einleitung

7:1.1 Vorbemerkung

Die Leistungsforderungen, die von Beginn des Lebens an unausweichlich der „Gliederkette Wirbelsäule" gestellt sind, kann nur ein gesundes Organ erfüllen, dessen funktionsgerecht abgestimmte Einzelteile eine ungestörte Einsatzfähigkeit haben. Jeder angeborene oder im Verlaufe des Lebens eingetretene Schaden bedeutet eine endogene Schwächung der Belastbarkeit; er ändert die Leistungsvoraussetzungen. Da derartige Vorschäden Belasten oder Bewegen sehr unterschiedlich behindern können, sind sie differenziert zu beachten. Das gilt für Diagnostik, Vorbeuge- und Behandlungsmaßnahmen sowie für das wissenschaftliche Erforschen der offenstehenden Fragen.

Bei der Wirbelsäuleuntersuchung (Abb. 4/10) von 5000 jungen Polizeianwärtern berücksichtigt *Roß* (1962) aus den Angaben der Untersuchten auch berufliche und sportliche Einflüsse und kam zu dem Schluß, „daß vorangegangene körperliche Belastungen durch Beruf oder durch Sport keinen Einfluß auf die Häufigkeit oder den Schweregrad der Veränderungen ausüben". Dieses Ergebnis veranlaßte ihn zu der Annahme einer vererbbaren anlage- und entwicklungsbedingten Genese der Wirbelsäuleveränderungen. Wenn auch dieser Annahme aus manchen Gründen zuzustimmen ist, so liegen gegen die Angabe, daß mechanische Ansprüche keinen Einfluß hatten, verschiedene Argumente vor. Das wichtigste beruht auf der Tatsache, daß die Untersuchten eine sehr begrenzte Auslese darstellen. Denn Jugendliche mit schwächlicher Konstitution oder mit Beschwerden im Stütz- und Bewegsystem melden sich wahrscheinlich nicht für den Polizeidienst.

Nur vertiefte Kenntnisse über die Wirbelsäuleschäden werden in Zukunft die heute noch häufig anzutreffenden ungenauen Diagnosen wie Rückenschmerzen oder (nicht definierte) Gefügestörungen der Wirbelsäule, Rheumatismus der Rückenmuskulatur und ähnliche vermindern. Solche globalen Angaben fördern weder die Behandlung, die auf einer differenzierten Diagnose beruhen muß, noch können sie für Fragen der Arbeitsunfähigkeit, der Schulbefreiung, sportlicher Aktivitäten und das Freizeitverhalten maßgebend sein. Konservative und operative Therapie (7:3.9 u. 7:3.10) sowie Rehabilitation (7:11) müssen von genauer Diagnose des Schadens an der Wirbelsäule ausgehen. Für alle ärztlichen Beratungen und Maßnahmen ist die Kenntnis der vielfältigen Wirbelsäuleschäden, ihrer Häufigkeit und ihrer Erkennungsmöglichkeiten erforderlich, wie sie die vorstehenden Kapitel kurzgefaßt vermitteln.

Neben gründlichen Kenntnissen über die pathomorphologischen Schäden und die pathophysiologischen Zustände, die zur Differentialdiagnostik der Wirbelsäuleleiden nötig sind, spielt das Röntgenbild heute noch eine unverzichtbare Rolle. Darüber ist Näheres in 6:3.4 nachzulesen.

Viele wissenschaftliche wie auch für Laien geschriebene Bücher sowie Einzelarbeiten beschäftigen sich mit der Belastung des Stütz- und Bewegsystems. In einigen davon nimmt die Wirbelsäule – als zentrales Stütz- und Bewegorgan – durchaus den ihr gebührenden Raum ein. Trotzdem ist eine Vielzahl von Erkenntnissen zu beachten, die sich aus den gegenüber früheren Jahrzehnten sehr veränderten Belastungsverhältnissen unserer heutigen Lebensweise ergeben. Denn die statischen und/oder die dynamischen Funktionen des Rückgrates sowie der dazugehörigen Muskeln, Bänder, Nerven und Gefäße haben sich sehr gewandelt. Das gilt für das tägliche Leben jedes Einzelnen und in besonderer Weise für Ansprüche, wie sie der Beruf stellt: *H. Junghanns*, „Die Wirbelsäule in der Arbeitsmedizin", 1979.

Mit der tiefgreifenden Änderung der Berufsbilder und der außerberuflichen persönlichen Lebensgewohnheiten entstand in den letzten Jahrzehnten für den Rumpf eine Umschichtung der belastenden Faktoren. Die früher häufige körperliche Schwerarbeit beanspruchte zwar Wirbelsäule und Muskulatur erheblich, kann aber nicht nur als überlastender und schädigender Einfluß verteufelt werden. Körperliche Arbeit erhält durch immer wiederholte Übung die Beweglichkeit des Achsenorganes und die Kraft der Muskulatur des Stammes. Eine andersartige, aber wahrscheinlich auf Dauer ernstliche Beeinträchtigung droht der Wirbelsäule vielmehr durch den weit verbreiteten Übergang von der körperlichen Arbeit zur Sitzarbeit und durch ungünstige persönliche Sitzgewohnheiten. Ihnen gesellen sich oft wirbelsäulebelastende Vibrationen, zum

Beispiel durch langzeitige private und berufliche Fahrten im Kraftwagen und auf Motorrädern, hinzu. Dies verstärkt die der Wirbelsäule zugemuteten statischen und dynamischen Einflüsse. Die daraus erwachsenden ungünstigen Folgen werden vom medizinischen Laien nicht in ihrem vollen Umfange erkannt und berücksichtigt. Im Verbreiten dieser Erkenntnis liegt ein immer wichtiger werdendes Arbeitsfeld des Allgemeinarztes und vieler Fachärzte.

Manche wirbelsäulebelastenden Einflüsse, die in einigen Berufen während der täglichen Arbeitszeit wirksam sind, treffen das Rückgrat aber in einem viel ausgedehnteren Zeitraum, da sie sich außerhalb der Arbeitsstunden fortsetzen: so will zum Beispiel der vorhergehende Absatz verstanden werden. Hinzu kommt ihre Wirksamkeit während der Kindheits- und Jugendjahre, in der Übergangszeit bis zur regelmäßigen Berufstätigkeit und im Seniorenalter. Die Besonderheit liegt in der Tatsache, daß solche Einflüsse sich in vielen Stunden des täglichen Lebens fortsetzen. Außerdem wirken sie bei vielen Sportarten und im Freizeitverhalten weiter.

Der Verfasser hat sich die Aufgabe gestellt, diese und ähnliche, nicht genügend beachtete Zusammenhänge klarzulegen. Gleichzeitig möchte er auf die Möglichkeit der Abwendung von Gefahren für die Wirbelsäule hinweisen. Dazu gehören auch das Vermeiden oder Zurückdämmen der schädigenden Einflüsse sowie die ausgleichenden Maßnahmen gegen die Folgen von Bewegungsarmut, Dauerhaltung, Vibrationen und andere mögliche Schädigungsfaktoren.

Dieser einleitende Abschnitt kann nicht ohne einen kurzen Rückblick in die Paläopathologie abgeschlossen werden. Denn die Ursprünge einiger der noch zu besprechenden und erheblich störenden Schäden an der Wirbelsäule, von denen wir oft glauben, sie seien typische Erscheinungen unserer Zeit, gab es bereits vor Millionen von Jahren. Deformierende Zustände an der Wirbelsäule, die nach heutigem Wissen wahrscheinlich in das Gebiet der Spondylosis deformans (4:6.2.1) gehören, wurden bereits bei einem ungefähr hundert Millionen Jahre alten Dinosaurierskelett aus der Kreidezeit in Kanada gefunden. Solche Funde ziehen sich durch die weiteren Entwicklungszeiten der Tierwelt hin und fanden sich ebenso bei vorgeschichtlichen Primaten. Deshalb bewertet *Grmek* (1974, 1979) die Stammesgeschichte mit der langsamen Aufrichtung vom Vier- zum Zweifüßergang (Abb. 2/1) als einen wichtigen Faktor in der Entstehung der Spondylosis deformans.

7:1.2 Tägliches Leben, Gefährdungszeiten, Bewegungsmangelkrankheiten

Der Begriff „tägliches Leben“ – das Leben außerhalb von Beruf und längerdauernder Freizeit – läßt sich trotz der genannten Einschränkung nicht fest umgrenzen. Gemeint ist der Lebensraum, den Berufstätige außerhalb der Arbeitszeit in ihrem Heim ausfüllen, dem die Hausfrau ihre Tätigkeit widmet, der für Einkaufen und kleine Spaziergänge genutzt wird und den man mit Freunden und Bekannten zu Hause oder in Gaststätten beziehungsweise vor dem Fernseher verbringt. Für die Gaststätten- und die Fernsehzeit bestehen allerdings – je nach zeitlicher Ausdehnung – fließende Übergänge zum Freizeitverhalten: Kapitel 8:2.6.

Die Lebensjahre des Spielkindes sowie der Schul- und Jugendzeit sind „tägliches Leben“, wobei allerdings die Wirbelsäule des Schulkindes in einer besonderen, von den vorhergehenden Lebensjahren abweichenden Weise beansprucht wird (7:2.1 und 7:2.3), die mancher berufsbedingten Wirbelsäulebelastung ähnelt oder gleichkommt. Fehler der Beanspruchung – vor allem durch die Haltung – und mangelnde ausgleichende Erholungszeit können gerade während dieser frühen Lebensjahre nicht wieder gutzumachende Schäden am Rückgrat in größerem Umfange setzen als alle späteren Einflüsse im täglichen Leben und im Beruf des Erwachsenen: vergleiche 7:3.1.

Obwohl es infolge der geschilderten Schwierigkeiten nicht ganz leicht ist, den Begriff „tägliches Leben“ eindeutig festzulegen, soll doch versucht werden, die „Wirbelsäulebelastung im täglichen Leben“ herauszuschälen, sie zu analysieren und schließlich Wege der Abhilfe gegen schädigende Einflüsse zu finden. Das auf diese Weise abgegrenzte tägliche Leben hält für die Wirbelsäule *drei Gefährdungszeiten* bereit:

- Die erste Hürde liegt beim Übergang vom Spielkind (wozu die Kindergartenzeit zu rechnen ist) zum Sitzkind, also beim Eintritt in das Schulleben, 3:2.3.1).
- Eine zweite Zeit, die Gefahren für die Wirbelsäule in sich birgt, beginnt mit der aktiven Teilnahme des Jugendlichen an der Motorisierung (5:3.1.5), die von Lebensjahr zu Lebensjahr zunehmend mehr Stunden des Tagesablaufes – mit Übergängen zum Freizeitverhalten – in Anspruch nimmt und somit, wie in mehreren Kapiteln zu schildern sein wird, die Wirbelsäule durch ungünstige Dauerhaltung, Bewegungsarmut und Vibrationen beeinträchtigt.

► Die dritte Gefährdungszeit beginnt mit dem Übergang vom dritten zum vierten Lebensjahrzehnt und setzt sich weiter in spätere Lebensjahre fort (7:3.1).

Bedauerlicherweise kommen zu den schulisch bedingten ungünstigen Einflüssen auf die Körperhaltung noch weitere Störfaktoren, die in falschem Freizeitverhalten zu suchen sind. An erster Stelle ist das stundenlange Sitzen (wiederum in schlechter Körperhaltung) vor dem Fernsehschirm zu erwähnen. Darüber hinaus hat die „fortschrittliche" Zivilisation ein Ergebnis mit negativer Auswirkung auf die normale Kindesentwicklung beschert: die anwachsende Bevölkerungsdichte. Für den europäischen Raum muß sich die Aufmerksamkeit auf die vermehrte Einwohnerzahl in Ballungsgebieten richten. Gesundheit und normale Entwicklung der Großstadtkinder werden durch dieses Phänomen besonders beeinträchtigt, die Möglichkeiten des Anpassens erheblich behindert: *Maladaption.* Für die Kinder bietet sich auf städtischem Asphalt zu wenig Raum für Spiele, die nach Meinung aller Ärzte, Kinderpsychologen und Pädagogen ein wesentliches Element menschlicher Reifung und Voraussetzung für das Entfalten einer Persönlichkeit in allen ihren Lebensbereichen – gleichzeitig auch für Entwicklung und Gesunderhaltung der Wirbelsäule – darstellen. In dieser ungünstigen Lage befindet sich die Schuljugend in der dichtbevölkerten Bundesrepublik.

Im Erwachsenenalter entfernt sich die Beanspruchung der Wirbelsäule und der zugehörigen Muskulatur von der wirbelsäulegünstigen Bewegungsfreude des Kindesalters immer mehr zu einseitiger Bewegungsarmut (7:3.5) mit Folgen am Rückgrat, die zum Teil in den vorstehenden Kapiteln berührt wurden. Der Erwachsene gleitet, wenn er die weitverbreiteten – allgemein üblichen – Verhaltensweisen des täglichen Lebens beibehält, mehr oder weniger unbemerkt in einen Zustand des Funktionsmangels, der auch an der Wirbelsäule zu Schäden führt, die zum Kreise der Bewegungsmangelkrankheiten gehören (5:3.1.1). Vielseitige Körperaktivitäten waren früher eine Notwendigkeit des täglichen Lebens, zum Beispiel:

- Gehen oder Radfahren zur Schule, zum Beruf, zum Einkaufen – statt Sitzen in Straßenbahn, Autobus, PKW usw.
- Treppab- und Treppaufgehen – statt Liftbenutzung.
- Bewegungsfördernde und muskelkräftigende Hausarbeiten, wie Waschen mit Waschbrett und/oder handbedienten Waschmaschinen – statt vollautomatischer Waschmaschinen.
- Reinigungsarbeiten mit Scheuern und Bohnern der Fußböden und Treppenhäuser – statt pflegeleichter Teppichböden usw.
- Teppichklopfen – statt chemischer Reinigungsmittel.
- Kohlen- und Holzfeuerung (mit Herbeiholen der Materialien) – statt automatischer Öl- oder Gasheizung.
- Das Bewegen bei Berufsarbeiten, aber auch in Haus, Hof und Garten, wie Hacken, Schaufeln, Graben usw.

Diese Aufstellung bedeutet keineswegs, daß einer Rückkehr zu den geschilderten körperlichen Belastungen das Wort für alle erwähnten Fälle geredet werden soll. Denn manche dieser Arbeiten waren zu anstrengend und durch einseitiges sowie gleichförmiges Belasten zum Teil auch schädigend. Aber der früher verbreiteten muskelkräftigenden und eine gute Haltung unterstützenden körperlichen Betätigung ist nach und nach eine dem Rückgrat abträgliche „Minderbelastung" gefolgt. Sie liegt unterhalb des Pegels gesundheitsfördernder Bewegung und Belastung.

Bewegungsarmut ist bei heutiger Lebensweise vorwiegend mit langzeitigem Sitzen verbunden. Zwangshaltung durch ruhiges Stehen kommt weniger in Betracht, obwohl Hinweise auf ihren ungünstigen Einfluß seit langer Zeit vorliegen. Bereits 1718 schreibt *Ramazzini:* „Weswegen aber aufs Stehen eine so große Abmattung erfolget, wenn man es mit dem Herumgehen und Lauffen vergleichet, ist allerdings würdig, daß man es untersuche".

Mellerowicz nennt 1973 als Krankheiten durch Bewegungsarmut im wesentlichen Herz- und Kreislaufschäden, vegetative Dystonie und Fettsucht. Er schließt als wahrscheinlich die Atherosklerose und geriatrische Krankheiten mit vorzeitiger funktionaler Organschwäche ein. In seinem Bericht fehlen die *Bewegungsmangelkrankheiten* an den Stütz- und Bewegorganen. Demgegenüber hat *von Ferber* bereits 1971 in seinem Buch „Gesundheit und Gesellschaft" als Konsequenz für das „gewandelte Krankheitsbild" vorgeschlagen, daß neben Rauchen und Fehlernährung auch der Bewegungsmangel und ähnliche Gewohnheiten als Krankheiten anerkannt und behandelt werden sollten: in bezug auf das Rückgrat siehe in 5:3.1.1, 7:3.5.1.

In diese Betrachtungen ist die Wirbelsäule als wesentlich „gestaltender" Faktor der menschlichen Haltung einzubeziehen (6:2.2).

Die harmonische Gestalt des Körpers ist nicht nur eine selbstverständliche äußere Form. Sie drückt auch eine gefestigte geistige Haltung aus. Demgegenüber leisten körperliche und geistige Müdigkeit sowie seelischer Druck, Unlust und Depression einer erschlafften, gebeugten Haltung Vorschub: 5:2.2.4, 6:2.2, 6:3.3.

Bei dem weiteren Ausbau der von vielen Seiten unterstützten, begrüßenswerten Bestrebungen für ein verstärktes Gesundheitsbewußtsein gebührt dem Erhalten eines gesunden Rückgrates und der dazugehörigen Muskulatur ein wesentlicher Platz. Der Resignation ausstrahlende Satz von *Kierkegaard* darf dann allerdings nicht die Richtschnur unseres Handelns sein: „Alles dieses Wissen und Verstehen übt keine Macht über das Leben des Menschen aus; den winzig kleinen Übergang vom Verstandenhaben zum Tun, von der Theorie zur Praxis, vermögen wir bei aller Höhe unserer Bildung nicht zu leisten."

Unser tägliches Leben muß nach den heutigen Erkenntnissen aber nicht nur unter Beachtung der Schäden durch Fehlernährung, Rauchen und Alkohol gesehen werden. Dazu gehört vordergründig das Erhalten eines gesunden Stütz- und Bewegsystems durch lebenslanges Bemühen zum Ausgleich des Bewegungsmangels und anderer schädigender Faktoren, die dem zentralen Achsenorgan, also dem Rückgrat und seiner Muskulatur, Gefahr bringen. Für dieses Ziel sind Freizeitverhalten (8:2.6) und der in ihrem Rahmen weit auszudehnende Allgemeinsport (Breitensport, 8:2.5) die unerläßlichen Hilfen, um die Gefahren abzuwehren, die bei unachtsamer Fortführung des heute üblichen bewegungsarmen „täglichen Lebens" dem Rückgrat drohen. Dieses Buch möchte dazu seinen Teil beitragen.

7:2 Die Wirbelsäule des Kindes- und Jugendalters

7:2.1 Vorbemerkung

Früher bedrohten Infektionskrankheiten wie Scharlach, Diphtherie, Keuchhusten, Tuberkulose usw. die Gesundheit und die Leistungsfähigkeit im Kindes- und Jugendalter. Mehr und mehr nahmen aber diejenigen Krankheiten ab, deren Gefahren heute durch Impfschutz und verbesserte hygienische Verhältnisse weitgehend beseitigt sind. Dagegen treten in den letzten Jahrzehnten neue, in diesem Ausmaß bisher nicht bekannte Krankheiten und Beeinträchtigungen von Gesundheit, Wohlbefinden sowie Leistungs- und Belastungsfähigkeit in den Vordergrund. Daran hat das Rückgrat als zentrales Organ im Stütz- und Bewegsystem einen beträchtlichen Anteil. Mit Recht hieß es bereits vor Jahren in einer Entschließung der deutschen Ärzteschaft: „Ärztliche Untersuchungen an Schulkindern in Stadt und Land haben ein deutliches Ansteigen der sogenannten Zivilisationsseuchen ergeben."

Diese Erscheinungen sind neben anderen als Ausdruck einer Anpassungsstörung (Maladaptionssyndrom) an die veränderte Umwelt zu bewerten. Im Gegensatz zur vorhergehenden Generation werden heute Schulkind und Jugendlicher infolge der in sozialer, zivilisatorischer und familiärer Hinsicht geänderten Lebensformen in anderer Weise sowie erheblich mehr und bis zur Überforderung ihrer Anpassungsfähigkeit beansprucht. Die neuen Lebensumstände wirken wesentlich auf die psychische Beanspruchung. Sie verstärkt sich durch das Übermaß an neuem Wissensstoff, der infolge der seit der Jahrhundertwende zunehmenden Wissensexplosion auch das Schulkind und den Jugendlichen belastet. Die notwendige Erweiterung des gesamten Unterrichtsprogrammes ebenso wie die Reizüberflutung durch Fernsehen und andere Massenmedien sind in den Reifejahren schwerwiegende Faktoren, die den harmonischen Zusammenklang der geistigen und der körperlichen Gesamtentwicklung nachhaltig behindern.

Die geschilderten Umstände legen dem kindlichen Bewegungsdrang unnatürliche Fesseln an. Die erforderliche Lernzeit am Schultisch – womöglich noch in schlechter Haltung – ist Ursache für einen schwerwiegenden Haltungsverfall (7:2.3.2). Es wird noch zu erörtern sein, wieweit dem Haltungsverfall die Muskel- und Bänderschwächen ursächlich zugrunde liegen, oder ob diese lediglich in wachstumsbedingte (unter Umständen auch genetisch verursachte) Wirbelsäuleveränderungen zusätzlich schädigend eingreifen.

Im Alter des Heranwachsenden verläuft dieser Teufelskreis noch unübersichtlicher, weil seit dem 19. Jahrhundert außerdem die Akzeleration mit manchen ungeklärten Problemen hineinspielt. Diese Mitursache an der Entstehung von Haltungsfehlern, die allzu häufig in Haltungsschäden übergehen, spielt eine ausschlaggebende Rolle für das Ausmaß und das

Tempo einer ständig fortschreitenden Zunahme der durchschnittlichen Körpergröße. Die in den ersten Lebensjahren einigermaßen kontinuierliche Größenentwicklung früherer Zeiten beginnt im Zeichen des beschleunigten Wachstums jetzt bereits während des Vorschulalters.

In welchem Alter die Wachstumsakzeleration ihr Ende findet, ist nicht sicher geklärt. In Lehrbüchern wird die Entwicklung des Wirbelsäulewachstums mit der röntgenologisch sichtbaren Verknöcherung der Darmbeinapophysen gleichgesetzt. Sie soll bei Jungen im 16. und bei Mädchen im 15. Lebensjahr knöchern mit dem Darmbeinkamm verwachsen sein. Deshalb wird in späteren Lebensjahren keine weitere Zunahme von Haltungsschäden an der Wirbelsäule erwartet: *Rathke* u. *Buse* 1963. *Schmorl* (1926–1932) hat seinerzeit durch histologische Untersuchungen noch bis zum 25. Lebensjahr wachsenden Knorpel an der Wirbelsäule-Bandscheibe-Grenze nachgewiesen. Um die unterschiedlichen Auffassungen über das Wirbelsäulewachstum zu klären, sind neuerliche histologische Untersuchungen der Wirbelkörperwachstumszonen Jugendlicher erforderlich. Beschleunigtes Wachstum, das Gliedmaßen und Körperstamm betrifft, beginnt heute zweifellos schon in der frühen Kinderzeit. Ihr Abschluß ist zumindest für das Wirbelsäulewachstum nicht mit dem 15./16. Lebensjahr erreicht. Das beweisen vielerlei Beobachtungen, auch persönliche des Verfassers. Deshalb ist die Gefahr der Haltungsschäden am Rückgrat noch bis in das dritte Lebensjahrzehnt, also auch in der Studentenzeit, zu bekämpfen und zwar durch das Anpassen von Sitzen und Schreibtischen sowie durch geändertes Freizeitverhalten (8:2.6).

Ein Hinweis: Während für Berufsarbeit die *Humanisierung* in der Anpassung der Arbeit an den Menschen – zum Beispiel für wirbelsäuleschonende Arbeitssitze im Büro und am Fließband – weit vorangeschritten ist (*Junghanns* 1979, Teil II), werden im Alltag und in der Freizeit während der letzten Jahrzehnte *inhumane*, geradezu gegen die Gesunderhaltung der Wirbelsäule gerichtete, viel zu niedrige Sitzmöbel und unzureichend angepaßte Tische angeboten, siehe Kapitel 7:3.2.2, 7:3.8.4.

Besondere Beiträge zur Wachstumsbeschleunigung stammen von *Neugebauer* (1971) sowie von *Hövels* et al. (1972), die Körpermaße der Carlsschüler aus den Jahren 1771 bis 1794 untersuchten (Friedrich Schiller war einer dieser Schüler). Der Vergleich mit den heutigen Zahlen weist neben einem allgemein vermehrten Größenwachstum einen kurzzeitig erhöhten Wachstumsschub während der Pubertätsjahre nach. Das stellen die Verfasser graphisch dar: Im 18. Jahrhundert endete das Wachstum mit dem 21. Lebensjahr, heute ist es im 17./18. Lebensjahr abgeschlossen. Der Anteil der Wirbelsäule am Wachstum konnte bei den Körperlängenmaßen verständlicherweise nicht gesondert berücksichtigt werden. Auf diese Frage abzielende Statistiken stehen aus. Die erwähnten Ergebnisse histologischer Untersuchungen von *Schmorl* bedürfen einer erneuten Prüfung bezüglich des Anteiles der Wirbelsäule am beschleunigten Wachstum.

Die Akzeleration verläuft in wellenartigen Phasen. In einigen der eingeschalteten Schübe führt sie – vorwiegend in der Pubertätszeit – zu einem sprunghaft vorwärtsdrängenden Wachstum an der Wirbelkörper-Bandscheibe-Grenze: Bild 2/4. Während dieser Phasen besteht eine auffallende Empfindlichkeit der Wachstumsschichten gegenüber Drucklasten. Mehr darüber enthalten die Kapitel 4:6.1.2, 7:2.3.2 und 7:2.3.3.

Ihrer Bedeutung wegen hat die Wachstumsbeschleunigung der Kinder und der Jugendlichen, die seit dem 19. Jahrhundert in Ausmaß und Tempo ständig fortschreitet, Forscher in vielen Ländern interessiert. So beschäftigte sich 1960 eine internationale Konferenz in Rom („Gesundheit und Leistungsfähigkeit in der modernen Welt") ebenso mit diesem Thema wie die 8. Wissenschaftliche Konferenz in Moskau 1967 („Morphologie, Physiologie und Biochemie des menschlichen Wachstums"). Mancherlei Hypothesen wurden auf diesen und anderen Kongressen kritisch besprochen. Die zusammengefaßten Ergebnisse können so formuliert werden: Die Wachstumsakzeleration ist eine zusätzliche Belastung der jugendlichen Wirbelsäule und bedeutet einen Störfaktor für die Gesundheit unserer Kinder.

Das beschleunigte Wachstum der heutigen Jugendgeneration bewirkt jedoch nicht nur Schäden am Rückgrat, sondern mindert auch die psychische Leistungsfähigkeit und Belastbarkeit. Das ist weltweit zu beobachten.

Akzeleration, begleitet von „schlechter Haltung" mit Muskelschwäche (Jeanstyp: 7:2.3.2, 7:2.3.4, 7:2.4.2), und die erwähnten Schädigungsmöglichkeiten der Wirbelkörperwachstumsschichten durch Überlast im Kyphosescheitel bilden einen Teufelskreis, dem nur zu entrinnen ist, wenn Vorbeugung und Behandlung durch den Arzt so rechtzeitig wie möglich in Zusammenklang gebracht werden. Die psychische Einstellung des Jugendlichen zu seiner

Gesundheit ist ein wesentlicher Faktor für das Gesundheitsbewußtsein und den Gesundheitswillen. Leider ist diese Einsicht oft nur schwer erreichbar. Deshalb gilt für den Arzt, das Elternhaus und die Schule die vordringliche Aufgabe, dem Jugendlichen psychische und somatische Hilfe zu bringen.

Weitere Literatur zur Akzeleration sowie zur Entwicklungs- und Wachstumstendenz der Kinder, wie sie in verschiedenen Ländern und Erdteilen über längere Zeit anthropometrisch geprüft wurden: *Demirjan* et al. 1971 u. 1972 (Kanadier französischer Herkunft), *Freyer* 1979 (Deutschland), *Heath* u. *Carter* 1971 (Papua/Neuguinea), *Holibková* u. *Holibka* 1968 (Tschechoslowakei), *Jürgens* 1961 (Deutschland), *Kadanoff* 1969 (Deutschland), *Kadanoff* u. *Mutafov* 1969 (Bulgarien), *Marshall* et al. 1971 (Inselbevölkerung im südlichen Atlantik), *Rea* 1971 (Lagos/Nigeria), *Tiisala* et al 1971 (Finnland).

7:2.2 Vorschulalter = Bewegungszeit

Wenn die Eltern bei einem gesundgeborenen Kinde keine wesentlichen und infolge der heutigen Gelegenheiten der Mütterschulung kaum zu erwartenden Fehler machen, entwickelt sich das kindliche Rückgrat mit der unterstützenden Hilfe einer vorsichtig angepaßten Säuglingsgymnastik, wie sie der Mutter in der Sprechstunde des Kinderarztes oder des Orthopäden gelehrt wird, ohne Schwierigkeiten. Aufrichtübungen aus Bauchlage sind die geeigneten Maßnahmen für die Kräftigung der Rückenmuskulatur. Sie bestimmt in den folgenden Jahren die Umformung der zunächst vorwiegend kyphotischen Krümmung zur mehrfachen Schwingung in der Sagittalebene: Abbildung 2/38. Form und Haltung des Rückens sowie des Rumpfes bilden auf diese Weise die Grundlagen für die Gestalt des Gesamtkörpers. Schon in dieser Lebensphase zeichnet sich die zentrale Aufgabe des Rückgrates und die Bedeutung der zugehörigen Muskeln sowie der Muskelverbindungen nach dem Kopf, den oberen und den unteren Gliedmaßen ab.

Eine stetige Beachtung der Wirbelsäulehaltung und -schulung ist für das Kleinkind während des Kriechalters und der Kindergartenzeit notwendig. Bereits in diesen Lebensstufen liegen die Anfänge der Veränderungen, die bei Unachtsamkeit der Eltern über die Rückenschwäche schließlich in Verkrümmung (zum Beispiel Adoleszentenkyphose) münden: Kapitel 4:4.2, Abbildungen 4/6 bis 4/9. Eine kräftige Rückenstreckmuskulatur, für die bereits in der Kleinkindzeit gesorgt wird, kann viel Unheil verhindern. Denn ein muskelschwacher Rücken führt zu kyphosierender Haltung mit vermehrtem Druck auf die vorderen Anteile der wachsenden Wirbelkörper. In ihren Wachstumszonen spielen sich die Vorgänge ab, die gegebenenfalls einer verstärkten Kyphose Vorschub leisten: 4:4.1, 4:4.2. Um solche Belastungen zu vermeiden, ist in der Spielzeit und im Kindergarten das Spielen und das Betrachten von Bilderbüchern in Bauchlage dem Sitzen in einem Stuhl vorzuziehen, der häufig wegen des falschen Verhältnisses zwischen Sitzfläche und Tischhöhe langzeitige kyphotische Haltung verlangt: Abbildungen in 7:2.3.3. Ein Kind mit haltungsschwachem Rücken neigt nicht nur zu Kyphosen, sondern auch zu Skoliosen (4:4.4) und bringt schlechte gesundheitliche Grundlagen für den Eintritt in die Schulzeit – die Sitzzeit – mit. Bedauerlicherweise bestehen bereits vor Eintritt in die Schulzeit bei etwa 25 % der ABC-Schützen Haltungsschwäche, zum Teil Fehler der Rückenform: ein Zeichen, daß in der Vorschulzeit noch viel mehr als bisher für die natürliche Haltung des Rückgrates durch symmetrisch kräftigenden Gebrauch der Muskeln getan werden sollte.

Das Spielen wird mit Recht als „eigenständige Lebensform des Kindes“ bezeichnet, in der es bereits in der Vorschulzeit spielerisch seine Muskulatur schult und im Begegnen mit der Umwelt, insbesondere mit Gleichaltrigen, körperlich und geistig zu beherrschen lernt. Da in der Großstadt die Möglichkeiten des freien, ungestörten Spielens stark vermindert sind (7:1), ist der Ruf nach mehr Spielmöglichkeiten auf entsprechend eingerichteten Plätzen berechtigt: *Grassl* 1981. Das gilt auch für das jüngere Schulkind, worüber im anschließenden Kapitel berichtet wird.

Nicht unbeachtet bleiben darf das *Liegen des Kleinkindes* während der nächtlichen Bettruhe. Liegen auf einer ungünstig gestalteten Matratze mit falscher Unterlage schädigt das Rückgrat und kann einen sich später verschlimmernden Haltungsfehler einleiten. Um dies zu verhindern, wird der Kinderarzt gern behilflich sein, aus der Vielzahl der angebotenen Matratzen die richtige Wahl zu treffen.

7:2.3 Schul- und Jugendzeit = Beginn der Sitzzeit

7:2.3.1 Einleitung

Der Eingang in das Alter des Schulkindes, ein bedeutender Abschnitt für die Wirbelsäulebelastung, ist mit dem sechsten/siebten Lebensjahr bestimmt. Dagegen läßt sich die nachfolgende Zeitspanne für das Alter des Jugendlichen nicht so eindeutig abgrenzen. Die seit Jahrzehnten zu beobachtende Vorverlagerung der Pubertät in frühere Altersstufen hat die Grenze in dieser Richtung verschoben. Andererseits verlängert sich die Schulzeit für den Jugendlichen bis zum sechzehnten oder achtzehnten Lebensjahr, während sie früher im vierzehnten und für weite Teile der körperlich arbeitenden Bevölkerung oft schon im zwölften Lebensjahr endete. Das Ende der Wachstumszeit der Wirbelsäule, das bisher für das dreiundzwanzigste bis fünfundzwanzigste Lebensjahr angenommen wurde, liegt in Zusammenhang mit der vorgezogenen Pubertät und der Wachstumsakzeleration etwas früher. Jedoch ist dies noch nicht endgültig geklärt, siehe in 7:2.1.

Der Schulbeginn als Übergang des bewegungsfreudigen Spielkindes zum Sitzkind bedeutet einen sprunghaften Wandel der Einflüsse auf die Wirbelsäule. Ihre infolge abwechslungsreicher Muskelbetätigung während der Spiel- und Bewegungszeit ausgeglichene Belastung geht vom Schulbeginn an in stundenlanges Sitzen über, das noch während der häuslichen Schularbeiten anhält. So bestimmt das Sitzen mehr und mehr das tägliche Leben. Damit werden dem kindlichen Bewegungsdrang ungünstige Fesseln angelegt. Gleichzeitig wird das Rückgrat durch die in vielen Schulen verwendeten unphysiologisch geformten Stühle mit falschem Verhältnis zur Höhe der Schreibplatte fehlerhaft krumm gehalten (7:2.3.3). Dies prägt zusammen mit dem erzwungenen Bewegungsmangel das Schicksal der Wirbelsäule und damit das Bild des Rückens für die Zukunft ganz entscheidend. Die Leistungsfähigkeit oder -schwäche der Wirbelsäule wird für das spätere Leben bestimmt. Bedauerlicherweise kann in diesen Jahren, die Aufbaujahre sein sollen, bereits ein Knick in der allgemeinen und der schulischen Leistungskurve und damit eine ungünstige Wendung in dem persönlichkeitsgebundenen Ablauf des täglichen Lebens entstehen.

Bemerkenswertes zu diesen Problemen enthält die Studie über Wachstum, Belastung und Entwicklung schulpflichtiger Kinder von *D.A. Bayley:* School of physical education, University of Saskatchewan, Saskatoon, Kanada: Die körperliche Leistungsfähigkeit läßt gegenüber der Vorschulzeit bald nach Schulbeginn nach! Das ist ein Aufruf an die Schulbehörden, den Bewegungsübungen, dem Sport und Spiel von Schulkindern mehr Gewicht beizumessen: fehlende Spielplätze siehe in 7:2.2. Die Auswirkungen auf das Rückgrat sind in den folgenden Kapiteln ein noch oft angesprochenes Thema.

Hier kann nicht auf die Frage eingegangen werden, nach welchen Kriterien Haltungsschwäche oder Haltungsschäden festzulegen sind. Heute mangelt es noch an eindeutigen und allgemein gültigen Definitionen funktionaler und organischer Veränderungen der Muskeln und des knöchernen Halteapparates. Deshalb variieren die angegebenen Zahlen erheblich. Nur wenige Statistiken sind miteinander vergleichbar, weil die Begriffe Haltungsschwäche und Haltungsschäden nicht einheitlich ausgelegt werden. Auf der 20. Tagung der nordwestdeutschen Orthopäden wurde berichtet, daß rund 42 % aller Schulkinder bereits an leichten und 33 % an schweren Haltungsschäden leiden. In einer Studie aus dem Kreis Heidelberg/Land werden über 37 % Schäden an der Wirbelsäule beschrieben: vergleiche auch die Zahlen in 7:2.3.2.

Die kindliche Wirbelsäule wird aber nicht allein durch eine schwache Rückenmuskulatur, falsche Haltung und mangelnde Bewegung bedroht. Umwelteinflüsse wie unrichtige Ernährung und Bestandteile der Atemluft können dem wachsenden kindlichen Knochen schädlich sein. Vielfach wird auf schädigende Faktoren hingewiesen, die über Futtermittel oder über die verschmutzte Viehweide durch Molkereimilch oder auf dem Umwege der Muttermilch in den kindlichen Organismus gelangen. Besonders gefährlich sind nach der allerdings nicht einhellig anerkannten Ansicht mancher Autoren die Autoabgase. Durch sie gelangt *Blei* auf dem häufigsten Intoxikationswege in die Atmungsorgane und zum Teil auch durch den Speichel in den Darmtrakt.

Besonders gefährdet für übermäßige Bleiaufnahme erscheinen neben Verkehrspolizisten, Garagenwärtern, Straßenarbeitern (4:7.6) vor allem die Kinder. Sie atmen in niedrig gebauten „modernen" Kinderwagen sowie beim Spielen die in Bodennähe konzentrierten Abgase ein. Aus dieser Sicht heraus erörtert 1975 *Stöfen* ausführlich die Rolle, die Blei in der Pathogenese von Wirbelsäuleleiden spielt. Er verweist auf die sich häufenden Vorzustände der chronischen Bleivergiftung (zahlreiche Literaturangaben); siehe auch 7:3.6.2.

Als zulässigen Höchstwert des Blutbleispiegels werden 40 μg/dl angegeben. In den letzten Jahren konnten bei mehr als 25 % der Kinder Werte des Bleispiegels über dieser Grenze errechnet werden, während dieser Wert nur von 1–5 % der Erwachsenen überschritten wurde.

Störungen der Eiweißsynthese, die vom Bleigehalt wesentlich beeinflußt wird, sind deshalb bereits ein „weit verbreitetes Schicksal". *Stöfen* glaubt sich aufgrund dieser Tatsache zu der Annahme berechtigt, bei den heutigen Bleibelastungen sei mit Schäden der Wirbelsäule durch Blei zu rechnen. *Mongelli* hat 1952 über auffallende Osteoporose und Mißbildungen der Wirbelsäule bei jungen Bleiarbeitern berichtet. *Haas* et al. ermittelten 1964 durch Experimente mit Bleigaben verzögerte Bildung von osteoidem Gewebe und Zunahme des osteoklastischen lakunaren Knochenabbaues. *Deutschberger* stellte 1960 Osteosklerose bei bleivergifteten Kindern fest. Fütterversuche mit bleihaltigem Staub ergaben an Pferden und an einem Schaf geschwollene Gelenke und verdickte Synovia sowie vom Knochen abgelösten Gelenkknorpel: *Günther* 1954. Die Wirbelsäule ist offensichtlich damals nicht untersucht worden. Parallele Schäden in den Zwischenwirbelscheiben, vor allem am Knorpel der Bandscheibe-Wirbelkörper-Grenze lassen sich aber vermuten. Diese Frage bedarf dringend der experimentellen Klärung. Da die Mucopolysaccharide (wesentliche Bestandteile des Zwischenwirbelscheibegewebes) schwefelhaltig sind, besteht Grund zu der Annahme einer Bleianfälligkeit: *Loisot* 1971. Blei kann außerdem den für die Zwischenwirbelscheibe wichtigen Magnesiumgehalt vermindern. Russische Autoren (erwähnt bei *Stöfen* 1975) berichteten von der Verstärkung vibrationsbedingter dystrophischer Schäden im Gehirn bei gleichzeitigem Bleieinfluß. Dieses Ergebnis regt zu Versuchen mit Bleifütterung junger Tiere (möglichst Affen) an, deren Wirbelsäule unter langzeitige Vibrationen gesetzt wird. Nach entsprechender Einwirkungszeit sollten neben der Prüfung des Bleigehaltes der Wirbelknochen auch die Wachstumszonen an der Wirbelkörper-Bandscheibe-Grenze und die Zwischenwirbelscheiben pathomorphologisch und biochemisch untersucht werden: Kap. 3:2.2.

Durch seine Arbeit will *Stöfen* auf den möglichen Zusammenhang der durch Umwelt und Lebensmittel stetig erhöhten Bleiaufnahme mit den zunehmenden jugendlichen Haltungsschäden der Wirbelsäule hinweisen. Unmittelbare Schäden an der Wirbelsäule selbst (Knochen und Bandscheiben) sowie die eindeutig bewiesene Abnahme der Muskelkräfte infolge vermehrter Bleiaufnahme bewirken nach seiner Ansicht den zunehmenden Haltungsverfall (7:2.3.2). Unter diesen Aspekten können die von *Stöfen* angestellten Erwägungen bedeutsam für die Frage sein, ob Bleieinfluß bei jugendlichen Auszubildenden (Lehrlingen) die Wirbelsäule zu schädigen vermag.

Weitere Literatur: *Blumer* 1977, *Drasch* et al. 1979, *Lachnit* 1975.

Die geschilderten Einflüsse, die in der Schul- und Jugendzeit auf die Wirbelsäule wirken, sind für die Entwicklung des Rückgrates und der zugehörigen Muskulatur ausgesprochen entscheidend. Deshalb ist bei den seit vielen Jahrzehnten eingeführten *Schuluntersuchungen* auf die ersten Zeichen von Form- und Haltungsschäden der Wirbelsäule zu achten (6:4.2). Ob allerdings die zahlreichen Ermahnungen der Schulärzte an die Eltern zum Wohl ihrer wirbelsäulegefährdeten Kinder ausreichend beachtet werden, ist mit Fug und Recht zu bezweifeln. Die Kinder selbst bemerken von ihrer schlechten Haltung nichts und klagen nur selten. Trotz jahrzehntelangen Bemühens der Orthopäden und der Schulärzte ist bei den Eltern das Bewußtsein der Verantwortung für die körperliche Entwicklung ihrer wirbelsäulegefährdeten Kinder noch längst nicht ausreichend. Die Aufklärung über die möglichen Spätfolgen auch geringgradiger kindlicher Wirbelsäuleschäden hat die Eltern nicht genügend wachgerüttelt, obwohl die Zahlen der Wirbelsäulewachstumsstörungen im Steigen sind, wie viele Statistiken beweisen, und wie auch aus den Ergebnissen der Einstellungsuntersuchungen zum Wehrdienst hervorgeht. Vorbeugemaßnahmen – wozu die wirbelsäulegerechten Schulmöbel gehören – werden nur unzulänglich durchgeführt (7:2.3.3, 7:3.8.3). Bedauerlicherweise bietet die Schule nicht mehr Turnen und Sport sowie weitere Möglichkeiten zu körperlicher Betätigung an, sondern neue Schulpläne schränken sogar den Turn- und Sportunterricht ein. Das Gegenteil könnte geringe Wirbelsäuleschäden ausgleichen, besonders, wenn als Ergebnis der schulärztlichen Untersuchungen mehr gezielte Gymnastik für die Gruppe der wirbelsäulegefährdeten Kinder eingeführt würde. Die persönliche Initiative der Eltern reicht dafür meist nicht aus und erlahmt zu oft nach kurzer Zeit (7:3.8.5).

Diese zusammengedrängten Hinweise sollten einen weiteren Anstoß für die Notwendigkeit sorgfältiger Schuluntersuchungen geben, denn das Bild der Wirbelsäule kann sich im Entwicklungsalter von Jahr zu Jahr erheblich ändern. Deshalb müssen die Untersuchungen nicht nur in den vorgeschriebenen regelmäßigen Abständen beibehalten werden. Wirbelsäulegefährdete Kinder bedürfen einer häufigeren Nachprüfung durch den schulärztlichen Dienst. Unter Hinweis auf das Jugendarbeitsschutzgesetz, das erst für die Übergangszeit von der Schule zum Beruf wirksam wird (6:4.3 u. 7:2.4.3), darf sich keinesfalls die schulärztliche Überwachung vermindern. Denn dadurch kann unter Umständen das Erkennen eines Wirbelsäuleschadens verzögert sein, so daß notwendige Behandlungsmaßnahmen versäumt werden. Schwer zu behebende oder irreparable Schäden sind zu befürchten.

Reichliche Literatur zu diesen Problemen enthalten die Lehr- und Handbücher der Orthopädie. Einige Autoren sollen hinzugefügt werden: *Cotta* 1979 (ein für medizinische Laien zu empfehlendes Buch), *Nöh* u. *Behnecke* 1975, *Rathke* u. *Buse* 1963, *Wespi* 1963.

Da die erwähnten Störfaktoren Grundsteine unserer heutigen Lebensführung und Elemente unserer Umwelt sind, kann ihnen endgültig nur mit zielgerichteter Entwicklungsplanung begegnet werden. Die Notwendigkeit der Stunde sind vorbeugende Maßnahmen: Zunehmendem Bewegungsmangel ist durch geeignete Gymnastik, Sport, Spiele, Schulturnen usw. entgegenzutreten (7:2.3.4).

Zusammengefaßt lassen sich also mehrere auf die Wirbelsäule der Kinder und der Jugendlichen unserer Zeit ungünstig einwirkende Störfaktoren aufzählen:

- die Zusammenballung der Bevölkerung in beengten großstädtischen Verhältnissen mit ungenügendem Bewegungs- und Spielraum,
- früher unbekannte (unterschwellige) Umwelteinflüsse,
- das in frühere Lebensstufen vorverlagerte und beschleunigte Wachstum (Wachstumsakzeleration),
- die wirbelsäuleschädigenden Formen im Freizeitverhalten,
- das durch größeren Lehrinhalt in der Schule erzwungene langzeitige Sitzen mit Fehlen von Ausgleichsgymnastik (Fesselung des kindlichen Bewegungsdranges),
- die falschen Schulmöbel und sonstigen Sitzmöbel,
- Einflüsse der Motorisierung,
- Reizüberflutung durch Fernsehen und andere Massenmedien,
- Bewegungsarmut unterhalb des Pegels gesundheitsfördernder Belastung (7:1.4),
- ungenügendes Gesundheitsbewußtsein.

Die erwähnten Schwierigkeiten allgemeiner und spezieller Art bedrohen das Ausreifen des Rückgrates der Heranwachsenden und bringen besondere Gefahren beim Übergang in die berufliche Belastung. Deshalb sind bei dem Beginn dieses wichtigen Lebensabschnittes Vorsorgemaßnahmen erforderlich, auf die in verschiedenen Kapiteln und zusammengefaßt in 7:3.8 eingegangen wird.

7:2.3.2 Haltungsschaden und Rückenschmerz

Beim Eintritt des Kindes in das Schulalter (Sitzalter) mit dem sechsten/siebten Lebensjahr und weiterhin in der gesamten Schulzeit bestehen an der Wirbelsäule in etwa fünfzig Wachstumszonen lebhafte Umbildungsvorgänge, siehe in 2:2.2, und Abbildungen 2/2, 2/4 (Schema der Randleistenentwicklung). Das Wachstum verläuft nicht ununterbrochen gleichförmig, sondern in gelegentlichen sprunghaften Wachstumsschüben. Diese Zeitabschnitte verlangen eine stetige Beachtung der Oberkörperhaltung und das Schulen der Rückenmuskulatur. Fehlerhafte Entwicklungen, die durch eine kyphotische oder skoliotische, vom Sitzen abhängige Dauerhaltung (erzwungene Krummhaltung) unterstützt werden, lassen sich später nur sehr schwer oder überhaupt nicht korrigieren.

Die äußerlich sichtbare großbogige Kyphose, wie sie von Schulkindern leider gerne eingenommen wird, ist anfänglich leicht ausgleichbar, geht aber bei unachtsamem Gewährenlassen allmählich in eine fixierte Haltung über. Der auf den vorderen Anteilen der Wirbelkörper liegende Druck behindert das gleichmäßige Wachstum der zunächst knorpeligen und später verknöchernden Wirbelkörperrandleisten: Abbildungen 2/2, 2/4, 4/6. Die Schadensmöglichkeit beschränkt sich keineswegs nur auf die vorderen Anteile der ringförmigen Wirbelkörperrandleiste. Die gesamte Wachstumsschicht an der Grenze zwischen dem knöchernen Wirbelkörper und der Knorpelplatte (Abb. 2/2, 2/4) kann in ihrer Entwicklung ungünstig beeinflußt werden. Kommen noch andere Schäden hinzu, wie die häufigen Dellen an der Wirbelkörperabschlußplatte im Bereich der früheren Durchtrittsstellen des Chordakanales (Abb. 2/4) oder geringe chondrodystrophische Schäden (4:6.4.5), dann ist der Anfang für eine Adoleszentenkyphose festgelegt. Der Schularzt und die von ihm darauf hingewiesenen Eltern müssen also immer wieder die Ausgleichsmöglichkeiten einer verstärkten Brustkyphose prüfen und klären, ob sich in der Krummhaltung nicht doch bereits der Kern eines Krummwuchses verbirgt. Bei dem begründeten Verdacht der Steife im gekrümmten Abschnitt sind Röntgenbilder heranzuziehen (6:3.4), um die Diagnose zu sichern und die erforderlichen Maßnahmen zu klären. Das Seitenbild – aufgenommen im Stehen oder

Sitzen, keinesfalls im Liegen – gibt die deutlichste Auskunft über das Verhalten der Wachstumsschichten. Allerdings sind die ersten Anfänge von Störungen nur schwer zu deuten, da sich die Knochenkerne in den zunächst knorpeligen Randleisten (Abb. 2/4) ungleichmäßig entwickeln: siehe in 2:2.1.2. Bilder dieser röntgenographisch feststellbaren ungünstigen Entwicklung enthält das Kapitel 4:4.2.

Die beschriebenen Verhältnisse, die unter dem Dauereinfluß schlechter Haltung zum Entstehen einer Kyphose führen, gelten in ähnlicher Weise für das Auftreten beziehungsweise die Verschlechterung einer Skoliose während der Schulzeit. Die Seithaltung des Oberkörpers und die einseitig hängende Schulter beim Sitzen, beim Schreiben, beim Stand und beim Tragen der Schultasche (*Becker* u. *Schlegel* 1965) – häufig auch verknüpft mit kyphotischer Krümmung – sind die zu beachtenden Warnsymptome, siehe auch Kapitel 5:2.3.4 Für das frühe Erkennen dieser Schadensmöglichkeit ist die ärztliche Untersuchung ausschlaggebend. Sowie bei Seitbeuge keine harmonische großbogige Krümmung entsteht, sondern sich Unterbrechungen auf eine kürzere oder längere Strecke zeigen oder bei Vorbeuge bereits der kennzeichnende einseitige Rippenbuckel deutlich wird, ist die Diagnose nicht mehr zweifelhaft. Im orientierenden Röntgen-Vorderbild, das im Stehen oder Liegen aufzunehmen ist, kommt das Ausmaß der Skoliose zum Vorschein. Die Verhältnisse an den Randleisten sind allerdings nicht so gut erkennbar, wie das im vorhergehenden Abschnitt bei seitlicher Aufnahme von der Kyphose beschrieben wurde. Zur Vermeidung allzu hoher Strahlendosen verbieten sich im Kindesalter – bis auf wenige, besonders schwierig gelagerte Fälle – mehrfache Schrägaufnahmen. Deshalb behält die fachgerechte körperliche Untersuchung den Vorrang. Sie muß bei gefährdeten Jugendlichen häufig wiederholt werden.

Bereits beim Vorliegen einer noch ausgleichbaren „schlechten" Haltung des Schulkindes zeigen sich schon frühzeitig Schmerzen. Sie beruhen auf Ermüdung der einseitig belasteten Muskulatur des „Rückenschwächlings": Bild aus Ärzteblatt 1971, *Neurath*. Bei Sport und Spiel kommt es in den Anfangszuständen zwar zum Ausgleich der Haltung und zum Rückgang der Schmerzen, aber mit Zunahme des Haltungsverfalles verstärken sich die Rückenschmerzen, besonders, wenn Gegenmaßnahmen fehlen.

So nimmt es nicht wunder, daß zahlreiche Statistiken, die auf gezielten Untersuchungsreihen beruhen, die eindeutige Zunahme der Haltungsschwächen und Haltungsfehler sowie der organischen Schäden an der Wirbelsäule verzeichnen. *Berquet* (1964 bis 1972) fand bei 20 % der Schulanfänger eine schlechte Haltung des Rückens. Nach *Matthiaß* u. *Hünnekens* (1978) leiden sogar 35 % der Schulanfänger an Haltungsschwächen. *Nöh* u. *Behnecke* (1975) stellten bei der Untersuchung von 60 Kindern im Alter zwischen 10 und 12 Jahren in 57,1 % eine „auffällige Rückenform" fest, und 25 % gaben Rückenschmerzen an. Besonders häufig wird über Kopfschmerzen geklagt: „Schulkopfschmerz" in 21,7 %, vergleiche 5:2.7, 7:2.3.3, 7:3.2.1, 7:3.2.2.

In der Schweiz ergaben Untersuchungen von Kantonsschülern durch *Wespi* 1964 in 12–14 % Rückenschmerzen. Bei Vergleichsstudien lauteten die Ergebnisse 50 % (Berufsschülerinnen, *Ulrich* 1971), 43 % bei Mittelschülern (*Grenacher-Lutz* 1979). Die Schmerzhaftigkeit wurde von 66 % im Kreuz empfunden.

Anläßlich von Röntgenuntersuchungen an 1757 Schülerinnen, die *Ulrich* 1975 durchführte, ergab die Anamnese bei über 50 % Rückenschmerzen, davon 18 % an der Halswirbelsäule, 20 % an der Brustwirbelsäule und 59,1 % an der Lendenwirbelsäule. *Wrede* errechnete 1976 bei Untersuchungen von 1994 Schülern: 63,85 % einwandfreien Rücken bzw. leichte Haltungsschwäche, 2,9 % ausgebildete Deformität oder andere orthopädische Leiden. Von 233 über alle Altersstufen verteilten Schülern wiesen nur 40 % eine röntgenologisch nicht zu beanstandende Wirbelsäule auf, 40 % hatten deutlichen Rundrücken und 15 % eine „echte" *Scheuermann*-Krankheit: *Wespi* 1969. Seine Untersuchungen bezogen sich lediglich auf die Brustwirbelsäule. Deshalb entspricht der Prozentsatz nur einem Teil der Veränderungen, denn schon im Jugendalter ist auch die Lendenwirbelsäule häufig an der Adoleszentenkyphose beteiligt, unter anderem beim „Jeans-Typ", der am Ende dieses Kapitels behandelt wird. Nach *Groh* haben 25 % der Volksschüler ernst zu nehmende Wirbelsäuleschäden. Die erschreckende Zahl von 75 % Haltungsschäden bei 992 Schulkindern konnte *Breitenfelder* 1955 und 1963 feststellen. Die Häufigkeit von Haltungsschäden geben *Gamper* u. *Vogt* 1978 mit 15 % im Kindergarten, mit 17 % im dritten und mit 35 % im siebten Schuljahr an. Skoliotische Haltungen werden nach Ansicht dieser Autoren insbesondere auf das Sitzverhalten in unphysiologischen Schulbänken zurückgeführt.

Zur Vergleichbarkeit solcher Angaben sind übersichtliche Grundlagen für die Verfahren zum Messen (5:3.3.2) und zur Dokumentation (6:3.3.3) von Haltungsschäden erforderlich. Vorrangig ist ein einheitliches dynamisches Schema zur Beurteilung der Haltung sowie der physischen Leistungs- und Belastungsfähigkeit der Wirbelsäule bei Kindern und Jugendlichen. Das ergab die Aussprache auf einer Arbeitstagung der Gesellschaft für Wirbelsäulenforschung in Bad Homburg am 4. und 5. November 1971: Die Wirbelsäule in Forschung und Praxis Band 55, Hippokrates Verlag Stuttgart 1972.

Neben den Rückenschmerzen kommt es bei Schulkindern häufig zu einem *Anteflexionskopfschmerz*, dem sogenannten *Schulkopfschmerz*, siehe Kapitel 5:2.7 und *Gutmann* 1968, *Kempf* 1972, *v. Torklus* 1979. Seine Ursache ist die ungünstige Schreib- und Lesehaltung (Abbildungen in 7:2.3.3). Das immer wieder zu fordernde Schrägpult und die Aufmerksamkeit des Lehrers während der Unterrichtsstunden können Abhilfe schaffen; siehe auch 5:2.7, 7:2.3.1.

Literatur: *Dahmen* 1978, *Dul* 1982, *Elsner* 1913, *Griss* 1979, *Güntz* 1957, 1965, *v. Kügelgen* 1976, *Matthiaß* 1955, 1959, 1966, *Rathke* 1963 bis 1965, *Rathke* u. *Buse* 1963, *Ulrich* 1971, *Wagenhäuser* 1969, *Weickert* 1976.

Über gestörte Rückenhaltung Jugendlicher, die seit Anfang der sechziger Jahre Bedeutung gewonnen hat, berichtet 1978 *Rütten*. Er skizziert den Jeans-Typ, der sich im Stehen durch eine aufgehobene Lendenlordose mit leichter Beckenrückneigung (Abb. 7/1) und im Sitzen durch C-förmige Totalkrümmung des Rückgrates charakteristisch darstellt. Wie stark „moderne" Sitzmöbel dieser Form angeglichen sind (Abb. 7/1, untere Reihe), geißelt der Autor mit Recht. Die Engigkeit der Blue-Jeans-Hosen erzeugt nach seiner Ansicht eine Hüftteilkontraktur. Zusätzlich heißt es: „Der psychologische Zwang zur Jeanshaltung trifft die Jugend in jeder Lebenslage. Wir können von jeansgeschädigten Jugendlichen immer wieder hören, daß vor allem in der Schule die Jeanshaltung eingenommen werden muß, um von den Mitschülern nicht als unmodern oder überheblich verlacht zu werden. Diese Einstellung zum ‚Modernen und Fortschrittlichen' zwingt auch geistig labile Erwachsene, die Mode der engen Jeans mitzumachen."

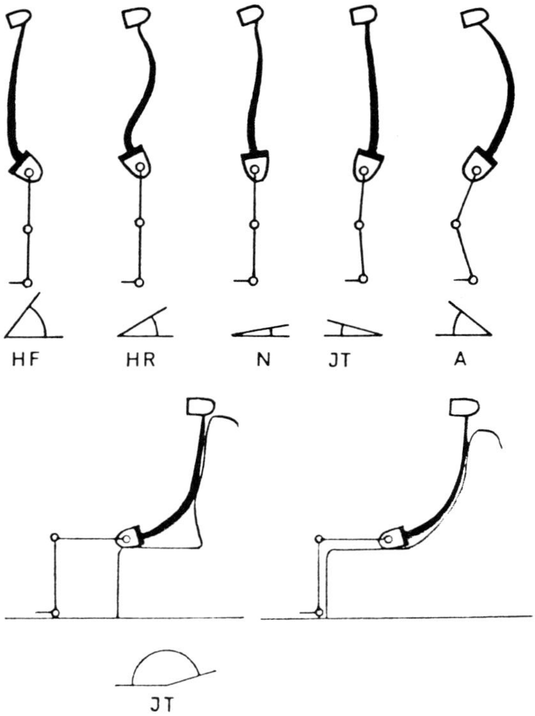

Abb. 7/1: Der Jeanstyp nach *Rütten* 1978
Obere Reihe: Stehhaltung HF = Hohlflachrücken, HR = Hohlrundrücken, N = Normalrücken, JT = Jeanstyp, A = Affe
Untere Reihe: Sitzhaltung des Jeanstyps im üblichen Stuhl und im „bequemen" Jeansstuhl

Der entwicklungsgeschichtlich wichtigste Schritt für die aufrechte Haltung des Menschen – das heißt die harmonisch geschwungene Rükkenform mit entsprechender Beckenstellung (N in Abb. 7/1, obere Reihe) – wird durch die Jeans ernstlich gefährdet bis zur Aufhebung der S-Form der Wirbelsäule. Die Jeans-Haltung verstärkt oder erzeugt sogar einen Bandscheibeverschleiß. Eine solche Gefahr ist besonders zu fürchten, wenn die noch wachsende Wirbelsäule allzu häufig unter Vibrationseinflüssen des Motorradfahrens steht (7:2.3.5), oder wenn ein schlecht gefederter Lastkraftwagen von einem berufstätigen Jugendlichen womöglich noch in der von den Jeans und von der erwähnten psychischen Einstellung programmierten Fehlhaltung langzeitig gefahren wird.

7:2.3.3 Stühle, Tische, Schulmöbel

Die in der Schul- und Jugendzeit auf gesunde und auf vorveränderte Wirbelsäulen (Kapitel 4) einwirkenden äußeren Umstände werden durch vielerlei ungünstige Faktoren bestimmt: 7:2.3.1, 7:2.3.2. Das „Sitzkind" (7:2.1, 7:2.3.1) steht im schulischen und im häuslichen Bereich unter dem Einfluß von den einem Spielkind unbekannten Sitz-, Schreib- und Lesegewohnheiten. Sie sind die bedeutendsten Störmöglichkeiten für eine regelrechte Entwicklung der Wirbelsäule im Kindes- und Jugendalter. Denn es kommt zu dem Zwang, in wirbelsäuleschädigenden Stühlen zu sitzen und dabei noch an Tischen zu lesen und zu arbeiten, die eine falsche, die Entwicklung der Wirbelsäule ungünstig beeinflussende Rücken- und Kopfhaltung verlangen: 5:2.4.1, 5:2.7. Hier liegt für die Schulärzte und in gleicher Weise für die Elternbeiräte sowie die Schulbehörden ein wichtiger Aufgabenkreis. Er verdient vor allem deshalb größte Aufmerksamkeit, weil trotz aller Bemühungen zahlreicher Ärzte in weiten Bereichen der Bundesrepublik sogar jetzt noch Schulmöbel neu eingeführt werden, die einer schlechten Haltung Vorschub leisten. Sie legen den Keim für nicht mehr ausgleichbare Haltungsfehler, denen in späteren Lebensjahren – wenn die Schulmöbel als Ursache längst vergessen sind – vermehrte Beschwerden mit zunehmender Behinderung folgen.

An dieser Stelle sei auf einen *geschichtlichen Rückblick* hingewiesen, den *Berquet* 1971 in seinem Buch „Schulmöbel" über die seit dem 18. Jahrhundert laufenden Bemühungen der Ärzte schildert. Dort sind „sprechende" Bilder aus dieser langen Zeitspanne wiedergegeben. Bemerkenswert sind die Berichte und Bilder folgender Autoren: 1783 *Hilschern*, 1863 *Fahrner*, 1865 *Guillaume*, 1868 *Hermann*, 1889 *Baginski*, 1902 *Burgstein* u. *Netolitzky*. *Uffelmann* bildet 1881 in seinem „Handbuch der privaten und öffentlichen Hygiene des Kindes" mehrere Konstruktionen von Schulbänken ab, die sich alle durch schräge Tischplatten auszeichnen, darunter auch die in Abbildung 7/2A wiedergegebenen. Zu dem recht modern anmutenden Kreuzlehnstuhl von *Staffel* aus dem Jahre 1884 gehört ein Schulpult mit schräger Schreibplatte: Abbildung 7/2B.

Hier sei ein Bild von *Reinhardt* (1983) eingeschaltet: Abbildung 7/3. Sie zeigt in einer Reihe dargestellt die Zunahme der schlechten Sitzhaltung während der Schulstunden, die sich infolge des Ermüdens der Rumpfmuskulatur einstellt. Zur Abhilfe empfiehlt der Autor die „stündliche Bewegungspause", die er in seinem Buch ausführlich schildert. Das Ermatten der Muskulatur wird wesentlich durch die flachliegende Schreibplatte begünstigt: vergleiche die Abbildungen 7/4, 7/5 und 7/6.

Gute Schulmöbel sind unerläßlich für die Gesundheit der Wirbelsäule. Im Elternhaus muß aber für gleiche oder zumindest für ähnliche Möglichkeiten gesorgt werden. Ein üblicher Küchentisch und -stuhl verschlechtern die Sitzhaltung beim Schreiben (Abb. 7/5 links). *Höfling* (1972) bildet eine Lösung für die häuslichen Schularbeiten ab: Abbildung 7/5 rechts.

Was *Schoberth* 1979 über „Ärztliche Probleme bei der Schaffung eines körpergerechten Arbeitssitzes im Büro der Zukunft" ausführt, gilt ebenso vordringlich für die Schulsitze. Denn schulbedingte Einflüsse auf die Haltung der Wirbelsäule potenzieren sich durch schlechte berufliche Sitzbedingungen und alltägliche Sitzgewohnheiten (7:3.2.2) bis zur Frühinvalidisierung: siehe im Kapitel 4:9.3. Auch der „Schul"-Kopfschmerz gehört in diesen Problemenkreis: siehe 5:2.7, 7:2.3.2, 7:3.2.1.

Ein bemerkenswerter Beweis für die Folgen des Schreibens an einer nicht schräggestellten

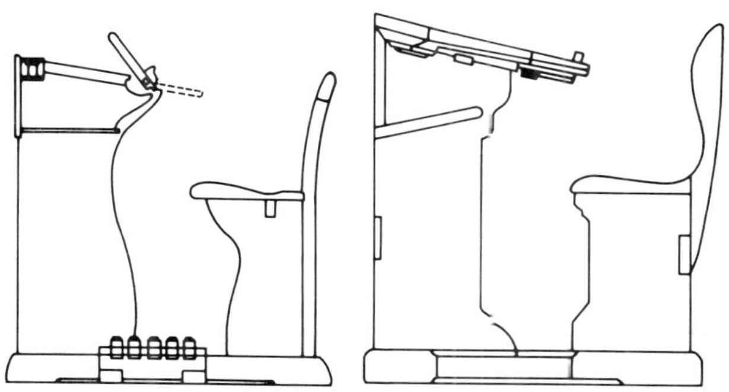

A

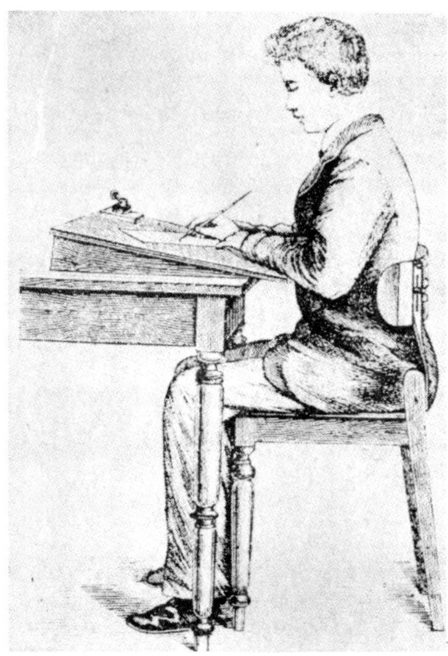

B

Abb. 7/2: Schulpulte aus dem vorigen Jahrhundert mit geneigter Schreibplatte; A links: von *Wolff* u. *Weise*; A rechts: von *Kunze*; B: von *Sattel* 1884 mit „Kreuzlehnstuhl"

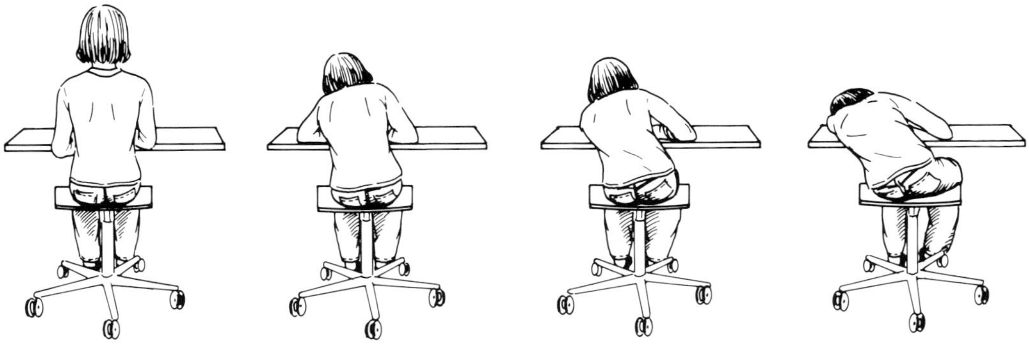

Abb. 7/3: Der muskulare „Abbau" des Schülerrückens im Verlauf des Schultages. Damit parallel der „Abbau" der geistigen „Frische". Konzentrationsverlust! (nach *Reinhardt* 1983)

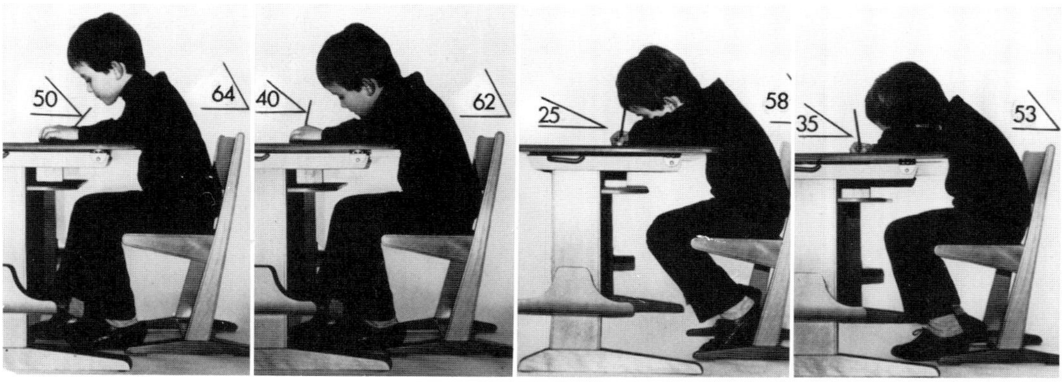

Abb. 7/4: Sechsjähriger Junge: zu Beginn der Schreibaufgabe, nach zwei Minuten, nach vier Minuten verschlechtert sich die Haltung, nach sechs Minuten: „Er schreibt mit der Nase" (nach *Höfling* 1972)

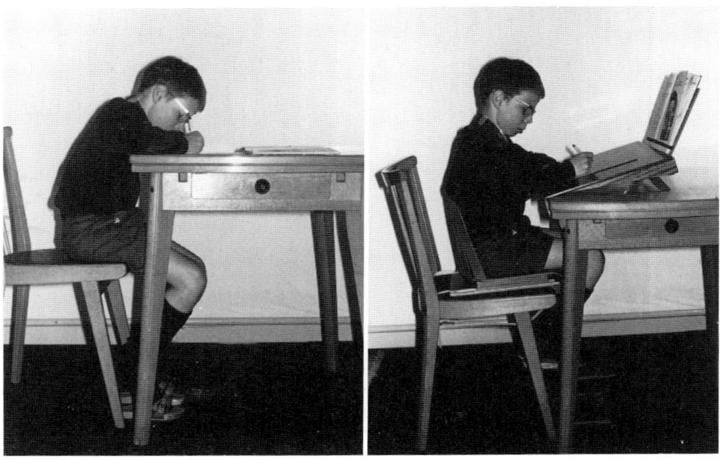

Abb. 7/5: Links üblicher Anblick eines am häuslichen Küchentisch schreibenden Schülers während seiner Hausaufgaben. Der Blickwinkel auf das vor dem Schreibheft liegende Aufgabenbuch ist äußerst spitz und ungünstig, so daß die Kinder häufig aufstehen, um die Verzerrung der Zeilen durch Vergrößerung des Blickwinkels zu verbessern. Der viel zu hohe Stuhl ermöglicht ein Sitzen nur auf der Stuhlkante, die Fußspitzen können den Boden eben berühren. Der zu hohe Tisch hebt Schultern und Ellenbogen hoch
Rechts eine Kinder-Hochsitz-Auflage mit Fußstütze und Rückenlehne läßt erst wirklich entspanntes Sitzen zu. Der rutschfeste Pultaufsatz hat am oberen Rand ein ausziehbares Brett mit Seitenhalter für das Aufgabenbuch. Die Neigung dieses Abschreibebrettes läßt sich durch Rasten variieren. Das Kind braucht zum Lesen nur den Kopf zu heben, während der Oberkörper in der Schreibhaltung verbleiben kann. Drehen und Neigen des Oberkörpers bei seitlich liegendem Aufgabenbuch entfallen (aus *Höfling* 1972)

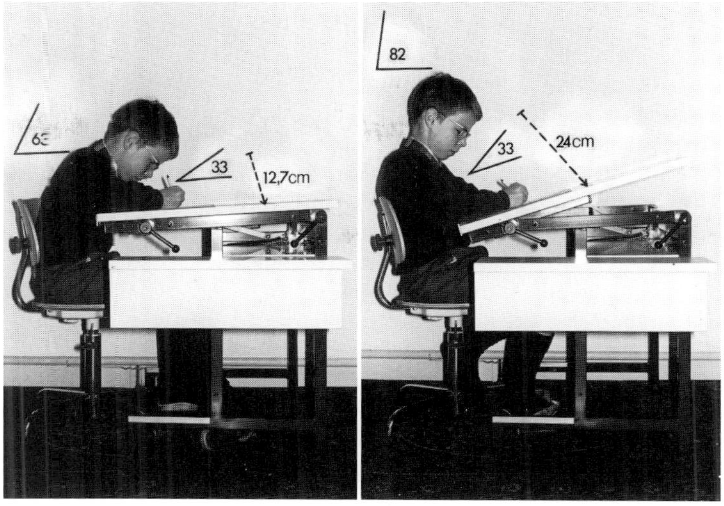

Abb. 7/6: *Höfling* bildet diesen Schreibtisch ab, der in der Höhe verstellbar ist und dessen Pultplatte schräggestellt werden kann

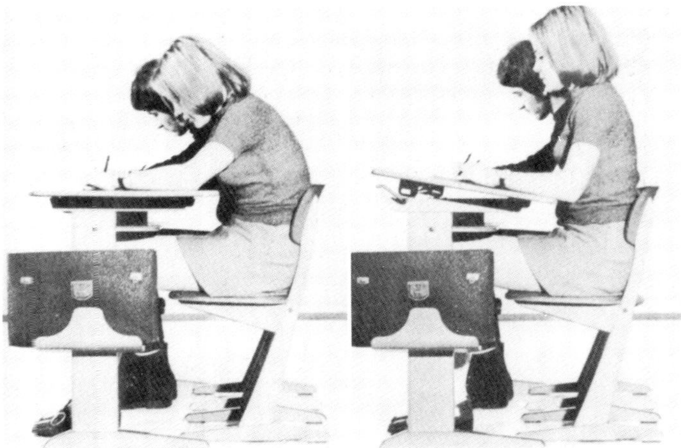

Abb. 7/7a: Die flachgestellte Schreibplatte (links) erzeugt bei den Schülerinnen Rundrückenhaltung und schließlich eine bleibende Kyphose. Der vorgeneigte Kopf bringt die Gefahr des Schulkopfschmerzes. Bei geneigter Platte (rechts) ist die rückgratschonende Haltung des Oberkörpers möglich; der Kopf belastet die Halswirbelsäule axial

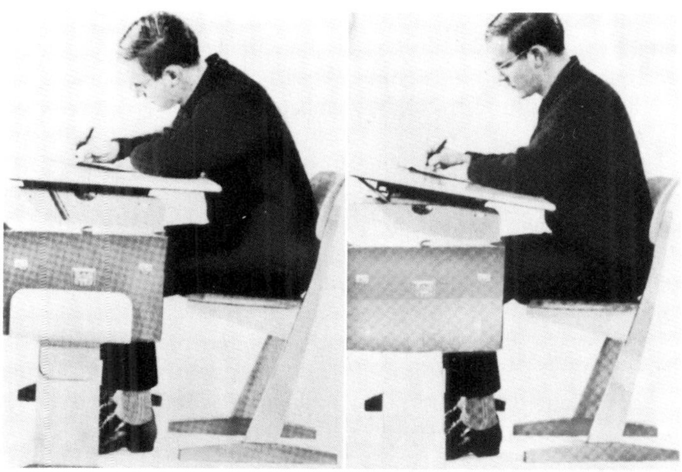

Abb. 7/7b: Falsche „kyphotische Haltung" eines größeren Schülers beim Schreiben auf flachliegender Tischplatte (links); die schräggestellte Schreibplatte (rechts) richtet den Rücken auf und verbessert die Kopfhaltung

Abb. 7/7: Sitzen in richtiger Haltung am Schrägpult (linkes Bild). Falsche Haltung mit geneigtem Kopf und Überanstrengung der Nackenmuskulatur beim Schreiben auf der flachliegenden Pultplatte (rechtes Bild)

Pultplatte sind die Serienbilder von *Höfling* (1972). Der Rücken des Sechsjährigen krümmt sich zunehmend bereits in sechs Minuten (Abb. 7/4) bis „zum Schreiben mit der Nase“. Der Schulschreibtisch, den *Höfling* abbildet, läßt das Höherstellen der Schreibplatte und das Verändern ihrer Neigung zu: Abbildung 7/6. Der Unterschied in der Sitzhaltung ist deutlich. Daß auch bei älteren (größeren) Schülern die geneigte Schreibplatte eine vorteilhafte Haltung des Rückens zuläßt, ist in den Abbildungen 7/7, 7/7a und 7/7b dargestellt.

In vielen neuen wissenschaftlichen Arbeiten werden Einzelheiten beschrieben, die bei der Konstruktion und beim Verwenden neuzeitlicher und wirbelsäuleschonender Sitz- und Schulmöbel zu beachten sind. Dazu gehören vor allem: Form und Neigung der Stuhlsitzfläche und der unverzichtbaren Rückenlehne, Anpassung an die Körpergröße und an die Länge der Gliedmaßen (in den Schulmöbeln durch sichtbare Markierungen zu kennzeichnen!).

Erforderlich sind noch passende Zusammengehörigkeit von Tisch und Stuhl, Schrägneigung der Tischplatte mit Möglichkeit gelegentlicher waagerechter Einstellung. Solche Schulmöbel lassen sich im Klassenraum so aufstellen, daß sie sowohl den pädagogischen Notwendigkeiten wie den jeweiligen Erfordernissen des Unterrichtes entsprechen.

Ein wichtiger *Leitsatz* sei hier eingefügt: *„Probleme pädagogischer Politik müssen vor der Gesunderhaltung der Wirbelsäule zurückstehen.“*

Dieser Leitsatz wird nur wirksam sein können, wenn ihn alle beherzigen, die Mitverantwortung für die Gesundheit unserer Jugend tragen. Denn ihnen muß bewußt sein, daß die Keime für die Insufficientia intervertebralis der späteren Lebensjahre (3:4.2) und für die wirbelsäulebedingte Frühinvalidisierung (4:9.3) wesentlich durch Versäumnisse in der Schulzeit geprägt werden.

Einzelheiten mit genauen Zahlenangaben sind bei *Berquet* 1971 und bei *Berquet* mit *Jürgens* 1972 sowie bei *Höfling* 1972 nachzulesen. Über die Konstruktion von Schulmöbeln berichtet DIN-Norm Nr. 68970; siehe auch Tabelle 7/1.

Sollten die Schulmöbel eines Tages diesen Erfordernissen angepaßt sein, besteht trotzdem stetige Pflicht des Lehrers, die Schüler mit der Sitzhaltung des Oberkörpers vertraut zu machen und bei Nachlässigkeit immer wieder die Aufmerksamkeit darauf zu lenken: Sitzhygiene.

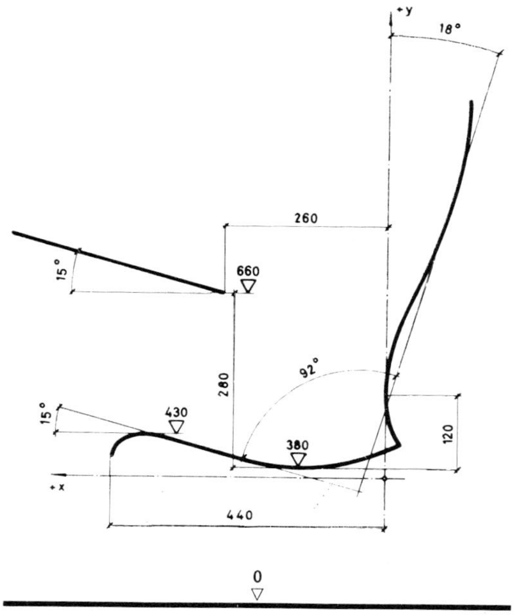

Abb. 7/8: Vorschlag-Skizze für einen Hörsaalsitz mit wirbelsäulegerechter Rückenlehne und schräger Schreibplatte (nach *Wotzka* et al. 1969)

Die notwendigen Überlegungen zur Konstruktion von Sitz- und Schreibmöbeln, die Schäden von der wachsenden Wirbelsäule abhalten, dürfen sich keineswegs auf die Schule beschränken. Für die *Hörsaalsitze* der Studenten haben *Wotzka* et al. 1969 wesentliche Verbesserungen angegeben: Abbildung 7/8. Im Elternhaus müssen für die häuslichen Schulaufgaben, für das Lesen und für das Spielen sitzgünstige Möbel vorhanden sein. Aufgerufen ist die Möbelindustrie. Sie sollte für Schule und Heim mit noch größerem Interesse als bisher die geeigneten wirbelsäulegerechten Möbel schaffen.

Für die Schule – soweit möglich auch im Wohnhaus, 7:3.2.2 – sind Sitzstuhl/Schreibtisch als Einheit zu sehen, gleichgültig, ob sie als „Sitz-Tisch-System“ fest miteinander verbunden sind, oder ob Einzelstücke geplant werden. Ein Leitsatz darf nie aus dem Gedächtnis weichen: *„Langes Sitzen ist schädlich, schlechtes Sitzen ist es noch mehr“.*

Richtig gestaltete Sitz- und Schreibmöbel dienen dem aktiven Vermeiden von Wirbelsäuleschäden. Mehr darüber in 7:3.2.2 u. 7:3.5.4 nachzulesen.

Aus der umfangreichen Literatur einige Namen: *Akerblom* 1948–1969, *Bennet* 1928, *British Standards Institution* 1959, *Floyd* u. *Ward* 1964, 1969, *Grmek* 1979, *Gschwend* 1969 u. 1978, *Gutmann* 1968, *Karvonen* et al. 1962, *Oxford* 1969, *Smagina* 1970, *Sund* 1978.

Tab. 7/1: Grundmaße von Schulmöbeln (nach ***Berquet*** u. ***Jürgens*** 1972). Maßangaben in cm

Größenordnung	120 (lila)	135 (gelb)	150 (rot)	165 (grün)	180 (blau)
Körperlängengruppe	112 bis 127	128 bis 142	145 bis 157	158 bis 172	über 172
1. ***Stuhl***					
a) Sitzflächenhöhe[1]	30	34	38	42	46
b) funktionelle Sitztiefe[2, 3, 9]	30	35	36	38	40
c) Mindestsitzbreite vorn	30	35	36	38	40
d) Neigungswinkel des oberen Lehnenteils	100 bis 106°	100 bis 106°	100 bis 106°	100 bis 106°	100 bis 106°
e) Höhe des Lehnenknicks	max. 15	max. 18	max. 19	max. 21	max. 22
f) Lehnenoberkante	24–29	27–32	30–35	34–39	36–42
g) Lehnenunterkante[4]	max. 12	max. 14	max. 15	max. 17	max. 19
h) Sehnenmaß über dem Lehnenknick für Rückenlehne bei einem Radius von 35–40 cm[7]	28–31	30–34	32–37	35–41	36–41
2. ***Tisch***					
i) Tischplattenhöhe	52	58	64	70	76
k) Tischplattentiefe (Minimum)	50	50	50	50[8]	60
l) Tischplattenlänge (Zweiertisch)	130	130	130	130[8]	150
a. d. Arbeitsseite (Einertisch)	70	70	70	70	80
m) Neigungswinkel d. Tischplatte[5]	10–20°	10–20°	10–20°	10–20°	10–20°
n) Mögl. Höhe eines Ablagefaches[6]	6	6	6	6	8
o) Maße für	30	30	35	40	40
p) Bein- und	35	40	40	45	50
q) Fußraum	25	30	30	35	35
r) unter dem Tisch	10	10	10	min. 15	min. 15

1 Gemessen am höchsten Punkt der Oberfläche des Sitzes
2 Eine Beinabführung am vorderen Rand ist in das Tiefenmaß miteinzubeziehen, die vordere Rundung hat einen Radius von 4,0 cm.
3 Erläuterung der Maße siehe Abb. 2.
4 Die Lehnenunterkante darf das Verrutschen des Gesäßes nach hinten in der Schreibhaltung nicht behindern. Knickwinkel gegen Lehnenoberteil = 10–30°; g hängt jeweils vom Knickwinkel ab (siehe auch Abb. 2).
5 Ein Winkel von 12° ist zu empfehlen.
6 k minus o beträgt bei den Größen: 120 = 20, 135 = 20, 150 = 15, 165 = 10, 180 = 20.
7 Das Sehnenmaß der Rückenlehne ist ein Annäherungswert, der zur Charakterisierung der Maßproportionen der Rückenlehne dient. Dieses Maß soll an der Lehnenober- und -unterkante nicht wesentlich über- oder unterschritten werden.
8 Bei kleineren Klassenfrequenzen sollte die Tischgröße 60/150 cm gewählt werden.
9 Die funktionelle Sitztiefe ist bestimmt durch eine in der Mitte der Sitzfläche sagittal verlaufende Strecke, die am vorderen Rand der Sitzfläche beginnt und in dem Fußpunkt des Lotes endet, das von dem Scheitel des Lehnenknicks der Rückenlehne auf die Sitzfläche fällt.

7:2.3.4 Turnen, Sport, Spiel, Pausengymnastik

Die in den letzten Jahrzehnten schrittweise erhöhten intellektuellen Lernleistungen haben den Zeitraum für Turnen, Sport und Spiel bereits in den Anfangsklassen der weiterführenden Schulen und mehr noch in den Schuljahren vor dem Abitur eingeschränkt. Es genügt nicht, die Schüler auf schulfremde Sportvereine zu verweisen.

Leider unterstützt die Abstinenz vom Schulsport den verbreiteten Hang der Jugendlichen zum Sich-Gehenlassen bis zu der Haltung des *Jeans-Typs*: geschildert in 7:2.3.2, Abbildung 7/1.

Der Schlaffi (*Rudi* 1981) ist „in" und Ausdruck einer Lebensauffassung, der jeder körperliche Schulung fernliegt. Wie sehr hierbei „ungute Schlagworte" Einfluß ausüben, beanstandet *Jentschura* mit bemerkenswerten Zitaten:

H. Marcuse sagte bei einer Aussprache auf dem internationalen Hegel-Kongreß 1970 in Stuttgart: „Leibesübungen – dieses Wort schon enthält so viel an Repression, daß einem davor grauen muß". *T.W. Adorno* meint: „Der Sport ähnelt den Leib tendenziell selber der Maschine an; daher gehört er ins Reich der Unfreiheit, wo immer man ihn auch organisiert."

Diesem negativen Einfluß aus dem Lager der Soziologie sollte gerade in der Schulzeit durch das Wiedergewinnen der Freude am gemeinschaftlichen Sportspiel und am Turnen entgegengewirkt werden, um schulisch bedingten Bewegungsmangel und Jeans-Haltung (7:2.3.2) auszugleichen.

Allerdings gehören leistungsbezogenes Turnen sowie Leistungssport und vor allem Hochleistungssport keinesfalls in die Lehrpläne der Schule. Ohne Leistungssport anzustreben, gilt für den Kinder- und Jugendsport eine allgemeine körperliche Ertüchtigung. Sie fördert durch eine dem Alter und dem Entwicklungszustand angepaßte Belastung des Stütz- und Bewegsystems die Zunahme der Muskelkraft des Körperstammes und damit die Haltung sowie die Bewegungs- und Leistungsfähigkeit der Wirbelsäule. Motorische Aktivität in den Turn- und Sportstunden und in der Pausengymnastik entspannt den Körper, hilft Lernsperren abzubauen und schafft damit die notwendige Grundlage für die geistigen Anforderungen der weiteren Schulstunden.

Während der Schulzeit müssen die Träger der häufigen Entwicklungsschäden der Wirbelsäule durch regelmäßige Schuluntersuchungen herausgefunden werden. Diesen Schülern ist wegen des Zustandes ihres Rückens die Teilnahme an geeigneten Turn- und Sportstunden oder an gezielter Krankengymnastik (7:4.1.4) nahe zu legen. Sie benötigen oft einer ärztlich geführten Therapie. Denn die aus früher Jugendzeit stammenden Schwächen und Schäden des Rückgrates (7:2.2, 7:2.3.2) reagieren in unterschiedlicher Weise auf exogene Einflüsse, wie sie die Schulzeit mit sich bringt. Da steht auf der einen Seite das zu langzeitige und falsche Sitzen. Auf der anderen Seite ist ein ehrgeiziger Wille zu sportlicher Leistung im Hinblick auf den Wirbelsäuleschaden zu bremsen. Nach beiden Seiten hin wird nicht allzuselten die Grenze des Ertragbaren überschritten. Das gilt in gleicher Weise für Belastungen, denen die jugendliche, noch nicht ausgereifte Wirbelsäule durch einen besonderen individualen Lebensstil (Jeanshaltung in 7:2.3.2) und durch das Freizeitverhalten ausgesetzt ist, siehe in 7:2.3.5 bei Gefahren der Motorisierung. Ernste Folgen können sich einstellen. Um sie abzuwehren, sind Bemühungen schon im Vorschulalter (*Laschner* 1974) und während der Schuljahre erforderlich. Am Ende der Schulzeit bietet das Jugendarbeitsschutzgesetz Möglichkeiten, die bezüglich der Wirbelsäule mehr als bisher genützt werden sollten (7:2.4.3).

Ein sehr hilfreicher Ausgleich gegen das belastende Sitzen während des langen Schultages war die während des Ersten Weltkrieges eingeführte regelmäßige *Pausengymnastik*, wie sie der Autor in den Gymnasien Dresdens noch bis 1922 erlebte. Sie fand während einer verlängerten Pause entweder auf dem Schulhof oder in den breiten Schulgängen statt. Ein „Trimm-Trab" rund um den Schulhof oder Laufen am Ort, die üblichen Kniebeugen, Bewegen des Rumpfes und der Arme in Grätschstellung, Kopfrollen und ähnliche Übungen dienen nicht nur dem Herzkreislaufsystem und der Atmung, sondern fördern die allgemeine Muskeldurchblutung. Dabei ist auf die Rückenmuskulatur und die vom Körperstamm (damit also von der Wirbelsäule aus) zu den Gliedmaßen und dem Kopf ziehenden Muskeln besonders zu achten. Trotz des heute wegen des Kurssystems mit Wechsel in verschiedene Unterrichtsräume weitgehend fehlenden Klassenzusammenhanges wird sich eine dem jeweiligen Schulsystem angepaßte Organisationsform für das Bewegen im Rahmen einer Pausengymnastik finden lassen, wenn der ernste Wille der Verantwortlichen dahinter steht.

Falls eine solche ausführliche Pausengymnastik, wie sie in den Gymnasien Dresdens früher üblich war, nicht erreicht werden kann, ist die von *Reinhardt* 1983 vorgeschlagene kurze

Gymnastik (isometrische Bewegungspause) vorzuschlagen. Sie wird im Sitzen ausgeübt: Abbildung 7/9.

Ähnliche Gedankengänge erörtert *Schoberth* 1979. Er beschreibt Übungen, die in einer „Bewegungspause am Arbeitsplatz" im Sitzen – also ohne Verlassen des Sitzarbeitsplatzes – ausgeführt werden können und sowohl Bewegungen für die Beine, wie für Rumpf, Arme und Kopf ermöglichen. Sie sind in gleicher Weise auch in der Schule durchführbar. Für die Schuljugend empfiehlt sich jedoch das geschilderte Üben in der Pausengymnastik unter Verlassen der Schulräume.

Um die Notwendigkeit des Bewegens während der Schulzeit besonders zu unterstreichen, soll ein Abschnitt aus dem Buch „Schulmöbel" von *Berquet* (1971) wiedergegeben werden, in dem u.a. auf einen Erlaß des preußischen Unterrichtsministers aus dem Jahre 1910 hingewiesen wird:

Sitzschädigung und Ausgleichssport: Langes Sitzen bedeutet immer eine Überlastung der Muskulatur, insbesondere beim Heranwachsenden. Selbst das beste Schulgestühl vermag auf die Dauer eine Sitzschädigung bei den Kindern, deren Muskulatur von zu Hause aus schlecht trainierbar ist und die deshalb die Anlage eines Haltungsschadens in sich tragen, die Auslösung

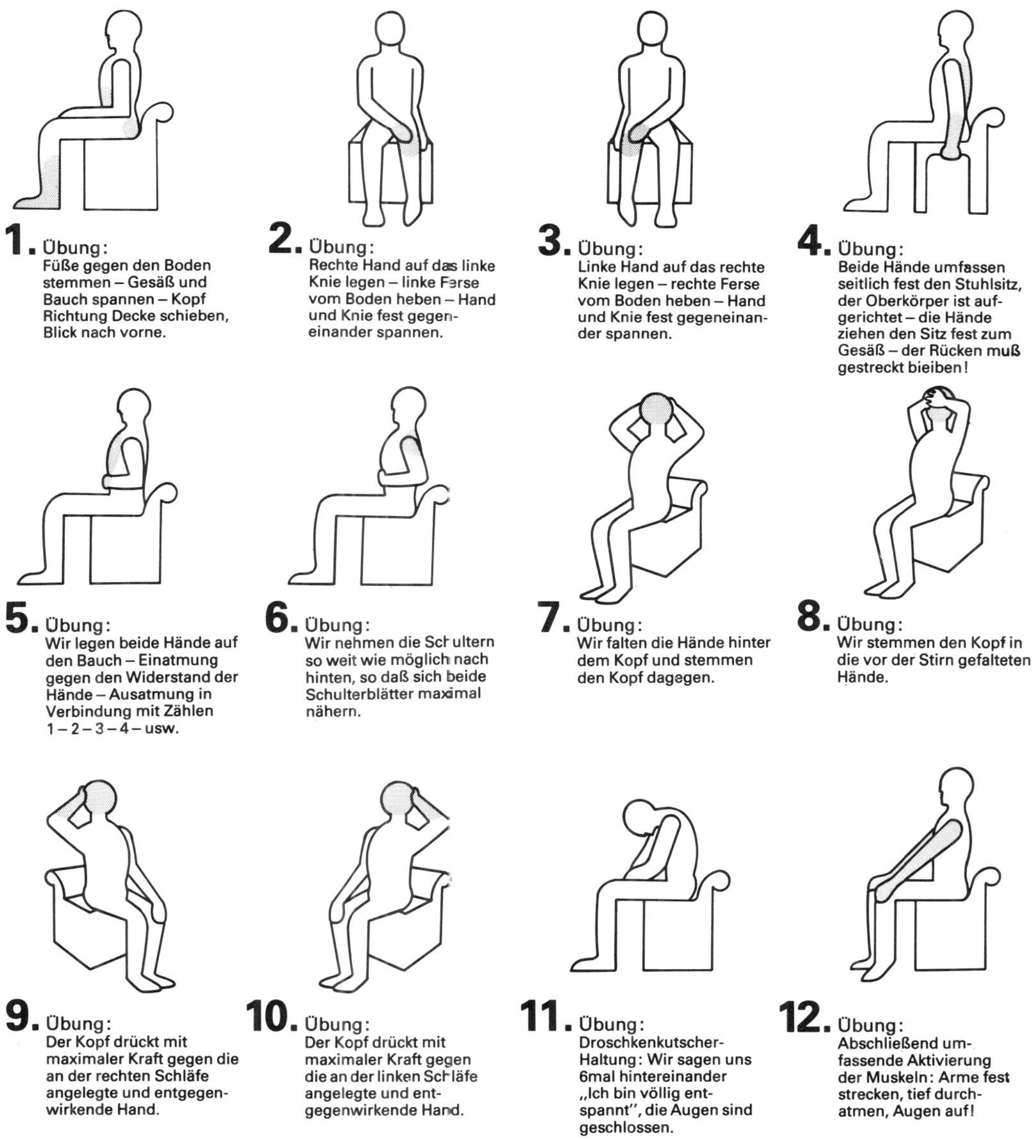

Abb. 7/9: Die isometrische Bewegungspause. Übungsangebot mit isometrischen Übungen auf der Schulbank, „die progressive Muskelentspannung" (nach *Reinhardt* 1983)

dieser Schädigung nicht zu verhindern. *Spitzy* hat deshalb einmal gesagt: *„Eine Schulbank ist umso besser, je weniger das Kind daran sitzt."* (*Leitzsatz*)

Die *Deutsche Orthopädische Gesellschaft* erhebt seit 50 Jahren zum Ausgleich der Sitzschädigung die Forderung nach einer täglichen Turnstunde. Wir sind davon heute weiter entfernt als früher. Die beste Lösung, 20 Minuten Unterricht und zehn Minuten Bewegungsspiel, ist angeblich bei unserer heutigen Schulform nicht durchzuführen. Aber nicht nur die kindliche Muskulatur ist für Dauerleistungen ungeeignet, sondern auch der kindliche Geist. Im Gegensatz zum Erwachsenen vergeht für ein Kind im Alter von sieben bis neun Jahren die Zeit etwa dreimal so lang. Wir alle erinnern uns noch, wie lange es als Kind dauerte, bis die Ferien endlich da waren. Man konnte die letzten Wochen kaum abwarten. Jeder erfahrene Lehrer weiß, daß das Zeitgefühl des Kindes anders abläuft als das des Erwachsenen und trägt diesem Umstand im Unterricht Rechnung, indem er die wichtigsten Dinge in den ersten 20 Minuten der Stunde abhandelt und die dann einsetzende körperliche und geistige Erschöpfung durch Wiederholungen überbrückt.

Wir Orthopäden werden daher die Forderung nach einer täglichen Turnstunde oder einer täglichen Ausgleichsgymnastik ständig wiederholen. Dabei handelt es sich keineswegs etwa um eine undurchführbare moderne Forderung: im Gegenteil, es hat bereits Ministererlasse gegeben, die derartige körperliche Ausgleichsbetätigung vorschrieben: Der Erlaß des Preußischen Ministers für geistliche und Unterrichtsangelegenheiten vom 13.6.1910 schrieb für die turnfreien Schultage an allen Schulen das Zehnminutenturnen vor, „um derartigen schädlichen Folgen vorzubeugen und um eine allgemeine Erhöhung der körperlichen und geistigen Frische des Schülers zu erzielen, die dann auf die Körperhaltung in der Schulbank eine günstige Rückwirkung ausüben dürfte." Wenn 1910 eine derartige Ausgleichstätigkeit durch Erlaß geregelt werden konnte, warum dann heute nicht? Wir hoffen, der Jugendleistungsförderungsplan möge einen entscheidenden Wandel bringen.

Die ministeriellen Worte aus dem Jahre 1910 und die von *Berquet* 1971 hinzugefügten Sätze sowie viele weitere Vorschläge fanden jedoch kein nachhaltiges Echo. Ähnliches wird auch aus der Schweiz berichtet. Dort kam es mit Enthusiasmus vielerorts zur Einleitung von Maßnahmen wie

- regelmäßige Turn- und Schwimmstunden (mindestens zwei- bis dreimal wöchentlich)
- bewußt geförderter Freizeitsport
- stündliche Gymnastikpause

Diese erfreulichen Anfänge blieben aber – so *Gschwend* 1978 – auf halbem Wege stecken. In einer persönlichen Mitteilung (1981) tritt *Gschwend* erneut für das regelmäßige Einschalten einer Gymnastikpause von zwei bis drei Minuten ein. Vor allem könnte nach seiner Meinung Schulturnen wesentlich dazu beitragen, das Wirbelsäulewachstum in bessere Bahnen zu lenken und Sitzschäden bei muskelschwachen Kindern zu vermeiden.

Immer wieder taucht unter Berufung auf Wirbelsäuleschäden die Frage der *Befreiung vom Schulsport* auf. In diesem Punkt ist die enge Einschränkung auf wenige Fälle notwendig, bei denen Beschwerden am Rücken mit nachweisbaren Befunden am Rückgrat und an der Muskulatur des Stammes oder entsprechende Ausstrahlschmerzen vorliegen. Wie *Ehricht* in seinem Buch über die Wirbelsäule in der Sportmedizin 1978 ausführte, war in der DDR eine unerfreuliche, den Tatsachen nicht entsprechende „Flucht ins Attest" (zum Teil mit manipulierten Attesten) zur Befreiung vom Schulsport unter Bezug auf Rückenbeschwerden zu beobachten. Deshalb wurde angeordnet, daß der Kreissportarzt für das Freistellen vom Schulturnen allein zuständig ist.

Wie schlecht es zur Zeit um das Interesse der Jugend am Schulsport – und zum Teil auch der Lehrkräfte sowie der zuständigen Ministerien – steht, schildert sehr kritisch *W. Rudi* in einem Beitrag „Kurzer Atem, krummer Rücken" des Zeitmagazins 1981 (7).

Das Kapitel 8:2.4 enthält weitere beherzigenswerte Ausführungen zu den vielen Fragen, die im Schulsport keineswegs abseits stehen sollten.

Weitere Literatur: *Rieckert* et al. 1972, *Rieckert* u. *Hesse* 1978.

In den letzten Jahren hat sich für den Schulsport das *Minitrampolin* eingebürgert. Leider kommt es dabei häufig zu schweren Unfällen mit Rückgratverletzungen, teils mit Querschnittslähmungen (8:4.9.6). Das wird ausführlich von *Rompe* (1980) beschrieben. Durch Trampolinturnen können häufig zunächst versteckte Schäden an dem noch nicht ausgereiften jugendlichen Rückgrat entstehen. Sie sind in 8:4.9.6 geschildert. Nach den Erkenntnissen der Orthopädie besteht die ernste Frage, „ob die jugendlichen Wirbelsäulen diesen Gefahren ausgesetzt werden sollten". Letzten Endes heißt dies also: *„Das Minitrampolin kann für den Schulsport nicht mit gutem Gewissen verwendet werden!"* (*Leitsatz*)

7:2.3.5 *Gefahren der Motorisierung*

Nicht ernst genug können die Einflüsse auf die Wirbelsäule genommen werden, denen sich Jugendliche durch übermäßiges Benutzen von motorisierten Zweirädern (Mofa, Moped, Mokick, Motorrad) aussetzen. (Dies gilt zum Teil auch für Fahrräder, siehe 7:3.3.3.) Der Zeitpunkt der Motorisierung Jugendlicher bringt die *zweite Gefährdungszeit* für die Gesundheit der Wirbelsäule. (Die *erste* Gefährdungszeit liegt beim Übergang vom Spielkind zum Sitzkind, siehe 7:1.2. Eine *dritte* folgt beim Erwachsenen im dritten Lebensjahrzehnt, worüber in 7:3.3.1 nachzulesen ist.)

Das oft übermäßig vorgeneigte Sitzen auf den motorisierten Zweirädern hebt die normale S-förmige Krümmung der Wirbelsäule auf und verändert damit ihr Abfederungsvermögen. Trotz der Stoßdämpfer gelangen die Vibrationen des Motors und Stöße durch Unregelmäßigkeiten der Fahrbahn von den Füßen, vom Sitz und von den Armen her zum Rückgrat. Noch ist nicht geklärt (siehe Anmerkung am Ende dieses Kapitels), welches Vibrationsmuster durch die sich wechselweise überdeckenden, gegeneinanderlaufenden oder sich potenzierenden Einflüsse von Ganzkörper- und Teilkörperschwingungen in den verschiedenen Motorradtypen entsteht, und an welchen Teilen der zentralen Gliedersäule ihre ernst zu nehmenden, schädigenden Einflüsse jeweils auftreten. Sie treffen jedenfalls an verschiedenen Stellen und mit unterschiedlicher Intensität auf die noch wachsende und in dieser Entwicklungsphase störempfindliche Wirbelkörper-Bandscheibe-Grenze: vergleiche die Kapitel 2:7.4, 5:3.5, 7:3.3.4. Diese Wachstumszonen können unmittelbare Schäden erleiden. Außerdem sind die allgemeinen Wirkungen der beim Motorradfahren in besonderer Weise auftretenden Vibrationen in der Lage, eine hormongesteuerte Schädigung des Wachstums einzuleiten, wie von den Untersuchungen über die Vibrationskrankheit bekannt ist (5:3.2.2).

Werden dem täglichen Gebrauch des Motorrades noch lange Urlaubsreisen mit dem Motorrad oder im Personenkraftwagen hinzugefügt, steht die Wirbelsäule des Jugendlichen unter weiterem Einfluß von ungünstigen Vibrationen.

Aus den genannten Gründen ist das Fahren von motorisierten Zweirädern bereits einer unveränderten jugendlichen Wirbelsäule abträglich. Mehr noch wird die vorveränderte Wirbelsäule (Adoleszentenkyphose, Skoliose) von Verschlimmerungen ihrer Leiden bedroht. Durch langzeitige Vibrationseinflüsse ermüdet die für das Stützen der Wirbelsäule wichtige Nacken- und Rückenmuskulatur. Ihr Erschlaffen macht das Rückgrat noch empfänglicher für das ungünstige Einwirken der Vibrationen. Der *Leitsatz* ist also berechtigt: *„Das Motorrad übt einen immerwährenden Terror gegen die Gesundheit des jugendlichen Rückgrates aus.“*

Wie sich in den letzten Jahren gezeigt hat, entartet das Motorradfahren der Jugendlichen auf größeren und schwereren Maschinen immer mehr zu einer Dauerfreizeitbeschäftigung. Das hat unweigerlich eine gesteigerte Überlastung der Wirbelsäule zur Folge. Bei dem gewollt schnellen Durchfahren von Kurven kommen noch Torsionen hinzu, die sich auf einige Bewegungssegmente konzentrieren und bei gleichzeitigem Vibrationseinfluß in besonders ungünstiger Weise abscherend auf das Fasergewebe der Zwischenwirbelscheiben einwirken und Schäden erzeugen. Der gleichzeitige Zug und Druck schädigt die Wirbelbogengelenke. Es entstehen Arthrosen (4:6.5). Außerdem vermehrt sich durch das übermäßig schnelle „sportliche“ Fahren auf Straßen und Autobahnen die Sturzgefahr. Von allen Unfallkliniken und Unfallchirurgischen Abteilungen wird betont, wie häufig neben schweren Knochenbrüchen und inneren Verletzungen bedauerlicherweise auch Querschnittlähmungen das Ende einer solchen Motorradfahrt sind. Der Zusammenschluß „wagemutiger“ Motorradfahrer in Gruppen und ihre „halsbrecherische“ Fahrweise kann als Anzeichen für den Suchtcharakter des Motorradfahrens gelten. Aufgrund ihrer Erfahrungen in einer großen Unfallklinik meint die Psychologin Dr. *Brigitte Winter-Klemm*, daß das Verhalten dieser Gruppen von Jugendlichen nur schwer mit rationalen Argumenten bekämpft werden könne, da es Ausdruck von Unsicherheit und persönlichen Konflikten sei.

Mit Recht lautete also vor einiger Zeit die Schlagzeile einer großen deutschen Tageszeitung: *„Motorradfahren hat Suchtcharakter“* (*Leitsatz*). Über den *Motorradrennsport* ist in 8:4.2.3 nachzulesen.

Anmerkung: Auf Anfragen erhielt Verfasser einige Antworten von Motorradherstellern. Daraus geht hervor, daß verschiedene Motorradtypen auf Vibrationen – allerdings ohne Berücksichtigung der Fahrbahneinwirkung – untersucht wurden, aber bisher Schwingübertragungen auf den Motorradfahrer selbst nicht geprüft worden sind. Solche Studien sind jedoch dringend erforderlich, um ungünstige Motorradkonstruktionen herauszufinden und entsprechend zu verbessern, wie dies nach sorgfältigen Untersuchungen für Ackerschlepper erreicht wurde: Arbeitsgruppe *Dupuis* 1956–1984.

7:2.3.6 *Hilfen bei vorbestehenden Störungen an der Wirbelsäule*

Vorbestehende Störungen an der Wirbelsäule, wie sie in einigen Abschnitten des Kapitels 6 und ausführlich in Kapitel 3 dargestellt sind, bedürfen während der Schul- und Jugendzeit einer stetigen Beachtung. Sie hat sich nach der Art und der Schwere des Schadens zu richten. Durch regelmäßige Untersuchungen, deren Abstände von der Erkrankungsart abhängen, ist ihr Verhalten zu prüfen. Dabei sind schmerzhafte Phasen besonders zu beachten.

Die wesentliche Hilfe ist eine dem Zustand des Rückgrates angepaßte Prophylaxe zur Abwehr weiterer Verschlimmerung. Dafür gelten weitgehend die Angaben in 7:2.3.2 bis 2.3.4. Ausgleich der Bewegungsarmut des Schulkindes und das richtige Sitzen sind wesentliche Voraussetzungen, müssen aber bei vorliegenden Schäden stets unter ärztlicher Aufsicht stehen und sich auf das Verhalten außerhalb der Schule ausdehnen. Nach *Gschwend* (1978) ist „das Verrichten von Hausaufgaben in Bauchlage auf einem Keilkissen viel einfacher und als Ausgleich zum stundenlangen Sitzen ungleich wirksamer als vielerorts angenommen wird" (Abb. 7/10). Nach persönlichem Bericht (1981) verordnet *Gschwend* weiterhin diese Lage für Schularbeiten, „da bei geeigneter Adaptation auch nach stundenlangem Liegen keine erheblichen Beschwerden im Nacken oder in den Schultern und Armen geklagt wurden". Meist wurde das Liegebrett nach *Kohlrausch* verwendet, das schräg an einen Tisch angestellt wird; siehe auch 7:2.3.4. Die Aussprache mit den Eltern und die Anregung für ihre beaufsichtigende Mitarbeit sind bei vorgeschädigten Kindern unerläßlich.

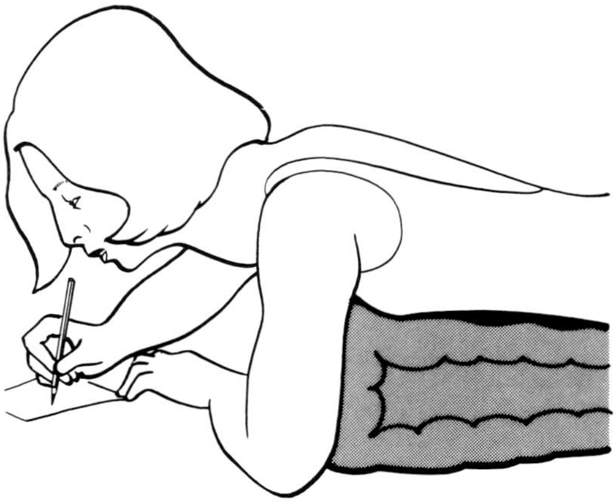

Abb. 7/10: „Schularbeiten in Bauchlage" (nach *Gschwend* 1978)

Beladen mit gegensätzlichen Meinungen ist die Frage über Befreiung von Spiel, Turnen und Sport in der Schule. Bei zahlreichen der besprochenen Vorschäden am Rückgrat sind körperliche Bewegung und Belastungen geradezu Heilverfahren. Das wird leider von besorgten Eltern verkannt und von manchen Ärzten nicht eindringlich genug dargelegt. Allzu häufig wird das Befreien befürwortet. Das sollte jedoch nur nach dem Abwägen des augenblicklichen Zustandes des Schadens und der geforderten Belastung sehr differenziert geschehen. So ist das Befreien vom Schulbesuch bei Skoliose nur in ernsten Fällen erforderlich. Für die Adoleszentenkyphose ist die Befreiung nötig, wenn sich die Wirbelsäule zunehmend krümmt oder Schmerzschübe vorliegen. Immer ist in diesen Fällen weniger das Befreien von Spiel und Sport als vielmehr die richtige, ärztlich geleitete Dauertherapie notwendig (7:4.1.4). In der Literatur wurden diese Fragen oft erörtert, z.B. durch *Groeneveld* 1976, *Jäger* 1977, *Schubert* et al. 1978.

Dringend zu überlegende Therapiemaßnahmen sind ärztlich geleitete Krankengymnastik sowie Zuweisung zu Versehrtensportgruppen für Kinder und für Jugendliche. Für manche besonderen Schäden kommt für Jugendliche eine Behandlungsstätte in Frage, von der aus ein regelmäßiger Schulbesuch möglich ist, wie sich das in Hessisch-Lichtenau zum Beispiel seit Jahren bewährt hat: *Jung* u. *Steinke* 1978. Handelt es sich um Mehrfachschäden mit vorwiegend geistigen Komponenten, dann liegen allerdings oft erhebliche Schwierigkeiten für das Eingliedern in ein übliches Schulsystem vor: *Bläsig* 1979.

Nur in den schweren Fällen von Vorschäden am Rückgrat Jugendlicher ist operative Therapie empfehlenswert. Bei Skoliosen und Kyphosen sind je nach Ausdehnung und Geschwindigkeit des Fortschreitens aufrichtende und stabilisierende Operationen angezeigt (7:4.2.6). Darüber gibt es im Fachschrifttum eine große Anzahl von Veröffentlichungen, unter anderem: *Beyeler* et al. 1979, *Matthiaß* 1959 u. 1979, *Paluszak* et al. 1979, *Zielke* 1978. Eine Zusammenstellung gibt *Junghanns* 1983 in der Festschrift zum 100. Kongreß der Deutschen Gesellschaft für Chirurgie (1983): „Chirurgie im Wandel der Zeit".

Der Vorfall von Zwischenwirbelscheibengewebe nach rückwärts oder seitlich-rückwärts ist bei Jugendlichen selten (4:6.2.5), kann aber doch Schweregrade annehmen, die eine Operation erfordern: *Barghoorn* u. *Hensell* 1976, *Billot* u. *Bensahel* 1980.

Weitere Literatur: *Böhmer* 1978, *Ehalt* 1966, *Kosel* 1978, *Neugebauer* 1976, *Parsch* u. *Eulenburg* 1983, *Schwarz* 1978, *Weiß* 1976.

Anmerkung. Weitere Kapitel, die über ‚Persönliche Vorsorgemaßnahmen' (7:3.8.3), ‚Technische Neuerungen als Vorsorgemaßnahmen' (7:3.8.4), ‚Mögliche und notwendige Mitwirkung des Staates und verschiedener Organisationen' (7:3.8.5) berichten, sind im wesentlichen für das Erwachsenenalter bestimmt, enthalten jedoch auch lesenswerte Hinweise für Jugendliche.

7:2.4 Übergang zum Erwachsenenalter

7:2.4.1 Einleitung

Zwischen dem üblichen Ende der Schulzeit und dem eigentlichen Berufsbeginn liegen bei einer großen Anzahl Jugendlicher, zum Beispiel bei Oberschülern, Berufsschülern und Studenten, entscheidend wichtige Jahre des körperlichen Reifens, eingeschlossen die Entwicklung der noch immer wachsenden Wirbelsäule. Während dieser Zeitspanne, deren Lebensjahre wegen der erheblichen persönlichen Schwankungsbreite nicht genau zu beziffern sind, fehlt bedauerlicherweise eine laufende ärztliche Überwachung. *Ortmann* (Berlin-Wedding) konnte 1956 mit Recht von einem Mangel der Schulgesundheitsfürsorge sprechen. Seitdem ist manches geschehen, aber noch immer fehlt in diesem Übergangsalter die regelmäßige Überwachung der Wirbelsäule, was zum Teil an Interesselosigkeit und an mangelnder Bereitschaft der Jugendlichen zur Mitarbeit liegen mag.

Für die genannten und noch für andere Gruppen, die von der Untersuchung des Jugendarbeitsschutzgesetzes nicht völlig erfaßt werden, besteht also eine Grauzone unserer Kenntnisse über die aus der Entwicklungszeit mitgebrachten Wirbelsäuleschäden und über die bis zum endgültigen Abschluß der Wirbelsäuleentwicklung (Anfang des dritten Lebensjahrzehntes) aufgepfropften Schäden.

Weintraub faßt 1979 (im Buch von *Rizzi*) seine Erfahrungen über die psychische Einstellung der Jugendlichen in dem Satz zusammen: *„Die Jugendlichen sind ihrem Gewachsensein nicht gewachsen."* (*Leitsatz*)

Weitere Literatur: *Hartung* 1965, *Herrmann* 1974, *Hochheim* 1962, *Jönsson* 1966, *Kucera* u. *Charvat* 1976.

7:2.4.2 Haltung

In der erläuterten Zeitspanne (6:2.4.1) entsteht eine weitgehende Festigung der überkommenen Rückgratschäden. Nur in wenigen ruht noch die Tendenz zur wesentlichen Verschlimmerung. Aufgabe des Arztes ist das Herausfinden dieser besonders gefährdeten Heranwachsenden. Rükkenschmerz von zunehmendem Charakter ist das Leitzeichen, das zur genauen Ursachenklärung aufruft. Die Fahndung muß sich gezielt auf hinzukommende Schäden richten. Zum Beispiel treten die Anfangsstufen des *Bechterew* (4:7.4) in diesem Alter auf und werden wegen ihrer Seltenheit oft längere Zeit verkannt. Häufig beginnen spürbare Beschwerden der Lockerung und des Abgleitens bei Spondylolysen, deren wahre Ursache in den Anfangsjahren meist nur durch Schrägaufnahmen (oder Schräg-Schichtaufnahmen) der befallenen Zwischengelenkstücke zu klären sind. Nicht nur Schmerzen, sondern ebenso häufig Nacken- und Rükkensteifen, die von den Jugendlichen nicht selbst beobachtet werden, weisen auf Störungen hin, deren Ursachen der Arzt zu klären hat. Seine ganze Überzeugungskraft muß er zum Abbau der psychogen gesteuerten Jeanshaltung einsetzen: 7:2.3.2.

Abklingende Beschwerden bei gleichzeitig zunehmender Bewegungseinschränkung der veränderten Wirbelsäuleabschnitte ist in der Zeitspanne bis zum Abschluß des Wirbelsäulewachstums gegenüber der schmerzhaft fühlbaren Verschlimmerung der häufigere Weiterverlauf. Das darf den Arzt aber nicht über die noch immer vorliegenden Gefahren täuschen. Sie bestehen vor allem in dem Teufelskreis zwischen Abnahme der Muskelkraft und zunehmender Steife. Hier ist der Ansatzpunkt der Therapie beziehungsweise die ununterbrochene Fortsetzung bereits laufender Vorbeugemaßnahmen (7:3.8), wie entsprechend ausgewählter Sport, Sportspiele, Schwimmen, Turnen, Gymnastik usw. Wenn auch keine erhebliche Zunahme bestehender Krümmungen mehr auftritt, so vermindert die bei mangelnder Behandlung hinzukommende Muskelatrophie die Belastungsfähigkeit der Wirbelsäule. Diese Gefahr besteht in den hier besprochenen Altersstufen vor allem auch wegen des gleichzeitig zunehmenden Bewegungsmangels. Mehrere Gründe kommen in diesem Lebensalter zusammen: die Zunahme der Bewegungsarmut durch die vermehrte Anspannung im Lernunterricht, verlängerte Freizeiten mit Moped oder Motorrad, durch falsch verstandenes Freizeitverhalten (8:2.6.2) und ähnliches. In diesen Altersstufen entsteht mehr als während der frühen Kind- und Jugendzeit eine ausgesprochene Sitz-Jugend, auf die zusätzlich ungünstige Vibrationseinflüsse einwirken: Gefahr des Motorrades: 6:2.3.5 u. 7:3.3.4. Der Bewegungsdrang dieser Lebensjahre zeigt sich zwar in Diskotheken, jedoch kommt es bei diesen Tanzformen nicht zu einer systematisch gesteuerten Ausgleichsgymnastik gegen die Schäden des allzuvielen Sitzens. Manche dieser Tanzbewegungen belasten insbesondere die Bewegungssegmente der Lendenwirbelsäule sehr stark, wie *Sollmann* röntgenkinematographisch festgehalten hat.

In der hier besprochenen Übergangszeit zum Erwachsenenalter dürfen für die Gesunderhaltung des Rückgrates die beiden *Eckpfeiler Vorbeugung und Behandlung* (7:3.8, 7:3.9) keinesfalls vernachlässigt werden. Leider wird diese Mahnung allzuwenig beherzigt.

Sollten die Verkrümmungen nicht mehr ausgleichbar sein, so ist von ärztlicher Seite verstärkt auf die notwendige Schulung der Rückenmuskulatur hinzuweisen, um wiederkehrende Schmerzphasen zu vermeiden.

7:2.4.3 Jugendarbeitsschutzgesetz

Ausführlich wird über die Notwendigkeit der Wirbelsäuleuntersuchung im Rahmen des Jugendarbeitsschutzgesetzes und über ihre Bedeutung für das tägliche Leben des Jugendlichen in 6:4.3 berichtet. Über die Wirbelsäule in der Phase zwischen Jugend und Erwachsenenalter sind noch einige Hinweise erforderlich. Zum Beispiel enthält das Buch „Berufe für behinderte Jugendliche", herausgegeben von der Bundesanstalt für Arbeitsvermittlung und Arbeitslosenversicherung in Nürnberg (Universum-Verlagsanstalt Wiesbaden 1968) viele Hinweise, die für das Fernbleiben von wirbelsäulebehinderten Jugendlichen an belastenden Arten der Freizeitgestaltung übernommen werden können.

Im übrigen sollten die im Gesetz vorgesehenen verschiedenen Untersuchungsstufen nicht als ein lediglich dem Berufe dienendes Verfahren gelten. Sie geben „am Ende der Ausbildungszeit" auch wichtige Auskünfte über die Möglichkeiten und die Hemmnisse beim Besuch von weiterführenden Schulen und Berufsschulen sowie für das tägliche Leben des dem Jugendalter soeben Entwachsenen und für das Ausüben des Sportes. Erkennbar wird durch solche Überlegungen die besondere Notwendigkeit, den wirbelsäulebehinderten Jugendlichen fortlaufend ärztlich zu betreuen.

Weitere Literatur: *Junghanns* 1964, *Leger* 1966, *Rathke* 1965.

7:2.4.4 Der wirbelsäulebehinderte Jugendliche

Die in mehreren Kapiteln dargestellten Schäden und Haltungsstörungen (4, 7:2.3) können für auszubildende Jugendliche das Erlernen eines Berufes erschweren oder verhindern. Gleichzeitig stören sie die Eingliederung in das tägliche Leben und in das gemeinsame Freizeitverhalten der Altersgruppe, also Sport und Spiel. Vielfältige Möglichkeiten können behindernd sein: angeborene Verkrümmungen, Muskellähmungen am Rücken durch Poliomyelitis mit Schwäche und zunehmender Verkrümmung des Rückgrates, Schwierigkeiten durch schwere *Scheuermann*-Krankheit, durch Skoliosen oder jugendlichen Bandscheibeprolaps (*Kuhihara* u. *Kataoka* 1980) sowie Folgen von Wirbelbrüchen und anderes.

Der jugendliche Organismus verfügt zwar über die bekannte biologische Leistungsfähigkeit. Der Ehrgeiz behinderter Jugendlicher, den gesunden Freunden nicht nachzustehen, führt – falls sachgemäße ärztliche Gesundheitsbetreuung fehlt – zu einer Überbeanspruchung der sowieso stark belasteten Rückenmuskulatur. Zwar ist durch systematisches Üben die Geschicklichkeit und die neuromuskulare Koordination zu verbessern, aber ein Trainingserfolg in Richtung Ausdauer ist nach den umfangreichen Untersuchungen von *Rieckert* et al. (1972) nicht nachweisbar. Dauerleistungen ermüden den Jugendlichen rasch.

Trotzdem muß dem behinderten Jugendlichen Mut zu entsprechendem körperlichem Einsatz gemacht werden, wenn er das eigene Zurückstehen gegenüber den Leistungen seiner Alterskameraden bemerkt. Die Verbindung jugendlichen Freizeitverhaltens mit vorsorgerisch-ärztlich gesteuerter Behandlung (Rückengymnastik) bedarf der stetigen Überwachung. Nur so sind das vorzeitige Versagen geschädigter Rumpfmuskulatur und die Überbeanspruchung des Muskelkorsetts der Wirbelsäule zu vermeiden.

Der früher den wirbelsäulegeschädigten Jugendlichen fast regelmäßig empfohlene Sitzberuf sollte nur bei sehr ernstlich behinderndem Schaden nach Rücksprache mit einem erfahrenen Arzt gewählt werden. Stets ist jedoch zu prüfen, ob eine Sitz-Steh-Wechselarbeit besser geeignet ist, die erhaltenen Belastungsmöglichkeiten zu schulen und die Wirbelsäule vor weiteren Schäden mit zunehmender Belastungsschwäche zu bewahren. Ein angepaßtes Freizeitverhalten mit Sport und Spiel vermag zusätzliche Hilfe zu bringen. Bei jugendlicher Muskelschwäche, die nicht auf ernsten, krankhaften Schäden beruht, ist vor Entscheidung zu Sitzarbeit eine muskelkräftigende Gymnastik einzuleiten, zu der neben regelmäßigem Schwimmen unter Umständen auch die Reittherapie gehören kann: *Rießer* 1975. Jede Therapie bedarf der laufenden ärztlichen Aufsicht und ist langzeitig durchzuführen. Gelegentliche Massagen genügen dafür keinesfalls!

Die aus den Schuluntersuchungen und den Ergebnissen im Rahmen des Jugendarbeitsschutzgesetzes zu entnehmenden Erkenntnisse machen verständlich, daß für die aus der Kindheit und der Jugendzeit stammenden Wirbelsäuleschäden mit Belastungsschwäche und/oder Bewegungsstörung das schwere Heben und Tragen ebenso wie besondere Bewegungen des Rumpfes zu vermeiden sind. Damit scheiden nicht nur im Beruf, sondern auch für das tägliche Leben gewisse Dauerbelastungen sowie ruckartige Muskelanstrengungen im Freizeitsport (z.B. Kugelstoßen, Speerwerfen) weitgehend aus. Gewarnt werden muß jedoch vor Resignation und körperlichem „Nichtstun" sowie vor der gefährdenden Bewegungsarmut. Aufgabe der ärztlichen Betreuung ist die dem individualen Wirbelsäulezustand angepaßte, die Körperhaltung und die Kräfte der Rumpfmuskulatur aufbauende Therapie. Dies ist die wesentliche Hilfe, um die während der Reifezeit am Rückgrat aufgetretenen oder verschlimmerten Schäden so abzuschwächen, daß tägliches Leben und Freizeit möglichst wenig leiden. Dadurch können Schmerzen, häufige Arbeitsunfähigkeitszeiten und Schwierigkeiten im persönlichen Lebensablauf vermieden werden, die bei fehlender ärztlich gesteuerter Therapie und durch Nachlässigkeit in späteren Lebensjahrzehnten über häufige und langdauernde Schmerzzeiten oft bis zu vorzeitiger Invalidisierung führen.

7:3 Die Wirbelsäule des Erwachsenen

7:3.1 Vorbemerkung

Ein *Leitsatz* sei vorangestellt: *„Die Wirbelsäule des Erwachsenen wird von den Versäumnissen der Jugendzeit geprägt"*.

Zwei Gefährdungszeiten bedrohen in den Wachstumsjahren das Schicksal des Rückgrates:

- im ersten Lebensjahrzehnt der Übergang vom Spielkind zum Sitzkind (7:1),
- im zweiten Lebensjahrzehnt der Beginn der aktiven Teilnahme an der Motorisierung während der Schuljahre (5:3.1.5, 7:2.3.5, 7:3.5.5).

Gleichfalls im zweiten Lebensjahrzehnt liegt das wesentliche Alter für den körperlichen – und auch den geistigen – Aufbau. In diesen Jahren entfaltet sich das persönlichkeitsgebundene Leistungsvermögen und legt den Grundstein zu sportlichen Hoch- und Spitzenleistungen.

Der Eintritt in das dritte Lebensjahrzehnt ist belastet mit den „Sünden" der jugendlichen Gleichgültigkeit gegenüber der systematisch schulenden Leistungserhaltung des Stütz- und Bewegsystems und insonderheit der Wirbelsäule und ihrer Muskulatur. Sind die Gefährdungszeiten des Kindes- und des Jugendalters überstanden, kommt es beim Übergang vom dritten zum vierten Lebensjahrzehnt zu einer *„dritten Gefährdungszeit"*. Sie reicht in die Folgejahre des vierten Jahrzehntes weit hinein (7:1.2). In dieser Zeit besteht die Bedrohung des Rückgrates darin, daß der Erhaltung seines statischen und dynamischen Leistungspotentiales nicht genügend Aufmerksamkeit geschenkt wird. Dafür ist zum Teil die Wissensexplosion verantwortlich, die seit dem Ende des Zweiten Weltkrieges so rasch wie nie zuvor sprunghaft fortschreitet. Sie änderte nicht nur die Arbeitsweisen in der forschenden Wissenschaft. Ihre praktischen Auswirkungen betreffen unter anderem die Bürotätigkeit und mit Einführung neuer Arbeitsformen auch die bisher im wesentlichen körperlich arbeitenden Volksschichten. Neben diesen berufsabhängigen Notwendigkeiten entwickelten sich neue Gewohnheiten des Alltagslebens.

Am Beginn des mittleren Lebensabschnittes endet die Aufbauzeit, die im Jugendalter abwechselnde Möglichkeiten körperlicher Betätigung bis zu sportlichen Spitzenleistungen brachte. Für die folgenden Jahrzehnte fordern Beruf und gleichermaßen die persönlich gestalteten Gewohnheiten des Alltages und der Freizeit den Übergang zur geistigen und zur körperlichen Dauerleistung. Das Rückgrat mit seinen Bändern, die Muskulatur des Stammes mit ihren Verbindungen zu Nacken, Hals, Schultern und Armen sowie über das Becken zu den Beinen unterliegen mehr als vorher ermüdenden Dauerleistungen: Sitzen in Zwangshaltung, Bewegungsarmut, Einwirken von Vibrationen usw. In dieser Zeit muß das Leistungsvermögen für die gesunde und mehr noch für die mit Vorschäden behaftete Wirbelsäule gestützt und, soweit erforderlich, immer wieder verbessert werden, um das vom Altern abhängige Nachlassen der Muskelkraft möglichst lange hintan zu halten und damit Rückenbeschwerden, Alterskrümmung der Wirbelsäule und vorzeitiges Ausscheiden aus dem aktiven täglichen Leben zu vermeiden.

In diesen vielen Lebensjahrzehnten – angefangen bei der Jugend – sollte eine Selbstbeteiligung, das heißt die Übernahme der eigenen Verantwortlichkeit für die Gesundheit eine unabdingbare Forderung eines jeden an sich selbst sein: *H. Schaefer* 1980. Mit Recht spricht 1980 *K. Franke* vom Gesundheitstraining als Form der Selbstbeteiligung: vergleiche Kapitel 7:3.8.2.

Dafür gibt es vielerlei Hilfen. Sie müssen genutzt werden: Morgengymnastik, Pausengymnastik, Treppenlaufen, Trimm-Dich-Übungen, die neue Aerobic, Breitensport, Wandern, Schwimmen, Wintersport usw. – insgesamt gesehen: dauernder Ausgleich für den Bewegungsmangel, der bedauerlicherweise unser tägliches Leben kennzeichnet (7:3.5). In vielen Kapiteln dieses Buches steht darüber Nachlesenswertes. Voraussetzung für das Erkennen der Notwendigkeit zu solchen Maßnahmen ist allerdings die Stärkung des Gesundheitsbewußtseins von Jugend an und des Gesundheitswillens durch das Beispiel Vieler und durch das Anbieten entsprechender Möglichkeiten. Sie sind in 8:2.5 (Sport als Gesundheitsvorsorge) und 8:2.6.6 (Freizeitgestaltung, Fitneßprogramme) erwähnt; siehe außerdem Kapitel 7:3.8.

Einige der folgenden Kapitel werden die verschiedenen Arten der Haltung darstellen, denen die Wirbelsäule im Erwachsenenalter ausgesetzt ist. Solche Studien liegen für viele Berufe und für Schulkinder reichlich vor. Erstaunlicherweise fehlen sie fast völlig für den normalen Ablauf des außerberuflichen täglichen Lebens der Erwachsenen.

Unbekannt ist, wie Berufstätige der verschiedenen Altersstufen ihr alltägliches außerberufliches Leben verbringen:

- wie lange stehen, sitzen oder gehen sie?
- welche Relationen bestehen zwischen außerberuflichen Haltungen und den gleichen oder ähnlichen Haltungen der Wirbelsäule während der Berufsarbeit?
- was geschieht im berufsfreien Alltagsleben an Ausgleichsmaßnahmen zur Regeneration der vernachlässigten Muskulatur mit besonderer Aufmerksamkeit für die Schulung der Rumpfmuskeln und für die Haltung des Rückgrates?

Nur die sorgfältige Analyse dieser persönlichen Verhältnisse zeigt dem Einzelnen (7:3.2.2 oder 7:3.8), wie er durch ein gesundheitsbewußtes außerberufliches Leben den Belastungen des Berufes sinnvoll entgegenwirken kann. Der Arzt ist aufgerufen, hierzu seine Ratschläge zu erteilen.

7:3.1.1 Wirbelsäule und Psyche

Ein Buch über die Wirbelsäule im täglichen Leben kann nicht an der Tatsache vorbeigehen, daß Wirbelsäule und Psyche viel enger verbunden sind als allgemein bekannt ist. Andauernde und schmerzhafte Wirbelsäuleleiden stehen in der Gefahr, psychisch übersteigert zu werden, insonderheit von Frauen (7:3.2.4). Psychische Erkrankungen können Wirbelsäuleleiden verschlimmern. Siehe die Osteoporose durch psychisch bedingte Bettruhe in 5:3.1.2, 7:3.5.3. Die Verhaltenspsychologie (5:2.2.3) erklärt von ihrem Gesichtspunkt aus die Rolle der Psyche für die Form des Rückgrates und seiner Kurven.

Ausführlich wird in Kapitel 5:2.2.4 auf den Verbund der Wirbelsäule mit der Psyche eingegangen.

Daß in den letzten Jahrzehnten in Hinblick auf die vielen Erkenntnisse der Wirbelsäuleforschung psychosomatische Fragen sowie Verbindungen vieler Beschwerdebilder zum Rückgrat empirisch empfunden und schließlich auch klinisch erkannt wurden, geht aus dem Kapitel 3:4.7 hervor. Die noch offenstehenden Fragen und die bisherigen Erkenntnisse werden in diesem Kapitel behandelt, weil psychosomatische Störungen sehr häufig unmittelbaren Zusammenhang mit dem in 3:4 erläuterten leistungsgestörten Segment haben. *Weintraub* drückt 1979 die Zusammenhänge etwa so aus: „Der Arzt sollte sich nicht mit belanglosen Befunden am Röntgenbild beruhigen und an dem emotionalen Gehalt des Beschwerdebildes vorbeisehen" (6:3.1 mit Abb. 6/5).

7:3.2 Haltung, Sitzen, Bewegen und Belasten

7:3.2.1 Stehen, Gehen, Beugen, Drehen

Im *Stehen* zeigt das Achsenorgan in auffälliger Weise seine zentrale Bedeutung sowohl in seinem Einfluß auf die allgemeine Körperhaltung wie auch in seiner Abhängigkeit von der Bekkenneigung, von den Hüftgelenken und den unteren Gliedmaßen sowie vom Muskel-Bänder-Korsett (5:2.3.2). Die gesunde Wirbelsäule paßt sich infolge ihrer S-förmigen Krümmung mit abwechselnd kyphotischen und lordotischen Abschnitten (5:2.2.2) und durch die auf diese Weise erreichte Funktion der federnden Abstützung ohne Schwierigkeiten einer langdauernden Stehhaltung an. In der Grundhaltung des Stehens sollen die gegensinnig wirkenden Muskelkräfte so ausgeglichen sein, daß die Rückenmuskeln keine aktive Tätigkeit ausüben: stumme Elektromyographie. Lediglich die Wadenmuskulatur, die ausbalancierend wirkt, zeigt Aktionen im Elektromyogramm. Der Energieumsatz ist während des Senkrechtstehens gering: 0,16 kcal pro min. Über die auf der Wirbelsäule, insbesondere auf den Bandscheiben liegende Last sagt er jedoch nichts aus. (Zum Vergleich: Für die Ruhehaltung im Liegen auf dem Rücken beträgt der Energieumsatz 0,00, denn Energieumsatz entsteht im wesentlichen durch Muskelleistung.)

Die geschilderte ideale senkrechte Körperhaltung ist je nach dem Kräftezustand der Muskulatur für eine gewisse Zeit möglich. Sie wird im täglichen Leben und bei beruflichen oder sportlichen Betätigungen laufend von den verschiedenartigsten Gebrauchshaltungen abgelöst. Die dadurch entstehenden Muskelspannungen und der Energieverbrauch wurden vielfach untersucht, siehe zum Beispiel die Abbildungen 5/5, 5/6, 5/7.

Form und Haltung der Wirbelsäule werden wegen der bevorzugt interessierenden S-Form häufig nur auf die Krümmungen in der Sagittalebene (Kyphosen/Lordosen) bezogen, also im Blick von der Seite. Bei Betrachtung der Krümmungen in der Frontalebene (Skoliosen) stellen sich besondere biomechanische Erwägungen. So folgt zum Beispiel jedem Wechsel in der Spielbein-Standbein-Haltung eine Änderung der Wirbelsäulebiegung (Abb. 7/11). Bei langem Stehen wird oft ausschließlich das gleiche Standbein benutzt. Die auf solche Weise allzu häufig einseitig wiederholte Haltungsskoliose beansprucht die Rückenmuskulatur unsymmetrisch. Das

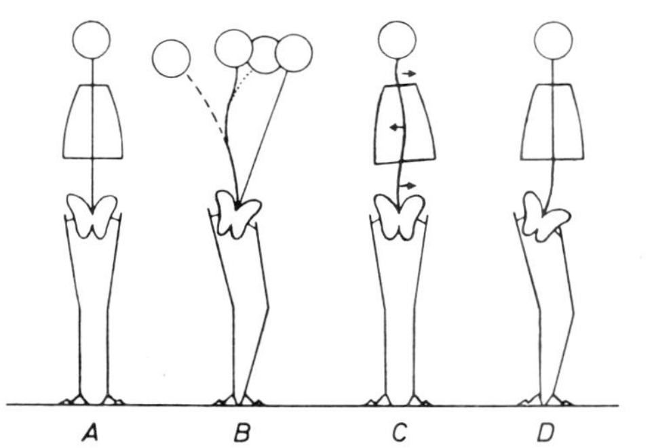

Abb. 7/11: Schematische Darstellung der Wirbelsäule bei der Spielbein-Standbeinstellung nach *Knese* 1963. A Normalhaltung, B Standbein links, Spielbein rechts, Entstehung der kompensatorischen Krümmungen durch mehrfache Rückkrümmung der Wirbelsäule wodurch der Massenmittelpunkt des ganzen Körpers über die Unterstützungsfläche gebracht wird, C Physiologische Thorakal-Skoliose rechts in Normalhaltung: die Pfeile geben die Krümmungsrichtung zur Entstehung der kompensatorischen Krümmungen an, D Spielbein-Standbeinstellung bei Vorliegen einer Lumbalskoliose

kann zu Rückenbeschwerden führen, bevorzugt dann, wenn fixierte Seitverbiegungen vorliegen. Der regelmäßige Standbein-Spielbein-Wechsel ist dringend anzuraten. Aber auch ohne nachweisbar veränderte Rückenform können das „Ermüden des Rückens" und zunehmendes Schmerzgefühl beim gerade aufgerichteten Stehen die ersten auf Rückenmuskelschwäche hindeutenden Alarmzeichen sein. Sie dürfen nicht übersehen werden, denn sie verlangen Abhilfe durch Beugen nach vorn (7:3.8) oder in ernsten Fällen durch gezieltes Behandeln (7:3.9).

Das *Gehen* befindet sich leider Schritt für Schritt im „Rückgang" gegenüber dem verstärkten Wunsche unserer Zeit zum wirbelsäuleschädigenden Sitzen.

Bei jedem Schritt ist die Wirbelsäule in die statischen und die dynamischen Funktionen des Gehens einbezogen. Gleichzeitig kommt es zum Drehen in der Wirbelsäuleachse. Dieses rotatorische Bewegen des Rückgrates (*Gregersen* u. *Lucas* 1967, *Vitenzon* 1976) während des Gehens ist mit den symmetrisch rechts-links-pendelnden Ausschlägen der Wirbelsäuleachse koordiniert. Jeder Schritt dient so der Kräftigung des Muskelkorsettes der Wirbelsäule und ist als Pumpmechanismus das wichtigste Element, um den Stoffwechsel der Bandscheiben aufrecht zu erhalten, siehe in 2:3.3.2, 5:1.1, 5:2.3.2, 5:3.1.4.

In welcher Größenordnung bei jedem Schritt von den Füßen her sinusförmige Vibrationen in die Wirbelsäule eindringen, konnte *Münchinger* 1964 in Akzelerogrammen aufzeichnen. Bemerkenswert sind die vom Schuhwerk beeinflußten Schwingunterschiede. Bei hohen Absätzen erreichen sie stochastischen Charakter:

Gehen (flache Absätze)	0,5 g = 20 kp
Gehen (hohe Absätze)	1,0 g = 40 kp
Treppabgehen (flache Absätze)	0,75 g = 30 kp
Treppabgehen (hohe Absätze)	2,58 g = 100 kp

In den Kurven von *Münchinger* kommen die Druckunterschiede einprägsam zur Darstellung: Abbildung 7/12. Den Angaben liegen die Belastungskurven der Lendenwirbelsäule eines Menschen von 70 kp Körpergewicht zu Grunde. Dabei ist $g = 9{,}81\ m/sec^2$, da die dynamische Last als Beschleunigung angegeben werden kann.

Die alltägliche durchschnittliche Schrittzahl wird mit 20000 angegeben (5:2.3.3). Die sehr viel größeren Schrittzahlen in den leichtathletischen Laufdisziplinen, die zu höchsten Druckbelastungen des Rückgrates – vor allem in der Lenden-Kreuz-Region – führen, können in 8:4.3.2 und 8:4.3.3 nachgelesen werden.

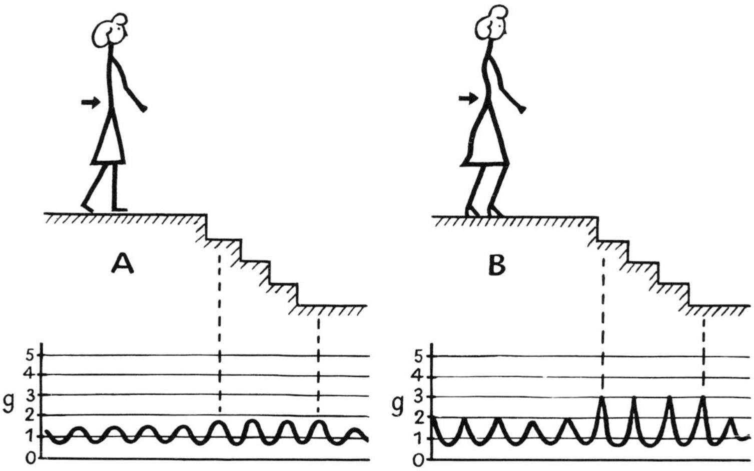

Abb. 7/12: Unterschiede in den Akzelerogrammen beim Gehen und Treppensteigen mit flachen und mit hohen Absätzen (nach *Münchinger* 1964)

Das *Beugen* erreicht beim Neugeborenen sowohl für die Vor- wie für die Rückbeuge einen sehr hohen Biegungsgrad (Abb. 5/3a). Mit Ausnahme der bei Rückbeuge auffallend flachbleibenden Anteile der Brustwirbelsäule beteiligen sich alle Segmente fast gleichmäßig an der großbogigen Kurve. Mit zunehmendem Alter schrumpft die Beugefähigkeit des Rückgrates. Wie sich die aktive Beweglichkeit in verschiedenen Altersgruppen verhält, beschrieben 1975 *Stofft* u. *Ribka.* Bei der körperlichen Untersuchung läßt sich die Beugefähigkeit durch Meßstrecken oder Winkelmessungen dokumentarisch festhalten (6:3.3.2 mit Abbildungen).

Anmerkung zur *Nomenklatur:* Rückbeuge wird häufig als Streckung oder Überstreckung bezeichnet. Um Verwechslungen mit der wirklichen Streckung der Wirbelsäule (z.B. therapeutische Extension in der Längsachse) zu vermeiden, empfehlen sich also Rückbeuge oder Rückbeugung, die den Termini Vorbeuge oder Vorbeugung gegenüberstehen. Das heißt mit Fachwörtern Anteflexio – Retroflexio oder in besonderen Fällen Hyperanteflexio – Hyperretroflexio. Die Bezeichnung Hyperlordosierung hat nur für die lordotischen Abschnitte Berechtigung, also für die Hals- und für die Lendenwirbelsäule.

Die *Vorbeuge der Halswirbelsäule* ist praktisch bedeutsam, weil sie als Lesehaltung in der Schule und im Alltagsleben tagtäglich mehr oder weniger lange Zeit eingenommen wird. Der Druck im unteren Teil der Halswirbelsäule beträgt bei aufrechter Kopfhaltung 6,8 kg. Er steigt beim Lesen etwa auf das Dreifache (21,0 kg), wie in Abbildung 7/13 dargestellt ist. Verlangt eine flache Schulschreibplatte eine weitere Vorneige des Kopfes, wird der Druck auf die vorderen Abschnitte der Zwischenwirbelscheiben vermehrt. Die Haltemuskulatur im Nacken ermüdet. Das typische Krankheitsbild des *Schulkopfschmerzes* entsteht: Kapitel 5:2.7, 7:2.3.2, 7:2.3.3, 7:3.2.2.

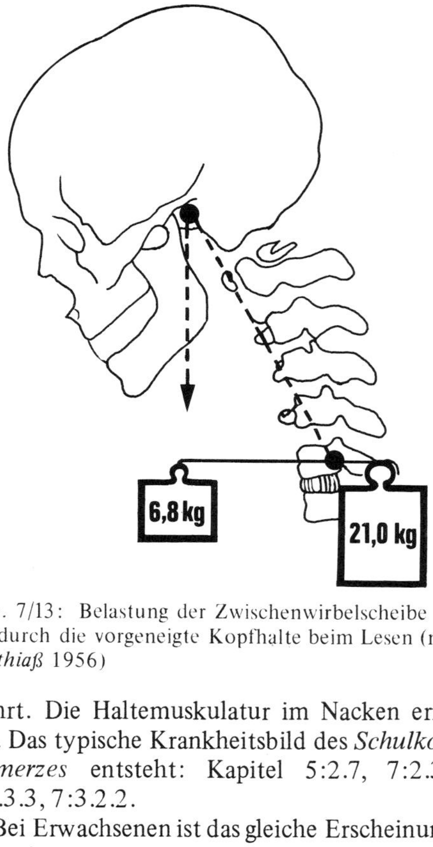

Abb. 7/13: Belastung der Zwischenwirbelscheibe C6/C7 durch die vorgeneigte Kopfhalte beim Lesen (nach *Matthiaß* 1956)

Bei Erwachsenen ist das gleiche Erscheinungsbild als *Lesekopfschmerz* bekannt, wird aber oft nicht richtig gedeutet, so daß Abhilfe bedauerlicherweise unterbleibt.

Die *Seitbeuge* (Lateroflexio, Flexio lateralis) ist in der Brustwirbelsäule durch die Sperren in den Wirbelbogengelenken und infolge der Zügelung durch die fest in der knöchernen Randleiste verankerten seitlichen Bandscheibefasern stark eingeengt. Da in der Hals- und in der Lendenwirbelsäule die erwähnten Behinderungen weitgehend wegfallen, bestehen in diesen Abschnitten bessere Seitbeugemöglichkeiten. Die Seitbeuge ist ebenso wie die Vor- und Rückbeuge durch die Beteiligung mehrerer Bewegungssegmente großbogig.

Spitzwinkelige seitliche *Knickungen* läßt das gesunde Rückgrat wegen der vorhandenen Sperrmechanismen ebensowenig zu wie knickartige Vor- und Rückbeuge.

Rotationen nach links und nach rechts gelingen im einzelnen Segment nur geringgradig, ermöglichen aber unter Beteiligung mehrerer oder vieler Segmente das Drehen größerer Wirbelsäuleabschnitte (Verwringung um die Längsachse). Der Brustteil beteiligt sich nur gering. Das ist übersichtlich in Tabelle 6/5 dargestellt. Das Heraustasten der ordnungsgemäßen, behinderten oder vermehrten Drehbeweglichkeit einzelner Segmente wird nur in günstig gelagerten Fällen bei sehr subtiler Chirodiagnostik möglich sein.

Häufig kommt es bei der Untersuchung der Rück- oder Vorbeuge zu ausweichenden Verbundbewegungen, zum Beispiel Seitbeuge mit Drehung (5:2.3.3). Dies verlangt weitere diagnostische Klärung, insonderheit beim Auftreten von Schmerzen.

In Kapitel 5:2.3.3 sind Drehen und Beugen unter Angabe von Literaturhinweisen mit zahlreichen Bildern und Erläuterungen der wissenschaftlichen Grundlagen ausführlich besprochen.

7:3.2.2 Sitzhaltung, Sitzgewohnheiten, Sitzgestühl, Sitzmöbel

Das allzuhäufige Sitzen und vor allem das sehr langzeitige Dauersitzen in unserem heutigen Lebensalltag – sowie in vielen Berufen – bedeutet eine schwere Belastung für das Rückgrat. Je nach der Sitzhaltung wirkt der Einsatz der Rumpfmuskulatur als entlastende Hilfe für die Wirbelsäule. Abhängig von den Möglichkeiten, die eine Sitzhaltung bietet, kann der Krafteinsatz bestimmter Muskelgruppen den Druck auf die Wirbelsäule mildern. Andere Sitzhaltungen verstärken die Last, zum Beispiel auf den vorderen Abschnitten der Bandscheiben bei vorgeneigtem Sitzen. Lange Sitzzeiten führen häufig zum Ermatten oder zum Verkrampfen der Muskulatur. Die Bändersysteme verlieren an Elastizität. So ist die Wirbelsäule in einen Teufelskreis zwischen starkem, oft einseitigem Druck, Überbeanspruchung der Muskulatur und der Bänder sowie Muskelmüdigkeit eingespannt. Beschwerden beim Sitzen sowie beim Aufstehen vom Sitz mit vorgeneigter Steifhaltung sind unverkennbare Zeichen für eine *Sitzinsuffizienz*, wie sie bei veränderter Wirbelsäule entsteht.

Einen großen Anteil an diesen Schwierigkeiten verursacht die durch das Sitzen erzwungene Bewegungsarmut. Sie schaltet mehr oder weniger den Pumpmechanismus (3:2.4) aus, der den Flüssigkeitsstrom zum Versorgen und Entsorgen der Zwischenwirbelscheibe aufrecht erhalten muß. Davon hängen ihre biochemischen und biomechanischen Funktionen ab. Der Text in 5:2.3.2 erläutert die wissenschaftlichen Ergebnisse der Grundlagenstudien und die praktisch-ärztlichen Erfahrungen zu diesen Problemen: weitere Hinweise in 5:2.2.3, 5:2.4.1, 5:3.1.4. Die besonderen Verhältnisse, die sich für die Wirbelsäule und ihre Muskulatur mit gleichzeitigen Vibrationen (Personenkraftwagen, Eisenbahn usw.) ergeben, sind in den Kapiteln 5:3.1.5, 7:3.5.5, 7:3.8.4 und an anderen Stellen beschrieben.

Die schädlichen Folgen der Dauerbelastung für die Wirbelsäule sind für „Sitzberufe" seit langem der Inhalt zahlreicher wissenschaftlich-praktischer Studien; siehe bei *Junhanns* 1979. Sitzschäden der Wirbelsäule sind auch im Blick auf das Alltagsleben erörtert worden. Jedoch fehlt die Aufmerksamkeit darauf, daß eine verstärkte Belastung des Rückgrates eintritt, wenn sich dem langzeitigen beruflichen Sitzen weitere Sitzstunden im Alltagsleben hinzugesellen. Jeder Betroffene sollte dies bedenken und daraus die Erkenntnis gewinnen, daß die Beschwerden einer beruflichen Sitzbelastung durch entsprechendes Verhalten im täglichen Leben wieder ausgeglichen werden müssen: siehe 7:3.2.5 und Vorsorge in 7:3.8.3.

Was für die Schul- und Jugendzeit über die Schädlichkeit des Sitzens gesagt wurde (7:2.3.2), gilt mehr noch für den Erwachsenen. Bei ihm verstärken sich durch das Sitzen die „Sünden aus der Jugendzeit" (7:3.1.1): Das Altern der Wirbelsäule rückt in frühere Lebensjahre (7:3.7.1).

Durch das Sitzen ausgelöste Beschwerden machen sich vor allem bemerkbar bei falscher Sitzhaltung, die sehr oft von Sitzmöbeln sowie von Eß- oder Schreibtischen diktiert wird. Zwei Abschnitte des Rückgrates sind wesentlich gefährdet für die schmerzhafte Sitzinsuffizienz. Das ist die Halswirbelsäule, von der Nacken-Kopf-Arm-Schmerzen ausgehen können. Von der Lendenwirbelsäule mit ihrem Übergang zum Kreuzbein strahlen sitzbedingte Beschwerden in die Lendengegend und zu den Beinen: Lumbalgie, Ischialgie. Vorbestehende, oft noch verborgene Schäden, wie Chondrosen und Osteochondrosen, Arthrosen der Wirbelbogengelenke u.v.a. sind oft als ursächliche Faktoren für die Schmerzen verantwortlich, wie in den Kapiteln über das leistungsgestörte Bewegungssegment (3:4) und über die Gelenkarthrosen (4:6.5.2 bis 5) ausführlich dargestellt ist.

Anzufügen ist noch der *Vorbeuge-Kopfschmerz*. Er stellt sich beim Lesen und Schreiben mit stark vorgeneigtem Kopf ein. Sowohl für Schüler und Jugendliche wie auch für Erwachsene bedeutet der Anteflexionskopfschmerz eine ernstzunehmende Warnung, die auf sich anbahnende oder bereits vorhandene und zum Verschlimmern neigende Schäden der Bandscheiben, der Unkovertebral- und Wirbelbogengelenke wie auch der Muskulatur und der Bänder an der Halswirbelsäule hinweist. Eine Änderung des Lesesitzes, die schräggestellte Schreibtischplatte und die persönliche Achtsamkeit auf eine verbesserte Sitzhaltung sind dringlich; siehe Kapitel 5:2.7.2, 7:2.3.2, 7:2.3.3, 7:3.2.1, dazu Abbildung 7/13.

Einige Namen sollen beispielhaft für zahlreiche andere Autoren genannt werden, die sich zu den vielfältigen Problemen der Kopf-Nacken-Rücken-Beschwerden im Zusammenhang mit dem Sitzen äußerten: *Gschwend* 1965, *Kaiser* 1977, *Keegan* 1953, *Kropp* 1979, *Sund* 1978.

Die durch das Sitzen bedingten Schadensmöglichkeiten werden insbesondere für die vorgeschädigte Wirbelsäule älterer Menschen von den *Sitzgewohnheiten* beeinflußt. Diese wiederum sind im Alltagsleben oft und viel zu lange von Sitzmöbeln abhängig, denen eine der Wirbelsäule angepaßte Form fehlt. Mit Recht kann in einem *Leitsatz* gesagt werden: *„Die größte Gefahr für die Wirbelsäule des Erwachsenen sind die Sitzmöbel.“*

Alles Reden und Schreiben über modernes Wohnungs-„Stiling“ – womit bedauerlicherweise die „bequemen“ tiefen Sessel mit zugehörigen niedrigen Tischen gemeint sind – vermag die Wahrheit über die dadurch entstehenden Rückenschmerzen nicht wegzuwischen. Da die Berufssitze in Büros (Abb. 7/29) und weitgehend auch in Werkstätten während der letzten Jahre mit beachtlichem Erfolg verbessert wurden (7:3.8.4), läßt sich mit Bedauern und mit Ironie ein *Leitsatz* feststellen: *„Nicht mehr der ‚Sessel in der Guten Stube‘ bringt Erholung für den Rücken, sondern ausgleichende Wirbelsäulenentlastung muß auf dem nach neuzeitlichen Maßstäben konstruierten Bürostuhl gesucht werden.“*

Es bedürfte kaum der besonderen Erwähnung, daß sich die Sitzschwierigkeiten durch ungenaue Relationen zwischen Sitzgestühl und den zugeordneten Tischen noch vermehren, wenn nicht immer wieder gegen diese Binsenwahrheit verstoßen würde. (Für die Schule wurde die Notwendigkeit der angepaßten Stuhl-Sitz-Gruppe in 7:2.3.3 beschrieben.) Ähnliche Fragenkomplexe sind in anderen Kapiteln erörtert worden, siehe in 7:3.2.5, 7:3.5.4, 7:3.8.4. Sie mahnen dazu, das Sitzen im täglichen Leben, auch in der Freizeit am Abend sowie während des Wochenendes, so weit als möglich zu begrenzen. Dieser Ratschlag findet eine Stütze in der Statistik von *Grandjean* (1967) über die Häufigkeit körperlicher Beschwerden beim Sitzen. Von 246 Befragten hatten nur 15 % keine „Sitzbeschwerden“. 57 % gaben Rückenbeschwerden und 38 % Kopf-Nacken-Beschwerden an. Dazu kamen noch 15 % Beschwerden in Armen und Händen sowie 29 % in Knien und Füßen. (Die Zahlen übersteigen 100 %, weil oft mehrere Klagen bestanden.)

Da aber das Sitzen nicht völlig aus dem täglichen Leben verbannt werden kann, ist weiterhin ernstliches Nachdenken zur Gestaltung häuslicher Sitzmöbel geboten. Darüber gibt es vielerlei Vorschläge: siehe in 7:3.8.4.

Die Liste der Ärzte, die sich mit dem Sitzgefühl beschäftigten, reicht weit zurück. *Staffel* sprach bereits 1884 von der Hygiene des Sitzens. *Schoberth* beschreibt 1962 in seinem ausführlichen Buch die Sitzmöbel aus drei Jahrtausenden. Obwohl ein kleines Buch „Sitzen Sie richtig?“ von *Grandjean* und *Hünting* 1978 im wesentlichen das berufliche Sitzen behandelt, finden sich dort viele Hinweise, die auch für die häuslichen Sitzmöbel Bedeutung haben. Neben vielen anderen beschäftigten sich folgende Autoren mit der gleichen Thematik: *Akerblom* 1958, *Schneider* u. *Decker* 1961.

Trotz vieler – nur teilweise gelungener – Bemühungen zur Konstruktion rückengerechter Sitzmöbel wird das Sitzen eine störanfällige Ruhehaltung bleiben, und nicht nur für die sitzgeplagte Wirbelsäule, sondern auch im Interesse von Atmung, Herz und Kreislauf gilt weiterhin die ernste Mahnung eines *Leitsatzes: „Die beste Sitzgelegenheit ersetzt nicht die Bewegung, die jeder Mensch braucht, um seinen Beitrag zur Gesundheitsvorsorge und zur Gesunderhaltung zu leisten.“*

7:3.2.3 Hebe und trage richtig

Die Voraussetzungen für das Verständnis der Hebe- und Tragbelastung, die das Rückgrat besonders betrifft, sind in 5:2.3.4 erläutert. Das wesentliche Interesse richtete sich in der Forschung ebenso wie in der Praxis früher auf die beruflichen Hebe- und Tragleistungen und die dadurch unter Umständen auftretenden Schäden sowie deren Vermeiden. Es ist aber nicht ausreichend, derartige Schadensmöglichkeiten nur durch verbesserte Verfahren des „richtigen" Hebens und Tragens im Beruf auszuschalten. Die entwickelten Grundsätze bedürfen der Beherzigung ebenso im Alltagsleben, im Freizeitverhalten und im Sport. Denn beim Vorliegen einer schlummernden Leistungsschwäche (3:4.6) kann auch gelegentliches falsches Heben und Tragen Nacken-, Rücken- oder Kreuzschmerzen (oft hexenschußartig) hervorrufen.

Die Art der Beschwerden weist auf die bekannten Schäden im Bereich des Bewegungssegmentes hin, im wesentlichen auf Zwischenwirbelscheibe- und Wirbelbogengelenkschäden. Sie ziehen zweitlinig Muskulatur und Bändersysteme in Mitleidenschaft, siehe 3:2.5. Ihr zeitweiliges und/oder dauerndes Versagen bei Hebe- und Tragleistungen schließt den Teufelskreis zur Insufficientia intervertebralis, wie in 3:4.2 beschrieben.

Die wesentlichen Grundlagen über die Belastung der Wirbelsäule beim Heben und Tragen wurden zwar schon in 5:2.3.4 vermittelt. Um die Problematik und die praktischen Erfordernisse für das wirbelsäulegerechte Verhalten deutlich zu machen, können noch die folgenden Angaben nützlich sein. Den je nach der Hebetechnik unterschiedlich auf Abschnitte der Zwischenwirbelscheibe wirkenden Druck zeigen die schematischen Abbildungen 3/3 und 3/4. Das Heben mit gestrecktem Rücken vermeidet die Überlast auf den vorderen Bandscheibenabschnitten. Diese Technik ermöglicht das schadenfreie Heben wesentlich größerer Gewichte: vergleiche „Gewichtheben" als Sport in 9:4.6.2. Auch im Haushalt und bei der Freizeitgartenarbeit sind Heben und Tragen nicht zu vermeiden. Die Erkenntnisse, die für die berufliche Belastung in Grenzlasttabellen durch das Internationale Arbeitsamt (IAA) zusammengefaßt sind und mit gewissen Abweichungen in verschiedenen Ländern Gültigkeit haben (5:2.3.4), sollten auch im Alltagsleben beachtet werden: vergleiche 5:2.6.2. Heben und Tragen wirken nicht allein auf das Stütz- und Bewegsystem. Die Anspannung der Bauchpresse beeinträchtigt bei Frauen zusätzlich die inneren Organe des Unterleibes. Deswegen werden die zumutbaren Lastgewichte für Männer und Frauen unterschiedlich angegeben, vor allem im Jugendalter; sie sind aus den Tabellen 7/2a u. b zu entnehmen. Das Bundesministerium für Arbeit und Sozialordnung (Bonn) hat eine Übersicht der Höchstgewichte für Heben und Tragen zusammengestellt, die *Hettinger* 1984 veröffentlichte: Tabelle 7/2c. Das Rucksacktragen wird in 8:2.6.7 behandelt.

Besonders beachtenswert sind die Hebe- und Tragetechniken zur gleichmäßigen Druckverteilung: Vermeiden der starken Wirbelsäulevorbeuge und -seitbeuge, ein gestrecktes Aufrechthalten hat Vorrang. Das ist aus den schematischen Bildern von *Münchinger* zu entnehmen: Abbildung 7/14. Sichtbar ist, daß im Heben und im Tragen sowohl die vorgebückte Haltung wie das Seitwärtsbiegen vermieden werden können, um eine Überlast für die in der Bogeninnenseite liegenden Bandscheibenanteile zu verhindern oder mindestens abzumildern. Es kommt hierbei wie

Tab. 7/2a: Grenzwerte für Heben und Tragen zusammengestellt aus den Bestimmungen verschiedener Länder innerhalb und außerhalb Europas (aus ***Junghanns*** 1979)

Jugendliche Männer	zwischen 10 und 65 kg: durchschnittlich 16–20 kg
Jugendliche Frauen	zwischen 7 und 25 kg: durchschnittlich 12–15 kg
Männer	zwischen 30 und 100 kg: durchschnittlich 40–50 kg
Frauen	zwischen 7 und 30 kg: durchschnittlich 20–25 kg

Tab. 7/2b: Höchstzulässige Lastgewichte in Frankreich

Alter	Männer	Frauen
unter 14 J.	10 kg	5 kg
14 bis 16 J.	15 kg	8 kg
16 bis 18 J.	20 kg	10 kg
über 18 J.	–	25 kg

Tab. 7/2c: Begrenzung beim Heben und Tragen von Lasten – Hubkräfte für Frauen und Männer (Bundesminister für Arbeit und Sozialordnung, Bonn)

Lebensalter	Zumutbare Last/kg Häufigkeit des Hebens und Tragens: gelegentlich		häufiger	
	Frauen[1]	Männer[1 2]	Frauen[2]	Männer[2]
15 – 18 Jahre	15	35	10	20
19 – 45 Jahre	15	55	10	30
älter als 45 Jahre	15	45	10	25

[1] nicht schraffiert = Grenzwerte, die im Normalfall ohne Gesundheitsgefährdung nicht überschritten werden dürfen

[2] schraffiert = Werte, die aus ergonomischer Sicht empfohlen werden

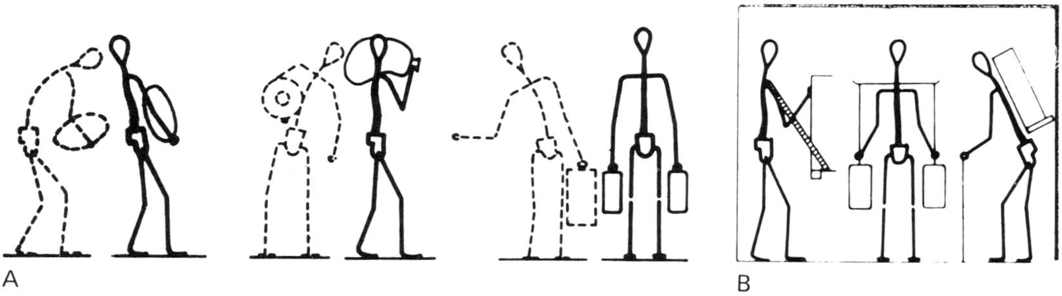

Abb. 7/14: Skizze von *Münchinger*. A Falsches (gestrichelt) und richtiges Tragen verschiedener schwerer Gegenstände; B Tragen schwerer Gegenstände mit Hilfsmitteln wie Schultergurt, Schulterjoch, Tragegestell

bei anderen Belastungsarten darauf an, die vom Zustand einer oder mehrerer Zwischenwirbelscheiben und/oder Wirbelbogengelenken abhängende Widerstandsschwelle zu erkennen. Sie bestimmt die individuale Belastungsgrenze (5:2.6.2).

Freizeitbeschäftigung und Haushalttätigkeit veranlassen oft Heben und Absetzen von Lasten unter gleichzeitigem Drehen, womöglich noch mit dem Überwinden eines Höhenunterschiedes: Abbildungen 7/15, 7/16. Drehmoment und Heben sind jedoch ganz besonders belastend für die Zwischenwirbelscheiben und sogar schadenstiftend (5:2.3.4). Diese Kombinationslast sollte strengstens vermieden werden.

Die Lastverhältnisse beim Heben und Tragen sind in 3:2.2.3 bezogen auf den intravital gemessenen Bandscheibedruck beschrieben und mit Bildern belegt: Abbildungen 3/3 und 3/4, siehe auch die Abbildungen 5/9 und 5/10.

Hinzuweisen ist für den Ratsuchenden auf zwei Bildblätter, herausgegeben von der Bundesanstalt für Arbeitsschutz und Unfallforschung (Dortmund):

- „Heben und Tragen – gewußt wie“
- „Immer richtig tragen – elegant – natürlich – elastisch“

7:3.2.4 Die Wirbelsäule der Hausfrau

Die zwanzig Millionen Haushalte werden als der „größte Arbeitsplatz“ in der Bundesrepublik bezeichnet. Er gilt als sehr unfallträchtig und auch als risikoreich in bezug auf die Belastung des Rückgrates. Allerdings ist die Arbeitsweise dieser vielen Hausfrauen unterschiedlich, bedingt durch die verschiedene Größe der Haushalte sowie durch das mehr oder weniger gewollte und gelungene Anpassen an neuzeitliche Verfahren mit verminderter körperlicher Belastung (7:3.8.4). Noch in der vorherigen Generation mußten die Hausfrauen viel schwere körperliche Arbeit leisten: Pflege der Kleinkinder, Kohlentransport aus dem Keller, langes Tragen schwerer Einkaufstaschen, Waschen der Haus- und Bettwäsche mit Waschbrett sowie kohlenbeheiztem Waschkessel, Bügeln mit schwerem Bügeleisen, Fußbodenpflege mit Schrubber und Bohnerklotz oder sogar im Knien mit Bürste und Scheuertuch, Nähen an der fußbetriebenen Nähmaschine, Gartenarbeit und vieles andere mehr. Die Gesamtheit dieser Arbeiten belastete die Wirbelsäule der Hausfrauen erheblich und meist länger als nur acht Stunden am Tag. Wenn auch der Hausfrau unserer Zeit viel von diesen Arbeiten durch automatische Ölheizung, Wasch-

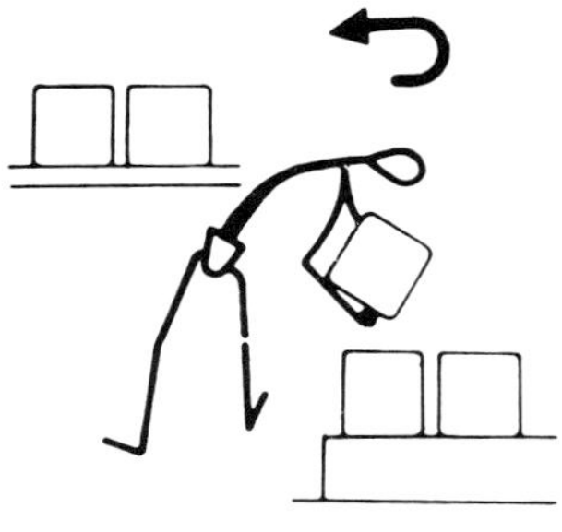

Abb. 7/15: Das gefährliche Hohlkreuz beim Transport schwerer Gegenstände

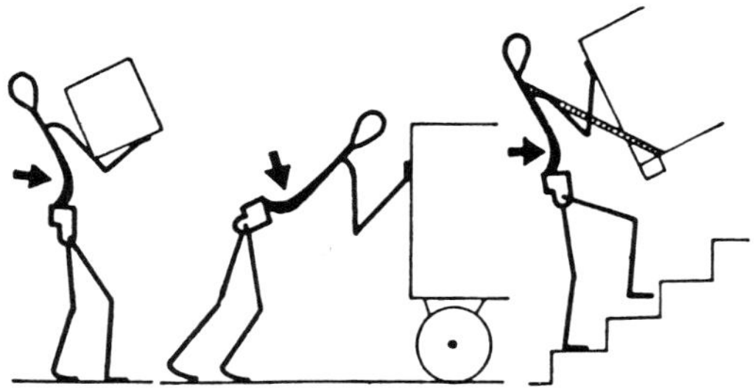

Abb. 7/16: Falsches Heben auf eine zu große Hubhöhe bei vor- und seitlichgeneigter Wirbelsäule. Jedesmal kommt es zu einer unter Druck stehenden Torsionsskoliose

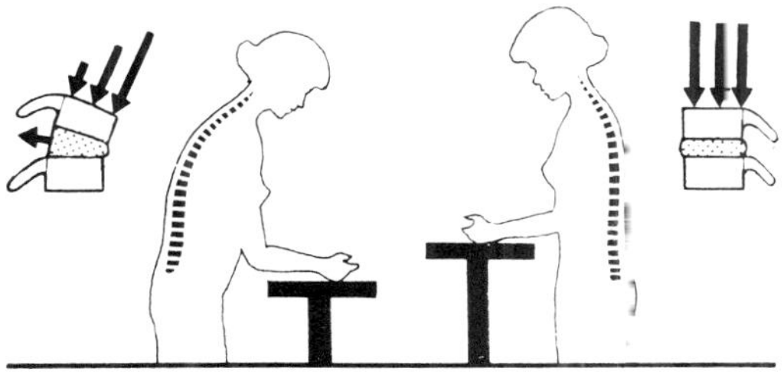

Abb. 7/17: Ungünstige (links) und richtige (rechts) Druckverteilung auf die Lendenwirbelsäule bei Arbeiten im Stehen. Ausgleich durch angepaßte Höhe des Arbeitstisches (rechts)

und Geschirrspülautomaten, vereinfachte Fußbodenpflege usw. abgenommen oder doch sehr erleichtert worden sind, so bleibt noch immer mancherlei die Wirbelsäule belastende Tätigkeit. Sie wird infolge zu niedriger Arbeitstischhöhe vor allem in der Küche, zu oft stehend in langzeitig vorgeneigter Rumpfhaltung ausgeübt, während sie mit angepaßter Höhe der Tischplatte wirbelsäuleschonend möglich ist: Abbildung 7/17.

Dazu kommen Arbeiten im Sitzen mit gekrümmtem Rücken, wie Handarbeiten und ähnliches. Besonders ungünstig wirkt die vielstündige Fernsehfreizeit, die nicht berufstätige Hausfrauen in ungünstigen, die Wirbelsäule belastenden Sitzmöbeln verbringen, aus denen man sich nach längerem Sitzen nur mühsam mit steifgewordenem Rücken erheben kann: siehe in den Kapiteln 7:2.1, 7:3.2.2.

Neben einem voll oder in Teilzeit ausgeübten Beruf ist der Haushalt eine zusätzliche Last für die Frau. Denn eine falsche Körperhaltung während der häuslichen Tätigkeit beeinflußt die Wirbelsäule und ihre Muskulatur, die bereits in einem mehrstündigen Sitzberuf angestrengt war, weiterhin ungünstig.

Aus den genannten Gründen ist zu verstehen, daß in den Sprechstunden der Ärzte Hausfrauen mit Rückenbeschwerden und typischen Halswirbelsäule- oder Lendenwirbelsäule-Syndromen in verhältnismäßig großer Zahl erscheinen. Dabei spielt die mechanische Wirbelsäulebelastung für sich allein oft nicht die ausschlaggebende Rolle. Es kommen hormonal bedingte Knochenstörungen (präsenile Osteoporose) und auch das Klimakterium mit seinen Allgemeinbeschwerden hinzu. Bei psychischen Schwierigkeiten der Frau werden sehr häufig Wirbelsäulebeschwerden zum Zentralpunkt der Klagen, obwohl nur geringe objektive Befunde am Achsenorgan und seiner Muskulatur zu erheben sind.

Ein wichtiger Grund für die von Hausfrauen häufig geklagten Rückenbeschwerden ist in den Haltungsschwierigkeiten zu suchen, die bei Frauen häufiger auftreten als bei Männern. Der „Haltungsverfall der Frau“ (*Schneider* u. *Will* 1958), von *Martius* bereits 1930 u. 1931 als „geschlechtsspezifisches orthostatisches Symptom der Frau“ bezeichnet, hängt eng mit der weiblichen Beckenform und der sich daraus ergebenden verstärkten Lendenlordose zusammen. Hinzu kommen noch mancherlei geschlechtsbetonte Besonderheiten: Reifezeit, Schwangerschaft, Still- und Rückbildungszeit, Menopause, Klimakterium. In diesen gefährdeten Lebensjahren bestehen allgemeine Widerstandsschwäche im Stütz- und Bewegsystem, Nachlassen der Muskelkraft und Bänderschwäche. Diese kombiniert auftretenden Zustände wirken sich sehr ungünstig auf das Rückgrat aus.

Klagen über Rückenbeschwerden bis zur Arbeitsunfähigkeit sind häufige Folgen. *Blécourt* errechnete 1963, daß 30% der Hausfrauen an einem Zervikalsyndrom – hervorgerufen durch Bücken mit vorgeneigtem Kopf – und 10% an einem Lumbalsyndrom leiden: siehe die Beschreibung des Vorbeuge-Kopfschmerzes in 7:3.2.2.

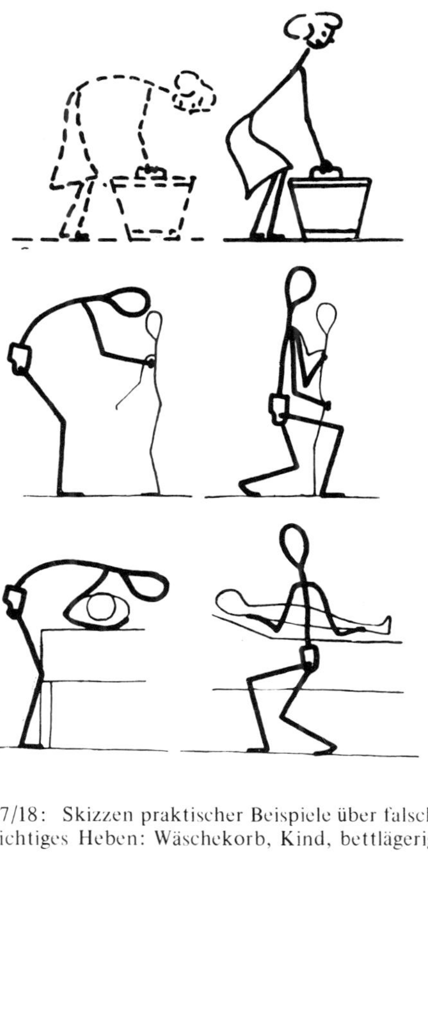

Abb. 7/18: Skizzen praktischer Beispiele über falsches und richtiges Heben: Wäschekorb, Kind, bettlägeriges Kind

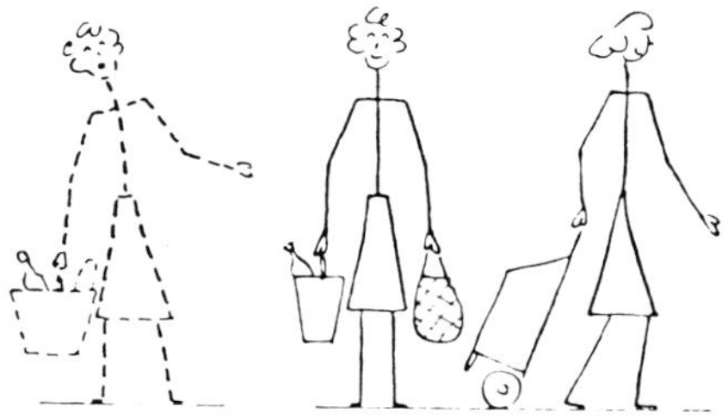

Abb. 7/19: Das Tragen für die Hausfrau. Links: falsches einseitiges Tragen führt zur skoliotischen Haltung. Mitte: Geradehaltung der Wirbelsäule durch symmetrisches Tragen. Rechts: das Tragen durch Fahren ersetzen!

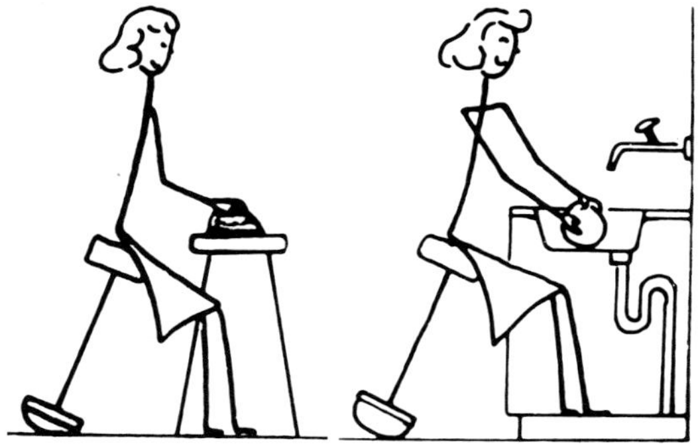

Abb. 7/21: Pendelsitz für die Hausfrau zum Beispiel für das Bügeln (links) oder für längere Sitzarbeit am Spültrog (rechts)

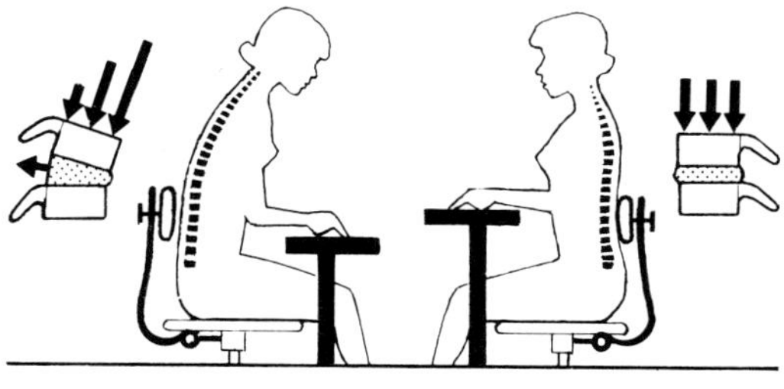

Abb. 7/20: Arbeiten der Hausfrau im Sitzen. Zu niedriger Arbeitstisch (links) verursacht trotz Rückenlehne Krümmung der Wirbelsäule mit vermehrtem Druck auf die vorderen Abschnitte der Zwischenwirbelscheiben. Richtige Arbeitshöhe (rechts) ergibt im Zusammenhang mit der angepaßten Rückenstütze einen gleichmäßig verteilten Druck

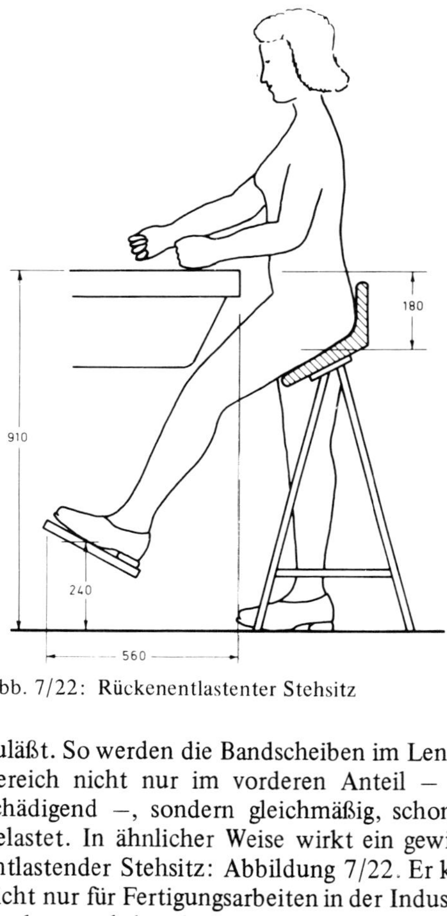

Abb. 7/22: Rückenentlastenter Stehsitz

Außer der längeren Bückhaltung wird von der Hausfrau häufiges Heben und Tragen gefordert. Diese Tätigkeiten sind insonderheit für eine vorgeschädigte Wirbelsäule, risikoreich. Wirbelsäulegerechte Hebe- und Tragetechniken (Abb. 7/18 u. 7/19) wirken entlastend: siehe dazu die Kapitel 5:2.3.4 und 7:3.2.3. Entsprechende Bilder enthalten die Kapitel 3:2.2.2 und 2.2.3.

Bisher konnte nicht der Nachweis erbracht werden, daß die Hausarbeit typische Wirbelsäuleschäden ursächlich hervorruft. Für die Beschwerden, die erheblich sein können, wird fast regelmäßig der übliche alternsbedingte Verschleiß in der dem Lebensalter entsprechenden Häufigkeit aufgedeckt. Er bedarf aber nicht nur der Behandlung, sondern vorbeugender Maßnahmen im „*Arbeitsplatz Haushalt*" und in den Arbeitsgewohnheiten bei den Tätigkeiten der Hausfrau: zum Beispiel Höhe der Arbeitstische sowohl für die Steharbeit (Abb. 7/17) wie für die Sitzarbeit: Abbildung 7/20.

Münchinger (1963) empfiehlt einen Pendelsitz (Abb. 7/21), der bei verschiedensten Arbeiten eine gut aufgerichtete Wirbelsäulehaltung zuläßt. So werden die Bandscheiben im Lendenbereich nicht nur im vorderen Anteil – also schädigend –, sondern gleichmäßig, schonend belastet. In ähnlicher Weise wirkt ein gewichtentlastender Stehsitz: Abbildung 7/22. Er kann nicht nur für Fertigungsarbeiten in der Industrie, sondern auch bei der Hausarbeit von Vorteil für das Rückgrat sein.

Literatur: *Kirchhoff* 1961, *Mayer* 1974.

7:3.2.5 Der Erwachsene in seinem Heim

Das Heim soll dem Erwachsenen Ruhe und Erholung vom beruflichen Leben und anderen Ansprüchen von außen, die noch sonst an ihn gestellt werden, bringen. Daß dieser Satz vom Lärm und der Unrast gilt, ist hier nicht zu erörtern. Er gilt aber in hohem Maße auch für das Erholen des stark beanspruchten, sogar recht oft überforderten Rückgrates. Wie vielfältige schadenstiftende Belastungen die Gesundheit der Wirbelsäule beeinträchtigen, ist in dem Buch „Die Wirbelsäule in der Arbeitsmedizin" 1979 von *Junghanns* ausführlich behandelt worden. Das Sitzen im Beruf spielt dabei eine große Rolle. Falls der Jugendliche oder der Erwachsene beruflich viel sitzen muß und unter Umständen das Rückgrat sogar noch im Sitzen durch Vibrationen zusätzlich belastet wird (5:3.1.5, 7:3.5.5), ist es erforderlich, die Sitzbelastung – besonders eine nicht abwendbare, falsche berufliche Sitzhaltung – durch das Verhalten im Alltag und im eigenen Heim, soweit als möglich auszugleichen. Das heißt im wesentlichen, die dazu gehörenden Sitzmöbel entsprechend zu gestalten (7:3.2.2), aber auch die Sitzzeit nicht übermäßig auszudehnen.

Noch immer gilt der *Leitsatz* aus 7:3.2.2: „*Die größte Gefahr für die Wirbelsäule des Erwachsenen sind die Sitzmöbel*". In dem genannten Kapitel wird auch mit Recht darauf hingewiesen, daß paradoxerweise nicht mehr der „Sessel in der Guten Stube", sondern der nach ergonomischen und ergometrischen Grundsätzen gestaltete Bürostuhl rückengemäß ist: „*Die Sitze im Büro und am Fließband sind humaner als die Sitzmöbel in der Wohnung*" (*Leitsatz*). Trotz dieser Erkenntnisse bietet die Möbelindustrie noch immer die rückenschädigenden, tiefen, meist zum Überfluß noch rückenwidrig weich gepolsterten Sitzmöbel mit zugehörigen niedrigen Tischen an. Sie foltern den Rücken so sehr, daß bereits das Vorwärtsneigen zu dem niedrigen Tisch, aber noch viel mehr das Aufstehen Schwierigkeiten und Rückenschmerzen verursachen. Das wird besonders deutlich bei Menschen in höheren Altersstufen. Deshalb sollten derartige Sitzmöbel aus unseren Wohnungen verbannt werden.

Dagegen sollten wir auch in unserem Heim am Schreibtisch rückengünstige Sessel benutzen. Für viele Rückenleidende würde das altmodische Stehpult unserer Voreltern (siehe Goethe) Erleichterung für den Rücken bringen. Statt Erschlaffen von Muskeln und Bändern fördert das Stehen, verbunden mit Umhergehen, die Straffheit der Bänder und die Kraft der Muskeln – also das statisch-dynamische Muskel-Bänder-Korsett (3:2.5).

Jedem Rückenleidenden ist vorzuschlagen, daß er nach längerer, allgemeiner, körperlicher Belastung bei Rückkehr in sein Heim zunächst eine Ruhepause im Liegen einschaltet: Rückenlage auf flacher, fester Matratze oder in einem geeigneten, neuzeitlichen, verstellbaren Liegestuhl mit Matratzenunterlage, die unter Umständen die Lendenhohlkrümmung leicht unterstützt. Ein einfacher Liegestuhl, dessen Stoffbahn durchhängt, ist nicht geeignet, den Rükkenmuskeln die notwendige Erholung zu bieten.

Langes Sitzen, wie es leider auch im Alltag nicht immer vermieden werden kann, zieht sich in den Feierabend hinein durch die vermehrte *Sitzzeit vor dem Fernseher* und auch in Gasthäusern. Diese beiden Sitzzeiten werden meist in rückenwidrigen Stühlen verbracht. Über rükkengerechte Sitzmöbel gibt es eine fast kaum noch übersehbare Literatur. Darüber kann in den Kapiteln 7:3.2.2 und 7:3.8.4 nachgelesen werden. Dort finden sich reichliche Hinweise zur Literatur.

Langzeitige Sitzruhe behindert die für das Leben der Zwischenwirbelscheibe dringend nötige Bewegungspumpe (3:2.4.3), die für das Versorgen und das Entsorgen der Flüssigkeit in den Geweben der Bandscheibe unerläßlich ist. Erinnert sei an den *Leitsatz* in Kapitel 5:3.1.4: „*Die Bandscheibe lebt von der Bewegung*".

Zu den in Kapitel 7:3.8.3 geschilderten persönlichen Vorsorgemaßnahmen gehört auch die *Sitzhygiene*, die der Erwachsene in seinem Heim stets ernstlich berücksichtigen sollte. Hier ist Selbsthilfe dringend am Platze. Dafür ist immer wieder das Verbessern und das Erhalten eines kräftigen Muskel-Bänder-Korsettes durch Vermeiden des allzuvielen Sitzens und durch ausgleichende Gymnastik nötig.

Wenn der Alternde (7:3.7.1), der bereits unter den Versäumnissen der Jugendzeit mehr oder weniger an seiner Wirbelsäule leidet, noch zusätzlich allzusehr zum Sitzen neigt, dann wird es höchste Zeit für ihn, sich häufiger und intensiver zu bewegen. Außerdem können längere Spaziergänge und häusliche Gymnastik die überspannten und geschwächten Muskeln bessern. Längeres Wandern und leichte Freizeitbetätigung vermögen als Gegengewichte den Sitzbeschwerden Abhilfe zu bringen.

Zweifellos sind die allgemeinen Ratschläge der Ärzteschaft und des Deutschen Sportbundes für das *Trimmen* (Trimm/Trab) und für das *Trimming 130* beherzigenswerte Möglichkeiten zum vorsichtigen, auch dem Rücken dienenden Bewegen. Diese allein oder in Sportgemeinschaft ausgeführt, dient als Ausgleich gegen das allzuviele Sitzen im Heim: siehe 7:3.8.3 und 8:2.6.6.

7:3.3 Belastung durch Ganzkörpervibrationen

7:3.3.1 Vorbemerkung

In vielen Bereichen des täglichen Lebens – insbesondere bei der Benutzung von Fahrzeugen verschiedener Art – gelangen selten rein sinusförmige, häufiger jedoch unregelmäßig stoßende (stochastische) Vibrationen und Schwinggemische zum Rückgrat. Zu ihren Einflüssen gesellen sich als weitere negative Faktoren die Sitzhaltung (7:3.2.2) und der Bewegungsmangel (7:3.5). Die Leitwege, auf denen Vibrationen zur Wirbelsäule gelangen, laufen entweder über Arme und Schultern (und wirken als Teilkörpervibrationen, siehe in 5:3.3 u. 7:3.4), oder sie dringen vom Becken – unter Umständen gleichzeitig von den Füßen und Beinen kommend – als vertikal wirkende Ganzkörpervibrationen ein. Außerdem kann das Schwingen der Rückenlehne horizontal zur Wirbelsäule gelangen. Solche horizontalen Schwingeinflüsse werden noch verstärkt durch häufig überraschend kommende Beschleunigungsmomente des Anfahrens oder Bremsens. Die Radialbeschleunigung beim Kurvenfahren und Torsion mit Vibrationen sind weitere ungünstige Faktoren: *Reischauer* u. *Wagner* 1962. Von den sich überkreuzenden Schwingwegen wirkt je nach Körperhaltung der eine oder der andere mehr oder weniger intensiv: Sitzen, Stehen, auch Liegen, z.B. im Schlafwagen (7:3.3.7) oder im Krankenwagen (7:3.3.5).

Im Durchschnitt treffen jeden Menschen – bereits von Jugend an – täglich mehrere Stunden lang Schwingeinflüsse, von denen frühere Generationen weitgehend oder gänzlich verschont blieben. Die Erschütterungen durch die gute alte Postkutsche waren für die Wirbelsäule des Reisenden oft sehr belastend. *Reischauer* hat 1951 auf die Reise Goethes nach Italien hingewiesen. Diese Reise war zu jenen Zeiten aber nur Wenigen vergönnt und wurde durch entsprechende Pausen unterbrochen. Die Reisenden von heute, die zu Tausenden auf den Spuren Goethes oder nach eigenen Wünschen der südlichen Sonne entgegenfahren, erleiden auf der Urlaubsreise (2000 km Hin- und 2000 km Rückfahrt!) im eigenen Fahrzeug oder im Bus trotz bester Federn des Fahrzeuges und der Sitze mehrere Tage lang – oft bei ununterbrochenen Tag- und Nachtfahrten – in pausenloser Folge erhebliche Schwingeinflüsse. Goethe und seine Zeitgenossen hielten die Beschwerden für Rheumatismus (Podagra), der von ihren Ärzten nicht auf die mechanischen Schwingeinflüsse der Postkutschenfahrt nach Italien, sondern auf Abkühlung zurückgeführt wurde. Heute ist die „schmerzhafte Bandscheibe" der Name für den gleichen Komplex von Beschwerden, an dem in unserer Zeit allein in der Bundesrepublik mehrere Millionen Menschen leiden. Wieweit dabei mechanische Einflüsse – unter ihnen Vibrationen – eine Rolle spielen, wird in den folgenden Abschnitten dieses Kapitels erläutert.

Die Zahl der Menschen, die Schwingungen ausgesetzt sind, und derjenigen, die sich unnötig Schwingungen aussetzen, nimmt zu. Das heißt mit anderen Worten: den beruflich unvermeidbaren Schwingeinflüssen hat sich eine verbreiterte Exposition hinzugesellt, und zwar durch das Benutzen von motorgetriebenen Fahrzeugen zu Lande und zu Wasser sowie von Flugzeugen während der „Erholungs"-Zeiten. Die ungünstige Wirkung auf die Wirbelsäule ist aber nicht durch einfache Addition der Expositionszeiten errechenbar. Denn die allzuviel wiederholten Vibrationen und Erschütterungen führen zu einer Potenzierung ihres schädlichen Einflusses auf das zentrale Achsenorgan und die zugehörige Muskulatur: Kapitel 5:3.2.1 u. 5:3.1.5. In gleicher Weise potenzierend wirkt langes Sitzen im Beruf und bei der beliebtesten Freizeitbeschäftigung, dem Fernsehen, da an jedem Tag noch Vibrationen im Fahrzeug hinzukommen (7:3.5.5).

Die schadenfreie Vibrationsbelastbarkeit der Wirbelsäule findet ihre Grenzen nicht allein in der ertragbaren Kombination von Expositionszeit und Intensität der Einflüsse, sondern Schäden aus Erbe und Jugendzeit sowie das Altern der Knochen und Weichgewebe führen zu einem fortlaufend veränderten Individualbild des Achsenorganes. Dies alles zusammengenommen bestimmt seine wechselhafte Belastbarkeit. Zwar kann eine gut entwickelte Rumpfmuskulatur als Muskelkorsett eine positive Funktion zur Unterstützung der Wirbelsäule wahrnehmen, aber sie versagt bei einem Trommelfeuer von sinusförmigen und stochastischen Vibrationen, wenn ihr nicht ausgleichende Möglichkeiten im Sinne einer immerwährenden Vorbeugung und Rehabilitation geboten werden: Kapitel 7:3.8 und 8:

Schwingeinflüsse auf den menschlichen Körper können außer der Wirbelsäule weitere Organe und Organsysteme beeinträchtigen, so daß die Bezeichnung „Vibrationskrankheit" (5:3.2.2) zutreffend erscheint.

Bei allem Nachdenken über die Zusammenhänge zwischen Wirbelsäule und Vibrationseinflüssen sollten die Schlußsätze des Kapitels 5:3.2.1 in Erinnerung bleiben:

- *Vibrationen sind die geheimen Störer des Stoffwechsels der Zwischenwirbelscheibe.*
- *In Verbindung mit Bewegungsmangel können Vibrationen zu Zerstörern der Bandscheibestruktur werden.*

Die allgemeinen Grundlagen für das Verständnis der Ganzkörpervibrationen enthält knapp zusammengefaßt das Kapitel 5:3.2.1. Bezogen auf die an der Wirbelsäule auftretenden Schäden wird in zusammengefaßter Form im Kapitel 5:3.2.3 berichtet. Ausführliche Darlegungen zu diesen Problemen können nachgelesen werden bei *Junghanns* „Die Wirbelsäule in der Arbeitsmedizin", Hippokrates Verlag Stuttgart 1979.

7:3.3.2 Kinetose

Die Bewegungskrankheit – auch als Fahrkrankheit bezeichnet und seit langem als Eisenbahn- und Seekrankheit bekannt – belästigt weniger das fahr- und fluggewohnte Personal als vielmehr die Gäste in Schienenfahrzeugen, Kraftfahrzeugen, Omnibussen, Schiffen und Flugzeugen. Das Benutzen von Fahrstühlen und das Karusselfahren führen gelegentlich zum typischen Übelbefinden der Kinetosen. Bei motorisierten Zweiradfahrern treten Kinetosen selten auf.

Bei wissenschaftlichen und praktischen Studien über die Kinetosen steht das Vestibularsystem des Ohres im Vordergrund. So auch in dem 1975 erschienenen Buch „Motion sickness" von *Reason* u. *Brand* und in den Arbeiten von *Goethe* 1957 bis 1979, siehe auch 5:3.2.1.

Die Kinetose entwickelt sich nach allgemeiner Ansicht durch das unmittelbar den Kopf bewegende Kurvenfahren und Schlingern im Zusammenhang mit der wechselnden Beschleunigung. Weniger berücksichtigt wurden bisher die von der Standfläche der Füße aus und die über die Sitzfläche oder die Rückenlehne eindringenden Vibrationen. Sie durchlaufen als Fortleitungsweg die Wirbelsäule bis zum Kopf und teilen ihm die für das Entstehen der Kinetose gefährlichen Vibrationsbeschleunigungen von 1 bis 2 Hz mit. Bei besonders empfindlichen Personen kann sich allgemeines Unbehagen durch das Vibrieren zwischen 1 und 20 Hz (verstärkt bei 5 bis 9 Hz) einstellen und bis zum Erbrechen führen: Abbildungen 5/13, 5/14. Ungeklärt ist noch, ob das Rückgrat nur gleichmäßiger Leitweg der Vibrationen zum Kopf ist, oder ob eine erkrankte Halswirbelsäule die Vibrationen verstärkt weitergibt. Das letztere ist wahrscheinlich, weil die Träger von Unkovertebralarthrosen und/oder Osteochondrosen der Halswirbelsäule das ruckartige Bewegen des Kopfes – durch plötzlich geänderten Richtungsverlauf oder durch Bremsen infolge der entstehenden stochastischen Schwingungen und Rollschwingungen – die Zeichen der Fahrkrankheit wesentlich gesteigert werden können. Hierzu gehören außerdem endogene Empfindlichkeiten oder Schäden des Gleichgewichtsorganes. Statistisch verwertbare Angaben aus größeren Untersuchungsreihen fehlen. Immerhin ist zu beachten, daß schwere Grade von Kinetose zur allgemeinen psychischen Leistungsminderung und bis zur Aufhebung der körperlichen Leistungsfähigkeit führen können: *Goethe* 1957–1977, siehe auch Tabelle 7/3.

Tab. 7/3: Stufen der Schweregrade der Kinetosen (aus *Dupuis* u. *Zerlett* 1984)

Symptom	Stufe nach *Kanda* et al. (1977)	Stufe nach *Goethe* (1973)
Keine Erscheinungen	0	0
Etwas unangenehmes Befinden, Müdigkeit, Mattigkeit, Appetitlosigkeit, Blässe, Unlust zu geistiger Arbeit	I	1
Zusätzlich: Übelkeit, ausgeprägte Schwäche, Unwohlsein, Schwindel, herabgesetzte Fähigkeit zu jeglicher Aktivität	II	2
Starke Übelkeit und Unwohlsein, Erbrechen		3
Starkes Erbrechen, Stuhl- und Harndrang, ausgeprägtes Krankheitsgefühl	III	4
Ständiges Erbrechen, Vernichtungsgefühl, ausgesprochene Adynamie und Teilnahmslosigkeit		5

Weitere Literatur: *Garbe* 1975, *Hermann* u. *Goethe* 1975, *Miller* u. *Graybill* 1970.

Im Zusammenhang mit Kinetosen dürfen die Schäden der Halswirbelsäule nicht als Einheit gesehen werden. Wichtiger sind die Folgen der Osteochondrosis intercorporalis, der Unkovertebralarthrose und der Wirbelbogengelenkarthrose. Sie können die Arteria vertebralis einengen und gleichzeitig Druck auf die begleitenden Nervengeflechte ausüben: Abbildungen 4/69 bis 4/75. Dadurch nimmt die Möglichkeit einer innenohrbedingten Kinetose erheblich zu, denn die Endarterie des Innenohres erhält einen wesentlichen Teil ihres Blutzuflusses aus der Arteria vertebralis. Kopfbewegungen und zusätzliche Schwingeinflüsse (bevorzugt Torsionsvibrationen) verschlechtern unmittelbar auf dem vasalen Weg oder mit Einschaltung des nervalen Weges (Nervengeflecht auf der Arterie) den bereits behinderten Blutzufluß und leisten damit der Kinetose Vorschub.

Den Fahrkrankheiten sehr ähnliche Erscheinungen stellen sich im täglichen Leben und in der Freizeit ein, wenn Sinusschwingungen über den Leitweg Hand-Arm-Schulter – oft durch stochastische Einflüsse verstärkt – zur Halswirbelsäule und zum Kopf gelangen: Teilkörpervibrationen, 7:3.4.1. Das kann zum Beispiel bei dem Bedienen von handgeführten Grasmähmaschinen, elektrischen (oder auch mechanischen handbedienten) Heckenschneidgeräten, Heimwerker-Bohr- und -Fräsmaschinen, selten bei handbedienten elektrischen Küchengeräten vorkommen (7:3.4.2).

Auch der Freizeit-Trimm-Trab verursacht durch Eindringen der stochastischen Schwingungen von den Füßen her, vor allem bei Steife der Wirbelsäule, neben Rückenschmerzen die typischen Beschwerden der Kinetose.

Wenn auch das Gleichgewichtsorgan im Ohr wesentlich für das Entstehen von Kinetosen ist, so sollte auch bereits bei Kindern, die an dieser unangenehmen Krankheit leiden, die Wirbelsäule in die Diagnostik und überlegte Therapie einbezogen werden.

Anzufügen ist noch: Kopfschmerz und Schwindelgefühl müssen bei der Fahrkrankheit nicht unbedingt während des Fahrens eintreten. Gelegentlich werden sie erst nach Stunden zunehmend bemerkt.

7:3.3.3 Fahrräder

Die durch viele Aufrufe zu neuem Freizeitverhalten (8:2.6) eingeleitete Wiederentdeckung des Radfahrens, die zu einem Fahrradboom führte, erfordert Klarheit über die Wirbelsäulebelastung. Besonders bei dem von der Jugend bevorzugten Rennrad mit tief nach unten gebogener Lenkstange kommt es infolge der stark kyphotischen Haltung, die den Radrennprofis eifrig nachgeahmt wird (Abb. 8/3), zu schädigendem Druck auf die vorderen Abschnitte der noch nicht ausgereiften Zwischenwirbelscheiben und die für das Wachstum wichtigen Wirbelkörper-Bandscheibe-Grenzschichten (7:2.3.2, 7:2.3.5, Abbildungen 2/4, 4/9, 4/11).

Zusätzlich werden von der Fahrbahnfläche sinusförmige Vibrationen und viele noch beträchtlicher wirkende stochastische Stöße ausgelöst. Sie dringen vom Sitz her unmittelbar in die Wirbelsäule ein und vermischen sich mit den von den Pedalen auf die Beine zum Becken übermittelten Vibrationen zu den in 7:3.3 beschriebenen Ganzkörpervibrationen. Von der Lenkstange über die Arme läuft der Leitweg für Teilkörpervibrationen (3:4) zum Schultergürtel. Sie können gemeinsam mit den vom Gesäß und vom Becken eingeleiteten Vibrationen bis in die Halswirbelsäule und zum Kopf gelangen. Damit treten gleichartige Probleme auf, wie sie für Kraftfahrzeuglenker in den Kapiteln 5:3.2.3 und 7:3.3.5 beschrieben sind und ähnlich auch für Motorradfahrer gelten, siehe in 7:2.3.5, 7:3.3.4.

Die vorstehenden Hinweise zeigen im Zusammenhang mit den anderen Ausführungen in diesem Kapitel die Notwendigkeit bei jugendlichen und bei erwachsenen Radfahrern, Rückenbeschwerden – oder gar krankhafte Befunde in Röntgenbildern der Wirbelsäule – sorgfältig zu beachten und den Allgemeinarzt oder den Sportarzt zu Rate zu ziehen.

Die Radfahrwelle ergreift zunehmend die Erwachsenen. Nach Breitensport (8:2.6.4), „Trimm-Dich" und Trimming 130 (8:2.6.6) spielt Radfahren zum Bekämpfen der Umweltverschmutzung durch Benzin-Ersparnis auch eine Rolle für den erwünschten Ansporn zum Gesundheitsbewußtsein. Trotzdem ist Radfahren für den Erwachsenen mit vorgeschädigter Wirbelsäule nicht vorbehaltlos zu empfehlen: siehe auch in 8:4.2.4, Radrennsport. Durch langzeitiges Sitzen und den Einfluß der Vibrationen kann Radfahren zum Nachlassen der Rückenmuskelkraft und damit zu verstärkten Beschwerden im Nacken und Rücken führen, wenn ausgleichende Maßnahmen fehlen. Das sind Rücken- und Rumpfgymnastik, die Radfahrer bei der Rast ebenso einschalten sollten wie Kraftwagenlenker und -insassen: siehe in 8:2.6.6 die Regel 5 aus den „10 Regeln zum aktiven Urlaub" sowie die „Trimmpause während langer Fahrten in vibrierenden Fahrzeugen" in 7:3.8.3.

Über den *Radrennsport* wird in 8:4.2.4 berichtet. Eine bedeutende Anzahl Radrennfahrer erleidet Schäden am Rückgrat, die dem vorgeneigten Dauersitzen in stark kyphotischer Haltung anzulasten sind: Radfahrerbuckel, siehe in 8:2.2.1.

Wie für motorisierte Zweiräder (7:3.3.4) ist es wichtig, auch an Fahrrädern die Vibrationen und Stöße zu untersuchen. Das könnte mit einem Schwingungssimulator festgestellt werden, wie ihn die Forschergruppe *Dupuis* (1966) für Ackerschlepper benutzte. Auf diese Weise sind auch Auskünfte über das Weiterleiten der Vibrationen in der Wirbelsäule zu erhalten. Bisher sind Berichte darüber von seiten der Fahrradhersteller nicht bekanntgeworden.

Gleiches gilt für die Motorradindustrie, siehe Anmerkung in 7:2.3.5 und Kapitel 4:6.5.4.

7:3.3.4 Motorisierte Zweiräder

Das Warnen vor dem übermäßigen Benutzen von Motorrädern durch Jugendliche (vergleiche „Suchtcharakter" in 7:2.3.5) ist für Erwachsene nicht in der gleichen Weise erforderlich. Erstens fahren nur wenige Erwachsene (nach dem 25. Lebensjahr) regelmäßig und übertrieben viel mit einem motorisierten Zweirad. Zweitens erleidet die Wirbelsäule – sofern sie gesund ist und von einer kräftigen Muskulatur unterstützt wird – durch „vernünftiges" Fahren mit einem Motorrad keine Schäden.

Anders muß die Frage jedoch betrachtet werden, wenn ein Vorschaden der Wirbelsäule aus der jugendlichen Entwicklungszeit vorliegt (4:2.1 bis 2.6, 7:2.3.2) oder falls Belastungsrisiken durch andere Vorschäden bestehen, wie sie in Kapitel 3 beschrieben sind. In diesen Fällen ist es dringend notwendig, einen erfahrenen Arzt aufzusuchen, um die individuale Belastbarkeitsgrenze der Wirbelsäule klären zu lassen. Rückenschmerzen nach Motorradfahrten sind ein Hinweis auf die Leistungsschwäche der Wirbelsäule, der nicht übersehen werden darf.

Die bisher noch fehlenden Studien über die bei verschiedenen Motorradtypen auftretenden Vibrationen und deren Übergang auf Wirbelsäule und Rückenmuskulatur sollten dringend in Angriff genommen werden: Hinweise dazu in 7:2.3.5. In Kapitel 8:4.2.3 wird über den *Motorradrennsport* berichtet.

7:3.3.5 Personenkraftwagen (PKW) einschließlich Transport im Krankenwagen

Ein großer Teil der Millionen Personenkraftwagen in der Bundesrepublik sind beruflich genutzte Fahrzeuge. Andere werden für Fahrten zum Arbeitsplatz und darüber hinaus privat benötigt oder dienen lediglich persönlichen Fahrten (Freizeit, Urlaub, Einkauf u.a.). Die Benutzung im privaten Bereich des täglichen Lebens und in der Freizeit bringt vielen Fahrern und Beifahrern die gleichen Belastungen der Wirbelsäule durch regelmäßige sinusförmige Vibrationen, unregelmäßige (stochastische) Schwingungen und/oder Stöße, wie aus den Kapiteln 5:3.2, 5:3.3, 7:3.3, 7:3.4 zu entnehmen ist. Einzelheiten werden durch zahlreiche Bilder erläutert, u.a. Abbildung 5/8, 5/12, 5/13, 5/16.

Bei vielen PKW-Benutzern verteilen sich die gefahrenen Kilometer in sehr unterschiedlicher Weise auf den Beruf, auf das tägliche persönliche Leben und auf die Freizeit. In nicht seltenen Fällen kommen jährlich insgesamt mehr als 50000 Fahrkilometer, in einem Lebensjahrzehnt also bis zu 500000 und in den beiden für die Wirbelsäulebelastung wichtigen Lebensjahrzehnten zwischen dem 20. und 40. Lebensjahr bis zu eine Million Fahrkilometer zusammen.

Berücksichtigt man die bei solchen hohen Fahrleistungen auf die Wirbelsäule von Fahrzeuglenkern wie -insassen wirkenden Vibrationen, die auch bereits bei jährlicher Fahrleistung von 20000 bis 30000 Kilometern recht hoch sind, dann werden sie als potentielle Schadensursachen verständlich. Noch bedenklicher sind die Vibrationseinflüsse bei bestehenden Wirbelsäuleschäden. Sie treten nach den bekannten Statistiken bei allen Wirbelsäulen spätestens im dritten/vierten Lebensjahrzehnt ein (4:6.2), soweit sie nicht bereits seit der Entwicklungszeit der Wirbelsäule bestehen: Kapitel 4:4.2 u.a.

Nicht vergessen werden darf, wie stark das langzeitige Sitzen im PKW – also der *Bewegungsmangel in Zwangshaltung* mit langzeitig angespannten Muskelgruppen – zusätzlich die Kraft der Rückenmuskeln schwächt: Kapitel 5:3.1.4. Der Vibrationseinfluß ist naturgemäß unterschiedlich infolge der verschiedenartigen Konstruktionen der Fahrzeugtypen, der Sitzflächen, der Rückenlehnen und ihrer Neigung, der Kopfstütze, der Bedienhebel. Und noch andere Umstände bedingen oder verstärken Vibrationseinflüsse.

Rücken- und Nackenschmerzen während und/oder nach der Fahrt, Rückensteifigkeit beim Aussteigen sowie Beschwerdekomplexe der Fahrkrankheit (Kinetose: 7:3.3.2) sind Zeichen ungünstiger, vom Kraftwagen ausgehender Einflüsse.

In den letzten Jahren haben die PKW-Hersteller in eigenen Werk- und Forschungsstätten viel getan, um die vom Motor erzeugten Vibrationen zu vermindern, die Karosserie und die Autositze in entsprechender Weise zu verbessern, damit auch Schwingeinflüsse von den Fahrbahnen oder vom Fahrgestell möglichst verringert auf die Insassen – besonders auf den Fahrer – einwirken. Auch unabhängige Institute und Wissenschaftler haben umfangreiche Studienergebnisse bekannt gegeben. Weitere Maßnahmen für das „humane Kraftfahrzeug" sind aufgrund intensiver Forschungen und praktischer Versuche eingeleitet.

Darüber kann im Kapitel 7:3.8.4 nachgelesen werden. Das Zusammenfassen aller Versuche und Ergebnisse würde viele Bücher füllen. Hier können nur einige Daten und Grundlagen wiedergegeben werden. Sie betreffen insbesondere den *rückengerechten Kraftwagensitz*. Er soll dem Rückgrat eine so gestützte Haltung geben, daß ungünstige Schwingeinflüsse möglichst ab-

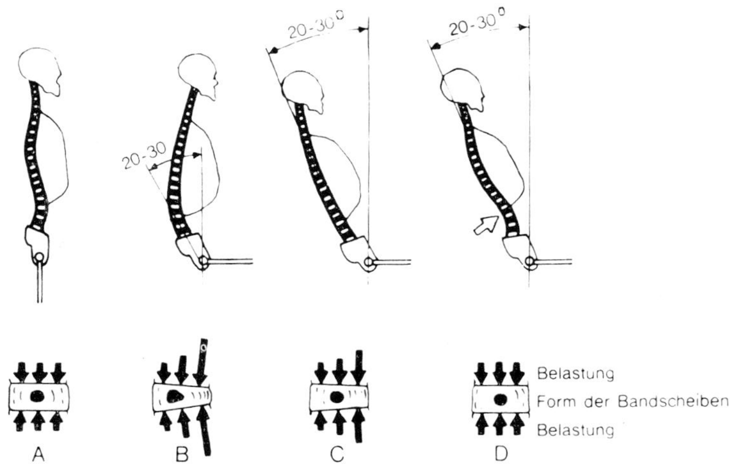

Abb. 7/23: Richtung und Stärke der Bandscheibebelastung bei verschiedener Sitzhaltung in Fahrzeugen (nach *Münchinger*)

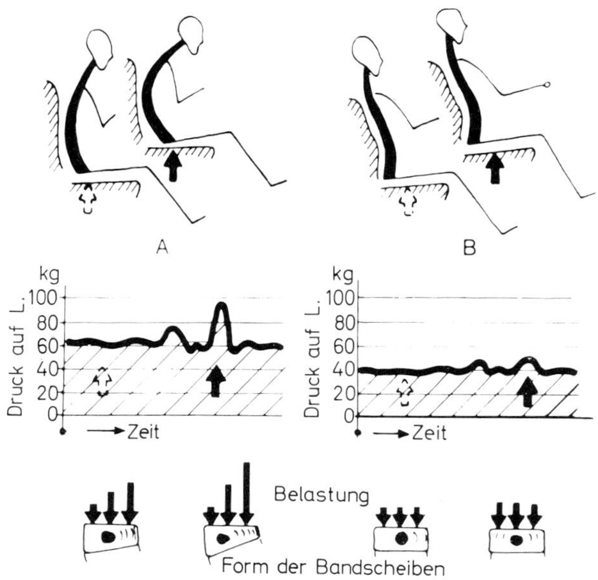

Abb. 7/24: Belastung der Lendenwirbelsäule durch leichte Stöße bei falscher (links) und bei richtiger (rechts) Sitzhaltung in Fahrzeugen, im Akzelerogramm

gemildert werden. Vorschläge dazu gibt Abbildung 7/23, auf der *Münchinger* vor 20 Jahren eine rückenangepaßte Sitzhaltung darstellte. Aus Skizzen von Akzelerogrammen wird dies noch deutlicher: Abbildung 7/24.

Eine Grundkonzeption für den Autositz, die auf *Rosemeyer* zurückgeht, zeigt Abbildung 7/25.

Die besondere Aufmerksamkeit gehört der Rückenlehne. Sie sollte stets eine möglichst verstellbare und damit jeder Rückenform anpaßfähige Vorwölbung im Bereiche der persönlichkeitsgebundenen Lendenlordose haben (Abb. 7/27). Für die gleichzeitig notwendige Neigung der Rückenlehne wird als Durchschnittswinkel 105° angegeben. Eine gewisse, dem persönlichen Bequemlichkeitsgefühl Rechnung tragende Verstellbarkeit des Winkels ist bereits in allen üblichen PKW-Modellen vorhanden.

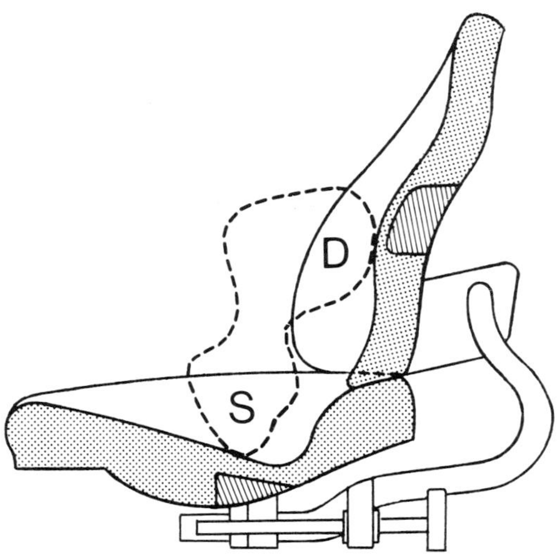

Abb. 7/25: Schematische Skizze eines Autositzes. Stabile Beckenverkeilung zwischen den Sitzbeinhöckern und den Darmbeinkämmen, Sitzfläche-Lehne-Winkel 105°

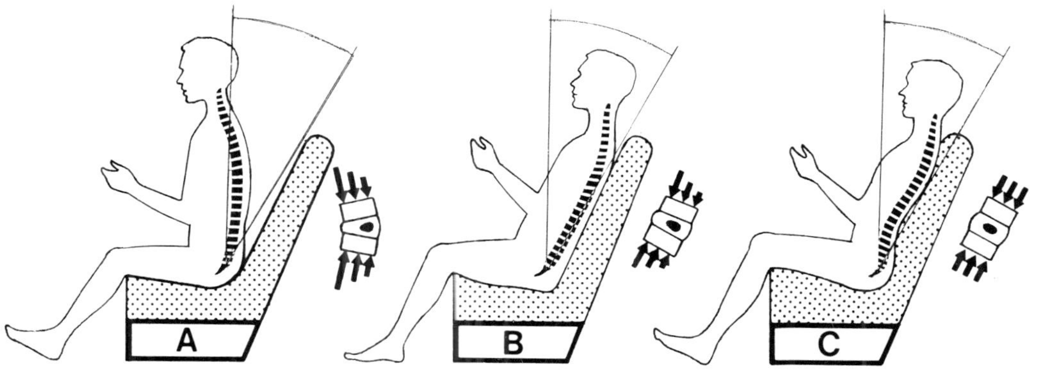

Abb. 7/26: Druckverhältnisse an der Lendenwirbelsäule im Autositz. Bei vorgeneigter Haltung des Rumpfes (A) besteht übermäßiger Druck auf den vorderen Abschnitten der Zwischenwirbelscheiben. Auflage des Rückens (B) an der ungeformten glatten Sitzlehne vermindert die vordere Fehlbelastung nur gering. Eine zur Unterstützung der Lendenhohlkrümmung angepaßte Rückenlehne (C) und genügender Raum für das Becken (siehe vorhergehendes Bild) führt zu einem gleichmäßigen Belastungsdruck

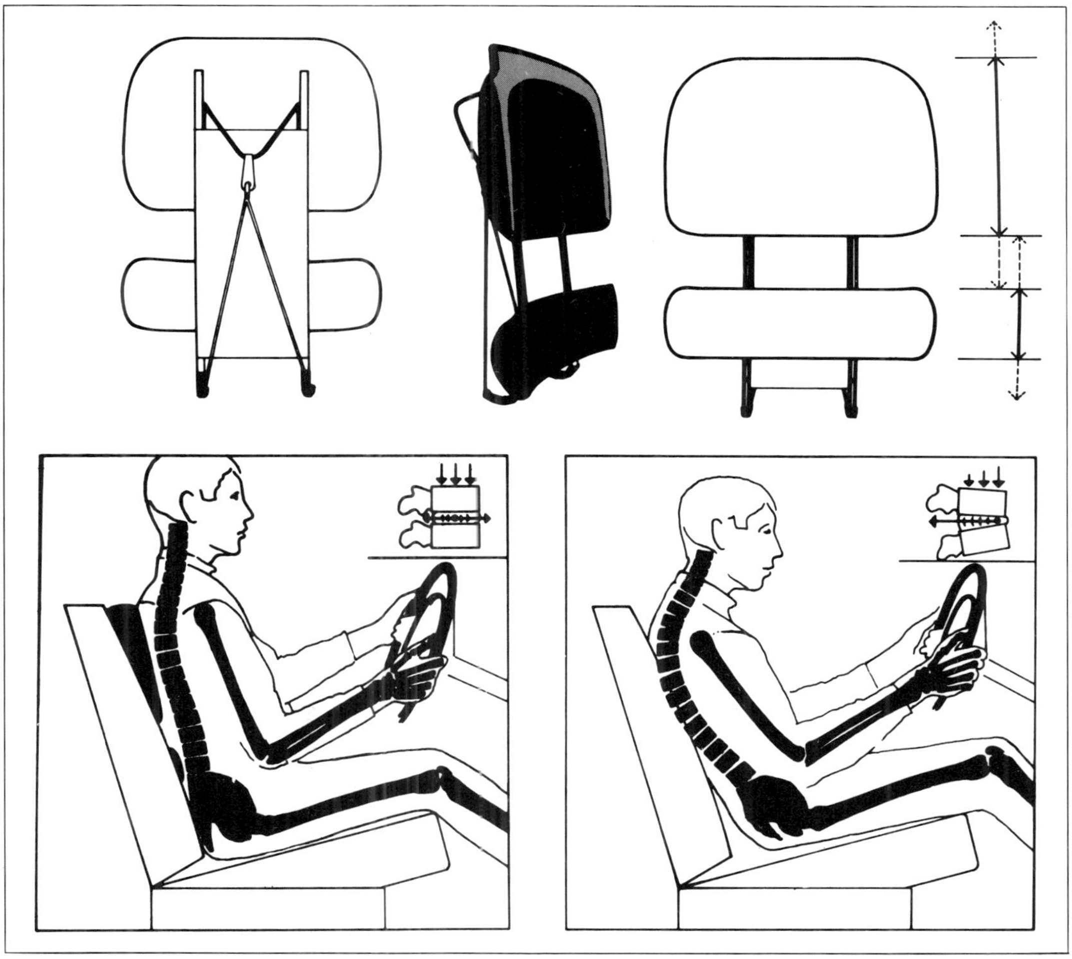

Abb. 7/27: Individual einstellbare Rückenlehne für Kraftwagensitz, Vorschlag von *Rizzi*. Die Rückenlehne besteht aus zwei beweglichen Kissen, die obere Stütze fängt die thorakale Kyphose auf und stützt somit die Halswirbelsäule. Die untere Stütze verhindert die Kyphosierung des Lendenwirbel-Abschnittes. Diese Rückenlehne kann auf jedes Fahrzeug montiert werden. Die untere Figur stellt die Wirbelsäule eines Fahrers in korrigierter (links) und in noch nicht korrigierter Haltung dar (rechts)

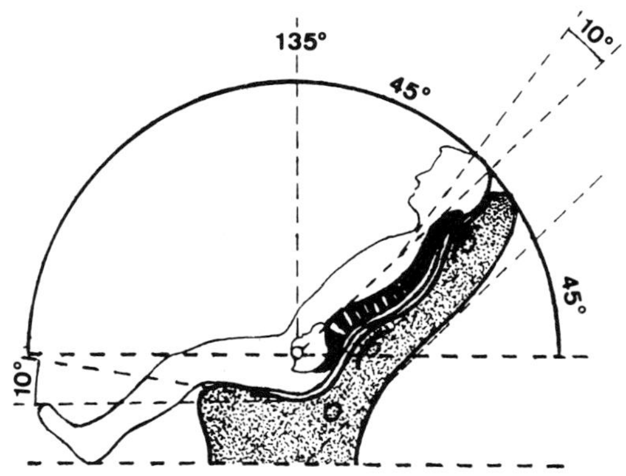

Abb. 7/28: Entlastende Sitzhaltung. Beschreibung im Text

Für eine entlastende Sitzhaltung tritt 1973 *Krämer* ein. Sie ermöglicht für den Kraftwagen aber ebenso beim Fernsehen und anderen Gegebenheiten eine rückenschonende Lage. Der Autor schlägt für die rückgeneigte Sitzhaltung einen Winkel von 135° vor: Abbildung 7/28. Der Kopf wird mit einem eingearbeiteten Nakkenkissen um 10° angehoben. Allerdings gehört dazu eine verlängerte Rückenlehne. Nach diesem Vorbild empfiehlt *Beck* die gleiche Ruhelage für Pilotensitze.

Viele Forscher (und begeisterte Bastler) haben versucht, den Komfort des Autositzes so zu gestalten, daß er allgemein belastungsgünstiger ist und besondere Vorteile für den Rückenleidenden bietet. Zum Beispiel hat der 1969 von *Rizzi* angegebene Sitz verschiebbare Rückenteile: drei für den Ruhesitz, zwei für den Kraftwagensitz (Abb. 7/27). Noch scheint aber die Zeit weit entfernt, zu der solche rückenstützenden Sitzkonstruktionen serienmäßig in allen Kraftfahrzeugen eingebaut sein werden.

Beck riet 1974, bei der Konstruktion von Autositzen das statische Denken zu verlassen und zu dynamischem Denken überzugehen. Der von ihm entwickelte „dynamische Sitz" sieht für die Lendenhohlkrümmung drei schmale, querliegende, getrennt voneinander aufblasbare Polster vor: Ia, b, c. In Höhe der Schulter ist je ein Kissen: IIa, b angebracht. Entlang der Brustwirbelsäule verläuft Kissen III. Statt des bisher üblichen Schräggurtes sind nach Ansicht von *Beck* ein Schultergurt und ein Sitzgurt erforderlich. Probanden bestätigen auch nach langen Fahrzeiten geringere Ermüdung und angenehmes Fahrgefühl durch das leichte Wiegen des Rückens. Wohltuend empfanden Probanden mit Bandscheibeschäden den dynamischen Autositz. Fraglich bleibt allerdings, ob diese etwas aufwendige Konstruktion von den Herstellern und das nicht ganz einfache Bedienen von den Benutzern angenommen werden.

Die abgebildeten und/oder geschilderten Autositze sind allerdings nur eine kleine Auswahl aus der großen Zahl bekanntgegebener oder geplanter Konstruktionen. Im übrigen werden in einer Arbeit von *Krämer* et al. 1979 die Schwierigkeiten erläutert, die sich einer wirbelsäulegerechten Sitzhaltung entgegenstellen. Weitere Maßnahmen für das „humane" Kraftfahrzeug sind durch intensive Forschungen und praktische Versuche eingeleitet, siehe 7:3.8.4.

Weitere Literatur: *Berquet* 1967, *Coermann* u. *Okada* 1964, *Janzen* 1958, *Keegan* 1964, *Rieck* 1969, *Wagner* 1958, 1959.

Beim *Krankentransport* sind trotz der sorgfältigen Herstellung von Krankenkraftwagen Einflüsse von Vibrationen, die mit mehr als 1 Hz vergleichsweise höher liegen als im PKW – wo sie zwischen 0,5 und 0,8 Hz betragen –, auf den Kranken nicht zu vermeiden. Die Vibrationen wirken in verschiedenen Richtungen auf den Liegenden ein und führen zu „sehr hoher" Beanspruchung: *Dupuis* 1973. In allen Ebenen, besonders in der Wirbelsäule-Längsachse, ergaben sich bei verschiedenen Krankenwagentypen Frequenzen zwischen 50 und 20 Hz. Dazu kommen noch 3–4 Hz in der Achse Brust-Rücken. Die Zumutbarkeitszeiten für einen solchen Transport im Liegen betragen bereits bei gesundem Menschen auf unregelmäßiger Fahrbahn weniger als eine Stunde, auf Betonstraßen eine bis 1,5 Stunden. Für die gegenüber Gesunden viel empfindlicheren Kranken und Verletzten sollten deswegen längere Fahrzeiten vermieden werden. Dafür bietet sich der Transport im Hubschrauber an (7:3.3.8), der um 90 % geringere Vibrationen verursacht: *Dupuis* und *Hartung* 1974.

7:3.3.6 Autobusse

Die Fahrten in Autobussen nehmen stetig zu, besonders seitdem die Straßenbahnen mehr aus dem innerstädtischen Verkehr verschwinden. Für Langzeitfahrten wird der Autobus zunehmend eingesetzt. Er ist neben dem eigenen PKW ein immer beliebter werdendes Transportmittel der Freizeitfahrer sowohl für längere Strecken wie auch für Kaffeefahrten der Senioren.

In den modernen Reisebussen ist für die Verminderung der Vibrationen viel getan worden. Die Sitze wurden verbessert. Trotzdem dringen auch beim Fahren auf guten Straßen noch immer sinusförmige Vibrationen vom Sitz her ein und werden in der Wirbelsäule fortgeleitet. Sie sind wesentlich mitverantwortlich für Kinetosen

(7:3.3.2). Schlechte Straßendecken, plötzliches Bremsen und Halten verursachen bei Insassen von Bussen zusätzliche stochastische Wechseleinflüsse, die auch bei stehenden Autobusgästen von den Füßen her in die Wirbelsäule gelangen. Sie können bei Wirbelsäuleschäden Schmerzreaktionen hervorrufen. Stoßhaltige Vibrationen quer zur Wirbelsäuleachse von Rückenlehnen her oder Dreheinwirkungen bei raschem Kurvenfahren sind nicht selten.

Welche Schwingeinflüsse bei den *rollenden Autobushotels* im Sitzen, bei Schlafsitzlage oder im Liegebett das Rückgrat erreichen, in welchen Richtungen Vibrationen eindringen, und wie oft und ernstlich unkoordinierte Stöße wirken, ist noch nicht geprüft. Wegen der zunehmenden Benutzung solcher rollender Hotels sollte die Vibrationsforschung sich auch damit beschäftigen: vergl. Krankenkraftwagen in 7:3.3.5, Eisenbahnschlafwagen in 7:3.3.7.

Die Vibrationen und die unregelmäßigen Stöße verursachen bei Autobusgästen zwar keine ernsten unmittelbaren Schäden. Sie können aber im Zusammenhang mit den zahlreichen anderen Einflüssen, die das tägliche Leben mit sich bringt (PKW-Fahrten, Bewegungsmangel, schlechtes Sitzen usw.), den ertragbaren Pegel überschreiten und somit ein Faktor im Fortschreiten der Wirbelsäulenschäden sein – einer der vielen, der im Rahmen der persönlichen Gestaltung des täglichen Lebens den lange bestehenden Wirbelsäuleschäden und dem alternsbedingten Verschleiß Vorschub leistet.

7:3.3.7 Schienenfahrzeuge einschließlich Schlafwagen

Bereits in den frühen Zeiten der Eisenbahn trat das Krankheitsbild der Railway-Spine auf. Sie wurde von nordamerikanischen Autoren als „Krankheit nach langen Eisenbahnfahrten" beschrieben. Dies teilte 1896 *Th. Kocher* mit. Obwohl wahrscheinlich die amerikanischen Ärzte und auch *Kocher* eine von der heutigen Meinung abweichende Erklärung dafür hatten, kann man nach neuzeitlichem Wissen die Railway-Spine des vorigen Jahrhunderts als erste Beobachtung eines durch langzeitige Vibrationen hervorgerufenen bandscheibebedingten Rückenschmerzes bezeichnen.

Inzwischen sind die Pionierzeiten der fauchenden, ruckenden, rumpelnden und stoßenden Eisenbahn vorbei. Wir gleiten in dieselgetriebenen Zügen auf bestem Unterbau und ohne die Zwischenräume der früher stückweise verlegten Schienen dahin. Die Eisenbahn hat auf dem Gebiete der Wirbelsäulebelastung den Schrecken ihrer Anfangszeiten verloren.

Trotzdem laufen auch heute Schienenfahrzeuge nicht ganz ohne Vibrationen. Ob diese vom Sitz und von der Rückenlehne her die Wirbelsäule mit hohen Schwingungsamplituden und -energien erreichen, und ob stochastische Wechselkräfte ernsthafte Einflüsse ausüben, ist nicht systematisch untersucht. In welcher Häufigkeit Kinetosen von modernen Reisezügen hervorgerufen werden, entzieht sich zunächst noch unserer Kenntnis. Wie weit durch neue Sitzkonstruktionen Abhilfe geschaffen werden kann, sollte eingehend untersucht werden, siehe *Branton* u. *Grayson* 1967.

Ähnlich wie im Krankenkraftwagen (7:3.3.5) dringen auf die liegenden Gäste im *Schlafwagen* und im Liegewagen Sinusschwingungen in der Körperlängsachse (z-Achse), in seitlicher Richtung (y-Achse) und, oft mit Stößen untermischt, in der Rücken-Brust-Richtung (x-Achse) ein; vergleiche Abbildung 5/15b. Für den Krankentransport gibt es genau gemessene Zahlen (7:3.3.5). Sie fehlen für den Eisenbahnschlafwagen. Dies sollte unter besonderer Berücksichtigung der Körperlage zur Fahrtrichtung und der Entfernung von den Wagenachsen (Oberbett, Unterbett) nachgeholt werden. Das gilt ebenso für das rollende Autobushotel (7:3.3.6).

Die *Straßenbahn* rumpelte früher auf unregelmäßigem Fahruntergrund und mit schlecht gefederten Wagen durch die Großstadt. Soweit sie noch besteht, sind – wie bei der Eisenbahn – inzwischen besser gefederte Wagen eingesetzt, und die gut verlegten Schienen vermindern die früheren Schwingeinflüsse und Stöße. Da für den Fahrgast meist nur kurze Fahrten in Frage kommen, besteht keine Gefahr ernster Einwirkungen auf die Wirbelsäule. Trotzdem sind längere Straßenbahnfahrten ein zusätzlicher Faktor in der Reihe der zahlreichen Schwingeinflüsse – besonders dann, wenn an der Wirbelsäule bereits Schäden bestehen. *Der von seiner Wirbelsäule Geplagte sollte stets überlegen, ob ein kurzer Fußweg der Pflege seiner Rücken- und Nackenmuskulatur besser bekommt als eine vermeidbare Straßenbahnfahrt* (*Leitsatz*).

7:3.3.8 Verkehrsflugzeuge, Hubschrauber (einschließlich Krankentransport)

Auf die Fluggäste wirken, solange Antriebswerke laufen, Vibrationen ein, deren Charakter allerdings in den neuen Flugzeugtypen gegenüber den Propellermaschinen erheblich verändert ist. Während der oft viele Stunden dauernden Flüge leidet der Fluggast außerdem unter

Bewegungsmangel, und Vibrationen treffen die Wirbelsäule nicht selten in Zwangshaltung bei verspannter Muskulatur. Die schmalen Sitze mit kurzen Zwischenräumen zur nächsten Sitzreihe veranlassen Fluggäste mit langen Oberschenkeln zu schrägverdrehter Sitzhaltung: „Das Kreuz wird steif und schmerzt."

Um den vielen und durch die verlängerte Lebenszeit noch zahlreicher werdenden älteren Fluggästen mit empfindlichen Wirbelsäulen Erleichterung zu verschaffen, sind mit zunehmendem Flugverkehr verbesserte Sitze und vergrößerter Freiraum für die Beine notwendiger als sie schon heute sind. Es sollte ähnliches erreicht werden, wie bereits für das Personal im Cockpit, das ebenfalls unter Schwingeinfluß und Bewegungsmangel steht: Senkung der sitzbedingten Anfälligkeit für Rückenbeschwerden um 85 %. Das berichten *Rizzi* u. *Gartmann* 1967 als Ergebnis ihrer Bemühungen bei einer Fluggesellschaft.

Im *Krankentransport-Hubschrauber* wirken Vibrationen in verschiedenen Richtungen ein. Sie sind jedoch um 90 % geringer als im Krankenkraftwagen; vergleiche 7:3.3.5. Für den Hubschraubertyp UH-1 D ermittelten *Dupuis* u. *Hartung* 1974 Unterschiede der Schwingbelastung in den drei übereinander angebrachten Krankentragen. Die mittlere war mit 1 dem geringsten Schwingungseinfluß ausgesetzt. Bei der oberen betrug er 1,5 und bei der unteren 1,34. Dem auf der Hubschraubertrage liegenden menschlichen Körper wurden die niedrigsten Schwingwerte im Gesäßbereich mitgeteilt. Zur Schulter und zum Kopf hin – also im Verlaufe der Wirbelsäule – nahmen sie etwas zu. An der Ferse und im Bauch waren sie am größten.

Hubschrauber werden in der Regel von entsprechend ausgebildeten Berufspiloten geflogen. Jedoch scheint es nicht in allzu großer Ferne zu liegen, daß auch Freizeitpiloten Hubschrauber fliegen werden. Die Vibrationsfrequenz der Hubschrauber liegt zwischen 3 und 6 Hz, also in einem Gebiet, in dem Resonanzen besonders ungünstig auf die Wirbelsäule wirken. Bestehen Vorschäden – Chondrosis disci, Spondylosis deformans, Osteochondrosis intercorporalis, Arthrosen der Intervertebralgelenke oder sogar gelockerte Bewegungssegmente – ist eine besondere Verschlimmerungsgefahr durch Schwingeinflüsse zu befürchten. Deshalb sollte vor Beginn einer Pilotenausbildung eine Eignungsuntersuchung vorgenommen werden. Sie ist für Anwärter auf den Hubschrauberpilotenschein ganz besonders notwendig. Die Vergleiche, die *Fischer* et al. 1980 zwischen Hubschrauberpiloten und Jetpiloten anstellten, zeigen dies einwandfrei. Beim Hubschrauberpiloten wirken die Vibrationen unmittelbar vom Sitz auf die Wirbelsäule in axialer Richtung ein. Die Jetpiloten sind weniger von so stark schädigenden Vibrationen betroffen.

In weiteren Reihenuntersuchungen stellte *V. Fischer* mittels Röntgenganzaufnahmen fest, daß sich in der Zeit zwischen 1500 und 3000 Flugstunden Spondylosen und Osteochondrosen in der Lendenwirbelsäule des Hubschrauberpiloten verschlimmern. Verantwortlich dafür und für die sich verstärkenden Lumbalgien ist das besondere Einwirken der niederfrequenten Vibrationen. Wie heftig sich diese Schwingungen im Tierversuch zerstörend auf Menisken und Knorpelflächen der Wirbelbogengelenke auswirken, konnte histologisch nachgewiesen werden.

7:3.3.9 Motorschiffe und -boote

Die Personenbeförderung auf dem Wasser wird heute fast ausschließlich mit motorgetriebenen Schiffen verschiedenster Typen durchgeführt. Neben sehr großen und kleinen Passagierschiffen mit motor- oder turbinengetriebenen Unterwasserschrauben fahren Luftkissenboote oder Flügelboote mit Luftschrauben und andere Typen sowie in größerer Zahl Jachten und die kleinen motorisierten Boote der Freizeitkapitäne. Urlaubern steht also eine große Auswahl zur Verfügung.

Durch neuartige bauliche und stabilitätstechnische Maßnahmen sind die von den Antriebsmotoren ausgehenden Eigenvibrationen gegenüber früher abgemildert, aber nicht völlig beseitigt: *Goethe* 1976, *Zorn* 1973. Die Passagiere werden dauernd, manchmal kaum spürbaren feinschlägigen sinusförmigen Ganzkörpervibrationen ausgesetzt. Hinzu kommen noch grobe, ungleichmäßige Vibrationen und gelegentliche unkoordinierte plötzliche Stöße, besonders beim Schlingern des Schiffes. Vibrationen und Schwinggemische – darunter angulare und bogenförmige Beschleunigungen sowie Rotationsschwingungen – dringen über die Standfläche der Füße oder über die Sitzfläche ein. Sie nehmen, wie in Kapitel 7:3.3.2 beschrieben, ihren Leitweg durch die Wirbelsäule schließlich zum Kopf. Er wird von der unwillkürlich angespannten Nackenmuskulatur (reflektorisch) festgehalten. Bei längerer Dauer ermüdet die Muskelkraft. Mit der Gesamtheit der äußeren Einflüsse auf den menschlichen Körper steht die bekannte Seekrankheit in Zusammenhang, beschrieben im Kapitel über die Kinetose, 7:3.3.2.

Nach neueren Forschungsergebnissen verlaufen die von den Antriebsmotoren der Fahrgastschiffe ausgehenden Vibrationen vertikal und nehmen in den oberen Decks allmählich ab. Horizontalvibrationen können sich aber nach oben hin steigern. In den Berichten von 1978 und 1979 schildert die Arbeitsgruppe *Goethe* et al. die Meßergebnisse von verschiedenen Schiffstypen. Danach können Schwingeinflüsse unter Umständen im Sitzen größer sein als im Stehen. Beim Liegen in der Koje ist dagegen die Vertikalbeschleunigung unter 10 Hz höher als am Fußboden. Als vorläufiges Ergebnis kommt die Arbeitsgruppe *Goethe* zu der Ansicht, daß technische Maßnahmen wesentlich verminderte Vibrationen erwarten lassen. Die zahlreichen Schiffstypen sind jedoch nicht in allen Einzelheiten ausreichend geprüft. Es sollte das Anliegen zukünftiger Forscher sein, die Schwingpegel in den verschiedenen Innenräumen der Schiffe und auf den Decks eingehender im Hinblick auf den Menschen und seine Wirbelsäule sowie auf die Kinetosenanfälligkeit zu analysieren.

Über die noch nicht sehr umfangreiche Literatur geben folgende Arbeiten Auskunft: *Kersten* 1967, *Ulrich* 1976, *Wieg* 1976, *Wieg* u. *Grüner* 1977, *Zorn* 1973.

Trotz der Einzelvibrationen und der Schwinggemische sind unmittelbare Schäden an gesunden Wirbelsäulen von jugendlichen oder von erwachsenen Schiffspassagieren nicht zu befürchten. Wie von manchen Teilnehmern an längeren Seereisen geklagt wird, kann jedoch eine durch Schäden vorbelastete Wirbelsäule mit unmittelbaren Beschwerden (Kreuz-, Rücken- sowie Kopf-Nackenschmerzen) reagieren. Die bekannte Seekrankheit tritt je nach Schiffstyp und Wetterlage bei Trägern von Wirbelsäulenschäden oft recht störend auf (7:3.3.2).

7:3.4 Belastung durch Teilkörpervibrationen

7:3.4.1 Vorbemerkung

Teilkörpervibrationen werden praktisch nur durch vibrierende Handgeräte (Druckluftwerkzeuge – früher Preßluftwerkzeuge – oder ähnlich vibrierende Geräte) über das Hand-Arm-System bis zur Halswirbelsäule fortgeleitet (5:3.3.3). Sie sind nicht so harmlos, wie oft angenommen wird. Ungünstige Einflüsse auf Knochen, Gelenke, Blutgefäße und Nerven können Folgen langzeitiger Benutzung derartiger Geräte sein. Darüber ist in 5:3.3.2 berichtet. Die Anerkennung als Berufskrankheit (5:3.3.1) ist allerdings an gewisse Voraussetzungen gebunden, die aus den Merkblättern 2103 und 2104 der BeKV vom 1.1.1977 zu entnehmen sind. Erforderlich ist unter anderem eine zeitliche Mindestdauer des beruflichen Einflusses. Daraus geht bereits hervor, daß gelegentliche Arbeiten mit solchen Geräten nicht als schädlich anzusehen sind. Wie es sich mit den Teilkörpervibrationen im täglichen Leben und in der Freizeit verhält, wird im anschließenden Kapitel 7:3.4.2 erörtert.

7:3.4.2 Handgeführte Geräte

Werden außerhalb einer täglichen, von Schwingeinflüssen freien Berufsarbeit, zum Beispiel während der Beschäftigung im täglichen Leben oder bei Freizeittätigkeiten, Teilkörpervibrationen durch handgeführte, schwingende Geräte über den Leitweg Hand-Arm-Schultergelenk aufgenommen, so können Vibrationen auch den Übergang der Brust- zur Halswirbelsäule und der Halswirbelsäule mitgeteilt werden (5:3.3.3). Das ist der Fall bei elektrischen Heimwerkergeräten: Bohr-, Schleif-, Poliermaschinen, Motor-Baumsägen, Heckenschneidgeräten u.ä. Ernste Schäden an einer gesunden Halswirbelsäule sind dadurch allerdings nicht zu erwarten, weil diese Geräte nur kurzzeitig und in größeren Abständen benutzt werden und neuere Geräte schwingärmer konstruiert sind. Schwierigkeiten könnten sich allerdings einstellen, wenn zusätzlich zu entsprechenden beruflichen Vibrationsarbeiten die gleichen ungünstigen Schwingeinflüsse in der Freizeit weiterwirken. Hier ist also Vorsicht am Platze, denn es besteht Gefahr wirbelsäuleschädigender Potenzierungen. Bei Personen mit Anfälligkeit für Kinetose (7:3.3.2) treten häufig schon nach kurzzeitiger Arbeit mit handgeführten vibrierenden Geräten belästigende Beschwerden auf: ein Zeichen, die Arbeit zu unterbrechen und erst nach längerer, erholsamer Pause wieder zu beginnen!

7:3.5 Bewegungsmangel

7:3.5.1 Biomechanische Einleitung

Das Bewegungswesen Mensch wurde – deutlich und mit Erschrecken erkennbar – seit Ende des vergangenen Jahrhunderts „still gesetzt". Denn der Anteil der menschlichen Bewegungsenergie am Gesamtenergieaufkommen sank seit 1870 von rund 90 % auf weit weniger als 1 % (*Murarov, Kiew* 1978). Als Ersatzfunktion der menschlichen Energieleistung veränderten technische Apparaturen im Laufe eines Jahrhunderts die physischen Lebensbedingungen des Menschen so stark wie noch nie seit dem Übergang vom Nomaden zum Ackerbauer.

Der fortgesetzte Bewegungsmangel, dem der

Mensch in unserer Zeit ausgesetzt ist, bedroht unmittelbar viele Organe und Organsysteme des Körpers (Bewegungsmangelkrankheiten, 5:3.1.1). Das Zentralorgan des Stütz- und Bewegsystems, die Wirbelsäule, ist vorrangig daran beteiligt und zwar sowohl in seinen knöchernen Teilen wie auch in den zugehörigen Weichgeweben. Im allgemeinen sind die durch körperliche Ruhe entstehenden osteoporotischen Vorgänge bereits länger bekannt (4:6.4.2), während die Schäden der Zwischenwirbelscheiben weniger beachtet wurden. Das mit Bewegungsarmut gekoppelte Erlahmen der mechanisch-biochemischen Wechseleinflüsse stört das Lebensgleichgewicht des Weichgewebes, das versorgt und entsorgt werden muß: vgl. Pumpmechanismus in 2:2.3, 2:3.5.2, 2:3.6, 5:2.3.2, 5:3.1.4.

Diese wenigen Zeilen sollen lediglich an die in vorstehenden Kapiteln gegebenen näheren Erläuterungen erinnern. Dazu gehört noch der Hinweis auf den bei jeder wesentlichen Bewegungsminderung gestörten Stoffwechsel der Zwischenwirbelscheibe und auf die Bedeutung der Übergangsregion Wirbelkörper/Bandscheibe, wie mehrfach ausführlich geschildert ist, so u.a. in 2:3.3.2, 5:2.4.3, 7:2.3.5.

7:3.5.2 Krankheit

Hormonale Krankheiten sind häufig Ursache für *schmerzhafte Osteoporosen*, die das Wirbelsäuleskelett bevorzugen. Sie wurden in ihren Wirkungen auf das zentrale Achsenorgan bereits in 5:3.1.2 beschrieben, siehe auch 4:6.4.2. Diesen Ausführungen braucht nichts Wesentliches hinzugefügt zu werden. An dieser Stelle sei aber auf die dringende Notwendigkeit einer frühzeitig einsetzenden und gründlich durchgeführten Therapie hingewiesen. Die bekannte, jedoch langdauernde Arzneimitteltherapie (bevorzugt Natriumfluorid, siehe in 7:4.1.2), beschrieben von *Jesserer* in mehreren Arbeiten 1950 bis 1982 sowie von anderen Autoren, ist – soweit es die Schmerzhaftigkeit zuläßt – mit aktiver und passiver Behandlung der Rückenmuskulatur zu verbinden. Bewegung und bessere Muskeldurchblutung erhöhen die Blutzufuhr auch zu den Wirbelknochen und fördern gleichzeitig das Versorgen und das Entsorgen der durch die Liegezeit bedrohten Zwischenwirbelscheiben.

7:3.5.3 Bettruhe

Flache Rückenlage ist für die Wirbelsäule zwar sehr erholsam, birgt den geringsten Anspruch an den Energieverbrauch in sich (5:2.3.2), lockert verspannte Muskeln und Bänder: das alles jedoch nur bei kurzdauernder Ruhe. Die Ruhe einer Nacht bringt Muskelentspannung und Regelung des Flüssigkeitsgehaltes der Zwischenwirbelscheibe (5:3.1.3). Demgegenüber schadet eine *langdauernde Bettruhe* einmal dem Knochengerüst, weil eine Inaktivitätsosteoporose die Folge sein kann: Schmerzen, Sintern von Wirbelkörpern (4:6.4.2). Zum anderen schleichen sich durch ein gestörtes biochemisches Gleichgewicht in der Bandscheibeflüssigkeit und der daraus folgenden Schäden in den Fasern unter Umständen tiefgreifende Veränderungen der Strukturen ein (2:3.3.3, 2:3.3.10, 2:3.5.2). Diese Krankheiten beruhen zwar in erster Linie auf anderen Ursachen, aber langzeitige Bettruhe kann sie verschlimmern, ihnen Vorschub leisten oder sie manchmal unmittelbar auslösen. (Nebenbei sei darauf hingewiesen, daß durch die nächtliche Bettruhe ein deutlicher Tag/Nachtunterschied im Flüssigkeitsgehalt und damit auch in der Höhe der Bandscheiben besteht, wie in 2:3.3.3 nachzulesen ist.)

Diese Möglichkeit soll der behandelnde Arzt rechtzeitig ins Auge fassen, weil weiter andauernde Bettruhe immer verschlimmernd wirkt, wie sich durch vermehrte Schmerzen und Rükkensteifigkeit anzeigt. So bedarf eine schwere und sehr schmerzhafte Osteoporose des Rückgrates, vor allem wenn bereits Wirbelkörpersinterungen eingetreten sind, neben einer Arzneimittelbehandlung (7:4.1.2) der Ruhe in einer gut angepaßten Gipsschale. Bald ist mit passiven Behandlungen der langen Rückenstreckmuskulatur zu beginnen. Sowie der Rückgang der Schmerzen es erlaubt, ist schrittweise Krankengymnastik hinzuzufügen. Chirotherapie ist nicht angezeigt. Drehen und Sitzen im Bett sind allmählich zu steigern, dürfen aber keine Schmerzen hervorrufen. Ob ein leicht stützendes Mieder Verwendung finden kann, ist von Fall zu Fall durch den erfahrenen Arzt zu entscheiden.

Da Rückenschmerzen und der Wunsch des Erkrankten nach Bettruhe oft eine anfangs übersehene psychische Komponente haben (5:2.2.4, 5:3.1.2, 6:2.2), gilt es, diesen Faktor möglichst bald aufzudecken und den wirklich vorhandenen körperlichen Schaden an der Wirbelsäule so eindeutig wie möglich zu klären. Dann erst können der seelische und der somatische Anteil fachgerecht behandelt werden. Zu vermeiden ist in erster Linie das weitere Hineinsteigern des Kranken in eine Gedankenwelt, die schließlich zur Dauerbettruhe führt. Ihre Folgen wurden soeben geschildert. (Über Zusammenhänge von Psyche und Wirbelsäule berichten mehrere Kapitel, besonders 5:2.2.4, 5:3.1.1, 6:2.2.3.)

Wie ernst zu nehmen die bei Bettruhe rasch

eintretenden Folgen am zentralen Achsenorgan sind, wurde von vielen Autoren durchforscht und erläutert, unter anderen von *Ahlinger* 1970, *Donaldson* et al. 1970, *Hulley* et al. 1971, *Vogel* u. *Whittle* 1975. In einigen der genannten Arbeiten wird auf die ähnlichen Vorgänge in Knochen und Bandscheiben der Wirbelsäule bei Schwerelosigkeit in der Raumfahrt hingewiesen.

7:3.5.4 Sitzen

Sitzen bedeutet für die Wirbelsäule auf jeden Fall vermindertes Bewegen und Belasten bei gleichzeitigem, mehr oder weniger senkrechtem axialem Dauerdruck. Im Sitzen mangelt es den segmental zwischen die knöchernen Wirbel eingegliederten Weichgeweben, den Zwischenwirbelscheiben, an dem für ihr Leben erforderlichen Pumpmechanismus. Seine funktionale Aufgabe für mechanische und für biochemische Belange wurde an mehreren Stellen dieses Buches erläutert (7:3.5.1).

Sitzen – in welcher Variation der vielen Sitzmöglichkeiten es auch ausgeübt wird – *ist und bleibt „die schlechteste Haltung für den menschlichen Körper“*. Es begleitet uns von der Säuglings- und Kindergartenzeit über die Jahre der Schule und des Berufes bis zum hohen Alter.

Da das Sitzen einen so weiten Umfang in allen Lebensbereichen einnimmt, finden sich Ausführungen darüber in mehreren Kapiteln dieses Buches, z.B. in 5:2.3.2, 7:3.2.2, 7:3.2.5. Welche Bedeutung den beim Sitzen erschlaffenden Muskeln zukommt, ist u.a. aus den Kapiteln 5:2.4.1, 5:3.1.4 zu entnehmen.

Die Belastbarkeitsgrenzen, die für viele statische und dynamische Belastungen des Knochengerüstes der Wirbelsäule erhebliche Bedeutung haben (5:2.5.4), werden beim Sitzen nicht überschritten, und auch langzeitiges Sitzen verursacht keine Knochenschäden. Auf die Zwischenwirbelscheibe hat langzeitiges Sitzen – wie es in unserer heutigen Lebensart leider viel zu häufig vorkommt – zwar keine unmittelbare strukturzerstörende Wirkung. Jedoch bedeutet der bei allen Sitzhaltungen verminderte Stoffaustausch – das heißt das Versorgen und das Entsorgen – für das Leben der Zwischenwirbelscheibe eine ernste Störanfälligkeit: vergleiche die Kapitel 3:2.2.3, 3:2.4, 3:3.4, 3:4.1 und viele andere. Das lange Sitzen und häufig wiederholtes Sitzen überschreiten die für Dauer ertragbare Belastung des biochemischen Gleichgewichtes im Flüssigkeitshaushalt. Damit – allerdings erst über lange Zeiten – werden Schäden ausgelöst, die nicht reversibel sind. Obwohl das Sitzen (5:3.1.4) keineswegs die alleinige Ursache der Schäden ist, bedeutet es einen Faktor im Ursachenbündel der bandscheibebedingten Krankheiten, die ausführlich in 3:4, 4:6.2, 5:2.6 geschildert sind.

Da das Sitzen im täglichen Leben einen zeitlichen Umfang angenommen hat, der früheren Generationen fremd war, muß hier der Hebel für die Abhilfe angesetzt werden. *„Es ginge uns besser, wenn wir mehr gingen“* (*Leitsatz*), sollte das Motto für die Überlegungen jedes einzelnen sein, wenn er die ersten Rückenbeschwerden spürt und besonders, wenn er durch Lenden-Kreuzschmerzen und Steifigkeit beim Aufstehen aus den so „hochmodernen“, aber für die Wirbelsäule schlechten Sitzmöbeln an seine Wirbelsäule erinnert wird: vergleiche die Ausführungen in 7:3.2.5. Sitzbedingter Bewegungsmangel sollte von Jugend auf vermieden und durch Bewegen während der Schulzeit und während des Berufes (Pausengymnastik 7:2.3.4, 7:3.8.3), sowie im täglichen Leben ausgeglichen werden. In der Freizeit ist das gleiche Ziel zu suchen.

In vielen Kapiteln dieses Buches werden die überaus wichtigen Probleme, die mit dem Sitzen zusammenhängen, von verschiedenen Blickpunkten aus behandelt: siehe die Kapitel 7:2.3.3 (Schul-Sitzmöbel), 7:2.3.5 (Gefahren der Motorisierung), 7:3.2.2 (Sitzgewohnheiten, Sitzmöbel). Die wichtigen Autositze sind in 7:3.3.1 u. 7:3.3.5 besprochen. Das Sitzen mit zusätzlicher Schwingbelastung wird in 7:3.1.5 u. 7:3.5.5 ausführlich behandelt.

Häufig werden der Nacken-Schulter-Arm-Schmerz und die chronische Lumbalgie durch schädigende Sitzgewohnheiten in rückenwidrigen Stühlen und Sesseln ausgelöst oder verschlimmert, so daß deren Änderung an erster Stelle der Therapie stehen muß. Mit Recht wurde vom Fernsehen ein *Leitsatz* verbreitet: *„Wir sitzen uns krank – lebenslang“*.

7:3.5.5 Zusätzliche Vibrationen

Kommen zum Bewegungsmangel durch Sitzen noch Vibrationen hinzu, können ernste Probleme für die Wirbelsäule entstehen, die sich in der Zwischenwirbelscheibe und ihren beiden Grenzschichten zu den Wirbelkörpern abspielen, worüber in mehreren Kapiteln berichtet ist, z.B. in 4:6.1.2, 5:3.2.1, 5:3.2.3, 7:3.3.1, 7:3.3.5, 7:3.5.4.

Derartige wirbelsäulegefährdende Kombinationen von Schwingeinflüssen mit gleichzeitigem Sitzen gewinnen im täglichen Leben und in der Freizeit durch die stetig zunehmende Motorisierung immer mehr Gewicht. Das führt zur

Potenzierung der Schadensmöglichkeit, wenn beruflich bereits Vibrationen unvermeidbar sind. Deshalb sollten vermeidbare Vibrationseinflüsse nicht unnötig im täglichen Leben und in der Freizeit fortgesetzt werden: z.B. die weitere außerberufliche stundenlange Benutzung von motorisierten Fahrzeugen. Ein solcher Vorschlag bedarf der besonderen Aufmerksamkeit, wenn das Rückgrat vorverändert ist.

Entstehen und Verschlimmern der durch Sitzen unter Vibrationseinfluß auftretenden Schmerzen, die den keimenden Wirbelsäuleschaden signalisieren, kann nur mit gezielten Vorbeugemaßnahmen verhindert werden: Vorschläge dazu in 7:3.8.3.

7:3.6 Weitere äußere Einflüsse

7:3.6.1 Kälte / Wärme

Bisher gibt es keine gesicherten experimentellen Prüfungen darüber, ob die im Leben des Alltages, während der Freizeit oder im Verlaufe sportlichen Trainings länger einwirkende Kälte beziehungsweise Wärme Schädigungen einer gesunden Wirbelsäule erzeugen. Ebensowenig ist dies für die Wärme-Kälte-Wechselwirkung bekannt. Die genannten äußeren Einwirkungen – vor allem Kälte – ändern den Wasserhaushalt in den bradytrophen Geweben (Zwischenwirbelscheibe), weil Wärme aus den tiefen Körperschichten, zum Beispiel aus der Rückenmuskulatur, in die Haut abgegeben wird und verdunstet. Soweit dies nur von Zeit zu Zeit während des Alltagslebens vorkommt, wird diesem Geschehnis kaum die Bedeutung zuzumessen sein, die bei langzeitiger beruflicher Kälteexposition befürchtet werden kann.

Bestehen allerdings Vorschäden an der Wirbelsäule, wie Chondrosis disci oder Osteochondrosis intercorporalis, kommt es durch Kälte eines Tages zum erstmaligen Auftreten und immer häufiger zur Wiederkehr von Lenden-Kreuz-Schmerzen sowie von Nacken-Schulter-Arm-Schmerzen: Mahnzeichen für klärende Untersuchung der Wirbelsäule und für therapeutische Hilfe. Mit den unklaren Bezeichnungen Rheuma oder Muskelrheumatismus sollte sich der Arzt nicht begnügen: siehe 4:7.3. Wichtig ist die diagnostische Unterscheidung zwischen den entzündlich-rheumatischen Erkrankungen und den chronischen degenerativen Gelenkleiden, wie dies auch in der Definition für das „Teilgebiet Rheumatologie" zum Ausdruck kommt: *Sewering* 1980. Häufige kälteabhängige Rückenschmerzen können auf eine beginnende Bechterew-Krankheit (4:7.4) hinweisen.

Recht ungünstig wirkt sich Durchnässen mit Unterkühlung sowie Wechsel zwischen Hitze, Kälte und Zugluft auf die Schmerzbereitschaft bei den genannten Vorschäden im Bereiche der Zwischenwirbelscheibe aus. Diese Einflüsse sind thermische/klimatische Zusatzimpulse (3:4.3), die immer wieder an das Grundleiden in der Wirbelsäule schmerzhaft erinnern und jeweils erneut Anlaß für entsprechendes Verhalten und ärztliche Behandlung sein sollten. Kälte und Hitze hat *Junghanns* als besondere Arbeitseinflüsse auf die Wirbelsäule beschrieben: Zbl. Arbeitsmed. Bd. 32 (1982) 289.

Literatur: *Frank* 1970, *Lawrence* et al. 1966, *Leithead* u. *Lind* 1964.

7:3.6.2 Verschiedene Einwirkungen von außen

Eine ganze Reihe von *chemischen Stoffen* führt durch langzeitige und übermäßige Aufnahme in den Körper, wie dies früher infolge ungenügender Kenntnisse der Gefahren und durch fehlende Schutzmaßnahmen bei verschiedenen industriellen Fertigungen möglich war, zu Schädigungen im Knochensystem, zum Beispiel Fluor, Blei, Phosphor, Cadmium, Venylchlorid, Polyvenylchlorid, chemische Kampfstoffe u a. Näheres darüber ist in 4:7.6 und 7:2.3.1 (Blei) nachzulesen. Interessierte finden ausführliche Hinweise, die allerdings im wesentlichen auf berufsabhängige Schäden abgestellt sind, bei *H. Junghanns* „Die Wirbelsäule in der Arbeitsmedizin", Teil II, 1979.

Neben chemischen Stoffen verursachen oft *Infektionen*, der entzündliche *Rheumatismus*, *Stoffwechselveränderungen* sowie Einflüsse von *Verletzungen*, auch von *Operationen* und ihren Folgen sowie primäre *Geschwülste* oder ihre Metastasen Schäden im zentralen Achsenorgan. Sie greifen in das tägliche Leben, die Freizeit und den Sport vorübergehend oder mit Dauerfolgen ein. Schilderungen der damit zusammenhängenden Probleme enthält das Kapitel 4:7. Das bereits erwähnte Buch (*Junghanns* 1979, Teil II) beschäftigt sich ebenfalls mit den Folgen der genannten äußeren Einflüsse auf das Rückgrat.

7:3.7 Die Wirbelsäule im Alter

7:3.7.1 Vorbemerkung

So wie die Wirbelsäule beim Eingang in das Erwachsenenalter bereits von den Versäumnissen der Jugendzeit geprägt ist, so haben sich in der Wirbelsäule des alternden Menschen im Laufe mehrerer Jahrzehnte zusätzliche Schwierigkeiten und Probleme gespeichert. Sie werden verstärkt, denn: „*Das Zentralorgan des Stütz- und Bewegsystems, die Wirbelsäule, ist in dem sowieso viel zu gering entwickelten Gesundheitsbewußtsein lebenslang ein vernachlässigtes Stiefkind*“ (*Leitsatz*).

Gegenüber den Belastungen, die tägliches Leben, falschverstandenes Freizeitverhalten und auch die Einflüsse mancher Berufe (*Junghanns* 1979) dem Rückgrat aufbürden, fehlt es an vorbedachten und systematisch angewandten Maßnahmen zum Ausgleich der lebenslang wirkenden schädigenden Einflüsse, unter denen die Vibrationen (7:3.3, 7:3.4) und der Bewegungsmangel (7:3.5) hervorragen. Beide können die Strukturen des Rückgrates unmittelbar schädigen. Dies ist in bezug auf den Vibrationseinfluß mit Schädigungsmöglichkeiten an der Wirbelkörper-Bandscheibe-Grenze und gegenüber der Muskulatur in zahlreichen vorstehenden Kapiteln beschrieben. Wie der Bewegungsmangel den Pumpmechanismus für das Versorgen und das Entsorgen des Zwischenwirbelscheibegewebes vermindert – und oft stundenlang völlig lahmlegt – und außerdem das steuernde „Naturkorsett der Muskulatur“ von Jahrzehnt zu Jahrzehnt mehr schwächt, ist des Nachdenkens wert. Gezieltes vorbedachtes Handeln sollte daraus folgen. Näheres zur Vorsorge in 7:3.8 und über Behandlung in 7:4.

So wie es für jeden Menschen neben seinem kalendarisch festgelegten Lebensalter ein biologisches Alter gibt, das unter Umständen von den üblichen Zeichen des Alterns und des Alters weit abweichen kann, hat auch die Wirbelsäule ihren Biotyp. Allerdings fehlen darüber umfangreiche Vergleichsuntersuchungen. Die Evolution und die erbbiologischen Grundlagen des Einzelnen verbinden sich in vielfältiger und nicht leicht überschaubarer Weise. Immerhin zeigt jeder Konstitutionstyp (pyknisch, asthenisch usw.) auch für den flüchtigen Beobachter auffallende Unterschiede im Stütz- und Bewegsystem. Variationen und Fehlformen der Wirbelsäule (4:3 u. 4:4) sind oft familiengebunden. Die Auswirkung dieser Gegebenheiten prägen das Grundbild des Rückgrates. Bis zum Alter tragen die Einflüsse des Lebens zur Formung des Endbildes der Wirbelsäule bei. Das Risiko ihrer Belastbarkeit (4:6) wird immer auffälliger.

Die sozialmedizinische und die volkswirtschaftliche Bedeutung der Wirbelsäuleleiden nimmt bereits im mittleren Lebensalter allmählich an Deutlichkeit zu (4:9.1, 4:9.2), kommt verstärkt bei der alternden, insuffizient werdenden Wirbelsäule zutage. Am Ende einer Kette von mehr oder weniger langen, schmerzhaften Zeiten wird der Wunsch nach Pensionierung oder Invalidisierung immer deutlicher (4:9.3). Daß hier alle Möglichkeiten bedacht und genutzt werden müssen, um rechtzeitig, das heißt frühzeitig mit vorbeugenden Behandlungsverfahren die Schwächung des Muskel-Bänderkorsetts hintan zu halten oder zu bessern, ist in 7:3.7.2 und in 7:3.8 nachzulesen. Hauptanliegen für den alten Menschen ist das möglichst weitgehende Vermeiden des Sitzens. Spazierengehen und Wandern sollten auch in den höheren Lebensjahrzehnten mehr als zur Zeit üblich gepflegt werden: 8:2.6.7. Auf jeden Fall ist für den Alternden die Fortführung eines aktiven Alltagslebens sowie eines für Geist und Körper sinnvollen Freizeitverhaltens anzustreben und durch Förderungsprogramme – am besten in Selbsthilfegruppen – zu unterstützen, in denen die Wirbelsäule den ihr gebührenden Platz einnimmt.

Die Voraussetzungen für ein erfolgreiches Vorbeugen gegen Altersbeschwerden des Rückgrates müssen bereits in der Jugend durch sachgemäßes Bewegen und Belasten beginnen. Sie sind in einem entsprechenden individuellen Lebensstil auch in spätere Lebensjahre hinein fortzusetzen. Dem Arzt obliegt das Aufspüren gefährdeter Wirbelsäulen bei den Vorsorge-, Einstellungs- und Überwachungsuntersuchungen. Auf diese Weise gelingt der rechtzeitige Beginn von Behandlungsmaßnahmen. Mit zunehmendem Alter sind Belastung und Erholung für die Wirbelsäule in ein dem Körperzustand und dem Alter entsprechendes, ausgewogenes Gleichgewicht zu bringen. Als Selbstverständlichkeit gehört in dieses Programm die stetige Verbesserung des wirbelsäulegerechten Verhaltens im Alltag.

Allgemeine Literatur zur Belastungsfähigkeit der Wirbelsäule des alternden Menschen: *Eitner* 1975, *Gingrad* u. *Warren* 1974, *Heiß* u. *Franke* 1964, *Henschel* 1970, *Kühhirt* u. *Voll* 1974, *Laevitt* et al. 1971, *Lenhart* 1977, *Muhr* 1975, *Pohl* 1976, *Schröter* 1965, *Whincup* 1971, *White* 1969.

7:3.7.2 Alterskrankheiten der Wirbelsäule

Aus Embryonal- und früher Jugendzeit sowie aus späteren Lebensjahren bringt die Wirbelsäule manchmal bereits äußerlich sichtbare, häufiger jedoch versteckte, nur in Röntgenaufnahmen darstellbare Veränderungen in die Zeit des Alterns mit. Sie sind unterschiedlich in Schwere- und Behinderungsgrad. Einige lösen keine, andere wiederum häufige Beschwerden aus, manche führen zu frühzeitiger Invalidisierung (4:9.3).

Die durch Behinderung und Schmerzen stark belästigenden Krankheiten der Wirbelsäule, die in späteren Lebensjahren zu den bereits vorhandenen Schäden hinzukommen, beruhen neben einigen Knochenkrankheiten im wesentlichen auf zunehmenden Schäden in den Weichgeweben, insonderheit in den Zwischenwirbelscheiben. Sie bedeuten ernste Störfaktoren für die Belastbarkeit (4:6.2). Die häufigsten, nämlich *Spondylosis deformans, Chondrosis disci* und *Osteochondrosis intercorporalis*, sind ursächlich verantwortlich für das leistungsgestörte Bewegungssegment, die Insufficientia intervertebralis, geschildert in 4:6.8. Sie bringen dem Alternden zunehmende Schmerzen sowohl bei statischer wie auch bei dynamischer Beanspruchung. Kommt es in den erkrankten Segmenten zu Steife durch bindegewebige oder knöcherne Verklammerung, gehen die Schmerzen unter Verlust der Bewegungsfähigkeit zurück. Der statisch zwar besser belastbare, aber die Beweglichkeit behindernde „steife Altersrücken" entsteht.

Schäden in den vorderen Anteilen der Zwischenwirbelscheibe, zunehmende Steife und immer stärker werdende schmerzhafte Krümmung kennzeichnen das typische Bild der Alterskyphose, siehe in 4:4.3.

Die häufigste Krankheit im Knochengerüst der Wirbelsäule ist die Osteoporose (4:6.4.2). Sie tritt auch bereits präsenil auf. Häufig führt sie in höheren Altersstufen (Altersosteoporose) zu starker Schmerzhaftigkeit mit Zusammensintern von Wirbelkörpern und mit Rundrückenbildung. Der so entstehende „Altersbuckel" entwickelt sich im mittleren Teil der Brustwirbelsäule. (Die Alterskyphose – 4:4.3 – hat ihren Krümmungsscheitel etwas höher.)

Zum Bild der alterskranken Wirbelsäule gehört die Arthrose der Wirbelbogengelenke. Sie kann isoliert auftreten, begleitet aber viel häufiger Verschleiß oder Zermürbung des Zwischenwirbelscheibegewebes (4:6.5.2) im gleichen Bewegungssegment. Ernste schmerzhafte und bewegungsmindernde Schwierigkeiten gehen auch von Arthrosen der Unkovertebralgelenke an der Halswirbelsäule (4:6.5.5), den Iliosakralgelenken (4:6.5.3), den Kopfgelenken (4:6.5.4), den Rippenwirbelgelenken (4:6.5.7) aus. Allzu häufig wird versäumt, die Diagnose gezielt zu sichern. Davon hängt die Therapie ab, die auch dem alten Menschen nicht vorenthalten werden sollte, siehe Kapitel 7:4.

Die geschilderten schmerzbefreienden Steifen (teilweise mit verstärkter Krümmung) sollten nicht vordergründig als Zunahme des Alterns der Wirbelsäule gesehen werden. Sie sind auch Ausdruck der Anpassung. Allerdings ist die Anpassung nicht allein vom Somatischen her zu werten und keinesfalls als Ruhekissen zu betrachten. Denn glücklicherweise verfügt der alte Mensch über Willenskomponenten, die er – vom Arzt dazu angeregt – bereitwilliger einsetzt als der Jugendliche. Hier liegt dann auch der Ansatzpunkt, die leider vom Arzt viel zu oft unterstützte Frühinvalidisierung kritisch zu überdenken: vergl. Kapitel 4:9.3, 7:3.8, 7:3.7.3, 7:4.

Selbst wenn eine zur üblichen Zeit oder frühzeitig aufgrund von Wirbelsäuleleiden ausgesprochene Invalidisierung besteht, liegt nur selten die Notwendigkeit vor, die Wirbelsäule im Leben des Alltags als Grund für körperliche Untätigkeit zu betrachten und sogar noch durch verstärkten Bewegungsmangel (Sitzen!) weiter in Altersschwierigkeiten hineinzuführen. Der Rest an statischer und kinetischer Belastbarkeit sollte vielmehr durch Aktivieren der Muskulatur erhalten und, soweit es der allgemeine Körperzustand zuläßt – vom Arzt individual gesteuert – durch eigentätige Rehabilitationsmaßnahmen verbessert werden, wie sie in den beiden Kapiteln über Vorbeugemaßnahmen (7:3.8) und Behandlung (7:4) nachzulesen sind.

7:3.7.3 Sport im Alter

Zeitabgrenzung. Das Altern der Wirbelsäule beginnt bevorzugt in den bradytrophen Geweben – und oft abhängig von Vorschäden aus der Wachstumszeit – bereits im vierten Lebensjahrzehnt, wobei manche Zwischenwirbelscheiben weniger, andere wieder mehr betroffen sind. Die entstehenden, meist schmerzhaften Krankheitszustände hängen weitgehend von der Zahl der veränderten Bewegungssegmente ab. Die Folgen, deren Entwicklung sich über einige Jahrzehnte hinzieht, sind in den Kapiteln 3, 4, 5 geschildert. Über den Beginn des Lebensabschnittes, der als „Alter" zu bezeichnen ist, gibt es viele persönliche Annahmen der „Betroffenen". Manche möchten ewig jung bleiben, andere fühlen das nahende Alter aus vielerlei persönlichen Gründen – dazu gehört auch die psychische Einstellung zum Leben – bereits frühzeitig. Ebenso wie die Grenzen von der Kinderzeit zum Jugendalter und in die Jahre des Erwachsenseins fließend sind, ist auch der Übergang zum Alter nicht objektiv begrenzbar. Für die weiteren Ausführungen bietet sich an, den Übergang in die früher übliche Pensionierungszeit – zwischen dem 60. und 65. Lebensjahr – als Beginn des Alters anzusehen.

Pathophysiologie des Alters. Darüber gibt es viele Abhandlungen, die sich meist mit den Atmungsorganen, dem Herz-Kreislauf-System beschäftigen und psychische Verhaltensweisen im Alter beschreiben. Dem Stütz- und Bewegsystem, insbesondere seinen altersbedingten Veränderungen im Hormon- und Stoffwechselhaushalt, wird viel weniger Aufmerksamkeit gewidmet.

Daß dies auch in bezug auf die Wirbelsäule geschieht, ist an verschiedenen Stellen dieses Buches zu lesen. Die allgemeinen pathophysiologischen Veränderungen im Körper (einschließlich der Wirbelsäule) ergeben bei Eintritt in die Jahre des Alters (siehe weiter vorn) ein Bündel von Faktoren. Sie sind im Biotyp des einzelnen in unterschiedlicher Wertigkeit zusammengefügt.

Begrenzung der Leistungsfähigkeit. Sie wird durch das schon mehrfach angesprochene frühzeitig einsetzende Altern der Wirbelsäule bestimmt. Dadurch hat das Rückgrat als zentraler Teil des Bewegsystems einen wesentlichen Anteil an der allgemeinen und an der sportlichen Belastungsmöglichkeit. Eindeutig ist erkennbar, daß im Alter Sportausübung bis zu den Erfolgen des jugendlichen Hochleistungssportes (vergl. in Kapitel 8) weder in der Einzeldisziplin noch im Mannschaftssport möglich ist.

7:3.8 Vorbeugemaßnahmen (Vorsorge und Vorbeugung)

7:3.8.1 Einleitung

Die Trias „Vorbeugen – Behandeln – Nachsorgen" war von jeher ein Leitmotiv ärztlicher Tätigkeit. Allerdings gab es in diesem Jahrhundert lange Zeiträume, in denen das Behandeln weit im Vordergrund stand. Denn der Kranke erwartete von seinem Arzt in erster Linie das Wiederherstellen seiner verlorenen Gesundheit und des gestörten Wohlbefindens. Gleichzeitig war der Arzt durch Fortschritte der wissenschaftlichen Erkenntnisse und der immer wieder neuen Therapiemöglichkeiten gefordert, sie seinen Kranken auf die bestmögliche Weise zur Verfügung zu stellen. Gegenüber dieser vorwiegend therapeutischen Einstellung sind heute aus vielerlei Gründen das Vorbeugen als Anfangsphase und die Nachsorge als Schlußphase der Trias ärztlicher Tätigkeit Notwendigkeiten, die zumindest gleichrangig mit der Therapie das ärztliche Denken und Handeln bestimmen. Auf der Seite der Vorbeuge bestehen Wünsche der Ärzte und der allgemeinen Gesundheitspolitik. Wie aus den folgenden Abschnitten hervorgeht, klaffen jedoch zwischen den wohlgemeinten Ratschlägen und ihrem regelmäßigen Durchführen oft schwer überbrückbare Lücken. Auch der wichtigen Nachsorge im täglichen Leben und im Eingliedern in einen dem jeweiligen Zustand des Rückgrates gerechtwerdenden Beruf und Sport stehen oft Schwierigkeiten entgegen.

Fehlender Gesundheitswille, gepaart mit ungenügender Einsicht für die Notwendigkeit der Selbsthilfe – das heißt der Mitarbeit des Betroffenen – sind leider häufige Hemmschuhe für eine dauerhafte Besserung. Dieses passive Verhalten zu ändern, steht nur in Aussicht, wenn die Verantwortlichen wesentlich eindringlicher und überzeugender als dies bisher im allgemeinen geschah auf eine Motivation der Angesprochenen hinwirken. Dies ist auch für die Freizeit erforderlich (8:2.6).

Jeder von uns sollte sich Gedanken machen, wenn er die folgenden Zeilen liest, die 1982 im Public Health Reports, Band 97 Nr. 3 veröffentlicht wurden: „Ein paar vernünftige Lebensgewohnheiten – genügend Schlaf und Bewegung, Verzicht aufs Rauchen und auf übermäßigen Alkoholgenuß, Halten des Normalgewichts – verlängern das Leben eines Funfundvierzigjährigen um zehn bis elf Jahre, verglichen mit der Lebenserwartung eines Mannes, der sich um solche Dinge nicht kümmert."

In einem Bericht der Frankfurter Allgemeinen Zeitung schreibt 1983 Frau *R. Stein:* „Sachkenner sind sich einig darüber, daß die Lebenserwartung und die Gesundheit durch weitere Fortschritte der Medizin wahrscheinlich nur noch unwesentlich zu steigern sind. Denn die meisten der heute vorherrschenden Krankheiten kann die Medizin gar nicht kausal behandeln, weil die Ursachen in unserem Lebensstil zu suchen sind; im eigenen Verhalten ebenso wie in den natürlichen und sozialen Lebensbedingungen."

Die Verantwortlichkeit liegt für die Kindes- und Jugendzeit bei Eltern, Schulbeiräten, Pädagogen, behandelnden Ärzten und zu einem nicht geringen Teil bei staatlichen Stellen: siehe 7:3.8.5. Für Erwachsene bestehen jedoch gleichartige wichtige Probleme. Sie sind dem Arzt geläufig, denn sie begegnen ihm täglich. Trotz der Bemühungen von Hausärzten und von den in diesen Gebieten tätigen Fachärzten ist das Allgemeinwissen über die notwendigen und frühzeitig einzuleitenden Vorsorgemaßnahmen gering. Zu hoffen ist, daß die folgenden Abschnitte den Leser nachdenklich stimmen und zu eigenen Vorsorgemaßnahmen, also zur Selbsthilfe, zur Mitarbeit anregen.

Zweifellos haben die großartigen Erfolge aller Disziplinen der ärztlichen Kunst dazu geführt, daß von Laien – aber auch von Ärzten – das Herannahen der Grenzen dieses noch immer sprunghaften Fortschrittes nicht im vollen Umfange erkannt wurde. Erst jetzt, wo die Medizin hart an der Grenze des ökonomisch gerade noch Möglichen steht, das aber weltweit bald nicht mehr bezahlbar sein wird, ist eine Wende unvermeidlich. Deshalb hält die Weltgesundheitsorganisation einen grundlegenden Wandel innerhalb der kommenden 20 Jahre für unabwendbar. Nach Ansicht der WHO soll der Aufwand für doch oft vergebliche Therapieverfahren bei vermeidbaren chronischen Krankheiten nicht laufend weiter vergrößert werden. Statt dessen ist geplant, mehr für *Gesundheitsförderung* zu tun, da einem Konzept zur *Gesundheitserziehung* kein sichtbarer Erfolg beschieden war: siehe ähnliche Ausführung in Kapitel 8:2.5.

In einem neuen Programm heißt es, daß die Ausrottung der Pocken ein Kinderspiel gegen das war, was die WHO sich jetzt vorgenommen hat, nämlich die Eindämmung der *Zivilisationskrankheiten.* Für ihr Entstehen sind vorwiegend *Untugenden der Zivilisation* auslösend. Und das trifft auch für einen großen Teil chronischer Verschleißschäden der Wirbelsäule zu: siehe 7:3.8.3.

Mit Recht schreibt *Felten* 1977: „Noch immer wird Passivität als vollendeter Lebensgenuß in einer allgegenwärtigen Werbung propagiert, ist körperliches Sich-Verausgaben in den Augen vieler nur mit vorzeitigem Verschleiß verbunden".

Bewegen und Belasten gehören zu den Grundäußerungen des Lebens. Denn: ohne körperliche Tätigkeit gibt es kein freies Entfalten eines gesunden Lebens. Schwächen des Stütz- und Bewegsystems, insbesondere im Bereich des Rückgrates, sind faßbare Anzeichen dafür, daß sich das System Mensch/Umwelt nicht mehr im biologischen Gleichgewicht befindet. Dieses Ungleichgewicht äußert sich an den in diesem Buche von allen Seiten beleuchteten Schäden in den bradytrophen Geweben der Bewegungssegmente. Dabei stehen die Zwischenwirbelscheiben im Vordergrund.

7:3.8.2 Allgemeines

„Vorbeugen ist besser als heilen". Dieses altbekannte, aber wenig beherzigte Motto könnte ausdrücklich für die Wirbelsäule erdacht worden sein. Denn dieses Mittelpunktorgan des Stütz- und Bewegsystems mit den in der Jugendzeit beginnenden und sich mit zunehmendem Lebensalter zahl- und schweremäßig verschlimmernden Leiden beinhaltet für jeden einzelnen eine stetige Aufforderung zu vorbeugendem Verhalten (7:3.8.3).

Allerdings sind die Forderungen, die von ärztlicher Seite zur Gesunderhaltung der Wirbelsäule gestellt werden müssen, nicht leicht erfüllbar. Bereits in frühester Jugend – also unter Mitverantwortung der Eltern und der Pädagogen – muß unter ärztlicher Anleitung der Beginn von Vorsorgemaßnahmen einsetzen. In späteren Lebensjahren bis in die Zeit des Alters liegt ein großer Teil der Verantwortung für die individuale Gesundheit und die Gesunderhaltung im Willen zur Eigenverantwortlichkeit des Einzelnen. *Franke* bezeichnet 1980 das Gesundheitstraining als „Form der Selbstbeteiligung". Dazu bedarf es allerdings der klaren Erkenntnisse aller, daß die Risiken, die unserer Gesundheit – insbesondere auch der Wirbelsäule – drohen, wesentlich im eigenen Verhalten begründet sind. *Schäfer* schreibt 1980: *„Das derzeitige allgemeine Bewußtsein steht jeder Realisierung von Gesundheit entgegen"* (*Leitsatz*). Das vielstrapazierte Wort der Lebensqualität wird leider in falscher Weise als Steigerung des Lebensgenusses angesehen, indem Rauchen, Trinken, körperliche Bequemlichkeit (Sitzen und Fahren anstelle von Bewegen und Belasten) und andere Untugenden der Zivilisation im Vordergrund des Denkens und der Wünsche stehen. Es lohnt sich, einige Sätze aus den Ausführungen von *Hans Schäfer* (1980) wörtlich wiederzugeben: „Der politische Trend, der augenblicklich diese wahnwitzige Gesundheitspolitik fördert, läßt an Uneinsichtigkeit und Verkennung der elementaren Tatsachen wenig zu wünschen übrig. Er ist Ausfluß einer veralteten Medizintheorie und einer Gesellschaftstheorie, die eigentlich schon von vorgestern ist und weder etwas mit Ethos noch mit Sozialismus und natürlich erst recht nichts mit Christentum oder Kommunismus zu tun hat."

An diese Stelle paßt ein Satz, den der kanadische Arzt *A. Malleson* etwa 1970 niederschrieb: „Würden die Übergewichtigen weniger essen, die Trinker weniger trinken, die Raucher aufhören zu rauchen und jeder sich ein bißchen mehr bewegen, dann könnten wir mehr Leben retten und mehr Krankheiten ausrotten als durch die Anwendung selbst der besten und teuersten Verfahren zur Behandlung schon vorhandener Krankheiten". (Siehe dazu auch in 7:3.8.1 den Hinweis auf „Public-Health-Report, Band 97 Nr. 3".) Mindestens die Mahnung an die Übergewichtigen und der Hinweis auf das notwendige Bewegen gelten für die Gesunderhaltung und die Rehabilitation (7:4.3) auf dem Gebiete des Rückgrates und seiner Muskulatur.

Die auf dem Felde der Politik von Wahl zu Wahl versprochene und das zum Teil nach der Wahl auch durchgeführte Aufstocken sozialer Leistungen hat dem Anspruchsdenken immer mehr Raum gewährt, es geradezu herausgefordert. Der Gedanke an die *Eigenverantwortlichkeit* für das Erhalten eines gesunden Körpers und wachen Geistes wurde auf diese Weise bis in die Vergessenheit beiseite gedrängt.

Besonders viele Jugendliche haben keinerlei Gespür für die Notwendigkeit vom Bewegen und Atmen in der freien Natur, vernachlässigen ihre Körperhaltung, sitzen zuviel. (Schwimmen bei Sonnenschein in kurzer Urlaubszeit oder am Wochenende ist nicht ausreichend und besonders nutzlos, wenn anschließend die Abende sitzend in stickiger, rauchgeschwängerter Luft verbracht werden!) Viele Jugendliche beachten den zunehmenden Ansatz von Körperfett und das Nachlassen ihrer Muskelkraft nicht. Denn sie wollen die *Errungenschaften der Zivilisation* vom Fernsehen bis zum Auto in vollen Zügen „genießen". So scheuen sie aktive Mitarbeit an ihrer Gesundheit und weichen – das gilt vor allem für die auf das Bewegen angewiesene Wirbelsäule – bereits im Beginn von Beschwerden auf Maßnahmen aus, bei denen sie sich passiv verhalten können: gelegentliche Massagen, Tabletten, Einspritzungen usw.

Alle Überlegungen zur Vorbeuge – das heißt für das Thema dieses Buches also *Gesunderhaltung der Wirbelsäule*, insbesondere der zugehörigen Muskulatur – müssen bereits die frühesten Lebensjahre einschließen. Vieles dazu ist in den vorstehenden Kapiteln ausgeführt worden. Der folgende Abschnitt (7:3.8.3) enthält in knapper Form einige Hinweise auf gebotene individuelle Vorbeugemaßnahmen, ohne die Wirbelsäulegesundheit nicht zu erhalten ist. In 7:3.8.4 werden technische Neuerungen erörtert, die wirbelsäuleschädigende äußere Einflüsse (z.B. Vibrationen) fernhalten oder wenigstens mindern. Daß einige gesetzgeberische Maßnahmen bestehen und andere unter Umständen noch erforderlich sind, um Wirbelsäuleschäden rechtzeitig aufzuspüren und soweit als möglich für Abhilfe zu sorgen, wird in 7:3.8.5 erläutert.

7:3.8.3 Persönliche Vorsorgemaßnahmen (mit Anhang)

Die Erhaltung eines beweglichen und belastungsfähigen Rückgrates hängt von der Pflege – das heißt in diesem Falle „sinnvolle Beanspruchung" – derjenigen Muskulatur ab, die im engen und auch weiteren Sinne der Wirbelsäule dient.

Im Vordergrund stehen die mit dem Achsenskelett unmittelbar verbundenen Muskelzüge der langen Rückenstrecker und die Nackenmuskeln. Wichtige Funktionen übt diese kräftige Muskulatur in Gemeinsamkeit mit den Verbindungen zum Kopf sowie über Schultergürtel zu den Armen und unter Einschaltung der Rücken-Becken-Muskeln zu den unteren Gliedmaßen aus. In diese Aufgabenkombination greifen weitere Muskelgruppen in das Bewegen und zum Stabilisieren der Wirbelsäulehaltung ein: Muskeln des Brustkorbes (Zwischenrippenmuskeln, äußere Brustmuskeln), das Zwerchfell, die gesamte Bauchmuskulatur und viele Bänder. Das Ganze ist ein statisch-dynamisches *Muskel-Bänder-Korsett* im Dienste der Wirbelsäule (5:2.4.1). Die Muskelbeziehungen zwischen Brustkorb, Bauchwand und Wirbelsäule sowie der in Bauch- und Brusthöhle vorhandene Innendruck (hydropneumatische Kammern) veranlaßten *Schanz* bereits 1930, von Hilfstrageorganen der Wirbelsäule zu sprechen: siehe 5:2.3.4 sowie Abbildungen 2/18, 2/19, 2/20, 3/3a, 3/3b, 3/4, 5/10.

Die Möglichkeiten und die Kräfte dieses verzweigten Muskelverbundes haben die Aufgabe, den Rumpf zu bewegen, aber auch das Rückgrat in allen Haltungen zu zügeln und zu stabilisieren: dynamisch-stabilisierendes Muskelkorsett.

Deshalb ist von früher Jugend an Vorsorge für das Erhalten dieser Funktionen zu treffen. Die gesunde Muskulatur ist eine der wichtigsten Grundlagen, um für spätere Lebensjahrzehnte gerüstet zu sein, wenn das unmittelbare aktive, persönliche Vorbeugen gegenüber schädigenden Einflüssen des täglichen Lebens dringend wird: vergleiche 2:2.4. Mit anderen Worten: Es kommt auf Prophylaxe zur Abwehr weiterer Verschlimmerung an.

Ermüdung, Verspannung – mit und ohne Schmerzen –, die in kleineren oder größeren Abschnitten der geschilderten umfangreichen Muskulatur gehäuft auftreten, sind erste und ernste Mahnzeichen, denen der Arzt nachgehen muß. Sie können durch äußere Einflüsse auf Muskeln oder Bänder des Rückgrates ausgelöst werden. Für sie steht der *Leitsatz: „Es gibt eine ganze Gruppe von Feinden der Wirbelsäule"*.

Dies sind in erster Linie:

- Bewegungsmangel (7:3.5)
- Schlechte Sitzhaltung in ungünstigen Sitzmöbeln (7:2.3.3, 7:3.5.4)
- Sinusförmige Vibrationen und stochastische Erschütterungen – besonders, wenn sie im Sitzen einwirken (7:3.3, 7:3.4, 7:3.5.5)

- Überlastung durch falsches Heben und Tragen (7:3.2.3)
- Auch der Hochleistungssport kann zu diesen Feinden zählen (8:2.3, 8:9.2)

Findet der Arzt diese oder noch andere äußere Ursachen für Rücken-, Schulter-, Nacken- oder Kopfschmerzen, so gilt es, dem Betroffenen eindringlich klar zu machen, er habe – um das chronische Verschlimmern seiner Beschwerden abzuwenden – persönliche Vorbeugemaßnahmen zu treffen. Sie bestehen einmal im möglichst weitgehenden Vermeiden der Ursachen, die bedauerlicherweise mit unseren Lebensumständen verknüpft sind. Diese Tatsache sollte besonderer Ansporn sein zum Nachdenken, wie die persönliche Lebensführung der Wirbelsäulegesundheit dienlich sein könnte oder wo sie versagt. Verändertes, den Belangen der Rückenmuskulatur angepaßtes Freizeitverhalten kann viel helfen, siehe 8:2.6. Die übliche ärztliche Verordnung von „Heißluft und Massage" ist eine oft notwendige passive Pflege der insuffizienten Rückenmuskulatur. Jedoch können nur anschließende eigentätige (möglichst krankengymnastisch gesteuerte) Bewegungsübungen den Muskeln wieder Kraft bringen (7:4.1.4). Sinnvoll ist also nur die unmittelbare Kombination passiver und aktiver Therapie. Auch aktive körperliche Betätigung in der Freizeit gehört zu den Heilverfahren.

Ein besonders vielversprechendes Verfahren für Therapie und für prophylaktische Abwehr des weiteren Verschlimmerns ist in der frühen Schulzeit das Lesen und Schreiben – auch das Fernsehen – in Bauchlage: geschildert in 7:2.3.6.

Zum anderen erfordern die Schäden in Knochen und/oder Weichteilen des Rückgrates, soweit sie als Verursacher von Steifheit, Verkrümmung, Belastungsschwierigkeiten und Schmerzen anzusehen sind, die Aufnahme einer gezielten Therapie (7:4). Darüber hinaus darf aber der Wille zu vorbeugenden Individualmaßnahmen nicht erlahmen. Die Trias „langjährige Vorsorge/Vorbeugen/Heilverfahren" sollte als Einheit gesehen werden, wobei sich die Betonung in einem der Teilbereiche nach der jeweiligen Notwendigkeit zu richten hat. Aufgabe des Arztes ist hierbei, den rechten Zusammenhang von Therapie und eigenverantwortlicher Mitarbeit des Kranken zu finden und diesen dafür immer wieder neu anzuregen (7:3.8.2). Das Bilden von Selbsthilfegruppen für „Rückenleidende" sollte ins Auge gefaßt werden.

Die stündliche Bewegungspause gehört in das Gebiet der Selbsthilfe (*Leitsatz*). Sie wurde 1983 von *Reinhardt* empfohlen, siehe auch in 7:2.3.4. Für dieses Gebiet gibt es noch einen unverzichtbaren *Leitsatz: Die oberste Maxime der Vorsorge für das Gesunderhalten der Wirbelsäule heißt:*
Bewegen.

Chondrosis disci (Bandscheibeverschleiß), Osteochondrosis intercorporalis (Bandscheibezermürbung) und Arthrose in Wirbelbogengelenken verursachen Leistungsschwäche, lockern das Bewegungssegment (Instabilitas intervertebralis) und sind damit die weitaus häufigsten Störfaktoren gegen die Muskelleistung. Denn Muskulatur und Bänder werden über Gebühr beansprucht. Sie kommen in einen ermüdenden und schließlich schmerzhaften Dauerspann, der mit Erschlaffen wechselt. Dadurch erlahmt das Muskel-Bänder-Korsett in seiner Aufgabe, das Bewegen des Rückgrates zu zügeln und dadurch schadenstiftende äußere Einflüsse abzufangen: siehe Untugenden der Zivilisation in 7:3.8.1.

Die negativen Einflüsse der Instabilitas intervertebralis auf das Muskelspiel bilden mit dem Wechsel zwischen Muskelhartspann und -erschlaffung einen Teufelskreis. Um ihn zu durchbrechen, ist die Vorsorge in Eigeninitiative des Rückenleidenden die stets eindringliche Maßnahme. Dem Arzt obliegt die schwierige Aufgabe, die psychosomatischen Zusammenhänge dieser häufigen Situation aufzuspüren, dem Erkrankten klarzulegen und ihn zum regelmäßigen Vorbeugen anzuregen.

Dazu einige Stichwörter:

- Bewußt geförderter Sport in der Freizeit, in dem sich der Einzelne nach seinen Fähigkeiten und körperlichen Möglichkeiten betätigt
- Breitensport (8:2.6.4)
- Wandern (8:2.6.7)
- Trimm-Trab einschließlich der auf dem Trimmpfad vorgeschlagenen Körperübungen (8:2.6.6)
- Häusliche Sitzhygiene durch angepaßte Sitz- und Tischmöbel (7:3.2.2)
- Abwechselndes Benutzen von Schreibtischstuhl und Stehpult, unter Umständen mit Stehsitz oder Pendelstuhl (7:3.2.4, 7:3.8.4)
- Bewegungspausen am Arbeitsplatz (z.B. im Büro) oder zu Hause (siehe unten, beachte Kasten Seite 273)
- Pausengymnastik in der Schule (7:2.3.4, 7:3.5.4)
- Trimm-Pausen während langer Fahrten in vibrierenden Fahrzeugen (siehe unten) und

Bewegungspause nach Schoberth

Ausgangsposition aufrechtes Sitzen

Übung 1. Gehen am Ort unter Lösung der Fußspitze vom Boden, wechselweise zwischen rechts und links.

Übung 2. Aus gleicher Sitzposition werden die Beine abwechselnd zwischen rechts und links nach vorne gestreckt und zurückgebracht.

Übung 3. Wechselweises Anheben der Knie aus den Hüftgelenken, abwechselnd zwischen rechts und links.

Übung 4. Abstützen mit beiden Händen auf dem Sitz, Anheben des Gesäßes, bis sich dieses von der Sitzfläche völlig entfernt, dabei wird der Rücken leicht gerundet.

Übung 5. Vor- und Rückkippen des Beckens bei festem Sitzen, dabei ins Hohlkreuz federn und Rundung des Rückens anschließend im Wechsel.

Übung 6. Arme angewinkelt in Vorhalte, Heben und Senken des Gesäßes von der Unterlage wie beim Reiten.

Übung 7. Aus aufrechter Sitzhaltung Kreisen des Rumpfes nach rechts und links wie zum Absuchen des Bodens nach einem Gegenstand unter Rumpfbeugung und Rumpfstreckung.

Übung 8. Entspannung durch Anlehnen nach rückwärts, Arme locker hängen lassen, Entspannung der Muskulatur.

Übung 9. Gegensinniges Vor- und Rückziehen der Schultern im Wechsel zwischen rechts und links.

Übung 10. Abwechselndes Anheben der Schultern bis zum Ohr und fallenlassen. Zunächst gleichzeitig, dann wechselseitig auszuführen.

Übung 11. Im Sitzen bei geöffneter Hand Schattenboxen. Die Muskulatur bleibt dabei locker. Durch das Wegschleudern der Arme zusätzliche Lockerung.

Übung 12. Kreisen des Kopfes von rechts oben nach links unten und umgekehrt, also diagonal, evtl. auch einfaches Kreisen.

Übung 13. Arme in Vorhalte. Ellenbogen sind gestreckt, kräftiges Drehen aus den Schultergelenken, jeweils bis zum Endausschlag der Bewegung.

Übung 14. Vorhalte der Arme bei rechtwinkliger Beugung im Ellenbogengelenk. Unterarme stehen senkrecht, rasch wechselndes Drehen der Unterarme, also Wechsel von Pronation und Supination.

Übung 15. Lockeres Klavierspielen mit den Fingern auf dem Handrücken oder der Tischplatte als Vorbereitung zur Rückkehr zur Arbeit.

Ausgleichsgymnastik am Arbeitsplatz kann man nicht kommandieren. Versuche, zu ganz bestimmten Zeiten mit allen Arbeitnehmern gleichzeitig ein gemeinsames Programm nach Art eines orthopädischen Turnens durchzuführen, sind letzten Endes zum Scheitern verurteilt. Nur wenn man individuellen Bedürfnissen Rechnung trägt, wird sich der gewünschte Effekt einstellen. Die Übungsbeispiele können eine Anregung sein. Wichtiger als eine bestimmte Abfolge ist aber, von Zeit zu Zeit eine Pause zu machen und sei es nur, um aufzustehen und umherzugehen. Oberstes Ziel aller Bestrebungen bleibt, dem einzelnen die Arbeitswelt erträglicher zu machen, zumal die äußeren Gegebenheiten nicht immer entscheidend verändert werden können.

zur Unterbrechung langer Radfahrtouren (7:3.3.3)

- Vermeiden unnötiger Motorradfahrten („Motorradsucht“ siehe in 7:2.3.5)
- Verminderte Zeit im Benutzen vibrierender Fahrzeuge (8:2.6.2)

Von ärztlicher Seite wird während langer Fahrten in vibrierenden Fahrzeugen als ausschlaggebend wichtig eine alle zwei Stunden einzulegende *Trimm-Pause* angesehen. Die vorzuschlagende Pausengymnastik ist einfach. Vor allem sind lockernde Übungen für die versteiften Nacken- und Rückenmuskeln nötig. Für die verspannte Muskulatur des Schultergürtels eignen sich Kopfrollen, Schulterrollen, Armbewegungen, Rumpfbeugen und -drehen nach allen Seiten. Hinzuzufügen sind Dauerlauf „am Ort“ oder über eine 100 m lange Strecke hin und zurück. Entsprechend dem Übungsrhythmus kommt es auf tiefes Ein- und Ausatmen an, das gleichzeitig die Herz-Kreislauffunktion begünstigt. Ernstlich ist zu überlegen, ob von den vielen Tausend Fahrkilometern des Jahres eine erkleckliche Anzahl „eingespart“ werden kann. Wohl immer wird im Umfeld des Wohnortes ein mit kurzer Fahrzeit erreichbarer Urlaubs- oder Ausflugsort zu finden sein, der Freizeitgymnastik, Trimmlauf und Wandern erlaubt. Dazu ein *Leitsatz: „Fort vom Auto – Hin zum Bewegen in der Natur!“*

Falsch ist es, den Kraftwagen beiseite zu stellen, um anschließend die bereits verspannte Muskulatur durch stundenlanges Sitzen im Gasthaus oder in der Wohnung weiterhin dem schädigenden Bewegungsmangel auszusetzen.

Wahrscheinlich kommt manchem beruflichen Führer von Lastkraftwagen oder motorisierten schweren Arbeitsfahrzeugen (z.B. Erdbewegmaschinen) das Fahren in einem Personenkraftwagen wie Sitzen auf einer gemütlichen Schaukel vor – und dennoch potenzieren die zusätzlichen Vibrationen in der Freizeit schädigende Einflüsse des Berufes (7:3.5.5). Deshalb sollten sich auch Berufskraftfahrer *Trimm-Pausen* zur Regel machen, um der Steifheit des Rückgrates, den verspannten Muskeln, der sitzbedingten Vernachlässigung der Herz-Kreislauf-Schulung entgegenzuwirken.

Bewegungspausen, wie sie *Schoberth* 1979 für den Büroarbeitsplatz empfahl, lassen sich mit kleinen persönlichen Änderungen auch zu Hause und in der Schule (Pausengymnastik, 7:2.3.4, 7:3.5.4) durchführen. Das Übungsbeispiel von *Schoberth* wird hier als Anregung wiedergegeben: siehe Kasten, S. 273. Falls die Wirbelsäule mehr im Mittelpunkt stehen soll, empfiehlt sich das Aufstehen vom Sitzplatz und das Hinzufügen von Vorbeugen, Beugen nach beiden Seiten, Rückbeugen mit erhobenen Armen, Rumpfdrehen.

Schließlich beansprucht der Individualstil der Lebensweise täglich in großem Umfange die Wirbelsäule. Es wurde schon darauf hingewiesen, daß eine gut entwickelte Rumpfmuskulatur, vor allem im Bereich der Rückenmuskeln, die Wirbelsäule besser abstützen und damit auch das stoßbedingte Verdrehen und das Knicken der Wirbelsäule mindern kann. Umgekehrt setzt ausgesprochene Muskelinsuffizienz die Belastbarkeit der Wirbelsäule herab. Da jeder Muskel trainierbar ist, sollte das Rumpfmuskeltraining in Form vernünftiger, regelmäßiger freizeitsportlicher Betätigung als prophylaktische Verbesserungsmaßnahme endogener Gegebenheiten mehr als bisher genutzt werden. Dagegen sind solche Arten des Hochleistungssportes, die infolge stochastischer Stöße den Verschleiß beschleunigen (z.B. extreme Arten des Bodenturnens, Turmspringen und andere, über die in 8:4 nachzulesen ist) wenig dienlich.

Da infolge der leider bereits bei Jugendlichen zu beobachtenden Fettleibigkeit der Körperschwerpunkt nach vorn wandert, sind die Muskelgruppen des Rückens dauernd übermäßig verspannt. Sie ermüden leicht. Vorschäden der Zwischenwirbelscheiben verstärken sich. Körpergewichtsabnahme ist dringendes Gebot, um Beschwerden zu bessern sowie die durch das überlastete Rückgrat entstehende Verschlimmerung von Rückenschmerzen aufzuhalten. Unerläßlich ist das Vermindern der Sitzzeiten, dagegen müssen Bewegung durch Turnen, Sportspiele u.ä. verstärkt werden, siehe in 8:2.5 und 8:2.6.

Nicht vergessen werden darf die Notwendigkeit, für alle wirbelsäulebehinderten Kinder und Jugendlichen mit besonderer Sorgfalt entsprechende Vorsorgemaßnahmen aufzustellen, sie wechselhaft zu gestalten, um die Betroffenen für die erforderliche Ausdauer anzuregen: siehe auch 7:2.4.4.

Ein wesentlicher Faktor für die persönliche Vorsorge besteht im häufigen Unterbrechen statischer Muskelbelastung (Sitzen, Stehen) durch eine *„dynamische Beanspruchungsphase“ für die Rückenmuskulatur* (*Leitsatz*): zum Beispiel Fußweg vor und nach der Berufszeit, weil Gehen das am besten koordinierte und chronische Verspannungen lösende Muskelspiel bringt; vergleiche 5:2.4.1. Das gilt auch für das Wandern (8:2.6.7) und für das Schwimmen sowie das mit Gymnastik verbundene Bewegungsbad im warmen Wasser (7:4.1.5). Daß die Pausengymnastik in der Schule und an der Arbeitsstätte in ähnlicher Weise wirkt, ist weiter vorn in diesem Kapitel und in 7:2.3.4 ausgeführt. *Reinhardt* weist 1983 eindringlich auf die „stündliche Bewegungspause" hin.

Auch das Treppauf- und -absteigen sollte sich als gezielte dynamische vorbeugerische Hilfe zum Gesunderhalten der Wirbelsäulemuskulatur – gleichzeitig als Herz-Blutkreislauf-Training – in Wohn- wie in Bürogebäuden wieder einbürgern. Leider sind die Treppen verwaist, und auch jüngere Menschen stehen und warten oft lange vor dem Fahrstuhl, wenn sie nur zwei oder drei Stockwerke überwinden wollen.

Besonderes Augenmerk ist auf das Bewegen bei *gesellschaftlichen Veranstaltungen* zu legen. So wirkt nach dem langen Sitzen der Tanz als dynamische Bewegungsphase für die Rückenmuskeln (8:2.6.6). Stehparties und Begrüßungscocktails sind zum Umhergehen zu nutzen; das Suchen nach dem nächsten Stuhl sollte unterbleiben.

Persönliche Vorsorgemaßnahmen sind in vielen Situationen des Alltages und der Freizeit unschwer durchzuführen, wenn nur daran gedacht wird. Wie schon angedeutet, sollte *Sitzen*, *Stehen*, *Gehen* in angemessenen Zeiträumen über den Tag verteilt wechseln. Sitzen und Stehen müssen dabei allerdings soviel als möglich in den Hintergrund treten. Eine solche Gestaltung der arbeitsfreien Zeit – auch in kurzen Arbeitspausen – dient nicht nur den Organen des Stütz- und Bewegsystems, vorrangig dem Rückgrat, sondern ganz allgemein der Gesunderhaltung und der Rehabilitation des Körpers mit Einschluß von Herz und Kreislauf, also dem, was heute Fitneß heißt, siehe in 8:2.6.6.

In den vorstehenden Abschnitten sind einige praktische Ratschläge erwähnt, die dem Erhalten der Wirbelsäulegesundheit dienen können. Weitere entsprechende Vorschläge enthält das Kapitel 7:4.1.10. Dort wird unter anderem auch auf das Zusammenfinden von Rückenleidenden zu *Selbsthilfegruppen* hingewiesen.

Die vielen technischen Neuerungen, die dem Abbau von Rückgratüberlastung dienen (7:3.8.4) und laufend verbessert werden, ebenso die vom Staat eingeführten Gesetze und die von verschiedenen Organisationen entworfenen Regeln, Vorschläge oder Maßnahmen zum Vermindern der Rückenüberlastung (7:3.8.5) sollten von jedem Einzelnen so weit als möglich rechtzeitig genützt, das heißt in ein eigenes, persönlichkeitsbezogenes Vorsorgeprogramm – nach Beratung mit seinem Arzt – aufgenommen werden.

Auf diesem Gebiete gibt es eine große Zahl von Büchern und Broschüren, die sich zum Teil an Ärzte, zum Teil an Laien wenden. Eine durchaus nicht vollständige Auswahl sei hier aufgeführt: *Cotta* 1979, *Grandjean* u. *Hünting* 1977, 1978, *Heide* 1983, *Höfling* 1972, *Lekszas* 1981, *Loekle* 1982, *Potter* 1983, *Reinhardt* 1983, *Rothschuh* 1983.

7:3.8.4 Technische Neuerungen als Vorsorgemaßnahmen

Die im letzten Jahrzehnt so besonders oft und mit erheblichem, politisch motiviertem Aufwand in den Vordergrund der Arbeitswelt gerückte *„Humanisierung der Arbeit"* hat beachtenswerte Erfolge erzielt, wenn auch noch vieles zu tun bleibt. *Junghanns* beschrieb 1979 in bezug auf die Wirbelsäule das in der Technik und im Arbeitsablauf Erreichte und machte auf das Fehlende aufmerksam.

Wie in der Arbeitswelt die Beziehung „Mensch – Maschine" durch zielstrebiges Forschen weiter verbessert werden soll, ist für das tägliche Leben die einheitliche Betrachtung des Komplexes *„Mensch – Alltagswelt"* anzustreben. Dazu gehören technische Vorsorgemaßnahmen, wie sie zum Teil bestehen, in vorstehenden Kapiteln bereits kurz erwähnt wurden und im folgenden zusammenfassend behandelt werden. Wichtiger sind zukünftige, noch zu erforschende technische Neuerungen, die das tägliche Leben erfreulicher und für die Wirbelsäule schadenfreier gestalten sollen. Daß neue Einsichten über die *eigene Verantwortlichkeit* für die Gesunderhaltung des Körpers – in unserem Falle also der Wirbelsäule – zum Erreichen dieses Zieles unerläßlich sind, mag Ansporn zum Handeln sein: siehe in 7:3.8.2.

Technische Neuerungen, die Schaden von der Wirbelsäule abhalten können, betreffen zu einem wesentlichen Teil *verbesserte Sitzmöglichkeiten.* Sehr viele der auf diesem Gebiete durch den Humanisierungsprozeß für das Arbeitsleben erreichten technischen Erfolge sind in gleicher oder ähnlicher Weise für das tägliche Leben nutzbar, fast unentbehrlich geworden. Das deutliche Beispiel dafür ist der Bürostuhl (Abb. 7/29a). Ein *Leitsatz* läßt sich aufstellen: *„Nicht mehr der Sessel in der Guten Stube bringt Erholung für den Rücken, sondern ausgleichende Wirbelsäuleentlastung muß auf dem nach neuzeitlichen Maßstäben konstruierten Bürostuhl gesucht werden!"* (Vergleiche die Ausführungen dazu in 7:3.2.2.)

Ein Vergleich zwischen der Sitzhaltung bei dem heute noch im persönlichen Bereich viel

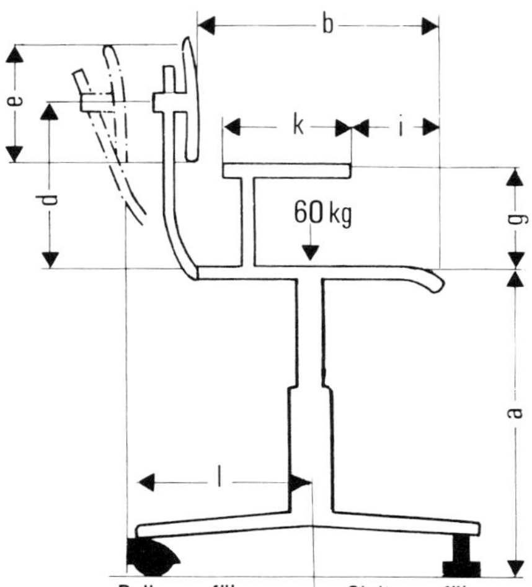

Abb. 7/29a: Höhenverstellbarer Bürostuhl mit Armstützen und einstellbarer Rückenlehne nach DIN 4551. Fünf Beine verhindern das Kippen. Sie können mit Rollen oder Gleitern ausgerüstet sein. Ein solcher Stuhl ist durchaus auch für Sitzarbeiten im Haushalt oder am Schreibtisch zu nutzen

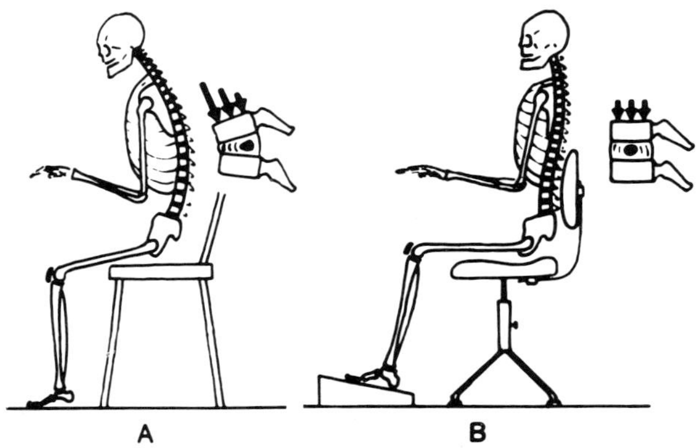

Abb. 7/29b: Vergleich der Bandscheibebelastung in der Lendenwirbelsäule beim vorgeneigten Sitzen in einem üblichen „Küchenstuhl" (links) mit dem rückengestützten Bürostuhl (rechts). Vergleiche hier zu die Abbildungen 7/24 bis 7/27

gebrauchten Sitzstuhl für Arbeiten am Tisch – auch Schreibtisch – mit dem rückengestützten Sitzhalt für die Wirbelsäule im Bürostuhl legt den Unterschied eindeutig klar: Abbildung 7/29b.

Überlegungen und immer neue Anläufe für technisch verbesserte Sitzmöglichkeiten waren Anlaß für ein internationales Symposium von Experten über die *körpergerechte Sitzhaltung* und das *wirbelsäuleangepaßte Sitzgestühl*. *Grandjean* hat die dort von 30 Autoren gehaltenen Vorträge zusammengestellt: „Sitting Posture / Sitzhaltung / Posture assise", erschienen bei *Taylor & Francis* in London 1969. Dort finden sich Ausführungen, die auch heute noch Gültigkeit haben. Die zuständige Industrie ist aufgerufen, sich mehr als bisher dieser Fragen anzunehmen und auf die gut begründeten Vorschläge derjenigen Ärzte und Kenner ergonomischer Grundlagen des wirbelsäulegerechten „Sitzkomforts" einzugehen. Es ist an der Zeit, die Stilvorstellungen von Sitzmöbeln – und zugehörigen Tischen – den Erkenntnissen der Experten anzupassen, damit nicht weiterhin von „Misfit furniture" (*Oxford* 1968, 1969) gesprochen werden muß und damit der sitzgeplagte Rücken zur Ruhe kommt. Die Möbelindustrie trägt große Verantwortung, siehe Kapitel 7:3.2.2.

Die zu den Sitzmöbeln gehörenden Eß- oder Schreibtische bedürfen einer Angleichung in der Höhe der Tischplatten. Die Normzahlen von DIN 4549, ursprünglich für Arbeitstische aufgestellt, geben Anhaltspunkte. Selbstverständlich sind niedrige Sitzgarnituren damit unverwendbar.

„In naher Zukunft wird die seit Jahrzehnten langsam angestiegene und voraussehbar weiter ansteigende durchschnittliche Körpergröße in Europa und weltweit neue Maße für Stühle und Tische in Wohnhaus, Schule, Eisenbahn, Flugzeug usw. fordern" (*Leitsatz*). Trotz aller Schwierigkeiten, die sich dadurch ergeben, müssen körpergerechte Sitze entwickelt und dabei dem seit Jahrzehnten zu beobachtenden besonderen Längenwachstum der Wirbelsäule Rechnung getragen werden.

Von der Belastung der Wirbelsäule aus betrachtet sind für die *Schulstunden*, die zum Alltag der Kindes- und der Jugendzeit gehören, sehr dringlich technische Änderungen für die Schulmöbel erforderlich, damit das wachsende Rückgrat von sitzbedingten Schäden freibleibt. Alles Notwendige dazu in 7:2.3.3 siehe auch 7:2.1. Unumgänglich ist die Wiedereinführung der früher selbstverständlich gewesenen schräggestellten Schreibplatten an den Schultischen: Schulkopfschmerz durch übermäßiges Vorneigen in 7:2.3.2, 7:3.2.2.

Nicht nur vom Rückgrat her gesehen – für dieses aber vordringlich –, sondern auch in Rücksicht auf Beinlänge, Beckenneigung u a. muß noch manches ergonomische Problem der Sitzgestaltung für vielerlei Verwendungszwecke des täglichen Lebens gelöst werden. Äußerungen dazu gibt es für Sitze in der Eisenbahn (*Branton* u. *Grayson* 1967, siehe 7:3.3.7), in Flugzeugen (*Rizzi* u. *Gartmann* 1967, siehe in 7:3.3.8). Über das Gestühl in Universitätshörsälen veröffentlichten 1969 *Wotzka* et al. statistische Berechnungen und Konstruktionszeichnungen mit einer rückengerechten Lehne: Abbildung 7/8.

Den gebräuchlichen fest eingebauten oder beweglichen Sitzmöbeln in Kongreß- und Vortragssälen, in Theatern und Konzertsälen sowie in Hotels und Gasthäusern fehlt fast regelmäßig eine dem Rücken ausreichend angepaßte Form. In neueren Kongreßzentren, zum Beispiel im Internationalen Congreßcentrum (ICC) in Berlin, gibt es technisch aufwendige Sitzplätze mit Kopfhöreranschluß, Klapptisch, Leseleuchte usw., bei denen auch die Gestaltung der Rückenlehne beachtlich verbessert wurde*. Für langzeitiges Sitzen in solchen Gestühlen fehlt es aber noch an einem höhenverstellbaren Polster für die Lendenhohlkrümmung. Wohl aus Gründen der Platzersparnis wird die feste oder klappbare Sitzfläche oft zu kurz bemessen. Der Abstand zur nächstvorderen Reihe bietet zu wenig Raum für lange Oberschenkel. Die Sitzhaltung des Rückgrates verkrümmt sich zwangsläufig für Stunden, ähnlich wie in vielen Verkehrsflugzeugen: geschildert in 7:3.3.8.

Besondere Betonung legen zahlreiche Autoren auf die Konstruktion von wirbelsäulegerechten Ruhesitzen. Das sind u.a.: *Grandjean* u. *Burandt* 1964, *Grandjean* et al. 1969, *Krämer* 1973.

Die vorstehenden Abschnitte beziehen sich im wesentlichen auf notwendige technische Neuerungen für häusliche und andere Sitzmöbel und angepaßte Schreib- sowie Eßtische. Leider hinken wir auf diesem Gebiete noch weit hinter den Erfordernissen her, die für eine Gesunderhaltung der Wirbelsäule von allen Fachleuten – Ärzten wie Technikern – als notwendig erachtet werden (7:3.2.2).

Noch aber sind weitere, auf die Gesundheit der Wirbelsäule zielende technische Maßnahmen erforderlich, um der Humanisierung der Arbeit eine „*Humanisierung der Umwelt des täglichen Lebens*" (*Leitsatz*) – soweit diese das Rückgrat betreffen – an die Seite zu stellen. In dieser Beziehung richtet sich das Interesse der Forscher seit Jahren auf solche Maßnahmen, die für das Rückgrat des Sitzenden in vibrierenden Fahrzeugen vorbeugende Hilfe gegen Beschwerden oder gar drohende bleibende Schäden bringen können. Im Zusammenhang mit der Konstruktion von wirbelsäulegerechten Sitzen wurden die von außen auf das Fahrzeug treffenden und die im Fahrzeug selbst erzeugten Vibrationen erheblich herabgemindert. Die Sitze in Fahrzeugen, wie Personenkraftwagen, Lastkraftwagen, Eisenbahn oder in Flugzeugen sowie Schiffen bieten jedoch weiterhin besondere Probleme infolge der gleichzeitigen Schwingeinflüsse. Denn jede neue Sitzkonstruktion ist im Experiment darauf zu prüfen, wie die Schwingungen über den Sitz, die Rückenlehne und die Bedienhebel in die Wirbelsäule eindringen, welchen Leitweg sie nehmen und wie dadurch den Bandscheiben Gefahr droht: Näheres dazu in den Kapiteln 3:3.2, 5:3.2.3. Zahlreiche wissenschaftliche Studien führten zu beachtlichen Erfolgen. Vibrationswirkungen konnten vermindert werden. Gleichzeitig haben die verbesserten Fahrbahnflächen, neuartige Gleise und der Gleisunterbau sowie die Eindämmung der Vibrationen in der gesamten Konstruktion der Fahrzeuge Erfolge erreicht. Die technischen Verbesserungen zur Schonung der Wirbelsäule wurden zu einem großen Teil den Forschungsergebnissen für die beruflich genutzten Fahrzeuge (Ackerschlepper, Lastkraftwagen, schwere Arbeitsmaschinen) entlehnt. Trotzdem bleibt die Wirbelsäule in Sitzhaltung mit Schwingeinflüssen noch immer zu vielen schädigenden Belastungen ausgesetzt.

Deshalb stand und steht im Blickpunkt vieler Autoren die Gestaltung des Autositzes (7:3.3.5), so u.a. bei *Beck* 1974, *Berquet* 1967, *Riek* 1969, *Rizzi* 1969, 1979.

Zum Beispiel hat *Beck* vorgeschlagen, bei Sitzkonstruktionen für Personenkraftwagen vor allen Dingen dynamisch zu denken, was in seiner Konstruktion zum Ausdruck kommt, beschrieben auf Seite 260.

Nach biomechanischen Grundsätzen ist ein Sitz von *Rizzi* gebaut. Für andere Fahrzeugtypen, die zum Teil privat, meist aber auch beruflich genutzt werden, haben sich manche Konstrukteure Gedanken gemacht und genaue Berechnungen vorgelegt. Das ist in „Die Wirbelsäule in der Arbeitsmedizin" Teil II (Hippokrates Verlag Stuttgart 1979) nachzulesen. Bei solchen Sitzkonstruktionen stehen neben der Sitzfläche Form und Neigung der Rückenlehne im Vordergrund. Schematisch zeigen das die Abbildungen 7/25, 7/26, 7/27, 7/28.

Weitere Studien befassen sich mit dem Anpassen von Sitzen an die Körperwinkel, die durch Bein- und Armlängen bei dem Bedienen des Lenkrades usw. in wechselnder Weise entstehen: siehe *Schmidtke* u. *Dupuis* in *Schmidtke*, Ergonomie 2.

Für die *Hausfrau*, die früher durch vieles Bücken während der Küchen- und Haushaltsarbeit oft Rückenschmerzen leiden mußte, haben technische Neuerungen, z.B. die richtige

* Lieferfirma Schröder u. Heinzelmann, 4973 Uffeln/Vlotho

Arbeitstischhöhe, bereits vorbeugende Hilfe für das Gesunderhalten der Wirbelsäule erreicht (7:3.2.4). Für manche Arbeiten ist ein Pendelsitz (Abb. 7/21) oder eine Stehhilfe mit Rükkenstütze anzuraten. Obwohl es einige Vorschläge für solche neuere Geräte gibt, hängen viele Hausfrauen noch an altgewohnter Arbeitsweise. Näh-, Strickarbeiten u.ä. werden noch in ungünstiger Sitzposition mit vorgeneigtem Kopf durchgeführt. Es fehlt die Konstruktion einer entsprechenden Arbeitssitzmöglichkeit mit einer der Rückenform angepaßter Lehne, die bei Ermüdung nach Wunsch auch zu einer Ruheliege verstellbar ist. Daß Waschmaschinen, Spülmaschinen und andere der Hausfrau viel schwere körperliche Arbeit abgenommen haben, ist eine erfreuliche technische Hilfe, die das Rückgrat entlastet. Sie beugen den sich einschleichenden Schäden des Bandscheibegewebes vor. Das ist gerade für jugendliche Hausfrauen, deren Rückgrat noch in der Endphase des Wachstums steht, von Wichtigkeit.

Handgeführte schwingende Geräte, wie sie im Haushalt viel verwendet werden (Heimhandwerkergeräte, Heckenscheren, Bohr-, Schleifmaschinen u.ä.), sind in den letzten Jahren technisch so verbessert worden, daß die herabgesetzte Schwingenergie bei nicht allzu langer Verwendungszeit in Haushalt und Garten (3:3.2, 7:3.4.2) die Wirbelsäule wohl kaum noch in schädigendem Grade erreicht – es sei denn, während der täglichen Berufszeit werden gleichartige Geräte benutzt.

Wie der Inhalt dieses Kapitels zeigt, sind Arbeiten an technischen Neukonstruktionen für das wirbelsäulegerechte Sitzen erfolgreich gewesen und in den Forschungslaboratorien weiter im Gange. Keinesfalls sind alle Wünsche erfüllt. Das ist von technischen Vorsorgemaßnahmen allein auch nicht zu erwarten. Wie weiter vorn bereits erörtert wurde und auch noch beschrieben werden wird, gehört zur Sorge um die Gesunderhaltung der Wirbelsäule für jeden einzelnen *lebenslanges, ganz persönliches Mitwirken.* Das bedeutet Enthaltsamkeit von manchem. Zu vieles Sitzen ist ein Beispiel dafür. Mehr Bewegung ist das immer dringender werdende Gebot für eigene, persönlich gesteuerte Vorsorgemaßnahmen. Zum dritten bedarf das zu viele gedankenlose Benutzen vibrierender Fahrzeuge einer Revision, die für jeden sein Verhalten im Alltag und in der Freizeit klären sollte.

Außerdem sind allgemeines körperliches Wohlbefinden und Gesundheit der Wirbelsäule keinesfalls nur durch technische Neuerungen zu erwarten. Vielmehr ist das bedenkenlose Übertragen von Funktionen des Körpers auf technische Hilfsmittel für die Erhaltung der natürlichen Körperkräfte sogar schädlich. Denn durch den Bewegungsmangel, wie er im Alltag und durch den nachlassenden Einsatz der Körperkräfte in der Berufsarbeit immer mehr begünstigt wird, verfällt die Muskelkraft. Ungünstige Folgen für die Wirbelsäule, aber auch für Herz und Kreislauf, bleiben nicht aus: siehe Kapitel 5:2.4.1. Mit Recht heißt ein wichtiger *Leitsatz: „Körperliche Arbeit ist durchaus nicht immer körperfeindlich oder inhuman.“*

7:3.8.5 Mögliche und notwendige Mitwirkung des Staates und verschiedener Organisationen

Durch obligatorische Schuluntersuchungen und durch die im Jugendarbeitsschutzgesetz festgelegten Pflichtuntersuchungen (6:4.3.1, 7:2.4.3, 7:2.3.1) hat der Staat Grundlagen für vorbeugende Maßnahmen geschaffen. Im Blick auf die Wirbelsäule ist aber die bedauerliche Tatsache festzustellen, daß trotz aufgespürter Frühschäden nicht regelmäßig und intensiv genug die notwendigen Folgerungen gezogen werden. Schulärzte, Amtsärzte, Werksärzte sind in besonderem Maße angehalten, die vom Staat für Kinder und Jugendliche gegebenen Untersuchungsmöglichkeiten zu nutzen und die Ergebnisse in die erforderlichen Vorbeugemaßnahmen umzusetzen. Den Eltern sind die Erkenntnisse über den Gesundheitszustand der Wirbelsäule ihrer Kinder klarzulegen mit eindringlichem Hinweis auf die zu befürchtenden Spätschäden. In enger Zusammenarbeit müssen Arzt, Lehrer und Eltern unermüdlich versuchen, den betroffenen Jugendlichen die notwendige Einsicht zu vermitteln.

Dem Staat obliegt die weitere Pflicht, für genügend Turn- und Sportstunden (7:2.3.1) zu sorgen und die zuständigen Lehrer in ihrer Ausbildung auf die Betonung solcher Übungen hinzuweisen, die der Beweglichkeit des Rückgrates dienen und die Rückenmuskulatur kräftigen. Denn mehr als 50 % der Schulkinder und der Jugendlichen sind „Rückenschwächlinge“, und viele von ihnen haben Anzeichen von Kyphosen oder Skoliosen; siehe auch Kapitel 7:2.3.6, 7:2.4.4. Die Sitznotwendigkeit der Schulzeit verlangt den entsprechenden Ausgleich. Deshalb sollten Pädagogen die zuständigen Behörden veranlassen, wirbelsäulegünstige Sitz- und Schreibmöbel einzuführen (7:2.3.3) und auch für eine regelmäßige Pausengymnastik zu sorgen (7:2.3.1, 7:2.3.4). Die zuständigen Ministerien seien auf den Erlaß des Preußischen Unterrichtsministers aus dem Jahre 1910 hingewiesen: nachzulesen in 7:2.3.4. Dort findet sich außerdem eine klare Stellungnahme der Deutschen Orthopädischen Gesellschaft zu diesen Problemen.

Den Ärzten der Sportorganisationen obliegt es, sich den Wirbelsäulen der jugendlichen Sportanfänger zu widmen und darauf zu achten, daß für die Rückenschwächlinge und bei Haltungsschwierigkeiten bereits in den frühen Kinderjahren eine regelmäßige Vorsorge im Rahmen entsprechender Turn- und Sportarten beginnen muß. Nicht das Training für Leistungs- oder gar Hochleistungssport, sondern eine *breite Entwicklung des Sportes* muß angestrebt werden (8:2.6.4, Breitensport), für die leider bisher nur eine geringe Zahl der Jugendlichen zu gewinnen ist: siehe Jeanstyp und „Der Schlaffi" in 7:2.3.2.

Die Resignation über das rasche Erlahmen erfolgversprechender Ansätze für regelmäßigen Schulsport, geförderten Freizeitsport, Pausengymnastik, die *Gschwend* 1978 aufgrund seiner Erfahrungen in der Schweiz äußert (7:2.3.4), ist leider berechtigt. Ähnliche Erfahrungen machte die Landesversicherungsanstalt Württemberg, die für haltungsgeschädigte Jugendliche bewegungsaktive Ferienprogramme, Lehrkräfte und finanzielle Mittel zur Verfügung stellte. Diese Möglichkeit wurde aber fast nicht genützt. Deswegen mußte *Ellwanger* 1976 schreiben: „Leider sind zur Zeit für die Ferienplanung andere Wünsche und nicht die Gesundheitsmaßnahmen ausschlaggebend".

Bedauerlicherweise reicht für das Anregen der Jugendlichen auch die persönliche Initiative der Eltern nicht immer aus und erlahmt zu oft nach kurzer Zeit (7:2.3.1).

7:4 Behandlung und Rehabilitation

7:4.1 Konservative Behandlung

7:4.1.1 Allgemeines / Vorbemerkung

Verfahren zum Behandeln des erkrankten Rückgrates gibt es in übergroßer Zahl. Denn die Wirbelsäule war – wie prähistorische Funde und viele Geschichtswerke erkennen lassen – von jeher ein Gebiet heilkundlicher Betreuung. Aufgabe dieses Buches kann es jedoch nicht sein, die Vielzahl der konservativen Therapiemöglichkeiten im einzelnen zu besprechen. Festzustellen ist jedoch, daß konservative Behandlungen die Verfahren der Wahl für die größte Anzahl aller Rückenbeschwerden sind. Auf jeden Fall aber sollte die Zeit, in der eine ungeordnete „Polypragmasie" propagiert wurde, inzwischen endgültig vorbei sein.

Die bis heute erarbeiteten Erkenntnisse, über die in mehreren vorstehenden Kapiteln nachzulesen ist, zusammen mit den verbesserten Verfahren für die körperliche und ebenso für die Röntgendiagnostik und für viele Sonderuntersuchungen (Kapitel 6) ermöglichen für fast alle Störungen im Bereiche des Rückgrates recht genaue Diagnosen. Die Einflüsse auf das Rückgrat durch Schäden an den Kreuzbein-Darmbein-Fugen und an den Hüftgelenken oder durch ein kurzes Bein dürfen bei der Diagnostik keinesfalls übersehen oder zu gering geachtet werden. Sie bringen statische oder dynamische Beschwerden mit sich. Hilfe für diesen Ursachenkomplex, der im Beginn verhältnismäßig uncharakteristisch ist, kann nur eine differenzierte Therapie sein.

Allerdings ist es bei Klagen über rezidivierend kommende und vergehende „Rückenbeschwerden" nicht immer sogleich möglich, ein klares Krankheitsbild in der Wirbelsäule zu finden. Persönlichkeits- oder arbeitsgebundene statische Fehlhaltungen und übermäßige dynamische Einflüsse auf die zentrale Gliedersäule können das Muskel-Bänder-Korsett des Rückgrates sowie die abhängigen Muskelstränge im Nacken-Schulter-Arm-Bereich oder in den zwischen Wirbelsäule und Becken-Beinbereich verlaufenden Muskeln und Bänder erheblich beeinträchtigen. Schließlich antwortet der ermüdete Rücken durch verkrampfte Steifen mit Schmerzen. Bei derartigen Zuständen hat der Arzt für die entsprechende Behandlung der Muskulatur Sorge zu tragen und auf jeden Fall den Betroffenen mit den Möglichkeiten der *eigenverantwortlichen Selbsthilfe* vertraut zu machen. Wie dies in Kapitel 7:3.8.3 über die persönlichen Vorsorgemaßnahmen beschrieben ist, siehe auch 7:4.1.10 (Selbsthilfegruppen).

Finden sich bei der Untersuchung im Bereiche eines oder gar mehrerer Bewegungssegmente Schäden, die bereits in dem Kapitel 3:4 und in vielen Abschnitten des Kapitels 4 beschrieben sind, dann werden gezielte Maßnahmen aus dem Bereiche der konservativen Behandlungsmöglichkeiten notwendig. Hat der Arzt ein leistungsgestörtes Segment (3:4) und seine Folgekrankheiten zu behandeln, wie sie in 3:4.2 bis 4.5 erläutert sind, so muß er sich bewußt sein, daß es für diese pathomorphen Schäden keine Wiederherstellung der regelrechten anatomischen und der biomechanischen Verhältnisse oder Wiederkehr der vollen Leistungsfähigkeit gibt. Auch das zweifellos vorhandene Bestreben zur Selbsthilfe des Körpers zielt teilweise auf Schmerzbefreiung und teilweise auf das Herstellen einer gewissen Stabilitas, ohne aber eine anatomische Regeneration zu erreichen. So können die knorpelig beginnenden und allmählich verknöchernden Wirbelkörperrandzacken den gelockerten Zwischenwirbelraum überbrücken und unrichtige Beweglichkeit im Segment durch feste knöcherne Klammern zur Ruhe bringen (Abb. 4/42, 4/43, 4/44). Dadurch werden manche schmerzhafte spondylogene Folgen gebessert oder völlig beseitigt. Das Einwachsen von Bindegewebsfasern kann krankhafte Zustände des gelockerten Bandscheibegefüges festigen. Aber auch in diesen Fällen entsteht kein funktionstüchtiges Bandscheibegewebe, sondern die Ankylosis intervertebralis (3:4.4), die gegenüber dem hypermobilen Bewegungssegment den Gegenpol im Rahmen der Insufficientia intervertebralis darstellt. Solche Vorgänge laufen sehr langsam ab – oft über Jahre. Durch Uneinsichtigkeit und Ungeduld des Kranken oder durch diagnostisch nicht ausreichend geklärte Befunde kommt es häufig zu therapeutischen Maßnahmen, die dem natürlichen Heilverlauf entgegenarbeiten. Dadurch erleben nur wenige Kranke den Erfolg der ihrem Körper innewohnenden Heilungstendenz, die in solchen Fällen auf die erwähnte Immobilitas intervertebralis (3:4.4) hinauslaufen würde.

Bei einigen Schäden hat der Körper früher kaum bekannte Heilungsmöglichkeiten. So kann zum Beispiel der durch einen Bandscheibevorfall (4:6.2.5) ausgeübte Nervendruck verschwinden, wenn sich das vorgefallene Bandscheibegewebe ein neues Bett in der Wirbelkörperrückwand gräbt, aber auch, wenn die Nervenwurzel selbst in ein neugebildetes Knochenbett ausweicht: Abbildung 7/30. Solche und ähnliche Vorgänge sind in der Lage, wirbelsäulebedingte Symptome und Syndrome nach jahrelangem Verlauf endgültig zu beruhigen, die ungünstigen Einflüsse zusätzlicher Impulse (3:4.3, 4:6.3.3) abzuschwächen oder aufzuheben. Diese Selbstheilungsvorgänge beruhigen oder beseitigen Schmerzen durch den Aufbau einer neuen statischen und funktionalen Gleichgewichtslage des erkrankten Wirbelsäuleabschnittes. Das wird allerdings mit verminderter Bewegungsfähigkeit oder völliger Steife erkauft.

Der einzelne Behandlungsfall ist vor allem darauf zu prüfen, auf welchen Ursachen die Hypermobilitas intervertebralis beruht und welchen der drei Gruppen von Instabilitas, die in 3:4.3 beschrieben sind, sie zuzurechnen ist.

Daß die zum Bewegungssegment gehörenden *Wirbelbogengelenke* infolge ihrer engen Partnerschaft mit den Bewegungsvorgängen im Zwischenwirbelraum bei allen drei Gruppen der Instabilitas in Mitleidenschaft gezogen werden und oft sogar richtungweisend einwirken, geht aus verschiedenen Kapiteln hervor, zum Beispiel 3:2.3, 4:6.5.2. Infolge der gegenseitigen Abhängigkeit der Bewegungsmöglichkeiten im vorderen und rückwärtigen Teil des Segmentes hat die Therapie auf beide Funktionspartner Rücksicht zu nehmen. Je nach den vorliegenden Schäden ist die Therapie vorwiegend auf einen der Funktionsträger (Bandscheibe oder Wirbelbogengelenke) zu richten. Entscheidungen zu dieser Frage können nur von sehr erfahrenen Therapeuten gefällt werden. Das gilt sowohl für eine gezielte Chirotherapie (7:4.1.3), wie auch für Injektionen (7:4.1.6) oder für chirurgische Eingriffe (7:4.2.4).

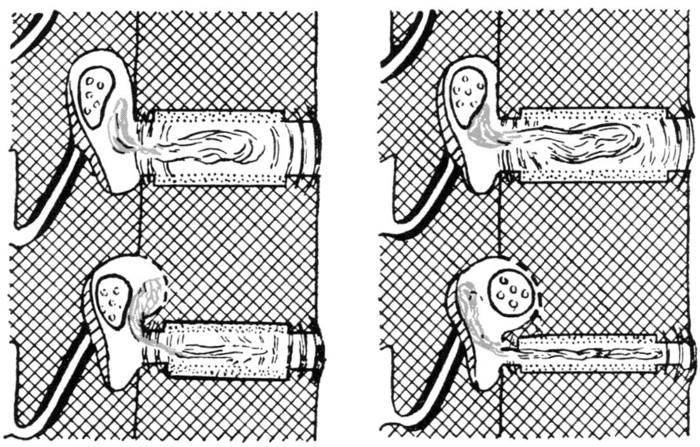
a b

Abb. 7/30 a: „Selbstheilung" der Wurzelreizung. Vorfall weicht aus (nach *Burns* u. *Young* 1947)
b: Selbstheilung durch Ausweichen der Wurzel (nach *Duus* u. *Kahlau* 1950)

Immer wieder taucht die Frage nach der Behandlungsmöglichkeit für solche gelockerte Bewegungssegmente (Instabilitas intervertebralis) auf, die durch geringe mechanische Zusatzimpulse (Heben, Bücken, Drehen, langzeitige Haltungen usw.) heftige spondylogene Folgezustände, wie Drehsteifen mit Muskelhärten, Ausstrahlschmerzen usw., nach sich ziehen. Hier liegen zentrale Fragen der täglichen ärztlichen Sprechstunde. Sie sind nur unter Hinweis auf alle vorhergehenden Ausführungen zu beantworten. Das Ausheilen der krankhaften Vorgänge im Segment mit Wiederherstellung der früheren anatomischen Form und der normalen Funktion kann nicht erreicht werden, wie bereits ausgeführt wurde. Deshalb muß der behandelnde Arzt andere Möglichkeiten aufspüren, um die bei solchen Kranken dauernd wiederkehrenden spondylogenen Schmerzanfälle zu beheben. Das einfachste Verfahren ist die *Vermeidung der mechanischen Zusatzimpulse* (3:4.3), die das erkrankte Segment verschieben, drehen oder blockieren. Sachgemäßer ärztlicher Rat kann wesentlich helfen. Viele der Erkrankten klagen über morgendliche Schmerzen und Steifheit in der Wirbelsäule oder über die bekannte *Paraesthesia nocturna* im Nacken und in den Armen – ein quälendes Leiden. Eine harte und flache Matratze, Weglassen des Kopfkissens (das die Halswirbelsäule in eine ungünstige Haltung bringt) und morgendliches, ausgleichendes, lockerndes Bewegen sind wirksam.

Wenn das für die Wirbelsäule besonders ungünstige *Motorradfahren* Lumbagoanfälle veranlaßt, oder wenn das stundenlange verkrampfte Sitzen am Lenkrad des Kraftwagens bzw. an der Schreibmaschine als zusätzlicher Impuls für Kopf-Nacken-Arm-Schmerzen wirkt, so muß der Arzt seine ganze Überzeugungskraft aufwenden und den Kranken zum Vermeiden oder Abschwächen dieser „Zusatzimpulse“ ermutigen. Die ungünstigen äußeren Einflüsse und Körperhaltungen sollen so oft wie möglich oder in regelmäßigen Abständen unterbrochen werden. Der Motorrad- oder Kraftwagenfahrer soll aussteigen, seinen ganzen Körper durch Umhergehen, Armschwingen, Kopfrollen, Rumpfbeugen, einige hundert Meter Trimm-Trab usw. wieder lockern. Pausengymnastik in der Schule (7:2.3.4) und Bewegungspause am Arbeitsplatz oder im Alltagsleben (7:3.8.3) können die verkrampfte, einseitig überlastete Muskulatur lockern, sowie die *krankhaften Reflexketten* unterbrechen, die in ihrer Ursache vorn näher beschrieben sind. Gleichartiges ist gegen die langzeitigen ungünstigen Haltungen in der Schulbank, beim Schreibmaschineschreiben, bei der Hausarbeit (langes halbgebücktes Stehen), sowie bei ähnlichen Tätigkeiten des täglichen Lebens oder in der Freizeit zu empfehlen. Gleichzeitig soll für richtige Eß-, Schreib- und Arbeitstischhöhe sowie für Sitzstühle mit Rückenstütze gesorgt werden: siehe 7:2.3.3, 7:3.2.2, 7:3.2.4 mit Abbildungen.

Neben diesem einfachen, vom Kranken selbst täglich zu beachtenden Meiden ungünstiger mechanischer Impulse und neben dem ebenfalls immer möglichen *„Ausgleich durch Bewegen“* (*Leitsatz*) ist eine große Zahl verschiedenartiger Therapien im Gebrauch, die von Fall zu Fall auf Grund genauer Diagnostik vom Arzt erfolgreich angewendet werden können. Diese Therapiemöglichkeiten, über die noch Weiteres in einigen folgenden Kapiteln berichtet wird, haben zwei miteinander gekoppelte wesentliche Ziele. Erstens muß die Grundursache aller Beschwerden, das gelockerte Segment mit seinen unrichtigen Verschiebe- und Verdrehmöglichkeiten, die durch Zusatzimpulse von der *Krankheitsbereitschaft* zum spondylogenen Symptom führen, weitgehend „in Schach gehalten“ werden, damit sie sich so wenig wie möglich krankheitserzeugend auswirken können. Zweitens ist der überreizte (sensible, motorische oder vegetative) Nerv zu beruhigen, damit seine *Ärgerbarkeit* geringer wird, so daß er nicht mehr auf jedes feinste Anmahnen eines Druckes oder Zuges (bzw. eines nur angedeuteten zusätzlichen Impulses) sofort den beschriebenen fehlerhaften Reflexkreis mit den unausbleiblichen Folgen (Muskelhärte, Schmerz, vegetative Schäden usw.) ingangsetzt.

Das zuerst genannte Behandlungsziel wird erreicht durch Einwirken auf die maßgebende Muskulatur. Chronisch verspannte Muskelgruppen müssen gelockert, geschwächte gekräftigt und (infolge Wirbelsäuleverbiegung, Schiefstellung usw.) unrichtig belastete Muskeln in eine möglichst ordnungsgemäße Funktion gebracht werden: Beschreibung der Therapiemöglichkeiten in folgenden Kapiteln.

Das als zweite Behandlungsbedingung genannte Beruhigen von *überreizten Nerven* erreicht man zum Teil schon mit den erwähnten Kräftigungsmaßnahmen für die Muskulatur. Denn das wiederhergestellte Muskelgleichgewicht ist in der Lage, viele mechanische Zusatzimpulse rechtzeitig und erfolgreich abzufangen, so daß ernste Einflüsse, wie Verdrehen, Verschieben usw. auf das geschädigte Segment nicht mehr entstehen. Der gereizte Nerv läßt sich auch unmittelbar therapeutisch beeinflussen, wenn man ihn durch zeitweiligen Zug (z.B. Glisson-Schlinge oder andere Extensionsverfahren, 7:4.1.3) aus seiner Enge befreit oder eine anästhesierende Flüssigkeit (7:4.1.6) an die Stelle bringt, an der er dem dauernden oder immer wiederholten Druck ausgesetzt ist. In den Kapiteln 7:4.1.2 bis 7:4.1.10 kann darüber nachgelesen werden.

Über die Therapiemöglichkeiten unter dem Blickpunkt geschädigter *Wirbelbogengelenke* enthält Band 87 (1981) der Buchreihe „Die Wirbelsäule in Forschung und Praxis" wichtige Beiträge, die konservative (zum Beispiel Manual- oder Neuraltherapie, Einspritzungen) und operative Verfahren darstellen. Dazu kommen noch viele Diskussionsbemerkungen, die klärend in die Probleme eingreifen. Autoren der Beiträge sind u.a.: *Schmitt* (Ruhigstellung), *Möhrle* (Manualtherapie), *von Torklus* (Injektionen), *Gutmann* u. *Biedermann* (Sklerosierung), *Braun* u. *Stein* (Akupunktur), *Dihlmann* (ionisierende Strahlen), *Polster* (Spondylodesen). Über diesbezügliche Operationen berichtet Kapitel 7:4.2.4.

Der aufmerksame Leser hat bereits bemerkt, daß Vorschläge zu den unterschiedlichsten Behandlungsverfahren (die von Ärzten oder ärztlichen Assistenzberufen) ausgeführt werden müssen, und Mahnungen an den Rückenleidenden zur Selbsthilfe, wie sie als persönliche Vorbeugemaßnahmen in 7:8.3 erörtert worden sind, oft sehr nahe beieinander liegen. Häufig ist es vorteilhaft, den Therapieverfahren noch für längere Dauer persönliche Vorsorgemaßnahmen – auch in Selbsthilfegruppen – anzuschließen, um Dauererfolge oder wenigstens immer wieder Schmerzberuhigung und verbesserte Beweglichkeit zu erreichen.

Die Vielfalt der angedeuteten Therapien und Vorsorgemöglichkeiten darf aber keineswegs zu einer ungeordneten Polypragmasie verleiten. Vielmehr ist eine den Notwendigkeiten des Einzelfalles angepaßte *Behandlungs-Strategie* aufzustellen.

In den folgenden Abschnitten von 7:4.1.2 bis 4.1.10 findet der Interessierte Ausführungen über einzelne Therapieformen, die bei der Fülle der Möglichkeiten allerdings nicht vollständig sein können, aber Anregungen bringen. Einzelheiten sind in den zahlreichen Fachbüchern nachzulesen.

Sachgerechte Behandlung von Wirbelsäuleleiden bedeutet für den Arzt eine Verpflichtung zur laufenden Erweiterung seiner Kenntnisse über die Wirbelsäuleschäden, um jedesmal eine auf die Ursache der Beschwerden gezielte Behandlung durchzuführen, dem Kranken Hilfe für sein Verhalten während der Freizeit zu geben, sowie die berufliche Belastung der Wirbelsäule in die ärztlichen Überlegungen einzubeziehen, und um in geeigneten Fällen auch auf diesem Sektor das Gewicht seiner ärztlichen Erkenntnisse zur Geltung zu bringen.

Immer wieder ist auf die Binsenwahrheit aufmerksam zu machen, daß die erfolgreichste Therapie das Vermeiden der Krankheitsentstehung und das frühzeitige Behandeln eingetretener Schäden ist. Bei Kindern und Jugendlichen werden die häufigen Haltungsschäden leider zu oft vernachlässigt, obwohl gerade sie bei rechtzeitigem Therapiebeginn und richtig geführter Behandlung fast immer wesentlich zu bessern sind und bei ausdauernder Teilnahme an den verordneten Maßnahmen geheilt werden können. Elternhaus und Schule sollten eng zusammenarbeiten, um das Verschleppen von Haltungsschäden in das Erwachsenenalter zu verhüten, weil sie sich erfahrungsgemäß sonst verschlechtern und durch die zusätzlich belastenden Einflüsse des täglichen Lebens und des Berufes immer wieder Behinderungen und Schmerzen verursachen.

Zum Abschluß der allgemeinen Bemerkungen über die konservative Therapie seien noch einige Zeilen zur *Verordnung von Kuren* angefügt.

Noch immer werden ohne zielgerichtete Untersuchung, die allein den wahren Grund der Therapieerfordernisse aufdecken könnte, Allgemeinbehandlungen wie Massage und Heißluft, sogar nur Arzneimittel oder eine ungenau definierte Kur verordnet.

Viele Heilbäder, Kurhäuser, Sanatorien usw. bieten sich an für Wirbelsäuleleiden, für Gelenkleiden, Rheumatismus, Frauenkrankheiten und wie die Vielfach-Angebote für Kuren noch weiter lauten mögen. Die Kuranwendungen sind jedoch oft allzu schematisch den örtlichen und den personalen Gegebenheiten angepaßt, so daß die individual auf die Krankheit des Rückenleidenden zugeschnittene Therapie zu kurz kommt. Wenn auch manchen fehlgeleiteten Therapien der Erfolg nicht immer abgesprochen werden kann – da bereits der Umgebungswechsel und andere psychisch wirkende Umstände helfen – so sollten vielerorts die wirbelsäulegerechten Verfahren gezielter eingesetzt werden.

Diese kurzen Ausführungen bedeuten keineswegs ein generelles Ablehnen kurgemäßer Behandlungsmöglichkeiten. Aber kritische Durchleuchtung des heutigen Kurwesens verbessert die konservativen Maßnahmen für den einzelnen Kranken. Das wird in den nächsten Kapiteln verdeutlicht. Auch ist immer zu bedenken, daß wahllose Polypragmasie nicht erfolgreich sein kann, weil sie zu häufig Versäumnisse der Differentialdiagnostik über die behandlungsbedürftigen Rückgratleiden verdeckt. Sachgerechte Therapie von Wirbelsäuleleiden verpflichtet den Arzt zur laufenden Erweiterung seiner Kenntnisse über die Wirbelsäuleschäden, um jedesmal eine auf die Ursache der Beschwerden gezielte Behandlung durchzuführen, dem Kranken Hilfe für sein Verhalten, während der Freizeit zu geben, sowie die tägliche Belastung der Wirbelsäule in das ärztliche Nachdenken einzubeziehen. So kann er in geeigneten Fällen auch auf diesem Sektor das Gewicht seiner ärztlichen Erkenntnisse zur Geltung bringen.

Oft ist die Therapie das Fortführen der Vorsorge (7:3.8.1 bis 8.3) mit gleichen Mitteln – der Arzt wird sie aber unterschiedlich dosieren und Erfolge oder Schwierigkeiten durch das laufende Beobachten überprüfen. Zwei *Leitsätze* seien noch erwähnt:

„Die Notwendigkeit zur Behandlung ist bei einer großen Zahl der Rückenleidenden das Ergebnis aus Versäumnissen der Vorsorge und Vorbeugung sowie aus den unabwendbaren Verschleißschäden des Alterns".

„Das Verhalten im Alltag – außerhalb des Berufes –, die Art der Freizeitgestaltung und des Sportes kann der Rückenkranke nach Rücksprache mit seinem Arzt weitgehend in eigener Verantwortlichkeit gestalten".

7:4.1.2 Arzneimitteltherapie / Diät

Die Behandlung der gesundheitsgestörten Wirbelsäule mit Arzneimitteln, die geschluckt oder eingerieben bzw. durch Badebehandlungen transkutan aufgenommen werden, gibt es seit uralten Zeiten. (Die Einspritzbehandlung mit den dazu erforderlichen Medikamenten wird nicht hier, sondern in 7:4.1.6 besprochen. Zum Teil haben sich viele Medikationen Jahrhunderte gleichbleibend erhalten. Heute bietet die Pharmaindustrie laufend neue Mittel und viele gleichartige in verschiedenen Zusammensetzungen an. Von keinem dieser Mittel ist allerdings bisher der Beweis erbracht, daß sie unmittelbar an der Hauptursache der Rückenbeschwerden, den Schäden an Bandscheiben und Gelenken des Rückgrates, echte Heilung erzielen: das heißt Wiederherstellung gesunder anatomischer Strukturen mit voller Funktion.

Trotzdem kann auf Arzneimitteltherapie nicht verzichtet werden. Sie ist – bei richtiger Dosierung und im rechten Zeitpunkt durchgeführt – hilfreich gegen Schmerzen, gegen Muskel- und Bänderverspannung. Sie kann krampflösend wirken. Durch ihre Einflüsse sind Arzneimittel also in der Lage, spondylogene Krankheitszustände erträglicher zu machen und zusätzlich Hilfe bei physikalischen Behandlungen (7:4.1.5) sowie chiropraktischen Handgriffen (7:4.1.3) zu geben. In diesen Fällen gilt sie als Begleittherapie, wenn die entsprechenden Arzneimittel vorher oder nachher eingesetzt werden. Ungezielte Polypragmasie könnte durch gegensätzliche Wirkungsart der einzelnen Mittel sogar schädlich sein.

Diener hat 1958 in einem Sammelreferat mit zahlreichen Literaturangaben über „Die Arzneimittelbehandlung der Chondrosis intervertebralis und ihrer Folgezustände" berichtet. Viele von den dort besprochenen Mitteln sind noch heute bedeutsam.

Wie weit die Arzneimitteltherapie bei der systematischen Behandlung des akuten Bandscheibevorfalles eine unterstützende Maßnahme sein kann, beschreibt *Jörg* 1982. Er gibt außerdem Anhaltspunkte für einen symptomengerecht gegliederten Plan, bei dem je nach dem Beschwerdebild die Operation (7:4.2) erst einer erfolglosen konservativen Therapie folgt, falls nicht durch hochgradige Schmerzen oder eintretende Lähmung – als unerwartete Ersterscheinung des Prolapsleidens – die Sofortoperation angezeigt ist.

Für die in 4:6.4.2 ausführlich besprochenen Ursachen und Formen der *Osteoporosen*, die als häufigste Krankheiten des Knochensystems mit Bevorzugung die Wirbelsäule befallen, ist die Arzneimitteltherapie unentbehrlich. Allerdings sind auf jeden Fall Cortisongaben zu vermeiden, da sie die Osteoporose verstärken würden. Das akute Zusammensintern von Wirbelkörpern durch gewöhnliche Belastung des täglichen Lebens führt an der Brustwirbelsäule zu Keilwirbeln und an der Lendenwirbelsäule zu Fischwirbeln. Die als Folge auftretenden und oft recht starken Schmerzen bedürfen der Injektionsbehandlung an den Schmerzpunkten und an die Seitenwände der betroffenen Wirbelkörper. Als wesentlicher Bestandteil der Langzeittherapie gilt zur Zeit das Natriumfluorid: *Dambacher* 1977, *Jesserer* 1957, *Krokowski* 1979. Allerdings muß der Behandlung eine sehr differenzierte Diagnose vorhergehen: *Jesserer* 1971. Außerdem umfaßt die Therapie noch eine Palette von physikalischen Maßnahmen (*Bergsmann* u. *Eder* 1982, *Küster* u. *Springorum* 1980 u.v.a.), auf die keinesfalls verzichtet werden sollte.

Die mit der Osteoporose des Wirbelskelettes verbundene Schmerzhaftigkeit führt bei allen Menschen zu Bewegungsarmut und Bettruhe. Leider entwickelt sich zwischen Osteoporose und Bettruhe ein Teufelskreis, der nur durchbrochen werden kann, wenn neben den schmerzlindernden Injektionen noch Massagen, Bäderbehandlungen und Krankengymnastik dem Muskelschwund entgegenwirken. Das Verordnen von Stützmiedern oder festen Korsetten sollte vermieden werden. Eine Gipsschale für den Rücken kann – aber nur für die nächtliche Bettruhe – während der Schmerzphasen von Vorteil sein.

Während die *Diätbehandlung* für die Schäden an den Zwischenwirbelscheiben keinen Erfolg verspricht, ist sie bei den Osteoporosen unerläßlich, wird allerdings von verschiedenen Autoren unterschiedlich beurteilt.

7:4.1.3 Manualmedizin / Chirotherapie / Extensionsverfahren

Sorgfältig ausgewählte Handgriffe, aber auch recht gewaltsam angreifende, drückende oder streckende Verfahren zur Behandlung von Krankheitszuständen am Rückgrat sind bereits aus der Volksmedizin und der Schulmedizin alter Völker überliefert. Das ist zum Teil durch Bilder aus jener Zeit belegt. Im europäischen Bereich galten manual-therapeutische Verfahren unter verschiedensten Namen (Chiropraktik, Osteopathie, Handgrifftherapie) als Domäne der Laienbehandler und gelegentlich auch ärztlicher Außenseiter.

Nach dem Zweiten Weltkrieg fanden allerdings solche Therapieformen Schritt für Schritt Eingang in ärztliche Überlegungen und Therapie. Zunächst stießen sie auf vielerlei Kritik, teils auf völlige Ablehnung. Die „klassische Schulmedizin“ fühlte sich herausgefordert. Dazu lieferten – auch das muß ausgesprochen werden – manche Verfechter chiropraktischer Manipulationen viele Angriffspunkte. Angriffspunkte deswegen, weil zwischen wissenschaftlich gesicherten Erkenntnissen und den therapeutischen Handgriffen sowie den Erklärungsversuchen dieser Heilmaßnahmen viel Unvereinbares lag. In der Zwischenzeit haben sich allerdings die Standpunkte von beiden Seiten her angenähert. Das ist einerseits den chirotherapeutisch tätigen Ärzten zu verdanken, die sich mehr und mehr in die Ergebnisse der Grundlagenforschung auf dem Gebiete der Wirbelsäule vertieften. Andererseits hat sich die Wissenschaft den von der Praxis her gestellten Fragen offener zugewandt, als dies früher der Fall war. So sind in den letzten Jahrzehnten manche trennenden Mißverständnisse ausgeräumt worden.

Die Internationale Gesellschaft für Manuelle Medizin (FIMM) hat 1983 die *Zürcher Konvention* beschlossen, über die *Neumann* 1983 berichtete. Sie faßt wesentliche Grundlagen kurz zusammen:

Die *Manuelle Medizin* befaßt sich mit der Physiologie und Pathophysiologie von Funktionsstörungen am Haltungs- und Bewegungsapparat.

Sie umfaßt alle diagnostischen und therapeutischen Techniken an der Wirbelsäule und an den Extremitätengelenken, die zur Auffindung und Behebung, sowie zur Verhütung dieser Störungen dienen.

Die *Manualmedizinische Therapie* umfaßt die manuellen Behandlungstechniken, die der Behebung von reversiblen Funktionsstörungen an Wirbelsäule und Extremitäten dienen, sowie deren lokale, regionale und reflektorische Auswirkungen.

Folgende Techniken werden z.Zt. gebraucht:
Weichteiltechniken
Mobilisationstechniken
Manipulationstechniken: Therapeutische Maßnahmen an einem oder mehreren Gelenken, welche über die physiologische Grenze hinausgehen, jedoch ohne die anatomische Grenze zu überschreiten.

Die in der Manuellen Medizin behandelte reversible Funktionsstörung des Bewegungsapparates wird als segmentale und peripher artikulare Dysfunktion bezeichnet. Diese kann mechanisch und/oder reflektorisch verursacht werden.

Über die manualmedizinische Diagnostik hat sich die *Zürcher Konvention* ebenfalls geäußert, siehe in 6:2.1.

Ärzte sollten nur solche Verfahren der *Manuellen Wirbelsäuletherapie* durchführen, die vorher von den vielen, in sektiererhafter Weise und gleichsam als Religion und Weltanschauung verflochtenen sowie teilweise geheimgehaltenen, mystischen Unverständlichkeiten entkleidet sind. Anwendungsweise und Erfolge der besonderen Handgriffe dieser Manualtherapie zeigen, daß sie in ausgewählten Fällen bei wirbelsäulebedingten Leiden wirken (Abb. 7/31). Die ärztlichen Verfechter dieser therapeutischen Verfahren erklären die Wirkungsweise der Handgriffe unterschiedlich. Es wird vom „Stoß in das Vegetativum“, von manuellem Schock auf die Mus-

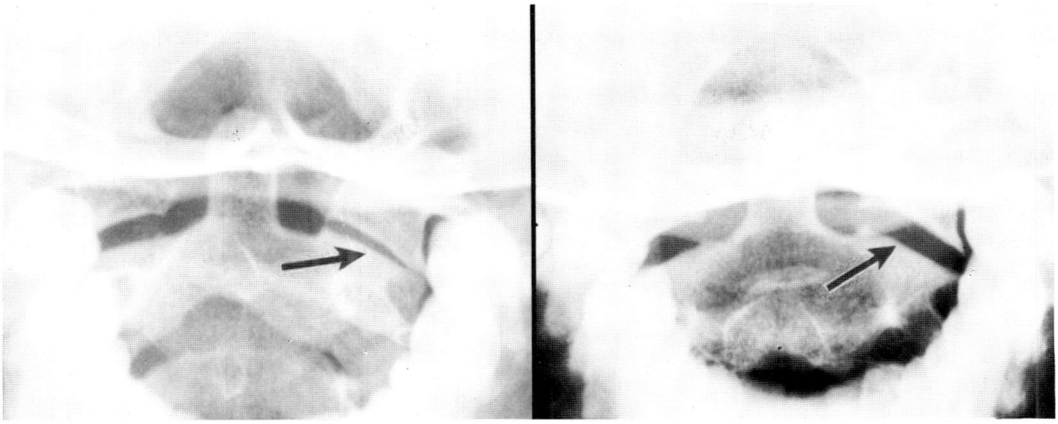

Abb. 7/31: Röntgenaufnahme der oberen Halswirbelsäule durch geöffneten Mund (♂ 14). Links: „Blockade" zwischen Atlas und Axis mit links im Ring des Atlas stehenden Zahnfortsatz und schief stehenden Gelenkflächen zwischen Atlas und Axis rechts. Völlige Steifhaltung „Tortikollis".
Rechts: Röntgenkontrollbild zu linkem Bild nach manualer Wirbelsäuletherapie. Die „Blockade" ist gelöst (beachte die Gelenkflächenstellung)

kulatur, von Reposition einer Wirbelfehlstellung, vom Lockern eines eingeklemmten Gelenkmeniskus, von „Entblockierung" usw. gesprochen. Nach der Art der Handgriffe ist ein mechanischer Einfluß auf die Bewegungssegmente der Wirbelsäule anzunehmen, aber nur in manchen Fällen röntgenologisch nachweisbar. Was anatomisch im Segment unter diesen Handgriffen vor sich geht, weiß allerdings niemand ganz sicher. Sie entlasten oft schlagartig einen Nervendruck bzw. unterbrechen die erwähnte fehlerhafte Reflexkette und bewirken so augenblicklichen Rückgang der Symptome. Sie können aber ebensowenig wie andere ähnliche Verfahren die vertebralen Schäden (das gelockerte Bewegungssegment usw.) einer echten anatomischen und funktionalen Heilung zuführen.

Wer die *Handgriffe* anwenden will, muß sich unter sachkundiger Leitung ausreichend einarbeiten, weil ungezielte und ungekonnte „Einrichtmanöver" mehr schaden als helfen. Vor jeder Therapie ist durch sorgfältige körperliche Untersuchung, Laboratoriumsdiagnostik und Röntgenaufnahmen zu klären, ob Gegenindikationen, wie Tumoren, Tuberkulose u.a. vorliegen. Das Schrifttum zur Theorie und Praxis, sowie über das Für und Wider der Manualtherapie, ist unübersehbar. Einige, vor allem neuere Veröffentlichungen seien genannt: *DGMM-Memorandum* 1980 zur Verhütung von Zwischenfällen, *Dittmar* 1980, *Eder* u. *Tilscher* 1982, *Frisch* 1983 (Die programmierte Untersuchung des Bewegungsapparates), *Gutmann* 1970, 1980, *Gutzeit* 1981 (Nachdruck: Der vertebrale Faktor), *Junghanns* 1974 (Die Bedeutung der Insufficientia intervertebralis für die Wirbelsäuletherapie: Erfahrungen aus 50 Jahren Wirbelsäuleforschung: Man. Med. 12 (1974) 93), *Lewin* 1964, 1968, *Lewit* 1977, *Maigne* 1969, *Möhrle* 1981, *Neumann* u. *Wolff* 1979 (Theoretische Fortschritte u. praktische Erfahrungen), *Schneider* et al. 1984 (Ausbildungskonzept Manuelle Medizin in der Schweiz), *Stoddard* 1961, *Tilscher* u. *Steinbrück* 1979, *Ullmann* 1980 (Landpraxis), *Wolff* 1978–1980 (Kontraindikationen).

Die Handgrifftherapie hat ihre Bedeutung an allen Teilen der Wirbelsäule. Am häufigsten stehen Halswirbelsäule und Lendenwirbelsäule im Blickpunkt dieser Verfahren. Jedoch kann sie auch an der Brustwirbelsäule Erfolge erzielen und zwar nicht nur im engeren Bereich des Bewegungssegmentes mit seinen Wirbelbogengelenken, sondern auch für Arthrosen der Wirbelrippengelenke (3:4.5, 3:4.7, 4:6.5.7).

Nicht vergessen werden darf die *Manualdiagnostik* und -therapie für die Iliosakralgelenke, die in der Lenden-Becken-Hüftregion eine zentrale Rolle spielen. Bei einigen Sportarten kann es zu Blockaden kommen. Unter anderen berichten darüber *Steinbrück* u. *Tilscher* 1983, siehe bei 8:4.5.5, 8:4.6.2.

Kopfschmerzen können ein Gebiet für erfolgreiche Handgrifftherapie sein. Der Kopfgelenkbereich nimmt eine Sonderstellung ein, so daß *Wolff* 1980 von einem zusätzlichen Sinnesorgan spricht. In seiner Arbeit erläutert er Diagnostik und Therapie, auch die psychische Führung und weist auf Gefahren der Handgriffe hin. *Steinbrücken* veröffentlichte 1980 in einem lesenswerten Buch die „Chirotherapeutisch beeinflußbaren Krankheiten". Von *Dvorak* u. *Dvorak* stammt 1983 ein besonders der neurologischen Diagnostik, der Neurophysiologie und der Biomechanik gewidmetes Buch, das der Manualtherapie die Ansatzpunkte zum gezielten kausaltherapeutischen Handeln liefert. In einem lesenswerten Kurzbericht hat 1983 *Exner* über Möglichkeiten und Grenzen der Manualmedizin berichtet. Kurz und übersichtlich berichtet *Tilscher* 1983 über Differentialdiagnostik und neuere therapeutische Erkenntnisse der Manualtherapie.

Längszug ist seit altersher als Handgriff oder als apparatives Verfahren im Gebrauch, wird auch im Bewegungsbad angewendet. Ein Dauerzug kann infolge der erreichten Lockerung verspannter Muskeln und Bänder, bevorzugt an der Halswirbelsäule, einen ärztlichen Handgriff sachgemäß vorbereiten.

Viele Therapeuten geben dem handgeführten Längszug in Rückenlage den Vorrang vor apparativen Verfahren. Der Zug von Hand erfühlt den richtigen Zeitpunkt für den gezielten therapeutischen Handgriff.

Rhythmisch-wechselnder Längszug im Traktionsgerät mittels *Glisson*schlinge findet häufig für die Halswirbelsäule Verwendung. Der Dauerzug im Liegen mit angelegter Glissonschlinge und mit Hüftgürtel verteilt die Traktion auf das gesamte Rückgrat. Aber der Zug wirkt nicht an allen Wirbelsäuleabschnitten gleichartig. Das hängt von den jeweiligen Verspannungen in der Rumpf- und Nackenmuskulatur ab. Dadurch ist die therapeutische Wirksamkeit nur schwer dosierbar.

Rhythmische Extensionen entfalten ihre Wirkung auf Muskulatur und Bänder. Gleichzeitig fördern sie im Sinne des *Pumpmechanismus* das notwendige Wechselspiel des Versorgens und des Entsorgens der Bandscheibeflüssigkeit. Eingehend ist darüber in 3:2.4 berichtet.

Welche Unterschiede im intradiskalen Druck bei der rhythmischen Zugbehandlung – also bei einem therapeutisch benutzten Pumpmechanismus – auftreten, hat *Nachemson* 1975 bei dem Messen der Druckverhältnisse in der Zwischenwirbelscheibe L 3/4 festgestellt. Auf dieser Bandscheibe lastet in Rückenlage ein Druck von 30 Kilogramm. Bei Längszug in Rückenlage vermindert er sich auf 10 Kilogramm. Nähere Ausführungen sind bei *Junghanns* 1979 Teil I, Kapitel 6 nachzulesen: dort auch Bilder und Tabellen. Der Arzt, der sich mit diesen Verhältnissen beschäftigt hat, erkennt, daß die Extensionstherapie sowohl bei statischem Längszug wie bei rhythmischem Zugwechsel nicht wahllos und ohne genaue Diagnostik der Bandscheibenverhältnisse durchgeführt werden darf.

Neuere Literatur zur *Streckbehandlung: Krämer* 1980, *Mittelmeier* u. *Feuerstake* 1981. Weitere Beiträge in „Die Wirbelsäule in Forschung und Praxis", Band 89, Hippokrates Verlag Stuttgart 1980.

Die Bedeutung der Manual-Medizin für den *Sport* (Training und Wettkampf) beschreibt 1980 *Fröhlich.* Er betont die Beachtung der Wirbelgelenkblockade, siehe 8:8.6. Nach einem Bericht von *Vostmann* 1984 bringt die Chirotherapie der blockierten Halswirbelsäule wesentliche Schmerzfreiheit. Jedoch ist die aktive Beweglichkeit für Vor- und Rückbeuge nicht zu verbessern.

7:4.1.4 Krankengymnastik, Massage, Schwimmen

Die *Krankengymnastik*, die mit Recht in den letzten Jahrzehnten zunehmende Bedeutung erlangte, bringt durch ihre geleitete und unterstützend geführte aktive Muskelschulung einschließlich Gelenkbewegung einen großen Fortschritt in der Therapie wirbelsäulebedingter Krankheitsbilder. Für viele der in 3:4.3 geschilderten spondylogenen Symptome und Syndrome ist die Krankengymnastik ein bevorzugtes Heilverfahren. Im Vordergrund steht das Lokkern der Muskulatur, die durch nervale Reize vom erkrankten Bewegungssegment aus schmerzhaft verspannt ist. Die häufige Wiederkehr der durch neue Nervenreize bedingten Spannungen und die sich schließlich ergebende Muskelschwäche (3:4.3) bedürfen zusätzlicher Maßnahmen der Wärme- und Bädertherapie. Immer wieder ist die begleitende Krankengymnastik wertvoll. Der Arzt ist gehalten, durch Nachuntersuchungen die Therapie im richtigen Gleichgewicht zwischen dem Entspannen und dem Wiederaufbau der Muskelkräfte und der Bewegung zu halten.

Der Arzt wird frühzeitig die notwendigen Maßnahmen einleiten, ehe die geschwächten Muskeln weitere Rückwirkungen auf die gelokkerten Bewegungssegmente ausüben.

Weiterhin ist die Krankengymnastik in der Behandlung der beginnenden Rückenbeschwerden im allgemeinen und für die Rezidivbeschwerden bedeutsam. Sie dient auch dem aktiven Muskel- und Bewegungstraining nach längerer wirbelsäulebedingter Bettruhe.

Die Krankengymnastik spielt eine hervorragende Rolle bei der Therapie jugendlicher Rükkenkrümmungen, sowohl Kyphose wie Skoliose. Dafür sollte auch das bekannte Kriechverfahren nach *Klapp* ins Gedächtnis zurückgerufen werden (*B. Klapp* 1958). Es ähnelt der Katzenbuckel-Pferderücken-Übung, geschildert im Buch von *Eder* u. *Tilscher*, 2. Aufl. 1982. Neuerdings spielt auch das Pferd eine Rolle in der Krankengymnastik: Hippotherapie, Bericht und Literatur bei *Kuprian* 1983, siehe auch 8:4.8.3, 8:11.6.

Krankengymnastik ist jedoch nicht immer hilfreich. Sie kann zum Beispiel bei den in 4:6.3.2 beschriebenen Insertionsosteotendopathien an der Wirbelsäule verschlimmernd wirken: *Gutmann* 1980.

Weitere Literatur: *Finkbeiner* u. *Thiel* 1980, *Kohlrausch* u. *Teirich-Leube* (Lehrbuch der Krankengymnastik), *Lachenal* 1979, *Majoch* 1980, *Stoelzel* 1982 (Rückentherapie im Wasser).

Die Auswahl für krankengymnastisches Behandeln hängt – was oft unbeachtet bleibt – nicht nur von Muskeln und Bändern, sondern auch vom Zustand der erkrankten Zwischenwirbelscheiben ab. Ihr Flüssigkeitsgehalt und damit ihr Binnendruck sind schon bei geringen Schäden herabgesetzt. Die normalen Verhältnisse des Bandscheibebinnendruckes und seine Lastabhängigkeit wurden häufig unter verschiedenen Versuchsbedingungen am Lebenden gemessen. Dazu eignet sich aus technischen Gründen am besten die Bandscheibe zwischen dem 3. und 4. Lendenwirbel. Durch eingestochene Nadeln kann der Druck abgelesen werden.

Durchschnittlich ergeben sich am aufrechtstehenden Menschen 70 kg, in Rückenlage 30 kg Druck. Bei krankengymnastischen Übungen erhöht sich der Druck bis auf 180 kg: Tabelle 3/1. Die Kurven in Abbildung 3/9 veranschaulichen, wie verschieden die Druckverhältnisse während einiger krankengymnastischer Übungen ablaufen. In diesem Bilde ist der Druck nach kp/cm² (Kilopond je Quadratzentimeter Bandscheibefläche) dargestellt.

Für die krankengymnastische Bewegungstherapie ist es also notwendig, solche Zahlen vor Augen zu haben und die druckentlastenden gegenüber den druckerzeugenden Übungen zu bevorzugen, falls Bandscheibeschäden bestehen.

Die *klassische Massage* behält trotz der unbezweifelbar hilfreichen Krankengymnastik, die in den letzten Jahrzehnten große Fortschritte in Theorie und Praxis machte, ihren Platz. Schon früher hatte eine kombinierte Behandlung von Wärme (Heißluft, Packungen, Bäder) und anschließender Massage, trotz der damals noch mangelnden Kenntnisse von den spondylogenen Ursachen, guten Einfluß auf die Muskeln, Bandsysteme und andere Weichteile des Rückens, sowie des Nackens und der Schulterblätter. Bis heute sind die Massageverfahren für den Rückenleidenden wesentlich gezielter und auch erfolgssicherer geworden, wenn die Segmentbezogenheit der Schmerzen berücksichtigt wird. Handgriffe der Massage vermittelt *Strohal* 1977 in seinem Lehrbuch.

Seit einigen Jahrzehnten hat auch die *Bindegewebsmassage* (*Teirich-Leube* 1960) ihren Platz für gezielte Behandlungen bei Wirbelsäuleleiden gefunden. Ihre Anwendung im Nacken verursacht jedoch manchen Kranken Kopfschmerzen bei zu kräftiger Durchführung. Ein besonderes Ziel der Bindegewebsmassage, die *Reflexzonenmassage*, versucht von der Haut aus die kutiviszerale Reflexverbindung zu inneren Organen zu finden und Störungen zu beseitigen.

Aus dem *Schwimmen*, diesem uralten Vergnügen der Menschen, haben sich bis in die letzte Zeit hinein immer wieder neue Schwimmarten entwickelt. Sie alle kräftigen die Muskulatur des Rückens und die „Anschlußmuskeln" zu den Armen, den Beinen und dem Nacken, sowie die Bauchwand- und Brustkorbmuskeln. Die Schwimmbewegungen sind für die gesamte Körpermuskulatur kräftigend und lockernd zugleich. Sie dienen aber in hervorragender Weise auch dem Herz-Kreislaufsystem und der Atmung. Das Schwimmen ist für fast alle Formen der Wirbelsäulestörungen anwendbar, wenn das „Medikament" Schwimmen schadensgemäß verordnet wird. Allerdings kann langes *Brustschwimmen* durch die Kopfhochhalte Spannungen der Nacken- und der Rückenmuskulatur bringen. Deshalb ist für therapeutisches Brustschwimmen eine lange Gleitphase mit dem Kopf unter Wasser vorteilhaft. Das einseitige Kraulen verlangt Seitbeuge des Kopfes und erzeugt eine Rotation des Rückgrates. Schmerzen im Nacken können entstehen (8:4.10.4). Das wechselseitige Kraulen ist durch das links/rechtswechselnde Strecken und Entlasten der langen Rückenmuskulatur therapeutisch gut nützbar. *Lekszas* hat in seinem Buch „Heilsport in der Orthopädie" (1981) die Vorteile des Schwimmens übersichtlich zusammengefaßt. Das *Rückenschwimmen* ist nützlich bei Haltungs- und Verschleißschäden der Wirbelsäule. Der *Delphinschwimmstil* bringt durch die unvermeidbare Lordose oft Beschwerden (8:4.10.4, 8:11.4).

Weitere Literatur: *Charles* 1970, *Jentschura* 1977.

7:4.1.5 Physikalische Therapie

Seit Jahrhunderten hat die *physikalische Therapie* eine zunehmend breitere Plattform von Möglichkeiten erhalten. Immer wieder kommen neue Verfahren hinzu, die fast ausschließlich aus komplizierter werdenden technischen Geräten bestehen. Ihre Anwendung bedarf eingehender Kenntnisse über die Möglichkeiten, die sie für die Behandlung von Rückenleidenden bieten. Diese Geräte nötigen in ihrer fast unüberschaubaren Vielfalt dem Arzt eine neue Verantwortlichkeit ab. Er muß die sehr differenzierte Wirkungsweise der Geräte berücksichtigen, um seine Verordnung der Grundursache der Rückenbeschwerden des einzelnen Kranken gezielt anzupassen. Infolge der Verschiedenheit der langdauernden Krankheitszustände bei Rückenleiden empfiehlt sich ein aus der Fülle des Therapieangebotes individual zusammengestellter Therapieplan. Er sollte allerdings regelmäßig vom behandelnden Arzt überprüft werden, da im Laufe der Behandlung ein Charakterwechsel der Beschwerden eintreten kann, der eine Therapieänderung oder -ergänzung notwendig macht.

Aus den Lehrbüchern der Orthopädie und der physikalischen Medizin können die notwendigen Vorkenntnisse gewonnen werden. Oft wird es vorteilhaft sein, die Kranken an entsprechend eingerichtete, ärztlich geleitete Institute zu überweisen. Das Anwenden von *Wärme* durch Pakkungen, Moorbäder, im Wechsel mit Unterwasserstrahlmassagen, sowie Kalt-Warm-Wechselduschen bedarf eines gezielten Planes. Die Konzeption dieses Buches läßt ein näheres Eingehen auf die Vielzahl der physikalisch-therapeutischen Möglichkeiten leider nicht zu, obwohl sie mit Recht bei Ärzten und bei den Rückenleidenden selbst großen Anklang finden.

Nur auf die Anwendung von mechanischen Wechselkräften (Vibrationen) soll noch kurz eingegangen werden. Solche Behandlungen kennt die Medizin seit langer Zeit, zum Beispiel Klopfmassagen und Hand-Vibrations-Massagen. Später kamen Vibrationsgeräte hinzu. *Therapeutisch genutzte Schwingungen* haben eine kurze Einwirkungszeit, übertragen nur geringe Energien. Sie fördern die Durchblutung und regen auf nervalem Wege die psychische Aktivität an. Jedoch erzeugen sie nach längerer Einwirkungszeit einen Zustand von Monotonie, vermindern die Aktivität, führen zur Anpassung und schließlich zur Ermüdung: *Dupuis* 1963. Diese Forschungsergebnisse sind an der Wirbelsäule auch dann zu berücksichtigen, wenn „pulsierendes" Strecken vorgenommen wird. Mehr darüber in 7:4.1.3.

Einen großen Teil der Physikalischen Therapie nehmen die *Bäderbehandlungen* und andere Bereiche der *Hydrotherapie* ein – beliebt bereits seit Jahrhunderten. Sie hat bis zu unserer Zeit einen großen Fächer von Möglichkeiten entwickelt. Hier kann darauf nur mit Stichworten hingewiesen werden. Bei der Therapie Rükkenleidender im Wasserbad mit dem natürlichen Inhalt mancher Quellen oder mit besonderen Zusätzen ist stets eine Grundbedingung einzuhalten: die Wasserwärme sollte bei etwa 32 °C liegen. Der Entzug von Wärme (*Kryotherapie*) wird unangenehm empfunden, führt zu verstärkter schmerzhafter Muskelsteife im Rücken und greift damit recht häufig verschlechternd in den Teufelskreis der spondylogenen Beschwerden ein, der in den Kapiteln 3:4.3, 3:4.7 beschrieben ist. Die von seiten der Physikalischen Medizin allgemein als schmerzstillend und muskelentspannend bezeichnete Kältetherapie erleichtert also den häufigsten Rückenschmerz – nämlich den bandscheibebedingten – aus den soeben erläuterten Gründen keineswegs immer.

Die im vorhergehenden Absatz erwähnte Bäderbehandlung gehört in den Kreis der *Thermotherapie*, dem unter anderem noch Moor- und Fangopackungen, Infrarotstrahlen, Kurz- und Mikrowellen zuzurechnen sind. Eine glückliche Verbindung der Wärme- und Bewegungstherapie ist das *Bewegungsbad* im Sinne der Krankengymnastik mit den vielfältigen Möglichkeiten, die spondylogen gestörte Rückenmuskulatur zu entspannen und zu kräftigen. Ein Bewegungsbad sollte nicht nur in ausgesprochenen Rehabilitationsstätten vorhanden sein. Es gehört zur Einrichtung jedes größeren Krankenhauses. Für die zum Berufsgenossenschaftlichen Heilverfahren zugelassenen Krankenhäuser ist ein Bewegungsbad obligatorisch.

Zur Physikalischen Therapie gehören die *Lagerungen* (zum Beispiel feste Matratze, Stufenbett), die vor allem bei akuten Rückenschmerzen Linderung bringen. Auch *Extensionsbehandlungen* sind Physikalische Therapie: siehe in 7:4.1.3.

7:4.1.6 Einspritzverfahren

Von den zahlreichen konservativen Verfahren zur Behandlung spondylogener Symptome spielen Einspritzverfahren je nach der Auffassung des Behandlers über die Ursachen und Heilmöglichkeiten eine recht unterschiedliche und auch bei demselben Arzt manchmal wechselvolle Rolle. Die große Anzahl der verwendeten Einspritzmittel und die Vielfalt der Verfahren mit den verschiedensten Angriffspunkten und widersprechenden theoretischen Ansichten über die Wirkungsweise berechtigen in diesem Buche zu einer Übersicht. Sie kann jedoch den interessierten Leser lediglich zur Auswahl und zum weiteren Erproben derjenigen Verfahren anregen, die für sein Krankengut angemessen erscheinen. Keineswegs soll der Eindruck erweckt werden, als ob Einspritzverfahren die einzige oder bevorzugte Behandlungsmethode für Krankheitszustände der Wirbelsäule sein müßten. Auch die angegebenen Verfasser wenden meist nicht einseitig die hier berichteten Verfahren an, sondern bauen sie sinngemäß in einen allgemeinen Behandlungsplan ein, in dem je nach vorliegendem Krankheitszustand andere konservative Verfahren (Arzneimittel, physikalische Heilmethoden, Ruhelagerung, manuelle Behandlungsverfahren usw.) oder auch Operationen ihren klar zugewiesenen Platz haben. Auch das gleichzeitige oder wechselweise Verwenden mehrerer Einspritzverfahren wird oft geübt, von denen diejenigen die größte Rolle spielen, die gegen nervale spondylogene Störungen gerichtet sind. Ein erstes Sammelreferat mit Literaturverzeichnis erschien 1958 in Band 6 der Buchreihe „Die Wirbelsäule in Forschung und Praxis", Hippokrates Verlag. Manche Grundsätze jener Zeit über die Injektionstherapie an der Wirbelsäule gelten noch heute, aber viel Neues kam hinzu. Darüber kann auf den folgenden Seiten allerdings nur eine knappe Übersicht gegeben werden.

Als günstige Einspritzorte gelten seit jeher der Periduralraum, die Rückenmarkwurzeln, die Ganglien, die vegetativen Nervenstämme, die Muskeln und Bänder, die Bandansatzstellen. Die Injektionsmittel wechselten häufig. Die Ergebnisse wurden und werden unterschiedlich beurteilt.

Keines der bisher bekannt gewordenen Injektionsverfahren ist jedoch in der Lage, die Chondrosis disci/Osteochondrosis intercorporalis oder Arthrosen der Wirbelbogengelenke in einen vollkommenen Ausheilungszustand (Regeneration) zurückzuführen.

In den letzten Jahren wird häufig über Injektionen zum Bekämpfen schmerzhafter Zustände an den Spitzen von Wirbelbogenfortsätzen berichtet, die bei *Insertions-Osteotendopathien* bekannt sind. Näheres darüber in 4:6.3.2. Dafür sind anästhesierende Injektionen üblich. Das Einspritzen von sklerosierenden Mitteln empfiehlt sich bei gedehnten, gelockerten Bändern im Bereiche der Lendenwirbelsäule (zum Beispiel Ligamentum iliolumbale) und an der Halswirbelsäule. Über die Wiederkehr der Bandstraffung nach sklerosierenden Injektionen mit begleitender physikalischer Therapie berichten *Gutmann* 1979, *Gutmann* mit *Biedermann* 1980.

Einspritzungen werden üblicherweise den konservativen Verfahren zugeordnet. Ob allerdings Injektionen, die der Röntgenkontrolle des Nadelsitzes bedürfen – um Schäden an Nachbargeweben zu vermeiden –, als konservative Maßnahmen gelten können, ist zweifelhaft: zum Beispiel Einspritzverfahren, die unmittelbar an der Erkrankungsstelle – also im Inneren einer durch Verschleiß zerstörten Zwischenwirbelscheibe oder an einer Spinalnervenwurzel – helfend eingreifen sollen.

Das Ziel der zu Injektionen bei Chondrosis/Osteochondrosis vorgeschlagenen und auch bereits häufig verwendeten Mittel ist die Auflösung des geschädigten Gewebes der Zwischenwirbelscheibe. Erwartet wird danach die Verlötung zwischen den Wirbeln bis zur schmerzbefreienden Immobilitas. Manche Autoren empfehlen lediglich das Auflösen des Gallertkerns und seiner näheren Umgebung (*Nukleolyse*), weil bei Zerstörung des Lamellenringes der Austritt eingespritzter Flüssigkeit in den Wirbelkanal schädigend auf die Spinalnervenwurzeln übergreift. Von anderer Seite wird das völlige Zerstören der erkrankten Bandscheibe, nämlich des Gallertkernes und des Faserringes, angestrebt, also eine „*Diskolyse*". Dabei dehnt sich der Schaden oft bis in die Knorpelplatten der Bandscheibe und die knöchernen Wirbelkörperabschlußplatten aus: *aseptische iatrogene Spondylodiscitis*, siehe 4:7.2.

Die Literatur enthält über das zur Diskolyse benutzte proteolytische Enzym *Chymopapain* Erfolgsberichte, aber es meldeten sich auch kritische Stimmen: *Krämer* 1974, 1978, *Troisier* et al. 1980, *Wilkinson* u. *Schuman* 1980. Nach einem Bericht von *Behrends* wurde Chymopapain infolge mancherlei Nebenwirkungen (u.a. ernste Spinalwurzelschäden) und wegen nicht erwiesener Wirksamkeit von der amerikanischen Arzneimittelbehörde 1975 verboten. Die gleiche Behörde gab jedoch 1982 ein modifiziertes Präparat frei.

Aus den letzten Jahren liegen Versuche an Tieren und Erfolge an Menschen mit dem Enzym *Kollagenase* vor: *Brown* 1976. Auf Grund der Ergebnisse in der Bandscheibetherapie wird bevorzugt die Kollagenase des Bacterium clostridium histolyticum verwendet: Nucleolysin®.

Von wissenschaftlichen Vergleichen zwischen den Einflüssen von Chymopapain und Kollagenase auf die nervalen und vasalen Strukturen in der Umgebung der Zwischenwirbelscheibe berichteten *Rydevik* u. Mitarb. Sie fanden 1976 erhebliche Degenerationen an Nervenfasern und gleichzeitiges Auftreten von intraneuraler Fibrose durch Chymopapain. Dagegen traten bei Versuchen mit Kollagenase (1982) zwar leichte Ödeme im Epineurium auf, aber die Schutzfunktion der Schwann-Scheide blieb erhalten. Die Durchlässigkeit der endoneuralen intrafaszikularen Mikrogefäße war nicht gestört.

In der Bundesrepublik liegen aussichtsreiche Anfangsergebnisse mit guten Erfolgen aus der Orthopädischen Universitätsklinik in Düsseldorf vor: persönliche Mitteilung von Professor Dr. *Schulitz* 1983. Sein Mitarbeiter *Lenz* (1983) schildert in einem vorläufigen Ergebnisbericht die Erfolge bei 130 Einspritzungen von *Nucleolysin*® und beschreibt die Injektionstechnik (Literaturangaben). Neuerdings sind die Auflösungsvorgänge im Diskus mittels der Kernspin-Tomographie zu verfolgen (6:3.4.4).

Über die „Nucleolysis/Discolysis" gibt es weitere günstige, aber auch kritisch-negative Erfahrungen mit den Einspritzmitteln: *Bromley* et al. 1980, *Hacohen* 1981, 1982, *Javid* 1980 (Behandlung bei Prolapsus disci), *Jürg* 1982 (warnt vor Anwendung bei Prolapsus disci), *Kazmin* u. *Vertilé* 1977, *Krämer* u. *Laturnus* 1975, *Mc Colloch* 1977, *Nordby* u. *Brown* 1977, *Zaléske* et al. 1977.

Brook et al. haben 1984 über ihre eigenen Erfahrungen mit Einspritzung von *Chymopapain* berichtet und halten dieses Verfahren als „eine Alternative zum offenen Vorgehen", wenn die Indikation dazu unter dem gleichen Gesichtspunkt gestellt wird wie zur Operation. Einschränkend erklären sie, daß nur ein Arzt, der auch die Operation beherrscht, das Injektionsverfahren anwenden sollte. Die Verfasser bezeichnen ihre Erfahrungen mit *Kollagenase* als „nicht ermutigend".

Wichtige Beiträge zur Injektionstherapie unter dem Blickpunkt der Schäden von *Wirbelbogengelenken* enthält Band 87 (1981) der Buchreihe „Die Wirbelsäule in Forschung und Praxis". Außerdem werden die Wirbelbogengelenke in ihren Bezügen zur Manualtherapie (7:4.1.3), zur Neuraltherapie (7:4.1.7) und zu operativen Verfahren (7:4.2.4) behandelt.

Hildebrandt u. *Argyrakis* beschreiben 1983 die perkutane zervikale Facettdenervation als neues Verfahren zur Behandlung chronischer Nackenkopfschmerzen (mittels Injektion). Von 35 Behandelten wurden 10 ganz oder weitgehend schmerzfrei. Langzeitstudien fehlen.

Einspritzungen in den Periduralraum. Von den unmittelbar gegen Wirbelsäuleleiden oder ihre spondylogenen Folgesymptome geübten Einspritzungen kommt die Injektion in den Periduralraum dem Zentralnervensystem am nächsten. Die Periduralanästhesie zur Bekämpfung spondylogener Schmerzzustände, besonders der Lumbalgie und der Ischialgie, erfreut sich einer weiten Verbreitung: *Jaeger* hat sie in seinem Buch 1951 in Form der lumbalen Pantocainplombe (mit Gelatine 1:10%ig) bei zwei- bis dreimaliger wöchentlicher Anwendung empfohlen. *Zukschwerdt* lobt die Möglichkeit, mit diesem Verfahren das Anästhetikum unmittelbar an mehrere Wurzeln bringen zu können. Seit Jahren erwähnen noch weitere Autoren die Periduralanästhesie, die der Verfasser ebenfalls mit gutem Ergebnis anwendet. Verschiedene und oft wechselnde Injektionsmittel sind an der Halswirbelsäule und gegen Interkostalneuralgien gebräuchlich. Aus dem sich laufend ergänzenden Angebot von Einspritzungsmitteln wird der Arzt sorgfältig zu wählen haben.

Die bisher erwähnten Injektionsverfahren hatten praktisch örtlich festgelegte Zielpunkte. Daneben haben sich für ortsgebundene und auch für ausstrahlende Schmerzen von spondylogenem Charakter allgemeine Einspritzungen eingebürgert, das heißt, Spritzen in die Venen, in das Unterhautgewebe oder die Muskeln, wobei also die Injektionsstellen außerhalb der schmerzenden Körpergegend liegen. Die Zahl der verwendeten Medikamente läßt sich kaum abschätzen. Sie wechseln laufend, je nach den Angeboten der Pharmaindustrie oder der nach eingehender klinischer Prüfung gegebenen Empfehlungen.

Die soeben genannten etwa 1000 gegebenen Injektionen werden für Weichteilleiden (Zwischenwirbelscheibenschäden, Muskelschmerzen, spondylogene Gelenksteifen und anderes) mit gutem Erfolg auch für Knochenleiden – insbesondere für die verschiedenen Formen der Osteoporose – erfolgreich verwendet. Darüber ist einiges in Kapitel 7:4.1.2 nachzulesen.

Gefahren der Injektionsdiagnostik und -therapie. Wie bei allen Einspritzverfahren – auch heute noch in der Zeit der Einmalspritzen – besteht die Gefahr der iatrogenen Infektion. Sie ist an der Wirbelsäule häufiger als an anderen Körperstellen. Die häufigsten Ursachen sind Diskographie, Wirbelkörper-Biopsien, Lumbalpunktionen, lumbale Grenzstrangblockaden, Aorto- und Venographien, aber auch peridurale Injektionen, Myelographien. Näheres darüber ist am Ende des Kapitels 4:7.2 nachzulesen.

Weitere – aber seltene – Gefahren liegen in der Möglichkeit, Spinalnerven und Rückenmark unmittelbar zu verletzen, entweder durch das fehlerhafte Einstechen der Nadeln oder durch die eingespritzten Arzneimittel. Sie können bei

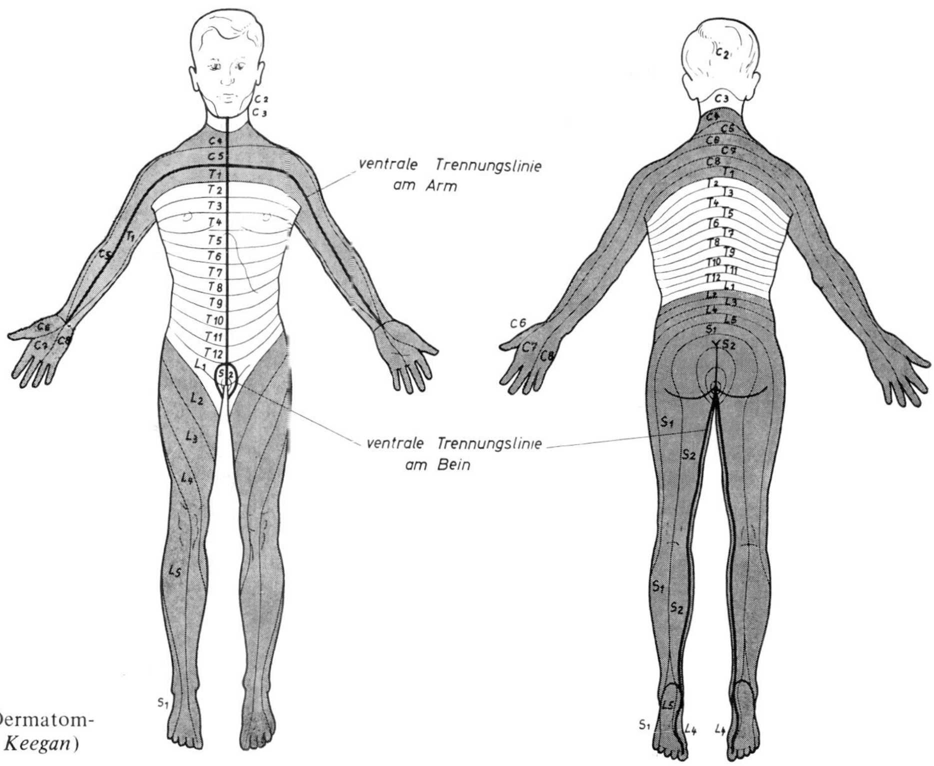

Abb. 7/32: Dermatomschema (nach *Keegan*)

unsauberem Gebrauch Infektionen hervorrufen oder chemisch zerstörend wirken.

7:4.1.7 Segmenttherapie / Neuraltherapie

In 7:4.1.6, dem Kapitel über die Injektionstherapie, sind bereits Verfahren geschildert, die ohne Zweifel segmentalausstrahlenden Schmerzen und Beschwerden, an denen das Bewegungssegment wesentlich beteiligt ist, Hilfe bringen. Das zervikale Vertebralsyndrom, zu dem auch die Parästhesia nocturna gerechnet wurde und die Lumboischialgiebeschwerden, denen ebenfalls eine Segmentbezogenheit zuzuerkennen ist, waren vor dem und in der ersten Zeit nach dem 2. Weltkrieg die bevorzugten Diagnosen für die auf ein einzelnes Segment zielenden Verfahren.

Die Buchreihe „Die Wirbelsäule in Forschung und Praxis", Band 6 (1958), brachte eine Zusammenfassung der damaligen Ansichten und Erfahrungen unter dem Titel „Einspritzungsbehandlung bei Wirbelsäuleleiden und spondylogenen Syndromen". Viele Autoren aus den verschiedensten Fachgebieten beschäftigten sich zu jener Zeit mit *Segmenttherapie*. Nur wenige sollen genannt werden: *Bente, D.* 1953, *Dittmar, F.* 1955, 1959, *Dorn, W.* 1957, *Junghanns, H.* 1956, 1958, *Kibler, M.* 1950, *Rehberg, H.*, 1957, *Reischauer, F.* 1957, *Zukschwerdt, L.* et al. 1955.

Als Unterlagen für die Diagnose des Höhensitzes einer Schädigung (*Segmentdiagnose*) dienten seit Jahrzehnten und heute noch die einfachen Schemata von *Keegan* (Dermatomschema, Abb. 7/32) und von *Schliack* (Wurzelsyndrome, Kennmuskeln usw., Tab. 7/4). Die schematische Zeichnung über die verschiedenen Möglichkeiten der Wurzelbedrängnis im Lendenbereich durch Vorfallknoten verschiedener Bandscheiben sollte dem Untersucher immer im Gedächtnis sein: Abbildung 7/33.

Diesen einfachen Feststellungen der segmentalen Herkunft von Schäden und Ausstrahlschmerzen geben aber für die heutigen Ansichten nicht mehr allein den Ausschlag zur Segmenttherapie. Denn in den letzten Jahrzehnten haben durch intensives Forschen und Beobachten Neurologen, Neuroanatomen, Internisten, Chirurgen und Forscher aus weiteren Fachdisziplinen einen umfangreichen Komplex von pseudoradikularen Schmerzen in den Vordergrund der Diagnostik gerückt. Damit ergeben sich zwangsläufig andere Behandlungsnotwendigkeiten. Bei *Eder* u. *Tilscher* (1981) heißt es wörtlich: „Reflexmechanismen zwischen den segmentalen Strukturpartnern betreffen nun nicht nur so bekannte Reaktionen wie Viszerokutanprojektionen, Viszeroviszeralreflexe oder das vertebroviszerale Reflexgeschehen, sondern

Tab. 7/4: Tafel der Wurzelsyndrome (nach ***Schliack***)

Segment	Sensibilität	Kernmuskel	Muskeleigenreflex	Bemerkungen
C 4	Schmerz bzw. Hypalgesie im Bereich der Schulter (vgl. Schema in Abb. 54)	partielle oder totale Zwerchfellparese	Keine typischen Reflexstörungen	Partielle Zwerchfellparesen können auch von C 3 aus verursacht werden, seltener vielleicht auch von C 5 aus mit entsprechenden Verschiebungen der Dermatome
C 6	Dermatom von der Außenseite der Schulter über Radialseite von Ober- und Unterarm abwärts ziehend bis zum Daumen	Biceps und brachioradialis	Ausfall des Bicepsreflexes	
C 7	Dermatom dorsallateral von C 6 etwa in der Mitte des Oberarmes beginnend bis zum Mittelfinger ziehend	Daumenballen, vor allem Abductor pollicis brevis	Ausfall oder Abschwächung des Tricepsreflexes	Nicht selten ist auch der M. pronator teres paretisch (Pronationsschwäche)
C 8	Dermatom dorsal an C 7 anschließend, zum Kleinfinger ziehend	Kleinfingerballen. Abduktion des 5. Fingers ist geschwächt	Ausfall oder Abschwächung des Tricepsreflexes	Differentialdiagnose gegenüber Ulnarislähmung kann schwer sein: Übrige Handmuskeln beachten!
L 3	Dermatom vom Trochanter major über die Streckseite des Oberschenkels zur Innenseite des Knies reichend	Parese des Quadriceps femoris	Ausfall des Quadricepsreflexes (Patellarsehnenreflex)	
L 4	Dermatom von der Außenseite des Oberschenkels über das Knie zur Innenseite des Unterschenkels zum inneren Knöchel und inneren Fußrand ziehend	Parese des Quadriceps femoris und oft auch des M. tibialis anterior	Störung des Quadricepsreflexes (Patellarsehnenreflex)	
L 5	Dermatom oberhalb des Knies am lateralen Gelenkknorren beginnend, lateral-vorn am Unterschenkel zum Fußrücken und zur Großzehe ziehend	Extensor hallucis longus, oft mit Beteiligung des Ext. digitorum brevis	Ausfall des Tibialis-posterior-Reflexes – nur verwertbar, wenn dieser Reflex an der Gegenseite vorhanden ist!	
S 1	Von der Glutäalfalte an der Dorsalseite des Oberschenkels zieht das Dermatom hinten außen am Unterschenkel abwärts hinter dem äußeren Knöchel die Ferse umfassend zur 3. bis 5. Zehe	M. fibularis brevis, gel. mit Beteiligung des medialen Gastrocnemiuskopfes	Ausfall des Triceps-surae-Reflexes (Achillessehnenreflex)	
Komb. L 4–L 5	Dermatom L 4 und L 5	Alle Strecker des Unterschenkels mit Ausnahme der Mm. fibulares	Abschwächung des Quadricepsreflexes (Patellarsehnenreflex) Ausfall des Tibialis-posterior-Reflexes	Im Gegensatz zur Fibularislähmung bleiben die Mm. fibulares intakt
Komb. L 5–S 1	Dermatom L 5 und S 1	Lähmung aller vom N. fibularis versorgten Muskeln mit Ausnahme des M. tibialis anterior	Ausfall des Tibialis-posterior-Refl. und des Achillessehnenreflexes	Im Gegensatz zur Fibularislähmung bleibt hier der M. tibialis anterior erhalten. Außerdem schützt die Beachtung der ASR vor der Fehldiagnose

erfassen praktisch alle regulationsaktiven segmentalen Strukturen. Die biokybernetische Verschaltung, die jedes Einzelelement vom anderen abhängig macht, geht aber über die primär erwähnte horizontale Reizausbreitung weit hinaus.“ *Bergsmann* u. *Eder* (1982) verstehen das Ganze unter dem Sammelbegriff „segmentalreflektorischer Komplex“, siehe in Kapitel 3:4.7.

Unter diesem Blickwinkel, den sie in ihrer Mitteilung noch weiter besprechen, geben *Eder* u. *Tilscher* 1981 eine Anzahl von pseudoradikularen Erkrankungen in einer neuen Sicht, die sich auch auf die Therapie auswirkt. Das gilt (um nur einige zu nennen) von blockierungsbedingten Lumbalgien, ligamentaler Insuffizienz, Schmerzsyndrome der Hüftgelenke, Osteoporose-Syndrom, skapulokostales Syndrom, pseudoradikulare Zervikalsyndrome.

Störungen am zervikokranialen Übergang können zu verteilten Gesichtsschmerzfeldern

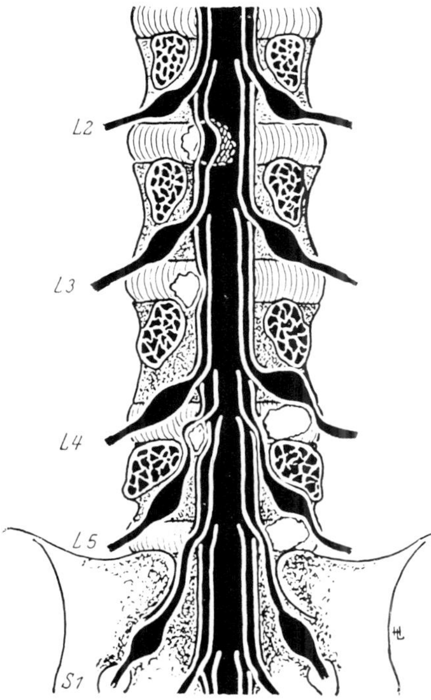

Abb. 7/33: Beziehungen von Vorfallknoten der Bandscheiben zu den Rückenmarkwurzeln: Medial liegender Bandscheibevorfall (L 2) ergibt wenig charakteristische Beschwerden und kann mehrere Wurzeln des Pferdeschweifes beeinträchtigen. Einseitiger Vorfall (L 3 links) bedrängt Wurzel L4 von außen her. Er kann sich auch im Winkel zwischen Duraseitenrand und Wurzelabgang so einschieben, daß er auf zwei Wurzeln gleichzeitig Einfluß hat (L4 links). Größere seitliche Vorfälle sind in der Lage, gleichzeitigen Druck gegen zwei Wurzeln oder wechselnden Druck gegen zwei Wurzeln auszuüben (L4 u. L5 rechts)

Tab. 7/5: Atypische Gesichtsneuralgien und ihre Infiltrationspunkte (aus *Tilscher* et al. 1982)

Schmerzlokalisation		Infiltrationspunkt	
frontal	3	A	(6)
periokulär	3		
supraorbital	3	B	(5)
temporal	2		
präaurikulär	2	C	(2)
bukkal – medial	4	C_1/C_2	(6)
Gaumen	2		
(peri-) oral	3	Okz./C_1	(3)
Kinn	1	C_2/C_3	(1)

führen, die in Abbildung 7/34 skizziert sind. *Tilscher* et al. berichten 1982 über die Infiltrationsstellen, die therapeutisch in Frage kommen: Tabelle 7/5.

7:4.1.8 Akupunktur

Seit mehr als 2400 Jahren sind die Verfahren der Akupunktur in China gebräuchlich. *W. Osler* schrieb darüber 1909 in seinem Textbook, das 1967 von *Harvey* u. *McKusick* nachgedruckt wurde. Erst in den letzten Jahrzehnten wendeten sich Ärzte außerhalb Chinas mit zunehmendem Interesse den Theorien und der Praxis der Akupunktur zu. Das sind u.a.: *Bischko* 1975 u. 1980, *Figar* et al. 1964, *de la Fuye* 1956, *Michal* u. *Synek* 1963, *Zimmermann* 1979. Von diesen Autoren wird über zahlreiche Akupunkturver-

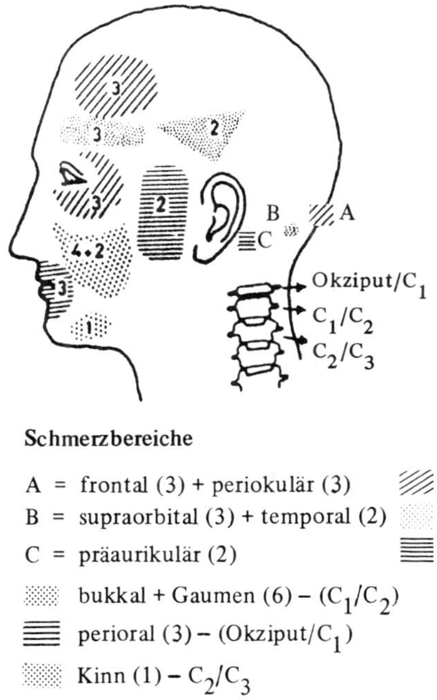

Abb. 7/34: Schmerzhafte Gesichtsareale mit entsprechenden Infiltrationspunkten (nach *Tilscher* et al. 1982)

fahren bei Wirbelsäuleleiden (insbesondere Lumboischialgie-Schmerzen) berichtet. Auch Schmerzen im Bereiche der Wirbelbogengelenke sind häufig mit Akupunktur, oft verbunden mit Elektrostimulation behandelt worden. Darüber berichteten 1981 *Braun* u. *Stein.*

Viele Veröffentlichungen über die Akupunktur enthalten wiederholt Hinweise auf die schwierige Erlernbarkeit der gedanklichen Grundlagen des Systems, sowie der regelrechten Therapie. Nur derjenige sollte Wirbelsäuleleiden mit Akupunktur behandeln, der sie ernstlich studiert hat und über ausreichende Erfahrung verfügt. *Braun* u. *Stein* schreiben: „Soll die Akupunktur unserem medizinisch-wissenschaftlichen Standard genügen, müssen wir weiterhin Richtlinien zur Indikation und Therapie erarbeiten".

Weitere Literatur: *Coan* et al. 1980, *Kitzinger* 1980.

7:4.1.9 Orthesen

Im Bau und in der Anwendungsweise von Orthesen für Wirbelsäuleleiden zeigen sich in den letzten Jahren wesentliche Fortschritte. Der Arzt sollte aus seiner fachlichen Erfahrung heraus dem handwerklichen Orthopädie-Mechaniker stets genaue Anweisungen geben. Wie weit vorgefertigte Orthesen und maßkonfektionierte Mieder, wie sie von *Wilhelm* 1980 empfohlen werden, den Erwartungen des Arztes und des Kranken entsprechen können, ist noch kritisch zu prüfen. Die je nach dem Krankheitszustand angewandten Gipsmieder, die später durch Orthesen ersetzt werden können, und über verschiedene Stützverbände für die einzelnen Wirbelsäuleabschnitte hat *E. Schmitt* (1980) in ihrer Wirksamkeit geprüft. Er kommt zu dem Schluß, daß eine sichere Stabilisierung für die Wirbelbogengelenke nicht immer in der erforderlichen Weise erreicht wird. Band 89 der Buchreihe „Die Wirbelsäule in Forschung und Praxis" enthält zu diesen Problemen Beiträge, die sich mit Bauart, Wirkungsweise und Erfolgen von Orthesen bei der Behandlung der Adoleszentenkyphose beschäftigen.

Kritische Betrachtung ist also immer am Platze. Außerdem muß berücksichtigt werden, daß langdauerndes Tragen von Orthesen oder Miedern die Muskelaktivität vermindert. Zwischenzeitlich können deshalb krankengymnastische Behandlungen erforderlich werden, soweit dies der Krankheitszustand erlaubt.

Für die besondere Belastung der Lendenwirbelsäule beim Motorradfahren und bei gewissen Arbeiten hat sich das Tragen eines straffen *Lenden-Kreuzbein-Gürtels* bewährt, der bei manchen Truppenteilen Vorschrift ist und auch oft von Lastenträgern verwendet wird. Für die Benutzer solcher Hilfen sind zwischenzeitlich ebenso wie bei Orthesenträgern entspannende und kräftigende krankengymnastische Maßnahmen erforderlich.

Weitere Literatur zu Orthesen und Miedern: *Bähler* et al. 1982, *Färber* 1982, *Schmitt* 1982, *Schröder* et al. 1981, *Torklus* 1982, *Yücel* et al. 1981.

7:4.1.10 Weitere konservative Behandlungsmöglichkeiten

Wie bereits mehrfach erwähnt, können in diesem Buche nicht alle Möglichkeiten der konservativen Therapie ausreichend behandelt werden. Das ist aus den vorstehenden Kapiteln zu erkennen. Über alle besprochenen Verfahren gibt es eine große Zahl von ausführlichen Lehrbüchern. Dem Arzt selbst bleibt es unbenommen, das eine oder andere Verfahren selbst durchzuführen. Die meisten wird er unter seiner Aufsicht geschulten Fachkräften überlassen, die im allgemeinen zur Gruppe derjenigen medizinischen Assistenzberufe gehören, die nach ihrer Ausbildung und einer Prüfung eine staatliche Anerkennung erhalten. Nur die *Handgriffe an der Wirbelsäule* (Manuelle Therapie, Chiro-Therapie u.a.) sind allein dem Arzt zustehendes Behandlungsverfahren.

In der Folge werden noch einige Hinweise gegeben auf Behandlungsmöglichkeiten, die der Rückenleidende im allgemeinen selbstverantwortlich durchführt, die aber der Arzt zunächst einleiten und dann auch von Zeit zu Zeit mit seinem Rat begleiten sollte. Diese Maßnahmen gehören zum Teil zur Vorsorge und zur Vorbeuge (7:3.8). Sie sind im wesentlichen als „persönliche Vorbeugemaßnahmen" in Kapitel 7:3.8.3 besprochen worden. Zum Teil sind sie als nachsorgende Maßnahmen nach Abschluß einer längeren konservativen Therapie aufzufassen. Sie können auch als Nachsorge nach manchen Operationen Vorteil bringen.

Solche Maßnahmen sind ohne Zweifel *Bewegungsübungen unter Wasser* (7:4.1.5), die durch krankengymnastische Bewegungstherapie zunächst eingeleitet werden sollten, und das *Schwimmen* (7:4.1.4). Aber auch dafür gelten bei Rückenleidenden einige Anhaltspunkte: warmes Wasser bei etwa 32 °C, bevorzugt Brustschwimmen, nicht Springen, kein Leistungsschwimmen. Selbstverständlich gehört in diesen Kreis der Maßnahmen auch die *Trockengymnastik*, die im Einzelfall, je nach Notwendigkeit und Leistungsvermögen der Rückenmuskulatur, durch eine krankengymnastisch geleitete Behandlung vorzubereiten ist. Hilfe dafür gibt auch das Buch von *Loeckle* 1982.

Als Dauervorsorge oder -nachsorge haben sich *Selbsthilfegruppen* für chronisch Rückenleidende bewährt. Das regelmäßige Zusammenfinden gleichartig Behinderter zu Übungs- und Spielstunden sollte mehr als bisher üblich werden: *Schauwecker* 1982.

Neben den bewährten Vorsorge- und Behandlungsmaßnahmen, die Schäden an der Wirbelsäule und Rückenschmerzen verhindern und heilen können, wurde in einem gewissen Umfang in 7:3.8.3 berichtet. Hier seien kurz einige *unkonventionelle Verfahren* hinzugefügt, wie sie Rückenleidende aus ihrer persönlichen Erfahrung heraus als hilfreich erkannten und propagierten. Manche Ärzte haben aus eigenem Erleben oder aufgrund von Berichten ihrer Kranken ebenfalls Hinweise auf solche Maßnahmen gegeben, die ohne besonderen Aufwand zwischendurch in den Tagesablauf eingeschaltet werden können, ohne daß daraus ein allgemeingültiges „Patentrezept" gemacht werden soll. Jedoch sei ein Hinweis auf das *Grüne Rezept* hier angebracht, siehe in 8:2.6.8.

Da durch langes Sitzen im Beruf und während falsch gestalteter Freizeit die Bandscheiben unter Druck stehen und damit Flüssigkeit sowie ihre Pufferfunktionen verlieren, wird zum Entlasten der Bewegungssegmente und der Muskeln das Hängen des Körpers durch Fassen einer Querstange mit den Händen vorgeschlagen. Kopftief-Hängen mit angeschnallten Füßen bedarf eines besonderen Gerätes, dessen sich Ärzte, Krankengymnasten, Heilpraktiker bedienen. Eine Wiederaufnahme von Flüssigkeit in den Bandscheiben wird so erreichbar sein, jedoch muß dem Hängen anschließendes Bewegen folgen, damit der für die Bandscheiben lebenswichtige Pumpmechanismus (3:2.4.3) wieder in Gang kommt und die Muskeln ihre Funktionen wieder aufnehmen.

Zusätzlich zu den geschilderten Maßnahmen gehört noch das entsprechende Verhalten in der Freizeit: leichter Sport, Sportspiele, Wasser- und Trockengymnastik. Darüber ist bereits einiges in 7:3.8.3 berichtet, siehe auch die umfangreichen Angaben in 8:2.6. Aus der Fülle der angedeuteten Möglichkeiten mag der Rückenleidende – gemeinsam mit seinem Arzt – die ihm zusagenden und auf seine persönlichen Beschwerden ausgerichteten Freizeitbetätigungen auswählen. Führt er sie regelmäßig durch, wird das Erhalten einer besonders gut funktionsfähigen Rückenmuskulatur und damit auch das Verhüten von Rezidivbeschwerden der Lohn sein.

Ergänzen kann der Rückenleidende seine Rehabilitation durch Teilnahme an geeigneten Arten des Breitensportes und an Fitneßprogrammen. Darüber ist in Kapitel 8:2.6 nachzulesen. Jedoch sollten auch hierfür ärztliche Ratschläge vorher eingeholt werden.

7:4.2 Operative Verfahren

7:4.2.1 Allgemeines

Dieses Kapitel soll dem Arzt, der sich bisher mit den neuzeitlichen Operationsmöglichkeiten an der Wirbelsäule nur am Rande beschäftigen konnte, zeigen, in welchen Krankheitszuständen und wann operative Hilfe erforderlich wird, und was heute die Wirbelsäulechirurgie zu leisten vermag. Rückenschmerzen, ausstrahlende Schmerzen vom Nacken in den Kopf oder in Schulter und Arme, Lumboischialgie sind keineswegs Gründe, eine sofortige Operation in Erwägung zu ziehen. Kehren derartige Beschwerden trotz intensiver Therapie immer wieder zurück oder die Erkrankten sind nie schmerzfrei, die Arbeitsfähigkeit wird zu häufig unterbrochen, dann ergibt sich die Notwendigkeit für eingehende Diagnostik durch Orthopäden, Neurologen, Röntgenologen, Neuroradiologen, unter Verwendung von Computertomographie und neueren bildgebenden Verfahren: siehe 6:3.4.2.

Der Leser findet in den weiteren Ausführungen die Operationsmöglichkeiten aufgezeigt, ihre Indikation erläutert, die Grundsätze des operativen Verfahrens besprochen, sowie Ergebnisse dargestellt. Dies alles soweit, daß der behandelnde Allgemeinarzt, Internist oder Arzt anderer Fachdisziplin die Notwendigkeit einer Operation dem Kranken darlegen kann, um ihn dann einem mit den neuesten Kenntnissen und Möglichkeiten ausgestatteten und erfahrenen Wirbelsäulechirurgen zuzuführen.

In den folgenden Kapiteln werden wichtige und häufige Krankheitszustände erläutert, für die oft operative Hilfe notwendig ist. Die Krankheitsbilder gehören im wesentlichen zu der Gruppe spondylogener Krankheiten, die einen engen Zusammenhang mit den Bewegungssegmenten haben: Schäden, wie sie als Chondrosis disci/Osteochondrosis intercorporalis, Prolapsus disci (4:6.2), als Insuffizienz oder Instabilitas des intervertebralen Bewegungsraumes (3:4) oder auch als Arthrosen der echten Gelenke an der Wirbelsäule (4:6.5) beschrieben sind.

Noch weitere Schäden an der Wirbelsäule eignen sich bei entsprechender Schwere des

Krankheitsbildes zur Operation und werden im Anschluß behandelt: Wirbelgleiten/Wirbelverschiebung, Frakturen/Luxationen/Luxationsfrakturen, Spondylitis/Spondylodiscitis, Tumoren.

7:4.2.2 Das operative Grundprogramm

Für die genannten und einige weitere Krankheitsbilder haben neue Erkenntnisse und Überlegungen in den letzten Jahrzehnten die Chirurgie an der Wirbelsäule wesentlich aktiviert. Es entstand, wie der folgende *Leitsatz* charakterisiert: „*Das neue Gesicht der Wirbelsäulechirurgie*".

Für eine große Zahl der operativ behandelbaren Schäden an der Wirbelsäule hat sich infolge vieler Erfahrungen ein operatives Grundprogramm herausgeschält, das vorwiegend für die Krankheiten und Verletzungen gilt, die zur Instabilitas (gelockertes Bewegungssegment) führen. Im Blickpunkt der operativen Hilfe stehen das Wiederherstellen der Form und der baldigen Tragfähigkeit des betroffenen Wirbelsäuleabschnittes. Dies kann auf verschiedene Weise bewerkstelligt werden. Trotzdem ist ein Grundprogramm gegeben, das, kurz zusammengefaßt, beschrieben wird.

Operatives Grundprogramm

Ausräumen der gestörten Zwischenwirbelscheibe von seitlich-vorn oder vorn mit Löffel, Zange, Hohlbohrgerät; teilweises Entfernen der anliegenden Wirbelkörperabschlußplatten zur Bildung eines Blockbettes; Suche im Wirbelkanal nach eingedrungenen Bandscheiben- oder Knochenstücken; Einbringen eines Knochendübels (Abb. 7/35, 7/36), der den Zwischenwirbelraum und damit auch die beiden Spinalwurzelkanäle (Zwischenwirbellöcher) leicht spreizt. Um möglichst baldige Stütz- und Übungsfähigkeit zu erreichen, sind gelegentlich metallische Fixationshilfen erforderlich. Der rasch einheilende Knochen führt zu dauerhafter fester Fusion: Stabilitas ossalis. (Die Einlagerung von Kunststoff, Knochenkitt kann gelegentlich hilfreich sein.) Gleichzeitig oder später hinzuzufügende hintere Spondylodesen kommen in Frage, wenn schmerzerzeugende arthrotische Zacken der Wirbelbogengelenke entfernt werden müssen, oder eine Bogengelenkarthrodese notwendig ist.

Bei gewissen Voraussetzungen sollte die Operation unter Längszug (*Crutchfield*-Klammer, *Glisson*-Schlinge) geschehen.

Ergänzungen zum Grundprogramm

An der Halswirbelsäule bestehen neben der Osteochondrosis oft stark ausgeprägte Knochenwülste bei Unkovertebral- und Wirbelbogengelenkarthrosen, die das Zwischenwirbelloch und/oder den Durchtrittsraum der Arteria vertebralis erheblich einengen: Abbildungen 4/69, 4/72, 4/73, 4/74. Oft erzeugen sie ernstliche Schmerzen und Lähmungen sowie Durchblutungsmangel im Ohr oder Gehirn, siehe Kapitel 4:6.5.2, 4:6.5.5. Deshalb werden Operationen erforderlich: Unkoforaminektomie nach *Jung*

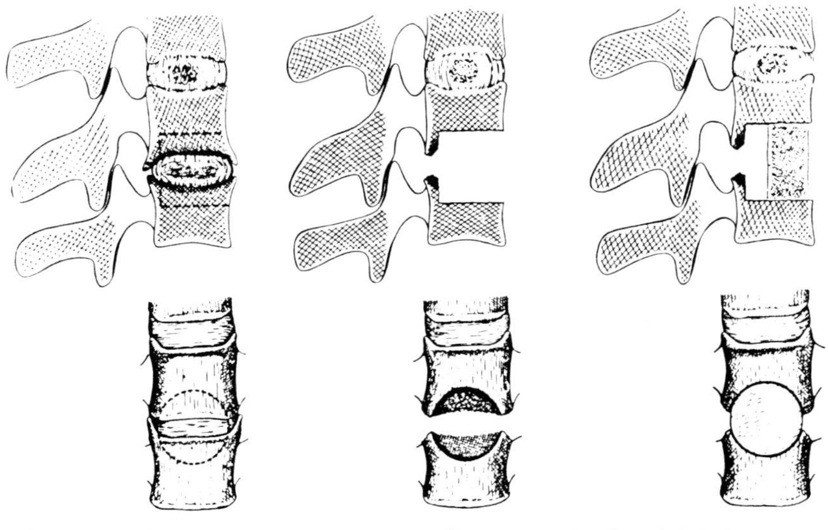

Abb. 7/35: Schema der Verblockungsoperation an der Halswirbelsäule (Spondylodesis intercorporalis) nach *Cloward* bei einer Osteochondrosis intercorporalis. Obere Reihe links: Markierung des Bohrkanales. Obere Reihe Mitte: Nach Entfernung des Bandscheibegewebes ist ein Bohrkanal angelegt, die Unkovertebralzacken entfernt. Obere Reihe rechts: Knochenblock ist nach Spreizung eingesetzt. In der unteren Reihe die entsprechenden Ansichten von vorn (Zeichnung von *Junghanns*)

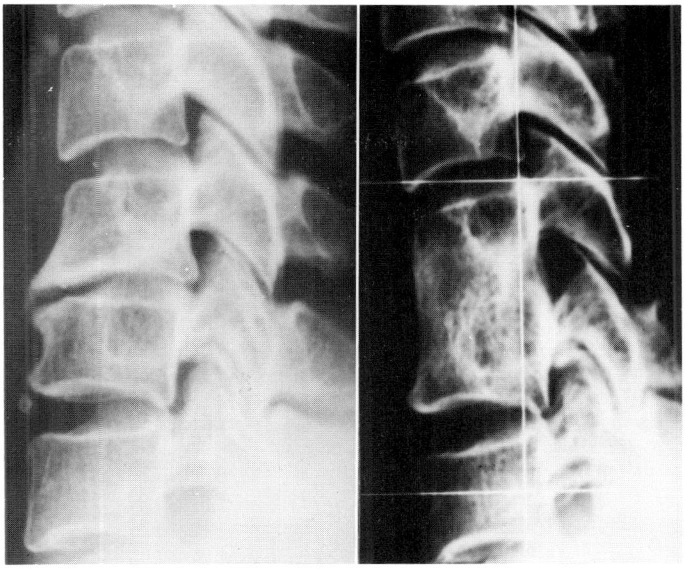

Abb. 7/36: Verblockungsoperation (siehe vorhergehendes Bild). Osteochondrosis intercorporalis HWS 4/5, Frau 40 Jahre, links. Spätkontrolle nach fünf Jahren (1970): beschwerdefrei, Block fest eingeheilt, beachte den erweiterten Zwischenwirbelkanal

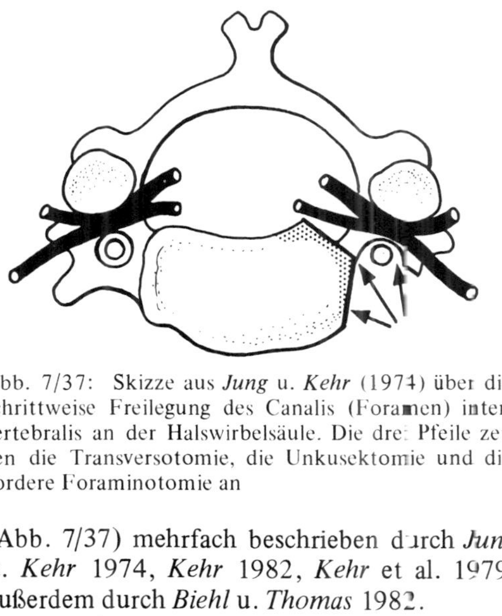

Abb. 7/37: Skizze aus *Jung* u. *Kehr* (1974) über die schrittweise Freilegung des Canalis (Foramen) intervertebralis an der Halswirbelsäule. Die drei Pfeile zeigen die Transversotomie, die Unkusektomie und die vordere Foraminotomie an

(Abb. 7/37) mehrfach beschrieben durch *Jung* u. *Kehr* 1974, *Kehr* 1982, *Kehr* et al. 1979, außerdem durch *Biehl* u. *Thomas* 1982.

Mikrochirurgisches Vorgehen erleichtert Operationen an der Halswirbelsäule bei transoralem Vorgehen: *Saleman* et al. 1979, *Spetzler* et al. 1979.

Bei Wirbelkörperbrüchen oder bei Luxationen an der Halswirbelsäule, aber ebenso an den anderen Wirbelsäuleabschnitten, zieht das aufrichtende Strecken in der Längsachse die Trümmerzone des Wirbelkörpers auseinander. Ausfüllen mit Spongiosa oder kleinen Knochenblocks (besser noch das Einbringen eines festen, stabilisierenden, nach oben und unten abstützenden Knochendübels) und oft noch äußere metallische, stabilisierende Schienen oder Schrauben können erforderlich sein. Bestehen gleichzeitig in der Nachbarschaft oben und/oder unten zertrümmerte Wirbelkörperabschlußplatten mit Einrissen in der Zwischenwirbelscheibe, ist eine erweiterte stabilisierende interkorporale Fusion notwendig: über ein oder zwei Segmente. Literatur: *Böhler* 1978, *Junghanns* 1970, 1971, 1973.

7:4.2.3 Prolaps der Bandscheibe

Nach dem Zweiten Weltkrieg tauchte der Bandscheibevorfall (Diskusprolaps, 4:6.2.5) als neues operatives Problem der Wirbelsäule auf. Zu häufig vermuteten Hausärzte und Chirurgen hinter „Rückenschmerzen" einen Prolaps, der sich jedoch operativ nicht bestätigen ließ. Neue diagnostische Möglichkeiten – Diskographie, Myelographie, Computertomographie und andere – ergeben zunehmend klarere Befunde, so daß nun mit größerer Zielsicherheit operiert werden kann. Zum Vermeiden von Rezidiven und zum Beseitigen der stets vorliegenden Instabilitas ist der Vorschlag berechtigt, nicht nur den prolabierten Bandscheibeteil zu entfernen, sondern den Zwischenwirbelraum auszuräumen und das infolge des Bandscheibeschadens gelockerte Segment durch Knochendübel zu fusionieren. Nähere Erläuterungen in den Legenden zu den Abbildungen 7/38 (Schema), 7/39 (Operationsergebnis).

Literatur: *Cloward* 1952–1961, *Junghanns* 1970, *Saunders* u. *Wilson* 1980, siehe außerdem operatives Grundprogramm in 7:4.2.2.

Bei vielen schweren Rückgratverletzungen (mit und ohne Querschnittlähmungen) setzt sich die Sofortoperation immer mehr durch,

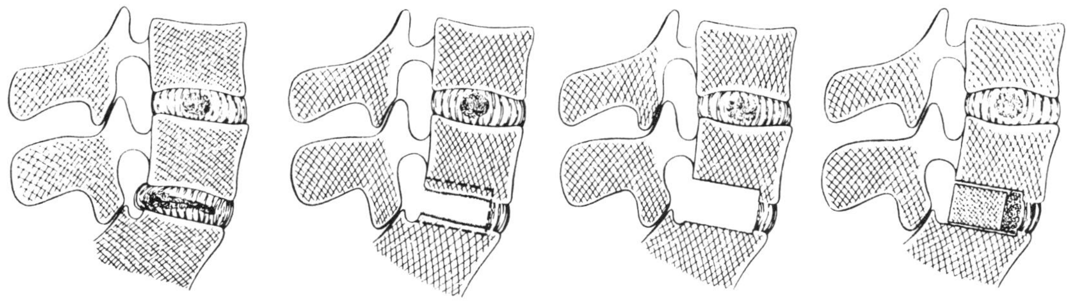

Abb. 7/38: Schema der Verblockungsoperation in der Lendenwirbelsäule. Von links nach rechts: Bandscheibevorfall L 5/S 1 mit Einengung des Zwischenwirbelkanales. Ausräumung der Bandscheibe von rückwärts. (Die äußeren Lamellenschichten des Faserringes bleiben erhalten.) Ausbohren des Kanales zur Einlegung eines Rundblockes. In den Bohrkanal ist vorn Bohrmehl eingelegt und der Block eingeschlagen. Unteres Bild rechts zeigt die von hinten (rechts und links jeweils nach Beiseiteschieben der Dura) eingeschlagenen runden Knochendübel (Zeichnung von *Junghanns*)

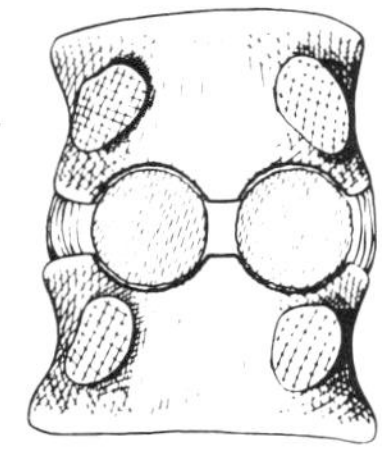

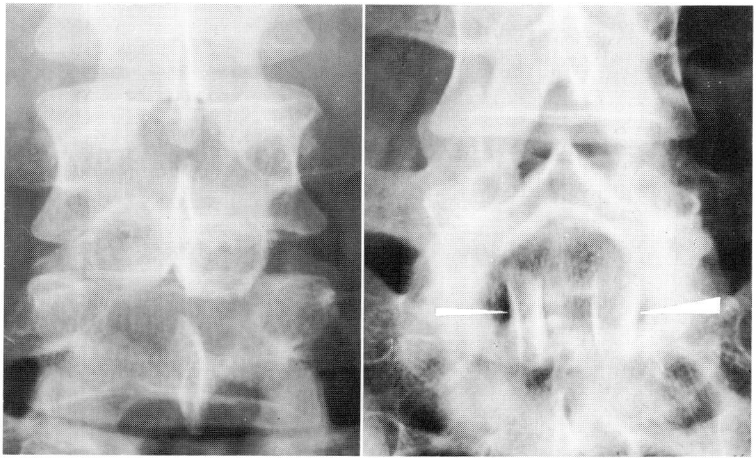

Abb. 7/39: Röntgenkontrollaufnahmen nach Operationen von Bandscheibevorfällen, vergleiche Schema in Abbildung 7/38 mit anschließender Fusion durch Knochendübel aus dem Becken
Links: 40jähriger Mann: Rundblocks zwischen L 4 und L 5
Rechts: 35jährige Frau: 2 Vierkantdübel zwischen L 5 und S 1

wenn ein abgetrenntes Bandscheibestück in den Wirbelkanal gelangt und auf das Rückenmark drückt: Abbildung 7/40. Der Entschluß zur sofortigen Operation wird heute erleichtert, weil die neuen bildgebenden Verfahren (6:3.4) eine genaue Diagnostik ermöglichen: verlagerte Bandscheibe- oder Knochenstücke können im CT sichtbar gemacht werden, siehe Abbildung 7/41.

Die Erstoperationen von Bandscheibevorfällen erzielen nach *Weitbrecht* et al. (1980) durch mikrochirurgisches Vorgehen bessere Erfolge als mit makrochirurgischer Technik: *Gilsbach* et al. 1981, *Oldenkott* u. *Roost* 1980, *Williams* 1978. Operationen für Bandscheibevorfälle bei Kindern häufen sich: *Schuler* et al. 1982 (mit Literatur).

Weitere Literatur: *Goald* 1979, *Horst* 1980, *Thomalske* 1977.

7:4.2.4 Schmerzerzeugende Bandscheibeleiden und Arthrosen

Ein mit gegensätzlichen Meinungen belastetes Thema bieten seit Jahrzehnten die Operationen der schmerzerzeugenden Bandscheibeleiden: Chondrosis disci (Bandscheibeverschleiß, 4:6.2.3) und Osteochondrosis intercorporalis (Bandscheibezermürbung, 4:6.2.4). Sie sind verantwortlich für das häufige, schmerzauslösende Krankheitsbild der Instabilitas intervertebralis, der „*Lockerung im Bewegungssegment*" (*Junghanns* 1959). Die Schmerzhaftigkeit und damit die Operationsnotwendigkeit erhöht sich beim Vorliegen des Krankheitsverbundes Diskopathie/Wirbelbogengelenkarthrose (4:6.5.2). Bevorzugter Sitz der Osteochondrosen sind Hals- und Lendenwirbelsäule.

In den letzten 25 bis 30 Jahren formten sich nach vielen hart aufeinanderstoßenden Zweifeln Grundregeln für die Indikation zur Operation und für die chirurgische Technik der bandschei-

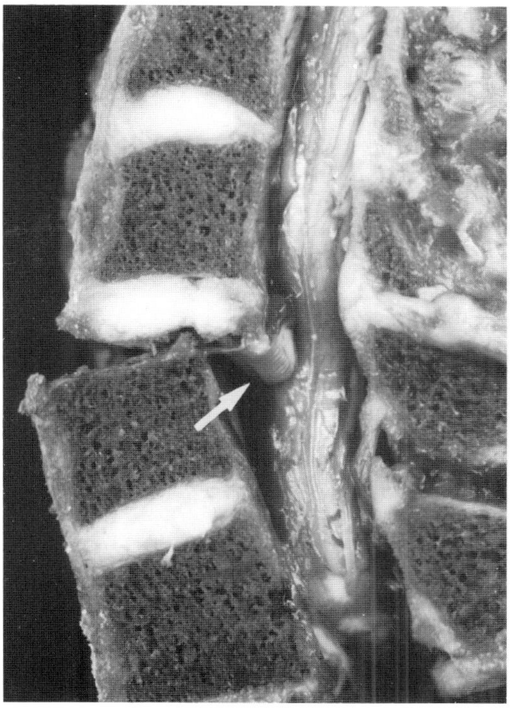

Abb. 7/40: Sagittalschnitt einer Halswirbelsäule: Fußgängerin von einem Lastkraftwagen erfaßt (♀ 38). Abriß der Bandscheibe C 6/7 von der Deckplatte des 7. Halswirbelkörpers mit Zerreißung des vorderen und hinteren Längsbandes. Einpressen eines Bandscheibe-Bruchstückes in den Periduralraum mit Rückenmarkquetschung, Fraktur und Bänderzerreißung im Wirbelbogenbereich, zum Beispiel Lig. flavum in den beiden nächsttieferen Bewegungssegmenten (Bild *Hinz*)

bebedingten Schmerzen. Ziel des operativen Eingriffes ist die Stabilisation des gelockerten Bewegungssegmentes. Im Verlauf der letzten Jahrzehnte festigte sich die Erkenntnis, daß unmittelbares Eindringen von vorn die günstigsten Voraussetzungen bietet, wie im operativen Grundprogramm (7:4.2.2) erläutert.

Das gilt für die Halswirbelsäule ganz allgemein: Abbildungen 7/35 (Schema), 7/36 (Operationsergebnis).

Ebenso wie für die Funktion im Bewegungssegment eine enge Partnerschaft zwischen den Bandscheiben und den Wirbelbogengelenken besteht, beeinflussen krankhafte Störungen, die in einem Teil des Verbundes auftreten, stets auch den anderen Partner. Das bedeutet zum Beispiel das Hinzufügen einer Resektion oder Verschraubung arthrotischer Wirbelbogengelenke. Neuerdings werden für den von Wirbelbogengelenken ausgehenden Pseudoradikularschmerz (Facettensyndrom) verschiedene operative Verfahren empfohlen: *Getty* et al. 1981 (Faceteotomy), *Hickey* u. *Tregonning* 1977 (Denervation), *Lora*

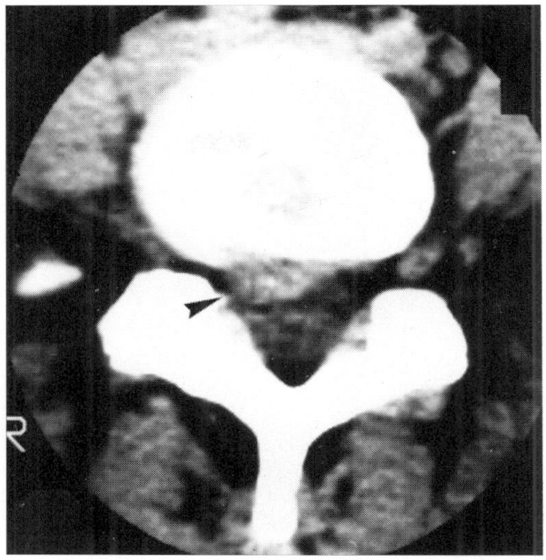

Abb. 7/41: Mittelgroßer, posterolateraler Prolapsus disci bei L 4/5 im Computertomogramm (aus *Schubiger* 1984)

u. *Long* 1976 (Denervation), *Ogsburg* 1977 (Denervation), *Shealy* 1976 (Thermokoagulation), *Vanderlinden* u. *Salter* 1978 (Elektrokoagulation).

7:4.2.5 Wirbelgleiten, Wirbelverschiebung

Bandscheibezermürbung mit Wirbelrückverschiebung kommt häufig an der Halswirbelsäule vor. Sie kann neben ausstrahlenden Spinalwurzelschmerzen bleibende Schäden am Rückenmark hervorrufen, wenn arthrotische Zacken der Wirbelbogengelenke den Wirbelkanal zusätzlich einengen: Kneifzangenmechanismus (4:5.4, 7:4.2.10). Die Operation mit vorderem und gelegentlich mit zusätzlichem dorsalen Zugang wird erforderlich: siehe Operatives Grundprogramm 7:4.2.2.

Bei Spondylolysis/Spondylolisthesis (4:5.1), bei Wirbelverschiebung nach vorn ohne Lysis (Pseudospondylolisthesis, 4:5.4), bei Retrolisthesis (4:5.4) werden Lendenwirbelsäule und Lumbosakralübergang immer interessantere Operationsgebiete. Ist eine Osteochondrosis intercorporalis mit stark schmerzerzeugender Lockerung im Spiel, bestehen Lähmungen, zeigen Röntgenkontrollen weitere Verschiebung, wird eine Fusionsoperation nach dem Operativen Grundprogramm (7:4.2.2) dringend. Starke Beschwerden verlangen das Befreien der Nervenwurzeln durch Fortnahme von Teilen des Wirbelbogens und der Wirbelbogengelenke. In diesen Fällen ist zusätzlich eine dorsale Spondylodese notwendig. Für hochgradige Gleitwirbel (*Spondyloptosen*) bietet jeder Fall ein eige-

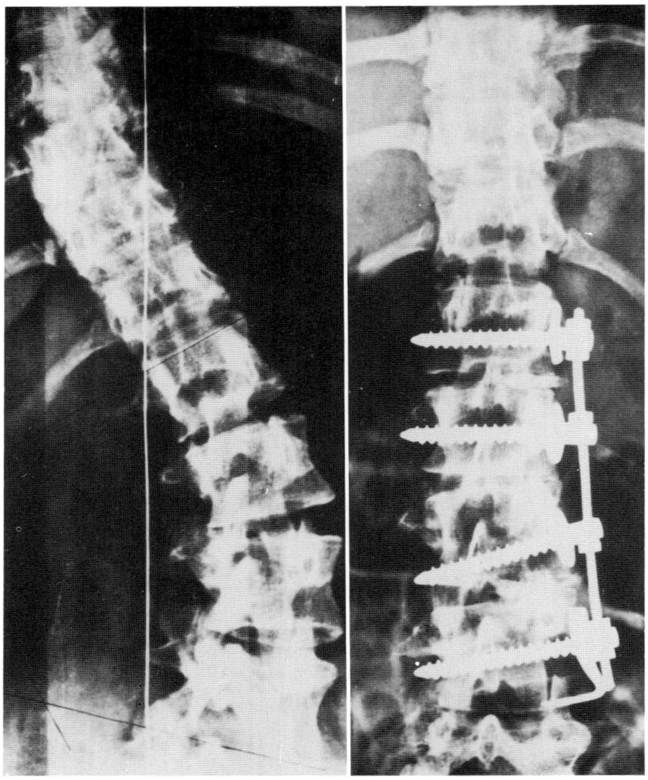

Abb. 7/42: Röntgenaufnahmen einer skoliotischen Wirbelsäule vor und nach ventraler Derotationsspondylodese (VDS) (aus *Zielke*)

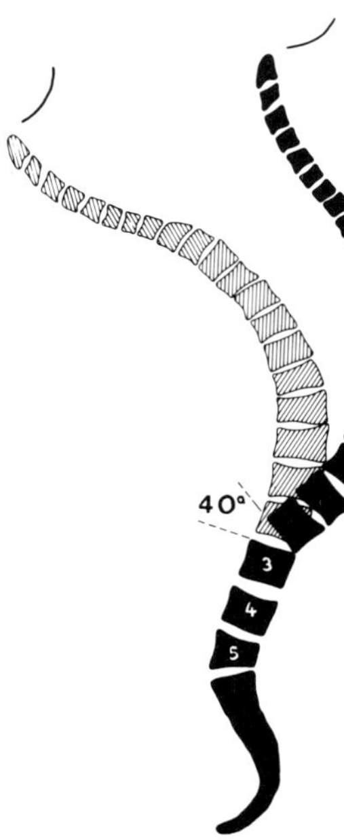

Abb. 7/43: Schema vom Ergebnis einer Aufrichtoperation bei Spondylarthritis ankylosans (*Bechterew*), gezeichnet nach Wirbelsäule-Ganzaufnahmen des Operierten (♂ 36)

nes operatives Problem: *Baltschew* 1978, *Büsing* 1977, *Coutallier* 1977, *Dewald* et al. 1981, *Harms* u. *Rolinger* 1982, *Suezawa* et al. 1983, *Zielke* 1982.

7:4.2.6 Skoliosen, Kyphosen, Kyphoskoliosen

Auf dem Gebiete der Rückgratverkrümmung (4:4) wurden in den letzten Jahrzehnten für aufrichtend-stabilisierende Operationen überraschend schnell neue Möglichkeiten geschaffen. Wie sich weltweit zeigt, ist für eine gut geschulte orthopädisch-chirurgische Operationsgruppe ein Aufgabengebiet erwachsen, das in gleicher Weise ausgereifte operativ-chirurgische wie in der Vor- und Nachbehandlung orthopädisch-konservative Maßnahmen einschließt. *Zielke* stellte eine Vortragsreihe zusammen: „Die Wirbelsäule in Forschung und Praxis“, Band 72. Ihr kam die Aufgabe zu, Operationsverfahren für Skoliosen von *Dwyer*, von *Harrington* und die Ventrale-Derotations-Spondylodese (VDS) in ihren Indikationen, ihrem technisch-operativen Vorgehen, sowie in der Anwendung der verschiedenen metallischen Stabilisationshilfen gegeneinander abzuwägen: als Beispiel Abbildung 7/42.

Die großbogige *Bechterew-Kyphose* am Brust- oder Halsteil des Rückgrates bringt für

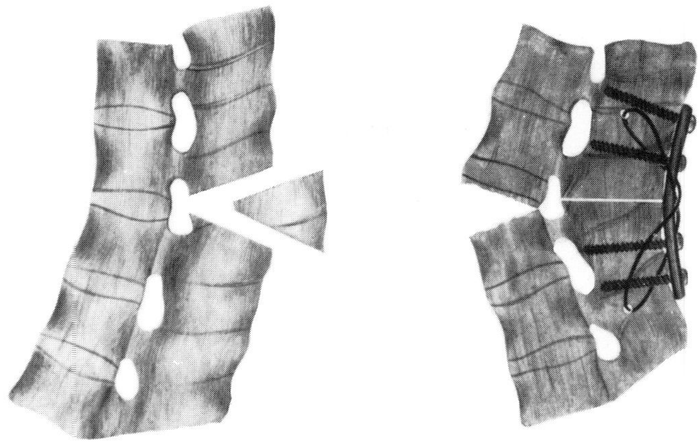

Abb. 7/44: Schema der Aufrichtoperation einer stark verkrümmten „Bechterew-Wirbelsäule". In Höhe der oberen Lendenwirbelsäule wird ein Keil von etwa 40° aus der stabartig verknöcherten Wirbelbogenreihe bis in den Wirbelkanal herausgenommen (links). Nach langsamem Aufrichten der Wirbelsäule klafft die Wirbelkörperreihe zu einem entsprechend großen Keil vorn auseinander (rechts). Die nun zusammengefügte Wirbelbogenreihe wird mit einer Platte, mehreren Schrauben und einer zusätzlichen achtförmigen Drahtnaht stabilisiert

die korrigierend-stabilisierende Aufrichtoperation ihre besonderen Probleme: *Brussatis* 1981, *Herbert* 1961, *Junghanns* 1968, 1970, 1971. Dazu die Abbildungen 7/43 bis 7/46.

Bei dem Aufrichten von Kyphosen, das auch bei starker Adoleszentenkyphose zu empfehlen ist (4:4.2), wird je nach den Umständen der anteriore oder der dorsale Zugang gewählt.

Weitere Literatur für Skoliosen und Kyphosen mit Abbildungen: *Griss* 1980, *Götze* et al. 1980, *Metz* u. *Zielke* 1982, *Michel* 1978, *Püschel* u. *Zielke* 1982, *Rohde* u. *Griss* 1979, *Zielke* 1982.

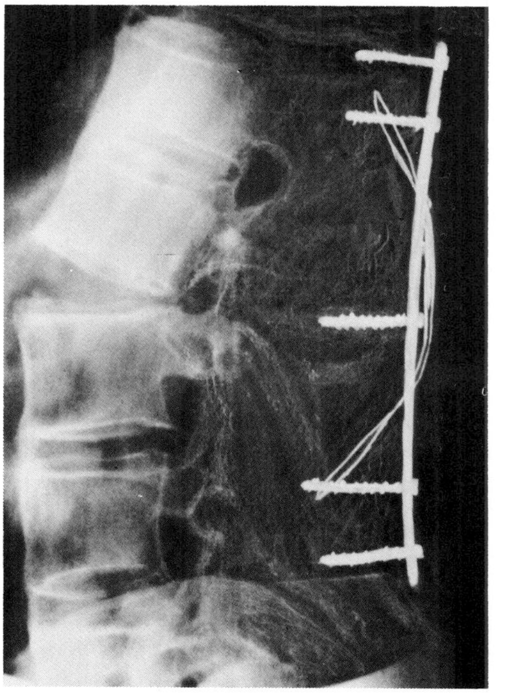

Abb. 7/45: Röntgenaufnahme eine Woche nach der Aufrichtungsoperation bei einem 36jährigen mit Spondylarthritis ankylosans, vergleiche Schema in Abbildung 7/44

7:4.2.7 Frakturen, Luxationen, Luxationsfrakturen

Obwohl bereits vor, im und verstärkt nach dem Zweiten Weltkrieg für die Frakturen der Gliedmaßen bessere Erfolge durch stetig verfeinerte operativ-instrumentale Verfahren erzielt werden konnten, blieben für die Wirbelsäule intensive Bestrebungen in dieser Hinsicht zunächst aus. Das ist verständlich. Denn die Forderung zur *operativen Wiederherstellung der anatomischen Form* des gebrochenen Rückgrates ist wegen der vielen Einzelteile im Bruchbereich, der Verflechtung mit Rückenmark, Spinalwurzeln, Gefäßen sowie wegen der beteiligten Zwischenwirbelscheiben schwer erfüllbar. Diese zurückhaltende Einstellung änderte sich unter dem Eindruck der operativen Erfolge allerdings grundlegend, da Erfolge selbst bei der Notwendigkeit zur Stabilisation größerer Abschnitte der Wirbelsäule erzielt werden konnten. Das ist am Ende von 7:4.2.2 geschildert.

Im übrigen handelt es sich an der *Halswirbelsäule* vorwiegend um Frakturen mit Bandscheibenverletzungen oder besonders *instabile Luxationsfrakturen.* Ausräumung der Bandscheibe (mit Suche nach oft in den Wirbelkanal verlagerten Bröckeln von Bandscheibegewebe und Frakturstücken) ist nach vorsichtigem Längszug unerläßlich. In der Regel folgt eine vordere, interkorporale Fusion nach dem operativen Grundprogramm, wie es in 7:4.2.2 beschrieben wurde. Das Schema in Abbildung 7/35 betrifft das Ausräumen und die Stabilisation an der Halswirbelsäule bei Osteochondrosis intercorporalis. In Abbildung 7/36 ist ein Ergebnis dargestellt. Die gleiche Operationstechnik eignet sich für Verletzungen: siehe als Beispiel Abbildung 7/47a.

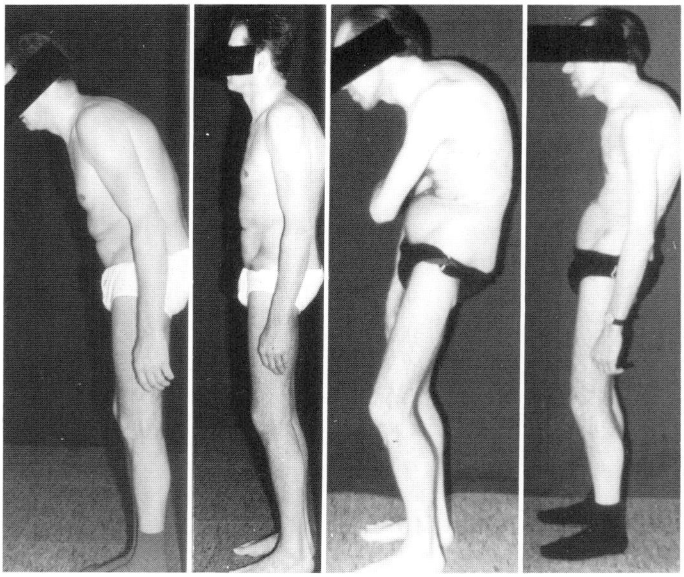

Abb. 7/46: Zwei Beispiele der Ergebnisse von Aufrichtungsoperationen bei *Bechterew*-Krankheit. Links 48jähriger, rechts 54jähriger

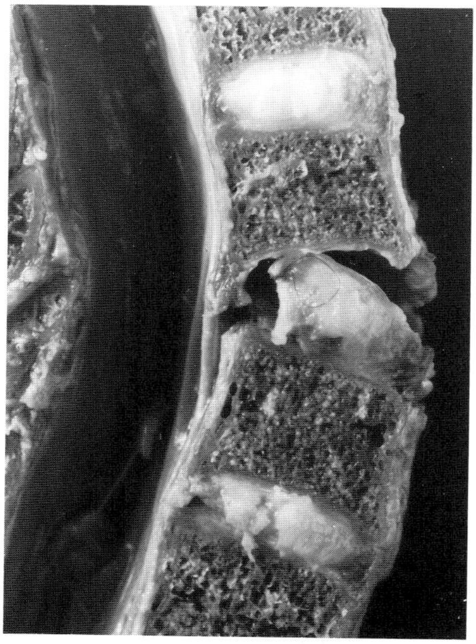

Abb. 7/47 a: Halswirbelsäule. Abriß einer Zwischenwirbelscheibe mit ihrer knorpeligen Deckplatte vom oberhalb gelegenen Wirbelkörper. Quetschung des vorderen-unteren Teiles der Bandscheibe mit Kantenfraktur des Wirbelkörpers

Für die posttraumatische atlanto-axiale Instabilitas empfehlen *Roosen* et al. 1983 ein Gerät zur dorsalen Verklammerungsspondylodese.

An der *Brust- und Lendenwirbelsäule* liegt das Hauptproblem für die Fraktur- und die Luxationsbehandlung in der Frage, welche kyphotisch abgeknickten Kompressionsfrakturen aufgerichtet werden sollen. Die Tendenz wendet sich der Sofortoperation mit möglichst tragfester Stabilisation zu. Die *Fusion in der Wirbelkörper-Bandscheiben-Reihe* hat den Vorrang, wenn auch bisweilen eine spinale Spondylodese hinzugefügt werden muß. Zweifel bestehen noch darüber, ob Aufrichtung und Stabilisation auch für Wirbelkörperfrakturen ohne Bandscheibebeteiligung gelten, die weniger als ein Drittel Zusammendrückung erlitten haben. Noch gibt es erhebliche Unterschiede in der Operationstechnik und bei den verwendeten *metallischen Stabilisatoren:* zum Beispiel *Harrington*-Stäbe oder ähnlich wirkende metallische Schienen, die oft viele Bewegungssegmente einbeziehen.

Ein gutes Beispiel für die Notwendigkeit einer stabilisierenden, von vorn oder vorn-seitlich auszuführenden Fusionsoperation an der Lendenwirbelsäule gibt Abbildung 7/47c. Zur Operation gehört das Ausräumen der Bandscheibeteile sowie das Auffüllen des Wirbelkörpers mit Knochendübeln und Spongiosa.

Weitere Literatur: *Böhler* 1977, 1980 (Allgemeines), *Bradford* et al. 1977 (Brustwirbelsäule), *Fischer* 1973 (Sammelreferat), *Griss* u. *Pfeil* 1983 (Adoleszentenkyphose), *Jung* et al. 1974 (Halswirbelsäule), *Jumashev* 1975, *Jumashev* et al. 1976, 1978 (Halswirbelsäule), *Junghanns* 1971 (Knochenkitt u. Metall), *Kinzl* 1980 (Brustwirbelsäule), *Muhr* et al. 1981 (Halswirbelsäule), *Morscher* 1981 (Kompressionsfrakturen), *Russe* 1980 (Halswirbelsäule), *MacSweeney* 1980 (Halswirbelsäule), *Thiele* 1983 (Posttraumatische Kyphosen), *Tscherne* et al. 1980 (Halswirbelsäule).

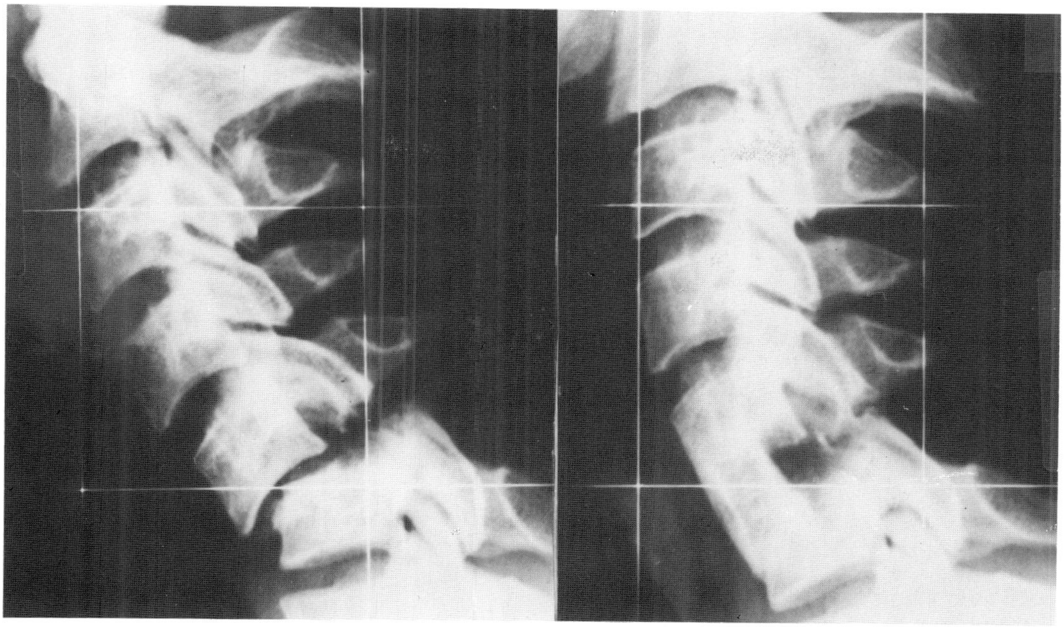

Abb. 7/47b: Frische Luxationsfraktur HW 5/6 einer 28jährigen mit Bruch im Wirbelbogen. Bandscheibe zerrissen, am 27.5.65. Sofortige Operation unter Längszug und Einbringen eines Knochendübels aus dem Beckenkamm, entsprechend dem operativen Grundprogramm. Rechts: Röntgenkontrollaufnahme am 3.9.65. Knochendübel fest eingeheilt. Knöcherne Heilung der Wirbelbogenfraktur. Beachte: Großer Durchgangsraum für Spinalwurzel und Gefäße

Für die *traumatische Querschnittlähmung* galt aufgrund der guten Erfolge, die „der Vater der Querschnittgelähmten", Sir *Ludwig Guttmann*, erzielte, seit dem Zweiten Weltkrieg die Lagerungsbehandlung als Vorbild. Jedoch spricht viel für das möglichst sofortige operative Aufrichten und Stabilisieren. Allerdings wird eine Wiederkehr der Rückenmarkfunktion weniger erwartet als vielmehr die Erleichterung für Pflege und Krankengymnastik. Die recht gegensätzlichen Ansichten stellte *Meinecke* in einer Literaturübersicht 1976 zusammen. Neuerdings mehren sich die Stimmen für das aktivere Vorgehen.

7:4.2.8 Spondylitis, Spondylodiscitis

Die Therapie der *Spondylitis tuberculosa* war bis in die Mitte dieses Jahrhunderts fast ausschließlich konservativ. Nach dem Zweiten Weltkrieg entstand die operativ-tuberkulostatische Herdtherapie mit Zugang von vorn oder seitlich. Die Herdausräumung und die Einführung der neuen Antibiotika ermöglichten auch Infektionsherde der Wirbelsäule durch andere Erreger (*Wirbelosteomyelitis* 4:7.2) nach denselben Grundsätzen erfolgreich zu behandeln. Dazu führte *Klemm* 1976 als neue Variante die Gentamycin-PMMA-Kugeln ein. Zu Septopalketten aufgereiht sind sie leicht entfernbar. Die Abbildung 7/48, die von *Klemm* persönlich

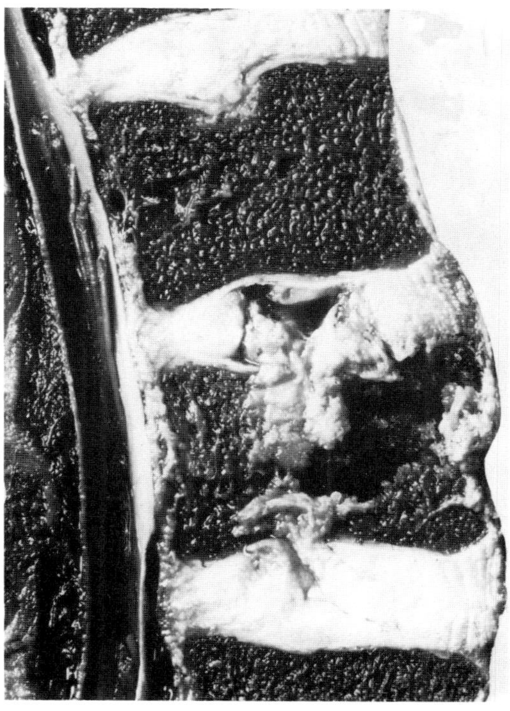

Abb. 7/47 c: Sagittalschnittfläche der Lendenwirbelsäule (♂ 25). Trümmerbruch eines Wirbelkörpers mit Vorfall von Zwischenwirbelscheibegewebe von den beiden angrenzenden Zwischenwirbelscheiben her. Im darüberliegenden Wirbelkörper kleines *Schmorl*-Knötchen mit Knochenschale

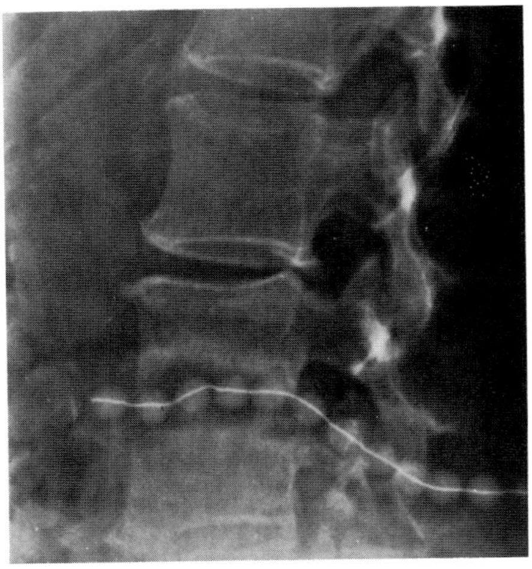

Abb. 7/48: Septopalkette nach *Klemm* im Anschluß an Herdausräumung in der Lendenwirbelsäule

zur Verfügung gestellt wurde, zeigt die Lage einer solchen Kette bei interkorporaler Osteomyelitis.

Die oft rheumatisch, iatrogen oder durch chemischen Einfluß von der Zwischenwirbelscheibe ausgehende *Spondylodiscitis* (4:7.2)

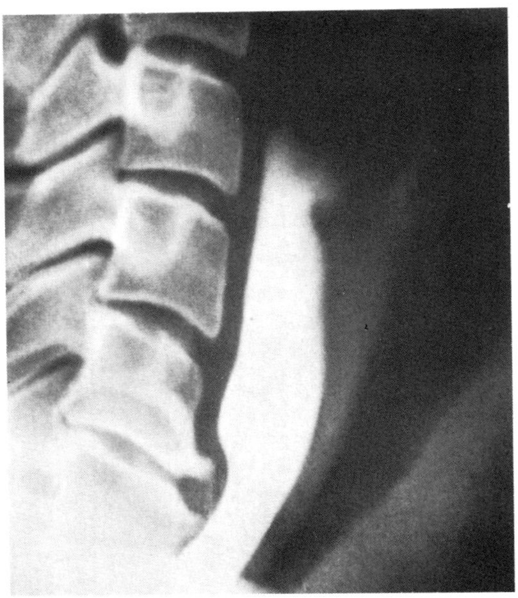

Abb. 7/49: Seitliche Röntgenaufnahme der Halswirbelsäule einer 42jährigen Frau. Kontrastfüllung der Speiseröhre. Der Bandscheiberaum 5/6 ist in der Höhe vermindert. Geringe Sklerose der Wirbelkörperendplatten und geringe Retrolisthesis. Obwohl diese Befunde Zeichen einer Osteochondrosis intercorporalis sind, entsprechen Größe und Sitz der Randzacken einer Spondylosis deformans. Sie engen die Speiseröhre ein: erhebliche Schluckbeschwerden mit gelegentlichem Speiseröhrenkrampf

bedarf dringend der Herdausräumung zusammen mit der oben geschilderten Begleittherapie.

Im Weiterverlauf kann – unterstützt von metallischen Stabilisationshilfen – fest bindegewebige und/oder knöcherne Heilung folgen. Nicht immer läßt sich eine zusätzliche dorsale Spondylodese vermeiden.

Weitere Literatur: *Hellinger* et al. 1982.

7:4.2.9 Tumoren, Tumormetastasen

Eine radikale Therapie bösartiger Tumoren sowie deren Metastasen an der Wirbelsäule begann etwa 1960 mit dem Einbringen von Ersatzstükken. Liegen operativ zugängige gutartige/bösartige Tumoren oder Metastasen vor, ist die vollständige Entfernung anzustreben: *Fielding* et al. 1979 mit Literatur. Wie der erfreulich selbstkritische Anhänger solcher Operationen *Száva* bereits 1972 ausführte, sind aussichtsreiche Anfangserfolge gelungen. Zum Ausfüllen der Defekte und Abstützen der Wirbelsäule kommen metallische Wirbelkörper – oder Wirbeltotalprothesen – in Frage, unter Umständen auch Auffüllung mit Knochenzement. Art und Umfang der zusätzlich erforderlichen Stabilisation müssen fallgerecht vorbereitet werden. Durch angepaßtere Ersatzteile und verfeinerte Operationsmethodik sind in Zukunft bessere Erfolge zu erwarten: Dazu berichteten *Hackel* et al. 1975, *Muhr* 1980, *Salzer* 1977, *Wolter* et al. 1983.

7:4.2.10 Weitere Ursachen für Operationen

In Einzelfällen verursachen *große Wirbelkörperrandzacken* der Spondylosis deformans/Osteochondrosis an der Halswirbelsäule Schluckbeschwerden: Abbildung 7/49. Bei starker Belästigung kann die operative Abtragung hilfreich sein.

Die *Enge des Wirbelkanales* (4:3.5), die an der Hals- wie auch der Lendenwirbelsäule beobachtet wird – oft vergesellschaftet mit einer Enge des *Recessus lateralis* –, können unter gewissen Umständen den Grund für eine operative Erweiterung abgeben: vergleiche 7:4.2.2 unter „Besonderheiten". Literatur bei *Grabias* 1980, *Lee* et al. 1978.

Veränderungen im Spinalkanal, die eine örtliche Enge hervorrufen und *Myelopathien* oder *Radikulopathien* auslösen können, sind bei entsprechenden Beschwerden auf die Notwendigkeit der Operation zu überprüfen. Das gilt für vorspringende Knoten aus Knorpel, Kalk oder Knochen, im Ligamentum longit. posterior (4:6.3.4), häufiger im Ligamentum flavum: *Chahal* et al. 1982. In diesen Fällen ist zu entscheiden, ob die Entfernung der Knoten ausreicht oder gleichzeitig höhenverminderte Zwischenwirbelräume gespreizt und verblockt werden müssen. Literatur bei *Igari* u. *Miura* 1980.

Eine schwierige operative Aufgabe verlangt der *Kneifzangenmechanismus* (4:5.4, Abb. 3/19), weil die Schädigung des Rückenmarkes nicht nur durch das Verschieben im Bewegungssegment mit Zacken an den hinteren Wirbelkörperkanten allein zustande kommt, sondern häufig auch von rückwärts her das verdickte gelbe Band oder Knochenwülste am Wirbelbogengelenk die enge Stelle wesentlich mitbedingen. In solchen Fällen kann die Operation von vorn und rückwärts notwendig sein.

Wirbelrippengelenk-Arthrosen (4:6.5.7) verursachen heftige interkostale Ausstrahlschmerzen. Sie sind meist durch Injektionen oder Manualtherapie zu bekämpfen. Bei hartnäckiger Wiederkehr der Schmerzen könnte die operative Beseitigung infrage kommen.

Bei der *Baastrup*-Krankheit, die in 4:6.3.1 beschrieben ist, wird eine Operation nötig, wenn die Schmerzen unerträglich werden. Die Ausmeißelung beider Flächen des Falschgelenkes zwischen den Dornfortsätzen kommt dafür infrage. Da fast immer eine Osteochondrosis intercorporalis des Segmentes gleichzeitig vorliegt, empfiehlt sich für schwere Fälle das Ausräumen der zerstörten Zwischenwirbelscheibe mit Fusionsoperation nach dem operativen Grundprogramm, geschildert in 7:4.2.2. Dazu Abbildung 7/38.

7:4.2.11 Zukunftsaufgaben der Wirbelsäulechirurgie

In diesem kurzen Kapitel soll nicht nur der Chirurg, sondern auch der Allgemeinarzt einen kurzen Überblick über die nach heutigem Stand absehbaren Neuerungen in der Wirbelsäulechirurgie erhalten.

Die in den vorstehenden Kapiteln geschilderten neuen Möglichkeiten operativer Hilfe breiten sich praktisch-chirurgisch immer weiter aus. Das vermindert langdauernde postoperative Liegezeiten mit anschließender Korsettbehandlung. Damit ist für den Operierten persönlich und auch sozial-medizinisch ein wichtiger Erfolg erreicht, nämlich die rasch wiederkehrende Stützfähigkeit des Organes Wirbelsäule.

Ein neues operationstechnisches Verfahren, die *Mikrochirurgie*, fand Eingang für gewisse Operationen, zum Beispiel bei Bandscheibevorfall (7:4.2.3) und für den transpharyngealen Zugangsweg (7:4.2.7). Die Zukunft muß lehren, welche Vorteile dieses Verfahren bringen kann.

Häufiger erforderlich wird die Entlastung des Druckes auf Spinalwurzeln und Gefäße der Halswirbelsäule durch die Unkoforaminektomie, die ein erfolgreiches Operationsverfahren geworden ist (7:4.2.2, Bild 7/37).

Obwohl mit Wirbel-Endoprothesen aussichtsreiche Anfangserfolge erzielt werden konnten (7:4.2.9), fehlt noch die *Bandscheibe-Endoprothese.* Das Ziel für eine Ersatzbandscheibe muß sein, die komplizierten Funktionen des Diskus im Rahmen des Bewegungssegmentes nachzuahmen, damit eine interkorporale Versteifungsoperation vermieden werden kann. Metallkugeln, die *Fernström* 1972 an der Lendenwirbelsäule als Ersatz für osteochondrotische oder traumatisch zerstörte Zwischenwirbelscheiben verwendete, bewährten sich nicht. Erforderlich dafür ist ein gelartiger Kunststoff als Gallertkern, der von Kunststoffasern in einer den Strukturen der Faserringlamellen angeglichenen Weise umgeben ist. Dazu sind die operativ-technischen Fragen der Verankerung der Ersatzbandscheibe in den knöchernen Randleisten beider anliegender Wirbelkörper zu lösen. Auch das Verankern einer Bandscheibeprothese zwischen einem knöchernen Wirbelkörper und einem aus Metall oder Kunststoff bestehenden Wirbelkörperersatz könnte eines Tages die technisch-operative Lösung finden.

Um die erwünschten Fortschritte zu erreichen, erwartet die Chirurgie der Wirbelsäule von einer verstärkten interdisziplinaren Zusammenarbeit Anregungen und technische Neuerungen zum Ausbau operativ-technischer Fortschritte. Übersicht über die Entwicklung der Wirbelsäulechirurgie 1945 bis 1983 mit Ausblick in die Aufgaben der Zukunft, in: Chirurgie im Wandel der Zeit, Springer Verlag Berlin 1983, Seiten 374–381.

7:4.3 Anmerkungen zur Rehabilitation

7:4.3.1 Einleitung

Leitsatz: „Rehabilitation bedeutet die volle oder zumindest teilweise Wiederbefähigung zu einer Lebensführung mit hohem, möglichst ausgeglichenem Selbständigkeitsgrad.“

In mehreren Kapiteln wurde bereits darauf eingegangen, wie schwierig es ist, Rückenleidende mit oft wiederholten Schmerzzeiten durch therapeutische Maßnahmen immer in den Kreis des Alltags und/oder ihrer Tätigkeit einzureihen. Leider steht am Ende der ärztlichen Bemühungen und des eigenen guten Willens oft eine so langdauernde Schmerz- und Behandlungsperiode, daß schließlich das Rückgliedern in das Heim, die Familie, die Arbeit in Frage gestellt ist. Das hängt in vielen Fällen nicht so sehr von der Art des Wirbelsäuleschadens ab, als vielmehr von den fehlenden Hilfen, die das Verständnis zur Wiedergewinnung des Vertrauens auf die eigenen Kräfte wecken. Durch Einflüsse von außerhalb der ärztlich geleiteten Rehabilitationsverfahren wird allzu schnell die Frage nach der bei älteren Jahrgängen kaum erreichbaren Umschulung gestellt oder gar die vorzeitige Dauerinvalidisierung beantragt, vergleiche 4:9.3. Viele psychische Gründe spielen dabei eine Rolle. Der wichtigste Grund ist aber oft die Unwissenheit der Betroffenen und manchmal auch die Unkenntnis über die Rehabilitationsmöglichkeiten und -maßnahmen bei den Ärzten. Der früher in vielen Fällen hemmend wirkende Behördenweg ist glücklicherweise durch das Bundessozialhilfegesetz (*Prange* 1972) und die Zusammenarbeit aller Rehabilitationsträger in der Bundesarbeitsgemeinschaft für Rehabilitation abgekürzt. Das hat *Watermann* 1977 in einer allgemeinen Übersicht über die Rehabilitation im Rahmen der gesetzlichen Unfallversicherung deutlich gemacht. Die heute gegebenen gesetzlichen Möglichkeiten haben aber leider bisher die weitverbreiteten Ansichten über das unabwendbare Schicksal von Krankheit und Verletzung keineswegs genügend aufgelockert, und der *Leitsatz: „Rehabilitation vor Rente"* ist noch immer nicht richtungweisend genug angenommen worden, um die große Zahl der Rückenleidenden mit mehr Vertrauen als bisher für Rehabilitationsmaßnahmen zu gewinnen. Erst dann kann ihnen die Gewißheit vermittelt werden, daß ein schmerzfreier Rükken den Ansprüchen einer körperlichen Anstrengung in der Freizeit, im Sport, im Alltagsleben gewachsen ist. Geführte Rehabilitation fördert die Anpassung (4:8.2) und kann ein Schlüssel zur Wiedergewinnung der Freude an Bewegung und sogar an Belastung des Körpers sein: *Scholz* 1968. Ähnliches gilt für die Wiederaufnahme eines geregelten Alltagslebens und auch Berufes nach Wirbelsäulenoperationen: *Saunders* u. *Jacobs* 1976, siehe auch II 5.4.7.

Leitsatz: „Selbsthilfe in eigener Verantwortung, unterstützt durch Mitarbeit in Selbsthilfegruppen, krönt die Schulung für den Rückenleidenden".

Leider fehlt zur Zusammenführung der Rükkenleidenden oft die Anregung durch den Arzt.

Weitere Literatur: *Ellwanger* 1977, *Fessler* 1976, *Hess* 1977, *Tilscher* u. *Eder* (Die Rehabilitation von Wirbelsäulegestörten) 1983.

7:4.3.2 Hilfen für die Rehabilitation

Welche Grundvoraussetzungen für die Therapie von Wirbelsäuleleiden erforderlich sind, wurde in Kapitel 7:4.1.1 erläutert. Eine auf den besonderen krankhaften Befund an der Wirbelsäule und auf die persönliche psychische Lage des Betroffenen ausgerichtete Behandlung ist so gut als möglich anzustreben. Die Führung durch den Arzt und die Krankengymnasten unter Hinzuziehung von gezielter Beschäftigungstherapie sind allgemeine Grundlagen der Rehabilitation. Sie treffen für die Wirbelsäule in besonderem Maße zu. Das gilt nicht nur für die schwierigen Rehabilitationen der durch Wirbelbrüche entstandenen Querschnittlähmungen. Sie stellen eigene, besonders hohe Ansprüche an die Rehabilitationsmaßnahmen. Für diese Schwerverletzten sind speziell eingerichtete Wohnungen, Krankenrollstühle (auch motorisierte) und vielerlei große und kleine Hilfen zur Bewältigung der Erfordernisse des täglichen Lebens notwendig. Das gehört heute zum gesicherten Bestand der Rehabilitation. Mit diesen Fragen haben sich ausführlich beschäftigt: *Lindemann* u. *Blohmke* 1964, *Meinecke* 1976 (Zusammenstellung der Literatur) u.v.a.

Der Aufbau von *Rehabilitationszentren* für Rückenleidende ist eine sachgerechte Folgerung aus den Erfahrungen mit den Wiedereingliederungszentren nach Rückgratverletzungen und Wirbelsäuleschäden, die für den schmerzhaften Arbeitsrücken (labourer's spine, workman's spine) und den Bergmannsrücken der Grubenarbeiter schon früher errichtet wurden. Zum Beispiel führte das Interesse für solche Fragen, das in Schweden schon lange besteht (*Eklundh* 1962), zum Bau des „Rückeninstitut" in Torpshammar (Schweden). Es wird von einer Stiftung betreut. Von der Leistungsfähigkeit konnte sich der Autor überzeugen.

Nach ernstlichen Krankheiten, die z.B. bei einigen Formen des entzündlichen Rheumatismus die Wirbelsäule stark beeinträchtigen, ist das Rückführen in die Notwendigkeit des täglichen Lebens besonders verantwortungsvoll und muß schrittweise geschehen, wobei unter Umständen eine zweite Berufsausbildung in einem Berufsförderungswerk nötig wird und des ärztlichen Beistandes bedarf.

Die Schüler der Berufsförderungswerke setzen sich zu einem bedeutenden Teil aus „Rükkenleidenden" zusammen. Es ist erfreulich zu wissen, daß sich für diese Gruppe im Durchschnittsalter von etwa 30 Jahren ein „besonders gutes Umschulungsergebnis" erzielen läßt, *Koll-*

meier u. *Wehmeier* 1977. Gerade diese Angaben ermutigen zu dem Ratschlag, die Notwendigkeit einer Frühinvalidisierung bei Rückenleiden Jugendlicher nicht allzu rasch auszusprechen, sondern vorher alle Möglichkeiten auszuschöpfen, die unter anderem als erfolgreiche Rehabilitationshilfen von den Berufsförderungswerken angeboten werden.

Es dürfte kaum erforderlich sein, hinzuzufügen, daß die Rehabilitation bei Jugendlichen (wegen des häufigen Fehlens der notwendigen Einsicht in Krankheit und ihre Heilung) und bei alten Menschen, die nur schwer zu zielgerichteter Mithilfe zu bringen sind (zum Teil aber eifrig mitarbeiten), besonders hohe Aufgaben an den Arzt und seine fachlichen Hilfskräfte stellen. Sie sind nur mit Einfühlungsvermögen und Geduld zu meistern.

Der *Leitsatz: „Die beste Hilfe zur Rehabilitation ist die Selbsthilfe“* bedarf noch einiger ergänzender Hinweise. Selbsthilfe darf sich nicht in ein- oder zweimaliger wöchentlicher, gemeinsamer Trainingsstunde in einer Selbsthilfegruppe erschöpfen. Zur Selbsthilfe gehört tägliches Üben, das nicht nur Herzleistung und Kreislaufregulation unterstützt. Dazu gehört auch für den Rückenleidenden Treppensteigen auf und ab, also „Verschmähen des Fahrstuhles“, so häufig wie möglich Schwimmen im warmen Wasser (32 °C) ohne Springen, aber mit Unterwassergymnastik für die Rückenmuskeln. Von den vielen Vorschlägen zur Freizeitgestaltung, wie Trimm-Trab und Trimming 130 (8:2.6.6) ist ein großer Teil geeignet, Rückenleiden zu mildern, wenn das Lockern und das Kräftigen der Rückenmuskeln im Vordergrund steht.

Alle Selbsthilfemaßnahmen – sowohl die persönlichen wie die in einer Gruppe – sollten nach Wiederaufnahme des Berufes und des üblichen Alltagslebens keinesfalls aufgegeben werden. Der von Schaden der Bandscheiben ausgehende Schmerz und ebenso die Rückenmuskelschwäche kehren häufig wieder. Um dies zu vermeiden, ist das Fortsetzen der als günstig befundenen Maßnahmen dringendes Gebot. Das Wandern ist neben den üblichen Maßnahmen eine geeignete zusätzliche Selbsthilfe (8:2.6.7).

7:5 Leitsätze

Von den drei Gefährdungszeiten für die Wirbelsäule liegt die erste im ersten Lebensjahrzehnt beim Übergang vom Spielkind zum Sitzkind/Schulkind (S. 221).

Probleme pädagogischer Politik müssen vor der Gesunderhaltung der Wirbelsäule zurückstehen (S. 234).

Langes Sitzen ist schädlich, schlechtes Sitzen ist es noch mehr (S. 234).

Eine Schulbank ist umso besser, je weniger das Kind daran sitzt (*Spitzy*) (S. 238).

Das Minitrampolin kann für den Schulsport nicht mit gutem Gewissen verwendet werden (S. 238).

Die zweite Gefährdungszeit liegt im zweiten Lebensjahrzehnt am Zeitpunkt der Motorisierung der Jugendlichen (S. 239).

Das Motorrad übt einen immerwährenden Terror gegen die Gesundheit des jugendlichen Rückgrates aus (S. 239).

Motorradfahren hat Suchtcharakter (S. 239).

Die Jugendlichen sind ihrem Gewachsensein nicht gewachsen (S. 241).

Die Wirbelsäule des Erwachsenen wird von den Versäumnissen der Jugendzeit geprägt (S. 243).

Die dritte Gefährdungszeit für die Wirbelsäule liegt im dritten Lebensjahrzehnt, wenn der Höhepunkt für die lebenslang andauernden Einflüsse von Ganzkörpervibrationen beginnt (S. 243).

Allein das Gehen erzielt die beste koordinierte Tätigkeit der Rumpfmuskulatur (S. 245).

Die größte Gefahr für die Wirbelsäule des Erwachsenen sind die Sitzmöbel (S. 248).

Nicht mehr der Sessel in der Guten Stube bringt Erholung für den Rücken, sondern ausgleichende Wirbelsäuleentlastung muß auf dem nach neuzeitlichen Maßstäben konstruierten Bürostuhl gesucht werden (S. 248).

Nicht mehr der Sessel in der Guten Stube bringt Erholung für den Rücken, sondern ausgleichende Wirbelsäuleentlastung muß auf dem nach neuzeitlichen Maßstäben konstruierten Bürostuhl gesucht werden (S. 275).

Die beste Sitzgelegenheit ersetzt nicht die Bewegung, die jeder Mensch braucht, um seinen Beitrag zur Gesundheitsvorsorge und zur Gesunderhaltung zu leisten (S. 248).

Die Sitze im Büro und am Fließband sind humaner als die Sitzmöbel in der Wohnung (S. 253).

Die Bandscheibe lebt von der Bewegung (S. 253).

Vibrationen sind die geheimen Störer des Stoffwechsels der Zwischenwirbelscheibe (S. 255).

In Verbindung mit Bewegungsmangel können Vibrationen zu Zerstörern der Bandscheibestruktur werden (S. 255).

Der von seiner Wirbelsäule Geplagte sollte stets überlegen, ob ein kurzer Fußweg der Pflege seiner Rücken- und Nackenmuskulatur besser bekommt als eine vermeidbare Straßenbahnfahrt (S. 261).

Sitzen ist und bleibt die schlechteste Haltung für den menschlichen Körper (S. 265).

Es ginge uns besser, wenn wir mehr gingen (S. 265).

Mit Recht wurde vom Fernsehen ein Leitsatz verbreitet: „Wir sitzen uns krank – lebenslang" (S. 265).

Das Zentralorgan des Stütz- und Bewegsystems ist in dem sowieso viel zu gering entwickelten Gesundheitsbewußtsein lebenslang ein vernachlässigtes Stiefkind (S. 266).

Das derzeitige allgemeine Bewußtsein steht jeder Realisierung von Gesundheit entgegen (S. 270).

Es gibt eine große Gruppe von Feinden der Wirbelsäule (S. 271).

Die stündliche Bewegungspause gehört in das Gebiet der Selbsthilfe (S. 272).

Die oberste Maxime der Vorsorge für das Gesunderhalten der Wirbelsäule heißt Bewegen (S. 272).

Fort vom Auto – Hin zum Bewegen in der Natur (S. 274).

Dynamische Bewegungsphase für die Rückenmuskulatur (S. 274).

In naher Zukunft wird die seit Jahrzehnten langsam angestiegene und voraussehbar weiter ansteigende durchschnittliche Körpergröße in Europa und weltweit neue Maße für Stühle und Tische in Wohnhaus, Schule, Eisenbahn, Flugzeug usw. fordern (S. 276).

Humanisierung der Umwelt des täglichen Lebens (S. 277).

Körperliche Arbeit ist durchaus nicht immer körperfeindlich oder inhuman (S. 278).

Ausgleich durch Bewegen (S. 281).

Die Notwendigkeit zur Behandlung ist bei einer großen Zahl der Rückenleidenden das Ergebnis aus Versäumnissen der Vorsorge und Vorbeugung sowie aus den unabwendbaren Verschleißschäden des Alterns (S. 283).

Das Verhalten im Alltag – außerhalb des Berufes – die Art der Freizeitgestaltung und des Sportes kann der Rückenkranke nach Rücksprache mit seinem Arzt weitgehend in eigener Verantwortlichkeit gestalten (S. 283).

Das neue Gesicht der Wirbelsäulechirurgie (*Junghanns* 1983) (S. 296).

Rehabilitation bedeutet die volle oder zumindest teilweise Wiederbefähigung zu einer Lebensführung mit hohem, möglichst ausgeglichenem Selbständigkeitsgrad (S. 305).

Rehabilitation vor Rente (S. 306).

Selbsthilfe in eigener Verantwortung unterstützt durch Mitarbeit in Selbsthilfegruppen krönt die Schulung für den Rückenleidenden (S. 306).

Die beste Hilfe zur Rehabilitation ist die Selbsthilfe (S. 307).

8 DIE BELASTUNGEN DER WIRBELSÄULE IM SPORT, BEIM TURNEN, IN DER FREIZEIT

8:1.1 Einleitung

Das Rückgrat, Zentralorgan des Stütz- und Bewegsystems, verfügt über mehr als 100 Gelenke für seine modulationsreichen Bewegungsmöglichkeiten, geschildert in 2:2.6.1. Es wird für jedes Bewegen des Körpers und für jeden Lasteinfluß in Anspruch genommen. Das Ausüben aller Sportarten bezieht zwar die gesamte Wirbelsäule ein, wobei fast immer gewisse Abschnitte des Rückgrates betonter als andere am Bewegen beteiligt sind oder je nach der Sportart ausgesprochen belastenden Einflüssen unterliegen. Dabei verdient die Tatsache Aufmerksamkeit, daß innerhalb der einzelnen Wirbelsäuleabschnitte oft nur wenige gelenkende Einheiten übermäßig beansprucht werden. Das gilt für Knochenteile der Gliederkette, die an der Bewegungsfähigkeit mitwirken, ebenso wie für alle Weichgewebe. Unter ihnen kommt der Zwischenwirbelscheibe als dem massenmäßig größten Anteil des Bewegungssegmentes (3:2.1) nicht nur die Tätigkeit eines passiv bewegbaren Elementes zu, sondern sie fängt auch Lasten auf und verteilt sie. Sie gilt als besonders störanfällig, ist Mittelpunkt vieler Schäden, die ihre Anfänge häufig schon in früher Kinderzeit nehmen. Diese ebenso wie physiologische, alternsbedingte Schäden in den Gewebeteilen der Bandscheibe können durch Überlast – das heißt von außen kommenden mechanischen Einflüssen – verschlimmert werden. Daran hat oft der Sport erheblichen Anteil.

Sportgegebene Einflüsse können nicht nur, wie soeben angedeutet, Vorschäden verschlimmern, sondern unter gewissen Umständen bisher gesunde Wirbelsäulen schädigen. Den damit zusammenhängenden Problemen wird in diesem, dem achten Kapitel, das besondere Augenmerk geschenkt. Durch manche Sportarten – soweit sie mit anspruchsvollem Training zur Höchstleistung führen sollen – werden Knochen und Weichteile der Wirbelsäule bis zu ihren Belastungsgrenzen und darüber hinaus beansprucht. Das Bewegungssegment ist infolge seiner in 3:2 beschriebenen Zusammensetzung sehr störanfällig und spielt deshalb für alle Studien zu den teils gelösten, teils offenen Fragen sportbedingter Schadensmöglichkeiten eine ausschlaggebende Rolle.

8:1.2 Sport unter politischem Vorzeichen

Sowie Sport (einbezogen das Turnen) über die Initiative von Einzelnen oder von Vereinen hinausgeht, kommt häufig die Politik ins Spiel. Vor allem bemühen sich weitgehend einseitig politisch gelenkte Staaten, die sportbegeisterte Jugend in den Bann ihrer Doktrin zu ziehen, um mit „berufsmäßig“ geschulten Hochleistungssportlern die Leistungskraft ihres Systems der Welt vor Augen zu stellen: Sport dient der politischen Schau. Das war 1936 so unter Hitler und ist heute weltweit zu beobachten.

Zu klären wäre noch, wie weit sich die Sportverantwortlichen (Sportminister) solcher politischer Systeme über Fragen der Gesundheitsstörungen – insbesondere der sportspezifischen Wirbelsäuleschäden – ihrer hochtrainierten, häufig kindlichen Leistungssportler im klaren sind, und welche Abhilfen ernstlich durchgeführt werden.

Immerhin ist aus der sportmedizinischen Literatur solcher straff geführten Staatssysteme in den letzten Jahren zu erkennen, daß die Sportärzte in der Forschung, aber auch in ihrer täglichen Zusammenarbeit mit den Sportlern den Fragen des Verhütens von Sportschäden – auch hier wiederum mit Vorzug an der Wirbelsäule – ernstlich nachspüren.

Daß bei olympischen Wettkämpfen Athletinnen auftraten, die ihre körperlichen Leistungen durch *Geschlechtsumwandlung* verbesserten (8:2.1.1), war hoffentlich ebenso wie das Einnehmen von Dopingmitteln (8:2.1, 8:2.1.2) nur ein vorübergehendes Fehlverhalten der Sportler und ihrer unter Umständen politisch motivierten Funktionäre.

8:2 Allgemeine Belange und Besonderheiten für Schulsport, Gesundheitsvorsorge, Freizeit, Fitneßprogramme

8:2.1 Bemerkungen zur Sportmedizin

Die Definition eines ärztlichen Sonderfaches *Sportmedizin* ist schwierig, obwohl der Sport viele Möglichkeiten und Notwendigkeiten für das ärztliche Überwachen der Sportler, für eine häufig notwendige konservative oder auch operative sportspezifische Therapie – zum Erhalten oder Wiedererlangen der Sportfähigkeit –, für dringend erforderliche Forschungen, für ärztliche Antworten auf Fragen der Sportler selbst oder ihrer Trainer und noch andere Probleme bietet. Es genügt wohl nicht, die Sportmedizin als eine *Querschnittwissenschaft* zwischen internistischen und chirurgisch-orthopädischen Belangen aufzufassen, wie *Matie* u. *Schwaiger* 1976 formuliert haben. Denn neben wissenschaftlichen Grundlagen haben die praktischen Belange einer sportbegleitenden Medizin einen großen und berechtigten Anspruch.

Reindell hat 1980 eine den heutigen Verhältnissen angepaßte *Definition der Sportmedizin* formuliert:

„Sportmedizin ist das Bemühen der theoretischen und praktischen Medizin, den Einfluß von körperlichem Training und Leistungssport auf den Gesundheitszustand, auf die Leistungsfähigkeit sowie auf das körperliche und seelische Wohlbefinden von Leistungssportlern und sporttreibenden Männern und Frauen aller Altersklassen zu untersuchen."

Sportmedizin schöpft ihre Möglichkeiten aus zahlreichen Quellen fast aller medizinischer Disziplinen, wobei Physiologie, Pathophysiologie, funktionale Anatomie, Pathomorphologie an erster Stelle stehen, und aus Fachgebieten wie Biochemie, Biomechanik, die zunehmende Bedeutung für den Sportarzt haben.

Da es nicht Aufgabe dieses Buches ist, Sportmedizin bis in alle einzelnen Belange hinein zu definieren und ihren Standort im Rahmen der theoretischen oder praktischen Medizin zu bestimmen, mögen die vorstehenden, keineswegs vollständigen Bemerkungen genügen. Einzelheiten zu den verschiedenen Sportarten werden in den folgenden Kapiteln dargelegt.

Für das Entstehen „spezifischer" Schäden im Stütz- und Bewegsystem der Sportler, über die im letzten Jahrzehnt durch sportmedizinische Studien bedeutende Erkenntnisse erarbeitet wurden, ragen aus der Fülle der Möglichkeiten einige besonders hervor:

- das neben dem allgemeinen Training auf eine begrenzte Körperleistung spezifiziert zugeschnittene Trainingssystem,
- der zum Heranbilden von Spitzensportlern geforderte, möglichst frühzeitige Beginn eines harten und gezielten Trainings, das bereits vor dem Abschluß der Wachstumszeit einsetzt,
- das Überfordern des Rückgrates in unausgereiftem Wachstumszustand durch stereotype Bewegungs- und Belastungsformen,
- die Nichtbeachtung der Tatsachen, daß die Wirbelsäule auch noch nach abgeschlossener Pubertätszeit weiterwächst und die an den Wachstumszonen der Wirbelkörper-Bandscheibe-Grenze liegenden unausgereiften Gewebearten besonders störanfällig sind.
- das Nichtbeachten von versteckten Vorschäden, wie sie an der Wirbelsäule oft vorkommen und nur durch genaue Untersuchung (einschließlich Röntgendiagnostik) zu klären sind.

Unter solchen Gesichtspunkten betrachtet, sind der ungünstige Verlauf von Entwicklungsschäden und das Entstehen frühzeitigen Aufbrauches an der Wirbelsäule jugendlicher Sportler von ernster Bedeutung für den Betroffenen (8:9), aber notwendig auch für wissenschaftliche Studien. Die Sportmedizin könnte durch regelmäßige Langzeitstudien an der Wirbelsäule wichtige Beurteilungsgrundlagen für Entstehungsart und Ablauf von Überlastungsschäden erarbeiten: zum Beispiel über sportspezifischen Verschleiß der Bandscheiben, Arthrosen der Unkovertebralgelenke, Arthrosen der Wirbelbogengelenke, Schäden an den Iliosakralfugen, Ursachen oder Verschlimmerungen von Spondylolisthese u.a. Nur auf diese Weise gesicherte Ergebnisse bringen die notwendigen Grundlagen für erfolgversprechende Präventivmaßnahmen.

Alle sportmedizinischen Überlegungen müssen von Ergebnissen biomechanischer Studien getragen werden, über die in verschiedenen Abschnitten der Kapitel 3 bis 5 nachzulesen ist. Die Belastbarkeit des Zentralorganes im Stütz- und Bewegsystem ist für die Aufgaben, die der Sport stellt, durch gezielte Studien eingehender, als dies bisher geschah, zu ergründen. Dabei sollte das Augenmerk auf den Eigenschaften des bradytrophen Gewebes (Zwischenwirbelscheiben, Gelenkknorpel) liegen. Dauereinflüsse, auch einzelne hohe Lasten, werden von diesen Geweben besonders schlecht vertragen, wenn keine ausreichenden Erholungspausen eingeschaltet sind. Ständige stereotyp wiederholte Trainingsphasen in einer belastenden Sportart müssen von ausgleichenden Übungen unterbrochen werden, um den bradytrophen Geweben Zeit zum Erholen zu gewähren. Nur mit ausreichenden biomechanischen Kenntnissen kann eine Trainingslehre für die einzelnen Sportarten so gestaltet werden, daß Schäden des Rückgrates auf ein vertretbares Mindestmaß zurückgehen.

Der neuzeitliche Weg des Leistungssportes fordert Härte und Ausdauer vom Hochleistungssportler, der unter einem früher nie geahnten Leistungsdruck steht. Das führt im Bereich des Rückgrates zu chronischen Schäden an Weichteilen und Knochen, über die noch in vielen

Kapiteln zu berichten sein wird. Aufgabe des Sportarztes ist es, diese Schäden rechtzeitig zu erkennen, zu behandeln, aber auch den Versuch zu machen, die oft übermäßig harten Trainingsansprüche auf ein Maß zurückzuführen, das der persönlichen Leistungsbreite des betroffenen Sportlers angepaßt ist. In dieser Beziehung wird er jedoch sehr oft auf harten Widerstand stoßen, der sowohl vom sportbegeisterten Wettkämpfer wie auch vom Trainer auszugehen pflegt. Dazu schreiben *Pförringer* u. *Müller-Wohlfahrt* 1980 einen beherzigenswerten *Leitsatz: „Der Arzt kann und muß aber darauf hinwirken, daß nicht um des augenblicklichen Erfolges wegen zukünftige Dauerschäden in Kauf genommen werden"*. Zum Übertraining schließen die *Doping-Mittel* einen unheilvollen Kreis. Hierfür sind nach Ansicht der Autoren in erster Linie die Athleten selbst verantwortlich. Aber auch die Trainer und die Vereinsvorstände sind aufgerufen, das nötige Maß zu finden.

„Der Sportarzt darf sich nicht als benutzbarer medizinischer Techniker in die Reihe der Adjuvantien des Hochleistungssportes stellen lassen" (*Leitsatz*). Kritisches dazu in 8:2.1.2.

Im Rahmen der Sportmedizin sind dem Sportarzt in den letzten Jahrzehnten viele neue Aufgaben zugewachsen. *Hollmann* hat sie 1979 im Deutschen Ärzteblatt übersichtlich zusammengestellt und in sechs Punkten erläutert: darunter sind erwähnt, die Mithilfe bei der Talentsuche und -förderung (8:9.2), Beurteilung des augenblicklichen Leistungszustandes (Eignungsuntersuchung 8:10.2, sportärztliche Überwachung 8:10.3), Prüfung des Reglements in verschiedenen Sportarten zwecks Ausschluß von Schadensquellen. Hinzu gerechnet werden sollte auch noch die bisher stiefmütterlich behandelte nachgehende Untersuchung (Nachsorge) über die Weiterentwicklung festgestellter Sportschäden. Dies ist nicht nur eine unverzichtbare, ärztlich-menschliche Aufgabe für den Sportarzt, sondern auch eine dringende wissenschaftliche Notwendigkeit. Darüber mehr in Kapitel 8:10.4.

Weiterhin muß sich der werdende Sportarzt darüber klar sein, welche neuen und umfangreichen leistungsmedizinischen Kenntnisse zu erwerben sind, die früheren Generationen völlig unbekannt waren.

8:2.1.1 Probleme des sportspezifischen Trainings

Über den Sport gibt es – ähnlich wie über die Sportmedizin – viele Definitionen. Eine kurze und einprägsame gab 1975 *Williams* vom ärztlichen Standpunkt aus. Er bezeichnet den Sport als „körperliche Betätigung, die mit einem gewissen physiologischen Streß verbunden ist, weil die Körperfunktionen aus dem statischen in ein dynamisches Gleichgewicht überführt werden müssen".

Wenn auch die in der Zeit vor dem Zweiten Weltkrieg errungenen Spitzenleistungen der Sportler als Grenze des Menschenmöglichen galten, so sind sie inzwischen durch verbesserte Trainingsverfahren, durch neu entwickelte Sportgeräte und durch den erhöhten, auf wissenschaftlichen Grundlagen aufgebauten körperlichen Einsatz der Sportler erheblich übertroffen worden. Die an den Amateur-Hochleistungssportler, ebenso wie an den Berufssportler, gestellten Anforderungen haben sich zu einer solchen Härte entwickelt, daß nur gemeinsam mit einer hervorragenden körperlichen Konstitution sowie einer nicht wankenden positiven inneren Einstellung, kombiniert mit einem scharfen und spezifischen physischen und psychischen Training das erwünschte Spitzenkönnen zu erreichen ist. Für Hochleistungssportler sind infolgedessen neben einer oft schon in früher Jugend zu treffenden Talentauswahl (8:9.2) sportmedizinische Kriterien erforderlich.

Die durch hartes Training erworbene Leistungsfähigkeit der Sportler muß bis zu dem einen kurzen kritischen Augenblick, der den Sieg bringen soll, auf dem Höchststand bleiben. Deshalb gelingt es kaum noch einem Amateur, der Sport außerberuflich betreibt, Olympiareife zu erlangen. Die Spitzensportler sind vielmehr „Ergebnisse nationaler Trainings-Werkstätten", in denen neben den Trainern noch Ärzte, Psychologen, Masseure, Gymnastiker und nicht zuletzt auch Spezialisten für das Verbessern von Sportgeräten tätig werden.

Es verwundert nicht, wenn sich bei der harten Konkurrenz manche Spitzensportler unserer Zeit gelegentlich unerlaubten Manipulationen unterwerfen und zu *Dopingmitteln* greifen, oder wenn im Frauensport *Geschlechtsumwandlungen* eine Rolle spielen. Unsere industrialisierte und sensationshungrige Zeit wirft ihre Schatten auf den Sport. Die Belastungen, die bei allen Sportarten das Zentralorgan Wirbelsäule besonders hart treffen, müssen auch aus diesem Blickwinkel gesehen werden.

Obwohl die Sportmedizin vor allem in bezug auf Sondersportarten ständig auf das allgemeine Körpertraining hinweist, wird immer wieder vom spezifisch zu trainierenden Bewegsystem des Fußballspielers, des Ruderers, des Stabhochspringers, des Kugelstoßers, des Ringers usw. gesprochen. So bleibt nicht aus, daß gewisse Schäden im Beweg- und Haltesystem (im Zentrum die Wirbelsäule) jeweils in unmittelbarer und proportionaler Abhängigkeit von Art und Dauer eines bestimmten Sporttrainings stehen. Dabei kommt dem Lebensalter eine entscheidende Rolle zu.

Viele der im folgenden zu besprechenden Sportarten werden von den Ausübenden in der Freizeit zum Erhalten der Gesundheit, von anderen wieder als vorbereitend für das Ausüben eines Leistungssportes betrieben. Das gilt für die Schulen, für den Hochschulsport, für den Sport im Wehrdienst, für den Betriebssport und für das persönliche Vergnügen des Freizeitsportlers. Das gilt auch für Fitneßprogramme (8:2.6) im mittleren Lebensalter und für den alternden Menschen (8:11.4).

Immer sollte der bekannte Grundsatz beachtet werden und als *Leitsatz* gegenwärtig sein: *Üben stärkt / Nichtüben schwächt / Übertraining schadet / Dosiertes Üben (ärztlich begleitet) heilt.*

8:2.1.2 Hochleistungssport im Kreuzfeuer der Kritik

In der Sportmedizin mehren sich nicht ohne Grund kritische Hinweise auf schadensträchtige Trainingsverfahren und allgemeine Überlastungen, denen unter anderem die Wirbelsäule ernstlich ausgesetzt ist. Das Ändern dieser Gegebenheiten ist im Interesse der Hochleistungssportler dringend notwendig. Das gemeinsame Prüfen der Möglichkeiten zur Abhilfe wird in einer verstärkten Zusammenarbeit zwischen Ärzten, Sportlern, Trainern, Sportgerätetechnikern laufend erforderlich sein.

Auf dem Hintergrund ihrer reichen Erfahrungen schreiben 1978 *Krahl* u. *Steinbrück*, daß sich der Sportarzt mit der Verhütung der zunehmenden Auswüchse im Sportbetrieb auseinandersetzen müsse. Mahnend fahren sie fort, der Arzt habe zwar die Aufgabe, unter anderem auch brachliegende psychomotorische Fähigkeiten des Sportlers zu mobilisieren. Jedoch müsse er dabei selbstverständlich die gesundheitlichen Belastungen des einzelnen Sportlers in ihrer zentralen Bedeutung sehen „und nicht die von Vereinen oder Verbänden". Damit ist eine Kritik angedeutet, die keinesfalls überhört werden sollte.

Eine kritische Warnung vor Übertreibungen im Sport spricht *Hollmann* 1979 aus, wenn er feststellt, das Kunstturnen der Frauen habe sich „zu einem Kunstturnwettbewerb der Kinder" entwickelt. Wieweit dies zu Schäden für die jugendliche, noch in der Reifezeit stehende Wirbelsäule führen kann, ist in Kapitel 8:9.1 nachzulesen.

Harte Kritik geht bereits aus der Überschrift in einer medizinischen Zeitschrift hervor: „*Brutalität statt Fair play*". In diesem Beitrag wird erwähnt, daß Brutalität und Aggression im Sport keineswegs nur unliebsame seltene Randerscheinungen seien, sondern daß Sport bereits von sich aus stets eine gewisse aggressive Haltung in sich birgt, die aber in manchen Sportarten, wie Boxen und Fußball, in den Vordergrund rückt. Gerade deshalb ziehen sie besondere Zuschauergruppen an. Ein anderes Publikum fühlt sich zu Tennis, Eiskunstlauf, Leichtathletik hingezogen. Zur Zeit – so meint der Autor (*K. Rentzsch*) – besteht eine Phase der Abkehr vom Fair play „und erst recht von den wohl niemals gültig gewesenen olympischen Idealen". Kennzeichnend ist auch ein zitierter Satz, der von *Thorsten Velben* stammt: „Football steht zur Leibesertüchtigung in etwa demselben Verhältnis wie der Stierkampf zur Landwirtschaft."

Bedenklich stimmt es, wenn *Groher* auf Grund seiner sportärztlichen Erfahrungen kritisch folgert: *„Der Sport, insbesondere aber der Hochleistungssport, rückt offenbar immer mehr von dem ursprünglichen Ziel ab, der Gesunderhaltung des sporttreibenden Menschen zu dienen"* (*Leitsatz*).

Die Maxime für Beginn oder Fortsetzung des turnerischen/sportlichen Trainings darf bei Kindern und Jugendlichen nicht von dem Ehrgeiz des Jugendlichen selbst, der Eltern, der Trainer oder der Vereinsvorstände abhängen – allein die Gesundheit oder der drohende Schaden für die unreife Wirbelsäule müssen die Kriterien für die ärztliche Entscheidung sein und bleiben (*Junghanns* 1985). Vergleiche auch das Thema *„Karriere mit Kindern"* (*Leitsatz*) von *G. Haaf* in 8:9.2.

Einen heute noch mehr als seinerzeit gültigen *Leitsatz* haben 1967 *Mathie* u. *Schwaiger* geschrieben: *„Der heutige Sportler muß seinen Körper zu einer biologischen Hochleistungsmaschine ausbauen"* (siehe in 8:2.3). Zu diesem Satz fragt der kritische Berichterstatter: „Kann es der Sinn des Sportlers sein, der im Geist von Olympia geboren wurde, den Sportler unserer Zeit zu einer biologischen Maschine zu degradieren?"

Mathie schreibt 1977: *Durch die Steigerung des Leistungssportes gerät der Berufssportler in gewisse Formen sozialer und materieller „Leibeigenschaft"* (*Leitsatz*).

Knapp 10 Jahre später – siehe Olympia 1984 – ist fast jeder Hochleistungssportler in voller Abhängigkeit seines Verbandes, politischer Systeme (8:1.2), oder der Industrie, wie die Hintergründe (zum Beispiel die volle kommerzionale Grundlage der Olympiade 1984) eindeutig beweisen.

Ein bemerkenswert kritischer *Leitsatz* lautet: *„Der hart trainierte Hochleistungssportler und Professional wird zum Untertan, zum Sklaven seiner Arbeit, und zwar einer gegen viele Regeln der Gesunderhaltung des Körpers verstoßenden ‚inhumanen Arbeit'"* (siehe auch in 8:2.3).

Mit Recht weisen *Tilscher* u. *Oblak* (1973, 1974) auf die vielen Sportler hin, „die auf dem Wege zum Erfolg vorzeitig geschädigt zurückbleiben – ihre Zahl ist kaum genau zu erfassen". Die gleichen Autoren schreiben 1973: *„Im Leistungsturnen liegt eine schädigende Tendenz"* (*Leitsatz*).

Noch schärfer drückt dies *Heiperts* 1973 aus: *„Leistungssport hat mit Gesundheit nichts zu tun"* (*Leitsatz*).

Nach Ansicht von *Hoske* (1962) weichen Jugendliche, besonders wenn sie leistungsschwach sind, dem Sport aus, obwohl gerade für sie ein geeigneter Sport die Rückenhaltung kräftigen und die allgemeine Gesundheit bessern würde. Wörtlich schreibt der Autor: „Dieses Verhalten wird von den meisten Sportvereinen geradezu herausgefordert, da sie den Hochleistungsfähigen eine ungerechtfertigte Heldenverehrung angedeihen lassen", siehe auch 8:9.1.

Ein ernstes Problem, das dem Sportarzt immer wieder entgegentritt, ist die Frage nach seiner *Beteiligung am Doping:* Soll er dies stillschweigend erlauben, soll er unter Umständen dabei helfen? Grundsätzlich ist es die Aufgabe des Arztes, alle Sportler vor gesundheitsschädigenden Maßnahmen zu bewahren. *Hollmann* (1979) hat warnend auf die schädlichen Folgen der Steroide hingewiesen, die benutzt werden, um das Ausdauerleistungsvermögen zu steigern. Denn diese Mittel führen zu Störungen und sogar zu Schäden im Eiweißstoffwechsel. Abwehrmechanismen des Körpers nehmen Schaden. Leichte Erkältungen können sich zu langwierigen Infektionen ausweiten. Den Sportärzten fällt die Aufgabe zu, *eindringlich vor der Anwendung von Glukokortikoiden zu warnen.*

Die Gesundheit des Sportlers scheint von untergeordneter Bedeutung, längst werden pharmakologische Hilfsmittel angewandt, wenn nach Ausschöpfung der organischen Reserven die Leistungsgrenzen erreicht sind: *Krahl* 1975.

An diese Stelle gehört ein bemerkenswerter Satz von *Pförringer* u. *Müller-Wohlfahrt* (1980): „Für Dopingmittel darf sich der Sportarzt nicht als benutzbarer medizinischer Techniker in die Reihe der Adjuvantien des Hochleistungssportes stellen lassen."

Diese Problematik fand auch schon mehrfach Hinweise in der Presse. So überschrieb *Haffner* eine ausführliche Darstellung in einer großen Tageszeitung am 5.7.85: „Wenn der Spitzensport zum Spritzensport wird – Doping und Dopingkontrolle". Er spricht von einer zwielichtigen Rolle der Sportmediziner und dazu rückt er einen Satz von *Donike* in den Vordergrund: „Hätten alle Ärzte, die im Sport tätig sind, ihre zwei Semester Ethik gehört, wären die Kosten für Doping-Analytik gleich Null."

Dies ist die Schlagzeile für den Bericht über einen verletzten Weltmeisterschafts-Fußballspieler, und der Schlußsatz heißt: *„Der Muskel wird heilen und die Millionen, die er mit ihm verdiente, werden Zinsen bringen"* (*Leitsatz*).

Krahl merkt 1978 kritisch an, „daß manche Berufssportler, die aufgrund sportspezifischer Körperschäden eigentlich sportuntauglich wären, bereit sind, auf Kosten ihrer Gesundheit in einem relativ kurzen Zeitraum viel Geld zu verdienen." (Zu fragen ist, ob sie wegen des sportbedingten Schadens von der zuständigen gesetzlichen oder privaten Versicherung eine Rente beziehen, obwohl sie den Schaden durch ihr Verhalten verschlimmerten.)

Ernste und sehr kritische Auseinandersetzungen hat der Boxsport ausgelöst, die schließlich den Weltärztebund veranlaßten, für das *Verbot des Boxsportes* einzutreten. Darüber wird in 8:4.5.2 ausführlich berichtet. In Schweden und Norwegen ist Boxen als Sport bereits verboten. Die Engländer wollen mit dem Verbot folgen. Im gleichen Kapitel werden die Schäden besprochen, die der Boxsport an der Wirbelsäule anrichtet.

In diesem Buch wird an verschiedenen Stellen der Kritik an manchen heutigen Gepflogenheiten oder Verfahren im Sport Raum gegeben. Eine besonders brennende kritische Frage betrifft das *Training im frühen Kindesalter.* Dazu heißt unter Hinweis auf das Verbot der Kinderarbeit ein *Leitsatz* in Kapitel 8:4.1: *„Wer kann verantworten, daß das schädigende Trommelfeuer des Intensivtrainings auf die noch wachsende, unausgereifte Wirbelsäule bereits in den ersten Schuljahren (oder noch früher) beginnen darf?"*

Mit wachsendem Argwohn betrachten Sportwissenschaftler kindliche Hochleistungsathleten, die statt Puppen Pokale sammeln und statt mit dem Metallbaukasten mit Medaillen spielen.

Eine siebzehnjährige Meisterin über 200 m Delphin erklärte, „sie wolle ihre Gesundheit nicht weiter für den Sport aufs Spiel setzen".

In einer Zeitung wurde berichtet: „Meine Eltern schickten mich zum Kunstturnen, wo ich mir eine kaputte Bandscheibe und große Schmerzen holte." Die angehende junge Sportlerin mußte aufgeben. (Es muß gefragt werden: Wie viele solche Schicksale verschwinden im grauen Nebel des Verschleierns?)

Sehr eindringlich äußerte sich *Rutenfranz* 1978 in der Demonstrationsveranstaltung „Gesundheit und Sport" in der Deutschen Sporthochschule: „Hochleistungssport verdient im Kindes- und Jugendalter die kritische Begleitung durch Ärzte. Der Arzt soll dem Kind nicht den Weg zu Höchstleistungen durch die ihm zur Verfügung stehenden Mittel erleichtern, sondern er soll Schutzfunktionen gegenüber Ansprüchen aus Familie, Verein oder Gesellschaft übernehmen. Er muß hier bereit sein, Interessenkonflikten nicht auszuweichen".

Mit zurückhaltend resignierender Kritik heißt es in der Veröffentlichung eines Sportarztes: „Es wäre illusionär zu glauben, der Sportarzt könne an den neuen, die Wirbelsäule von Kindern und Jugendlichen schädigenden Trainingsverfahren zur Zeit etwas ändern."

Ein Cheftrainer aus Osteuropa behauptete, Spitzensport jugendlicher Turner schade der Wirbelsäule nicht. Diese Behauptung ist falsch, und sie ist wahrscheinlich wider besseres Wissen aufgestellt." Dies berichtete *Henßge* in Dtsch. Badebetr. 71 (1980) 171.

Weitere Ausführungen zu diesem schwierigen Fragenkreis des frühkindlichen Trainingsbeginnes findet der Leser in den Kapiteln 8:2.3, 8:9.2.

Ein in der DDR von *Zippel* und *Pfeil* 1980 formulierter Satz hat auch in der Bundesrepublik Gültigkeit: „Bei kindlichen und jugendlichen Spondylolisthesisträgern ist die Aufnahme eines sportlichen Leistungstrainings bzw. die Übernahme in eine Kinder- und Jugendsportschule wegen der besonderen Gefahren hinsichtlich des Fortschreitens des Gleitprozesses und dem Auftreten klinischer und neurologischer Symptome generell abzulehnen."

Nach Aufzählung mehrerer häufiger Vorerkrankungen und Schadensmöglichkeiten an der Wirbelsäule bezeichnet Frau *E. Meyer* 1975 die Hälfte der im Leistungstraining stehenden Jugendlichen als nicht geeignet für den Hochleistungssport und schreibt: „Die Belastung der Wirbelsäule im Leistungssport ist groß, zu groß für eine vorgeschädigte Wirbelsäule." (Vergl. 8:4.9.5).

Jaster kommt 1963 infolge seiner Erkenntnisse bei jugendlichen Turmspringern zu einem harten, kritischen Schluß (ähnlich wie *Zippel* u. *Pfeil*, siehe 8:7.2): „*Vorgeschädigte Wirbelsäulen sind eine Indikation zum Verbot jeglichen Leistungssportes*" (*Leitsatz*).

Ein weiterer Satz – ein *Leitsatz* – zum Nachdenken stammt aus einer Wochenzeitschrift: „*Daß 75 Jahre nach Abschaffung der Kinderarbeit solche Kinderschinderei im Sport wieder üblich geworden ist, hat gute Gründe. In vielen Sportarten können nur noch kindliche Körper Höchstleistungen erbringen.*" Noch gibt es keine Statistiken über die Körper, die diese kindlichen Turnerinnen und Sportlerinnen nach Jahrzehnten aufweisen und wie es mit der Gesundheit der Wirbelsäule dann bestellt ist.

Das frühzeitige Heranführen von Kindern an den Sport, das bald in ehrgeizig geführte Wettkämpfe übergeht, polemisiert eine Wochenzeitschrift als „*Kinderolympiade aus Gier nach Gold*" (*Leitsatz*). Das zugehörige Bild zeigt eine vierzehnjährige Sportlerin im Abgang vom Gerät (Abb. 8/40a). Das Bild sieht zweifellos schwungvoll aus, aber die übertrieben tiefe Lordose ist unnatürlich und für die Wirbelsäule schadenträchtig. Der Abschwung ist also keineswegs körpergerecht, noch bringt er eine ästhetisch schöne Haltung.

Die Mehrheit der vorstehend zusammengestellten kritischen Aussagen läßt erfreulicherweise erkennen, daß die wesentlichen *Elemente aufbauender Kritik* aus den Reihen der Sportärzte stammen.

8:2.2.1 Sportverletzung / Sportschaden

Dieses Kapitel bedarf einer Vorbemerkung, weil das Kapitel 1 (Einführung in die Problematik der Wirbelsäulebelastung) in einem engen Zusammenhang mit den Fragen steht, die in den folgenden Ausführungen mehr von der praktischen Seite des sportlichen Geschehens aus behandelt werden. Deshalb erscheint es vorteilhaft, dem Kapitel 1 zunächst besondere Aufmerksamkeit zu widmen oder in Zweifelsfragen dort nachzulesen.

Gewisse, seit einigen Jahrzehnten bestehende Unstimmigkeiten über die unterschiedliche Definition zu dem Inhalt der Wörter „Sportverletzung" und „Sportschaden" sind in letzter Zeit weitgehend ausgeräumt. Der Terminus *Sportverletzung* ist eindeutig auf den durch einmaligen, unerwartet plötzlichen Gewalteinfluß entstehenden Sport-„Unfall“ eingegrenzt worden.

Dies liegt aus versicherungsrechtlichen Gründen im Interesse sowohl der Amateur- wie auch der Berufssportler. In Kapitel 8:12 wird über das wesentlich schwierigere Problem berichtet, ob und wieweit der Sportschaden versicherungsrechtlich zu bewerten ist.

Für näheres Eingehen auf die *Sportverletzung* läßt die vorgegebene Thematik dieses Buches keinen Raum. Um so eingehender ist zu erörtern, ob es häufige oder dauernde sportspezifische Einflüsse auf die Wirbelsäule gibt, die allmählich besondere Schäden erzeugen. Leider bestehen ausreichende Studien zu diesem Thema bisher nur für wenige Sportarten. Nicht nur wegen wissenschaftlicher Genauigkeit und wegen verbesserter sportmedizinischer Vorsorge, wie schonendere Trainingsverfahren und anderes, besteht das dringende Bedürfnis, den sich nicht nach einmaligem Gewalteinfluß, sondern allmählich entwickelnden *Sportschaden* in seinen Ursachen und Auswirkungen zu erkennen. Er kommt an allen sportbelasteten Stellen des Stütz- und Bewegsystems vor. Die Wirbelsäule ist besonders betroffen. In der sportmedizinischen Literatur gibt es zu den Fragen dieses wichtigen Problemkomplexes unterschiedliche Antworten.

Nach Ansicht von *Baetzner* (1936) entsteht der Sportschaden durch die Funktion, d.h. durch den „natürlichen Mehrgebrauch“. Diesen definiert er als einen mittelstarken Anspruch, der zum Mißverhältnis zwischen Leistungsfähigkeit und geforderter Leistung und schließlich durch das im Sporteifer oft unbemerkte Überschreiten der individualen Leistungsgrenze zum Funktionsschaden, in Form des Gewebeverschleißes führt und vorzeitig die „örtliche Vergreisung“ einleitet.

In der Definition von *Groh* (1962, 1964) heißt es: „Die kleine Kraft, lange Zeit wiederholt oder dauernd einwirkend, führt zum Aufbrauchschaden“. An anderer Stelle seines Buches spricht *Groh* von „Gewebsaufbrauch durch mechanische Überbeanspruchung“. Beachtenswert ist der Hinweis von *Tittel* (1962) auf den nicht nur konstruktiven, sondern auch destruktiven Charakter der Funktion, der im Sportschaden deutlich zum Ausdruck kommt. Dafür sind besonders die bradytrophen Gewebe (Bandscheiben, Knorpel und ähnliche) anfällig. Sie liegen ihrem Wesen nach (infolge häufiger Überlastungsschäden durch Druck, Zug oder Verwringung) der toten Werksubstanz nahe, die ununterbrochen abgenutzt wird, ohne daß Regeneration möglich ist.

Williams (1973) weist auf den „kumulativen Beitrag wiederholter Trivialverletzungen (Mikrotraumata)“ hin, die zu progredient-chronischen Gelenkschäden führen. Er bezeichnet sie als invalidisierende Gelenkkrankheiten der Sportler. Damit charakterisiert er also das, was wir Sportschaden nennen.

Franke (1974) bezeichnet den Sportschaden als subakut oder chronisch gestörte Gesundheit, verursacht durch das „Mißverhältnis zwischen individual gegebener Gewebebelastbarkeit und tatsächlich in Training und Wettkampf erfolgender Belastung“.

Groher (1974) spricht von „Dauertrauma durch das Training“, das über viele Jahre hinweg einwirkende Gewalten bringt. Das kann den physiologisch einsetzenden Verschleiß der Bandscheibe richtunggebend beschleunigen. Nimmt man nun noch *Henschens* Erklärung für den Sportschaden hinzu („Materialerschütterungen bei sportlicher Betätigung“), so sind die im Bereiche der Sportmedizin am häufigsten erörterten Möglichkeiten für das Abgrenzen zwischen Trauma und Verschleiß zusammengestellt.

In solche Erörterungen fließen Worte ein wie: Gewebezerrüttung, Gewebsermüdungsschaden, Ermüdungsfrakturen, Aufbrauchveränderungen, physiologischer Streß, Überbeanspruchungssyndrom, unterschwelliges Dauertrauma, in Schüben verlaufende Mikrofissur, subklinisches Trauma und ähnliche. Mehr oder weniger zielen diese Bezeichnungen darauf hin, die Ursache des Gewebeverschleißes als „Mikrotrauma“ aufzufassen, das als *Initialanstoß* (2:3.5.2) beginnend, den fortschreitenden Schaden einleitet und durch häufiges Wiederholen Schritt für Schritt verschlimmert.

Wenn die Ursache derartiger Schäden in Überlastung oder in wiederholten Mikrotraumata zu suchen ist, dann verwenden *Oblak* u. *Tilscher* (1974) die Bezeichnung „primärer Sportschaden“. Folgt der chronische Verschleiß auf einen einmaligen Gewalteinfluß – also auf einen Unfall –, liegt nach der Definition dieser Autoren ein „sekundärer Sportschaden“ vor. Nach üblicher Nomenklatur ist das Letztere also eine posttraumatische Arthrose oder Spondylose bzw. ein unfallbedingter Gewebeverschleiß. Die Benennung der Spätfolge eines einmaligen Gewalteinflusses als „sekundärer Sportschaden“ ist unglücklich gewählt und verwirrt. Als Gegensatz zur Sportverletzung sollte der Terminus „Sportschaden“ ohne jedes Beiwort ausschließlich für den „Funktionsschaden durch natürlichen Mehrgebrauch“ verwendet werden. Verwirrend ist der erwähnte Vorschlag von *Ob-*

lak u. *Tilscher*, wiederholte Mikrotraumata als „primären Sportschaden" zu bezeichnen, vor allem deshalb, weil „primär" den Gedanken an das Einmalige weckt, also an die für den versicherungsrechtlichen Unfallbegriff erforderlichen einmaligen Gewalteinfluß. Um den Gegensatz in der Ursache und in den Folgen klar und einfach auszudrücken, genügt die Gegenüberstellung der Begriffe *Sportverletzung* und *Sportschaden.*

Groher u. *Noack* haben sich 1977 nochmals zur Definition des Sportschadens geäußert. An erster Stelle der Ursachen stehen nach ihren Studien „sogenannte Mikrotraumatisierungen des Gewebes". Darunter verstehen sie kleinste Verletzungen, die zum Teil wegen ihrer geringfügigen Beschwerden nicht wahrgenommen und mit den klinikueblichen diagnostischen Verfahren nicht erfaßt werden können.

Das langzeitig wiederholte Mikrotrauma ist nach den Experimenten von *Schneider* (1980) eine wesentliche Komponente im Ursachenbündel für das Entstehen von Überlastungsarthrosen. Dies konnte er im Mäusekniegelenk nachweisen. Nach extremen Laufbelastungen nahmen die sauren Mukopolysaccharide im Kniegelenkknorpel ab. Er glaubt, daß leistungssportliches Belasten gemeinsam mit der biomechanischen Anfälligkeit bestimmter Gewebesorten das frühe Altern des Gewebes erzeugen. *Schneider* untersuchte im Kniegelenk Knorpel und Meniskus. Mit hoher Wahrscheinlichkeit lassen seine Untersuchungsergebnisse Analogieschlüsse auf das Verhalten der sehr viel empfindlicheren Gewebesorten der Zwischenwirbelscheibe zu, in der die Mukopolysaccharide eine wichtige Rolle spielen (2:3.3.5).

Um ein durch Sport verletztes oder geschädigtes Gelenk zu bezeichnen, wird häufig – sehr vereinfachend – von Sportgelenk, Sportmeniskus, Sportbandscheibe, Sportdiskus u.ä. gesprochen. Solche Namen geben keinerlei Hinweis darauf, ob eine Sportverletzung oder ein Sportschaden zugrunde liegt. Man sollte in der Sportmedizin vom sport*verletzten* oder vom sport*geschädigten* Gelenk sprechen.

Zu den röntgenographisch nachgewiesenen *Gelenkveränderungen* bei Olympiakämpfern meint 1964 *Groh*, sie seien nicht als Gelenkschäden durch Überbeanspruchung anzusehen, sondern als Folgen bagatellisierter, unerkannter, larvierter, vergessener Unfälle zu bewerten. Er weist auf die Härte des Sportes mit seinem rücksichtslosen Einsatz hin. Den krankhaften Röntgenbefund deutet er als das Denkmal lange zurückliegender bagatellisierter Sportunfälle, und er sieht ihn nicht als Ausdruck eines Verschleißschadens im Gelenk an. Dies mag für die Gelenke der Gliedmaßen weitgehend gelten.

Auf die Wirbelsäule läßt sich das aber nicht ohne Weiteres übertragen. Die weiche und flüssigkeitsgeschädigte Zwischenwirbelscheibe (Halbgelenk nach *Luschka*, Kapitel 3:2.2.1) ist sehr störempfindlich und reagiert auf Dauerbelastungen oder immer wieder gleichartig einwirkende Mikrotraumen (Trommelfeuer der Leistungsansprüche im Training, Kapitel 8:3.1) mit einem Initialschaden. Dies ist ein häufiger Grund für das Entstehen des Bandscheibeverschleißes (Kapitel 4:6.2.4). Infolge der engen Partnerschaft der Bandscheibe mit den zum Bewegungssegment gehörenden Wirbelbogengelenken reagieren diese und auch die Unkovertebralgelenke mit koordinierten Arthrosen.

Im Hinblick auf die Wirbelsäule vermag also der Schlußsatz in der Veröffentlichung von *Groh* 1964 keineswegs heute noch Gültigkeit beanspruchen: „das Gespenst des Sportschadens als verhängnisvolle Drohung für alle Leistungssportler kann endgültig als gebannt gelten".

Diese Feststellung ist umsomehr berechtigt, je mehr der Sportarzt feststellen muß, daß die häufig wiederkehrenden Mikrotraumen der Überbeanspruchung vom Sportler selbst kaum oder wenig beachtet und deshalb nur selten gemeldet werden. Wahrscheinlich empfindet sie der Betroffene tatsächlich nicht, da sie unterhalb der Erkennungsschwelle liegen. Schließlich fällt die immer wiederholte „örtliche Unpäßlichkeit" auf, und der Arzt wird den Beginn eines Sportschadens diagnostizieren. Vorübergehende Trainingsentlastung und Übergang zu einer weniger anstrengenden Ausgleichssportart mit entsprechender Therapie schaffen meist Abhilfe.

Schwieriger ist der *Dissimulant* zu erkennen, der lange Zeit Beschwerden aus falsch verstandenem sportlichen Ehrgeiz verschweigt, bis der Schaden im Gewebe fortgeschritten ist. Dann erst führen heftiger werdende Schmerzen zum Arzt, der die weitere Teilnahme am Sport versagen und eine entsprechende Therapie einleiten wird. Handelt es sich um Schaden in der Muskulatur des Körperstammes, wird die Behandlung zur Besserung führen können. Sind jedoch die Zwischenwirbelscheiben, das funktionale System der Gelenke im Wirbelbogenbereich, die Kopfgelenke, die Iliosakralgelenke betroffen, muß unter Umständen die Sportart gewechselt werden.

Der Rückblick auf die bisherigen Erörterungen über Leistungsgrenzen im Sport führt zu folgendem *Leitsatz: „Die Grenze der sportlichen Leistungsfähigkeit und somit die Gefahr für das Entstehen von Sportschäden liegt bevorzugt im Stütz- und Bewegsystem – mit hohem Anteil des Rückgrates –, während das Herz-Kreislauf-System und die Atmungsorgane sowie die Muskulatur trainierbar sind und deshalb weniger Sportschäden erleiden."*

Ein wenig klarer Begriff lautet „latente chronische Sportverletzung". Er wird meist im Sinne des Sportschadens gebraucht, wie er weiter vorn definiert wurde. Da der Begriff das Wort „Verletzung" in sich schließt, verwenden ihn einige Autoren jedoch, um Spätfolgen nach einmaligem Gewalteinfluß, z.B. posttraumatische Arthrosen, zu beschreiben. Dieser Begriff ist demnach zweideutig und verwirrend. Deswegen sollte er aus der sportmedizinischen Literatur verschwinden.

Williams faßt 1973 im Begriff „endogene Sportverletzung" Überbeanspruchungssyndrome zusammen. Zu ihnen zählt er als klassisches Beispiel den Ermüdungsbruch und gleichzeitig den akuten Muskelriß. Dieser Begriff mag in der angloamerikanischen Sportliteratur angebracht sein. Er grenzt jedoch nicht klar den Sportunfall gegenüber dem Sportschaden ab.

Franke greift 1977 den Begriff „endogene Sportverletzungen" wieder auf. Er begründet ihn etwa so: „Die wesentliche Ursache der endogenen Sportverletzung ist das Mißverhältnis zwischen der individual möglichen Belastbarkeit des Bänder- und Stützgewebes und der tatsächlich erfolgenden Belastung durch Training und Wettkampf". Weiter spricht der Autor von dem Überwiegen der Beschwerden und der morphologisch erkennbaren Veränderungen an der Wirbelsäule durch Fehl- und Überbelastung bei Sportlern gegenüber reinen Verletzungsfolgen. Das heißt mit anderen Worten, *die Sportschäden sind im Zentralorgan des Stütz- und Bewegsystems häufiger als die Sportverletzungen* (*Leitsatz*).

In solche Betrachtungen sind die allen Sportärzten und Trainern bekannten *Gelenkdistorsionen* (Verdrehungen und Zerrungen) einzureihen, die an Häufigkeit zunehmen. Drei Fünftel aller Sportverletzungen gehören dazu (*Rompe* u. *Krahl* 1972) und 10% aller sportbedingten Distorsionen kommen an der Halswirbelsäule vor. Die anderen Abschnitte der Wirbelsäule sind aber nicht unbeteiligt. Die für die Diagnostik von Distorsionen sehr versteckt liegende Wirbelsäule kann eine Summation von diagnostisch schwer aufzuklärenden Schäden des Kapsel-Band-Systems im Bereich der Bewegungssegmente erleiden, und zwar an Bandscheiben, Bändern der Wirbelkörper-Bandscheiben-Säule, Bändern der Wirbelbogenreihe einschließlich der Unkovertebral- und der Wirbelbogengelenke mit ihren Menisci. An der Halswirbelsäule gilt dies zum Beispiel für Wassersprung, Kopfballartistik beim Fußball, Flosburyflop beim Hochsprung, Judo, Boxen (Kinnhaken) und Ringen (Nackengriffe, Schwünge, Fall in die Brücke). Siehe auch *Buetti-Bäuml*, der 1954 am Beispiel der „Schwinger" in der Schweiz die Schäden an der Halswirbelsäule beschreibt.

In der Gymnastik und beim Geräteturnen besteht in der „Rolle rückwärts" eine Gefahr für gehäufte Distorsionen an der Halswirbelsäule (zum Teil auch der Lendenwirbelsäule). Die Torsionen der Bewegungssegmente durch den Wedel-Hüftknick-Stil beim Skilauf bringt Distorsionsgefahren vor allem für die Lendenwirbelsäule: *Friedrich* 1967, 1969. Nach *Rompe* u. *Krahl* (1972) kann die Lendenwirbelsäule auch noch Distorsionen beim Rudern, Trampolinspringen, Hochsprung (und zwar sowohl beim Absprung wie beim Aufsprung) erleiden.

So bestehen also vielfältige Gefahren durch sportbedingte Distorsionen. Im Bereiche der Wirbelsäule können sie durch vielfältige Wiederholung Ursache von Chondrosis disci, Osteochondrosis intercorporalis sowie Unkovertebral- und Wirbelbogengelenkarthrose bei jugendlichen Sportlern sein. Der Nachweis über den Zeitpunkt des Schadenbeginnes ist schwierig, denn die überwiegende Zahl der Distorsionen wird von den begeisterten Anhängern des Hochleistungssportes kaum beachtet, ihre Folgen bleiben unterbewertet, und vorübergehend behindernder Schmerz dringt nicht ernstlich in das Bewußtsein ein. Das Hochleistungstraining läuft – unter Dissimulation – weiter. Mit Recht ordnet *Tittel* (1962) im Einvernehmen mit *Knoll* u. *Matthies* (1962) solche Distorsionen als „kleinste oder chronische Traumen" in den Begriff der Überbeanspruchung ein. Deshalb zählen ihre Folgen zu den Sportschäden im oben dargestellten Sinne.

Stofft u. *Grosam* (1975) sind vom Standpunkt des Anatomen aus den Unterschieden in der Bewegungsmöglichkeit zwischen sportlich trainierten und untrainierten Wirbelsäulen nachgegangen. Sie fanden das Bewegen der trainierten gegenüber den untrainierten Wirbelsäulen meßbar eingeschränkt. Bemerkenswert ist, daß sich bei Schwerathleten und Schwimmern die geringsten Werte für die Rückbeuge der Gesamtwirbelsäule fanden. Schwerathleten erreichten bei der Seitbeuge die geringsten Ausschläge. Bei Nichtsportlerinnen und Gymnastiktreibenden ist das Ausmaß der Rückbeuge der Gesamtwirbelsäule gut. Als Ursache dieser Verschiedenheiten vermuteten die Verfasser die hochgradigen dynamischen Ansprüche, die das sportliche Training stellt.

Verständlicherweise haben *Stofft* u. *Grosam* (1975) als Anatomen nicht die Frage erörtert, ob tausendfach wiederholte Distraktionen und Torsionen gleichzeitig die Gewebe dehnten und dabei Mikroeinrisse erzeugten, deren Narben die Elastizität zunehmend behinderten. Es scheint angebracht, eine solche durch wiederholtes Zerren und Drehen hervorgerufene verminderte Bewegungsfähigkeit der Wirbelsäule als „Sportsteife“ zu bezeichnen und diesen Befund unter die Sportschäden einzureihen.

Eine verstärkte, gleichzeitig eingesteifte und *großbogige Brustkyphose* – oder sogar eine Totalkyphose der Brust- und Lendenwirbelsäule – wird bei Sportlern und Turnern verschiedener Disziplinen beschrieben: Radfahrerbuckel (8:4.2.4), Boxerbuckel (8:4.5.2), Ringerbuckel (8:4.5.2), Fußballerbuckel (8:4.5.5), Turnerbuckel (8:4.9.1), Rudererbuckel und Rundrücken der Kanufahrer (8:4.10.2), Schwimmerbuckel (8:4.10.4). Besonders Hochleistungssportler sind davon betroffen (8:8.2) Während des jahrelangen Bestehens der Kyphose wird kaum über Schmerzen geklagt. Nach den Angaben verschiedener Sportärzte ist die Einsatzfähigkeit für Training und Wettkampf nicht behindert (siehe Abb. 6/4b).

Mancher Träger einer solchen Kyphose konnte olympisches Gold erlangen. Wahrscheinlich geht der Ursprung dieser Kyphose von leicht verlaufenden Adoleszentenkyphosen aus, deren Anfangsschmerzen unter dem Deckmantel des Sportehrgeizes der trainierenden Kinder und Jugendlichen verborgen blieben. So verbindet sich also beim Entstehen des typischen Sportlerbuckels (8:8.2) die juvenile Kyphose als Vorschaden mit der aufgepfropften sportlichen Überlastung zum *Turn-* oder *Sportschaden*, siehe auch in 8:4.9.1. Dort sind einige noch ungeklärte Fragen zusammengestellt.

Es dürfte eine reizvolle Aufgabe für einen Sportarzt sein, in Langzeitstudien den Zeitpunkt in der Entwicklung derartiger Kyphosen herauszufinden, an dem noch Abhilfe gegen das Fortschreiten möglich ist, sei dies nun durch therapeutische Maßnahmen mit entsprechend geändertem Trainingsablauf oder durch Pausieren über die floride Phase des Wirbelsäulenwachstums hinweg.

Die Notwendigkeit Sportunfall und Sportschaden zu unterscheiden, ist ebenso wie bei Schäden von Weichgeweben an der Wirbelsäule bei den *Wirbelknochen* gegeben. Am größten Teil des Wirbels, am Wirbelkörper, ist lediglich bei besonderen Belastungsarten nach langzeitigem Hochleistungstraining Knochenanbau beobachtet worden. Darüber wird am Ende dieses Kapitels bei der Besprechung der Anpassungsvorgänge berichtet.

Welchen Einfluß Daueransprüche erlangen können, die bei einigen Sportarten auf den *Wirbelbogen* einwirken, wird für die Abtrennungen (sog. Ermüdungsbrüche) von Wirbelbogenfortsätzen (Quer- und Dornfortsätze, siehe 4:3.3, 8:7.3, 8:12.2) wie für das Auftreten von Spondylolysis/Spondylolisthesis (8:7.2) zu besprechen sein. Das gehäufte Vorkommen dieser röntgenographisch nachweisbaren Schäden bei Hochleistungssportlern verlangt das Beurteilen der örtlich angreifenden Kräfte und führt zu ähnlichen Fragen nach den pathophysischen Vorgängen wie bei den in den vorgehenden Seiten besprochenen Weichgewebeschäden. Allerdings sind die „Ermüdungsbrüche des Knochens“ länger bekannt und eingehend untersucht. Deshalb sind sie im Rahmen der gesetzlichen Unfallversicherung unter gewissen Voraussetzungen als Berufskrankheit anerkannt, worüber näher in 8:12.2 berichtet wird.

Bezüglich der Abtrennung (Abbruch) des Zahnfortsatzes am 2. Halswirbelkörper liegen noch nicht genügend Erkenntnisse darüber vor, ob und in welcher Sportart dauernd vorkommende übermäßige Krafteinflüsse als Ursache gelten könnten (Sportschaden), oder ob nur der einmalige Gewalteinfluß einen Abbruch hervorruft (Sportverletzung).

Die über Spondylosis/Spondylolisthesis in den letzten Jahren bekanntgewordenen Häufigkeitszahlen bei Hochleistungssportlern (8:7.2) legen den Schluß nahe, daß dauernd wiederholte Einflüsse bei Training und Wettkampf unter Umständen wesentliche Teilursachen in einem Bündel von Entstehungsmöglichkeiten (vergl. 4:5.2) für diese Schäden seien. Die versicherungsrechtlichen Grundlagen dieser Zusammenhänge sind schwierig zu klären: siehe in 8:12.2. Zu vermerken ist noch: Der Sportschaden schleicht sich langsam und zunächst unbemerkt ein, ehe er Krankheitswert erlangt.

An den Erörterungen über die Sportschäden und ihre Grundlagen haben sich außer den Genannten noch viele Autoren beteiligt, darunter: *Groher* u. *Heidensohn* 1970, *Köhler* 1959, *Teyssandier* 1967, *Zettel* 1960.

Eng im Zusammenhang mit den vorstehenden Erörterungen, die viele praktische Einzelheiten über das Abgrenzen zwischen Sportverletzung und Sportschaden darstellen, ist das Kapitel 1 zu suchen. Es enthält seinem Titel gemäß „Einführung in die Problematik der Wirbelsäulebelastung" Anregungen über die Schwierigkeiten, die sich beim Nachdenken und bei den Versuchen zum systematischen Einordnen der Belastungsfolgen am Rückgrat ergeben. Es liegt eine Flut von wissenschaftlichen, praktischen, statistischen Studien vor – jedoch ist wenig Einigkeit erreicht worden.

8:2.2.2 Anpassung

Zu den Schäden im Rückgrat, die durch die verschiedensten Belastungen im Alltag und im Berufsleben dem Rückgrat zugemutet werden – ebenso wie durch Sport, Turnen, falsche Freizeitgestaltung u.ä. – wird in vielen Kapiteln dieses Buches Stellung genommen. Belastung stiftet aber keineswegs nur Schaden, sondern kann auch Anpassung anregen, die ihrerseits Möglichkeiten für die Weiterführung oder die erneute Aufnahme sportlicher und anderer Betätigung mit Wirbelsäulebelastung ermöglicht.

Damit hängen erfahrungsgemäß mancherlei Probleme zusammen, die unter Berücksichtigung der vielfältigen Gewebearten in Kapitel 1 besprochen sind.

8:2.3 Leistungssport / Hochleistungssport

Nachdem die Zeiten vorbei sind, in denen Sport nur von wenigen Bevölkerungsgruppen zur Erholung und zum Vergnügen gepflegt wurde, muß nach *Mathie* u. *Schwaiger* (1967) mit den aufkommenden Leistungsansprüchen *„der heutige Sportler seinen Körper zu einer biologischen Hochleistungsmaschine ausbauen"* (*Leitsatz*). In der gleichen Zeit trat, wie die beiden Autoren meinen: „eine enorme kommerzielle und gesellschaftliche Aufwertung des Sportes ein". Der damit zusammenhängende zunehmende Drang für erhöhte Rekorde verlangte straffe Organisation des Sportes und den Aufbau des allgemeinen und des spezifizierten Trainings unter Zuhilfenahme wissenschaftlich erarbeiteter Verfahren.

So entstand ein *Leistungssport* mit hohen Anforderungen an den Sportler und gleichzeitig an die Sportgeräte, die verbessert und in vieler Hinsicht völlig erneuert werden mußten. Ein wichtiges, menschliches, soziales, psychisches und vor allem sportmedizinisches Problem stellt sich mit der Tatsache, daß zum Erlangen größter Hochleistungen der Trainingsbeginn in immer jüngere Altersstufen – bis in das Vorschulalter – vorgelagert wurde. Nun ist aber gerade das noch nicht ausgereifte Rückgrat der Kinder und Jugendlichen der empfindlichste Teil des Stütz- und Bewegsystems in bezug auf mechanische Einflüsse. Welche Folgen das *Leistungstraining* in dieser Wachstumszeit der Wirbelsäule zufügen kann, wird in 8:9 und bei den gefährdenden Sportarten geschildert.

Jeder Leistungssportler strebt die Vollkommenheit in seiner Disziplin an. Dazu muß er alle körperlichen und geistigen Reserven ausnutzen. Diese Notwendigkeit birgt jedoch die Gefahr des Übertrainings in sich, daß nur durch regelmäßiges Beobachten von seiten der Sportärzte und Trainer vermieden werden kann.

Im Vordergrund steht für den Athleten das stetige Bestreben, Siege in internationalen Wettkämpfen zu erringen. Jeder Freizeitraum, sogar geruhsames geselliges Beisammensein wird an jedem Tag durch die zwei bis drei Trainingseinheiten für die Disziplin und den Ausgleichssport sowie durch die nötigen Entspannungs- und Ruhepausen vollkommen aufgezehrt. Es kommt zur schädigenden *„Selbstüberforderung im Sport"* (*Leitsatz*). Der Sportler wird zum Professional, zum Untertan seiner Arbeit, einer gegen viele Regeln der Gesunderhaltung des Körpers – und sehr oft der Wirbelsäule – verstoßenden *„inhumanen Arbeit"*.

Solche immer mehr zugespitzte, tagfüllende Trainingsarbeit bedarf für einige Disziplinen des Spitzensportes neuer Regeln, um die Gesundheit des Sportlers – insbesondere auch mit dem Blick auf die Wirbelsäule – nicht zu gefährden. Nur durch die begleitende Mitarbeit des Sportarztes kann der Weg zur Hochleistung, soweit als möglich, schadenfrei gehalten werden. Das kritische ärztliche Urteil hat bereits in vielen Fällen zur Änderung veralteter, teilweise schädigender Trainingsverfahren geführt.

Mit einer vervollkommneten sportspezifischen Trainingstaktik wird es heute durch die enge Zusammenarbeit zwischen dem aktiven Hochleistungssportler, seinem Trainer und dem erfahrenen Sportarzt gelingen, die akuten Verletzungen und vor allem auch die Schadensquote im Bereich der Wirbelsäule weit zurückzudrängen. So ist dem Satz von *Schoberth* (1972) zuzustimmen: „Daß man trotz der hohen und vielseitigen Belastungen zum Leistungssport in der modernen Gesellschaft vorbehaltlos ‚Ja' sagen kann."

Für den Leistungssport/Hochleistungssport bedarf das Rückgrat einer nach allen Richtungen freien Beweglichkeit. Von ihm wird bei vielen Sportarten sogar eine wesentlich erhöhte Bewegungsfreiheit verlangt: *Hypermobilitas, Laxitas.* Um diese zum Beispiel für Artistik, Akrobatik, Wettkampfgymnastik zu erreichen, ist das „Weichmachen" der Wirbelsäule die Hauptaufgabe, ein täglich stundenlang vor jedem Auftritt wiederholtes Training (siehe bei Kontorsionisten in 8:6.2). Wettkampfgymnasten (8:4.9.4) bedienen sich oft des Partnertrainings, das wöchentlich mindestens 20 Übungsstunden verlangt.

In vielen anderen Sportarten führen besondere Trainingsverfahren zu der „planmäßig erworbenen Hypermobilitas" (anerzogene Überbeweglichkeit). Aus krankhafter Ursache gibt es die Instabilitas intercorporalis. (Darüber kann in 3:4.3 nachgelesen werden.) Die damit verbundene Schmerzhaftigkeit verbietet das Ausüben fast aller Sportarten, wird lediglich bei den Kontorsionisten und einigen anderen Berufsathleten durch den Ehrgeiz zur Schaustellung überwunden.

Übersichtlich sind die Formen der Hypermobilitas von *Steinbrück* u. *Tilscher* (1983) zusammengefaßt worden: Tabelle 8/1.

Leistungssport bringt keineswegs immer erhöhte Beweglichkeit für das Rückgrat. Durch einige Sportarten kommt es zu Teilsteifen. Ein Beispiel dafür ist der versteifte Turnerbuckel (8:4.9.5). Versteifte Kyphosen der Brustregion sind noch bei anderen Sportdisziplinen bekannt: siehe in 8:2.2.

8:2.4 Schulsport / Vereinssport / Betriebssport

Durch das heutige Kurssystem und die Lernbelastung der Schüler sind *Turnen und Sport in der Schule* leider sehr in den Hintergrund getreten. Obwohl in Kapitel 7:2.3.4 (Turnen, Sport, Spiel, Pausengymnastik) auf diese Schwierigkeit bereits hingewiesen und entsprechende praktische Vorschläge erörtert wurden, sind doch noch einige Hinweise für den Schulsport angebracht.

Die Haltungsschwäche hat sich bei der Jugend in den letzten beiden Jahrzehnten immer mehr verbreitet, darunter auch die betont lässige Jeans-Haltung (7:2.3.2). Gründe für spätere Wirbelsäulebeschwerden und ernste Schäden liegen also genügend vor, weil sich die Sitzzeit der Schule (mit fehlendem Ausgleichssport) mit der Sitzzeit im Leben der Erwachsenen fortsetzt. Kein Zweifel besteht daran, daß die altersbedingten Schäden der Wirbelsäule in früher Jugend ihren Anfang nehmen. *Leitsatz: Die Schäden der alternden Wirbelsäule werden von den Versäumnissen der Jugendzeit geprägt.*

Für eine durchaus erforderliche neue Betonung des Turnens und des Sportes in der Schule soll damit keineswegs einem leistungssportlichen Denken der Schüler Vorschub geleistet werden. Leistungssport bedingt vollen körperlichen Einsatz bei entsprechend physischer Voraussetzung und psychischer Einstellung sowie einen großen Zeitaufwand. Hauptanliegen des Schulsportes sollte dagegen gemeinsames Sportspiel – geeignet auch für den Wettstreit zwischen einzelnen Mannschaften oder Klassen – sein.

Die Belange der in diesen Lebensjahren noch nicht ausgereiften Wirbelsäule müssen in den turnerischen und den sportlichen Anforderungen vom Sportlehrer und besonders auch von den ministerialen Planern des Schulunterrichts bedacht werden. Für haltungsschwache Kinder und Jugendliche sind Turnen und Sport dann die richtigen Wege, wenn mehr Freude vermittelt, aber kein sportliches, durch Ehrgeiz angeheiztes Leistungstraining gefordert wird (*Schwarz* 1978).

Die Sportgeräte in den Schulen und die Aufsicht während der Turn- und Sportstunden müssen den Gefahren angepaßt sein, damit so ernste Schäden vermieden werden, wie sie beim *Üben am Minitrampolin* allzuhäufig das Rückgrat treffen: vergl. 7:2.3.4, 8:4.9.6.

Zu vermerken ist noch, daß die Forderung nach der täglichen Sportstunde auch deswegen gerechtfertigt ist, weil Vergleichsstudien von *Rieckert* et al. (1972) zeigten, daß dadurch die schulischen Leistungen nicht vermindert wurden. Die Autoren konnten auch keine Überanstrengung der Kinder feststellen, sondern es ergab sich sogar ein Trainingserfolg in Geschicklichkeit und neuromuskularer Koordination.

Zu der immer erneut auftauchenden Frage der *Befreiung vom Schulsport* haben 1978 *Schubert* et al. 138 Lehrer und 2205 Schüler befragt. Die Antworten sind tabellarisch zusammengestellt, siehe Tabelle 8/2 zu den Ergebnissen der Schülerbefragung. Die Lehrer (Tabelle 8/3) gaben ihre sportbezogene Ausbildung be-

Tab. 8/1: Formen der Hypermobilitas (aus ***Steinbrück*** u. ***Tilscher*** 1983)

1. systemische	– Laxizität
2. abschnittsweise	– „weiches Kreuz"
3. segmental	– Übergangsregionen
	< zerviko-kranial / lumbo-sakral
	– kompensatorisch
	< Blockierung / Blockwirbel
4. planmäßig erworben	– Sport-Kontorsionisten

Tab. 8/2: Ergebnisse der Schülerbefragung.
A = Kritik der Schüler am Schulsport. B = Häufigkeit und Dauer der Schulsportbefreiungen (n = 2205). C = Veranlassung zur Schulsportbefreiung (nach ***Schubert*** et al.)

(n = 2205, mehrfache Antworten möglich)		
Keine Mängel im Sportunterricht	16 %	
Zu viel Sportunterricht	5,8 %	
Zu wenig Sportunterricht	66 %	A
Keine guten Sportlehrer	24 %	
Ungenügende Sportstätten	34 %	
Befreiung auf Dauer	5,0 %	
Längerdauernde (mehrw.) Befr.	24,5 %	
Häufige oder regelmäßige kurzfristige Befreiung		B
Jungen	25,2 %	
Mädchen	51,1 %	
(n = 2205)		
Schularzt	5,0 %	
Andere Ärzte	47,2 %	
Eltern	30,8 %	C
Lehrer	14,1 %	
Schüler	2,9 %	

Tab. 8/3: Ergebnisse der Lehrerbefragung (n = 138) Ausbildungsgrundlagen der Sportlehrer (nach ***Schubert*** et al.)

Examen einer Hochschule oder Universität	30,0 %
Lehrerfortbildungsseminar	21,1 %
Sonstige Ausbildung	29,0 %
Keine Ausbildung	21,9 %

kannt. Für die Teilnahme der wenig interessierten Schüler oder der Rückenschwächlinge kann die „Teilnahme außer Konkurrenz" eine Möglichkeit zum Mitmachen sein.

Bei vielen muskel- und bänderschwachen Kindern und Jugendlichen besteht ernstlich gestörte Haltungsschwäche durch den lockeren Hohlrücken oder den Hohlrundrücken. Für sie ist jedenfalls Teilnahme am Schulsport nötig. *Befreiung vom Schulunterricht* sollte jedoch nicht ins Auge gefaßt werden. Bei ernstlichen Sitzbeschwerden Jugendlicher mit Haltungsschwächen ist unbedingt eine ärztlich geleitete Krankengymnastik neben Schulbesuch und Schulsport dringendes Gebot, damit durch die gekräftigte Muskulatur die Haltung verbessert wird.

Der *Vereinssport* hat mit seinen jetzt schätzungsweise mehr als 14 Millionen Mitgliedern in der Bundesrepublik einen bisher ungeahnten Höhenflug angetreten. Das ist unter anderem ein beachtenswerter Erfolg der geschickten Werbemaßnahmen und der organisatorischen Möglichkeiten des Deutschen Sportbundes. Viele Vereine nehmen sich der Sportler an, fast alle auch in besonderen Jugendgruppen. Das Angebot der Sportarten für die sowohl Mannschafts- wie auch Einzeltraining durchgeführt werden, sind groß. Soweit Kinder und Jugendliche mit noch nicht ausgereifter Wirbelsäule Leistungssport betreiben wollen, ist eine eingehende Untersuchung über den Zustand der Wirbelsäule erforderlich. Der Arzt hat zu entscheiden, ob nach körperlichem Befund eine Röntgendiagnostik des Rückgrates erforderlich ist. Wirbelsäulegefährdete Sportler im Leistungsstraining bedürfen regelmäßiger Nachuntersuchung. Warum dies dringend notwendig erscheint, wird in Kapitel 8:9 näher erläutert. Für die jugendliche, noch nicht ausgereifte Wirbelsäule besteht bei einigen Sportarten erhöhte Gefährdung, zum Beispiel Rudern, Kunstturnen, Boxen, Trampolinturnen und andere. Eine Liste der gefährdenden Turn- und Sportdisziplinen enthält Kapitel 8:9.2. Weiteres dazu geht aus den Beschreibungen über die einzelnen Sportarten in vielen der folgenden Kapitel hervor.

Für den *Betriebssport*, den zahlreiche Unternehmen für kleinere und größere Sportgruppen – auch als Sport der Auszubildenden – eingeführt haben, gelten die oben soeben genannten notwendigen Rücksichtnahmen auf die Eigenarten der Wirbelsäule. Deshalb sind vor dem 16. bis 18. Lebensjahr allzu große, vom Ehrgeiz angetriebene oder aus anderen Gründen entstehende hohe sportspezifische Belastungen zu vermeiden. Bei allen Nacken-und Rückenbeschwerden ist den Ursachen durch ärztliche Untersuchung – möglichst mit Röntgendiagnostik – nachzuspüren.

Die in den obigen Ausführungen besprochenen *Organisationsformen für den Sport* haben in ihren allgemeinen oder sportspezifisch eingeteilten Gruppen vielerlei Aufgaben zu erfüllen. Das sind neben gesellschaftlichem Beisammensein, Erwecken der Freude am Sport auch Aufgaben des Breitensportes (siehe in 8:2.6). Damit treten sie in die *Gesundheitsvorsorge* ein (8:2.5). Eine der Hauptaufgaben der Sportvereine ist das Heranführen sportbegeisterter Mitglieder an die von ihnen gewünschten Sportarten und an deren Leistungsanforderungen. Spätestens hier begegnen sich Sportgruppenleiter, Trainer und Sportärzte gemeinsam mit den Sportlern zu der unerläßlichen *Tauglichkeitsprüfung*, die sich in den Hauptteilen mit internistischen Fragen beschäftigt (Herz-Kreislauf, Atmungsfunktionen). Bedauerlicherweise werden die Kräfte und Belastungsmöglichkeiten des Stütz- und Bewegsystems sowie ihres Mittelpunktes, der Wirbelsäule, zu wenig eingehend geprüft. Nach sportärztlichen Erfahrungen sind aber Kreislauf- und

Atmungssysteme, ebenso wie Muskeln bei jungen Menschen wesentlich weniger mit Vorschäden belastet und anfällig für sportspezifische Schäden als die Wirbelsäule, sowie die weiteren Teile des Stütz- und Bewegsystems. Es besteht für die Eingangsstufe zum Leistungssport, in der die Talentauswahl getroffen wird, also in den Sportvereinen, zumindest eine Verantwortlichkeit für den sportspezifischen Zielplan des jungen Menschen. Wird bei der Eignungsuntersuchung, zum Beispiel durch Verkennen der häufigen Vorschäden an der jugendlichen Wirbelsäule (8:8) der richtige Weg verfehlt, dann können bereits die ersten falschgestalteten Trainingsmonate an den Aufbauteilen der Wirbelsäule, insbesondere an Bandscheiben und Wirbelbogengelenken Schäden verursachen, die nicht mehr zurechtgerückt werden können. Der hoffnungsfrohe und leistungswillige Sportler wird aus der Bahn geworfen. Nicht nur körperlicher Schaden, sondern auch seelische Kümmernisse können entstehen.

8:2.5 Sport und Turnen als Gesundheitsvorsorge

Sport und Turnen sind herausragende *Faktoren in der Gesundheitsvorsorge* für alle Bevölkerungsschichten. Aber trotz der Millionen von begeisterten Sportlern und Turnern ist noch nicht überall der Gedanke heimisch geworden, daß körperliche Betätigung nicht nur für Kinder und Jugendliche, sondern für alle Altersstufen bis in das hohe Alter hinein (8:11.4) die beste Gesundheitsvorsorge darstellt. Wenn im folgenden von Sport die Rede ist, so ist stets das Turnen eingeschlossen. In diesem großen Komplex kann aber der Sport nicht allein Gesundheit erhalten oder wieder stärken. Dazu gehören noch manche weitere Faktoren, an erster Stelle ein bewußt gesundheitliches Leben. Damit ist unabdingbar die Abkehr vom Alkoholabusus, vom Nikotin und von Drogen verbunden, siehe auch in den Kapiteln 7:3.1, 7:3.8.1, 7:3.8.3.

Für das Stütz- und Bewegsystem liegt die Gesundheitsvorsorge in einem leider oft übersehenen Gebiet, nämlich im Vermeiden eingebahnter zivilisatorischer Schadensmöglichkeiten. Dazu gehört in vorderster Linie der Bewegungsmangel, siehe die Kapitel 5:3.1.1, 7:1.2 (Bewegungsmangelkrankheiten), 7:2.3 (Beginn der Sitzzeit), 7:3.5 (Erwachsene). Nicht vergessen werden dürfen die Vibrationseinflüsse, die in Kapitel 7 an verschiedenen Stellen ausführlich behandelt worden sind. *Bewegungsmangel und Vibrationen werden mit Recht als „Killer der Wirbelsäule" bezeichnet* (*Leitsatz*). Gegen ihre Einflüsse hilft eine intensive Gesundheitsvorsorge. Am erfolgreichsten wirkt sie als persönliche Selbsthilfe, die für alle Lebensaltersstufen durch einen angepaßten Sport verwirklicht werden kann. Bei Zweifel über angemessene Sport- oder Turnarten kann die Verbindung mit einer Selbsthilfegruppe, die der Sportarzt vermittelt, angebracht sein. In vielen Fällen gehört noch eine gezielte, ärztlich geleitete Krankengymnastik als Therapie hinzu.

Eingebunden in das vorsorgliche Gesunderhalten sind die Vorsorgeuntersuchungen im Rahmen des Jugendarbeitsschutzgesetzes (siehe 7:2.4.3) sowie die Tauglichkeitsprüfungen für den Wehrdienst. Sie deckten die erschreckend hohen Zahlen zwischen 40 und 60 % Wirbelsäuleschäden bei den Heranwachsenden auf, wie in 6:4.3 nachzulesen ist. Dies sollte ein unübersehbares Signal für jeden Jugendlichen sein, sich einen seiner Neigung und Leistungsfähigkeit angepaßten Sport aus der Palette auszusuchen, die der Breitensport anbietet (8:2.6.4). Um ein solches hochgestecktes Ziel zu erreichen, ist die Mitarbeit der Schulärzte, Hausärzte, Sportärzte, des Elternhauses und der Lehrerschaft dringendes Gebot. Im Einklang mit diesen kurzen Hinweisen ist auch das *Bemühen der Sportmedizin* um das Erkennen von Sportgefahren und für entsprechende Vorbeugemaßnahmen wichtig. Das hat *Mellerowicz* 1973 dargestellt.

Daß Sport mit seinen günstigen Einflüssen auf Haltungsschwächen und auch gegen Haltungsschäden bei Kindern und Heranwachsenden hilfreich sein kann, schildert der Ergebnisbericht einer Arbeitsgruppe im Jahrbuch der Deutschen Vereinigung für die Rehabilitation Behinderter (Georg Thieme Verlag, Stuttgart 1972, Seite 97). Danach haben „Leibesübungen" das Ziel, alle Organsysteme und in besonderer Weise das Zentralorgan des Stütz- und Bewegsystems, die Wirbelsäule, auf eine höhere Leistungsstufe zu heben. Wer diesem Ziel auf sportlichen Wegen zustrebt, betreibt persönliche Gesundheitsvorsorge.

Training zum Leistungssport, der in einer bestimmten Disziplin „eine möglichst individuale Vollkommenheit" erreichen soll, geht bereits über die Grundzüge allgemeiner sportlicher Gesundheitsvorsorge hinaus. Denn: Leistungs- und mehr noch Hochleistungssport sind keineswegs immer gesundheitsfördernd; ihre harten sportspezifischen Trainings- und Wettkampfanforderungen bewegen sich an den Grenzen biologisch vertretbarer Belastungen insbesondere für die bradytrophen Gewebearten der Wirbelsäule, so daß gesundheitliche Schäden nicht selten sind. In zahlreichen späteren Kapiteln ist darüber zu lesen.

Sport und Turnen sind ein in dieser Zeit nicht verzichtbarer Ausgleich gegenüber dem krankmachenden Fehlverhalten breitester Bevölkerungskreise, die leider den Übergang zu einer gesünderen Lebensweise nicht finden.

Die zu erwartende Verkürzung der gesamten Lebensarbeitszeit – unter Umständen auch der Wochenarbeitszeit – bringt mehr freie Stunden und Tage, damit also die besten Möglichkeiten, Gesundheitsvorsorge durch eigene Initiative zu betreiben. Turnen, Sport, Dauerlauf, Gymnastik, Schwimmen, Wandern, Bergsteigen, Skilauf und vielerlei andere körperliche Aktivitäten mit Wechselbelastung für das Rückgrat stehen zur Auswahl: siehe in den Kapiteln 8:2.4 (Schulsport), 8:2.6 (Freizeit/Breitensport/Fitßneßprogramme). Leider werden sie bisher nicht ausreichend genützt – oder ihr gesundheitlicher Vorsorgeerfolg wird noch am gleichen Tage durch „Apres-Sport" wieder zunichte gemacht.

Um der vermehrten Freizeit einen hohen Freizeitwert zu geben, wird die Prävention noch mehr als bisher ein zentrales Aufgabengebiet der Sportmedizin im Bereiche der Gesundheitsvorsorge sein müssen. Die Wirbelsäule spielt dabei infolge ihrer zentralen Bedeutung für das Stütz- und Bewegsystem eine große Rolle.

8:2.6 Freizeit / Breitensport / Turnen / Fitneßprogramme / Sitz-Freizeit

8:2.6.1 Problematik der Freizeit

Wer über Freizeit schreiben will, steht zunächst vor der fast unlösbaren Aufgabe, diesem Wort einen Begriff mit begrenztem Inhalt zu geben. Das haben schon viele kompetente Denker versucht und – wie nicht anders zu erwarten – es kam zu Erläuterungen beziehungsweise wurden Namen gefunden, die weniger aus allgemeiner Sicht, sondern von dem Fachgebiet des Autors her oder ideologisch geprägt waren.

Im *allgemeinen Sprachgebrauch* wird die Freizeit als diejenige Zeitspanne angesehen, über die man frei verfügen kann, das heißt außerhalb der fremd- oder auch eigenbestimmten Berufsarbeitszeit. Für die Kindes- und Jugendzeit liegt die Freizeit außerhalb der Schulstunden und der Hausaufgaben. Die Freizeit der Hausfrau beginnt, wenn die Betreuung des Haushaltes und der Kinder beendet ist (siehe Kapitel 7:3.2.4 „Die Wirbelsäule der Hausfrau").

Die Stunden der täglichen Freizeit werden aber noch eingeengt durch mancherlei Notwendigkeiten des Alltagslebens und durch den erforderlichen Schlaf. Zur verfügbaren täglichen Freizeit sind Feiertage, Wochenenden und Urlaube hinzuzurechnen, während Krankheitszeit im allgemeinen nicht als Freizeit angesehen werden kann. Besonderheiten zu dieser Frage bespricht *Nicklas* (1981) in seinem Buche „Freizeit im Krankenhaus", in dem auch umfangreiche Literaturnachweise sowie viele Zahlenangaben enthalten sind. Mit den bisherigen Bemerkungen ist jedoch die „frei" zur Verfügung stehende Freizeit nur sehr grob umgrenzt.

Das Problem Freizeit und damit verbunden das Bewältigen der Freizeit nimmt bereits vorhersehbar in den nächsten Jahren ein früher nie gekanntes Ausmaß an, da die Wochen- und die Jahresarbeitsstunden erheblich zurückgehen werden. Dazu kommen viele Fragen über die Ausgestaltung der Freizeit für die große Zahl der Arbeitslosen. Nach verschiedenen Berechnungen aus den Jahren 1973/74 betrug die Jahresarbeitszeit etwa 2000 Stunden. Die Jahresfreizeit lag zwischen 3000 und 4000 Stunden. Vorauszielende Berechnungen bis zum Jahre 2000 gehen von sehr unterschiedlichen Grundlagen aus. Obwohl ihre Ergebnisse bisher nicht als realistisch angesehen werden (*Nicklas* 1981), ist an der Zunahme weiterer Freiräume neben der Arbeitszeit kaum zu zweifeln.

Die fremdbestimmte arbeitsfreie Zeit ist aber noch keineswegs Freizeit in dem gebräuchlichen Sinne. Denn in diesen Stunden liegen noch mancherlei Eigenbeschäftigungen des Alltagslebens: Pflege der Wohnung für Einzelstehende und für manche Hausfrau, die Ganztags- oder Teilzeitarbeit leistet. Dazu kommt das erforderliche Einkaufen und anderes mehr. So wird also die zur Verfügung stehende arbeitsfreie Zeit mehr oder weniger beschnitten. Die übrigbleibende tägliche Zeitspanne, einschließlich der Wochenenden, der Feiertage und der Urlaubswochen sollen für die weiteren Ausführungen unter dem Begriff Freizeit verstanden werden. Das Bewältigen dieser vielen Freizeitstunden wirft für den Einzelnen, die Familie, sowie für die Allgemeinheit in naher und ferner Zukunft noch viele gesundheitliche – auch politische – Probleme auf.

Da das zentrale Anliegen dieses Buches die Belange der Wirbelsäule sind, muß eine intensive Beschäftigung mit den allgemeinen und besonders den politischen Problemen beiseite bleiben, obwohl an einigen Stellen gewisse weitere

Hinweise auf die Problematik der Freizeit nicht zu übergehen sein werden. Die Vielfalt der Ansichten zur rechten Art des Bewältigens so vieler Freizeitstunden fordern im Blick auf das Rückgrat einige Klarstellungen. Sie liegen im Bewerten der Möglichkeiten zwischen körperlichem Ausruhen oder körperlicher Betätigung. Beide hängen mit der Wirbelsäule eng zusammen. Auf der einen Seite führt faulenzerisches Ausruhen – einschließlich Sitzzeiten im Gasthaus oder vor dem Fernseher – zum Bewegungsmangel, dessen Folgen in vielen Kapiteln bereits besprochen sind, zum Beispiel in den Kapiteln 5:3.1.1, 7:3.5, 7:3.8.1, 7:3.8.3. Auf der anderen Seite kann übertriebene körperliche Anspannung (zum Beispiel ungewohnte sportliche Betätigung) bis zum Freizeitstreß mit vielen Folgen an der Wirbelsäule führen, siehe in den Kapiteln 5:3.2, 5:3.3.3. Schwer ist es, den rechten persönlichen Weg zu finden. Die wichtige politische Aufgabe besteht darin, eine umfangreiche Palette der Möglichkeiten anzubieten und stets neue Anregungen zu geben. Auf diesen Gebieten hat sich bereits die Zusammenarbeit zwischen Deutschem Sportärztebund und Bundesärztekammer sehr günstig ausgewirkt, siehe über Fitneßprogramme das Kapitel 8:2.6.6.

Von *Opaschowski* (wissenschaftlicher Leiter des BAT-Freizeit-Forschungsinstitutes) stammt ein Satz, der die Problematik der Freizeit treffend charakterisiert: „*Unsere Gesellschaft ist zwar fit für den Beruf, doch untauglich für die Freizeit*“ (*Leitsatz*).

Zu den vielen Fragen, die mit der Bewältigung der Freizeit zusammenhängen, seien noch einige Zitate und Bemerkungen angefügt.

Auf dem Chirurgen-Kongreß 1979 sagte der Präsident, *Ungeheuer*, Frankfurt/Main: „Als Arzt muß ich die Frage aufwerfen, inwieweit die so lautstark geforderte Freizeit den Menschen Freiheit vermittelt, ob nicht vielleicht manche von uns zu beobachtenden psychosomatischen Krankheitsbilder auf vermarktete Freizeit oder auf die mangelnde Bindung an eine als sinnvoll empfundene Tätigkeit zurückzuführen sind“.

Von einem Politiker stammt das Wort: „*Vor der Arbeit steht der Freizeitwahn*“ (*Leitsatz*).

Die Freizeitgestaltung im Schul- und Jugendalter ist besonders im Hinblick auf die Motorisierung (Mofa, Moped, Motorrad) nicht nur ein persönlich-psychisches und ein soziales Problem (zum Beispiel randalierende und verkehrsgefährdende Motorradgruppen), sondern auch ein Problem der Wirbelsäuleschäden, siehe in 7:3.3.4.

Die Gründung einer „Deutschen Freizeitgesellschaft“ ist ein erfreuliches Zeichen für den Wert, den die Freizeit unserem Leben gibt und um deren Bewältigung wir uns gemeinsam bemühen müssen.

Vor einigen Jahren brachte eine Zeitungsumfrage ernüchternde Ergebnisse über die Freizeitgestaltung der Bundesbürger. Nur 10 % klagten über Langeweile in der Freizeit. Die überwiegende Anzahl der Antworten meldeten nur Tätigkeiten in der „Sitz-Freizeit-Gestaltung“: 45 bis 50 % verbringen ihre Freizeit vor dem Bildschirm. 28 % hören Schallplatten, 21 % lösen Rätsel, 11 % leben ihrem Interesse an der Fotographie. Heimwerken und Handarbeiten sind die Freizeit-Steckenpferde für 30 %. Etwa ebensoviele bringen am Feierabend keine Energie mehr für ein Steckenpferd auf. 25 % nannten das Radfahren als ihre liebste Freizeitbetätigung. 10 % trafen sich regelmäßig auf Kegel- und Bowlingbahnen, und etwa 10 % halten sich durch Gymnastik fit. Wenn sich die Angaben der Vomhundert-Sätze auch weitgehend überdecken, was an der Fragestellung gelegen haben mag, so ist zweifellos die „Sitz-Freizeit“ bedauerlicherweise wesentlich beliebter als eine aktive Freizeit mit körperlicher Bewegung, die für das Gesunderhalten der Wirbelsäule so wichtig ist. Vergleicht man damit Zahlen über sportliches Freizeitverhalten (siehe in 8:2.6.4), dann ergibt sich glücklicherweise eine erfreulichere Bilanz. Wahrscheinlich hatte die Zeitungsumfrage einen anderen Fragenaufbau.

Wer – wie der Amerikaner – das Auto als „Freiheit-Maschine“ (Freedom-machine) bezeichnet, weil sie ihn über Hunderte von Kilometern an den Ort bringt, an dem er seinen Freizeitgewohnheiten nachgehen möchte, vergißt die Belastung des Rückgrates, das trotz bestmöglicher Autositze immer noch von sinusförmigen Vibrationen und von unregelmäßig-stochastischen, schadenstiftenden Stößen getroffen wird: siehe Kapitel 5:3.2.3, 7:3.3.5. Bevorzugt er als Freizeitbetätigung stundenlanges Sitzen beim Angeln, so fügt er den Vibrationen durch das Auto noch eine beträchtliche Zeit ungünstiger Bewegungsarmut hinzu.

8:2.6.2 Freizeitverhalten – ein Krankheitsrisiko

Die Freizeiträume zur geistigen und körperlichen Umstellung gegenüber der Berufsarbeitszeit zu nützen, ist Richtschnur für die *Freizeitgestaltung*. Dem Rückgrat als dem Zentralorgan des Stütz- und Bewegsystems kommt dabei eine mehr als bisher beachtete Bedeutung als vermittelndes Glied in dem Kopf-Rumpf-Gliedmaßen-System zu. Die in Kapitel 2:2.6.1 näher beschriebene hochdifferenzierte Gliederung des Rückgrates in feste Knochenteile, zwischen denen mehr als einhundert gelenkige Einheiten – dabei 25mal das Halbgelenk Zwischenwirbelscheibe – eingeschaltet sind, können einerseits krankhaft gestört werden durch unangemessene Lasten, die sie bevorzugt an den Bewegungssegmenten aufzufangen, zu verteilen und zu „verarbeiten" haben. Andererseits bedroht der ebenfalls als ungünstig anzusehende Bewegungsmangel ihre Gesundheit (Kapitel 3:3.4, 5:3.1). Das Freizeitverhalten birgt also ein erhebliches *Krankheitsrisiko* in sich. Mit dieser bedauerlichen Tatsache und auch mit den notwendigen Abwehrmaßnahmen werden sich weitere Ausführungen in folgenden Kapiteln beschäftigen.

Ein *Leitsatz* ist hier einzuschalten: *„Falsches Freizeitverhalten kann ein entscheidendes Krankheitsrisiko für die Wirbelsäule sein"*.

Anzumerken ist, daß selbstverständlich falsches Freizeitverhalten nicht nur für die Wirbelsäule krankheitserzeugenden Charakter haben kann. Sie ist allerdings besonders bedroht. Denn viele der Gegebenheiten, die in zahlreichen vorstehenden Kapiteln als Krankheitsursachen für das Rückgrat besprochen worden sind, können nicht nur im täglichen Leben oder in der Berufsarbeit Schäden an der Wirbelsäule verschlimmern oder sogar veranlassen. Sie üben ebenso in vielen – auch besonders geschätzten – Freizeitgewohnheiten ungünstige Einflüsse aus. Hinzuweisen ist an dieser Stelle auf die in anderen Organsystemen oder in einzelnen Organen außerhalb der Wirbelsäule für sich allein oder in Verbund mit dem Rückgrat entstehenden freizeitabhängigen Krankheiten. Das sind unter anderem durch unterschiedliche Verhaltensweisen begünstigte Krankheiten der Atmungsorgane und des Herz-Kreislauf-Systems. Einzelheiten dazu finden sich zum Beispiel in den Kapiteln über Trimm-Trab (8:2.6.6).

Trifft falsches Freizeitverhalten auf ein bereits vorgeschädigtes Rückgrat, wird die sowieso in vielen Wirbelsäuleschäden ruhende Verschlimmerungstendenz oft aufgerührt. Dann steigt sie nicht nur linear an – wenn man dies kurvenmäßig auffaßt –, sondern potenziert sich und wird rasch verschlimmert. Manchmal ist falscher Ehrgeiz Triebkraft für eine nicht sinngemäße, körperliche, stark ansteigende Freizeitbetätigung, die der Wirbelsäule mehr schadet als nützt. In Besprechung mit seinem Arzt kann jeder Betroffene das für ihn richtige Maß finden, das ihn vor dem Erkrankungs- oder Verschlimmerungsrisiko bewahrt.

Da manche unterschwellig in der Persönlichkeitssituation vorhandenen Umstände besonders bei Frauen geringe Beschwerden in der Wirbelsäule übersteigern und das Rückgrat als den zentralen Sitz ihrer Krankheit sehen (Kapitel „Wirbelsäule und Psyche" 5:2.2.4), wird auch das Freizeitverhalten recht unterschiedlich in die Schwierigkeiten einbezogen. Hier liegen oft besondere Verhältnisse zwischen Übertreiben oder Ablehnen eines wirbelsäulegerechten Freizeitverhaltens. Das Schwanken zwischen Wehleidigkeit und Imponiergehabe ist bei diesem Personenkreis auch in der Freizeit vom Arzt aufmerksam zu beobachten, damit Abhilfe geschaffen werden kann.

Biologische Gesetze regeln die Funktionen aller Organe des Körpers, die abgestimmt zusammenwirken. Auch das Rückgrat und insbesondere die Zwischenwirbelscheiben sind in verschiedene Abhängigkeitsverhältnisse eingeordnet. Dazu gehört zum Beispiel das Zusammenwirken mit der Muskulatur, die das Rückgrat statisch und dynamisch beeinflußt. Ihre Funktion steuert den Pumpmechanismus, der die Ernährung der störempfindlichen Gewebesorten der Bandscheibe regelt (Kapitel 2:3.3.2, 2:3.5.2, 3:2.4.3). Wie umfangreich die Zusammenhänge der Nacken- und Rückenmuskulatur mit anderen Muskelgruppen sind, ist in den Kapiteln 3:2.5, 5:2.4.1 geschildert. Dort wurde auch auf die miteinbezogenen Funktionen des Herz-Kreislauf-Systems, der Atmung und des Stoffwechsels hingewiesen. Diese zusammenhängenden Systeme kommen aus dem Gleichgewicht, wenn die Muskelkraft nachläßt. Die vermehrte Sitzarbeit im Beruf, die neuzeitlichen Lebensumstände und die bedauerlicherweise *zunehmende Sitzzeit in der Freizeit* (siehe in 8:2.6.9), die ein besonderes Krankheitsrisiko ist, haben seit Beginn dieses Jahrhunderts – des technischen Zeitalters – den allgemeinen Lebensstil wie nie zuvor in der langen Menschheitsgeschichte verändert.

Dazu ein *Leitsatz: „Ein besonderes Krankheitsrisiko für die Wirbelsäule ist die bedauerlicherweise zunehmende Sitzzeit in der Freizeit"*.

Daß hier Abhilfe geboten ist, hat *Hollmann* 1978 auf einer Demonstrationsveranstaltung „Gesundheit und Sport" in einem Satz treffend charakterisiert: „Um den technischen Fortschritt dennoch ohne gesundheitliche Einbußen und Gefährdungen nutzen zu können, muß heute eine bestimmte Dosis an gezielter muskularer Beanspruchung in das Alltagsleben zurückgebracht werden." Hierzu hilft auch die sinngemäße persönliche Gestaltung der sich ausweitenden Freizeit (8:2.6.1).

„Das ‚Medikament Freizeit' – in unrichtiger Dosis angewandt – kann zum Krankheitsrisiko werden". Dieser *Leitsatz* will darauf aufmerksam machen, daß das Freizeitverhalten der persönlichen Leistungsfähigkeit nach Alter, Konstitution, Vorschäden und psychischer Motivierbarkeit angemessen sein muß. Der Leitsatz erinnert auch an den notwendigen Abbau des gesundheitsschädlichen *passiven Unterhaltungskonsums*, der fast ausschließlich im stundenlangen Sitzen „verzehrt" wird. Dazu gehört der von *Vilmar* zu Recht gegeißelte „abendliche Rückzug mit der Bierflasche vor den Fernseher".

Die Fernsehgewohnheiten – in erster Linie das allzulange Sitzen in ungeeigneten Stühlen – bringen dem Rückgrat vielerlei Schadensmöglichkeiten. Bekannt ist der Fernsehhals – besser als *Fernsehnacken* zu bezeichnen –, der ein Schmerzsyndrom infolge der angespannten Nacken-Schulter-Muskulatur ist. Ebenso unangenehm zeigt sich der schmerzhafte *Fernsehrükken* und das *Fernsehkreuz*. Sie entstehen durch Anspannung der Rumpfmuskulatur, die schließlich in eine unangenehm schmerzende Rückenmuskelschwäche übergeht, wenn das stabilisierende Muskel-Bänder-Korsett zur *Sitzinsuffizienz* erschlafft: siehe in 4:8.2, 7:3.2.2. Diese Beschwerden treten bei Vorschäden der Wirbelsäule besonders häufig und mit vermehrter Schmerzhaftigkeit ein. Abhilfe können durch entsprechende, vom Arzt zu verordnende, gezielte Aufbaugymnastik für die Rückenmuskeln, Schwimmen, Übungen im Bewegungsbad, leichtes Lauftraining und ähnliche Maßnahmen bringen. Allerdings müssen sie regelmäßig durchgeführt werden.

Aus dem Stand heraus kann das noch so gut ausgedachte Fitneßprogramm (8:2.6.6) oder der plötzlich eingeleitete Versuch zu Trimm-Trab-Hochleistung nur allzuhäufig zu Schäden führen. Sie betreffen keineswegs allein die Atmungsorgane und das Herz-Kreislauf-System, deren Überlastungsgefahren in den höheren Altersstufen allerdings im Vordergrund stehen. Auch das gesunde Rückgrat kann ernstlich Schaden leiden, besonders aber werden seine Vorerkrankungen durch falsches Verhalten in der Freizeit oft verschlimmert.

Von der vor uns stehenden, ausgedehnten freien Zeit ist ein besonderes Krankheitsrisiko zu befürchten: der *Freizeitstreß*. Zum Beispiel kann verlängerte Wochenendfreizeit zu einem falsch genützten Kurzurlaub verführen, wenn unangebrachte weite Autofahrten für Hin- und Rückfahrt zum Freizeitaufenthalt die Erholungszeiten am Ferienort verkürzen. Außerdem schädigt das lange Sitzen unter Schwingeinflüssen die Wirbelsäule (5:3.1.4, 5:3.1.5).

Auch die langen Urlaubswochen sollten mehr und mehr in der Nähe des Wohnortes verbracht werden, um die rückenschädigenden langen Sitzzeiten im Kraftwagen zu vermeiden. Die so gewonnene Zeit kann mit Sport, Spiel und Schwimmen (8:2.6.3) und mit der Teilnahme an Fitneßprogrammen (8:2.6.6) der allgemeinen Gesundheit und der im Alltagsleben vernachlässigten Wirbelsäule besser dienen.

Wer die Risiken vermeiden will, die das oft bevorzugte körperlich-passive Verhalten in der Freizeit nach sich zieht, erinnere sich eines wichtigen *Leitsatzes: Das Gebot für das Verhalten in der Freizeit heißt in erster Linie Bewegen.*

8:2.6.3 Sport, Spiel, Schwimmen in der Freizeit

Bevorzugte Leitmotive für die Freizeitgestaltung waren von jeher der Sport und auch das Turnen (8:2.6.5). Als Folge der zu erwartenden Zunahme arbeitsfreier Zeiträume (8:2.6.1) stehen sie mit an der Spitze des Nachdenkens über die Bewältigung der für viele drohenden *Freizeit-Langeweile*. Den allgemeinen Sportvereinen und den Vereinigungen, die in einzelnen Sport- und Turndisziplinen tätig sind, kommt die Aufgabe zu, durch Vermehrung ihrer Sportstätten, ihrer Gruppen und Ausbildungsmöglichkeiten die Aufnahme neuer Mitglieder vorzubereiten. Die zuständigen Stellen von Bund und Ländern sind aufgerufen, rechtzeitig entsprechende Vorsorge zu treffen und notwendige finanzielle Hilfe zu leisten. Dies sind Möglichkeiten, um dem wünschenswerten Ausbreiten aktiver körperlicher Betätigung Aufschwung zu geben: siehe das Kapitel Breitensport in 8:2.6.4.

Auf diese Weise ist es möglich, die Aufgaben, die Sport, Spiel und Schwimmen für das Bewältigen der Freizeit beitragen können, breiter zu verteilen und zu untergliedern, ohne das Bild eines eigenständigen „Freizeitsportes" zu prägen, den es als sportliche Einheit sowieso nicht geben kann. In der angebotenen Vielfalt, die unterschiedlichen persönlichen Neigungen entgegenkommt, liegt der Erfolg. Ein *Leitsatz* ist berechtigt: *„Es gibt keinen einheitlichen Frei-*

zeitsport, sondern vielseitige Möglichkeiten zu sportlicher Betätigung in der Freizeit".

Sport in der Freizeit soll nicht einseitig eine einzelne Sportart betonen und dabei zu Leistungs- oder gar zu Hochleistungssport ausgeweitet werden. Über diese Problematik ist in 8:2.3 nachzulesen. Dort wird auf mögliche Schäden des Rückgrates hingewiesen. Sie treten trotz eines allgemeinen körperlichen Vortrainings und entsprechender Ausgleichsübungen in unterschiedlicher Häufigkeit auf.

In der Freizeit bleibt Sport aber nicht nur auf Sport- oder Turnvereine begrenzt, sondern in den Ferien, im Urlaub und beim Wochenendausflug der Familie liegt ein großes Feld für sportliches Verhalten. Leider wird es nicht in dem erwünschten Maße genutzt. In den längeren Freizeiten sollte allerdings nicht eine einzelne Sportart den Vorrang haben (Tennis, Golf, Fußball, Geräteturnen usw.), die unter Umständen bereits in den arbeitsfreien Stunden des Alltages regelmäßig ausgeübt wird. Zusätzlich anders geartete Körperbetätigungen können in dieser Zeit Ausgleich für die auf allen Gebieten *zunehmende berufliche Sitzarbeit* sein: Wandern in auto- und lärmfreier Umgebung (8:2.6.7), Trimm-Trab unter Beachtung der in 8:2.6.6 beschriebenen Vorsicht sowie für viele andere Möglichkeiten.

In der von *Familien mit Kindern* verbrachten Freizeit (Wochenenden, Ferien, Urlaub) sollte das Angebot nur einer Sportart die Ausnahme sein. Hier gilt es – unter Rücksicht auf das Alter der Kinder – im wesentlichen, spielerisch-körperliche Betätigung des Einzelnen oder in der Gruppe anzuregen. Sie sollte soweit als möglich im Freien stattfinden und den Spielwünschen der Kinder entgegenkommen. Aus psychologischen Gründen ist es vorteilhaft, wenn sich die Eltern soweit als möglich beteiligen. Für Kinder empfiehlt sich ein abwechslungsreiches Freizeitprogramm.

Die Eltern sollten bei gemeinsamem Turnen, Sport und Spiel die Rückenhaltung und die Beweglichkeit der Wirbelsäule ihrer Kinder beobachten.

Die sportlichen und spielerischen Übungen sind weniger günstig, wenn das Bücken gegenüber dem Strecken nach oben und der Rückbeuge bevorzugt wird. Beim Strecken und Zurückneigen ist ein gestörtes (leicht gekrümmtes, versteiftes) Rückgrat besonders gut zu erkennen.

Auf jeden Fall sollte der Sport in der Freizeit unter dem im folgenden *Leitsatz* klar formulierten Motto stehen: *„In der Freizeit gilt nicht sportlicher Leistungs-Wettkampf, sondern sportliches Spiel".*

In diesem Sinne betrachtet, bietet der Sport eine Unzahl von Möglichkeiten, aus denen sich jeder eine angepaßte körperliche Betätigung aussuchen kann, die er nach seinen persönlichen Umständen (Alter, durchgemachte oder Abwehr drohender Krankheiten usw.) gemeinsam mit seinem Arzt wählt: siehe auch Grünes Rezept in 8:2.6.8. Auf Einzelheiten zu diesem Thema wird in den anschließenden Abschnitten dieses Kapitels noch mehrfach eingegangen.

Der Sport für alle soll der Gesundheit dienen, Freude an der Bewegung sein: *„Sport mit Freude treiben"* (*Leitsatz*). Sport in der Freizeit kann sich durchaus am Leistungssport orientieren, darf aber keineswegs hartes Training für hohe Einzelleistungen verlangen. In einem gewissen Umfang sind *Dauerleistungen* in den Freizeitplan einzubeziehen. Sie sind dringend für jedermann, werden aber mit Recht von Menschen im höheren Lebensalter aus physiologischen Notwendigkeiten heraus bevorzugt. Demgegenüber entsprechen Schnelligkeits- und Krafttraining mehr dem physiologischen Vermögen der Jugend sowie ihrer psychischen Einstellung zum Sport. Selbstverständlich müssen auch Dauerleistungen dem Leistungsvermögen des Einzelnen angepaßt sein. Das Ziel des langsamen Steigerns sollte jedoch stets beachtet werden. Wichtig ist dabei außerdem gleichzeitig dynamische Dauerbelastung großer funktionsverbundener Muskelgruppen: Rückenmuskulatur mit ihrem Bezug zu den Nacken-Schulter-Arm-Gebieten sowie zu den Becken-Bein-Muskeln. *Wegstreckenleistungen* schaffen die erwünschte Tätigkeit der Muskulatur und die dringend erforderliche Sauerstoffaufnahme am besten: Trimm-Trab mit eingeschalteten Gymnastik- und Turnübungen (8:2.6.6), Lauftreffs (8:2.6.6), längere Wanderstrecken (8:2.6.7) und anderes mehr.

Durch solches Langzeittraining der Muskulatur nimmt ihre Durchblutung um 15–20 % zu. Das kommt allen Organen des Körpers zustatten, weil insbesondere die Herz-Kreislauf-Funktion und die Atmung verbessert werden. Die Wirbelsäule gewinnt in besonderem Maße infolge des langzeitig und gleichmäßig arbeitenden *„Pumpmechanismus"*: Anreger für den Stoffwechsel der Bandscheibe, vergleiche 3:2.4.

Über die geschilderten und ähnliche, Freude bereitenden, nicht leistungsheischenden Sportarten für das Freizeitverhalten wird noch in weiteren Abschnitten näher zu berichten sein. Solche Freizeitgewohnheiten helfen dazu, daß einige viel zitierte Sätze allgemeine Bedeutung als *Leitsätze* bekommen können: „*Der Mensch ist so alt, wie seine Gefäße*" (*Uhlig*), „*Der Mensch ist so jung wie seine Gelenke*" (*Cotta*). Derartige Feststellungen lassen sich als *Leitsatz* auf das Rückgrat übertragen, das mehr als 100 Gelenke in sich vereinigt (2:2.6.1): „*Der Mensch ist körperlich so leistungsfähig jung wie seine Wirbelsäule*" (*Junghanns*).

Auf den vorstehenden Seiten wurde mehrfach die Notwendigkeit erwähnt, Sport und Turnen in der Freizeit den Möglichkeiten der körperlichen Konstitution – aber auch der persönlichen Hinneigung zu besonderen Disziplinen – anzupassen. Hier ist ärztlicher Rat geboten. Das heißt mit anderen Worten, eine Untersuchung ist vor der Aufnahme eines Sportes in jedem Lebensalter nicht nur zweckmäßig, sondern notwendig. Dazu gehört das Zusammenstellen eines ärztlichen Untersuchungsblattes (Dokumentationsblatt, 6:3.3.3), in dem die Daten für die Beurteilung der körperlichen Kondition festgehalten sind. In Abstimmung mit dem Untersuchten können die sich abzeichnenden Möglichkeiten im sportlichen Freizeitverhalten vorgeschlagen werden. Ergänzend dazu hilft das *Grüne Rezept* (8:2.6.8) als Richtlinie für die persönlich notwendigen Maßnahmen, zum Beispiel auch beim Vorliegen von Schäden am Rückgrat (Bandscheibeschäden).

In bezug auf den Sport in der Freizeit hat der Deutsche Sportbund vielerlei Anregungen an die Ärzteschaft. *Palm* schließt eine diesbezügliche Veröffentlichung 1977 mit folgenden Sätzen:

„Was sich der Sport von der Ärzteschaft wünscht, ist ein gemeinsames Bewußtsein dafür, daß wir in unserer Gesellschaft eine Veränderung von Lebensstilen brauchen und daß der Sport eine der Möglichkeiten zur Einübung eines solchen Lebensstils anbietet. Deshalb erscheint in der aktuellen gesundheitspolitischen Landschaft eine Zusammenarbeit zwischen Sport und Ärzteschaft als eine außerordentlich nützliche gesellschaftliche Aufgabe. In solcher lebenspraktisch und vor allem auch lebenslang wirksam werdenden Form der Gesundheitsvorsorge wird schließlich auch ein vernünftiger Beitrag zur Kostendämpfung im Gesundheitswesen geleistet."

Seinen intensiven Bemühungen verdankt der Deutsche Sportbund, daß sich in einem Fünfjahreszeitraum mehr als zehn Millionen Deutsche zur Teilnahme am Sport entschlossen haben.

Einige Sätze seien noch dem *Schwimmen* in der Freizeit gewidmet. Es hat in den letzten Jahrzehnten einen bedeutenden Platz im Freizeitverhalten eingenommen. Ob während der Freizeit die klassischen Schwimmarten, wie Brust- und Rückenschwimmen, oder schwierigere Schwimmsport-Disziplinen (Delphinstil, Kraulen usw.) bevorzugt werden, so sind jedenfalls Hochleistungen nicht anzustreben. Denn einige dieser Disziplinen überlasten das Rückgrat und Schäden sind bekannt, wie in 8:4.10.4 nachgelesen werden kann. Schwimmen in der Freizeit ist als ein Spiel mit Freude aufzufassen und auch so vom Einzelnen oder in der Familiengemeinschaft zu betreiben (*Loeckle* 1982). Regelmäßiges, mehrmals wöchentliches oder tägliches Schwimmen ist ausgezeichnet zum Aufrechterhalten der allgemeinen Gesundheit und vor allem eine Schule für die gesamte Muskulatur, besonders für die Begleitmuskulatur des Rückgrates und für die anschließenden Muskeln zum Kopf und zu den Gliedmaßen. Schwimmen gehört außerdem zur physikalischen Therapie des Stütz- und Bewegsystems; siehe in 7:4.1.5. Es ist zugleich Vorbeuge und auch Heilfaktor für Rückenleidende. Symmetrische Schwimmstile können mit einigen Vorbehalten für Senioren empfohlen werden (8:11.4).

8:2.6.4 Breitensport

Wenn weite Kreise unserer Bevölkerung für den Sport nicht nur gedanklich interessiert, sondern als tätig Mitwirkende gewonnen werden sollen, dann kann der vielzitierte *Leitsatz* für den Breitensport nur heißen: „*Die Freude am Mitmachen muß größer sein als der Ehrgeiz, den Lorbeerkranz des Siegers zu erringen*".

Dieser Satz schließt keineswegs das Bestehen und das Neuentstehen von Sportgruppen aus, die ihren Mitgliedern in einer einzelnen oder in verschiedenen Sparten sportspezifisch weiterhelfen möchten. Gleichzeitig sollten derartige Vereine aber auch für Mitglieder offen sein, die – ähnlich wie in der Musik – die „leichte Muse" vorziehen, zum Beispiel für Rückenleidende mit Belastungsschmerzen.

Durch intensiviertes Aufklären gelang es dem Deutschen Sportbund zusammen mit etwa 50000 Sportvereinen in den letzten beiden Jahrzehnten, dem *Breitensport* eine große Zahl von neuen Jüngern zuzuführen. Heute betätigen sich etwa 47 % der bundesdeutschen Bevölkerung aktiv sportlich. Vor zwanzig Jahren waren es nur 14 %.

Der Breitensport, dessen Wurzeln die Freude am Bewegen, am gemeinschaftlichen Spiel und gelegentlich an einem freundschaftlichen Wettkampf sind, ist als sinnvolle und gesundheitlich wichtigste Ausfüllung der Freizeit für alle Alters- und Bevölkerungsschichten erkannt. Zur Beständigkeit des Mitmachens gehört allerdings der in 7:3.1 erwähnte Gesundheitswille, angeregt durch das Beispiel vieler.

Im Breitensport hat freiwilliges und zweckfernes Anstrengen der körperlichen Möglichkeiten zur Förderung der Gesundheit einen hervorragenden Stellenwert. Im Gegensatz dazu: *„Der Hochleistungssportler, der früher um die Ehre ohne Geld kämpfte, fühlt sich heute als Berufssportler. Das war durch Vorbereitung und Ablauf der Olympiade 1984 in Los Angeles zweifelsfrei zu erkennen."* (*Leitsatz*) Allerdings dient Leistungssport keineswegs immer der Gesundheit. Das sprach *Heiperts* 1973 ohne Einschränkung aus.

Der Sport des Einzelnen wie der anzustrebende körperbildende Breitensport müssen in der Schul- und Jugendzeit, aber auch in späteren Lebensjahrzehnten, bezüglich der Wirbelsäule den Blick auf die symmetrische Kräftigung der Rückenmuskulatur richten. Insoweit gehören diese Formen des Sportes und des Turnens also in das Gebiet vorsorgerischer Gesundheitsmaßnahmen: siehe in 8:2.5. Oft liegt eine ausgeprägte Bewegungsunlust oder ein durch längere Krankheit erzwungener Bewegungsmangel vor. Auf solchen Grundlagen entsteht vor allem bei plötzlich zu energisch aufgenommener ehrgeiziger Sportbeflissenheit Muskelmüdigkeit im Rücken, der nach einiger Zeit schmerzhafter Muskelhartspann (Muskelkater) folgt. Das ist der Zeitpunkt, in dem Sportgruppenleiter, Trainer und Sportarzt gemeinsam versuchen sollten, die Mutlosigkeit eines im Grunde unsportlichen Menschen durch langsames Heranführen an entlastende Ausgleichssportarten abzufangen. So wird es gelingen, ihn in eine gewünschte Sparte einzugliedern und damit den Verzagenden dem Breitensport zu erhalten.

Wenn erhebliche Wirbelsäulebeschwerden oder erkennbare Schäden – wie Haltungsschwäche, lockerer Rundrücken, Jeanshaltung (7:2.3.2) und ähnliche – festgestellt sind, sollten die Jugendlichen zur Teilnahme an einer Disziplin des Breitensportes angeregt werden. Sie müßte auf die individuale statische und dynamische Leistungsfähigkeit abgestimmt sein und unter guter Leitung mit regelmäßiger ärztlicher Aufsicht stehen.

Wie unterschiedlich die einzelnen Disziplinen des Breitensportes von den Sportlern angenommen werden, haben *Dupuis* u. *Christ* bei einer landwirtschaftlichen Bevölkerungsgruppe festgestellt. Weit vorn stehen Schwimmen und Fußball. Andere Sparten haben jeweils nur geringe Anteile an der Sportfreudigkeit: Tabelle 8/4. Das ist in verschiedenen Berufsgruppen, oft auch landschaftsbezogen, wahrscheinlich anders verteilt, obwohl Schwimmen und Fußball in der Liste der Beliebtheit häufig obenan stehen werden.

Tab. 8/4: Art und relative Häufigkeit der aktiv ausgeübten Sportarten (nach *Dupuis* u. *Christ*)

Sportart	Häufigkeit (relativ)
Schwimmen	14,1 %
Fußball	11,3 %
Leichtathletik	7,5 %
Tischtennis	6,6 %
Skilauf	5,7 %
Wandern	4,7 %
Reiten	3,8 %
Handball	2,8 %
Ringen/Judo	2,1 %
Motorradsport	0,9 %
Kegeln	0,9 %

Der Breitensport dient mit seinen vielseitigen Möglichkeiten und wenn er mit Bewegungsfreude ausgeführt wird, sehr wesentlich dem dauernden Anregen aller metabolischen Vorgänge des Körpers. Neben dem Herz-Kreislauf-System und der Atmung erhält die Muskulatur des Gesamtkörpers davon den im täglichen Leben oft fehlenden Ausgleich zwischen O_2-Bedarf und O_2-Angebot. Die unmittelbar zur Wirbelsäule gehörenden Muskeln und die Anschlußmuskeln zum Hals, zum Schultergürtel, sowie zu Becken und Beinen, gewinnen Trainingsvorteile infolge des geordneten O_2-Stoffwechsels. Der Breitensport gibt also vielen Menschen die Möglichkeit, alle Organe des Körpers auf ein höheres Leistungsniveau zu heben und damit Gesundheit zu erhalten oder zu verbessern. Das Erlangen einer hohen persönlichen sportlichen Leistung spielt im Breitensport keine Rolle. Trotzdem soll Wettkampf in einzelnen Sportarten nicht völlig ausgeschlossen sein. Er erhöht die Freude am Sportspiel und am gesundheitsfördernden Bewegen. Demgegenüber strebt der mit hartem Training verbundene Leistungssport die Vervollkommnung in einer Disziplin unter Nutzung aller Reserven an – wobei manche Schäden in Kauf genommen werden. Dies ist aber keineswegs das Ziel für den Breitensport. Trotzdem besteht gelegentlich die Gefahr, daß „Dauerleister" – zum Beispiel Jogger – Wirbelsäulebeschwerden zu gering achten und durch falschen Ehrgeiz chronische Schäden der Zwischenwirbelscheiben verschlimmern, siehe in 8:2.6.6. Dies bedeutet unter anderem, daß derjenige, der eine Sportart des Breitensportes aufnehmen möchte – was in allen Lebensaltersstufen möglich ist – sich an die altersphysiologische Abnahme der körperlichen Leistungskraft erinnert und vorher sportärztlichen Rat einholt. Zu beachten ist, daß die Wirbelsäule von Menschen in höheren Altersstufen ausdauerndes, gleichmäßig-harmonisches Belasten (Langlauf, Wandern u.ä.) besser verträgt als Kraft- und Schnelligkeitsleistungen, die jugendliche Sportler aus ihrer Kraft und psychischen Haltung heraus bevorzugen (8:11.4).

Breitensport ist außerdem ein wichtiger Faktor, um dem Bewegungsmangel der „Sitzzeit unseres täglichen Lebens" eine Alternative gegenüberzustellen (siehe in 3:5 über die Schäden der Wirbelsäule durch Bewegungsdefizit und in 8:2.5 über den Sport als Gesundheitsvorsorge). Durch dieses Wiederentdecken des im Alltag und Beruf weitgehend verloren gegangenen gesundheitsfördernden Reizes der Bewegung kann die Einheit des körperlich-seelischen Wohlbefindens erneut gewonnen werden.

Für die sportbegeisterte Jugend möchte der Breitensport Beginn zu einer sportlichen, gesundheitsfördernden Lebensführung sein. Ihnen und anderen begeisterten Anhängern des Breitensportes bringen alle seine Einzelformen große Vorteile zum Erhalten oder Wiedererlangen der Wirbelsäulegesundheit: gestärkte Muskulatur und verbesserte Haltung. Das gilt auch für die Teilnehmer an Fitneßprogrammen, die enge Berührung mit dem Breitensport haben, siehe in 8:2.6.6.

Immer wieder ist in allen Sport- und Turndisziplinen das ernste Überlegen darüber angebracht, wieweit es berechtigt ist, in einzelnen Disziplinen Höchstleistungen als „erreichbares Ziel für alle" zu idealisieren und die Gewinner von Medaillen letzten Endes als die Idole des Sportes hinzustellen, und sie geradezu als Helden zu feiern. Man sollte vielmehr klarlegen, daß dies eine Ausnahmesituation im Sport und zwar nur für diejenigen ist, die bis zum Überschreiten der Grenze biologischer Belastbarkeit zu Leistungen bereit sind, die oft Schäden stiften: in manchen Disziplinen vor allem am Rückgrat. Hier treffen der Wunsch zum Profi-„Einkommen", die Geschäftemacherei der Sport- und Freizeitindustrie sowie mancher anderer Gruppen und Einzelpersonen zusammen. Die Zahl derer wird immer größer, die den Weg des profitablen Leistungssportes ablehnen: Es ist nur zu wünschen, daß der *Breitensport*, der allen Gesundheit und Lebensfreude bringen soll, weiter seinem am Anfang des Kapitels bereits formulierten Leitgedanken treu bleibt:

„Die Freude am Mitmachen muß größer sein als der Ehrgeiz, den Lorbeerkranz des Siegers zu erringen."

Sportärzte, Sportlehrer, Trainer und Sportausübende sollten stets eines bereits in 8:2.1.1 zitierten Leitsatzes eingedenkt sein, der für den Breitensport in allen seinen Variationsmöglichkeiten Gültigkeit hat:

„Üben stärkt,
Nichtüben schwächt,
Übertraining schadet,
Dosierte Übung (ärztlich geleitet) heilt."

Weitere Literatur: *Ehalt* 1966, *Hollmann* 1979, *Krahl* 1979, *Otte* 1972, *Schmidt* 1972, *Seyfahrth* 1962 u.v.a.

8:2.6.5 *Turnen (allgemein)*

Dieses Buch ist vom Ansatz her dem täglichen Leben und dem Sport in ihren Beziehungen zur Wirbelsäule gewidmet. Das Turnen, das mit Recht viele begeisterte Anhänger hat, ist eine eigene Disziplin der Erziehung des Körpers zur Beweglichkeit, Kraft und Haltung. Deswegen liegen enge Beziehungen des Turnens zur Wirbelsäule vor, wie in zahlreichen Kapiteln anklingt. Der Leser wird ohne Schwierigkeiten erkennen, wie viele Sportarten in diesem Buch in ihrem Verbund mit der Wirbelsäule beschrieben sind, die einen sehr engen Bezug auch zum Turnen haben.

Die Eigenheiten vieler Turnarten erfordern noch ein eigenes Kapitel (siehe 8:4.9), in dem unter anderem turnerische Disziplinen wie Boden-, Geräte-, Kunst-, Trampolinturnen in ihren vielfältigen Beziehungen zum Rückgrat besprochen werden. Viele der durch sportliche Überlastung entstehenden Schäden an der Wirbelsäule können sich ebenso bei entsprechenden Turnarten einstellen. Sport und Turnen sind also auch in manchen ihrer negativen Seiten eng verbunden.

Das Turnen steht übrigens an zweiter Stelle im Beliebtheitsgrad von 41 der häufigsten in Vereinen betriebenen Sportarten. Die erste Stelle nimmt Fußball ein. Tennis schließt sich mit der dritten Stelle an.

8:2.6.6 *Fitneßprogramme und aktiver Urlaub*

Allgemeines. Der Drang nach allgemeiner körperlicher Ertüchtigung (Fitneß) war in den letzten Jahrzehnten Anlaß zum Einführen von Fitneßprogrammen. Sie gehen von unterschiedlichen Voraussetzungen aus, haben entweder das

Erhalten und möglichst noch das Verbessern des augenblicklichen Gesundheitszustandes oder das Wiedererlangen ungestörter Gesundheit zum Ziele.

Woher auch die Anregung – Motivation muß es heute heißen – kommt und welche Ursache den Wunsch zu einer verbesserten, körperlichen Kondition auslöst, das jeweils für den augenblicklichen Zustand maßgebliche Verfahren heißt im Grundsatz stets „*Bewegen*". Das Stütz- und Bewegsystem wird also in Anspruch genommen, und sein Zentralorgan, das Rückgrat, stets statisch und dynamisch belastet. Das gilt für das Bewegen am Ort (zum Beispiel Gymnastik) ebenso wie für Gehen, Laufen, Wandern, Spielen und alle möglichen Kombinationen dieser den Körper ertüchtigenden Maßnahmen.

Fitneßprogramme sind im allgemeinen für Viele in Gemeinschaft angelegt. Sie können aber auch von Einzelnen als Individualsport mit ähnlichen Programminhalten durchgeführt werden.

Den vielen angebotenen Fitneßprogrammen kann bezüglich des Anspruches an die Wirbelsäule nicht uneingeschränkt zugestimmt werden. Allen Anfängern für ein solches Programm, die das 35./40. Lebensjahr überschritten haben, ist vor dem Beginn dringend eine ärztliche Untersuchung der Wirbelsäule – einschließlich der Diagnostik mit einem geeigneten bildgebenden Verfahren (6:3.4) – anzuraten.

Das gleiche gilt für Fitneßsportler, wenn Nacken-Rücken-Kreuz-Beschwerden mit oder ohne die in Kapitel 4 beschriebenen Ausstrahlschmerzen, Blockaden oder anderen Schwierigkeiten auftreten. Es nützt nichts, solche mahnenden Zustände voller Ehrgeiz zu übersehen. Der Arzt wird immer einen Weg für Ausgleichsübungen und – soweit nötig – unterstützt von Therapiemaßnahmen finden, siehe Kapitel 8:11.4 und *Grünes Rezept* in 8:2.6.8.

In einem Fitneßprogramm sollte keinesfalls das Ziel einer mit viel Anstrengung und oft auch Enttäuschung verbundenen sportlichen Leistung angestrebt werden. *„Fitneßprogramme dienen der Freude am Bewegen und an der Begegnung mit ähnlich gesinnten Freizeitsportlern"* (*Leitsatz*). Wenn das Fitneßprogramm in diesem Rahmen bleibt, werden auch ältere Menschen mit physiologischem oder vorzeitigem Verschleiß der Wirbelsäule unter ärztlicher Aufsicht gut zurechtkommen und Freude sowie Freunde finden.

Wenn allgemein oder von ärztlicher Seite über Bewegen und Trimmlaufen beraten wird, stehen meist die günstigen wie ungünstigen Einflüsse auf Herz, Kreislauf, Atmung im Vordergrund. Vom Stütz- und Bewegsystem werden die Muskeln besonders beachtet, weil längeres Bewegen großer Muskelgruppen (zum Beispiel Dauerlauf) ihren Stoffwechsel anregt und damit das gesamte Stoffwechselgeschehen des Körpers günstig beeinflußt. Die Gelenke der Gliedmaßen kommen erst dann in das Bewußtsein, wenn Bewegen/Laufen infolge ihres statischen und dynamischen Einwirkens Beschwerden verursachen.

Ganz im Hintergrund bleibt bedauerlicherweise das *Rückgrat*, obwohl ihm als dem Zentralorgan des Stütz- und Bewegsystems wichtige Aufgaben zukommen. Denn bei jedem Geh- oder Laufschritt werden die mehr/weniger stoßenden Einflüsse über Bein und Becken abwechselnd links und rechts zur Wirbelsäule geleitet. Die Beschleunigung und die Kraft, mit der dies geschieht, ist in vielen Studien beschrieben: siehe Kapitel 5:2.3, 5:2.5.3 u. 4, 5:2.6.2, 5:3.2.3, 5:4.1. Das Schaukeln des Bekkens belastet abwechselnd die seitlichen Anteile der unteren Lendenbandscheiben. Falls ihnen Flüssigkeit fehlt und ihre innere Spannung bereits vermindert ist, führt längeres Laufen zu einem schmerzenden Kreuz. Das zu verhüten ist die Aufgabe eines gut trainierten Muskel-Bänder-Korsettes (7:3.8.3): es zügelt das schaukelnde Bewegen des Rückgrates und fängt schadenstiftende Einflüsse ab. Im höheren Lebensalter ist dies besonders zu beachten (8:11.4), damit nicht Dauerbeschwerden in Rücken und Kreuz die Freude am Fitneßprogramm stören. Ärztlicher Rat über notwendige – das Programm begleitende – Therapiemaßnahmen schafft Hilfe.

Bereits in naher Zukunft wird sich die Mitarbeit der Sportärzte und anderer interessierter Ärztegruppen an Fitneßprogrammen wesentlich vermehren. Das ergibt sich aus einer Buchbesprechung, die *Palm* 1978 veröffentlichte. Er schreibt, daß das Münchener Institut für Freizeitforschung aus der Hochrechnung vorliegender Statistiken und Untersuchungen eine Prognose bis 1985 entwickelt hat. Demnach sollen bis dahin zum Beispiel über zwei Millionen Menschen mehr skilaufen als heute, es sollen rund zwei Millionen mehr Schwimmer und über eine Million mehr Anhänger für Gymnastik, Heimtraining und Dauerlauf zu finden sein. Die Zahl der Tennisspieler würde sich laut dieser Hochrechnung verdoppeln, die der Skilangläufer verdreifachen. Es werden bis 1985 viermal soviel Reiter und viereinhalb mal soviel Segler vorhergesagt.

Das vernünftige Trimmen. Gegen die gesundheitsschädliche physiologisch-passive Verhaltensweise, die bei der Jugend mehr und mehr Platz greift und sich mit zunehmendem Alter erheblich verstärkt, gibt es vielerlei Möglichkeiten von persönlichen Vorbeugemaßnahmen für den Einzelnen und in der Gruppe. So hat die Bundesärztekammer gemeinsam mit dem Deutschen Sportbund seit 1976 das Trimmen in den Vordergrund gesundheitsfördernder Maßnahmen gerückt. Dazu wurden zehn Regeln veröffentlicht (Tab. 8/5). Aufgabe des behandelnden Arztes wird es sein, dem Rückenschwächling oder dem Rückengeschädigten aus dieser Palette die für seinen persönlichen Zustand möglichen und wichtigen Regeln auszusuchen. Zum Beispiel ist in der Regel 7 ausdrücklich angeführt: „extremes Überstrecken oder Vorwärtsbeugen der Wirbelsäule ist jedoch nicht gefragt".

Mit vielen anderen Verbänden hat 1983 der Deutsche Sportbund für das „*Trimmen 130*" geworben. Im wesentlichen ist dieses Trimm-Programm auf das Herz-Kreislauf-System zugeschnitten unter dem Motto „Die neue Richtgeschwindigkeit für Ihre Gesundheit". Auch dieser neuen Aktion des Sportbundes wird der Rückenleidende vorteilhafte Übungen für das Wiedererstarken der Rumpfmuskulatur entnehmen können.

Oft gehen die Trimmer in der Sehnsucht nach Jugendlichkeit jedoch mit ihrem Ehrgeiz zu weit. Das Dauerlauf-Training wird übertrieben: Nacken-, Rücken- und Kreuzschmerzen folgen. Der Arzt muß klären, ob dafür nur die Überlastung bei bestehender Rückenmuskelschwäche verantwortlich ist oder ob ernstliche Schäden in den Bewegungssegmenten der Wirbelsäule und am Übergang zum Kreuzbein vorliegen.

Hollmann beschreibt 1976 ein Fitneßprogramm, das weniger der vermehrten Sauerstoffaufnahme, wie sie durch Dauerlauftraining erreicht werden kann, dient, als vielmehr der Muskeltätigkeit angepaßt ist, sich aber in wenigen Übungsminuten an jedem Tag durchführen läßt: siehe Bilder auf Seite 336. Es dient nach den Worten des Verfassers den motorischen Hauptbeanspruchungsformen in bezug auf Koordinaten, Flexibilität, Schnelligkeit, Ausdauer. Unter den Abbildungen 8/2a bis d, die der Veröffentlichung von *Hollmann* entnommen sind, ist jeweils die Beanspruchung der Wirbelsäule und die sehr kurze, nur Sekunden dauernde Übungszeit angegeben.

Dauerlauf. Seit vielen Jahrzehnten wird der *langsame Dauerlauf* – nenne man ihn jetzt auch Trimm-Trab oder Jogging – mindestens als Begleitsport beziehungsweise als Ausgleichssport geübt. Auch im Schulsport hatte er – und hat er hoffentlich noch heute – seinen festen Platz.

Tab. 8/5: 10 Regeln zum vernünftigen Trimmen (Bundesärztekammer und Deutscher Sportbund 1976)

1. ***Trimmen macht Spaß.*** Suchen Sie sich nach Ihrem Geschmack einen Sport, der Ihnen auch Freude macht. Dafür ist es nie zu spät – auch wenn man viele Jahre keinen Sport getrieben hat.

2. ***Trimmen dient der Gesundheit.*** Wenn Sie gesund sind, können Sie sich unbedenklich, aber ohne falschen Ehrgeiz trimmen. Wenn Sie Zweifel haben oder seit langem sehr bewegungsarm leben, fragen Sie Ihren Arzt, vor allem, wenn Sie 40 Jahre und älter sind.

3. ***Gemeinsam trimmen schafft Vergnügen.*** Trimmen Sie sich mit der Familie, mit Freunden und Nachbarn – bei einer Wanderung, einer Radtour, einem Ballspiel, im Sportverein oder einem Lauftreff.

4. ***Trimmen gehört zur Freizeit.*** Widmen Sie dem Trimmen einen festen Teil Ihrer Freizeit am Feierabend, am Wochenende, im Urlaub. Gewinnen Sie Ausdauer, Kraft und Beweglichkeit.

5. ***Ausdauer ist lebenswichtig.*** Trimmen Sie sich täglich zehn Minuten, bis Ihr Puls pro Minute mindestens (aber auch nicht viel mehr als) 180 Schläge minus Lebensalter (bei 40 Jahren z.B.: 180 – 40 = 140 Schläge) erreicht. Ihr Herz wird es Ihnen danken! Besonders geeignet sind: Dauerlauf (Trimm-Trab), Radfahren, Schwimmen, Skilanglauf, Tanzen.

6. ***Halten Sie sich bei Kräften.*** Sie sollten täglich die wichtigsten Muskelgruppen wenigstens einmal kurz und kraftvoll, aber ohne Überanstrengung betätigen, z.B. durch Kniebeugen, Rumpfkreisen, Armbeugen und -strecken gegen Widerstand.

7. ***Bleiben Sie beweglich.*** Bewegen Sie jeden Tag einmal gezielt Ihre Gelenke mit ihrem vollen Spielraum, z.B. durch Federn und Dehnen, Beugen und Strecken. Extremes Überstrecken oder Vorwärtsbeugen der Wirbelsäule ist jedoch nicht gefragt.

8. ***Gelegenheiten sind überall.*** Unterbrechen Sie jedes längere Sitzen (Arbeitsplatz, Fernsehen, Reise), nutzen Sie jede Gelegenheit zum Stehen und Gehen, fahren Sie öfter Rad und weniger Auto, und geben Sie der Treppe den Vorzug vor dem Aufzug.

9. ***Essen und trimmen – beides muß stimmen.*** Ernähren Sie sich vielseitig, aber mäßig. Meiden Sie üppiges Essen und Trinken. Zusätzliche Kalorien können Sie nur durch vermehrte Bewegung und körperliche Aktivität verbrauchen.

10. ***Einmal ist keinmal.*** Nicht die gelegentliche Kraftleistung, sondern Stetigkeit und Ausdauer sind gefragt. Fangen Sie mit wenig an, aber bleiben Sie beständig. Und dann langsam steigern. Der Trimmspaß wächst mit der besseren Kondition.

Als aerobes Ausdauertraining wirkt er gegen die Schäden des zivilisatorischen Bewegungsmangels nicht nur für Kreislauf und Atmung. Der Dauerlauf fordert die Muskelgruppen der Gliedmaßen und die wichtige Muskulatur des Körperstammes. Auf diese Weise kommt die zusätzliche Sauerstoffaufnahme allen Organen zugute. Die Diffusionsflüssigkeit, die dem bradytrophen Gewebe der Zwischenwirbelscheibe zufließt, erhält die biochemisch-hormonal günstigste Zusammensetzung und vermindert dadurch die Störanfälligkeit des Bandscheibegewebes.

Für das Herz-Kreislauf-System und die Atmungsorgane sowie für den Muskelstoffwechsel dient das Trimmen im langsamen Dauerlauf der Prävention aber nur, wenn der Freizeitsportler dabei „nicht außer Atem kommt" – er sollte sich mit seinem Laufpartner „gerade noch unterhalten können". Der *Leitsatz* heißt also *„Laufen ohne zu Schnaufen"*, Abbildung 8/1. Zu vermerken ist noch, daß der Trimm-Dauerlauf nur dann ausreichend aerob wirkt, wenn er möglichst weit abseits autobelasteter Straßen stattfindet.

Der Dauerlauf in der Freizeit kräftigt die Rückenmuskulatur und stärkt die Bänder. Bei Rückenschwächlingen vermindert sich das Schaukeln des Beckens. Dadurch werden die ungünstigen Einflüsse auf die unteren Lendenbandscheiben herabgesetzt.

In Ziffer 5 des Kastens auf Seite 333 wird die lebenswichtige Ausdauer betont. Sie hat besondere Bedeutung für das mittlere und höhere Lebensalter. Das ist einige Seiten weiter vorne bereits betont worden. Für den Trimmlauf sind vielerorts besondere Pfade eingerichtet. Sie schließen zum Teil Wald-Turn-Pfade ein, die auch Übungen für das Kräftigen der Wirbelsäulemuskeln anbieten.

Bedauerlicherweise kommt für den Trimm-Trab von unerwarteter Seite eine schlechte Nachricht. Nach einem Interview, das Forstdirektor *Naumann* einer Illustrierten Zeitschrift gab, ist nachlassendes Interesse an den Trimm-Pfaden zu bemerken. Ihr Erhalten ist teuer, und die Ausgaben sind infolge der geringer werdenden Benutzung nicht mehr zu verantworten. (Das Interview ist abgedruckt in BUNTE Nr. 28 vom 8.7.82, Seite 96.) Bei dieser Sachlage dürfte es die Aufgabe der örtlichen Turn-, Wander- und Sportvereine sein, das Interesse am Trimm-Trab wieder zu wecken und die Gelder zur dauernden Pflege der notwendigen Einrichtungen zu beschaffen.

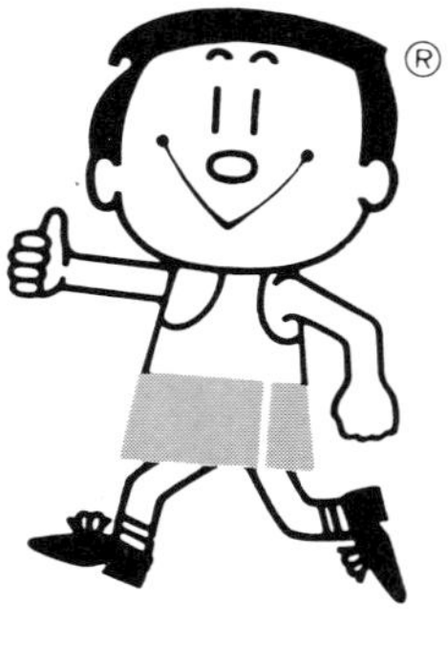

Abb. 8/1: Werbespot des Deutschen Sportbundes: „Trimm-Trab – Lerne Laufen ohne zu Schnaufen"

Weitere Formen erfolgversprechenden Trimmens. Zum Ausdauertraining für Atmung, Kreislauf und Muskulatur sind neben dem Trimm-Trab besonders Radfahren (aber nur mit hochgestellter Lenkstange, siehe in 7:3.3.3) und Schwimmen (8:4.10.4) empfehlenswert. Auch *Tanzen* ist geeignet. Das Tanzen muß keineswegs anstrengender tänzerisch-akrobatischer Sport sein (8:5.3). Die üblichen Gesellschaftstänze bieten – oft getanzt – ein gutes Ausdauertraining für Herz, Kreislauf und Atmung, das gleichzeitig die Rumpfmuskulatur kräftigt.

Andere Formen des Trimmens zur Ausdauer, wie *Skilanglauf, Skiwandern* und weitere Wanderarten, darunter besonders das *Bergwandern*, gehören nicht ausschließlich in das Trimmprogramm Jugendlicher. Sie werden von Seniorsportlern bevorzugt, siehe in 8:2.6.7. Denn sie bringen den großen Vorteil des längeren gleichförmigen muskelkräftigenden Bewegens, wie es höheren Lebensaltersstufen angepaßt ist – gegenüber dem bevorzugten Schnellkraft-Training jugendlicher Leistungssportler.

Das *Aerobic*, eine Gymnastik mit Musik, die als neue Welle der Begeisterung aus den USA nach Europa übergeschwappt ist, bedarf in bezug auf die vom Rückgrat häufig ausgehenden Leiden einiger Zurückhaltung. Jedenfalls sollten sich nur Jugendliche und wirbelsäulgesunde Menschen daran beteiligen. Ältere Menschen und Rückenleidende bedürfen des Rates ihres Arztes. Wenn die gymnastischen Übungen, die bei Aerobic in schneller Folge und nach einer dem persönlichen Leistungszustand der Wirbelsäule nicht angepaßten Musik verlangt werden, Schmerzen am Rücken oder Ausstrahlschmerzen hervorrufen, dann ist es nötig, die weitere Teilnahme solange einzustellen, bis ein Arzt die Schmerzzustände geklärt hat. Besteht am Rückgrat physiologischer oder vorzeitiger Verschleiß von Zwischenwirbelscheiben, wird es Zeit, eine entsprechende Therapie durchzuführen: siehe in 7:4.1. Ihre Aufgabe ist das Wiederherstellen eines kräftigen statisch-dynamischen Muskel-

Bänder-Korsettes. Bevor dies nicht erreicht ist, kann Wiederaufnahme des Aerobic die Schäden am Rückgrat verschlimmern.

Wirken des Trimmens auf die Wirbelsäule. Dieses Thema findet leider nur wenig Niederschlag in der Literatur. Deshalb wird in weiteren Kapiteln noch darauf eingegangen. Das ist notwendig, da die Dauer-Laufleistung sowohl für statisch wie für dynamisch verbesserte allgemeine Muskeltätigkeit sorgt, so daß auch die Rückenmuskulatur ihre Aufgabe für die Wirbelsäule sachgerechter leisten kann. Die Erschütterungen – trotz weicher Schuhsohlen und bei weicher Unterlage des Trimm-Pfades – erreichen das Rückgrat auf dem Leitwege über Bein und Bekken, siehe Kapitel 8:4.3.3. Wenn eine schwache Muskulatur der raschen Folge rechts und links wechselnder Stöße nicht genügend Reaktionsbereitschaft bietet, kommt es zu Rücken- und Kreuzschmerzen. Sie machen sich bevorzugt nach längeren bergabführenden Laufstrecken bemerkbar. Dieses Alarmsymptom bedarf der Ursachenprüfung durch körperliche und röntgenographische Untersuchungsmaßnahmen eines mit Wirbelsäuleschäden vertrauten Arztes. Soweit bisher bekannte oder unbekannte Schäden in der Struktur und der Statik des Rückgrates vorliegen und als Gründe für die laufbedingten Schmerzen verantwortlich zu machen sind, muß das Dauerleistungs-Laufprogramm beraten und neu zusammengestellt werden.

Rückenbeschwerden beim Dauerlauf können ihre Ursachen außerdem in unterschiedlichen Beinlängen, Beckenschiefstand sowie anderen statikstörenden Schäden an den unteren Gliedmaßen haben. Sie müssen dringend behandelt, unter Umständen auch operiert werden.

Bereits im dritten/vierten Lebensjahrzehnt sind die Zwischenwirbelscheiben in einem hohen Prozentsatz der Grund der Ärgernisse beim Dauerleistungs-Trimm-Trab und bei den sportlichen Laufdisziplinen. Wenn die krankhaften Befunde unbeachtet bleiben, das heißt, wenn das körperliche Trimmen auf diese Warnzeichen hin nicht ausgesetzt wird, gehen die Initialbefunde im Gewebe der Bandscheibe in eine zunächst ruhende Leistungsschwäche über, die sich aber schließlich in fühlbare Krankheit umwandelt (Kapitel 3:4.3). Das ehrgeizige Festhalten am Steigern der Trimm-Trab-Leistung kann in solchem Falle die schädigende Ursache für das Fortschreiten des Bandscheibenleidens sein. Das körperliche Trimmen – das letztlich keineswegs unterbleiben soll – muß zunächst in andere Bahnen gelenkt werden: aufbauende Krankengymnastik, Schwimmen u.ä. zur Kräftigung der Rückenmuskulatur, die ihre statische und dynamische Funktion so besser erlangt, als wenn die dem Trimm-Trab eigenen stoßenden Vibrationen weiter einwirken. Zusätzlich können – neben der Gymnastik – Gehstrecken im Wanderschritt hilfreich sein.

Mit den vorstehenden Ausführungen soll keineswegs ein passives Verhalten gegenüber Trimm-Trab oder Sport in der Freizeit angeraten werden. Wichtig ist das vertrauensvolle Eingehen auf ärztlichen Rat. Das Unterlassen jeglicher körperlicher Betätigung wäre die falsche Reaktion auf Nacken-, Rücken- und Kreuzschmerzen. Ein bewegungsarmes Leben führt zur Muskelschwäche des Rückens und den in Kapitel 7:3.5 beschriebenen Folgen. In der großen Palette der Trimm-, Turn- und Sportmöglichkeiten findet sich der rechte Weg zwischen ehrgeizigem Leistungswillen, der die körperliche Belastbarkeit übersteigt, und wirklicher Hilfe für das Rückgrat.

In einer ungenutzten Zwischenzeit am Morgen, während der Arbeitsstunden oder als Pausengymnastik auf der Autofahrt und bei ähnlichen Gelegenheiten ist ein Kurzprogramm zur Fitneß möglich, wie es *Hollmann* 1976 mitteilte, siehe die Abbildungen 8/2a bis d.

Der Aktive Urlaub. Die Fitneßprogramme, die in jeder kurzen oder langen Freizeit – in freien Stunden des Tages oder am Abend, am Wochenende, in Pausen während langer Auto- oder Radfahrten – durchzuführen sind, lassen sich in den langen Urlaub übertragen, der so zum Aktiven Urlaub wird. Dazu hat 1978 der Deutsche Sportbund zusammen mit der interessierten Ärzteschaft „Zehn Regeln zum Aktiven Urlaub" zusammengestellt. Sie sind im Kasten auf Seite 337 zu lesen (Tab. 8/6).

In diesen Regeln ist im wesentlichen aktivkörperliches Verhalten vorgeschlagen. Das Ziel heißt *Bewegen*, das in allen seinen Formen und persönlichkeitsgebundenen Möglichkeiten auch stets die Wirbelsäule mit ihren zugehörigen Muskeln einbezieht, wie dies in vielen Kapiteln dieses Buches ausgeführt wird. Im Alltag steht bedauerlicherweise die Bewegungsarmut im Vordergrund.

Ein Aktiv-Urlaub hat neben der körperlichen allerdings noch eine zweite Seite: Das Beschäftigen mit den geistigen Inhalten des Lebens: Lesen, Gespräche, Pflegen von Steckenpferden – die heute Hobby heißen –, siehe in Ziffer 5 auf Seite 337. Zu vermeiden ist aber, daß diese Teile der Urlaubsfreuden allzulange Sitzzeiten

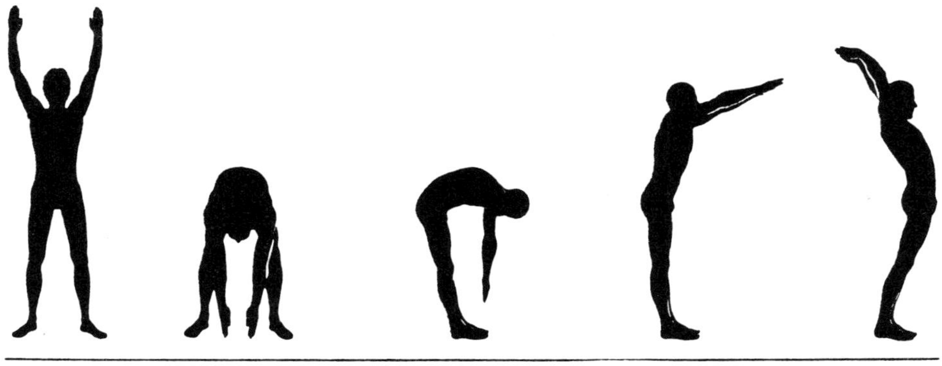

Abb. 8/2a: Kurzes Fitneßprogramm. Beine gegrätscht, Arme hochgehoben; Rumpfbeuge vorwärts, Boden mit den Händen berühren; gestreckt aufrichten und nach hinten wippen. *Übungszweck:* Förderung der Wirbelsäulen- und Hüftgelenkbeweglichkeit. *Übungsdauer:* 15–30 Sek. (nach *Hollmann*)

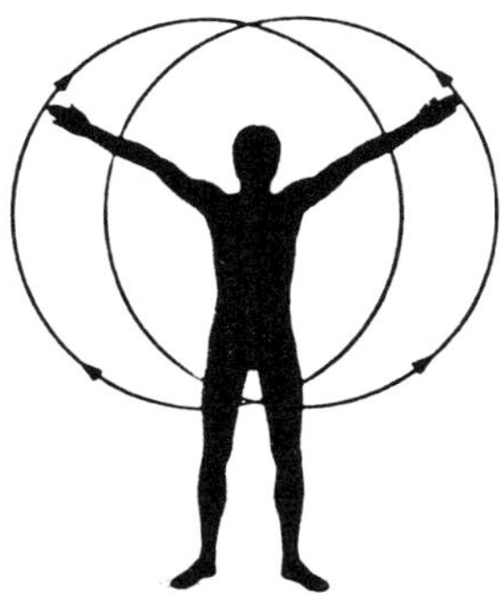

Abb. 8/2b: Kurzes Fitneßprogramm. Aufrecht stehen. Arme hochgehoben: Arme so schnell wie möglich gegeneinander kreisen. *Übungszweck:* Förderung der Schnellkraft und der Schulterbeweglichkeit, *Übungsdauer:* 20–30 Sek. (nach *Hollmann*)

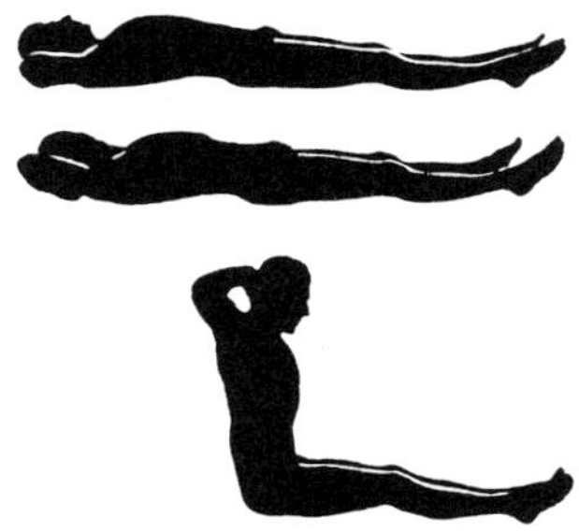

Abb. 8/2c: Kurzes Fitneßprogramm. Rückenlage, Beine gestreckt und geschlossen. Arme hinter dem Kopf verschränkt; Seitenbewegungen des Kopfes rechts-links; mehrfach schnell zu gerade Sitzhaltung aufrichten, hinlegen, aufrichten; Kopf leicht nach vorn geneigt und gegen die verschränkten Hände fünf- bis sechsmal drücken, ohne daß der Kopf nach rückwärts gestreckt wird. *Übungszweck:* Stärkung der Bauch-, Lenden-, Gesäß- und Oberschenkelmuskulatur, Förderung der Halswirbelsäulen-Beweglichkeit. *Übungsdauer:* 15–30 Sek. (nach *Hollmann*)

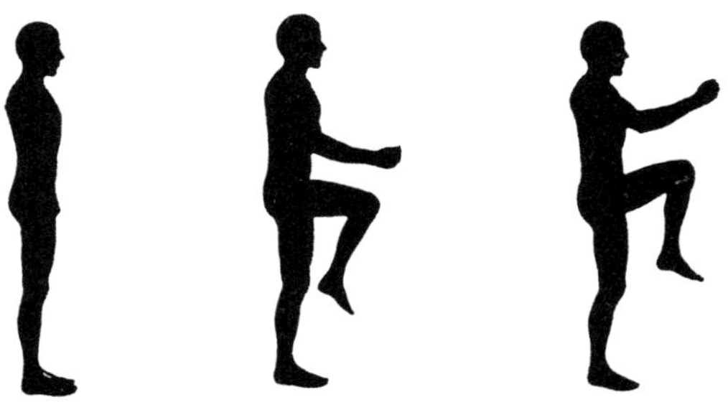

Abb. 8/2d: Kurzes Fitneßprogramm. Abwechselnd das rechte, dann das linke Knie bis zur Gürtellinie anziehen – in der Art des Laufes; entsprechende rhythmische Armbewegungen. *Übungszweck:* Schnelligkeitsschulung. *Übungsdauer:* 15–30 Sek. (nach *Hollmann*)

beanspruchen, so daß aus dem Aktivurlaub eine *Sitz-Freizeit* wird. Darüber gibt das Kapitel 8:2.6.9 Auskunft.

8:2.6.7 Wandern, Bergwandern, Bergsteigen, Skiwandern

Sehr begehrt als ein geschlossenes Fitneß-Trimm-Programm für den gesamten Körper sind Wandern, Bergwandern, Bergsteigen (Klettern), Skiwandern. Sie bieten die begrüßenswerte Möglichkeit, daß sie allen Altersstufen angepaßt und auch noch im hohen Alter in frischer Luft ausgeübt werden können. Die damit verbundene „Sauerstoffdusche" begünstigt Atmung, Herz-Kreislauf-System, reichert den Sauerstoff in der Muskulatur an, der auch vermehrt über die Kapillaren durch die Wirbelkörper-Bandscheibe-Grenzschichten in den Diffusionsstoffwechsel der Zwischenwirbelscheibe vordringt.

„Das Wandern begünstigt einen gut koordinierten, chronische Verspannungen lösenden Einsatz der Rumpfmuskulatur" (*Leitsatz*). Vergleiche 7:3.8.3, 8:11.4. Wer einen Wanderurlaub

Tab. 8/6: 10 Regeln zum Aktiven Urlaub (zusammengestellt vom Deutschen Sportbund und der interessierten Ärzteschaft)

1. ***Das passende Urlaubsziel wählen.*** Planen Sie frühzeitig und sorgfältig. Ein Erholungsurlaub sollte wenigstens zwei, besser drei Wochen dauern. Überlegen Sie sich für den Urlaub, was Ihren Wünschen und Ihrem „Typ" entspricht. Gewiß werden Sie einen Urlaubsort wählen, der Ihnen den sportlich aktiven Urlaub ermöglicht oder an dem sich Ihre Hobbies verwirklichen lassen. Gesunde Menschen kommen normalerweise mit jedem Klima und jeder Höhenlage zurecht. Wer jedoch gesundheitlich labil ist oder sich nicht ganz wohl fühlt, sollte besser seinen Hausarzt fragen, ob der gewählte Urlaubsort für ihn der richtige ist. Sie können sich dann auch gleichzeitig bei ihm erkundigen, ob für Ihr Reiseland Impfungen vorgeschrieben oder angeraten sind.

2. ***Richtig auf den Urlaub vorbereiten.*** Der Urlaub beginnt eigentlich schon einige Zeit vor dem Reiseantritt. Wer sich vorher fit macht, hat mehr von den Ferien. Der Wanderer wird konditionsstärker und wetterfester, der Schwimmer ausdauernder, der Skiläufer geht leistungsfähiger auf die Piste. – Nehmen Sie eine Reiseapotheke mit. Wenn Sie ständig auf bestimmte Medikamente angewiesen sind, nehmen Sie davon einen ausreichenden Vorrat mit; der Nachschub ist im Ausland nur bedingt gesichert. Dies gilt vor allem für Diabetiker, Herz- und Hochdruckpatienten, Asthmatiker und Rheumakranke. – Stellen Sie sich durch entsprechende Lektüre auf den Urlaubsort ein. Wer schon vorher weiß, was ihn erwartet, sieht und erlebt mehr.

3. ***Spiel- und Sportgeräte gehören ins Urlaubsgepäck.*** Spielen macht Freude – gerade (und wieder einmal) mit der eigenen Familie. Nehmen Sie doch Ihr Sportgerät von zu Hause mit! – Sportler brauchen eine gute Ausrüstung. Ungeeignetes Gerät kann die Ferienfreude stören und die gute Laune verderben. Lassen Sie sich beim Kauf gut beraten. Sie brauchen nicht die Marke des Weltmeisters, wohl aber etwas, das zu Ihnen, zu Ihrer Größe, Ihrem Gewicht und Ihrer Leistungsfähigkeit paßt.

4. ***Aktive Pausen auf dem Weg in den Urlaub einlegen.*** Autofahren kann Schwerarbeit sein. Steuern Sie nicht gehetzt von der Arbeitsstätte zur Wohnung und gleich in die Ferien. Gehen Sie ausgeruht und ausgeschlafen auf die Reise. – Nehmen Sie sich ausreichend Zeit für die Fahrt. Alle zwei bis drei Fahrstunden eine Pause einlegen: zehn Minuten gründlich entspannen, z.B sich recken, strecken, hin- und hergehen oder laufen, vielleicht auch autogenes Training oder, wo es möglich ist, ein wenig zusammen spielen; auch Ihre Beifahrer wollen sich entspannen. Lassen Sie sich Zeit für ein leichtes Essen; vielleicht picknicken Sie einmal fröhlich. – Nicht das Ankommen, sondern schon die Reise soll ein Teil des Urlaubs sein! Auch Bahn- und Flugreisende sollten sich öfter einmal bewegen. Versuchen Sie, wenn Sie mit Kindern reisen, schon am Nachmittag in Ihrem Urlaubsort einzutreffen, Sie können sich dann schon etwas von der Fahrt erholen, in aller Ruhe alle Formalitäten erledigen und ein wenig die Gegend auskundschaften.

5. ***Ungesunden Ehrgeiz vermeiden.*** Der erste Tag am Urlaubsort sollte ein Ruhetag sein! Bei größerer Höhe, krassem Klimawechsel oder bei deutlicher Zeitverschiebung benötigt der Körper zur Umstellung mehrere Tage. Erkunden Sie in Muße Ihre neue Umgebung. Wenn Sie sich akklimatisiert haben, können Sie etwas unternehmen oder auch mit dem Sport beginnen – aber maßvoll, ohne falschen Ehrgeiz und ohne Überanstrengung. Stürzen Sie sich nicht in neuen Streß: Freizeit- oder Urlaubsstreß ist kein Rezept gegen Arbeitsstreß! Falscher Ehrgeiz schadet der Gesundheit und verdirbt die Ferienlaune! – Schalten Sie zwischendurch von Ihrem Lieblingshobby einmal ab. Lesen, Land und Leute kennenlernen, Gespräche suchen und den Sitten und Gebräuchen nachspüren, photographieren, malen, schreiben, sammeln, auch Museen besuchen gehört zu einem erholsamen Urlaub.

6. ***Gut essen ohne Probleme.*** Lassen Sie sich im Urlaub die Freude am Essen nicht nehmen und vermeiden Sie trotzdem den Urlaubsspeck. Wer sich im Urlaub genug bewegt, kann etwas mehr essen. Ein Tag auf Wanderschaft, in den Bergen, im Wasser oder auf dem Fahrrad erlaubt eine deftigere Speisekarte. Doch Vorsicht, den Kalorienbedarf nicht überschätzen! – Beachten Sie bei Fernreisen und Reisen in den Süden die anderen klimatischen und hygienischen Verhältnisse des Landes. Unser Organismus ist nicht wie der der Einheimischen an die „ortsansässigen" Bakterien und Viren gewöhnt. Denken Sie daran beim Essen und Trinken – was Sie aber nicht abhalten soll, fremde Speisen und Getränke kennenzulernen. Vorsicht bei offenen Getränken und ungekochten Speisen, z.B. Früchten und Salaten. Bestehen Sie nicht unbedingt auf deutscher Hausmannskost. Fremde Speisen sind den klimatischen Bedingungen des Aufenthaltslandes meist besser angepaßt.

7. ***Sport lernen mit Spaß und Geduld.*** Lernen Sie sich selbst einmal im Urlaub von einer anderen Seite kennen, etwa bei einer Sportart, die für Sie bisher neu war oder in einem neuen Hobby. Sie bringen dann „zollfrei" etwas mit nach Hause, das Sie noch lange bereichert. Sie gewinnen dabei auch neue Bekannte und Freunde. Wie wäre es mit dem Versuch in einer Sportart, die Ihnen früher einmal Spaß machte? Oder Sie erleben einmal aktiv eine der Sportarten mit, die sich erst in letzter Zeit entwickelt haben. Nur haben Sie Geduld, und vor allem darf der Spaß dabei nicht fehlen. Übung macht zwar den Meister, aber Sie sollen ja nicht unbedingt Meister werden!

8. ***Herz und Kreislauf kräftigen.*** Nehmen Sie öfters eine „Sauerstoffdusche" in Form einer Wanderung, einer Radtour oder durch regelmäßiges Schwimmen oder Traben. Ausdauersportarten, in vernünftiger Weise ausgeübt (der Hausarzt wird Sie sicher beraten können), stärken Herz und Kreislauf. Der Körper setzt ein Vielfaches mehr an Sauerstoff in Energie um als dies beim Sitzen, Langliegen oder Schlendern der Fall ist.

9. ***Im Spiel einander näherkommen.*** Auch Kinder brauchen im Urlaub Freizeit und Spielraum für sich. Dennoch kann die Familiengemeinschaft gerade jetzt richtig gepflegt werden beim gemeinsamen Spiel, Sport und Spaß. Mit Spielen kommt man sich über Alters-, Sprach- und Ländergrenzen hinweg spielend nahe. Versuchen Sie es einmal damit, vielleicht wartet Ihr Nachbar am Strand oder am Nebentisch genauso wie Sie darauf, einmal angesprochen zu werden.

10. ***Aktiv bleiben, wenn der Urlaub zu Ende ist.*** Eine gehetzte, strapaziöse Rückfahrt kann Sie in wenigen Stunden die im Urlaub gewonnene Erholung kosten! Nach Hause zurückgekehrt, sollten Sie wenigstens noch einen Tag zum Einleben haben. Gönnen Sie auch nach dem Urlaub der Erholung ihren Raum und betreiben Sie weiter das Hobby, das Ihnen im Urlaub Freude, Anregung und Besinnung vermittelt hat. Suchen Sie sich dafür vielleicht den passenden Sportverein, wenn Sie ihn nicht schon gefunden haben.

vor sich hat, sollte das Wandern gemeinsam mit der Familie oder seinen Freunden nicht erst im Urlaub beginnen, sondern bereits vorher wandern: gewissermaßen als Vorbereitung und Einstieg in die körperliche Fitneß und zugleich als Einstimmung auf die Urlaubswanderfreuden. Die günstigen Erfolge aller Arten des Wanderns liegen auch im psychischen Bereich: Entspannen vom Arbeitsstreß, Freude an der Natur, Gespräch mit gleichgesinnten Wanderfreunden.

Vorteile für die Wirbelsäule bringt insbesondere das Wandern im Mittelgebirge wie im Hochgebirge, weil das Auf- und Absteigen sowohl Dynamik wie Statik der Beine und das mit den Schritten rechts und links wechselnde federnde Abfangen durch die Rückenstreckmuskulatur neu gewonnene Kraftquellen für das Bewegen und für die Haltung des Rumpfes sind, die noch lange nach den Wanderwochen anhalten. Freude genießen die Wanderer an den wechselnden Ausblicken und schließlich an der befriedigenden Leistung des Wandertages. In gleicher Weise ist das *Skiwandern* wegen seines körperlichen Einsatzes und seiner Erlebnisfreuden zu beurteilen, siehe in 8:4.11.3.

Das Bergsteigen und das Klettern in den mittleren und den hohen Schwierigkeitsgraden bleibt einer Gruppe systematisch eingeübter Bergsportler vorbehalten. Höchstleistung auf diesem Gebiet ist Akrobatik. Sie kann lebensgefährlich sein.

Zum längeren Wandern gehört der *Rucksack*. Seine Form ist erst in diesem Jahrhundert von einem einfachen Sack mit zwei Tragriemen zu einem hochtechnisierten Traggestell geworden. Bei seiner schrittweisen Konstruktion wurde glücklicherweise auf die dem Rücken bestens angepaßte Form und die statisch vertretbare, möglichst axiale Belastungsrichtung für die Wirbelsäule geachtet. Trotzdem ist für das *Tragen eines Wanderrucksackes* noch immer eine Frage offen: Wie schwer darf der Rucksack für die jugendlichen Wanderer sein, um Schäden für das noch nicht ausgereifte Rückgrat zu vermeiden? Gegensätzliches ist darüber von Ärzten geschrieben worden. Von der einen Seite wird empfohlen, jede vertikal auf die Wirbelsäule Jugendlicher (bis zum 16. Lebensjahr) einwirkende Last zu vermeiden, damit keine Überlastungsschäden entstehen. Wenn sich diese Ansicht durchsetzt, würde vielen Jugendlichen die Freude am Wandern genommen und ihnen das besinnliche Erleben der so unterschiedlichen Landschaften, ihrer Eigenarten und Naturschönheiten verschließen. Denn das Erwandern dient nicht nur der körperlichen Gesundheit, sondern vermittelt bleibendere Eindrücke als die Autofahrt.

Jugendliche Wanderer – so schreiben andere Ärzte – benötigen einen neuzeitlichen Rucksack, der dem Rücken anliegt, am Becken festgegurtet ist und eine Aufsetzmöglichkeit bietet. Nur so ist für das Rückgrat ein achsengerechtes Tragen der Last gewährleistet.

Immer noch unbeantwortet bleibt die Frage der zumutbaren Traglast. Darüber gibt es seit Jahren in der arbeitsmedizinischen Literatur viele Studien, deren Ergebnisse Eingang in gesetzliche Anordnungen fanden. Die Tabellen 7/2a und 7/2b geben Auskunft über diejenigen Traglasten, die einer gesunden Wirbelsäule für täglich 8 Stunden regelmäßig und lange Zeit zugemutet werden können. Nach der für Frankreich gesetzlich geltenden Tabelle (7/2b) darf Jugendlichen unter 14 Jahren eine Traglast von 10 kg zugemutet werden (für Mädchen 5 kg!). *Kohlbach* hat 1982 jedoch geschrieben, eine solche Traglast sei mit dem Risiko eines Wirbelsäuleschadens verbunden. Für Männer mit ausgereiftem Rückgrat besteht eine schadenfreie Belastbarkeit von 40–50 kg, siehe Tabelle 7/2a. Solche Lasten sind, eingeschlossen Seil und Eispickel, keine Seltenheit für Hochgebirgswanderer. Die Gruppe sollte allerdings die jugendlichen Teilnehmer durch Übernahme von Ausrüstungsgegenständen so entlasten, daß ihr Rucksackgewicht die Grenze von 10 kg nur in Ausnahmefällen (gut trainierte Jugendliche) nicht überschreitet. Beim Auftreten von Rükkenbeschwerden ist jedoch stets ärztlicher Rat – mit bildgebenden Verfahren, siehe 6:3.4 – einzuholen (*Tilscher* 1982). Zur Frage des Rucksacktragens siehe noch in 5:2.3.4 sowie 7:3.2.3.

Zu guter Letzt: Der Autor dieses Buches hat von der jugendlichen Wandervogelzeit her, die noch vor dem Ersten Weltkriege begann am Ende des ersten Lebensjahrzehntes – im weiteren Verlaufe seines Lebens versucht, regelmäßig einen ganzen Tag in der Woche sowie viele Urlaubswochen auf langen Wanderwegen möglichst in Wald und Berg – auch an steilen Felswänden – und beim Skilauf im Mittelgebirge sowie in den Hochalpen zu verbringen. Ein schwerer Rucksack war stetiger Begleiter. Wenn auch das Klettern am Seil und der Skilauf aufgegeben werden mußten, so hält der Senior im neunten Lebensjahrzehnt noch immer regelmäßig Wandertage und Wanderwochen ein: dies allerdings nur noch mit leichtem Gepäck.

8:2.6.8 Das Grüne Rezept

Die „Zehn Regeln zum vernünftigen Trimmen" (8:2.6.6), die in ihrer Durchführung der Initiative des Einzelnen überlassen sind, werden durch das *Grüne Rezept* ergänzt. Der Augsburger Arzt Dr. *Eugen Goßner* hat vorgeschlagen, statt auf dem üblichen weißen Arztrezept auf einem grünen Rezeptschein diejenige aktive Bewegungstherapie vorzuschlagen, die aufgrund einer ärztlichen Untersuchung persönlich auf die Notwendigkeiten des Patienten abgestimmt ist. Die ad personam dosierte Bewegungstherapie wird also „als Medikament" verschrieben.

Die Ärzte sollen angeregt werden, die bisher üblichen *passiven Verordnungen* (Massagen, Unterwasserstrahlmassagen, Heißluft, Elektrotherapie u.ä.) gegenüber den aktiven, der Selbsthilfe dienenden Verfahrensweisen zurückzustellen. Damit sind die „Trimmer" auf die ihrem Gesundheitszustand entsprechenden Lauf- und Turnübungen (8:2.6.6) hinzuführen. Hilfreich ist diese ärztliche Verordnung außerdem, um das aus Ehrgeiz oft schadenstiftende Übertreiben bei unkontrolliertem Trimmen zu vermeiden.

Das Grüne Rezept kann mithelfen, um durch ein verordnetes und überwachtes *aerobes Ausdauertraining* (8:2.6.6) den Sauerstoffmangel der „Sitz-Freizeit" zu bekämpfen und die erforderliche Dosis an muskularer Beanspruchung in das Alltagsleben und in die Stunden der Freizeit zurückzubringen. Das Aktivieren des Bewegens wird besonders dem Rückgrat dienlich sein.

8:2.6.9 Freizeit im Sitzen

„Sitz-Freizeit = falsche Freizeit". Dieser *Leitsatz* sollte unser Leben in jungen und mehr noch in alten Tagen begleiten. Die häufigste Gebrauchshaltung unserer Zeit, das Sitzen, bringt zugleich die ungünstigsten Einflüsse auf das Rückgrat. Über die entstehenden Schäden ist in 5:2.3.2, 5:3.1.4 nachzulesen. Wie sehr das Freizeitverhalten im allgemeinen – aber insonderheit die „Sitz-Freizeit" der Wirbelsäule ernstlich schaden kann, wurde in Kapitel 8:2.6.2 erläutert: „Freizeitverhalten – ein Krankheitsrisiko". Dort sind unter anderem der passive Unterhaltungskonsum (dessen Verzehr mit stundenlangem Sitzen verbunden ist), das Fernsehen mit seinen Gefahren für den Rücken sowie die Sitzinsuffiziens infolge des ermüdeten Bänder-Muskel-Korsettes erwähnt. Da dies alles schon während der Freiräume des Alltagslebens bedenklich für die Gesunderhaltung der Wirbelsäule ist, so sollten diese Gewohnheiten keinesfalls in den Urlaub verpflanzt werden. Denn dafür gilt körperliches Aktivsein, das Bewegen in freier Luft. Wer in seinen Urlaubs- und Ferienwochen das Joch der Sitzgewohnheiten unserer Zeit nicht abwerfen kann, verschlimmert die Schäden der Wirbelsäule und fügt ihr womöglich neue Sitzschäden hinzu.

Bereits in 8:2.6.2 war auf diese Gefahren durch einen beachtenswerten *Leitsatz* hingewiesen worden: *„Ein besonderes Krankheitsrisiko für die Wirbelsäule ist die bedauerlicherweise zunehmende Sitzzeit in der Freizeit."* Niemandem soll während der Ferien- und Urlaubstage eine gewisse Freizeitbeschäftigung im Sitzen abgesprochen werden. Dafür eignen sich manche Steckenpferde, zum Beispiel Lesen, Zeichnen, Malen, Handarbeiten, oder das Neuentdecken von Möglichkeiten, wie Schnitzen, Glasschneiden, Bauernmalerei und anderes, mit denen reichlich in den Angeboten vieler Urlaubsorte geworben wird. Fast alle benötigen, wenn Erfolge am Ende stehen sollen, einige Sitzstunden am Tage. Nötig ist dabei allerdings auch ein Blick auf die Sitzmöbel, denn sie sind die größte Gefahr für die Wirbelsäule der Erwachsenen (siehe in 7:3.2.2). Sitzhygiene als persönliche Vorsorgemaßnahmen (7:3.2.5, 7:3.8.3) gegen das Auftreten oder Verschlimmern von Schäden am Rückgrat ist, soweit als möglich, auch im Urlaub zu beachten. Die Bewegungsstunden mit Sport, Spiel, Schwimmen, Wandern, Fitneßprogrammen (8:2.6.6) usw. dürfen trotz der Freude an solchen „Sitz- und Steckenpferden" nicht vergessen werden. Von langen PKW- und Busfahrten ab Urlaubsort ist wegen der schadenstiftenden Belastung der Wirbelsäule infolge des Sitzens und der Vibrationseinflüsse dringend abzuraten.

Musik in der Freizeit. Wer sich in der Freizeit zur eigenen Freude aktiv der Hausmusik widmet, gewinnt die notwendige Vollkommenheit und wirkliche Freude nur durch viele Übungsstunden und durch häufiges Zusammenspiel in der Familie, mit Freunden oder in Musikgruppen. Je nach der durch das gewählte Instrument bedingten Körperhaltung (im Sitzen oder im Stehen) wird die Wirbelsäule beansprucht. Das ist bei Geigenspielern vor allem die Halswirbelsäule, kann sich aber auch auf die Haltung der Brust- und der Lendenwirbelsäule auswirken. Aus der Jugendzeit bestehende Haltungsschwächen und Vorschäden sind oft Ursachen für Beschwerden durch das langzeitige Spielen von Musikinstrumenten. Musiklehrer und Eltern sollten dies bedenken.

Durch Reihenstudien bei Berufsmusikern (Orchestermusikern) wurden die wesentlichen Erkenntnisse über Wirbelsäuleschäden gewonnen. Besonders aus der Tschechoslowakei wird darüber berichtet: Literatur am Ende dieses

Abschnittes. Gegenüber passenden Vergleichsgruppen fanden sich bei Musikern an der Halswirbelsäule zahlenmäßig häufiger Chondrosen und Osteochondrosen der Zwischenwirbelräume (bevorzugt im unteren Teil), Randzacken, Aufhebung der Lordose (bis zur knickartigen Kyphose), Hypertrophie der Dornfortsätze 2 und 7. Diese Veränderungen waren bei Bläsern geringer als bei Geigern. An der Brustwirbelsäule mit Übergang zum Lendenteil bestanden Skoliosen stärker bei Cello- und Kontrabaßspielern als bei Geigenspielern.

Die röntgenographisch festgestellten Befunde werden von den Verfassern zum Teil als Folgen der ungünstigen Muskelverspannung angesehen, die mit dem Halten der Instrumente zusammenhängt. Für die Freizeitmusiker ergibt sich der Vorschlag – nicht erst bei auftretenden Beschwerden, sondern bereits von Beginn des Spielens solcher Musikinstrumente an –, ausgleichende, lockernde Übungen für die Muskulatur des Rumpfes, des Nackens und Halses sowie des Schultergürtels zwischen die Übungsstunden einzuschalten. Beim Auftreten stärkerer Beschwerden ist eine ärztlich geleitete Nacken-Schulter-Rücken-Gymnastik dringend erforderlich: siehe in 7:4.1.4. Wenn hartnäckige Schmerzen bestehen, kann Chirotherapie hilfreich sein.

Literatur: *Dittmar* 1980, *Glückmann* et al. 1973, *Skrgatic* et al. 1978, *Junghanns:* Die Wirbelsäule in der Arbeitsmedizin, Teil II (Sitzberufe) 1979.

8:3 Allgemeines über sportbedingte Wirbelsäuleschäden

8:3.1 Grenzen der biomechanischen Belastbarkeit

Nachdem in Kapitel 8:2.2 ein Überblick über die Definition des *Sportschadens* aus der Literatur zusammengestellt wurde, bleibt noch zu klären, inwieweit Belastbarkeitsgrenzen an der Wirbelsäule vorliegen, deren Überschreiten vermieden werden sollte, um Sportschäden möglichst zu verhindern. Ehe sich die Sportmedizin mit Fragen über die Schadensmöglichkeit im Bereich des Rückgrates eingehend beschäftigte, standen die Extremitätengelenke im Vordergrund der Bemühungen. So hat *Groh* (1962) zunächst den Gelenkknorpel in den Blickpunkt seiner Betrachtungen gestellt. Er berechnete unter anderem die Druckstöße, die der Gelenkknorpel bei verschiedenen Sportarten auszuhalten hat. Das Ergebnis lautete etwa:

Das Studium der Belastungsgrenze des Knorpels zeigt im gleichen Sinne wie die statistischen Zahlen, daß dem Gelenkverschleiß durch den Sport keine große praktische Bedeutung zukommt. Gelenkverschleiß durch den Sport ist relativ selten. Nur in Einzelfällen kann der Sport ein nicht unwesentlicher Realisationsfaktor werden.

Den Bandscheibenschaden der Wirbelsäule ordnet *Groh* (1962) gleichartig ein. Er weist allerdings auf fehlende Untersuchungsreihen hin, die allein in der Lage wären, einen Entscheid darüber zu fällen, ob Hochleistungssport in längerer Dauer ausgeübt die wesentliche Teilursache des Schadens in den Geweben der Zwischenwirbelscheibe sein könnte.

Nach den genannten Zahlen von *Groh* erleiden Sportler in nur 1–3,5 % Sportverletzungen, aber in 5 % Sportschäden. So geringe Prozentanteile mindern nach seiner Ansicht keineswegs die Bedeutung der Leibesübungen. Sie bleiben trotzdem „einer der wenigen und einer der wesentlichen Aktivposten aller Präventivmedizin". Hierin ist *Groh* zuzustimmen. Es ist aber nicht ratsam, allgemein Leibesübungen und Sport, die jederzeit gestützt und gefördert werden müssen, mit der Frage zu vermischen, ob und welche intensiv betriebenen Sportarten und ob vor allem das Training zur Höchstleistung Dauerschäden an der Wirbelsäule hervorrufen. Bei dem hierfür in Frage kommenden Personenkreis fallen die Prozentzahlen der vorkommenden Dauerschäden heute anders aus, als *Groh* sie 1962 ermittelte. Das ist in weiteren Abschnitten für einzelne Sportarten noch zu besprechen. Dort wird erkennbar, daß die pauschale Ansicht aus der Zeit vor mehr als 20 Jahren, nach der 95–99 % der Hochleistungssportler keine Aufbrauchschäden durch dauerndes Überschreiten der Belastungsgrenze beim Sport aufweisen würden, nicht mehr aufrecht erhalten werden kann.

Zu leicht wird auch die Grauzone der Trainingsschäden vergessen, in der auf dem viele Jahre langen Wege vom Sportanfänger bis zum Hochleistungssportler das Training wegen körperlicher Beschwerden, die sehr häufig im Bereiche des Rückens liegen, aufgegeben wird. Über ihre Zahl und die für das Ausscheiden verantwortlichen sportspezifischen Schäden gibt es bedauerlicherweise bisher keine ausreichenden Langzeitstudien. Jeder Kenner der Sachlage weiß um dieses Problem.

Die Spitzenlast einer sportspezifischen Bewegung braucht in ihrer absoluten Größe nicht schädigend zu wirken. Aber ihr immer wiederholter Einfluß ermüdet die Widerstandskraft bestimmter Gewebearten: Zu leicht wird bei Unachtsamkeit die Belastungstoleranz überschritten, zum Beispiel im störanfälligen Gewebe der Zwischenwirbelscheibe. Schließlich entsteht nach einem oder mehreren anfänglichen „Anstößen" der *Initialschaden.* Diese Gefahr ist umso größer, je geringer die eingeschalteten Erholungszeiten sind. „Erholung durch Wechsel" ist ein Grundprinzip für das Erhalten des Lebens der Zwischenwirbelscheibe.

Von sportmedizinisch-internistischer Seite wurde früher auf Grund eingehender Studien zwar gefunden, daß der Herzmuskel, ebenso wie die Körpermuskulatur, trainierbar sind: Zunahme an Masse, Leistungskraft, Widerstandsfähigkeit (vergleiche die ausführlichen Studien von *Tittel* 1973). Sportbedingte Schäden ließen sich lediglich in Bruchteilen eines Prozentes feststellen. Solche erfreulichen Ergebnisse sind von der Sportbelastung im Bereiche der Wirbelsäule – abgesehen von der zugehörigen Muskulatur – leider nicht zu melden. Daß die gefäßlosen Knorpelgewebe und insbesondere die Zwischenwirbelscheiben durch Lasteinflüsse, wie sie das systematische Sporttraining fordert, widerstandsfähiger werden, wird zwar von einigen Seiten vermutet, ist aber unbewiesen. Denn Ergebnisse des Trainingserfolges lassen sich bei diesen Gewebearten nicht so messen wie an Skelettmuskeln und am Herzen. Bewegen und Belasten der Wirbelsäule in physiologischen Grenzen fördern zweifellos den für das Erhalten der Gesundheit notwendigen Diffusionsaustausch im Bandscheibestoffwechsel (Pumpmechanismus, siehe 3:2.4). Jedoch sind die in rascher Folge wiederholten oder auch einzelne Laststöße bei bestimmten Sportarten unphysiologisch. Sie lösen Reaktionen im Bandscheibegewebe aus, die bei unseren heutigen Kenntnissen zwar noch nicht in vollem Umfang zu überblicken sind, die aber keineswegs die Widerstandskraft des Gewebes erhöhen. Der Preßdruck dieser Stöße verschiebt nicht nur die Flüssigkeit in den Gewebeschichten, sondern vermindert wahrscheinlich oft den Flüssigkeitsgehalt der Bandscheibe. So greift er ungünstig in den Stoffumsatz, also in die biochemischen Vorgänge der Bandscheibe, ein (2:3.5.2). Daß der Preßdruck und die ihn bei vielen Sportarten begleitenden Torsionen des Rückgrates als *Initialanstoß* für Mikro-Schäden verantwortlich sind, die schließlich zunehmende Gewebezerrüttungen nach sich ziehen, kann aufgrund bisheriger Versuche an Leichenwirbelsäulen angenommen werden (3:2.2.4). Das lehrt außerdem die praktische Erfahrung.

Unterstützung für diese Ansichten bringen die differenzierten Versuche von *Kuriyama* (1973). Junge Affen wurden über zwei Jahre lang täglich für dreißig Minuten mit einem Drehwinkel der Wirbelsäule von 90 Grad festgehalten. (Bei diesem Drehwinkel kam es zu einem deutlichen Widerstand.) Die Studien fanden in vier Gruppen statt: (A) ohne Resektion, (B) nach Resektion der Ligg. interspin. und supraspin. in der Lendenwirbelsäule, (C) nach Injektion in die Zwischenwirbelscheiben, (D) nach Laminektomie. Die in jedem Monat angefertigten Röntgenbilder ließen nach sechs Monaten verminderte Höhen der Zwischenwirbelräume in den Gruppen B und D erkennen. Bei Gruppe A und C kam es nur zu geringen degenerativen Veränderungen. Sowohl in Gruppe B wie D entstanden Bandscheibevorfälle nach rückwärts. Die Studien zeigten, daß bei 90°-Torsionen das Fasergewebe der Bandscheiben bereits überfordert war. Es entstanden Schäden, die rasch fortschritten. Darüber legt der Verfasser ausgezeichnete histologische Bilder vor.

Durch diese Versuchsergebnisse, denen weitere von anderen Forschern hinzugefügt werden könnten, ist also geklärt, daß mechanische Dauereinflüsse Schäden im Bandscheibegewebe bis zum Zerreißen der Ringfasern hervorrufen und das Fortschreiten der einmal entstandenen Schäden bis zur Bandscheibezermürbung (Osteochondrosis intercorporalis, siehe 4:6.2.4) begünstigen. Weitere Ausführungen hierzu bei *Junghanns* 1979, Teil I, in Kapitel I 6.2 nachzulesen.

Die Belastbarkeit im Bereiche der wichtigen Bewegungssegmente hängt wesentlich von dem anatomischen Aufbau in den Grenzbezirken zwischen Wirbelkörper und Bandscheibe ab: siehe in 2:2.7, 3:2.4. In einer Arbeit über die Verformbarkeit von Zwischenwirbelscheiben unter Druckkraft – über die bereits in 3:2.2.4 berichtet wurde – bestätigen 1981 *Köller* et al. die bereits in früheren pathoanatomischen Untersuchungen gefundenen Schäden. Den Forschern gelang der Nachweis, daß die erhöhte Stoßbelastung der Wirbelkörperendplatten und des Randleistenanulus die Sklerosierung der Deckplatte sowie gleichzeitige Risse im Anulus und in der Wirbelkörperrandleiste erzeugt. Solche und ähnliche Zustände wurden durch die Studien der *Schmorl*-Schule (Dresden 1929–1932) erstmals gefunden und erläutert. *Becht-*

holdt beschreibt 1969 histologische Untersuchungsergebnisse. Von 1928 ab hat sich also das Interesse der Forscher immer eingehender den Zwischenwirbelscheiben und dem Grenzgebiet Wirbelkörper – Bandscheibe zugewandt. Welche weitgehenden Folgen solche Schäden auslösen, wird in vielen Kapiteln dieses Buches beschrieben.

Über Grenzwerte der Belastungsmöglichkeit unterrichten im einzelnen für die besonders gefährdeten Zwischenwirbelscheiben die Kapitel 3:2.2.4 und 5:2.6.2. Die geminderte Belastbarkeit der Wirbelsäule bei der bandscheibebedingten Insufficientia intervertebralis wird in 3:4.6 besprochen. Die Kapitel 5:2.5.3 und 5:2.5.4 enthalten Angaben über die Belastungsgrenzen der Wirbelkörper und -bögen.

Im Training des Hochleistungssportes kann die in der Konstruktion einer Zwischenwirbelscheibe ruhende Kraft des mechanischen Widerstandes überbeansprucht werden. Das ist zu befürchten, wenn ohne genügende Erholungszeit die immer wieder gleiche Beanspruchung trommelfeuerartig wirkt: zum Beispiel laufend wiederholter harter Aufsprung des Überschlages beim Bodenturnen. Denn ein zu rasch folgender „neuer Schlag" kann der schädigende mechanische *„Zusatzimpuls"* sein (3:4.3), der den geringen Anfangsschaden setzt und damit eine zunächst ruhende Leistungsschwäche, die Insufficientia latens, einleitet (3:4.3). Der weitere, langsam voranschreitende Gewebeverschleiß folgt. Schließlich wird aus der ruhenden Leistungsschwäche eine fühlbare Krankheit mit wiederkehrenden Schmerzen. Die Grenze der Belastbarkeit sollte in der Zusammenarbeit von Sportarzt und Trainer erkannt werden, ehe dieses Stadium erreicht ist. Aus diesem Grunde ist es wichtig, die sportspezifischen Trainingsverfahren im Blick auf die Belastungstoleranz des Zwischenwirbelscheibegewebes gegenüber Druck, Kippen und Drehen (3:2.2.4) zu studieren, um daraus geänderte Bewegungsabläufe für Training und Wettkampf abzuleiten.

Das Studium über die Grenze der Belastbarkeit von Zwischenwirbelscheiben bedarf des Hinweises, daß Vorschäden (8:8), die aus der Embryonalzeit beziehungsweise aus den jugendlichen Wachstumsjahren stammen oder im Laufe des weiteren Lebens auftreten, die Belastungsgrenze mehr/weniger weit unter die Regelwerte senken. Das geschieht, wenn während des Trainings die Widerstandsschwelle allzu rasch überschritten wird. Lediglich ein gut geschultes statisch-dynamisches Muskel-Bänder-Korsett des Rumpfes (3:2.5) kann in gewissem Umfange Schaden mildern oder sein Fortschreiten eine Zeitlang verhindern. Diese Fälle bedürfen der besonderen Achtsamkeit des Sportarztes.

Berichte, die sich mit den Fragen des Sportschadens durch Dauereinflüsse beschäftigen, sind in der Literatur weit verstreut und in ihren Ergebnissen uneinheitlich. Für solche schwierige Studien kann nicht „der Sport" schlechthin herangezogen werden. Einzelne Sportarten oder Gruppen von Sportarten, bei denen gleichartige Einflüsse auf die Wirbelsäule zu erwarten sind, müssen herausgegriffen und die Trainingsteilnehmer nach Folgen des Mehrgebrauches ihrer Wirbelsäule überprüft werden.

Das ist umso dringender nötig, weil sich das durch viele Sportarten funktionsmechanisch stark beanspruchte Rückgrat auch bei regelmäßig zwischengeschalteter Ausgleichsgymnastik und trotz „Intervall-Training" den hohen Anforderungen des Leistungssportes – insonderheit bei Kindern und Jugendlichen – nicht immer gewachsen zeigt. Die Funktion kann also nicht nur konstruktiven, sondern unter gewissen Umständen auch destruktiven Charakter aufweisen, und beim dauernd wiederholten Überschreiten der Belastungsgrenze zum Funktionsschaden führen. Das gilt nicht nur für das bradytrophe Gewebe der Bandscheibe und für den Knorpel der Wirbelbogengelenke, sondern bei bestimmten Lasteinflüssen auch für den Knochen, z.B. für das Entstehen der Spondylolysis/Spondylolisthesis im Wirbelbogen, siehe in 8:7.2. Ähnliches ist für die Abtrennungen von Wirbelbogenfortsätzen in zahlreichen Sportarten beobachtet worden, wie in 8:12.2 nachgelesen werden kann.

Der Beginn von *Arthrosen in den Wirbelbogengelenken und Unkovertebralgelenken*, meist vergesellschaftet mit Schäden in der Zwischenwirbelscheibe – der biomechanischen Partnerin des Segmentes –, ist nur mit Röntgen-Schrägaufnahmen, besser noch mit Schräg-Schichtaufnahmen oder Computertomographie zu finden. Gerade diese Arthroseform, die bei zielgerichteten Studien immer häufiger entdeckt wird (4:6.5.2) verursacht zunehmend Beschwerden, und der objektive Befund verschlechtert sich laufend, gesteuert durch das trainingsbedingte Überschreiten der infolge von beginnenden Knorpelschäden bereits herabgesetzten Belastungsgrenze. Der jugendliche, leistungsbegeisterte Sportler wird darüber zunächst kaum klagen, er dissimuliert häufig (8:2.2). Bisher ist nicht geprüft, ob Arthrosen der Wirbelbogengelenke schließlich Sportunfähigkeit und damit das Ende der sportlichen Laufbahn herbeiführten und wie sich in den Jahren danach Beschwerden und geminderte Arbeitsfähigkeit entwickelten. Nur mit nachgehenden Studien ließe sich klären, ob gewisse Sportarten während der Trainings- und Wettkampfzeit den Keim für Beschwerden und Schäden legen, ob also bei versicherten Sportlern Schäden der Gelenke des Rückgrates eintreten, die unter gewissen Umständen wie eine Berufskrankheit entschädigt werden müssen: siehe Kapitel 8:12.2.

Einige die Wirbelsäule besonders belastende Sportarten sind in Tabelle 8/7 zusammengestellt. In diesen Disziplinen besteht die Gefahr im häufigen Überschreiten der Toleranz-Grenzen bradytropher Gewebe wie Zwischenwirbelscheiben und Gelenkknorpel. Verantwortlich für die entstehenden Schäden sind insonderheit die trommelfeuerartig auf die Wirbelsäule stereotyp einwirkenden Trainingsstöße, wie sie vor allem in Kunstturnarten vorkommen:

- Vor-Seit-Rückbeugen, oft mit überbetonter Lendenlordose,
- kurzdauernde, aber rasch wiederholte axiale Lasten, wie Stauchen, bei Sprüngen, Überschläge bei Hand-Fußstand-Wechsel,
- vielfältige Figurengemische mit kraftvollen Torsionen.

Mehr darüber ist in den Kapiteln 3:2.2.4, 4:6.2.3, 8:2.2.2, 8:4.9 nachzulesen.

Am Schluß dieses Kapitels über die Belastbarkeitsgrenzen seien noch einige Zusätze angebracht, die zum Teil zusammenfassend, zum Teil ergänzend, zum Teil als Leitsätze zu verstehen sind.

Belastbarkeitsgrenze bedeutet: einer Beanspruchung ohne Schaden zu widerstehen, wenn sich der Anspruch in physiologischen Grenzen hält. Da die physiologische Belastbarkeitsgrenze für jeden Sportler persönlichkeitsbezogen ist, gilt es für den Sportarzt neben der eingehenden körperlichen Untersuchung und einer anschließenden ausreichenden Prüfung mit bildgebenden Verfahren (6:3.4), den Reifezustand der Wirbelsäule, die angeborenen Fehler sowie die Vorveränderungen aus der jugendlichen Wachstumszeit zu klären. Trotzdem wird die Entscheidung oft recht schwierig sein. Tauchen Problemfälle auf, sind diese dem Überwachen durch den für die gewählte Disziplin zuständigen Sportarzt anzuvertrauen. Immer besteht die Gefahr, daß ehrgeizige, kindliche und jugendliche Dissimulanten die Arbeit des betreuenden Sportarztes erschweren.

Leitsatz: „Die Leistungsgrenzen für sportspezifisches Belasten sind weniger im Bereich der Herz-Kreislauf-Funktionen und der Atmungsorgane zu suchen als vielmehr in den Toleranzgrenzen der bradytrophen Gewebe des Stütz- und Bewegsystems (hyaliner Knorpel der Gelenke, Gewebearten der Zwischenwirbelscheiben).“

An der Wirbelsäule sind Gewebe mit sehr unterschiedlichen Eigenschaften für eine gemeinsame, bewundernswerte Funktionsvielfalt zusammengeordnet, siehe in Kapitel 3:2.2. Übersteigt ein sportspezifischer Gebrauch (ohne Zusammenhang mit einem Unfall) durch häufig wiederkehrende, stereotype Funktionsmuster die Toleranzgrenze der im Belastungs- und Bewegungsmittelpunkt der sportlichen Übung liegenden bradytrophen Gewebe der Zwischenwirbelscheibe, kommt es zum Sportschaden (8:2.2). Einzelheiten über den Verlauf sind in diesem Kapitel einige Seiten weiter vorne geschildert.

Überlastungen im Sport betreffen zumeist das bradytrophe Gewebe der Zwischenwirbelscheiben, außerdem können die Hyalinknorpel der Gelenke beteiligt sein: Kopfgelenke, Unkovertebralgelenke, Wirbelbogengelenke, Wirbelrippengelenke, Iliosakralfugen. Darüber hinaus sind für jedes sportliche Leistungstraining die vielfältigen Vorschäden der Wirbelsäule ernst zu nehmende Risikofaktoren, siehe in Kapitel 8:8.

Seit Jahren bemühen sich die Sportärzte, Listen derjenigen Sport- und Turndisziplinen zusammenzustellen, die für das Rückgrat als besonders schadenstiftend angesehen werden. Ein Beispiel dafür ist die Tabelle 8/7. Die dort genannten Disziplinen sind in den Kapiteln 8:4, 8:5, 8:6, 8:7 mit näheren Erläuterungen darüber zu finden, warum und in welchen Abschnitten für die Wirbelsäule Gefahren bestehen.

Aufmerksamkeit gebührt der vorgeschädigten Wirbelsäule (siehe in 8:8) und insonderheit dem Rückgrat im Leistungssport der Kinder sowie der Jugendlichen (8:9).

Wertvolle Hinweise findet jeder Arzt, der Interesse für Sportmedizin hat, in den Tabellen

Tab. 8/7: Für die Wirbelsäule besonders belastende Sportarten:

Basketball	Ringen
Bodenturnen	Rollkunstlauf
Budo	Rudern
Delphinschwimmen	Slalom-Skisport
Dreisprung	Trampolinturnen
Eiskunstlauf	Turmspringen
Gewichtheben	Wettkampfgymnastik
Geräteturnen	Wettkampfskilauf
Kunstturnen	Wurfsportarten
Radsport	

8/13 bis 8/17. Sie enthalten Aufgliederungen für das Beurteilen bei verminderter Sportfähigkeit und Empfehlungen zum Einsatz im Sport. Gegliedert sind diese Aufgaben für Leistungssport, Schulsport, Erholungs- und Freizeitsport.

8:3.2 Statistiken

Wie in den meisten Statistiken aus dem Bereich der Wirbelsäuleschäden stehen auch Zahlenangaben über den Zusammenhang zwischen einzelnen Sportarten und besonderen, damit zusammenhängenden Schäden des Rückgrates nicht in genügender Menge und in eindeutiger Aussagekraft zur Verfügung. So werden zum Teil wegen der zu geringen Zahlen die Geschlechter nur selten getrennt besprochen. Es fehlt die Möglichkeit, genügende Zahlen zu erhalten, um aussagekräftige Vergleiche innerhalb gewisser Altersstufen und zwischen verschiedenen Altersschichten anzustellen.

Oft werden verschiedene Sportarten zusammengefaßt, bei denen das Rückgrat zwar in ähnlicher, aber doch nicht in genau derselben Weise belastet wird. Für die Thematik dieses Buches sind Statistiken wenig aussagefähig, die Verletzungen und Schäden zusammengefaßt werten, obwohl auch solche Statistiken für besondere Fragen notwendig sind: *Scheele* et al. 1979.

Aus der großen Zahl von Statistiken über die Beziehungen zwischen Sport und Wirbelsäule sei ein Bericht aus der Sportambulanz Heidelberg von *Steinbrück* (1983) erwähnt. Von den untersuchten Sportlern gaben 7 % Wirbelsäulebeschwerden an. Sie verteilten sich auf einzelne Sportarten unterschiedlich: Tabelle 8/8. Die Mitteilung enthält noch weitere Angaben über Ursachen und Diagnosen.

Ein sehr ernstes Problem läßt sich allerdings in vielen Statistiken ablesen. Das ist der Beginn mit dem Training zu einigen Leistungssportarten während früher Kindes- und Jugendzeit, also der Zeit vor dem zehnten Lebensjahr oder knapp danach, siehe in 8:9.2. In diesen Altersgruppen steht die Wirbelsäule gerade erst am Beginn, den Wirbelkörpern ihre endgültige Form zu geben. Die Wirbelkörperknochen und die abdeckenden Knorpelplatten sind unreif. In den knorpeligen Randleisten bilden sich nach und nach die punktförmigen Knochenanlagen, die schließlich zu Ringen verschmelzen und mit dem Wirbelkörperknochen zusammenwachsen. Die letzten Wachstumsvorgänge setzen sich bis in die Pubertätszeit und noch darüber hinaus fort. Diese Erkenntnisse beruhen auf statistisch erhärteten Studien an Tausenden von Wirbelsäulen. Sie sind anatomisch und röntgenographisch festgestellt und können in dem reichlich bebilderten Kapitel 2:1 nachgelesen werden. Die Störanfälligkeit der wachsenden Wirbelsäule gegenüber Belastungen führte mit Recht zum Verbot der Kinderarbeit und zu Vorsorgemaßnahmen für die Jugendarbeit: vergleiche „Jugendarbeitsschutzgesetz" in 6:4.3 und 7:2.4.3.

Demgegenüber wirkt es befremdend, wenn gewisse Leistungssportarten bereits für die Vorschul-, Kinder- und Jugendzeit propagiert werden, obwohl bewiesen ist, welchen überhohen Ansprüchen an Krafteinfluß und Beweglichkeit das noch wachsende Rückgrat ausgesetzt wird. Schäden bleiben nicht aus. Sie sind bereits für verschiedene Sportarten statistisch ermittelt, siehe in den Kapiteln 8:4.9.2 (Turnen), 8:4.10.6 (Turmspringen), 8:4.10.2 (Rudern) und andere.

Eine wichtige Frage ist bisher wohl wegen der Schwierigkeiten, die sich einer Antwort entgegenstellen, statistisch noch kaum behandelt worden. Es ist die Frage nach der Zahl derjenigen Sportlerinnen und Sportler, die nach Beginn eines Leistungstrainings oder in der Wettkampfphase wegen Rückenbeschwerden „aussteigen". Für das Ausarbeiten einer so umfangreichen Studie sind allerdings vom Trainingsbeginn der Sportler ab geführte EDV-gerechte Dokumentationsblätter notwendig (6:3.3.3, 6:3.4.6). Nur mit solchen Unterlagen ist zu klären, welche Wirbelsäuleschäden (geklärt durch bildgebende Verfahren, 6:3.4) vorliegen und ob sie allein oder überwiegend auf das sportliche Training zurückzuführen sind. Eine derartige Nachsorgestudie (8:10.4) könnte – wenn genügend große Zahlen zusammengetragen würden – unter Umständen Hinweise auf das Ändern spezifischer Trainingsverfahren geben.

Ebenso wichtig wie die Nachsorge für vorzeitige „Aussteiger" ist das Nachprüfen des Zustandes der Wirbelsäule bei solchen Spitzensportlern, die ihren Hochleistungssport nach großen Erfolgen wegen des Alters (oder aus anderen Gründen) aufgaben. Von diesem Personenkreis fehlen Langzeitstudien über das Auftreten oder den Weiterverlauf von sportspezifischen Rückgratschäden.

Manche Hochleistungsspitzensportler verlas-

Tab. 8/8: Prozentuale Beteiligung von Wirbelsäulebeschwerden auf einzelne Sportarten verteilt (nach *Steinbrück* 1983)

42,1 % Speerwurf	23,1 % Sportstudenten
37,9 % Schwimmen	21,8 % Reiten
34,5 % Gewichtheben	19,4 % Gymnastik
28,6 % Trampolin	17,1 % Radfahren
27,8 % Rudern	

sen ihre Sportlaufbahn ohne auffallende Nacken-Rücken-Kreuz-Beschwerden. Stellen sich solche jedoch später allmählich ein, wenn die Muskulatur des Rückens mit den anschließenden Schulter-Arm-Muskeln, Becken-, Beinmuskeln sowie der Bauch-Brustkorb-Muskulatur ihre vorher dauernd geübten Kräfte verlieren, werden sie weder vom Betroffenen noch vom Arzt sogleich auf sportspezifische Ursachen zurückgeführt. Nur regelmäßig nach der Aufgabe sportlicher Betätigung dokumentationsgerecht weiter lange genug geführte Nachsorge-Statistiken, die bisher nicht bekannt geworden sind, könnten unter Rückschau auf die während der sportlichen Laufbahn geführten Kontrolluntersuchungen die Zusammenhänge klären. So würde für manche Fälle die Möglichkeit bestehen, Zusammenhangsfragen versicherungsrechtlich zu prüfen (8:12).

Anmerkung: Eine die gesamte Zeit der Sportlaufbahn begleitende Dokumentation konnte bisher keine ausreichenden Unterlagen über den Zustand des Rückgrates sammeln, weil die erforderlichen zahlreichen Röntgenaufnahmen wegen der Strahlenbelastung unzumutbar waren. Jetzt ist aber die Möglichkeit nahegerückt, durch bildgebende Verfahren, die keine ionisierenden Strahlen verwenden, die für Wirbelsäulestörungen meist ausschlaggebenden Bandscheibeschäden darzustellen – und in nicht allzu ferner Zukunft sogar biochemisch zu differenzieren, siehe in 6:3.4.4, Kernspin-Computertomographie.

Die sportmedizinische Literatur enthält manche Statistiken zur Frage sportbedingter Wirbelsäuleschäden. Leider ist ihre Vergleichsmöglichkeit oft gestört infolge der Uneinheitlichkeit der zusammengestellten Gruppen, die von verschiedenen Sportvereinen oder deren Gliederungen stammen. Es fehlen genau unterteilte Angaben über Geschlecht, Alter, spezifische Sportart, Dauer der Sportausübung und andere statistisch wichtige Aussagen. Wenn – wie geschehen – aus ungenauen Statistiken gefolgert wird, die prozentuale Häufigkeit von Rückgratschäden (wobei noch die Art der Schäden ungenau angegeben ist), sei bei den Sportlern die gleiche wie in der Gesamtbevölkerung, dann sind mit diesen Angaben keine aussagefähigen Vergleichsunterlagen gegeben.

Demgegenüber sind mehrfach Statistiken aufgrund gezielter Fragen veröffentlicht worden, die echte Vergleichsgrundlagen bieten. So zum Beispiel von *Groher*, der statistisch zunächst die Belastungen durch das Training erforschte. Die von ihm überprüften Hochleistungssportler trainierten mindestens vier bis fünf, oft sechs bis sieben Tage in jeder der üblichen 45 Übungswochen im Jahr. Das sind jährlich 225 Übungstage. Wasserspringer (Turmspringer) kamen auf 40–120 (durchschnittlich 70) Sprünge am Übungstag: siehe Kapitel 8:4.10.6.

Über ähnliche Zahlen berichten 1975 *Groh* u. *Groh*. Sie geben für Turmspringer jährlich etwa 16000 bis 35000 Sprünge vom Turm an. Das sind während ihrer „Laufbahn" 175000. Für Kunst- und Bodenturner (8:4.9.5, 8:4.9.2), die im Jahr 700 bis 800 Stunden üben, ist zwar die Anzahl ruckartig stauchender Einflüsse auf die Wirbelsäule nicht genau zählbar, aber wahrscheinlich wesentlich häufiger als bei Turmspringern.

Trampolinspringer (8:4.9.6) kommen auf etwa 225000 Sprünge in fünf Jahren. Bei den beruflichen Trampolinartisten (8:6.4) dürfte die Wirbelsäule von noch mehr Sprüngen ruckartig belastet werden, siehe auch in 8:8.7.

Bei Speerwerfern (8:4.12.4) werden mehr als 6000 Würfe im Jahr gezählt. Gewichtheber (8:4.6.2) heben mehrere Tonnen während eines Übungstages, und das vier- bis fünfmal in der Woche bei 45 Übungswochen im Jahr.

Für die Zukunft besteht die Notwendigkeit, statistisch und durch systematische Langzeitstudien von Sportlern bestimmter Hochleistungsgruppen die möglichen ungünstigen Einflüsse auf die Wirbelsäule – also die Sportschäden – zu klären. Dazu gehört eine Einstellungsuntersuchung mit röntgenologischem Status, der bei Auftreten entsprechender Beschwerden überprüft werden muß. Zu achten ist vor allem auf Schäden der Bewegungssegmente, also vorwiegend auf Höhe und Umrisse des Bandscheiberaumes sowie auf Arthrosen an den Wirbelbogengelenken und den Iliosakralgelenken. Im Bereich der unteren Lendenwirbelsäule und des Lenden-Kreuzbein-Überganges sind die Verhältnisse an den Zwischengelenkstücken im Wirbelbogen (Spondylolysen, siehe 8:7.2) sowie im Bereich der Dornfortsätze (*Baastrup*-Krankheit, siehe 4:6.3.1 u. 8:7.4) zu klären. Stets sollte das Augenmerk auf solche Sportarten gerichtet sein, die bereits im jugendlichen Alter vor dem Wachstumsabschluß bevorzugt im Stil des Hochleistungstrainings betrieben werden: Geräte- und Bodenturnen, Turmspringen, Rudern, Trampolinspringen, Artistik, Ballett u.a.

Vergleichbare Zahlen über das Auftreten und das Fortschreiten besonderer Schäden lassen sich aber nur bei gleichen Lebensaltersgruppen sowie gleicher Dauer und Intensität des sportlichen Trainings zusammenstellen. Die Eintei-

Tab. 8/9a: Pathologische Wirbelsäulebefunde in Röntgenaufnahmen von Sportlern verschiedener Disziplinen (nach ***Groh***, siehe in ***Chapchal*** 1983)

Autor	Jahr	Sportart	Zahl der Sportler	Pathologische Röntgenbefunde Diverse	Osteo-chondr.	Wirbel-gleiten	Scheuer-mann
Querg	1958	Rennruderer	59	0 %	0 %	0 %	30 (51 %)
Jäger	1959	Turner(-innen) (Nationalkad.)	24	0 %	3 (12,5 %)	33,7 %	25 %
Refior u. ***Zenker***	1970	jugendliche Turner	50	Spina bifida 28 (56 %)	0 %	0 %	25 (50 %)
Tütsch u. ***Ulrich***	1974	Turner(-innen) (Nationalkad.)	22	0 %	0 %	7 (30 %)	13 (59 %)
Groher	1970	Turmspringer (-innen)	17	Wirbelbogen-arthrose 14 (82 %)	0 %	5 (29 %)	0 %
Jaros u. ***Cech***	1965	Gewichtheber	20	0 %	0 %	0 %	0 %
Hördegen	1974	Reiter	115	Wirbelbogen-arthrose 60 (52 %)	20 (17,5 %)	5 (4,4 %)	57 (49,5 %)

lung in eine Stufe I für die ersten fünf Jahre des Trainings und eine Stufe II für weitere Jahre intensiv betriebenen Hochleistungssportes, die Groher bei 325 Sportlern getroffen hat, ist auch für weitere Statistiken empfehlenswert. Der Beginn des Sporttrainings lag in der Stufe I etwa zwischen dem siebten und 20. Lebensjahr (durchschnittlich bei zwölf Jahren). Nach ungefähr fünfjähriger Ausübung des selbstgewählten Leistungssportes (Stufe I) erfolgte für weitere neun Jahre das intensive Hochleistungstraining (Stufe II). Die Ergebnisse der Studien von *Groher* und von anderen Autoren werden in den folgenden Abschnitten über die einzelnen Sportarten zu Vergleichen herangezogen.

Von *Groh* stammt eine Übersichtsstatistik, zusammengestellt aus den Angaben verschiedener Autoren: Tabelle 8/9a. Sie zeigt die hochgradigen Unterschiede der gleichen Krankheitsbefunde zwischen den einzelnen Sportdisziplinen. Hier mögen noch manche Korrekturen erforderlich sein, wenn später die Zahlen aus Statistiken vorliegen, bei denen einheitliche Richtlinien angewendet wurden. Später (1975) haben *H. Groh* u. *P. Groh* zur Tabelle 8/9a eine wesentlich erweiterte Statistik hinzugefügt: Tabelle 8/9b. In dieser viele Länder betreffenden Liste werden Athleten der verschiedensten Sportarten als leistungsfähig bezeichnet. Daß eine gewisse Spitzengruppe der Hochleistungssportler – trotz röntgenographisch nachgewiesener Wirbelsäuleschäden – die Trainings- und Wettkampfbedingungen erbringen können, ist also nicht zu bezweifeln.

Bei den untersuchten Athleten war der vorhandene Schaden lediglich das Denkmal früher überwundener akuter Zustände. Mit hoher Wahrscheinlichkeit handelt es sich um knöchern, ligamental und/oder muskular – trainingsbedingte verfestigte, beruhigte Schadensfolgen – wohl außerdem um ehrgeizige Sportler, die für die Zeit des entscheidenden Kampfes den Schmerz zurückstellen können.

Nur fehlt die Antwort auf die Frage: Wie viele scheiterten bereits lange oder kurz vor der Olympiareife? Diese Gruppe bedarf des Einsatzes aller Sportärzte, um die wirbelgefährdeten Sportler rechtzeitig weniger belastenden Sportarten zuzuführen und/oder entsprechend zu behandeln, damit das Verschlimmern – auch im Hinblick auf die spätere berufliche Arbeitsfähigkeit – verhindert werden kann.

Unter dem besonderen Blickwinkel des Bandscheibevorfalles hat *Braun* (1969) eine Statistik seiner Operierten in bezug auf die Sportarten mitgeteilt. Sein Ergebnis: Die Studie bietet keinen Anhalt dafür, daß dem Sport eine mitwirkende Teilursache an dem Auftreten eines lumbalen Bandscheibevorfalles zuzusprechen ist. Das gilt nach seiner Ansicht auch für den Leistungssport. Nur Reiten (8:4.8.3) war bei seinen Operierten häufiger vertreten als in einer Vergleichsgruppe. Diese Ergebnisse sollen nach eigener Ansicht von *Braun* wegen der kleinen Zahl zurückhaltend betrachtet werden.

Infolge mancher noch offener Fragenkomplexe sollte für jede Sportart versucht werden, die Größe der Lasten zu erfassen, von denen die Wirbelsäule insgesamt oder an einzelnen Abschnitten besonders betroffen ist. Auf solchen

Tab. 8/9b: Gegenüber der Tab. 8/9a erweiterte Zusammenstellung aus *H. Groh* und *P. Groh* über krankhafte Veränderung der Wirbelsäule von Sportlern aus Berichten zahlreicher Autoren

	Autor	Jahr	Sportart	Zahl der Sportler	Pathologische Röntgenbefunde				Funktion	Ursache
					Diverse	Osteochondrose	Wirbelgleiten	Scheuermann		
Durchschnitts-bevölkerung	*Loder* u. *Amsler*	1961	Durchschnitts-bevölkerung					30 %	leistungsfähig	keine Angabe
	Rübe u. *Hemmer*	1962	Durchschnitts-bevölkerung					30 %	leistungsfähig	keine Angabe
	Refior u. *Zenker*	1970	Jugendliche	25				28 %	leistungsfähig	
Pathologische Wirbelsäulenbefunde	*Jäger*	1969	Turner (-innen)	24	0 %	3 (12,5%)	4 (16%)	3 (12,5%)	leistungsfähig	Mikrotrauma
	Rücker u. *Kobbe*	1965	Sportclub	340	0 %	0 %	0 %	86 (27%)	leistungsfähig	Überbelastung
	Querg	1958	Rennruderer	59	0 %	0 %	0 %	30 (51%)	leistungsfähig	Überbelastung
	Refior u. *Zenker*	1970	jugendliche Turner	50	Spina bifida 28 (56%)	0 %	0 %	25 (50%)	leistungsfähig	Überbelastung
	Groher	1970	Turmspringer (-innen)	17	Spina bifida 6 (35%) Baastrup 10 (59%) Wirbelbogenarthrose 14 (82%)	0 %	5 (29%)	0 %	leistungsfähig	Trauma
Normale Wirbelsäule	*Tosatti* u. *Gavioli*	1950	Gewichtheber	10	0 %	0 %	0 %	0 %	leistungsfähig	
	Jaros u. *Cech*	1965	Gewichtheber	20	0 %	0 %	0 %	0 %	leistungsfähig	
	Bozdech et al.	1966	Spitzensportler	20	0 %	0 %	20 (100%)	0 %	leistungsfähig	keine Angabe
	Beuker et al.	1966	Gewichtheber	254	klinisch o.B.	keine Röntgenbilder			leistungsfähig	

statistischen Grundlagen wird es hoffentlich gelingen, die fraglichen und/oder die erwiesenen Zusammenhänge zwischen der betreffenden Sportart und dem Schaden an der Wirbelsäule kritisch zu durchleuchten und so weit als möglich zu klären. Nur solche statistisch untermauerte und damit prüf- und vergleichbar gewordene Grundkenntnisse eröffnen die Möglichkeit zu verbesserten Trainingsverfahren einschließlich der notwendigen Erholungsphasen, die für den Knorpel der Wirbelbogen- sowie der Unkovertebralgelenke von ausschlaggebendem Gewicht sind.

Am Schluß dieses Kapitels über Schäden an der Wirbelsäule bei sportlicher/turnerischer Überlastung bietet sich noch der Blick auf ein gegenteiliges Gebiet für die Statistik an, nämlich auf die Frage, wie sich der verbreitete *Bewegungsmangel* schadenstiftend auf das Stütz- und Bewegsystem auswirkt.

Nach den Angaben des Deutschen Sportbundes verursachen Bewegungsmangelkrankheiten (7:1.2) in jedem Jahr Kosten in Höhe von 60 Milliarden Mark. Von diesem Geld könnten 400000 Sozialwohnungen, 20000 Kindergärten, 3000 Realschulen sowie 6000 Kilometer Autobahn gebaut werden.

Da der Bewegungsmangel durch Schäden der Wirbelsäule häufig an diesen Kosten beteiligt ist (5:3.1.1, 7:3.5.1), geht zweifellos ein gewisser, nicht unerheblicher Anteil der vom Deutschen

Sportbund angegebenen Summen auf das Konto der Wirbelsäule. Dazu ein beachtenswerter *Leitsatz: „Das Ankämpfen gegen die Bewegungsmangelkrankheiten der Wirbelsäule ist ein dringendes Gebot."*

Weitere Literatur: *Moe* 1968, *Rickert* 1971.

8:4 Belastungen und Schadensmöglichkeiten bei verschiedenen Sportarten

8:4.1 Einleitung

In den folgenden Kapiteln werden solche Sportarten – eingeschlossen Ballett, Tanzen, Artistik – in Gruppen zusammengestellt, von denen anzunehmen ist, daß sie das Rückgrat in etwa gleicher Weise belasten (über das Turnen siehe in 8:2.6.5). Die Systematik aus dem Blickwinkel der Wirbelsäule weicht häufig von der sportmedizinischen oder der olympischen Gruppierung der Sportarten ab. Einige Gruppen unterliegen trotz eines üblichen Oberbegriffes unterschiedlichen Einflüssen auf das zentrale Achsenorgan. Dies gilt zum Beispiel für die Einteilung des Wintersportes (8:4.11), wo neben Rodeln und Skilanglauf auch sehr komplizierte Sprungdisziplinen vertreten sind, wie Skispringen, das heute mit erheblichen artistischen Komponenten verbunden ist: Skikunstspringen mit Salto usw. Auch der Eisschnellauf (8:4.11.7) gehört zum Wintersport, übt aber durch die besonders unnatürliche Körperhaltung Einflüsse auf die Wirbelsäule aus, die vom üblichen Wintersport oder dem Eiskunstlauf (Tanz) erheblich abweichen.

Die Einteilung der folgenden Kapitel bedeutet also keine strenge Gliederung nach einer sportwissenschaftlichen oder sportpraktischen Systematik und auch nicht nach olympischen Sportarten. Sportarten, die ohne wesentliche Schadensfolgen an der Wirbelsäule durchgeführt werden können – oder von denen bislang keine solchen bekannt sind, werden nicht besprochen.

In einzelnen Gruppen werden der Wirbelsäule sehr oft höchst riskante Überschreitungen der Leistungsgrenzen zugemutet, weil sich der Athlet nur mit ihnen „zur Schau" stellen kann: Gewichtheber, Kontorsionisten, Schleuderbrettakrobaten, Skiartisten, Kunstturner, Trapezartisten, Trampolinspringer und andere. Viele Sportarten eignen sich in Form des Vereinssportes (8:2.4), des Breitensportes (8:2.6.4) oder der Sportmöglichkeiten in der Freizeit (8:2.6.3) für jeden jungen und älteren gesunden Sportler, können aber ebenso bis zur Spitzenleistung der Olympiareife mit höchst belastendem Einsatz des Rückgrates betrieben werden: Schwimmen, Reiten, Rudern und viele andere. Diese breit gestreuten Möglichkeiten in zahlreichen Sportarten machen es schwierig, die Bedrohung der Wirbelsäule mit dem Auftreten von spezifischen Sportschäden allgemeingültig zu bewerten: Die Palette der Schweregrade ist zu umfangreich, insbesondere deswegen, weil für das Beurteilen auch die Zeitspanne der sportlichen Betätigung ein unerläßlicher Faktor ist: Alter bei Beginn der Trainingsjahre, kurzzeitiger oder langzeitiger Einfluß auf die Wirbelsäule u.a., nicht zu vergessen die häufigen Vorschäden, die in den Kapiteln 3, 4, 7 und anderen geschildert sind.

Nach dem Thema dieses Buches steht im Mittelpunkt nicht die Sportverletzung (Knochenbruch, Muskelriß und ähnliches), die jeden Anfänger – wie auch den Sportler der Spitzenklasse – treffen kann (8:2.2.1). Die einzelnen Sportarten sollen hinsichtlich der Wirbelsäule auf den möglichen Sportschaden (und sein Vermeiden) besprochen werden. Das betrifft im wesentlichen Sportler, die längere, möglichst nur einer speziellen Sportart gewidmete Trainingszeiten durchgemacht haben und sich auf eine Hoch- bzw. Höchstleistung vorbereiten möchten, oder solche bereits erreichten (8:2.3).

Ein sehr ernstes Problem für das Entstehen eines Sportschadens der Wirbelsäule zeigt sich in der Unsitte, das Training für einige Sportarten in immer früheren Kindheitsjahren zu beginnen (8:9.2). Kinderarbeit ist seit langem gesetzlich verboten.

Leitsatz: „Wer kann verantworten, daß das schädigende Trommelfeuer des Intensivtrainings auf die noch wachsende, unausgereifte, kindliche Wirbelsäule bereits in den ersten Schuljahren (oder noch früher) beginnt?"

8:4.2 Fahrsport

8:4.2.1 Allgemeines

Obwohl bei den Fahrsportarten erhebliche Unterschiede zwischen den motorgetriebenen Hochleistungsmaschinen und den „beingetriebenen" Fahrrädern bestehen, liegen die unter Umständen schädigenden mechanischen Einflüsse beim Fahrsport auf jeden Fall in erheblicher Weise auf der Wirbelsäule. Leider sind jedoch noch keine ausreichenden Vergleichsstudien bekannt geworden. Hier hat die Sportmedizin noch Aufgaben zu erfüllen und die biomechanischen Wirkungen der verschiedenartigen Vibrationseinflüsse auf die knöchernen, knorpeligen und bindegewebigen Aufbauteile des Rückgrates experimentell zu klären. Grundlagen dazu sind auch von der Autoindustrie zu erarbeiten, damit die Zusammenhänge zwischen den Materialeigenschaften der Fahrzeuge und den von ihnen ausgehenden Schwingungen und schließlich deren Eindringen in den Körper der Fahrer erkannt werden können.

8:4.2.2 Autorennsport

Auf die Fahrer der Rennwagen werden die sinusförmigen stochastischen oder stoßhaltigen Vibrationen, die von der Fahrbahn und der Wagenkonstruktion ausgehen, infolge der unterschiedlichen Sitzkonstruktionen in sehr ungleichen Richtungen übertragen. Das hängt davon ab, ob der Fahrer eine mehr sitzende oder mehr liegende Position einnimmt und wird auch durch den Bau der Rückenunterstützung beeinflußt. Entsprechende grundlegende Fragen hat die Autorengruppe *Dupuis* et al. seit 1956 sowie für landwirtschaftliche Schlepper als auch Personenkraftwagen bearbeitet. Ähnliche Untersuchungsverfahren würden sich für Studien in bezug auf Rennwagen eignen. Auf jeden Fall müßten zunächst eingehende Untersuchungen der Wirbelsäule von Rennfahrern vorliegen, damit die technischen Fragen und Studien gezielt eingesetzt werden könnten.

8:4.2.3 Motorradrennsport

Über die „Gefahren der Motorisierung" wurde in Kapitel 7:2.3.5 berichtet. Sie treten bevorzugt bei Jugendlichen auf, deren Rückgrat sich noch im Wachstum befindet. In diesem Lebensalter, das als die Zweite Gefährdungszeit für die Wirbelsäule angesehen wird, beginnt der sich immer mehr ausbreitende *Suchtcharakter des Motorradfahrens* (7:2.3.5). Er wird noch dadurch gesteigert, daß die Jugendlichen mit ihren kleinen motorgetriebenen Zweirädern für sie verbotene schwierige Rennstrecken befahren, deren für den Rennsport gewollten Bahnunebenheiten besonders viele stoßhaltige Vibrationen zur unausgereiften Wirbelsäule leiten. Als empfindlichste Teile des wachsenden Rückgrates werden die Wirbelkörper-Bandscheiben-Grenzgebiete im Bereiche der Brustwirbelsäule mit Übergang zur Lendenwirbelsäule schwer geschädigt. In den Kapiteln 3:4.1, 4:4.2, 5:3.2.2, 5:3.2.3 sind die Folgen geschildert.

Leider bleiben diese wegen der voraussehbaren Schäden am Rückgrat ernst zu nehmenden Motorradspielereien von den Eltern sowie den Sportlehrern unbeachtet und die Motorradsucht wird schließlich mit schweren oder gar sehr schweren Motorrädern im *Motorradrennsport* fortgesetzt.

Das sportgerechte Motorradrennen verlangt auch nach Abschluß des Wirbelsäulewachstums – also nach dem 16.–18. Lebensjahr – eine körperliche Untersuchung der Wirbelsäule mit Diagnostik durch ein entsprechendes bildgebendes Verfahren (6:3.4). Denn das Belasten des Rumpfes insonderheit der Wirbelsäule mit ihren Muskeln und Bändern durch stochastische und stoßgebende Schwingeinflüsse ist bei allen Motorradtypen beträchtlich. Man spricht von trommelfeuerartigem Einwirken der Vibrationen: siehe in 8:4.1, 8:4.9.2, 5:3.2.1. (Leider gibt es von seiten der Motorradhersteller bisher keine Untersuchungsergebnisse darüber: siehe die Anmerkung am Ende des Kapitels 7:2.3.5). Das Schwingen und unregelmäßige Stoßen der Maschinen zeigt sich dem Zuschauer bei Grasbahnrennen und auf anderen schwierig zu durchfahrenden Strecken. Fahrer mit vorbelasteter Wirbelsäule wie Adoleszentenkyphose (4:4.2), Skoliosen (4:4.1) und anderen nachgewiesenen Schäden sollten nur dann mit diesem Sport beginnen, wenn sie von einem erfahrenen Rennsport-Arzt beraten worden sind. Jeder kurzzeitig und erst recht jeder langzeitig anhaltende Rückenschmerz ist mit dem Arzt zu besprechen, ehe erhebliche, nicht mehr gutzumachende Schäden am Rückgrat eingetreten sind, die lebenslang Beschwerden mit sich bringen. Das Tragen eines breiten und festen Lenden-Becken-Gurtes kann jedem Motorradfahrer dringend empfohlen werden, selbst wenn noch keine Schmerzen oder Steifheiten im Rücken vorliegen.

8:4.2.4 Radrennsport

Über das Radfahren der Jugendlichen wurde bereits in 7:3.3.3 berichtet. Die dort erwähnten Schadensmöglichkeiten gelten noch mehr für vereinsgebundene und berufliche Radrennfahrer, seien es die Straßenrennfahrer (Tour de France u.ä.), oder die Bahnfahrer im Sechstagerennen. Ähnlich wie in vielen Sportarten (8:2.2.1) gilt auch für die Radrennfahrer der totale Rundrücken (Abb. 8/3) als ein unvermeidbares Statussymptom, wie häufig polemisch geäußert wird.

Die Berufsrennfahrer beginnen ihren Sport bereits in frühen Jugendjahren und unterliegen schon in dieser Zeit den Schwierigkeiten der beginnenden Wirbelsäuleschäden, die in 7:3.3.3 erläutert sind. Nur wirken die ungünstigen Ein-

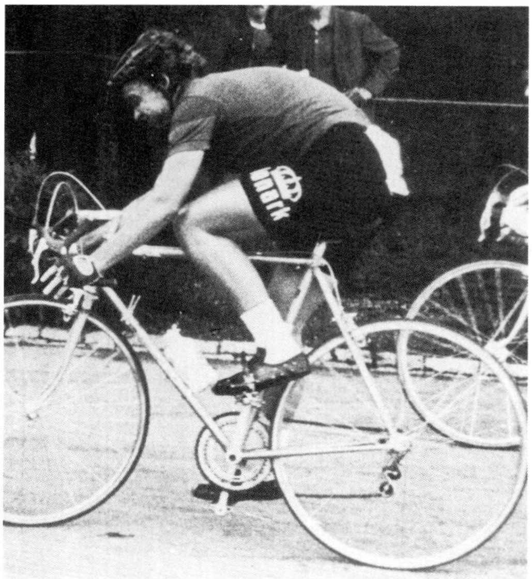

Abb. 8/3: Totalkyphose eines Radrennsportlers nach *Kukla* 1982

flüsse der Sinusschwingungen sowie der stoßhaltigen Vibrationen infolge des harten Trainings sehr viel eingehender: das Training auf der Straße verlangt wöchentliche Fahrleistungen von 300–500 km bei Radsportlern der Höchstleistungsstufe unter Einschluß verschiedener Steilstrecken.

In der Anfangszeit sind allgemeine Rückenbeschwerden üblich. Sie verlieren sich – wie bei anderen Disziplinen mit ähnlichem Auftreten eines Sportlerbuckels, siehe in 8:2.2.1 – allmählich mit der fortschreitenden Steife. Dies gilt nur über die Länge des Krummrückens. In den Bereichen ober- und unterhalb der Steife stellen sich zunehmende Beschwerden ein. Die häufige kompensatorische Lordose der Halswirbelsäule führt zu Migraine cervicale, Zervikalsyndromen wie Nacken-Schulter-Arm-Schmerzen. Ausgehend von Schäden am unteren Übergang der Kyphose kommt es zu Lumbalgie und Ischialgie. Leider liegen bisher keine ausreichenden körperlichen und röntgenographischen Studien darüber vor.

Mit dem Auftreten und dem Weiterverlauf des Radrennfahrerbuckels hat sich 1961 *Neugebauer* beschäftigt. Er beschreibt Kyphoseformen mit der stärksten Krümmung in Höhe des 10. Brustwirbeldornfortsatzes, häufig aber bis in die Lendenwirbelsäule fortgesetzt. In früheren Lebensjahren als üblich entdeckte der Autor bei den Radrennfahrern osteochondrotische Schäden. Außerdem wirkt nach seiner Ansicht die Zugarbeit der Arme mit großer Kraft verschlimmernd auf das Krümmen des Rückens. Um möglichst vorzubeugen, kommen als Ausgleichssportarten Leichtathletik, Schwimmen und Gymnastik in Frage.

Zu diesen vielschichtigen Fragen äußern sich noch *Jani* 1981, *Kohlrausch* 1961, *Seyfarth* 1957, 1962.

Die Klärung, wieweit das berufsmäßige Radrennfahren zu Überlastungsschäden führt oder bestehende Anlagen wesentlich verstärkt, könnte in gewissen Fällen Fragen wegen Anerkennung einer Berufskrankheit nahelegen: siehe in 8:12.2.

8:4.3 Leichtathletik

8:4.3.1 Allgemeines

Früher war das Training für die leichtathletischen Disziplinen im wesentlichen disziplinspezifisch ausgerichtet. Heute verlangt der härter gewordene Wettkampfstil von „Leicht"-Athleten neben einem Spezialtraining der Disziplin und der zugehörigen technischen Ausbildung noch ein umfangreiches, zeitaufwendiges Schulen des Körpers mit gezieltem Krafttraining, auch an Kraftmaschinen. Im Rahmen des Muskeltrainings spielt die Muskulatur des Körperstammes, einschließlich der Bauch- und der Thoraxwand, eine besonders wichtige Rolle. Denn sie kann in einem gewissen Umfang die durch Laufen und Springen auf die Wirbelsäule übertragenen und unter Umständen schadenstiftenden Krafteinflüsse steuern und mildern. Das ist in 5:2.4.1 beschrieben.

Die in den folgenden Kapiteln für die Einzeldisziplinen der Leichtathletik angegebenen Krafteinflüsse werden nicht immer unterhalb der Belastungsgrenze der Wirbelsäuleweichteile (Bandscheiben, Bänder, Gelenkknorpel) bleiben. Kommt es zum Überschreiten dieser individual allerdings sehr verschieden liegenden Belastungsgrenzwerte und sollte unglücklicherweise gleichzeitig eine im Training oder Wettkampf überbeanspruchte Muskulatur nicht in der Lage sein, ihre stabilisierende Kraft (3:2.5, 4:8.2, 5:2.4.1) voll einzusetzen, dann kann ein solcher Augenblick den schadenstiftenden *Initialanstoß* bringen, der den Mikroschaden erzeugt. Dies und die sich daraus ergebenden Folgen sind in Kapitel 4:6.2.3 näher erläutert.

Die Disziplinen, die unter dem Stichwort Leichtathletik stehen, werden bezüglich ihrer Einflüsse auf die Wirbelsäule etwas stiefmütterlich behandelt. Nur wenige von ihnen sind zum Beispiel in einer bekannten Liste über die für das Rückgrat belastenden Sportarten erwähnt: Tabelle 8/7 in 8:3.1. Bei jeder Art des Gehens, des Laufens, der Ansatzläufe zum Springen entstehen leichte oder auch harte Stöße. Sie werden bei jedem Schritt vom Fuß über das Bein und das Becken zunächst in den Lenden-Kreuzbein-Übergang und in die Lendenwirbelsäule übertragen. Die Zwischenwirbelscheiben dieser Region müssen die ankommenden sinusförmigen Vibrationen und auch die stochastischen Stöße federnd abfangen (5:3.2). Das Muskel-Bänder-Korsett des Rumpfes ist ebenfalls mit wichtigen Aufgaben beteiligt, über die an zahlreichen Stellen dieses Buches nachzulesen ist: siehe in 3:2.5, 4:8.2.2, 5:2.4.1.

Die raschen Schrittfolgen bei Training und Wettkampf in Geh-, Lauf- und Sprungdisziplinen belasten durch ihre Schnelligkeit die Bandscheiben „trommelfeuerartig" (3:2.2.4, 8:2.2.2). Die Wirkung wird verstärkt, sowie Verwinden, Torsionen oder gar noch seitliches Abgleiten hinzukommen.

Bereits das *alltägliche Gehen* setzt entsprechend den rechts-links-pendelnden Bewegungen des Beckens seinen Einfluß auf das zentrale Achsenorgan fort, wobei die Lendenwirbelsäule neben wechselweisem Seitbeugen noch geringe Torsionen ausführt. *Münchinger* hat 1960–64 Akzelerogramme aufgezeichnet, nach denen ein Mensch von 70 kp Körpergewicht beim Gehen mit flachen Absätzen die Lendenwirbelsäule mit 20 kp (1/2 g) belastet. Das Gehen mit hohen Absätzen ergibt für jeden Schritt eine Last von 40 kp. Der wellenförmige Belastungsverlauf beim Gehen und Treppabsteigen ist der Abbildung 7/12 zu entnehmen. Weitere Angaben zur normalen Gehbelastung im Alltag enthält das Kapitel 7:3.2.1. Wie viel größer die Drucklasten bei sportlichem Lauf und Springen sind, läßt sich in den folgenden Kapiteln erkennen.

Überlastungen der Wirbelsäule durch Fehlverhalten bei Laufschritten, auch bis zur Überanstrengung einwirkende Pendellasten, vermögen lumbalgiforme oder ischiasartige Beschwerden bei den Athleten der Lauf- und der Sprungdisziplinen vor allem dann hervorzurufen, wenn die Muskeln des Rückens und die Anschlußmuskeln zu Becken und Beinen ermüden. Nicht selten entstehen Blockaden in Iliosakralgelenken oder Wirbelbogengelenken, beschrieben in 3:4.5. Im Gegensatz zu anderen Sportdisziplinen wird bei den Läufern nur selten Spondylolysis/Spondylolisthesis beobachtet.

Die in den Lendenteil des Rückgrates eingeleiteten sinusförmigen oder stochastischen Schwingeinflüsse, die bereits erwähnt worden sind, stellen erhebliche Ansprüche an die Zwischenwirbelscheiben des Gebietes. Mit einer gewissen Flüssigkeitsverarmung aller Gewebeanteile der betroffenen Bandscheiben ist zu rechnen, wie das in 8:3.1 ausgeführt wurde. Damit ist ein ungünstig geänderter Stoffwechsel vergesellschaftet. Bei längeren Laufstrecken fehlen die für das Erholen notwendigen Ruhepausen (2:3.3.2, 8:3.1). So können Dauerschäden entstehen, die der weiteren Sportfähigkeit abträglich sind.

Die Anfälligkeit der Athleten vieler Disziplinen der Leichtathletik für wirbelsäulebedingte Schäden mit entsprechenden Schmerzen, wie Lumbalgien, Ischialgien, Wirbelblockaden (die vom Zwischenwirbelraum, von den Wirbelbogengelenken und von den Iliosakralgelenken ausgehen können, siehe in 3:4.5), beruht ursächlich nicht selten auf Vorschäden, die nicht nur von der Wirbelsäule allein ausgehen, sondern auch von den unteren Gliedmaßen bestimmt sind. Nur eine andeutungsweise gekrümmte Wirbelsäule (Kyphose, Skoliose), die im täglichen Leben nicht auffällt und keine Schwierigkeiten verursacht, ist der Hochleistungsfähigkeit abträglich, die der Leichtathlet benötigt. Gleiches gilt von Beinlängenunterschieden, Hüftgelenkstörungen, Beckenschiefstand u.ä. Wenn solche Schäden in der sportlichen Belastung auch nur geringe Lastunterschiede für rechts und links beim Laufen bedingen, besteht die Gefahr frühzeitiger Folgeschäden im Wirbelsäulebereich, so daß die Beschwerden die Sportlaufbahn behindern. Deshalb ist in der Eignungsuntersuchung mit besonderer Sorgfalt zu prüfen, ob der Beginn einer Laufbahn als Leichtathlet ärztlich verantwortet werden kann. Die Lauf- und Sprungdisziplinen benötigen eine ordnungsgemäße, symmetrisch verteilte Drucklast auf die Wirbelsäule. Denn bei einseitig betonter Last entstehen lumbosakrale Beschwerden, Ischiaswurzelirritationen, unter Umständen die bereits erwähnten Blockaden. Allerdings fehlen bisher ausführliche, nach neuzeitlich statistischen Verfahren gesicherte Studien, in denen langzeitige Beobachtungen zusammengefaßt sind.

Von *Scheele* et al. (1979) stammt die skizzierte Tabelle 8/10, der die Untersuchungen von 149 Sportlern leichtathletischer Disziplinen zugrunde liegen. Außer den Disziplinen des Gehens, Laufens, Springens sind noch die Wurfdisziplinen (Kugel, Diskus, Hammer, Speer) und die Zehnkämpfer eingeschlossen. Auffallend ist die hohe Zahl von 62,7 % Schäden des Rumpfes, wobei allerdings das Rückgrat nicht getrennt erwähnt ist. Nach den allgemeinen Erfahrungen, über die bei den einzelnen Disziplinen in den folgenden Kapiteln noch berichtet wird, dürften die Wirbelsäuleschäden wohl den größten Anteil an den 62,7 % haben.

Tab. 8/10: Verteilung von Schäden und Verletzungen in den Disziplinen der Leichtathletik (nach *Scheele* et al. 1979). Verl. = Verletzungen, Schäd. = Schäden, OE = obere Extremität, UE = untere Extremität, R = Rumpf. Beachte die vorwiegenden Schäden am Rumpf – wesentlich also am Rückgrat

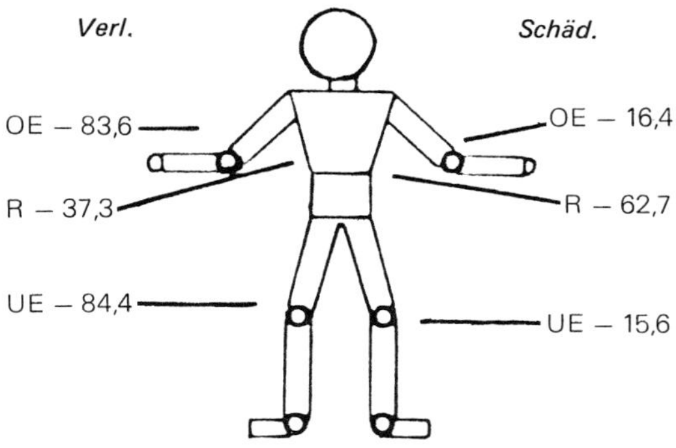

Die Leichtathletik steht an siebter Stelle von 41 häufig ausgeübten Disziplinen.

8:4.3.2 Geher-Sport

Einem besonderen Einfluß ist die Lendenwirbelsäule der *Geher* auf der 20 km langen Olympiastrecke ausgesetzt, weil die spezielle Schrittart ein Schaukeln des Beckens hervorruft, das die Bewegungssegmente der Lendenwirbelsäule übermäßig beansprucht: Abbildung 8/3a. Auf die Wirbelsäule ausgerichtete Langzeitstudien von Gehern waren in der Literatur nicht aufzuspüren. Nach einer persönlichen Mitteilung von *H. Groh* liegen im Institut für Biomechanik der Deutschen Sporthochschule Köln keine Erfahrungen über die Wirbelsäule der Geher vor. Arthrosen der Hüftgelenke bei Gehern beschreiben *Scheele* u. *Klaus* (1972). Das Rückgrat ist aber nicht erwähnt.

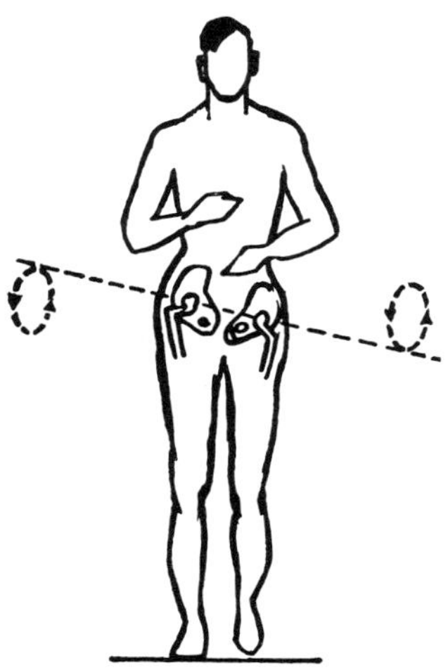

Abb. 8/3a: Schaukelndes Bewegen (Rotation) des Beckens beim Gehersport (nach *Whitblock*)

Bei Treckerführern, deren Lendenwirbelsäule in ähnlicher, aber noch heftiger stoßenden Weise wie beim Geher-Sport schaukelnd bewegt wird, hat *Dupuis* 1974 anschauliche Bilder hergestellt, in denen durch in Dornfortsätze eingestochene Nadeln das „Schlingern der Lendenwirbeldornfortsätze" sichtbar gemacht wurde: Abbildung 5/8. Mit diesem Prüfverfahren kann – unter Umständen auf dem Laufband – zweifellos auch das Schaukeln der Lendenwirbel bei Gehern erfaßt werden. Durch die aus den Seitbewegungen sowie aus dem Auf- und Absteigen der Dornfortsatzspitzen aufgezeichneten Schlingerfiguren wird abzulesen sein, in welcher Höhe der Lendenwirbelsäule sich das Schaukeln des Gehers konzentriert, welche Zwischenwirbelscheiben also bevorzugt unter Lastdruck, verbunden mit Torsionen, stehen. In diesen Segmenten sollte durch Röntgenaufnahmen nach Schäden in den Bandscheiberäumen (Osteochondrosis intercorporalis) und nach Arthrosen der Wirbelbogengelenke gefahndet werden.

Auch die Röntgenkinematographie (6:3.4.3) könnte genauere Aufschlüsse über die Bewegungsabläufe im Rückgrat der Geher bringen. Diese Ergebnisse würden gegebenenfalls für schonendere Trainings- und Gehtaktik hilfreich sein.

Rompe u. *Rieder* (1976) empfehlen beim Vorliegen von chronischer Lumbago und von myostatischer Insuffizienz, den Geher-Sport – aber ebenso Tennis und Turnen – zu vermeiden.

Weitere Literatur: *Gregersen* u. *Lucas* 1967, *Wyndham* 1961.

8:4.3.3 Laufen

Einleitung. Bei jedem sportlichen Laufschritt entsteht eine Stoßkraft von fast der doppelten Anziehungsbeschleunigung (2 g), die sich wechselnd dem rechten und dem linken Bein mitteilt. Deshalb wurden die Überlastungsschäden bei Sportlern der Laufdisziplinen in der Literatur vor allem im Beinbereich untersucht. Zu bedenken ist jedoch, daß die auf dem Leitweg Fuß–Bein–Becken bis zur Lendenwirbelsäule vorgedrungenen Vibrationen von den Bandscheiben der Lenden-Kreuz-Region aufzufangen sind (8:4.3.1).

Die *Sprinter* (100, 200, 400 m), die zunächst in Ruhehaltung (Abb. 8/4 und 8/5) im Startgerät verharren, nehmen zum Start eine armgestützte Hocke mit gekipptem Becken und Totalkyphose ein. Im Augenblick des Startes beginnt im Anfangsschwung das Aufrichten der Kyphose. Sie geht in eine gestreckte Rumpfhaltung mit Kör-

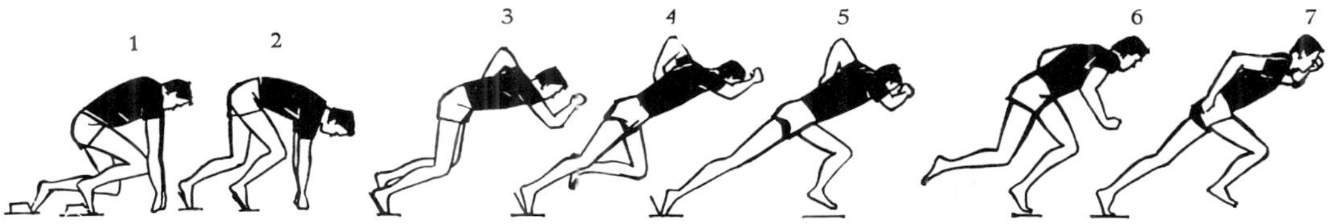

Abb. 8/4: Start zum Sprint: beschrieben im Text

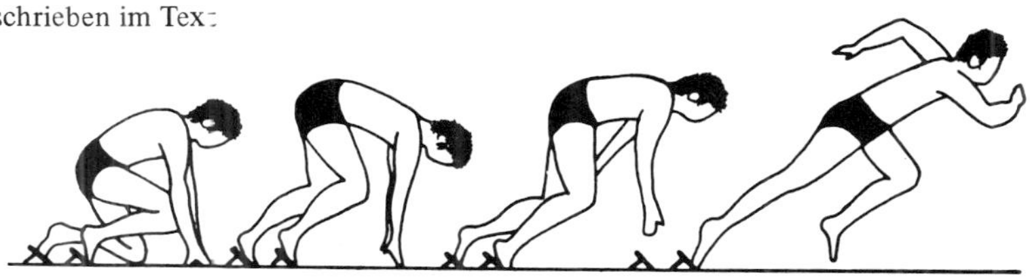

Abb. 8/5: Tiefstart des Sprinters in Skizzen (nach *Wehlen*)

pervorlage über. Der Kopf steht durch eine leichte Lordose der Halswirbelsäule ein wenig zum Nacken geneigt. In gleicher Haltung wird die Sprintstrecke mit ausgreifenden Schritten durchlaufen. Die weitschwingenden Arme werden vom Verwinden des Rückgrates begleitet. In Abbildung 8/5 ist der Tiefstart des Sprinters in Skizzen zusammengerafft wiedergegeben.

Welche Schwingkräfte (Vibrationen) und/oder Druckstöße während eines Kurzstreckenlaufes beim Schrittwechsel von rechts nach links im Lenden-Kreuzbein-Übergang wirken, wurde bisher nicht geklärt. Sie treffen jedenfalls Zwischenwirbelscheiben im unteren Lendenabschnitt sowie ihre Partner im Bewegungssegment, die Wirbelbogengelenke, die Iliosakralfugen.

Die *Mittelstreckenläufer* (800, 1500 m) haben gegenüber den Sprintern einen etwas abweichenden Laufstil (Abb. 8/6). Der Rumpf ist weniger nach vorne geneigt. Der Blick geht geradeaus, da der Kopf in der Achsenrichtung des Oberkörpers gehalten wird. Wie weit die Einflüsse dieser Rumpf- und Kopfhaltung gegenüber den Verhältnissen beim Sprinter andere Lasteinflüsse auf die unteren Lendenbandscheiben und die zugehörigen Gelenke herbeiführen, ist noch eingehend zu prüfen. Das gilt ebenso für die Halswirbelsäule und ihre Belastung.

Werden auf diese Weise und außerdem noch durch röntgenographische Vergleichsstudien in langen Zeiträumen eindeutige Unterschiede zwischen Sprintern und Mittelstreckenläufern gefunden, so können die jeweils sportspezifischen Wirbelsäuleschäden auch zur Frage einer „Anerkennung als Sportschaden“ in versicherungsrechtlichem Sinne dienen: siehe in 8:12.2.

Langstreckenlauf (5000, 10000 m, Marathon etwa 42 km). In jeder Langlaufstrecke von 10000 m belastet der Läufer mit 6000 Laufschritten jedes Bein 3000 Mal. Der Langstreckenläufer trainiert täglich etwa 10 km, das sind 70 km in der Woche. Im strengen Vorwettkampftraining läuft er zwischen 100 und 200 km wöchentlich. Viele Langstreckenläufer legen in der Trainingszeit, eingeschlossen die Wettkampfzeiten, 150000 bis 200000 Laufkilometer zurück. Werden solche im Training 10 Jahre lang täglich im Wettkampftempo durchlaufen, ergeben sich nach den Angaben von *H. Groh* und *P. Groh* (1976) 10 Mal 365 x 3000 = 10950000 Druckstöße für jede Seite auf dem Leitweg über das Becken zur Wirbelsäule.

Im Lendenbereich führt jeder Laufschritt zu einer kurzbogigen Seitbiege, die also fast 11 Millionen Mal wechselt. Das heißt: jedes Mal kommt es zu einer fast ruckartigen einseitigen Last auf die unteren Lendenbandscheiben und

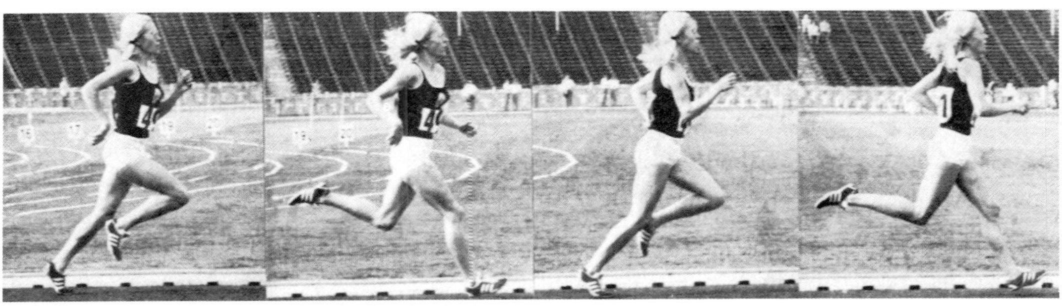

Abb. 8/6: Phasenbilder (Ausschnitte) beim Mittelstreckenlauf, beschrieben im Text

infolge des langen Laufschrittes gleichzeitig zu einer leichten Torsion. Sie kann je nach der Beweglichkeit des Rückgrates (Laxitas, 6:2.3, 8:8.7) infolge der zusätzlichen, mit den wechselnden Armbewegungen eintretenden Verwindung zwischen den Querachsen der Schulter und des Beckens noch verstärkt werden. Die sich daraus ergebenden Folgerungen für Bandscheiben, Wirbelbogengelenke, Iliosakralfugen sind bereits bei den Abschnitten über Sprinter und Mittelstreckenläufer erwähnt worden. Zusätzliches Überlegen zu diesen Problemen ist auch für die in den folgenden Abschnitten geschilderten Disziplinen wie Marathonlauf, Hürdenlauf, Hindernislauf erforderlich.

Bei *100-km-Läufern* prüften *Brüggemann* u. *Koring* (1980) Beschwerden und krankhafte Befunde am Haltungs- und Bewegungsapparat, die zur Aufgabe dieses Sportes führten. Die Läufer waren zwischen 13 und 75 Jahre alt. Die Aufmerksamkeit der Verfasser begrenzte sich auf die unteren Extremitäten. Die Wirbelsäulen der Läufer wurden nicht untersucht.

Eine erstaunlich große Zahl von trainierenden Langstreckenläufern gehört hohen Altersstufen an. 122 Läufer im Durchschnittsalter von 68,8 Jahren wurden von *Pufe* u. *Hilmer* (1980) eingehend – allerdings nur vom sportärztlich-internistischen Standpunkt aus – untersucht. Über den Zustand der Wirbelsäule dieser Läufer wird nicht berichtet.

Als Krönung für die Leistung der Langstreckenläufer wird seit jeher der etwa 42 km lange *Marathonlauf* angesehen. Er gilt als Domäne der Läufer in mittleren Lebensjahren. In neuerer Zeit treten Sportärzte für die Teilnahme von Kindern an Marathonläufen ein. Der vierzehnjährige *W. Paul* aus Taiwan hat in allen fünf Erdteilen bereits an 30 Marathonläufen teilgenommen.

In Österreich wird die zwölfjährige *Monika Frisch* als Beispiel für ein erfolgreiches und nachahmenswertes Marathontraining bezeichnet. In einer Zeitungsnachricht heißt es:

Erst Anfang der siebziger Jahre begannen in Amerika einige Schulen, Marathonmeisterschaften auszutragen. „Vor zehn Jahren hätten wir im Fall Monika Frisch noch von einem Verbrechen gesprochen", urteilt der Leiter des Sportmedizinischen Instituts in Salzburg, *Alfred Aigner*, der das kleine Laufwunder jetzt „knallhart" überwacht. „Probleme könnten nur beim ersten Hormonschub in der Pubertät auftreten, doch die fänden sich schließlich auch bei Stubenhockern und Nesthäkchen."

In der Bundesrepublik schreibt *E. van Aaken*, daß „Langstreckenläufe für Kinder ungefährlich und auch nicht schädlich sind". In seinem Buch „Programmiert für 100 Lebensjahre" heißt es: „Kinder sind keine Sprinter und Sprinterinnen, zu denen man sie seit Jahrzehnten erziehen möchte, sondern sie sind infolge ihres geringen Körpergewichts und einer wenig entwickelten Muskulatur ausgesprochene Dauerleister mit einem verhältnismäßig großen Herzen als Muskel."

Wie verhält sich das kindliche, unausgereifte Rückgrat, das bei Trainings- und Wettkampfläufen Schritt für Schritt „trommelfeuerartig" einwirkende Druckstöße aushalten muß? Diese Frage kann nur durch Begleit- und Nachsorgeuntersuchungen mit Röntgendiagnostik geklärt werden. Wie viele Kinder, die mit einem Langlauftraining begannen, scheiden wegen Wirbelsäulebeschwerden aus? Wann kommt die Zeit, in der wieder von einem Verbrechen – siehe oben den Ausspruch von *Aigner* – gesprochen wird? Über diese schwerwiegenden Fragen zum sportlichen Training von Vorschul- und Schulkindern kann in 8:9.2 nachgelesen werden.

Die *Staffelläufe* (4mal 100 m, 4mal 400 m) haben keine eigenständigen Einflüsse auf die Wirbelsäule, da die Schrittlängen im wesentlichen den anderen Laufdisziplinen angepaßt sind.

Die Belastungen der Wirbelsäule sind beim *Hürdensprint* (100 m), ebenso wie beim *Hürdenlauf* (400 m), völlig anders als bei den Langlaufdisziplinen. Das gilt einmal für die weite Körpervorlage und den Krafteinsatz des Absprungbeines (Abb. 8/7) und zum anderen für die Drucklast gegen das Becken durch das Aufsprungbein. Außerdem kommt es während des Sprungaktes – betont in der Kurve – zu einem leichten Kippen und Drehen des Beckens: Abbildung 8/8. In den rasch wechselnden Lasteinflüssen liegen die Ursachen für Lumbago- oder Ischiasschmerzen, ebenso wie für schmerzhafte Blockaden der Wirbelbogengelenke oder der Iliosakralgelenke.

Mehr als die Hälfte der Hürdenläufer in der Spitzenklasse klagen nach Angaben von *Cotta* u. *Krahl* (1977) über langdauernde Rückenschmerzen, die von den Läufern selbst als *Hürdenläuferkrankheit* bezeichnet werden. Die Autoren beschreiben bei 17 % der untersuchten Läufer osteochondrotische und spondylarthrotische Schäden. Sie werden auf das tausendfache Wiederholen des spezifischen Hürdenschrittes zurückgeführt. Wörtlich heißt es bei den Verfassern: „Der Hürdenschritt erfordert nach der Absprungphase neben einer leichten

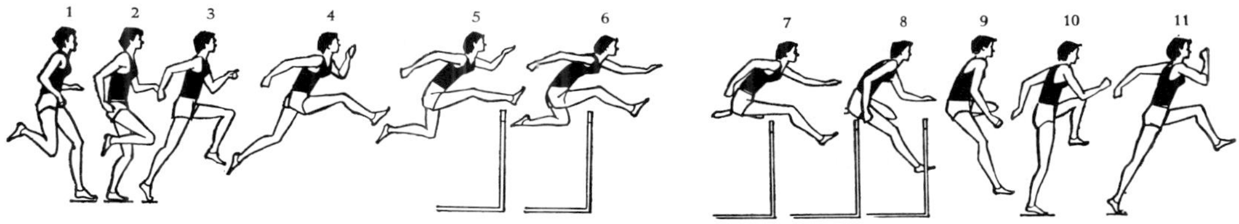

Abb. 8/7a: Bewegungsskizzen während des 100m-Hürdenlaufes der Frauen

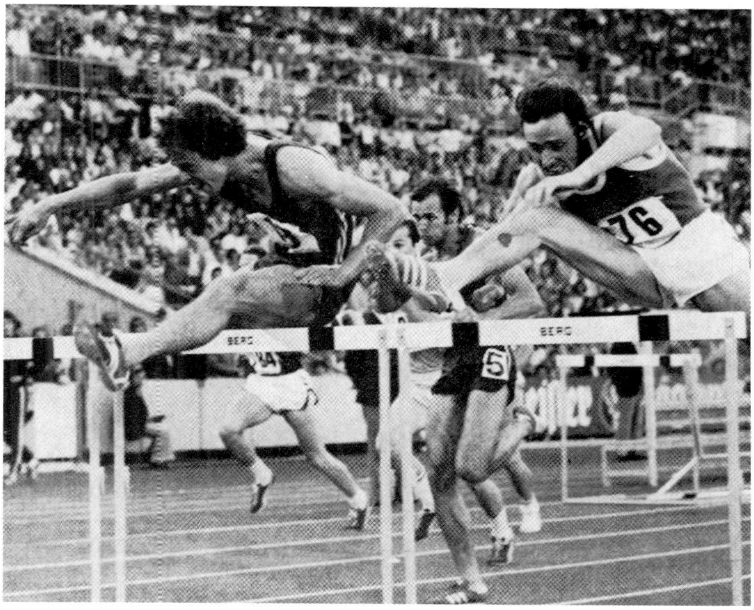

Abb. 8/7b: Das Überlaufen der Hürde von vorn gesehen (nach *Jonath* et al.). Das Bild entspricht der Ziffer 6 in Abbildung 8/7a

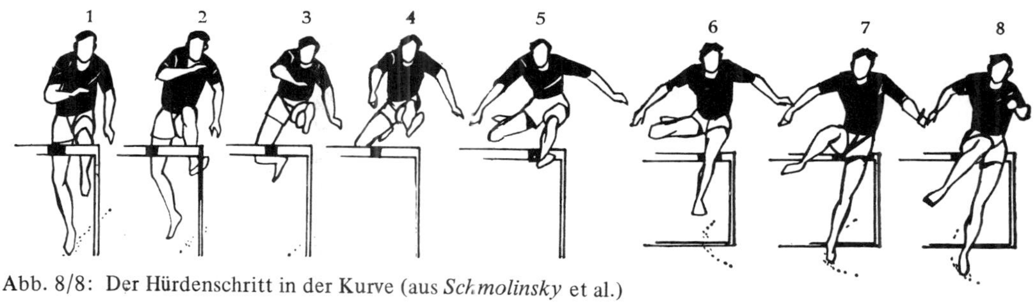

Abb. 8/8: Der Hürdenschritt in der Kurve (aus *Schmolinsky* et al.)

Seitneigung und Rotation eine kyphotische Grundeinstellung, die durch das ruckartige Trittfassen nach der Hürde nicht selten schlagartig in die Lordose übergeht, wobei insbesondere die hinteren Anteile des Faserringes einer schlagartigen Kompression unterworfen werden."

Infolge der vielen Beschwerden und auch Schäden am Rückgrat der Hürdenläufer empfiehlt es sich für den Sportarzt, die vorliegenden Befunde zu klären, um eine zielgerichtete Therapie durchzuführen und nicht nur „Rükkenschmerzen" zu behandeln.

Der *Hindernislauf* (3000 m) unterscheidet sich vom Hürdenlauf sehr wesentlich durch eine langgestreckte Sprungphase: Abbildung 8/9. Beim Ansprung des Hindernisses dominiert die vollkommen aufgehobene Lordose bei vorgeneigtem Rumpf, während in der Absprungphase die Wirbelsäule immer mehr aufgerichtet und schließlich gestreckt wird.

Beim Aufsprung im Wassergraben nach dem langgezogenen Absprung erhält das Aufsprungbein einen harten Druckstoß, der sich bis zum Lenden-Kreuzbein-Übergang fortsetzt. (Durch einen ungünstigen Aufsprung kommt es außerdem häufig zu Teileinrissen der Achillessehne.)

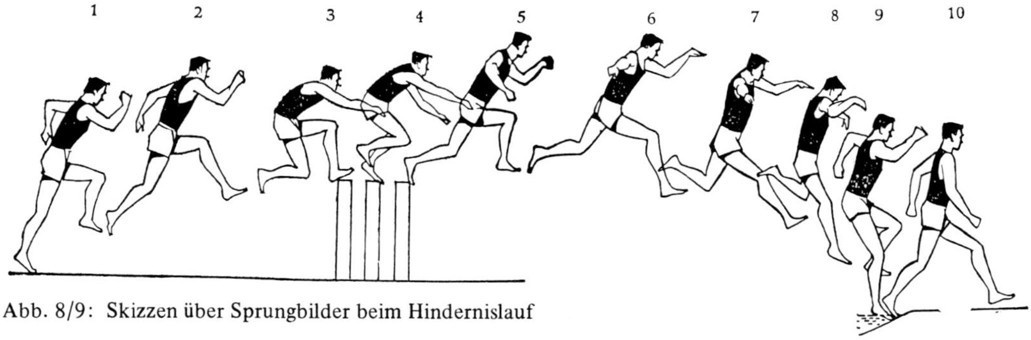

Abb. 8/9: Skizzen über Sprungbilder beim Hindernislauf

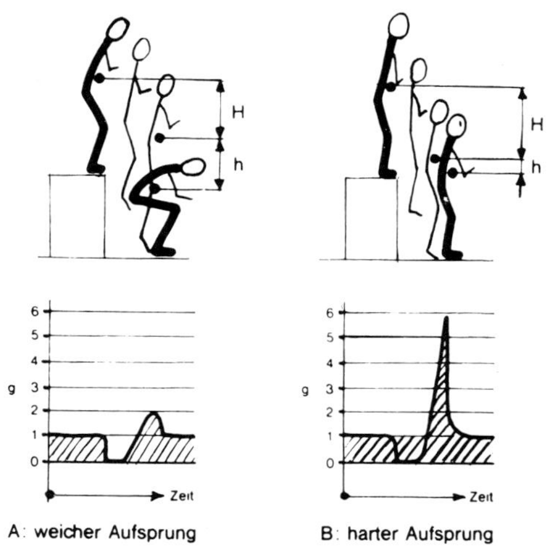

Abb. 8/10: Sprungakzelerogramme, beschrieben im Text

8:4.3.4 Springen

Einleitung. Zwischen Springen und Wirbelsäule gibt es vielerlei Beziehungen. Sie bestehen je nach der Disziplin bevorzugt beim Absprungdruck des Sprungbeines, der unsymmetrisch auf den Lenden-Kreuzbein-Übergang wirkt, beim Niedersprung auf beide Füße, durch den der Leitweg des Druckes über beide Beine zur Wirbelsäule gelangt, oder durch das rotatorische Bewegen des Rumpfes in der Körperlängsachse. Starkes Krümmen zur Totalkyphose kommt auch beim Niedersprung vor: siehe Weitsprung, Dreisprung.

Von *Münchinger* (1964) stammen Akzelerogramme über Beschleunigung und Belastung beim Niedersprung aus 50 cm Höhe: Abbildung 8/10. Die Unterschiede zwischen dem weichen, federnden und dem harten, steifen Aufprallen auf den Boden sind in der Skizze deutlich.

Die Berechnungen aus den Versuchen des Autors betreffen einen 70 kp schweren Menschen:

Niedersprung aus 50 cm Höhe	
– weicher, federnder Aufsprung	2 g = 80 kp
– harter Aufsprung	6–8 g = 240–320 kp
Fall aus 4 m Höhe	9–11 g = 360–440 kp
Sturz auf das Gesäß	10–20 g = 400–800 kp
Zum Vergleich	
– Stöße beim Traktorfahren	5 g = 200 kp
– Vorgeneigte Haltung mit Heben von 50 kp	= 700 kp

Diese Akzelerogramme lassen sich allerdings auf die sportlichen Sprungdisziplinen nicht ohne weiteres übertragen. Denn die Vielfalt der neueren Sprungtechniken (Straddle, Flop) vermeiden trotz der vergrößerten Sprunghöhe wesentlich höhere Niedersprünge. Der Stabhochsprung verlangt zwar einen sehr hohen Abgang, der aber durch Fall auf den Rücken in eine weiche Unterlage wiederum andere Einflüsse auf die Wirbelsäule hervorruft als der Niedersprung auf die Füße. Die folgenden Beschreibungen und Bilder geben darüber Auskunft.

Die bei den Sprungdisziplinen in Richtung und Stärke verschiedenen Krafteinflüsse auf das Rückgrat können einer vorveränderten Wirbelsäule nicht ohne weiteres zugemutet werden. Deshalb sollte in der Eignungsuntersuchung neben den Parametern für Atem, Herz- und Kreislaufsystem auch die Wirbelsäule körperlich und röntgenographisch eingehend untersucht werden. Eine floride Adoleszentenkyphose (8:8.2) bedeutet das Zurückstellen des Jugendlichen vom Training einer Sprungdisziplin. Auch andere Krankheiten der Wirbelsäule, wie Skoliose, Spondylolysis/Spondylolisthesis müssen sehr kritisch bezüglich ihrer Sportfähigkeit geprüft werden.

Beim *Weitsprung* (Abb. 8/11) spielt für die Wirbelsäule zunächst der Absprungdruck des Sprungbeines eine große Rolle. Er wurde im

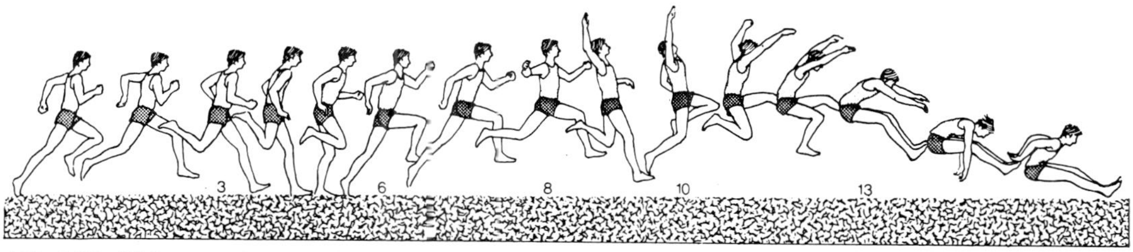

Abb. 8/11: Weitsprung (aus *Krahl* u. *Riemer* 1981)

Dynamogramm mit 500 kp gemessen und besteht in etwa gleicher Druckstärke im Lendenwirbelsäule-Becken-Hüft-Bereich (LBH-Region). Welche Bedeutung ein solcher Druck auf die Zwischenwirbelscheiben der Region hat, wurde in vielen Kapiteln dieses Buches besprochen, zum Beispiel in 3:2.2.3, 3:2.2.4.

Während der absteigenden Endphase der Weitsprungkurve (Abb. 8/11 aus *Schmolinsky*) kommt es aus der gestreckt-aufgerichteten Rumpfhaltung zur Vorbeuge mit Kyphose und Anheben der Beine. Dieses kraftvoll ausgeführte „Zusammenklappen wie ein Taschenmesser" erzeugt Lasteinflüsse – deren Druck bisher nicht gemessen wurde – mit verschiebender Tendenz auf die Bandscheiben der Übergangsregion Lendenwirbelsäule/Kreuzbein Das geschieht bei den verschiedenen Stilarten des Weitsprunges: Lauf-, Schritt-, Schwebehangsprung.

Der Niedersprung bietet ähnliche Probleme, weil in dieser Endphase des Sprunges wiederum erhebliche Kräfte zur LBH-Region gelangen. Dabei müssen noch der Oberkörper und das Becken aufgerichtet werden. Die Last verteilt sich also unregelmäßig, es kann zum Verschieben des Gallertkernes und zu unsymmetrischen Lasteinflüssen auf die Faserringe der Bandscheiben kommen. Die Folgen solcher Geschehnisse sind im Kapitel 8:4.3.1 angedeutet und in Kapitel 4:6.2.3 näher erläutert.

Der *Dreisprung* (Abb. 8/12), der sich aus Hupf (Hop), Schritt (Step) und Sprung (Jump) zusammensetzt, belastet das Sprungbein – das allerdings rechts und links wechselt – im Gegensatz zum Weitsprung mehrfach und damit auch das Rückgrat durch mehrere Druckstöße. Die besondere Landetechnik des letzten Sprunges, bei der Brust- und Lendenwirbelsäule zunächst eine Totalkyphose bilden, bringt noch mehr Schwierigkeiten für die Wirbelsäule, als sie für den Landedruckstoß des Weitsprunges bereits beschrieben wurde.

Im *Hochsprung* ist der früher allein benutzte Straddle-Stil (Wälzer) in letzter Zeit fast völlig verlassen worden: Abbildung 8/13. Nach der erheblichen Belastung des Sprungbeines, die in keiner anderen Sportart so groß ist, folgt durch Drehen des Körpers in der Wirbelsäulelängsachse bäuchlings die Überquerung der Latte. Absprungkraft und Körperdrehung wirken erheblich auf den Lendenteil der Wirbelsäule.

Im Fosbury-Flop (Abb. 8/14) schiebt sich der Körper in Lordose durch Drehen um die Längsachse rücklings über die Latte. Die für den Hochsprung üblichen Rollen wirken durch das

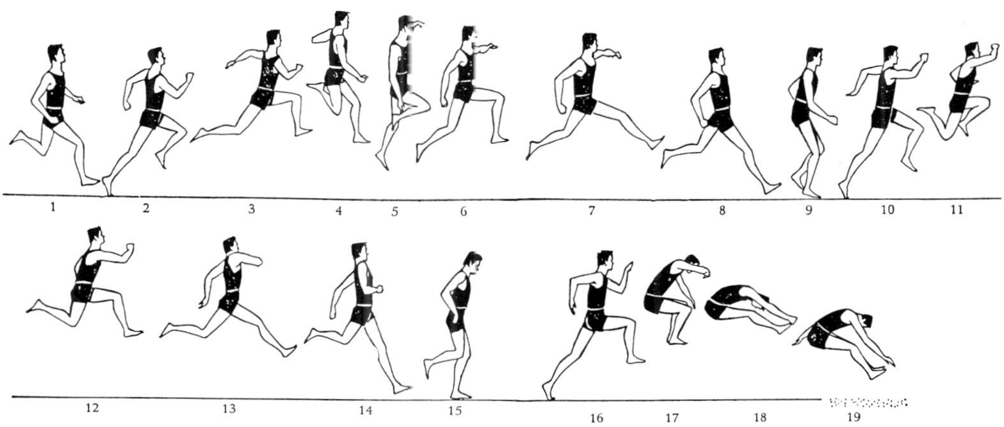

Abb. 8/12: Dreisprung aus „Hupf, Schritt und Sprung" (aus *Schmolinsky* 1974)

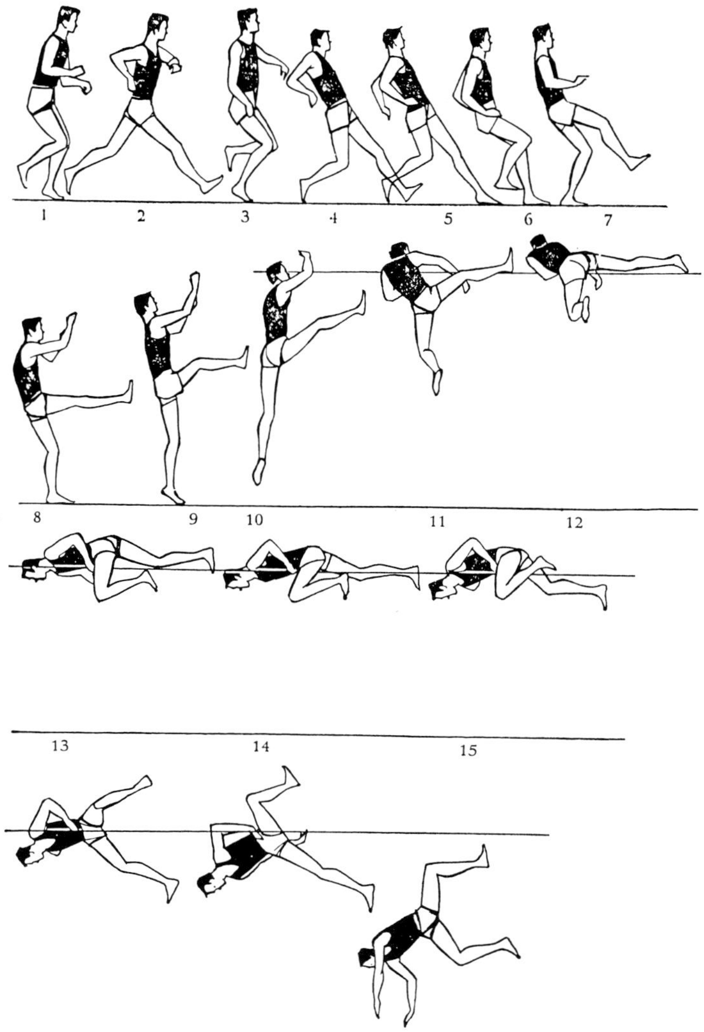

Abb. 8/13: Hochsprung im Straddle-Stil (aus *Schmolinsky* 1974)

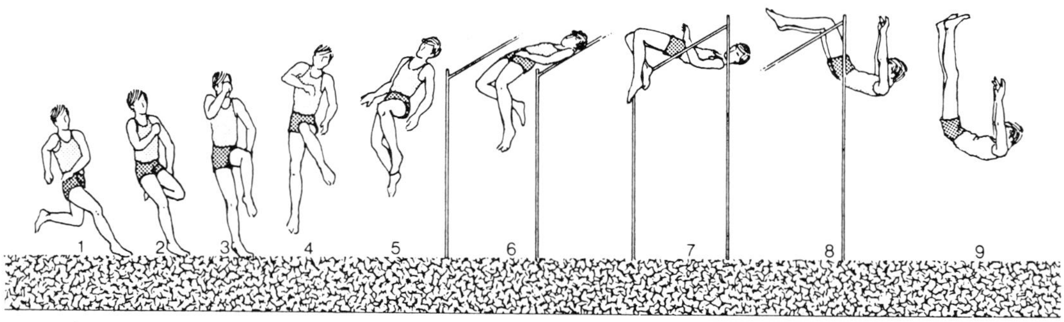

Abb. 8/14: Hochsprung im Fosbury-Flop (aus *Krahl* u. *Riemer* 1981)

Verdrehen der Wirbelsäule sehr ungünstig auf die Mechanik des Lenden-Kreuzbein-Übergangs ein.

Donskoi (1961) hat senkrechte Druckkräfte zwischen 50 und 450 kg in der Absprungphase als Bodendruck ermittelt: Abbildung 8/15. Solche Krafteinflüsse werden jeweils auf dem Leitweg über das Bein als stochastische Stöße von Schritt zu Schritt in wechselnder Stärke bis zur Lendenwirbelsäule gelangen. Die dort ankommenden Stoßenergien sind allerdings für den Hochsprung noch nicht systematisch in größeren Studien geklärt worden.

Krahl schreibt 1975 über die Schäden beim

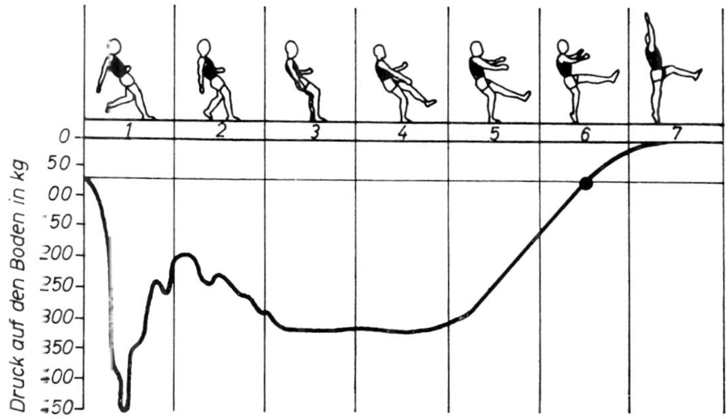

Abb. 8/15: Senkrechte, die Wirbelsäule weitgehend axial beeinflussende Druckstöße in der Absprungphase des Hochsprunges (aus *Donskoi* 1961)

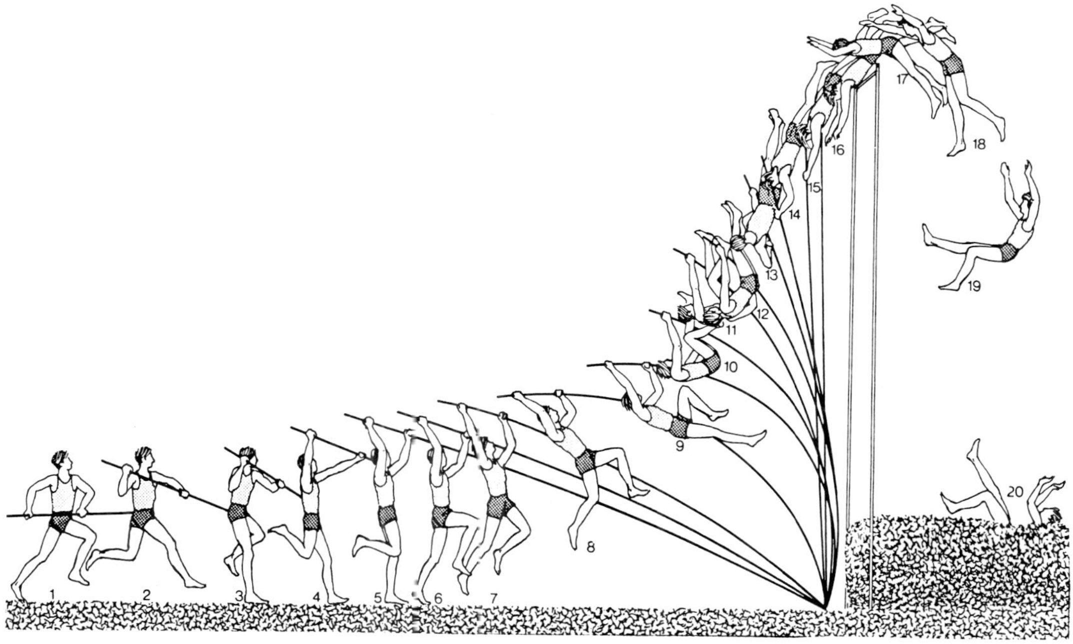

Abb. 8/16: Bewegungsanalyse Stabhochsprung (nach *Bauersfeld, Schröter*): Die Arm- und Rumpfbelastung in den Phasen 6 – 16 ist erkennbar

Flop-Sprung: „Wirbelsäulenbeschwerden nehmen insbesondere bei Haltungsschäden und Gefügestörungen zu". Noch ist aber nicht geprüft, ob die Haltungsschäden (welche?) und die Gefügestörungen der Wirbelsäule vor der Aufnahme des Trainings bereits bestanden, oder ob sie durch das sehr harte jahrelange Training erst entstanden sind. Denn das bevorzugt dynamische Krafttraining nimmt etwa die Hälfte der Gesamttrainingszeit in Anspruch.

Der *Stabhochsprung* mit Metall- oder Glasfiberstäben (Abb. 8/16) bringt dem Athleten seine schwerste Aufgabe beim Übergang von der Absprung- zur Hangphase. Aus sportärztlicher Sicht ist die Disziplin des Stabhochsprunges eine der schadensträchtigsten. *Theiss* (1980) berichtet aufgrund einer Nachuntersuchung von 46 Athleten. Über rezidivierende Beschwerden im Bereich der Lendenwirbelsäule, die überwiegend in der Absprungphase und beim Benutzen von Glasfiberstäben bemerkt wurden, klagten 58,7 %. Skoliosen waren bei 48 % von 46 Athleten nachweisbar; Spondylolysen zum Teil mit Olisthesis hatten 39,1 %. *Jungmichel* u. *Gabler* erwähnen 1970 das gehäufte Auftreten der *Baastrup*-Krankheit (8:7.4).

8:4.3.5 Zehnkampf / Fünfkampf

Der *Zehnkampf der Männer* besteht aus einer interessanten Kombination von mehreren Lauf- und Sprungdisziplinen, sowie einigen Wurfsportarten. Der *Fünfkampf der Männer* hat in den Wettkämpfen nur geringe Bedeutung. Der *Fünfkampf der Frauen* besteht aus zwei Sprungdisziplinen, zwei Laufdisziplinen und Kugelstoßen.

Scheele et al. berichten 1979 über ein Umfrageergebnis bei Zehnkämpfern. Die Autoren drücken ihr Erstaunen darüber aus, daß trotz der Anforderungen an Kraft, Schnelligkeit und Ausdauer der Athleten verhältnismäßig wenige Verletzungen und Schäden angegeben wurden. Die geringe Disposition zu Verletzungen und Schäden scheint den Verfassern in der Vielseitigkeit und Vielgestaltigkeit der Bewegungsformen im Training und Wettkampf zu liegen. Es wird noch mehrerer gut durchgearbeiteter Studien zu diesen Fragen bedürfen, ehe ein endgültiges Urteil möglich ist. In bezug auf die Wirbelsäule fehlen noch gegliederte Zahlenreihen, die wahrscheinlich bei der geringen Anzahl von Mehrfachkämpfern nur schwer zu erhalten sind.

8:4.4 Golf / Racketsport

8:4.4.1 Allgemeines

Bedauerlicherweise erlangte die Wirbelsäule bisher bei Golfspielern und im Racketsport noch nicht die Aufmerksamkeit, die ihr wegen der Schädigungsmöglichkeiten gebührt. Es fehlen systematische Reihenstudien über längere Zeiträume. Immerhin konnte *Hess* (1980) bei Racketsportlern im Alter von über 30 Jahren vorzeitige Osteochondrosen, Spondylosen und Spondylarthrosen entdecken.

8:4.4.2 Golf

Golfspieler führen eine Seitbeugung mit rascher und sehr kraftvoller Rumpfdrehung aus. Während des Schlages halten sie den Schläger beidhändig – im Gegensatz zu den „Einarmigen" Tennisspielern und den Werfern, siehe in 8:4.12. Durch die hochgehobene Ausgangsposition des Schlägers folgt der Schlag mit Drehen des Schultergürtels und gleichzeitig mit einer Rumpfdrehung. Trotzdem wurde bisher im sportmedizinischen Schrifttum nur selten auf Schäden an der Wirbelsäule durch das Rumpfdrehmoment hingewiesen: *Ito* et al. 1970, siehe auch *Mohssenipour* u. *Fischer* 1976.

Giebel (1956) u. *Zettel* (1960) erwähnen beim Wurfsport und ähnlichen Sportarten funktionale Schäden mit heftigem akutem Schmerz, die sie auf Wirbelblockaden zurückführen. Nach Kapitel 3:4.5 kann es sich dabei um eine Incarceratio intercorporalis sive intraarticularis oder auch um gesperrte Wirbelrippengelenke handeln: siehe auch 8:8.5. Wie häufig das bei Golfspielern vorkommt, welchen Einfluß Vorschäden der Wirbelsäule haben und ob sich bleibende Schäden entwickeln, ist nicht ausreichend genug durchforscht.

Der in der Bundesrepublik zur Zeit bekannteste und erfolgreichste Golfspieler weist in einem Interview auf die von ihm tagtäglich seit 20 Jahren wiederholte „gleiche Bewegung" hin. Seine erheblichen Rückenbeschwerden führt er darauf zurück. Leider liegen keine gleichartigen Berichte von Golfspielern vor. Nur Langzeitstudien könnten den Zusammenhang zwischen dem Golfspielen und lumbalen Osteochondrosen, Wirbelbogengelenkarthrosen, Spondylolysen/Spondylolisthesen, Dornfortsatzabtrennungen (8:2.3) klären. Mit gewissen Fragezeichen ist das Golfspielen im Alter versehen, siehe in 8:11.4.

Weitere Literatur: *Rompe* et al. 1971, *Mühlbach* 1964.

8:4.4.3 Racket-Sportarten

Einleitung. Alle Racket-Sportarten beanspruchen besonders den Schlagarm, der Verletzungen, aber auch Sportschäden ausgesetzt ist: zum Beispiel „Tennisellbogen". Die Wirbelsäule unterliegt im Halsteil durch die oft raschen Kopfbewegungen dauernd heftigen dynamischen Einflüssen, wie Drehen und Biegen. Die Lendenwirbelsäule bleibt nicht unbeteiligt: Drehen, Biegen und besonders oft Lordosierung. Darüber hinaus hat sie bei Sprüngen die elastisch-dynamische Aufgabe, von den Beinen über das Becken eingeleitete sinusförmige Vibrationen und die sehr häufigen stochastischen Stöße abzufedern. Dies geschieht nicht selten bei gleichzeitiger Seitbeuge in Torsion und Hyperlordose. Dadurch können Zervikalsyndrome ausgelöst werden, die schließlich zu häufigen oder bleibenden Beschwerden führen: Vorboten der Osteochondrose. Von den belastungsbedingten Schäden der Lendenwirbelsäule drohen langwierige Lumbalgien. Die Weiterführung des Racketsportes wird gefährdet (8:8.6).

Im Bereiche Brustwirbelsäule/Rippengelenke treten gelegentlich Blockaden ein (3:4.5, 7:4.1.3). Der Übergang Brust-Lendenwirbelsäule zeigt bei Racketspielern Hypermobilitas, während oberhalb eine schmerzhafte Steife bestehen kann.

Nach dem Bericht von *Pförringer* u. *Wohlfahrt* (1980) bilden sich bei Racketsportlern jenseits des 30. Lebensjahres gehäuft Osteochondrosen, Spondylosen, Spondylarthrosen. Diese Schäden sind deutlich zahlreicher als bei einer Vergleichsgruppe.

Wie weit das notwendige kraftvolle Drehen und die Sprungbelastungen am Lenden-Kreuzbein-Übergang Anlaß für das Entstehen oder für das Verschlimmern von Spondylolyse/Spondylolisthese sein können, ist noch nicht hinreichend geklärt.

Der Schlagarm des Tennisspielers muß den 56,7 g schweren Ball, der mit hoher Geschwindigkeit ankommt (siehe bei Squash) kraftvoll wieder zurückschlagen. Die neueste Messung (1985) ergab bei dem 17jährigen Spitzenspieler *Boris Becker*, daß der Ball beim Aufschlag das Racket mit 302 km/h verließ. Dabei betrug der Kraftaufwand 8120 Newton, also fast eine Tonne.

Die beim Schlag auftretenden Vibrationen verlaufen ohne Zweifel bis in die Schulter und in die Halswirbelsäule, die meist geknickt und zugleich gedreht ist. Es wäre erstrebenswert, wenn von seiten der Sportmedizin biomechanische Studien vorgelegt werden können, wie sie bei Ganz- und bei Teilkörperschwingungen aus anderen Gründen bereits reichlich durchgeführt wurden: siehe in Kapitel 5:3.3.3.

Anzumerken ist noch, daß die Racketsportarten entsprechend der Zahl ihrer Aktiven nach dem Fußball und dem Turnen die verbreitetsten Sportarten in der westlichen Welt sind. In der Bundesrepublik reiht sich Tennis in der Gruppe von 41 Sportarten ebenfalls an 3. Stelle ein. Umsomehr besteht die Notwendigkeit, durch Langzeitstudien zu prüfen, wie häufig und nach wieviel Trainings- und Wettkampfjahren sportbedingte Wirbelsäuleschäden erkannt werden können. Die Weiterführung dieser wirbelsäulebelastenden Sportarten im Seniorenalter wird nicht immer möglich sein (8:11.4).

Der *Tennisspieler* benötigt für seinen Sport – in ähnlicher Weise wie der Werfer – einen Schwungarm, der einschließlich Schulter und Schulterblattgegend sowie der zugehörigen Hals- und Nackenmuskulatur besonders beansprucht und durch Training in seiner Muskulatur gestärkt wird. Trotz eines guten allgemeinen Ausgleichstrainings bringt der Wettkampf die überlegene Bedeutung des einen Armes. Das bleibt – wie im Abschnitt „Allgemeines" bereits ausgeführt – nicht ohne Einfluß auf die Hals- und in gewissem Maße auch auf die gesamte Wirbelsäule. Biegen und Drehen der Wirbelsäule gehört zum Bewegbild beim Tennisspieler.

Die Sportliteratur beschäftigt sich seit langem und ausführlich mit dem Krankheitsbild des Tennisellbogens: *Pförringer* u. *Keyl* sowie ihre Mitarbeiter haben darüber von 1978 bis 1983 ausführlich geschrieben und Literatur zusammengestellt. Auch von der Tennisschulter wird unter dem Begriff des Überlastungsschadens berichtet und die Überdehnung der Schultermuskulatur erwähnt. Änderungen in den elektromyographischen Kurven der Nackenmuskulatur und Röntgenbefunde an der Halswirbelsäule unterstreichen nach *Gunn* u. *Milbrandt* (1976) die Zusammenhänge von spondylogenem Reiz und Tennisellbogen. Es ist anzunehmen, daß die Osteochondrosis intercorporalis an der Halswirbelsäule, die den Reiz ausübt, eine Folge langjährigen Tennistrainings und sportlichen Wettkampfes ist. Die Notwendigkeit der weiteren Klärung wurde im vorstehenden allgemeinen Abschnitt bereits betont, vergleiche auch Kapitel 5:3.3.3.

Squash ist der härteste und schnellste Wettkampfsport in der Reihe der Racketsportarten. Der Ball, der mit einer Geschwindigkeit bis zu 300 km/h auf das Racket trifft, erfordert neben der hohen Kraftleistung des zurückschlagenden Armes große Spannungskräfte in der Muskelkette vom Nacken bis zur Lendenwirbelsäule. Als häufigster Überlastungsschaden wird in der Literatur das Lumbalsyndrom (Lumbago) er-

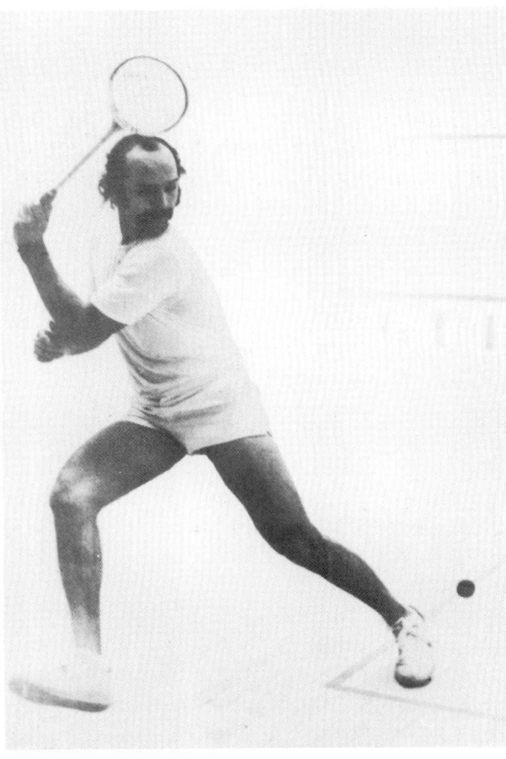

Abb. 8/17: Beim Sqash-Wettkampf wird die Halswirbelsäule häufig durch plötzliches Rückdrehen gegen die nach vorn geführte Schulter erheblich belastet (aus *Pförringer* u. *Keyl* 1983)

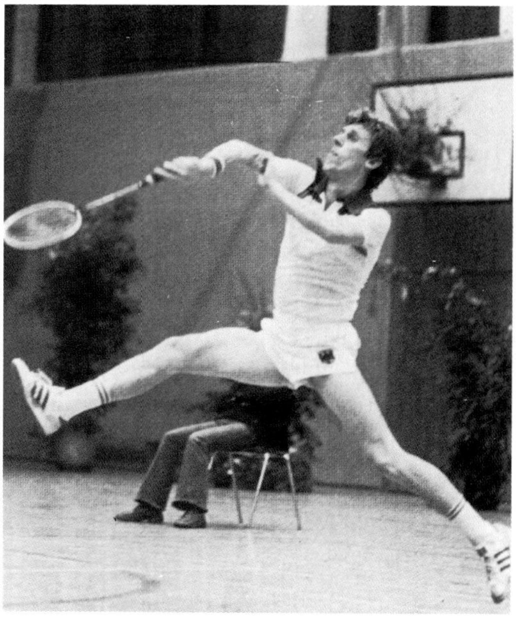

A

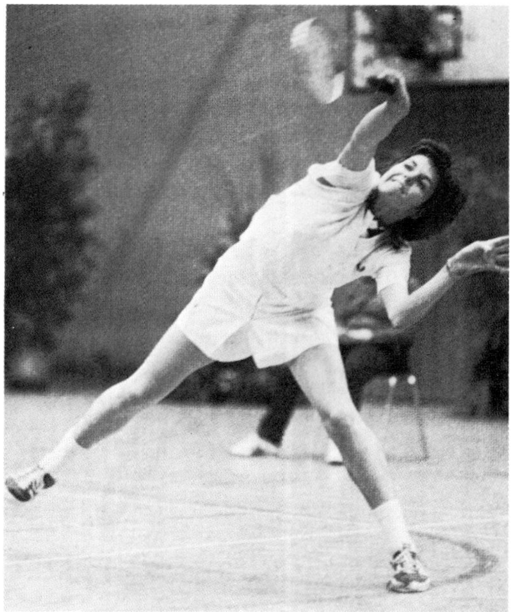

B

Abb. 8/18 A: Badminton-Spieler im Sprung: Armdrehung bis in das Schultergelenk, Muskulatur der Halswirbelsäule stark angespannt, leichte Lordose der Lendenwirbelsäule; B Badminton verlangt schnelle Reaktionen: Schulter der Spielerin gedreht, Kopf nach hinten-oben in Gegenbewegung zur Skoliose der Wirbelsäule (aus *Pförringer* u. *Keyl* 1983)

wähnt. Beträchtliche Drehspannungen bestehen auch in der Halswirbelsäule: Bild 8/17. Es steht außer Zweifel, daß sowohl die Hals- wie auch die Lendenwirbelsäule sehr heftigen sportbedingten Ansprüchen ausgesetzt sind. Über am Rückgrat angerichtete Schäden müssen Einzelheiten noch durch röntgenographische Langzeitstudien geklärt werden.

Badminton (*Federball*), der dritthäufigste Sport im Rahmen der Racket-Sportarten, ist ein sehr schnelles Spiel. Es führt nur selten zu Verletzungen, öfter jedoch zu Überlastungsschäden. Dabei unterliegt außer der Achillessehne das Schultergelenk durch die rasche Schlagfolge besonders schweren Krafteinflüssen. Dies bleibt wahrscheinlich nicht ohne Übergang auf die Halswirbelsäule, die gedreht oder sehr gespannt gehalten wird: Abbildungen 8/18A u. 8/18B. Als sportspezifisch wird eine ständige Lordosierung im Lendenwirbelsäulebereich bezeichnet. Die Abbildung 8/18B läßt eine Lordose ahnen, zeigt eindeutig eine skoliotische Haltung mit gegengedrehter Halswirbelsäule. Die Spieler klagen häufig über Lumbagoschmerzen, die wahrscheinlich dem harten Boden der Wettkampfhallen anzulasten sind. Bei dieser Sachlage bietet sich auch an, die Badminton-Spieler bezüglich der Wirbelsäule sportärztlich zu untersuchen und Langzeitstudien durchzuführen. Beschwerden und erwiesene Schäden lassen ebenso wie für Tennis und Squash – Ausgleichssportarten, wie Schwimmen, allgemeine Körpergymnastik, leichte Hantelübungen als Abhilfe ratsam erscheinen. Die Wirbelsäulen älterer Sportler dürften nur selten dem Hochleistungs-Wettkampf in den Racket-Disziplinen gewachsen sein.

Literatur: *Pförringer* u. *Keyl* 1983.

8:4.4.4 Tischtennis

Der *Tischtennisspieler* erleidet im Vergleich mit Aktiven vieler anderer Sportarten verhältnismäßig wenige Verletzungen. Sie treten am häufigsten an den Beinen auf, etwa 70 %. Der Rumpf ist mit nur 6 % belastet. In dem ausführlichen Bericht über das „sportmedizinische Profil des Tischtennisspielers" von *Biener* u. *Oechslin* (1979), das im wesentlichen allgemeine Parameter betrifft, ist das *„Auftreten vertebroradikularer Symptome"* mit 10 % angegeben. Dies ist nicht verwunderlich. Denn ebenso, wie die Aktiven der anderen Racket-Sportarten an Lumbalgien leiden und auch Veränderungen an der Halswirbelsäule haben, sind gleichartige Schäden bei Tischtennisspielern möglich. Der Spielarm wird einschließlich des Schultergürtels mit Übergang auf die Halswirbelsäule sportspezifisch erheblich beansprucht. Denn Schmetterbälle treffen mit einer Stundengeschwindigkeit von 160 km auf den Schläger. Außerdem nehmen Tischtennisspieler langzeitig eine vorgebeugte sowie leicht gedrehte und zur Seite geneigte Rumpfhaltung ein. Letzten Endes entstehen dadurch häufige konvex zum Schlagarm fixierte Skoliosen, die 1979 *Cotta* u. *Steinbrück* als sportspezifisch bezeichneten.

Infolge des schnellen Spielablaufes in der geschilderten Rumpfhaltung bei gleichzeitigen rechts-links wechselnden Sprüngen erleidet die Lenden-Becken-Hüft-Region rasch aufeinander folgende, kraftvolle stochastische Bewegungseinflüsse. Wie stark sie in axialer, wechselnd auch in horizontaler Richtung auf die Bewegungssegmente der unteren Lendenwirbelsäule wirken und welche Energie sie entwickeln, ist nicht ausreichend geprüft. Ob diese Fragen durch Akzelerogramme, die *Münchinger* für Gehen und Springen verwendete (Abb. 8/10) und/oder durch die Studien mit der Nadeltechnik von *Dupuis* (Abb. 5/8) erfolgreich zu beantworten sind, bleibt zunächst dahingestellt.

Tischtennis wird nicht nur von Jugendlichen, sondern ebenfalls von einer erstaunlich großen Zahl Spielern aus älteren Jahrgängen trainings- und wettkampfmäßig gespielt (nach Angaben von *Biener* u. *Oechslin* sind bei diesen älteren Aktiven zunehmende Beschwerden an der Hals- und der Lendenwirbelsäule zu befürchten, siehe in 8:11.4). Allerdings dürfte nur schwierig zu erklären sein, ob röntgenographisch nachgewiesene Schäden wie Osteochondrosen, Wirbelbogengelenk- und Iliosakralarthrosen allein als altersbedingt gelten können oder ob sportspezifische Einflüsse des rückenbelastenden Tischtennissportes wesentlich dazu beigetragen haben. Für die Beantwortung dieser Fragen fehlen noch regelmäßige röntgenographische Grunduntersuchungen der Wirbelsäule bei Beginn des Leistungssportes und Langzeitstudien. Diese sind umso dringender nötig, weil das Tischtennisspielen in der Bundesrepublik an fünfter Stelle von 41 häufigen Sportarten steht und die Spielerzahlen zunehmen.

8:4.5 Kollisionssport / Mannschaftssport
(Sport mit Körperkontakt)

8:4.5.1 Allgemeines

Die Sportarten mit Körperkontakt, zu denen *Williams* (1973) Rugby, Fußball und Judo zählt, bringen 45 % aller Sportverletzungen. Ein Teil dieses hohen Prozentsatzes ist ohne Zweifel den Sportschäden zuzurechnen, die *Williams* als chronische Überbeanspruchungen bezeichnet und mit 23 % in seiner Statistik aufführt. *Kewalramani* et al. (1981) sind der Meinung, es sollte nicht von Kontaktsport, sondern von Kollisionssport gesprochen werden, weil dieser Terminus der Wirklichkeit näher kommt. Dazu rechnen sie Ringen und Boxen, aber auch den Fußball, betont den amerikanischen Hochschulfußball.

Gelegentlich ist der (amerikanische) Fußballhelm Ursache für akute, also unfallbedingte Verletzungen. Der Helm kann aber auch mitverantwortlich für chronische Schäden im Bereiche der Halswirbelsäule sein, *Torg* et al. 1976.

Wie anschließend noch im einzelnen zu besprechen sein wird, führen die kämpferischen Kollisionssportarten infolge des rauhen und oft gewaltsamen Körpereinsatzes zu Schädel-Hirn-Verletzungen und im Bereiche der Halswirbelsäule auch zu Verletzungen des Rückenmarkes oder der austretenden Nervenwurzeln. Langzeitstudien über Schäden an der Halswirbelsäule von Kollisionssportlern konnten im Schrifttum nicht gefunden werden. Es liegt aber nahe, daß Bandscheiben durch einmaliges Trauma verletzt werden, da Luxationen und Subluxationen beschrieben sind. Viel häufiger als Luxationen, die bei den aggressiven Kampfsportarten sofort zu ernsten Schäden führen, sind Torsionen an der Halswirbelsäule zu vermuten. Sie können in den Bewegungssegmenten Schäden der Bandscheiben sowie der Bänder in der Wirbelkörper- und der Wirbelbogenreihe hervorrufen. Chondrosen/ Osteochondrosen der Bandscheiben, Unkovertebralarthrosen und Arthrosen der Wirbelbogengelenke sind schließlich die Folgen, vergleiche 8:4.5.3.

Der amerikanische Fußball belastet keineswegs nur die Halswirbelsäule. Auch die Lendenwirbelsäule ist erheblichen mechanischen Einflüssen ausgesetzt. Gehäufte Spondylosen/Spondylolisthesen werden beobachtet: *Ferguson* et al. 1974.

Weitere Literatur: *Singer* u. *Weiss* 1968, *Zettel* 1960, *Clement* et al. 1967, *Micheli* u. *Risenborough* 1975, *Funk* u. *Wells* 1975.

Die beschriebenen unmittelbaren kämpferischen Kollisionen sind jedoch nicht die einzigen Schadenstifter. Äußere Störfaktoren können während des Kampfes schädigend eingreifen: Beschaffenheit des Kampfbodens, eigenes Fehlverhalten im Kampfstil – oft durch mangelnde Kondition. Für Schäden an der Wirbelsäule sind Anfänger und ungenügend trainierte Kämpfer vor allem gefährdet.

Ebenso wie beim Sportboxen (8:4.5.2) be-

Ebenso wie beim Sportboxen (8:4.5.2) beschäftigen sich die Autoren auch bei den anderen Kollisionssportarten bevorzugt mit den auffallenden akut-traumatischen und den chronischen Schäden des zentralen Nervensystems. Hinsichtlich chronischer Schäden im Bereich des Rückgrates (vor allem Halswirbelsäule) durch Überbelastungen oder oft wiederholte unterschwellige traumatische Einflüsse mit erst später erkennbaren Schäden der Zwischenwirbelscheiben enthält die Literatur nur wenige Angaben. So beschreibt *R.C. Schneider* (1973) in seinem Buch über die Halswirbelsäuleschäden nur nebenbei die Spätfolgen in Form von Nakken-Schulter-Arm-Schmerzen. Von sportärztlicher Seite sollte diesen Schäden größere Aufmerksamkeit geschenkt werden.

Bei den Sportarten mit gewolltem „*kämpferischem Kontakt*" kommt der Wirbelsäule eine zentrale Stellung zu. In vielen Kampfphasen steht sie unmittelbar im Einfluß der Kraftanwendung des Kampfgegners. So sind zum Beispiel beim Boxen der gewollte zerstörerische Angriff ebenso wie die Abwehr unerhört hart und rücksichtslos, was bis zum Tod im Ring führen kann (8:4.5.2).

Ähnlich hart geht es auch beim Ringen, vor allem dem Freistilringen, und beim Schwingen zu (8:4.5.3). Das Köpfen des Fußballes (8:4.5.2) bedeutet ebenfalls hartes, gefährliches Einwirken auf den Halsabschnitt des Rückgrates.

Die sich aus östlichen Ländern bei uns einbürgernden *Budo-Sportarten* sind teils Abwehrkampfmaßnahmen, zum Beispiel *Judo*, teils arbeiten sie jedoch mit harten und aggressiven Kampfsporttechniken, wie *Karate*. Das wird in 8:4.5.4 noch darzulegen sein. Bei den unterschiedlichen Arten des Budo-Sportes steht die Wirbelsäule in ähnlicher Weise unter Kollisionseinflüssen wie bei den zuvor genannten Sportarten mit kämpferischem Körperkontakt.

8:4.5.2 Boxen

Die sportärztliche Literatur beschäftigt sich in bezug auf das Boxen vorwiegend mit Schädel-Hirn-Verletzungen: *Reid* et al. 1974, *Unterharnscheidt* 1975. Sie stehen im Vordergrund der schweren Boxverletzungen mit oft langdauernden und manchmal unbehebbaren Folgen: Boxerdemenz. Sogar Todesfälle im Ring infolge Blutungen im Hirn oder Rückenmark beziehungsweise durch Karotissinus-Schock kommen vor: in England fast 400 seit dem Zweiten Weltkrieg. Die Gefährlichkeit des Boxens wird eindrucksvoll durch *Groh* 1962 in seinem Beitrag „Boxsport und Arzt" erläutert. Er schildert auch die Problematik, die der Sportarzt am Ring zu meistern hat. In der sportmedizinischen Literatur (gesammelt durch *Groh* 1962 u. 1975) werden Schäden an der Halswirbelsäule nicht erwähnt.

Im allgemeinen wird auch heute noch zu wenig beachtet, daß durch Kinnhaken und Schläge ins Gesicht die Halswirbelsäule stets mit leidet. Trotz instinktiver Gegenspannung der Hals- und der Nackenmuskulatur (Abb. 8/19 von *Ambrus* et al.) kommt es häufig zu ruckartigem Verdrehen mit gleichzeitigem Abknicken.

Dadurch sind ähnliche Schäden zu erwarten, wie bei der Abknickverletzung der Halswirbelsäule durch Frontalaufprall des Kraftwagens, wenn das Kinn auf das Armaturenbrett oder Lenkrad schlägt. (Nicht zu verwechseln mit der Schleuderverletzung der Halswirbelsäule durch

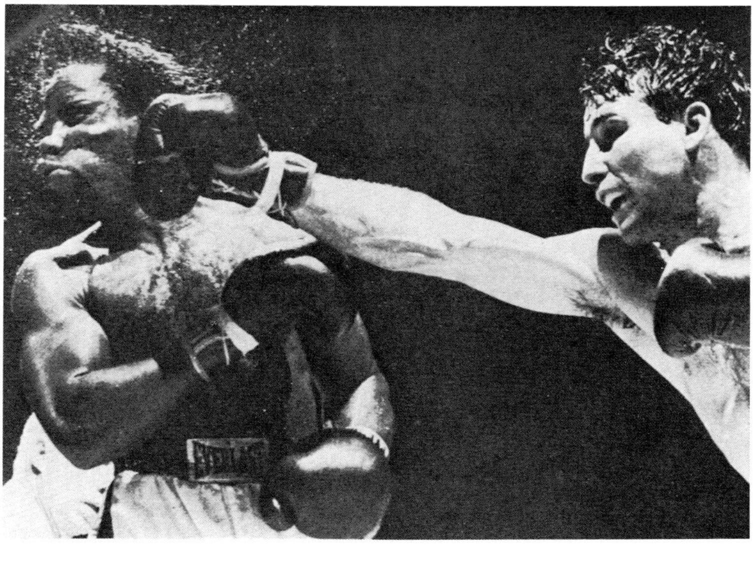

Abb. 8/19: Heftiger Kinnschlag beim Boxen. Näheres im Text

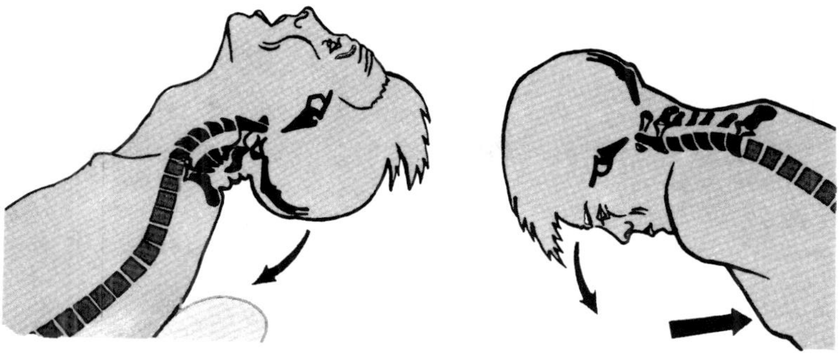

a b

Abb. 8/20a: Schleuderverletzung der Halswirbelsäule (a), wenn der PKW von rückwärts angestoßen wird, Abknickverletzung der Halswirbelsäule durch Anprall des PKW vorn (b) gegen einen Widerstand (aus *Erdmann*)

ruckartiges Rückschleudern des Kopfes, Abb. 8/20a).

Boxschläge gegen Kinn und Kopf kommen mit starker knickartiger Lordose der Halswirbelsäule sowie seitlichem Abwinkeln und plötzlichem starkem Verdrehen beim Training und beim Kampf wiederholt vor, ohne daß der einzelne Schlag einen sofort bemerkbaren Schaden an der Halswirbelsäule erzeugt. Mit großer Wahrscheinlichkeit führen wiederholte solche Einflüsse (Abb. 8/19) durch Überschreiten der Widerstandskraft des Bandscheibegewebes im Sinne des Initialeinflusses (2:3.5.2) zu Distorsionen. Auf diese Weise können kleinste, oft wiederholte Einrisse Schäden bedingen, die unter Umständen als Berufskrankheit gewertet werden müssen: Näheres darüber am Ende des Kapitels. Diese Frage bedarf unter Hinweis auf die Zahlen von *Jung* u. *Schumann* (1975) der ernstlichen Prüfung. Für Boxer geben sie die röntgendiagnostisch nachweisbaren Verschleißschäden an der Halswirbelsäule in Prozentzahlen mit Vergleich zur Durchschnittsbevölkerung an: Tabelle 8/11. Kein anderer Sport weist in den Lebensjahren zwischen 20 und 50 derartig hohe Schadenszahlen auf.

Tab. 8/11: Verschleißschäden an der Halswirbelsäule bei Boxern in Prozentzahlen mit Vergleich zu Durchschnittsbevölkerung (nach *Jung* u. *Schumann* 1975)

Altersstufen		Vergleich
20–29:	33,3	13,7
30–39:	50,5	36,8
40–49:	100,0	67,5
50–59:	100,0	82,3
60–69:	100,0	94,5
über 70:	100,0	100,0

Der *Ringarzt* trägt bei dem wohl gefährlichsten Kollisionssport, dem Boxen, eine sehr große Verantwortung (*Grebe* 1983). Leider ist ihm beim Wettkampf von Berufsboxern trotz aller Versuche bis heute noch nicht das Recht zuerkannt, einen aussichtslosen Kampf aus eigener Verantwortung heraus abbrechen zu lassen. Für den Amateurboxsport sind die Bestimmungen allerdings in letzter Zeit gemildert worden. Das berichtete 1983 *Grebe* als Präsident der Ärztekommission des Internationalen Amateursportverbandes. Ob das Eintreten des Weltärztebundes für ein *völliges Verbot des Boxsportes* Erfolg haben wird, ist abzuwarten: siehe Ausführungen am Ende des Kapitels.

Im Amateurboxkampf wurde für die Olympiade 1984 ein neuentwickelter Kopfschutz verwendet. Das geschah auf die Veranlassung der amerikanischen Ärztekammer. Berichte über die Erfahrungen müssen abgewartet werden.

Die bis jetzt bekanntgewordenen alarmierenden Ergebnisse über Schäden an der Halswirbelsäule von *Boxern* sollten Anlaß zu weiteren röntgenographischen Langzeitstudien an größeren Gruppen dieser Sportler sein. Notwendig dazu sind Aufnahmetechniken wie Schicht- und Schrägbilder (auch Schräg-Schichtaufnahmen) oder Computertomogramme. Damit ist herauszufinden, ob die Schäden allein die Bandscheiben (Osteochondrose), die seitlichen Wirbelkörpergelenke der Halswirbelsäule (Unkovertebralarthrose), die Wirbelbogengelenke (Arthrose) betreffen oder diese drei Abschnitte im Bewegungssegment gleichartig stark ergreifen. Der besonderen Aufmerksamkeit bedürfen die Schäden in den Kopfgelenken (4:6.5.4). Diese Differentialdiagnostik wird bedauerlicherweise nicht immer scharf genug getroffen. Sie könnte den Vorteil des Vergleiches mit Schäden der Halswirbelsäule bringen, die unter Umständen auf besonderen Einflüssen in anderen Sportarten beruhen. So lassen sich biomechanische Erfahrungen sammeln, falls z.B. die Schäden an der Halswirbelsäule von Ringern und Schwingern (8:4.5.7) in den Bewegungssegmenten anders verteilt sein würden als bei Boxern.

Die nachgewiesenen Schäden an der Halswirbelsäule bei Boxern, Ringern, Schwingern und durch Kopfball (8:4.5.5) sind von grundsätzlicher Bedeutung für die Frage Sportverletzung/

Sportschaden. Wurde ein Sport mit den entsprechenden Einflüssen über viele Jahre ausgeübt, ergibt die Summe der häufigen, geringgradigen „Mikrotraumata“ in Training und Wettkampf schließlich den auch versicherungsrechtlich wichtigen Sportschaden, wie in 8:3.1 näher erläutert ist.

Weitere Literatur: *Brennan* u. *O'Connor* 1968, *Rompe* u. *Krahl* 1972, *Strohal* 1965.

Gelegentlich finden sich in der Sportliteratur Hinweise auf den *Boxerbuckel* (siehe Sportlerbuckel in 8:2.2.1) mit Scheitel in der mittleren Brustwirbelsäule. Als Ursache wird die in Training und Wettkampf dauernd eingenommene Bückhaltung mit erhöhtem Tonus der Interkostalmuskulatur angenommen. Langzeitstudien zu dieser Frage fehlen. Zu klären ist, ob gestörtes Wirbelkörperwachstum (zum Beispiel Adoleszentenkyphose) als Vorschaden eine Rolle spielt oder ein unmittelbarer sportspezifischer Schaden vorliegt.

Die geschilderten ernsten, manchmal sogar tödlichen Gefahren, die dem Boxer drohen, haben seit langem scharfe Kritiken von ärztlicher Seite hervorgerufen, sie endeten schließlich mit dem Vorschlag des Verbotes für den Boxsport. In Schweden und Norwegen ist Boxen als Sport bereits verboten. Die Engländer wollen mit dem Verbot folgen.

> *„Der Weltärztebund empfiehlt, den Boxsport zu verbieten.“*

Dieser ernste und folgenschwere *Leitsatz* stammt vom Vorstand des Weltärztebundes und soll der Generalversammlung vorgelegt werden. Im Deutschen Ärzteblatt, Jahrgang 1983, Heft 27/28, Seite 19, steht dazu folgender Text:

Seit Jahren hat sich der Weltärztebund zum Beispiel darum bemüht, eine ärztliche Meinung über den Boxsport zu bilden. Mehrere Stellungnahmen verschiedener nationaler Ärzteverbände waren gesammelt worden, die durchweg das Boxen als einen verabscheuungswürdigen, wenn auch wohl nicht abzuschaffenden Sport betrachten und zum Schutz derer, die trotzdem boxen wollen, eine Reihe von ärztlichen und medizinischen Vorsichtsmaßnahmen, die nun in einem Deklarationsentwurf zusammengefaßt sind. Der Vorstand des Weltärztebundes aber hat sich in Monte Carlo ein Herz gefaßt: Er empfiehlt der Generalversammlung, diese Empfehlung anzunehmen, aber in der Präambel dazu wörtlich zu sagen: *„Der Weltärztebund empfiehlt, den Boxsport zu verbieten.“*

8:4.5.3 Ringen / Freistilringen / Schwingen

Das *Ringen* geht mit wiederholtem Abknicken, Verbiegen und Drehen der Wirbelsäule in allen ihren Abschnitten einher, teilweise auch mit kraftvoll ausgeführten und langdauernden Zwangshaltungen (Brücke, Nackengriff u.ä.) oder Überwurftechniken, wobei besonders auffallende Lordosen bei gleichzeitiger Torsion auftreten.

Schon seit langem enthält die Literatur Berichte über die besonders häufigen Schäden an der *Halswirbelsäule. Buetti-Bäuml* wies bereits 1954 auf typische Schäden an der Halswirbelsäule bei Ringern und Schwingern in der Schweiz hin. Jugendliche beginnen mit diesem Sport zwischen 14 und 18 Jahren. Bei den im Alter von 23–29 Jahren Untersuchten bestanden erhebliche Osteochondrosen (oft in mehreren Höhen) und vielfach Unkovertebralarthrosen. Als Ursachen dafür nimmt der Autor mehrfache geringe traumatische Einflüsse an. Sie entstehen wahrscheinlich bei der „Brücke“, die bei dieser Sportart häufig vorkommt (*Krayenbühl* et al. 1967). Die Sportler waren sich keines Unfalles bewußt. Beschwerden bestanden nicht. Die funktionalen Röntgenaufnahmen der Halswirbelsäule ergaben eingeschränkte Beweglichkeit. Sie war wesentlich deutlicher, als nach den Befunden an den üblichen Röntgenbildern in zwei Ebenen erwartet werden konnte.

Köhler (1959) untersuchte 30 Ringer. Von ihnen hatten 14 mittlere bis schwere Schäden an der Halswirbelsäule: Osteochondrosis intercorporalis mit Randzacken, Unkovertebralarthrosen, bevorzugt an den Bewegungssegmenten 5/6 und 6/7. Das Ringen wurde durchschnittlich zwischen dem 19. und 21. Lebensjahr aufgenommen. Die ältesten der Untersuchten waren 27 Jahre alt, aber auch bereits bei 17jährigen bestanden Schäden der geschilderten Art. Sie gehören zweifellos zu den Verursachern der bei Ringern häufigen okzipitozervikalen Syndrome. *Franke* berichtete 1974 von den bei Ringern gehäuft auftretenden: Osteochondrosis cervicalis, Schulter-Arm-Syndrom, Wirbelbogengelenkblockaden.

In den Wirbelrippengelenken (2:2.6.2) der Brustwirbelsäule werden bei Ringern öfter Arthrose und dadurch bedingte schmerzhafte Blockaden beobachtet. Langzeitstudien zu diesem besonderen Problem liegen nicht vor. Chirotherapeutische Handgriffe können, wie bei anderen Gelenkblockaden, erforderlich werden.

Die verschiedenen und so häufigen Krafteinflüsse auf das Rückgrat der Ringer (Abb. 8/20b) müssen nicht sofort zu heftigen Beschwerden

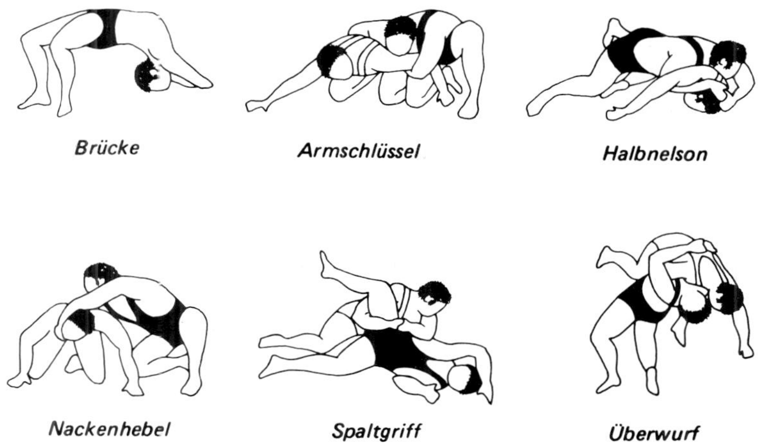

Abb. 8/20b: Die Wirbelsäule stark belastende Phasen beim Ringen (nach *Wehlen*)

führen. Aber eine dieser Kräfte kann der *Initialanstoß* für die erstmalige Beschädigung des Bandscheibegefüges sein, der das langsame Fortschreiten eines Bandscheibeleidens einleitet. Näheres darüber enthält das Kapitel 4:6.2.3, siehe auch 8:4.5.2.

Im übrigen ist bei Ringern ebenso wie bei Boxern eine vermehrte Kyphose zu beobachten, die in die Reihe der „Sportlerbuckel" einzuordnen ist. Einzelheiten über diesen häufigen Krummrücken der Athleten verschiedener Disziplinen sind in 8:2.2.1 zu finden.

Die *Lendenwirbelsäule* des Ringers steht häufig im Blickpunkt sportärztlicher Überlegungen, weil hier, und mehr noch in der gesamten Lenden-Becken-Hüft-Region (LDH-Region), ernstliche Beschwerden auftreten, die für sich allein oder im Zusammenhang mit den geschilderten Nackenschmerzen oft die Ringerlaufbahn beenden. Zunächst wird die Ursache solcher Schmerzen in harmlosen Distorsionen gesucht, weil die Lendenwirbelsäule beim Ringkampf durch häufiges übermäßiges Beugen nach vorn und nach rückwärts hart bedrängt wird. Hinzu kommen noch axiale Drucklasten und/oder gleichzeitig Zugkräfte auf die Faserringe durch das Verdrehen. Diese Situation stellt sich nicht nur beim Wettkampf, sondern auch bei dem zusätzlichen vielseitigen Krafttraining tausendfach ein. Es bleibt nicht bei einer einfachen „Distorsion". Früher oder später findet der Initialanstoß für einen Schaden im Bandscheibengewebe statt, vergleiche 8:3.1.

Die bereits erwähnten Verwindungen im LBH-Bereich führen auch zu Blockaden der Wirbelbogengelenke und der Iliosakralgelenke. Außerdem werden in der Literatur Spondylolysen mit 23,8 % angegeben. Diese weit über die allgemein üblichen Zahlen der Bevölkerung (5–7 %) hinausgehenden Prozentsätze sind zweifellos nicht ohne Zusammenhang mit dem sportlichen Ringkampf. Allerdings muß auf das große Bündel anderer Ursachenmöglichkeiten hingewiesen werden, worüber in 8:7.2 nachzulesen ist.

Es steht außer Debatte, daß die bei Ringern so häufig gefundenen Schäden weitgehend als sportbedingt anzusehen sind. Das heißt, sie sind Folgen der Überbeanspruchung der Gelenkknorpel beziehungsweise der Zwischenwirbelscheibe. Für Berufsringer regen solche Schäden die Frage an, ob eine Berufserkrankung anzuerkennen sei: siehe in 8:12.2.

Als Vorsorgemaßnahmen gegen diese Wirbelsäuleschäden schlagen *Köhler* (1959) und seitdem weitere Autoren das Ändern der Wettkampfordnung, Abkehr vom Freistilringen und den Trainingsbeginn erst nach Abschluß des Wirbelsäulewachstums vor.

8:4.5.4 Budosportarten

Der Budosport gehört zu den kämpferischen Sportarten mit Körperkontakt. Ihr spezifisches, sportliches Üben belastet das Rückgrat erheblich. Deshalb bemühen sich Sportärzte und Trainer, die einzelnen Kampfphasen so zu gestalten, daß die Wirbelsäule – fest verspannt durch eine gut trainierte Muskulatur – möglichst wenig Schaden leidet. Zwar schreiben *Menge* et al. 1980, sportspezifische Schäden seien bei Judo und Karate noch nicht beobachtet worden. Die Autoren fanden jedoch Belastungsbeschwerden an der Wirbelsäule bei 25 % bis 26 % der Judokas und der Karatekas. Da auch andere Autoren etwa eine gleich hohe Zahl von Rückenbeschwerden bei Belastungen erwähnen, erscheint der Vorschlag berechtigt, solche Beschwerden durch manuale und röntgenologische Diagnostik der Wirbelsäule zu klären. Nur durch das Erkennen der Schäden – Chondrosen der Bandscheiben, Wirbelbogengelenkarthrosen, Spondylolysen/

Spondylolisthesen u.ä. – sind Grundlagen für das zielgerichtete Ändern des Trainings oder für zweckmäßige Therapieverfahren zu entwikkeln.

Über den immer beliebter werdenden *Judosport* liegen bereits zahlreiche Angaben vor. Obwohl Judo im allgemeinen als Abwehrkampfmaßnahme anzusehen ist – Karate gilt demgegenüber als aggressive Kampfsportart – sind neben vielerlei Verletzungen, die bevorzugt die Gliedmaßen betreffen, auch Sportschäden an den Weichteilen der Wirbelsäule aufgedeckt worden. Sie haben unter allen Schäden des Judosportes den höchsten Anteil: 10 %. Das mag durch den im Training und Wettkampf oft vorkommenden Lastdruck in Hyperlordose auf die Lendenbandscheiben bedingt sein. Die bei einigen Abwehrmanövern entstehende Hyperkyphose betrifft den unteren Teil der Brustwirbelsäule mit Übergang zum Lendenteil. Noch mehr Druck mit Rotation hat beim Judosport allerdings die Lenden-Kreuzbein-Region zu ertragen: *Brüggemann* 1978. Der Verfasser warnt ernstlich vor der zu frühen Spezialisierung dieses Sportes bei Jugendlichen. *Coullaud* beschrieb bereits 1970 als Folgen des Judotrainings: versteifte Lendenwirbelsäule, verminderte Höhe von Zwischenwirbelräumen in 63 %, Spondylolysen/Spondylolisthesen 12 % und bei den über 25jährigen Judokas 60 % Osteochondrosen im Lendenbereich. Das häufig erforderliche Anheben des Trainingspartners erzeugt nach *Lethuillier* (1979) einen erhöhten und schadenbringenden Druck in den Lendenbandscheiben mit den bereits erwähnten Schäden. Judokas leiden häufig an Zervikalsyndromen: *Steinbrück* u. *Tilscher* 1983. Zerviko-Brachialgien treten nach *Lekszas* (1973) leicht bei Bodenkampfphasen auf, führen zu Kopfdrehschmerzen und zu „Schiefhals“. Wahrscheinlich handelt es sich um den Zustand, der heute meist als Blockade in einem Bewegungssegment bezeichnet wird, wie dies in 3:4.5 beschrieben ist.

Godt u. *Vogelsang* (1979) berichten über Verletzungen an der Halswirbelsäule bei 26- und 28jährigen Judosportlern mit Tetraparesen. Bemerkenswert ist bei diesen Fallschilderungen das Bestehen von Vorschäden: isolierte Osteochondrose im Bewegungssegment 5/6 oft gemeinsam in 3/4 und 5/6 an der Halswirbelsäule. Dazu kommen Retrospondylosen. Bei so jugendlichen Menschen besteht die große Wahrscheinlichkeit, daß hierfür weniger einzelne Gewalteinflüsse, sondern vielmehr der jahrelang durchgeführte Judosport verantwortlich sein kann. Vergleiche mit den Schäden bei Ringern und Schwingern, die *Buetti-Bäuml* 1954 beschrieb, liegen nahe: siehe Kapitel 8:4.5.3.

Brüggemann (1978) empfiehlt für „ältere“ Judokas (also beim Übergang vom dritten zum vierten Lebensjahrzehnt) den Verzicht auf bestimmte Übungstechniken und Wurfarten, um chronische Schäden oder vermehrte Verletzungen zu vermeiden. Wichtig dazu sind nach Ansicht des Verfassers dieses Buches regelmäßige Langzeitstudien über den Beginn und das weitere Verhalten von Bandscheibeschäden in der Lenden- und in der Halswirbelsäule.

Viele Fachleute meinen, daß ein Training für den Judosport mit etwa zwölf Jahren beginnen soll. Beginnt es wesentlich früher, so erhöhen sich die Risiken für die kindliche Wirbelsäule, die jedoch nicht sogleich durch Rückenschmerzen beim Training bemerkbar werden. Der Betroffene spürt sie nur unterschwellig und verdrängt sie oft aus Ehrgeiz. Schließlich verliert er die Lust an diesem zeitraubenden und anstrengenden Sport, noch ehe er das zwölfte Lebensjahr erreicht, das eigentlich das Anfangsjahr des Trainings sein sollte.

8:4.5.5 Fußball

Das Fußballspielen ist weltweit der am meisten ausgeübte Sport – sowohl als professionaler Fußball, wie als Amateurfußball. Er fasziniert in jeder Woche auf vielen tausend Fußballplätzen Millionen von Zuschauern. In Deutschland steht er im Beliebtheitsgrad an erster Stelle von 41 häufig ausgeübten Sportarten.

Beim Fußballspiel wird das gesamte Stütz- und Bewegsystem bewegt und belastet, ganz wesentlich gilt dies auch für sein Zentralorgan, die Wirbelsäule. Schwere Unfallverletzungen kommen am Rückgrat der Fußballspieler nur selten vor. Jedoch sind nach *Kerjean* (1970) die Bandscheibeschäden im Bereich der Hals- und der unteren Lendenwirbelsäule bei Fußballspielern wesentlich häufiger als bei gleichaltrigen Nichtfußballspielern.

Bei Kindern und Jugendlichen mit *Vorschäden an der Wirbelsäule* warnen *Schoberth* u. *Heidensohn* 1975 eindringlich vor dem Fußballtraining und -wettkampf. Das gilt ohne Zweifel bei ausgeprägtem Verlauf einer Adoleszentenkyphose (*Scheuermann*), auch bei stärkeren Hüftgelenkschäden. Die Verfasser empfehlen in solchen Fällen, eine andere Sportart zu wählen. Dazu eignet sich zum Beispiel das Schwimmen.

Eine Eigenart bei Fußballspielern ist die häufig feststellbare großbogige Kyphose der Brustwirbelsäule: der *Fußballerbuckel*. Von 266 untersuchten Fußballspielern hatten 88 % eine solche fixierte Kyphose: *Schoberth* 1972. Die Krümmung ging bei 210 dieser Fußballspieler noch auf die Lendenwirbelsäule über: vergleiche die Ausführungen in 8:2.2.1 und 8:8.2. Dort ist vermerkt, daß eine solche krumme Rundwirbelsäule bei zahlreichen Spitzensportlern verschiedener Disziplinen vorhanden ist. Zusammenhang mit der Kyphosis dorsalis sive dorsolumbalis juvenilis sind vorhanden.

Auffallend häufig ist die Lendenwirbelsäule – bevorzugt der lumbosakrale Übergang – für den Fußballspieler ein Ort der Schmerzhaftigkeit und der nachweisbaren Schäden: Chondrosis disci, Osteochondrosis intercorporalis, Wirbelbogengelenkarthrose, Arthrosen der Iliosakralfugen. Ursachen solcher Schmerzen in der Wetterecke der Wirbelsäule können ihren Grund in unbemerkten, während der frühen Wachstumszeit entstandenen Vorschäden haben, die durch die erheblichen Belastungen des Fußballspieles verschlimmert werden oder gelegentlich auch in zahlreichen, während des Spieles aufeinander folgenden Mikrotraumen begründet sein, wie dies in Kapitel 8:2.2 über die Sportschäden dargestellt wurde.

Für den Fußballspieler ist die *Lenden-Bekken-Hüft-Region* (LBH-Region) ein Gebiet im Zentrum erheblicher sportspezifischer Belastungen. Diese können in Training und Wettkampf nur aufgefangen werden, wenn die Verbundmuskulatur zwischen Körperstamm, Hüftgelenk und zu den Beinen sinngemäß trainiert ist, und wenn die Knochen sowie die Gelenke (Wirbelbogengelenke, Iliosakralgelenke) und die Weichgewebe (Zwischenwirbelscheiben, Bänder) in ihrem anatomischen Aufbau sowie ihrer physischen Widerstandskraft intakt sind. Trotzdem können unerwartete Geschehnisse im Spielablauf die Funktionen der LBH-Region erheblich stören: plötzlicher Stopp mit geändert verteilter Last, erzwungener Richtungswechsel beim Dribbeln, Ausrutschen mit Beckentorsion. Greifen solche und ähnliche Kräfte den fließend vorprogrammierten Bewegungsablauf unterbrechend ein, kann eine Beckenverwringung entstehen. Es kommt zur sehr schmerzhaften Blockade in Iliosakral- oder in Wirbelbogengelenken. Sachgemäße Untersuchung von Hand – Manualdiagnostik – mit Chirotherapie können oft schnelle Hilfe bringen: siehe 7:4.1.3, 8:4.6.2.

Der *Kopfball beim Fußballspiel* trifft mit einer Geschwindigkeit bis zu 95 km/h gegen den Kopf. Heftiges Längsstauchen, Abknicken (häufig mit ruckartiger Torsion) der Halswirbelsäule sind die Folgen solcher Artistik mit einer prall luftgefüllten, etwa 400 g schweren Lederkugel. Der Mannschaftsarzt der britischen Nationalelf (*Bass*) registrierte bei seinen Schützlingen starken Verschleiß der Halswirbelsäule, der bei Dreißigjährigen weit stärker vorangeschritten war als dies üblicherweise in so jugendlichem Alter der Fall ist. Auch *Kerjean* (1970) berichtet von Bandscheibenschäden in der Halswirbelsäule der Fußballspieler, die für das Alter dieser Sportler „viel zu häufig" sind. Diese Ergebnisse entsprechen also den Erfahrungen von *Jung* u. *Schumann* (1975) bei Boxern: siehe in 8:4.5.2.

Unter Hinweis auf umfangreiche Erfahrungen bei Fußballspielern kommt *Schoberth* 1972 zu einem auffallend gegenteiligen Ergebnis. Er schreibt, daß durch den Kopfball „im Bereiche der Halswirbelsäule keine pathologischen Veränderungen zu finden seien, die über das hinausgehen, was man bei gleichaltrigen Nichtfußballspielenden zu sehen bekommt". Er fährt fort: „Das Kopfballspiel ist somit ungefährlich und ruft auch auf Dauer gesehen keine vorzeitigen Verschleißschäden an der Halswirbelsäule hervor." *Schoberth* (persönliche Mitteilung 1983) begründet dies damit, daß der Fußballspieler durch entsprechend gesteuerte Muskulatur dem ankommenden Ball Widerstand leisten kann, was beim Boxschlag nicht möglich ist. Es muß künftigen Langzeitstudien vorbehalten bleiben, diese erheblichen Widersprüche in den Befunden verschiedener Autoren zu klären.

8:4.5.6 Weitere Mannschaftssportarten

Allgemeines. Ebenso wie das auf der ganzen Welt bevorzugte Fußballspiel (8:4.5.5) sind andere Mannschaftsspiele auch bei Kindern und Jugendlichen weit verbreitet. Die noch im einzelnen zu besprechenden Mannschaftsspiele bringen dem gesamten Stütz- und Bewegsystem sehr viel Bewegung, an der das Zentralorgan – die Wirbelsäule – nach allen Bewegungsrichtungen und Belastungsarten stets beteiligt ist. Jedenfalls sind die bewegungsintensiven Mannschaftsspiele für Kinder und Jugendliche wertvoll zum Schulen der allgemeinen Beweglichkeit und damit gleichzeitig zum Entwickeln einer kräftigen Muskulatur. Sie ist im Rumpfbereich besonders erforderlich, um der Wirbelsäule einen kräftigen inneren Aufbau zu gewährleisten und ihr normales weiteres Wachstum zu unterstützen. Denn *Bewegen und Belasten sind von der Biomechanik und der Physiologie her Grundelemente gesunden Wachstums* (*Leitsatz*).

Bedauerlicherweise steht gerade während der Lebensjahre, in denen Jugendliche den Mannschaftssportarten zuneigen, ein häufiger Störschaden in der Brustwirbelsäule den sportlichen

Wünschen entgegen. Das ist die *Adoleszentenkyphose* (*Scheuermann*-Krankheit), die zwar ihre Grundlagen in inneren Ursachen hat (4:4.2, 8:8.2), aber während der akuten Krankheitsschübe durch sportliche Belastung ernstlich verschlimmert werden kann. Treten Rückenbeschwerden hinzu, wird die Störzone an den Wirbelkörpergrund- und Deckplatten im Röntgenbild „unruhiger" und vermehrt sich die Rückenkrümmung, dann sind ärztlich geleitete therapeutische Maßnahmen erforderlich. Sie richten sich auch nach dem röntgenographisch gesicherten Befund an der Wirbelsäule. Schließlich kann das kurz- oder langzeitige Unterbrechen der Teilnahme an Mannschaftsspielen dringendes Erfordernis sein. Ärztlich geleitete Krankengymnastik, auch im Wasser, und Schwimmen müssen dem Ausprägegrad der Adoleszentenkyphose angepaßt werden. Das schrittweise Wiederaufnehmen des Schulturnens und die Teilnahme an Mannschaftsspielen in der Schule oder in der Freizeit werden im allgemeinen wieder möglich sein.

Leichter fällt die Entscheidung für den Arzt und den Trainer, wenn ein ausgeheilter, gefestigter, jugendlicher Rundrücken besteht und der Sportler das Training zum Leistungs- oder gar Hochleistungswettkampf für eines der üblichen Mannschaftsspiele aufnehmen möchte. Der Wiederbeginn sollte vorsichtig und unter ärztlicher Aufsicht stattfinden.

Zum Schluß ist noch an eine Besonderheit zu erinnern, den „Turnerbuckel". Darüber wurde in den Kapiteln 8:4.5.2, 8:4.5.5, 8:4.9.1 und zusammenfassend als „Sportlerbuckel" in 8:2.2 berichtet. In der Tat zeigen einige ausgezeichnete Spitzenkönner aus den Gruppen der Mannschaftsspiele ebenfalls dieses „Statussymbol" (8:4.9.1.1), das sie in keiner Weise beim harten sportlichen Einsatz behindert. Dies sind jedoch durch besonders günstige Umstände und rechtzeitige ärztliche Behandlung erreichte Ausnahmeergebnisse im Heilungsvorgang der Adoleszentenkyphose.

Die Wiederaufnahme von Leistungssport in den Mannschaftsspielen kann der Sportarzt dann freigeben, wenn die akuten Phasen der Adoleszentenkyphose ausgeheilt sind und somit das Rückgrat volle Festigkeit und Belastbarkeit erlangt hat.

Die weiteren Mannschaftssportarten führen auch die Bezeichnung *Ballspiele.* Die Bälle sind teils luftgefüllt, teils fest. Sie haben sehr unterschiedliche Größen und Formen. Zum Teil werden sie mit der Hand gespielt, zum Teil mit Schlagstöcken. Die Abgabe oder das Abwerfen des Balles in Tore oder Ballnetze verlangt sehr differenziertes körperliches Belasten. Außer einigen Gliedmaßengelenken werden beim Mannschaftssport der Ballspielgruppen Rumpf und Wirbelsäule in den einzelnen Spielformen spezifisch belastet.

Bereits in der Talentsuche spielt der Körperbau – bei einigen Spielarten zum Beispiel die Körpergröße – eine wesentliche Rolle. Wichtig ist für Ballspieler die freie, lockere Beweglichkeit der Lendenwirbelsäule. Die bei großgewachsenen Menschen sehr häufig vorhandene und für Ballsportler gewünschte Überbeweglichkeit (siehe in 6:2.3, 8:2.3, 8:6.2) kann jedoch schadenbildend sein. Denn die übermäßige Torsionsmöglichkeit der Zwischenwirbelscheibe verursacht ein besonders plötzliches Anspannen der Verankerungen der Bandscheibefasern in der knöchernen Wirbelkörperrandleiste und in dem Übergang zum Hyalinknorpel der Wirbelkörperdeckplatten. Nur eine sehr kräftig trainierte Muskulatur am Übergang der Wirbelsäule zum Becken ist in der Lage, während des Drehmomentes das bedrohliche Zerren aufzufangen, wenn ihre Reaktion – rechtzeitig gesteuert – einsetzt.

Strecken beim Hochsprung, Drucklast beim Niedersprung und Torsionen unter Druck in vielfältiger Form wirken auf die Lendenwirbelsäule sowie die gesamte Lenden-Becken-Hüft-Region mehr oder weniger stark und in verschiedener Häufigkeit ein.

In den einzelnen Disziplinen der Mannschaftsballspiele sind Kraft und Häufigkeit der geschilderten mechanischen Einflüsse allerdings sehr unterschiedlich. Unter dem Zusammenwirken von Druck und Drehen leiden vor allem die Mannschaftsballspieler, denen häufiges oder dauerndes Bücken abgefordert wird, wie bei Hockey und bei Eishockey. Bei ihnen ist das Verwinden am Übergang der Lendenwirbelsäule zum Kreuzbein häufig. Das gilt ebenso für das Hochspringen der Volleyballspieler, die im Springen sowohl vorher wie danach Torsionen ausführen. Zu diesen Druck- und Dreh-Einflüssen bestehen häufig noch die in der Abwehr eines Körperkontaktes unerwartet plötzlich notwendig werdenden raschen Reaktionen.

Aus diesen allgemein gehaltenen Beschreibungen geht jedenfalls hervor, daß die Lendenwirbelsäule immerwährend sehr wechselhaft belastet ist. Das bleibt nicht ohne Spuren spezifischer Schäden wie Chondrosis disci, Osteochondrosis intercorporalis, Arthrosen in den Wirbelbogengelenken und an den Iliosakralgelenken. Bei fast allen Mannschaftsballspielern werden die Iliosakralfugen durch häufiges Verwringen des Beckens chronisch verändert, sie blockieren oft. Eine wesentliche Ursache dafür sehen *Steinbrück* u. *Tilscher* (1983) in unkoordinierten Phasen beim Krafttraining der Ballspieler.

In der Literatur gibt es jedoch nur wenige Berichte über das zahlenmäßige Vorkommen der Schäden bei den Hochleistungs-Mannschaftsballspielern.

Basketball steht in der Verletzungshäufigkeit an zweiter Stelle nach dem Fußball. Das hängt zu einem wesentlichen Teil von dem häufigen harten Körperkontakt beim Kampf um den Einwurf in den Korb zusammen: Korbrand 3,15 m hoch. Sitz der Verletzungen sind sowohl Arme wie Beine. An der Wirbelsäule verursacht, gleichartig wie bei Volleyball, das Hochspringen mit ausgestreckten Armen, oft mit kräftig angespanntem Drehen des Rumpfes und der folgende Niedersprung auf die Füße schadenträchtige Situation. Infolge der immerwährenden Wiederholungen dieser Geschehnisse entstehen Tendinosen am Beckenrand sowie an den Spitzen der Quer- und Dornfortsätze: vergleiche bei Volleyball.

Ein in der Literatur häufig erörtertes Problem gilt der Körpergröße der Basketballspieler. Nach den Studien von *Rompe* 1980 besteht die bisher aber nicht geklärte Frage, ob die in der Wirbelsäule und auch allgemein bänderschwachen und überbeweglichen hochgewachsenen Spieler verletzungsanfälliger sind. Dieses Problem ist vor allem auch in bezug auf die Tendinosenhäufigkeit noch zu klären. Bei Reihenuntersuchungen empfiehlt es sich auch, auf die Verhältnisse an den Zwischenwirbelscheiben der Lenden-Kreuz-Gegend und auf die Wirbelbogengelenke sowie auf die Iliosakralfugen zu achten. Bisher standen diese schadensträchtigen Stellen noch nicht ausreichend genug im Blickpunkt der Untersuchungen von Basketballspielern.

Weitere Literatur: *Cady* 1970, *Häfner* 1982, *Krämer* u. *Berns* 1982.

Korbball wird nur von Frauen gespielt und ist in seinen Regeln dem Basketball ähnlich. Der obere Korbrand steht 2,50 m über dem Boden. Der runde Hohlball wiegt 400 bis 500 g. Die Wirbelsäule unterliegt den gleichen Bewegungsphasen und daher ähnlichen schadenträchtigen Bewegungen wie beim Basketball. Langzeitstudien mit Blickpunkt auf die Wirbelsäule liegen bisher nicht vor.

Volleyball (Flugball) ist ein schnelles Spiel, das sich besonders durch das Springen und Recken auszeichnet, um den Ball über das mit seiner Oberkante 243 cm hohe Netz zu bringen. Der vom Gegner ankommende Ball kann eine Geschwindigkeit bis zu 120 Stundenkilometer erreichen. Oft ist der senkrechte Hochsprung mit nach obengestreckten Armen noch mit Drehen des Rumpfes verbunden: Abbildung 8/21. In Training und Wettkampf werden diese Spielsituationen häufig und auch rasch hintereinander wiederholt. Das dadurch entstehende ruckartige Ziehen an den Muskel- und Sehnenansätzen des Beckenkammes sowie an den Spitzen der Wirbelbogenfortsätze im Bereiche der Lendenwirbelsäule führt schließlich bei vielen Volleyballspielern zu Tendinosen (8:7.4). Sie sind daher als sportspezifische Schäden dieser Disziplin anzusehen. Nach *Franke* (1974) sind Osteochondrosis cervicalis, Schulter-Arm-Syndrom und Wirbelbogengelenkblockaden häufig. Im Vordergrund stehen allerdings die Verletzungen an den Gliedmaßen der Volleyballspieler.

Literatur: *Fiedler* 1975.

Faustball (Hohlball von etwa 350 g Gewicht) wird mit der Faust oder dem Arm geschlagen und muß über eine 2 m hohe, straff gespannte Leine ins Gegenfeld gebracht werden. Die Wir-

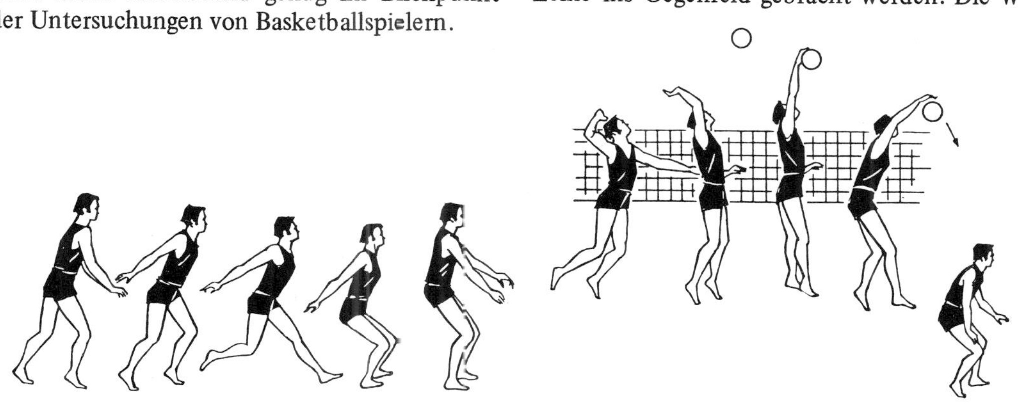

Abb. 8/21: Bewegungsreihe beim Volleyball, die allerdings das starke Drehen im Lenden-Becken-Übergang nur andeutet (aus *Fiedler* 1975)

belsäule wird durch rasches Springen, häufig mit Drehen verbunden, in ähnlicher Weise gefordert wie bei Volleyball. Das Auftreten von Schäden an der Wirbelsäule ist noch nicht in Langzeitstudien erforscht worden.

Handball wird mit einem etwa 400 g wiegenden Hohlball bevorzugt als Hallenhandball gespielt. Bei diesem harten Kampfspiel sind Prellungen und Distorsionen an den Gliedmaßen häufig, ernste Verletzungen jedoch selten. Die hohe Sprungbelastung wird für das Auftreten von Spondylolysen/Spondylolisthesen mitverantwortlich gemacht. Da Training und Wettkampf bei dieser Sportdisziplin plötzliches tiefes Vorbeugen, oft von Torsionen begleitet, häufig verlangen, sind Bandscheibeschäden im Lendenbereich und am Übergang zum Kreuzbein zu befürchten. Aus der Literatur sind zahlenmäßige Angaben jedoch nicht zu entnehmen. Über Lumbalgien wird häufig geklagt. Daran können neben dem geschilderten, dauernd wechselnden ruckartigen Bewegen ursächlich auch die harten Hallenböden und ungeeignetes Schuhwerk beteiligt sein.

In der Liste der am häufigsten in Vereinen geübten Sportarten steht Handball an sechster Stelle.

Hockey. Das *Feld-Hockey* im Sommer und das *Hallen-Hockey* im Winter verlangen einen ausgesprochen kämpferischen körperlichen Einsatz und rasche Reaktionsfähigkeit. Denn der scharf geschlagene kleine Ball hat eine höhere Geschwindigkeit als der Fußball. Die Spielsituationen ändern sich rasch. Langzeitige stereotype Haltungen oder stetig wiederholte gleichförmige Bewegungen fehlen. Dadurch wird die Muskulatur allgemein und besonders auch die Rumpfmuskulatur gekräftigt. Das Laufen während des Spielens verlangt allerdings infolge der Stockhaltung einen leicht nach vorne gebeugten Rumpf und beim Ballabschlag zusätzlich Rechtsneigen mit geringer Torsion. Bisher sind dadurch hervorgerufene Schmerzen in der Kreuzgegend und die bei anderen Sportarten häufigen Wirbelbogengelenkarthrosen, Bandscheibeschäden sowie Spondylolysen nicht bedeutsam erhöht gefunden worden. Langzeitstudien liegen allerdings nicht vor.

Eishockey wird in Kapitel 8:4.11.5 beschrieben.

Für das *Rollhockey* als dem Mannschaftskampfsport der Rollschuhfahrer gilt in bezug auf das Studium der Rückgratbelastung und der Schadensmöglichkeiten ähnliches wie für das Eishockey.

Radpolo, ein Mannschaftsballspiel der Frauen – mit einem Ball aus Filz oder aus Holz – wird mit einem Schlagstock gespielt. Das Schlagen ist auf beiden Seiten erlaubt. Gestattet ist das Abfangen des Balles mit dem Vorder- und dem Hinterrad. Er darf aber mit diesen nicht weitergeschlagen werden.

Die Spielform ist durch plötzliches Bremsen, blitzartigen Start, Schlagen rechts oder links für die dabei stets in anderer Richtung gebogene und torquierte Wirbelsäule sehr anstrengend. Ob auf Dauer sportspezifische Schäden auftreten, ist nicht ausreichend geprüft. Die Muskulatur des Rumpfes mit den Anschlußmuskeln zu Schulter und Armen sowie für Becken und Beine, bedürfen eines zusätzlichen Trainingsprogrammes mit Hanteln, Kraftmaschinen und Gymnastik.

Radball ist ein hartes Mannschafts- und Kombinationsspiel für Männer: der runde Ball aus Stoff von 500 bis 600 g Gewicht wird mit dem Rad oder dem Körper einschließlich Kopf – ausgenommen die Arme und Beine, die fest an den Lenkstangen beziehungsweise den Pedalen bleiben müssen – in das gegnerische Tor gespielt.

Das Rückgrat erhält auf den Leitwegen von der Lenkstange und vom Sitz her dauernde Vibrationen sowie sehr häufige stochastische Stöße: viel heftiger als bei dem gewöhnlichen Radfahren (vergleiche in 7:3.3.3 u. 8:4.2.4). Für den Radballsportler wäre es wichtig, die mit den Einflüssen auf die Wirbelsäule zusammenhängenden Fragen zunächst mit Meßgeräten am Sitz, an der Lenkstange und an den Pedalen zu erfassen. Zu beachten sind darüber hinaus die Körper und Rad seitlich treffenden Stöße durch einen Ballanprall. (Die Radhersteller sind bisher solchen Anregungen nicht nachgekommen. Bedauerlicherweise ist dies auch noch nicht ausreichend für die Motorräder studiert worden, vergleiche Anmerkung am Ende von 7:2.3.5.)

Wasserball, der mit einem Ball von etwa 400 g Gewicht gespielt wird, gilt zwar als die härteste Kampfsportart nach dem Eishockeywettkampf. Von diesem unterscheidet er sich jedoch durch das Fehlen schwerer Verletzungen. Von sportspezifischen Schäden im Bereiche der Wirbelsäule wird in der Literatur nicht berichtet.

Rugby ist ein amerikanisches Kampfspiel mit viel hartem Körperkontakt. Das „Gedränge“ und das Eindringen in die „Gasse“ der beiden Mannschaften gegeneinander bilden die Höhepunkte des Spieles. Es verlangt auch noch weitere Körperkontakte. Dabei ist – neben Kopf-

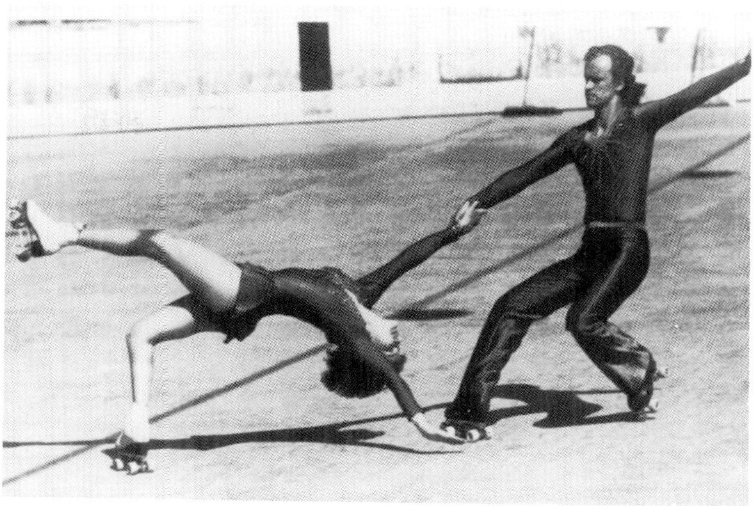

Abb. 8/22: Rollkunstlauf-Figur (aus *J. Siegfried*)

platzwunden, eingeschlagenen Zähnen, Nasenbeinfrakturen und Gehirnerschütterungen – die Halswirbelsäule vornehmlich betroffen: Querfortsatzabrisse oder als Dauerschaden erzeugte Abtrennungen von Wirbelbogenfortsätzen (8:7.3) und Bandscheibeschäden im Halswirbelsäulebereich.

Bilder über Kampfsituationen enthält eine Arbeit von *Schumacher* (1982).

8:4.5.7 Rollschuhsport

Rollschuhlaufen ist eine beliebte Freizeitbetätigung für viele. Nur wenige aus diesem Kreise gehen zum *Wettkampfsport* über. Er steht wegen vieler Ähnlichkeiten dem Eislaufsport nahe. Allerdings verlangt er mehr Einsatz von Körperkraft, weil die Rollschuhe schwer sind und auf weniger glatten Bodenflächen mehr Reibungswiderstand zu überwinden haben.

Der *Rollschnellauf* wird über Entfernungen bis zu 20000 Metern als Einzellauf der Herren (5000 Meter für Damen) ausgetragen. Der Laufstil entspricht mit weit vorgeneigtem Oberkörper und ausladenden Armbewegungen durchaus dem Eisschnellauf. Die dadurch bedingten Gefahren für das Rückgrat sind in 8:4.11.5 nachzulesen.

Der *Rollkunstlauf* entspricht weitgehend in der Technik und in den tänzerisch-akrobatischen Figuren dem Eiskunstlauf: Abbildung 8/22. Aus den bereits im Eingang dieses Kapitels genannten Gründen besteht im Einzel- und im Partnerkunstlauf der gegenüber dem Eiskunstlauf erhöhte Krafteinsatz. Ob es dadurch zum wesentlichen Abweichen der Krafteinflüsse auf das Rückgrat kommt, bedarf noch der Prüfung durch vergleichende Langzeitstudien.

Vom *Rollhockey* ist im Kapitel über die Mannschaftssportarten kurz berichtet worden (8:4.5.6).

8:4.5.8 Fechtsport

Literaturangaben über die Beziehungen zwischen dem Fechtsport und der Wirbelsäule sind nur spärlich zu finden. Außerdem ist die Zahl der untersuchten Fechter gering. *Menge* et al. berichteten 1980, daß sie bei 85 % von 45 Leistungsfechtern Skoliosen fanden. Die Röntgendiagnostik ergab bei 28 Fechtern 25 % Skoliosen über 10 Grad, wobei allerdings im wesentlichen die Lendenwirbelsäule beachtet wurde. Obwohl Wachstumsschäden des jugendlichen Rückgrates durch äußere Einflüsse beim Fechten, ebenso wie beim Bogenschießen und Kanufahren, für möglich gehalten werden, wie die Autoren schreiben, war kein Nachweis zu erbringen, daß die „asymmetrische Sportart Fechten" schädigende Einflüsse auf das Wachstum der Wirbelsäule hatte. Immerhin ergaben die körperlichen Untersuchungen bei 18 von 45 Fechtern, die durchschnittlich zehn Jahre lang diesen Sport übten (Durchschnittsalter 20 Jahre), segmentale Reizzeichen meist an Übergangsbereichen der Wirbelsäuleabschnitte. Beckenschiefstand, vornehmlich nach rechts, bestand bei 50 %. Bei etwa der Hälfte der Fechter war die Brustkyphose nicht mehr ausgleichbar. Bemerkenswert ist, daß die Autoren infolge dieser geringen Abweichungen und leichten Schäden einen Ausgleichssport nicht für erforderlich halten und keine Bedenken gegen das Weiterführen des asymmetrischen Trainings haben.

Da zum Teil bereits während der Kinderzeit zwischen dem siebten und zehnten Lebensjahr das einseitig einen Arm betonende Training beginnt, erleidet die Wirbelsäule im unausgereiften

Zustand eine gefährdende Überlastung. Sie wird noch gesteigert durch die härter werdenden Trainingsverfahren. (Diese Frage wird in den Kapiteln 8:9.1 und 9.2 kritisch beleuchtet.)

Fast alle einarmig durchzuführenden Disziplinen, wie Racket-Sportarten (8:4.4.3), belasten das Schultergelenk mit der zugehörigen Muskulatur, wozu auch die Nackenmuskeln zu rechnen sind. Das wirkt sich einseitig auf die Halswirbelsäule aus. In den störanfälligen Zwischenwirbelscheiben kann es zu Osteochondrosen kommen (4:6.2.4). Im Zusammenhang damit entstehen häufig im gleichen Bewegungssegment Unkovertebral- und/oder Wirbelbogengelenkarthrosen (4:6.5.2, 4:6.5.5).

Da beim Fechten die Halswirbelsäule wahrscheinlich nicht so heftig belastet wird wie bei den eben genannten Sportdisziplinen, ist anzunehmen, daß voraussichtlich nicht bei allen Fechtern erhebliche Schäden zu befürchten sind. Die Störanfälligkeit der Bandscheiben richtet sich einmal nach der endogen vorgegebenen Gewebefestigkeit, wird jedoch andererseits durch die in früher Jugend beginnende Überlast, infolge des sich mehr und mehr einbürgernden „Kindertrainings" bestimmt. Auf jeden Fall sollte es für die Zukunft des Fechtsportes wesentlich sein, in Langzeitstudien an Leistungsfechtern diese Frage durch eingehende allgemeine sowie röntgenographische Diagnostik zu klären und zwar an größeren Gruppen, als dies bisher geschah. Das Ergebnis könnte Änderungen im Trainingsablauf, unter Umständen mit Einfügen von besonderem Ausgleichssport und -gymnastik notwendig machen.

Die bei Fechtern beschriebenen Skoliosen und der Beckenschiefstand legen die Vermutung nahe, daß neben der Halswirbelsäule auch die Lendenwirbelsäule in ähnlicher Weise sportspezifisch in Anspruch genommen wird, wie bei anderen einarmigen Disziplinen. Was dazu im Kapitel 8:4.4.3 ausgeführt wurde, kommt auch für die Leistungsfechter infrage.

Ehlert berichtete 1978 über biomechanische Analysen der Wirbelsäule bei kindlichen und jugendlichen Fechtern. Seine Veröffentlichung enthält einen bemerkenswerten Satz: „Es muß als erwiesen angesehen werden, daß bei Jugendlichen durch übermäßige Gewichtsbelastungen im Trainingsprozeß die knorpeligen Wachstumszonen der Wirbelsäule geschädigt werden."

Ein Satz von *Menge* et al. ist zu erwähnen: „Ausgleichssportarten, wie etwa das Schwimmen oder andere symmetrische Sportdisziplinen, sind zum Teil aus physiologischen Gründen (gegensätzliche Funktionsforderungen an die Muskulatur), sowie aus zeitlichen Gründen nicht durchführbar". Einem solchen Satz kann der Autor dieses Buches nicht zustimmen. Das Fehlen von Trainingszeit ist zwar die persönliche Angelegenheit des Sportlers sowie der Trainer und des Vereinsvorstandes. „Gegensätzliche Funktionsforderungen an die Muskulatur" durch Ausgleichssportarten sind von sportärztlicher Seite aus jedoch als zwingend anzusehen, wenn Training und Wettkampf schadenstiftende Einseitigkeit bringen.

8:4.6 Kraftsport

8:4.6.1 Allgemeines

Der Kraftsport, bei dem das Heben verschieden schwerer Gewichte die wesentliche Rolle spielt, ist eine viel empfohlene Disziplin für den Ausgleichssport. Besser sollte man ihn als Ergänzungssport oder als Begleittraining ansehen. In diesen Fällen ist es auch nicht erforderlich, das Krafttraining bis zu den Wettkampfregeln des Gewichthebens zu steigern. Denn das Hochleistungsgewichtheben bürdet dem Rückgrat eine Lastfülle an der Grenze der Belastbarkeit auf und kann sogar Schaden stiften (8:4.6.2).

Zweifellos bringt die Hantelarbeit ein ausgezeichnetes Anfangs- und Konditionstraining für viele Sportdisziplinen zur Kräftigung der Nacken-Schulter-Muskulatur mit Übergang auf die Rücken-, Brust- und Bauchmuskeln sowie der Beinmuskeln. Das ist in flacher Rückenlage oder in Schräglage durchzuführen. So können sich ausreichende Kräfte für Schwimmsport, Geräteturnen, Leichtathletik und andere Disziplinen entwickeln.

Zum Kraftsport gehört noch der *Kunstkraftsport* (8:6.3). Obwohl viele kraftsportlichen Elemente zum Beispiel in verschiedenen Turnarten wie Geräte- und Bodenturnen enthalten sind (siehe in 8:4.9.2 u. 8:4.9.3), wird unter der Bezeichnung Kunstkraftsport eine Gruppe von vorwiegend beruflich ausgeübten Kraftsportvorführungen verstanden. Darüber kann in Kapitel 8:6.3 nachgelesen werden, das den Begriffen *Artistik/Akrobatik* zugeordnet ist.

8:4.6.2 Gewichtheben

Die Ansichten über Schäden an der Wirbelsäule bei Gewichthebern sind nicht einheitlich. *Tütsch* u. *Ulrich* fanden 1973 keine nennenswerten Bandscheibeschäden, auch keine Spondylolisthesen. (Vergleiche die abweichenden Ergebnisse, die in diesem Kapitel noch erwähnt werden.) Der bei richtiger Technik ausgeübte senkrechte Druck auf die Bandscheiben wird schadensfrei vertragen, da nach den Versuchen eine Bandscheibe bis zu 1500 kg Druck aushält. Die schadensfreie Drucktoleranz vermindert sich bei starkem Vorbeugen und Drehen auf 500 kp, bei Lordose auf 100 kp.

Trainingsmethodische Genauigkeit ist besonders zu beachten, wenn das Üben mit schweren Hanteln ein Koordinationstraining für andere Disziplinen ist. Leider kommen dabei infolge von Fehlern in der Methodik gelegentlich schadenstiftende Fehl- und Überbelastungen vor. Sie können ernstlichen Charakter haben und im ungünstigsten Falle sogar das Verbleiben in der angestrebten Turn- oder Sportdisziplin unmöglich machen.

Die Gewichtheber können durch Anspannen der Bauchdecke und Anhalten der Atemluft die Bauch- und die Brusthöhle im Sinne von *Schanz* (1931) als Hilfstrageorgane der Wirbelsäule einschalten (5:2.3.4, 5:2.4.1). Er hatte bereits damals auf die orientalischen Lastenträger hingewiesen, die regelmäßig Bauch-Lenden-Gurte verwendeten. Neuerdings wird das zusätzliche Tragen von stützenden Hüftgürteln oder Kreuzstützmiedern empfohlen, um bessere Wettkampfergebnisse beim Gewichtheben zu erreichen: *Neugebauer* 1974, *Krämer* u. *Brenner* 1978. Auf diese Weise sind die weltbesten Gewichtheber in der Lage, über 200 kg zur Hochstrecke zu bringen: *Münchinger* 1960. Die stärksten Athleten tragen auf Schultern und Hüften verteilt Lasten von 800 kg Gewicht.

Zum Vergleichen empfiehlt sich die Rückschau auf die Belastungsgrenzwerte, über die in verschiedenen Kapiteln berichtet worden ist: allgemein in 5:2.1, für Strukturanalysen und Festigkeitsstudien in 5:2.5.3, für die Zwischenwirbelscheiben in 3:2.2.4 u. 5:2.6.2, für die knöchernen Teile des Rückgrates in 5:2.5.4.

Bevor das sportliche Gewichtheben mit seinen neuen Techniken besprochen wird, ist ein Hinweis auf Bilder vorteilhaft, die das Heben von Gewichten und die entstehenden Einflüsse auf das Rückgrat darstellen. Das sind vor allem die Abbildungen 3/3 A und B, 3/4, 3/7, 3/8, 5/9.

Die Spitzenathleten im Gewichtheben trainieren 30 bis 40 Stunden wöchentlich und stemmen täglich bis zu 70 Tonnen. *Jaros* u. *Cech* berichteten 1965 über 20 Gewichtheber im Durchschnittsalter von 28 Jahren. Sie hatten acht Jahre lang dreimal in der Woche trainiert und an jedem Trainingstag 6000 bis 10000 kp gehoben. Jede Einzelübung ging über 120 kp hinaus. Ein Drittel von ihnen klagte im Anfang des Trainings über Kreuzschmerzen, die sich mit fortschreitend gekräftigter Muskulatur besserten. Abnutzungsschäden im Sinne einer Osteochondrose konnten von den Autoren röntgenologisch nicht nachgewiesen werden. Jedoch sind abgetrennte Dornfortsätze und Querfortsätze bekannt (8:7.3).

Die Technik im Gewichtheben hat sich in den letzten Jahren sehr gewandelt. Seit etwa einem Jahrzehnt ist das „Drücken" nicht mehr gestattet, weil sich dabei eine starke Lordosierung mit ausgesprochen schadenstiftendem Druck auf dem rückwärtigen Bandscheibeabschnitt und die Wirbelbogenreihe (Portio interarticularis) ergibt, die *Krahl* 1975 typisch darstellt: Abbildung 8/23.

Sportärztlichen Einsprüchen ist es zu verdanken, daß die Disziplin „Drücken" aus dem Wettkampfprogramm verbannt wurde.

„Reißen" und „Stoßen" sind jetzt Wettkampftechniken. Näheres erläutern die skizzierten Bewegungsabläufe für das „Beidarmige Reißen" (Abb. 8/24, obere Reihe) und das „Beidarmige Stoßen" (Abb. 8/24, untere Reihe).

Mit zwei Bildern werden noch eine typische Phase des Gewichthebens (Abb. 8/25) und das Ergebnis eines Fehlverhaltens verdeutlicht, das einen schädigenden Einfluß auf die Rückenmus-

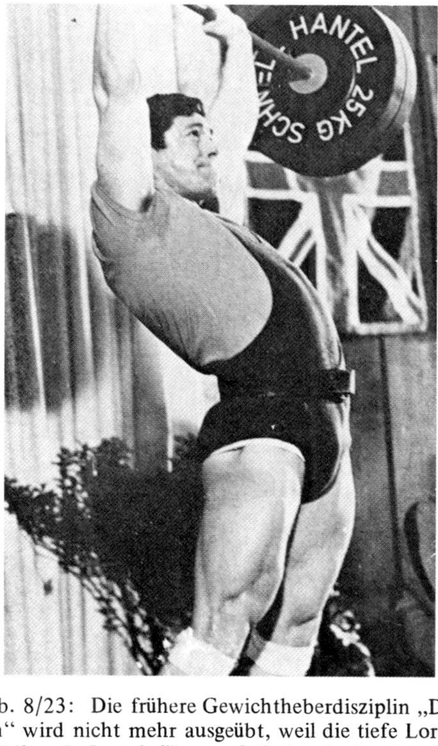

Abb. 8/23: Die frühere Gewichtheberdisziplin „Drükken" wird nicht mehr ausgeübt, weil die tiefe Lordose schädigende Lasteinflüsse auf die Lendenbandscheiben ausübt (aus *Krahl*)

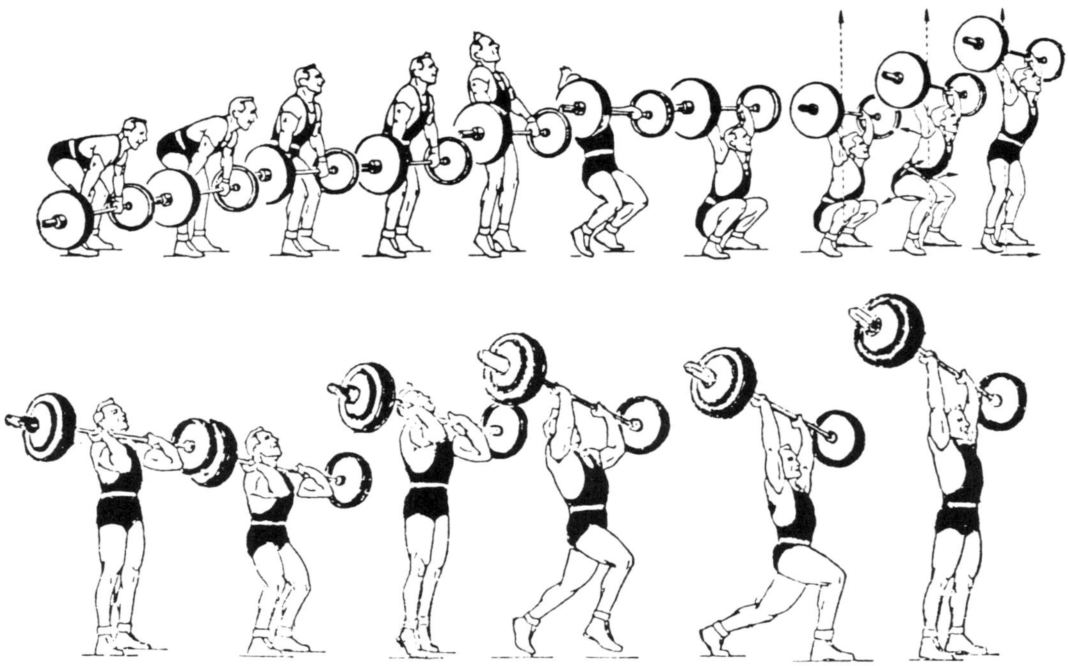

Abb. 8/24: Obere Reihe: „*Beidarmig Reißen*". Die technisch schwierigste Wettkampfübung. Sie verlangt nicht nur Kraft, sondern auch vollkommenen technischen Einsatz, Schnelligkeit, Beweglichkeit und die richtige „Einstellung". Das Gewicht muß dabei in einem einzigen Zug, ohne Pause und senkrecht, bis zur vollständigen Streckung der Arme vom Boden über den Kopf gerissen werden. Es ist dabei gestattet, einen Standwechsel vorzunehmen oder in die Hocke zu gehen.
Untere Reihe: „*Beidarmig Stoßen*". Die Übung, mit welcher die höchsten Leistungen erreicht werden. Nach dem Umsetzen ruht das Gewicht auf den Schlüsselbeinen oder den vollständig gebeugten Armen. Hierauf beugt der Athlet die Beine etwas und richtet sich plötzlich auf, wobei das Gewicht bis zu den vollständig gestreckten Armen über den Kopf gestoßen wird (aus *Neugebauer* 1974)

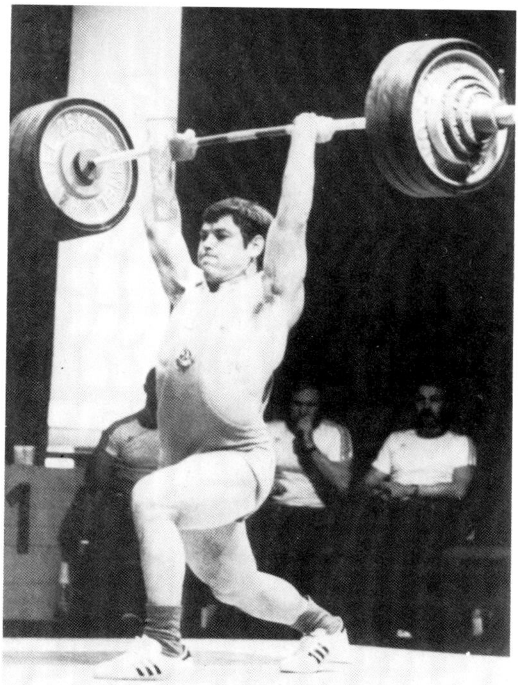

Abb. 8/25: Typische Phase des Gewichthebens (aus *Dörr/Pförringer* 1981/82)

kulatur und die Zwischenwirbelscheiben hervorruft (Abb. 8/26).

Bei den heutigen Techniken des Reißens und des Stoßens liegt die Hauptlast in der Wirbelsäulelängsachse auf den Zwischenwirbelscheiben und auf der Wirbelbogenreihe. Damit ist ein Rückgang in der Zahl der Wirbelsäuleschäden bei Gewichthebern anzunehmen. Ausreichende Statistiken mit Berücksichtigung der Wirbelsäuleschäden bei Gewichthebern, die nur die neuen Techniken trainiert haben, liegen allerdings noch nicht vor. Um eine Vergleichsgrundlage bereit zu haben, soll an die früheren Schadenszahlen erinnert werden.

Rompe u. *Rieder* (1976) erwähnen bei Gewichthebern „Sportschäden an den Bandscheiben der Lendenwirbelsäule", aber keine Spondylolysen/Spondylolisthesen und keine Wirbelbogengelenkarthrosen. Demgegenüber beschreibt *Groher* (1975) in seinen statistischen Studien über Spondylolyse/Spondylolisthese in der Liste „Sonstige Sportler" (unter denen sich im wesentlichen Gewichtheber befanden) bei 45 Untersuchten der Gruppe II (Intensivtraining länger als fünf Jahre) 14 doppelseitige

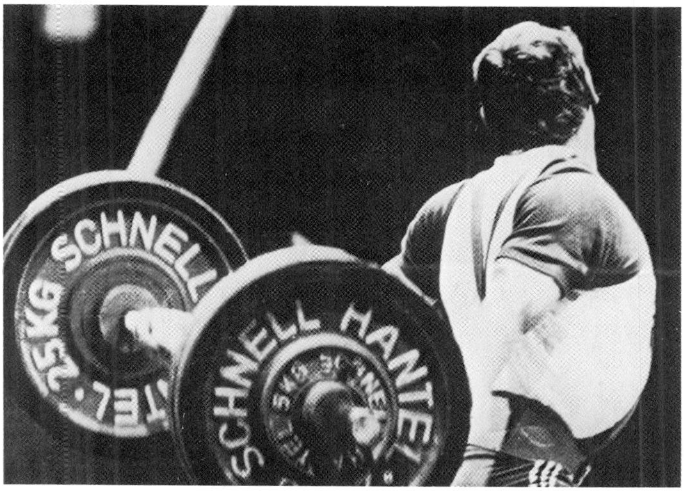

Abb. 8/26: Fehlversuch beim Gewichtheben (aus *Steinbrück* 1983)

Spondylolysen (dabei drei Spondylolisthesen) und 39mal Wirbelbogengelenkarthrosen. Außer den vermehrt gefundenen Spondylolysen/Spondylolisthesen (8:7.2) beobachteten weitere Autoren die *Baastrup*-Krankheit (4:6.3.1) und Überlastungstendopathien (8:7.4). *Krämer* u. *Brenner* (1978) beschreiben *Baastrup*-Krankheit (Abb. 4/60) bei 22 von 40 untersuchten Gewichthebern. *Neugebauer* berichtet 1974 ebenfalls über ihr Vorkommen.

Gewichtheber beobachten oft schmerzhafte hexenschußartige Beschwerden. Solche *Lumbagoanfälle* beruhen nach heutiger Meinung auf einer Incarceratio intradiscalis oder intraarticularis, wie sie in 3:4.5 beschrieben sind. Dort auch Bilder. Die Ursache wird in der Erschöpfung der Muskelkraft und der Bänderelastizität infolge unsauberer Hebetechnik gesehen, Abbildung 8/26. Dadurch entwickeln sich überstarke Schubkräfte im Lenden-Kreuzbein-Übergang mit erhöhter Gefahr des Überschreitens der für die Zwischenwirbelscheibe gesetzten Toleranzgrenze. Das Auftreten neuer oder das Verstärken vorhandener Bandscheibeschäden ist damit gegeben. Der Sportarzt sollte sich sofort der Behandlung dieser Schmerzanfälle annehmen, die häufig von Arthrosen der Wirbelbogengelenke oder der Iliosakralgelenke ausgehen. Ein Drehen (oft ungewollt während der Übung) unter dem Druck des Hebens belastet in besonders ungünstiger Weise den Lenden-Becken-Hüft-Übergang und verursacht Blockaden im Iliosakralgelenk. Manualmedizinische Handgriffe vermögen die Schmerzen schlagartig zu beseitigen. Näheres darüber schreiben *Steinbrück* u. *Tilscher* 1983: siehe auch 7:4.1.3.

Der Überblick der Literatur zeigt also einige verhältnismäßig oft beobachtete sportspezifische Schäden bei Gewichthebern: Bandscheibeverschleiß mit Lumbago, Wirbelbogengelenkarthrosen mit schmerzhaften Blockaden, Spondylolysen/Spondylolisthesen, *Baastrup*-Krankheit, Insertionstendopathien. Außerdem entsteht bei vielen Hochleistungs-Gewichthebern eine eingeschränkte Rückbeugefähigkeit der Lendenwirbelsäule.

Zu hoffen ist, daß sich durch die exakt ausgeübten Techniken „Reißen und Stoßen" die infolge der früheren „Lordose-Technik" (Abb. 8/23) häufig entstandenen schmerzhaften Wirbelsäuleschäden vermeiden lassen.

Bei Gewichthebern findet sich nach *Neugebauer* (1974) eine auffallend grobsträhnige Spongiosastruktur in den Wirbelkörpern, die wahrscheinlich als Adaptation an den übermäßigen und häufigen Axialdruck beim Stemmen zurückzuführen ist: siehe in 8:2.2.2. Eine gewisse Analogie zu solchen, durch Belastungsdruck bedingten Einflüssen auf die Knochenstruktur ist bei Speerwerfern zu finden (8:4.12.4), allerdings einseitig an der Wurfarmseite: siehe in 5:2.5.2, 8:2.2.2.

Problematisch ist die Aufnahme des kraftsportlichen Gewichthebens durch immer *jüngere Anfänger*. In einigen Ostblockstaaten werden bereits Zehnjährige trainiert. Ihr unausgereiftes Rückgrat unterliegt den Gefahren, die in 8:9.1 geschildert sind. Röntgenkontrollierte Langzeitstudien wurden bisher nicht bekannt. Hier muß der Sportarzt ein sehr kritischer Berater sein.

Infolge des Ernstes dieser Situation sei hier erneut auf den *Leitsatz* hingewiesen, der das Kapitel 8:4.1 abschließt: *„Wer kann verantworten, daß das schädigende Trommelfeuer des Intensivtrainings auf die noch wachsende, un-*

ausgereifte, kindliche Wirbelsäule bereits in den ersten Schuljahren (oder noch früher) beginnt?"

Mironova et al. (1969) warnen Frauen unter Hinweis auf die hohe Wirbelsäulebelastung vor diesem Kraftsport. Die Schadensmöglichkeiten durch das Heben schwerer Gewichte sind auch für diejenigen Sportarten zu beachten, die das Gewichtstemmen in ihr allgemeines Trainingsprogramm aufgenommen haben, vergleiche 3:4.6.1.

Grube u. *Müller* (1973) erwähnen die Lärmentwicklung, die in den Trainingsstätten der Gewichtheber bedauerlicherweise mit 92 db (Dezibel) recht erheblich ist. Denn bereits bei einem Schallpegel von 60 bis 80 dB treten verschiedene vegetative Reaktionen auf und beeinträchtigen die Konzentrationsfähigkeit der Übenden stark. Bei Trainern dieser Sportart kann der jahrelange tägliche Einfluß des Lärmes zu Gehörschäden führen, die „bis zur Anerkennung einer Berufskrankheit reichen".

Weitere Literatur: *Wood* u. *Hayes* 1974.

8:4.7 Luftsport

8:4.7.1 Fallschirmspringen

Das Fallschirmspringen, das zum Teil beruflich bei Armee-Einheiten und bei Fallschirmartisten, zum Teil von sportlich begeisterten Amateuren ausgeführt wird, ergibt mancherlei Unfallverletzungen. In der französischen Armee kam es bei 10 333 525 Sprüngen zu 11 533 Unfällen mit 155 Wirbelbrüchen, häufig mit Bandscheibebeteiligung (*Teyssandier* 1969). Die oberen Lendenwirbelkörper sind an diesen Brüchen bevorzugt beteiligt (*Gubser* 1975). *Tittel* (1962) findet nach Fallschirmspringen Frakturen der Vorderkanten von Halswirbelkörpern, die er dem Typ der „Fahrstuhlverletzungen" zuordnet.

Außerdem wird über *Dauerschäden* an der Wirbelsäule berichtet, die sich ohne erkennbares Einzeltrauma einstellen und als „vertebrales Syndrom der Fallschirmspringer" gelten: *Richaut* et al. (1967). Als Grundlage für diese Beschwerden nehmen *Teyssandier* (1969) sowie *Horsky* u. *Dite* (1965) Mikrotraumen an, die infolge zahlreicher Landungen im Laufe der Zeit zu Schäden der Bandscheiben und des Bandapparates an der Lendenwirbelsäule führen und in einen fortschreitenden Bandscheibeverschleiß münden. *Kusmitsch* u. *Ylitowski* beschreiben 1968 degenerativ-dystrophische Schäden mit Spondylosis deformans und vorderer Höhenabnahme der Bandscheiberäume. Weiterhin fanden sie ausgesprochene Arthrosen der Wirbelbogengelenke. Die Häufigkeit der Gelenkarthrosen sollte noch genauer geprüft werden, denn sie könnten einen wesentlichen Anteil an den Schmerzen haben. Von *Kleinod* u. *Wilke* 1973 wurden bei einer Fallschirmspringer-Nationalmannschaft Osteochondrose der Lendenwirbelsäule auf den Landungsaufprall zurückgeführt, der – tausendfach erlitten – als Impuls für immer wiederkehrende Mikrorisse in den Lendenbandscheiben zu werten ist. Das Öffnen des Fallschirmes beeinträchtigt die Halswirbelsäule, oft in Form der Schleuderverletzung und erzeugt zunehmende Osteochondrosen in den unteren Bandscheiben der Halswirbelsäule. Acht von elf Springern mit durchschnittlich 2100 Sprüngen klagten über Rückenbeschwerden und hatten röntgenographisch nachweisbare und in späteren Vergleichen zunehmende Osteochondrosen.

Die häufigen Nackenschmerzen erklärt *Schlitt* (1976) als Ursache der heftigen Kopfrückbeuge, die beim Öffnen des Fallschirmes eintritt, der aus einer Sinkgeschwindigkeit von etwa 200 km pro Stunde auf 17 km/h abgebremst wird. Der Vorgang ähnelt einem Schleudertrauma, wie *Kleinod* u. *Wilke* 1973 ebenfalls annehmen. Dadurch kommt es im Bandscheibegewebe zu dem initialen Schaden, ähnlich wie in den Lendenbandscheiben.

Über Fallschirmspringer (Durchschnittsalter 30 Jahre) berichtete *Volek* 1963. Die Häufigkeit von chronisch-degenerativen Schäden an der Wirbelsäule fand er mit 27,8 % deutlich höher als bei der Bevölkerung der gleichen Altersschicht. Die untere Halswirbelsäule war der am auffälligsten betroffene Abschnitt.

In einer röntgenographisch gestützten Studie, die *Mustajok* et al. 1978 veröffentlichten, zeigte fast ausschließlich die Halswirbelsäule von Fallschirmspringern wesentliche Merkmale der Osteochondrosis intercorporalis. Die Brustwirbelsäule war weniger betroffen. In der Lendenwirbelsäule waren die Zahlen „not significant".

Die erwähnten Veröffentlichungen sind nicht gut vergleichbar, weil nicht regelmäßig ausreichende Röntgenaufnahmen durchgeführt beziehungsweise beschrieben wurden. Trotzdem läßt sich folgern, daß oft wiederholte „kleine Traumen" Anlaß für langsam entstehende Beschwerden meist im Nacken und/oder in der Lendengegend waren. Über die wahrscheinlich in den Kopfgelenken von Fallschirmspringern auftretenden Schäden und Beschwerden fehlen noch ausreichende Untersuchungsbefunde, siehe in 4:6.5.4. In größeren Studien sollten diese Fragen weiter systematisch geprüft werden, vor allem im Hinblick auf mögliche Änderungen der

Trainingsverfahren und unter Umständen auch der technischen Ausrüstung. Nicht zu erfahren war in den Arbeiten, wieviele Springer wegen eines Wirbelsäuleschadens ausscheiden mußten und wie sich danach die Schäden in späteren Jahren entwickelten. Einige Autoren treten dafür ein, das nach einer großen Zahl von Sprüngen auftretende Lenden-Kreuzbein-Syndrom als „Berufskrankheit der Fallschirmspringer" anzusehen (*Teyssandier* 1969, *Alekseiew* 1971 u.a.). Näheres zur Frage einer sportspezifischen Berufskrankheit wird in Kapitel 8:12 abgehandelt.

Weitere Literatur: *Böger* u. *Kirchhoff* 1965, *Murray-Leslie* et al. 1977.

8:4.7.2 Segelfliegen

Leitsatz: „Je höher die Leistungsansprüche an den Segelflieger sind, umso mehr leidet seine Wirbelsäule."

Diesen Satz mußte *Stedtfeld* 1976 als Ergebnis seiner jahrzehntelangen Studien niederschreiben. Das Segelfliegen bringt einen wesentlich höheren Belastungs- und Gefährdungsgrad als alle anderen Flugarten. Aerodynamische Notwendigkeiten sind für die Konstruktion der Segelflugzeuge unabdingbares Gesetz, dem sich der Pilot „unter weitgehendem Verzicht auf Bewegungsfreiheit und bequeme Sitzposition" beugen muß. *Stedtfeld* spricht von abenteuerlichen Konstruktionen, die zum Teil so weit gingen, daß der Flugzeugführer gezwungen war, in Bauchlage mit übermäßig rückgebeugtem Kopf und Kinnstütze zu fliegen. Die Schwierigkeiten werden durch den Satz von *Stedtfeld* deutlich umrissen: „Die moderne Entwicklung ging den Weg über Sitz- und Halbsitz- zu Liegepositionen, die sich hinsichtlich ihrer Einflußnahme auf die Wirbelstatik als nicht minder verhängnisvoll erwiesen." Weltrekord-Hochleistungsmaschinen verlangen vom Piloten Rükkenlage mit stark gebeugter Lendenwirbelsäule und zusätzlicher Kyphosierung der oberen Brustwirbelsäule bei einer Vorbeuge der Halswirbelsäule bis 90°, um zwischen den Fußspitzen hindurch den Horizont beobachten zu können. Dadurch ist der Brust-Lenden-Übergang der Wirbelsäule besonderen Belastungen ausgesetzt, so daß selbst geringe zusätzliche Impulse zu Frakturen in dieser Übergangsregion führen. Die starke Vorbeuge des Kopfes bleibt nicht ohne Einflüsse auf die Halswirbelsäule.

Bisher liegen jedoch keine Studien über Schäden der durch die geschilderten Verhältnisse im Halsbereich und am Brust-Lenden-Übergang stark belasteten Bandscheiben vor. Schäden sind aber zu befürchten, da die Zwangshaltung bei Langstreckenflügen über mehr als fünf Stunden einzuhalten ist. In dieser Zeit fehlt der regelmäßige Pumpmechanismus (3:2.4.3) und dadurch entbehren die Bandscheiben jede Anregung für den notwendigen Stoffaustausch. Hinzu kommt Muskelhartspann durch die starre Liegeposition und durch Einflüsse der Kälte in großen Höhen. Häufig entstehen hohe g-Belastungen, zum Beispiel beim Hochkurbeln (Thermikkreisen). Nur wer dies weiß, wird verstehen, daß Langstreckenflieger wegen schmerzhafter Wirbelsäulesteife manchmal nur mit fremder Hilfe aussteigen können.

Unter derartigen ungünstigen Bedingungen stehen vor allem die Segelfluglehrer, die während einer jahrzehntelangen Tätigkeit viele tausend Mal den geschilderten Dauereinflüssen auf die Bandscheiben und den unvermeidlichen Druck- und Schertraumen beim Landen ausgesetzt sind. Die Fluglehrer, die *Stedtfeld* untersuchen konnte, und die alle während der frühen Adoleszenz mit dem Segelfliegen begonnen hatten, litten nicht an Morbus *Scheuermann*. Dagegen bestanden ohne Ausnahme ventrale Einziehungen mehrerer Wirbelkörper im Brust-Lenden-Übergang, also in der am meisten belasteten Gegend. Die Röntgenaufnahmen zeigten „weit fortgeschrittene Osteochondrosen" am Lenden-Kreuzbein-Übergang. Über Schäden an Hals- und Brustbandscheiben berichtet *Stedtfeld* nicht. *Tittel* beobachtete 1962 Dornfortsatzabtrennungen vom 12. Brust- bis zum 2. Lendenwirbelbogen (8:7.3).

Von Verschleißkrankheiten der Wirbelsäule werden aber nicht nur Fluglehrer, sondern auch langjährig fliegende Piloten betroffen. Sie klagen immer öfter über Wurzelreizsyndrome, und Spitzensportler leiden häufig an operationsbedürftigen Bandscheibeschäden.

Noch gibt es über die geschilderten Wirbelsäuleschäden bei Segelfliegern nur die Angaben von *Stedtfeld*, der seine Erfahrungen als tätiger Segelflieger und langjähriger sportärztlicher Betreuer der deutschen Nationalmannschaft im Segelflug sammelte. Die schwerwiegenden Beeinträchtigungen der Wirbelsäule, die er beschreibt, machen das weitere individuale Beobachten und Langzeitstudien erforderlich. Erst bei dem Vorliegen größerer Zahlen mit gleichartigem statistischen Überblick kann die Frage geprüft werden, wieweit die Einflüsse des Segelfliegens als wesentliche Teilursachen für die Schäden zu werten sind und daher entsprechend gelagerte Fälle unter Versicherungsschutz stehen. Es tauchen also gleichartige Fragen auf wie bei anderen sportlichen Einflüssen auf die Wirbelsäule: Näheres darüber ist in Kapitel 8:12 nachzulesen.

8:4.8 Sport mit Pferden

8:4.8.1 Allgemeines

Das zunehmende Züchten edler Pferde in der Bundesrepublik hat eine erhöhte Aufmerksamkeit für das Reiten mit sich gebracht. In allen Altersschichten nimmt die Zahl der Reitbegeisterten zu, die das Reiten als gelegentlichen Freizeitsport oder als ernstliches Anliegen mit systematischem Training betreiben (8:4.8.2). Weitere Sportarten, in denen Reiter und Pferde unzertrennliche Partner sind, werden in den folgenden Kapiteln beschrieben.

8:4.8.2 Reitsport

Das Reiten erfreut sich in den letzten Jahrzehnten zunehmender Beliebtheit. (In einer Statistik über die Häufigkeitsverteilung von 41 Sportarten nimmt das Reiten die neunte Stelle ein.) Reitervereine bemühen sich um das sachgemäße Erlernen des Reitens. Für viele Reiter ist das Sitzen auf einem Pferd ein gelegentlich oder auch oft ausgeführtes Hobby, das früher Stekkenpferd hieß. Bereits das Sitzen auf dem Pferd und mehr noch das Reiten in den verschiedenen Gangarten beanspruchen, teils statisch, teils dynamisch, die Wirbelsäule mit ihrem Muskel-Bänder-Korsett und mit den „Anschlußmuskeln" zum Becken, zu den Beinen, zum Schultergürtel und zum Nacken. So wird also beim Reiten – ähnlich wie beim Schwimmen (8:4.10.4) – der gesamte Körper in Anspruch genommen. Ein nicht zu vernachlässigender Unterschied besteht allerdings darin, daß der Schwimmer – dem außerdem noch der Auftrieb durch das Wasser zugute kommt – den Einsatz seiner Muskelkraft allein beherrschen, dosieren und leiten kann, während der Reiter vom Pferd und dessen Bewegungen, zum Beispiel den verschiedenen Gangarten (mit individualen Unterschieden), vom Springen sowie vom gelegentlichen Widerstand gegen den Willen des Reiters abhängig ist.

Im systematischen Reitunterricht ist zunächst der richtige – die Wirbelsäule schonende – Sitz auf dem Pferde zu erlernen: Abbildung 8/27. Die klassische Haltung für den Reiter zeigt das dritte Bild mit etwas stärker angezogenem Kreuz und einem Rückneigewinkel von 20–30°. Bemerkenswert ist die Übereinstimmung der schräg nach hinten geneigten Sitzhaltung beim Reiten mit der wirbelsäuleschonenden Schräglage der Rückenlehne im Kraftwagen: siehe Text in 7:3.3.5 und die Abbildungen 7/24 bis 26. In dieser Haltung wirkt die axiale Last besonders schonend auf die Zwischenwirbelscheibe, während ein Hohlkreuz die Last ungünstig verteilt.

In den gegenseitigen Beziehungen zwischen Reiter und Pferd spielt die Wirbelsäule – das Thema dieses Buches – eine entscheidende Rolle. Die Sitzhaltung des Reiters, die Reaktion auf die Bewegungen des Pferdes, das Leiten des Pferdes mit Beckenbewegungen und Schenkeldruck verlangen ununterbrochen den vollen aktiv-dynamischen Einsatz der erwähnten Muskulatur. Andererseits wird die Wirbelsäule in ihrer Ganzheit als statisches Element axial belastet. Die Lasten sind Ganzkörpervibrationen. Sie verlaufen meist regelmäßig in Sinusform, werden aber von Zeit zu Zeit durch unerwartete Stöße unterbrochen. So steht also das Rückgrat der Reiter unter ähnlichen Einflüssen wie das der Kraftwageninsassen (5:3.2.3).

Gottwald berichtet 1980 über die Bewegungsabläufe der Wirbelsäule beim Reiten. Infolge der relativ losen Verbindung des auf- und abschwingenden Schultergürtels mit der Wirbelsäule fand er kaum einen Einfluß auf die oberen Rückgratabschnitte. Der Drehwinkel liegt zwischen 2 und 3°. Die Lendenwirbelsäule zeigte demgegenüber ein erhebliches, seitlich wechselndes Abbiegen mit einem Drehwinkel von 16°. Neben den Vertikalbewegungen der Wirbelsäule beim Reiten kommt es zu einer rechts-links-pendelnden Verwringung der Wirbelsäule. Der Torsionswinkel wurde mit fast 19° gemessen. Außerdem wird die Kyphose der Brustwirbelsäule gestreckt, aber die normale Lordose im Lendenbereich verstärkt. Das reitsport-spezifische dreidimensionale Bewegen der Wirbelsäule verlangt eine ständige Bewegungskoordination durch den Reiter.

Die *Reitsportverletzungen* stehen etwa an der 10. Stelle in der Liste aller Sportverletzungen. Jedoch erleiden die Reiter mit 38,2 % die höchste Rate bei den sportbedingten Frakturen. Die Querschnittlähmungen durch Reitunfälle stehen an zweiter Stelle der durch Sport ausgelösten Querschnittlähmungen.

Über gelegentliche Rückenschmerzen wird häufig von Reitern geklagt und zwar in 23,8 % während und in 55,2 % nach dem Reiten. So sagt es eine Statistik von *Steinbrück* 1979. In dieser Untersuchungsreihe zeigten sich auf den Sport zurückgehende auffällige *Wirbelsäuleschäden* nicht. Rückenbeschwerden und nachweisbare Bandscheibeschäden fand *Hördegen* (1975), die er ausführlich untergliedert.

Über die Frage der vom Reitsport abhängigen Bandscheibevorfälle sind die Angaben in der Literatur geteilt. *Braun* (1969) berichtet von operationsbedürftigen Bandscheibevorfällen, die bei Reitern häufiger waren als in einer Kontrollgruppe: 14 Reiter gegen sieben. Bei Reitern, die als Leistungssportler zu bezeichnen sind, war das Verhältnis 14:2. *Braun* empfiehlt diese Zahlen, die lediglich eine kleine Gruppe betreffen, zurückhaltend zu beurteilen. Neue statistische Erkenntnisse veranlaßten *Braun* 1972 allerdings zu schreiben, daß Reiten als Faktor für das Entstehen von Bandscheibevorfällen anzusehen ist. Außerdem fand er bei Reitsportlern – und mehr noch bei Reiterinnen – gehäuftes Auftreten von Ischialgien und Wirbelsäulebeschwerden.

Hördegen (1975 u. 1976) fand bei den von ihm beobachteten Reitern keine Häufung von Bandscheibevorfällen. Er hält ihr Vorkommen für unwahrscheinlich, weil die Lendenwirbelsäule beim Reiten axial beansprucht wird. Aus der Literatur schließt er, daß Bandscheibevorfälle viel mehr durch plötzliche Rückbeuge verursacht werden. (Die Meinungen über den Ursachenmechanismus des Bandscheibevorfalles sind in der Literatur aber sehr gegensätzlich, wie in 4:6.2.5 nachzulesen ist.)

Die ausführlichen Statistiken von *Hördegen* geben interessante Aufschlüsse über das Vorkommen von *Bandscheibeschäden* bei Reitern. Aus seinem Bericht stammt die Tabelle 8/12a, eine Analyse der Kreuzschmerzen beim Reiten. Sie ist in Tabelle 8/12b auf die einzelnen Reitergruppen aufgeteilt.

Schmerzfreies und erfolgreiches sportliches Reiten hängt unter anderem sehr erheblich vom richtigen Sitzen im Sattel ab. Einzelheiten dazu sind aus den Abbildungen 8/27 und 8/28 sowie den zugehörigen Legenden zu entnehmen.

Tab. 8/12: Analysen über Kreuzschmerzen bei Reitern (nach ***Hördegen***)

a Auftreten von Schmerzen während des Reitens

Auftreten von Kreuzschmerzen	Anzahl	Prozent
Während des Reitens	12	23,5
Während und nach dem Reiten	11	21,5
Vor, während und nach dem Reiten (Dauerschmerz)	4	0,8
Vor dem Reiten	2	0,4
Nach dem Reiten	22	43

Keine Kreuzschmerzen während des Reitens: 24 = 47%

b Abhängigkeit der Schmerzen nach Reitergruppen und Dauer der Reittätigkeit

Reittätigkeit in Jahren	Kreuzschmerzen Bereiter Anzahl	%	Sportreiter Anzahl	%	Hobbyreiter Anzahl	%
10–19	4	57	15	41,5	7	46,5
20–29	5	50	7	54	1	33,2
30–39	4	57	4	44,5	1	14,2
40–60	–	–	2	50	1	25

Die *Bereiter*, die aufgrund ihres Berufes gegenüber den anderen Reitergruppen wesentlich länger im Sattel sitzen, stehen sowohl in der Statistik über Kreuzschmerzen, wie auch in der Liste der in Röntgenbildern nachweisbaren Rückgratschäden an erster Stelle. Der Interessierte sollte darüber in den von *Hördegen* veröffentlichten Arbeiten nachlesen.

Auch wer im Reitsport lediglich ein gesundes Freizeitverhalten sucht, aber erst recht derjenige, der diesen Sport ernstlich trainieren möchte, um Hochleistungen zu erreichen, sollte sich auf jeden Fall durch einen in dieser Disziplin erfahrenen Sportarzt untersuchen lassen. Das Augenmerk muß besonders auf der Wirbelsäule liegen. Sollten bei den ersten Reitversuchen oder später Rückenschmerzen aufkommen, ist bei der Ursachensuche vom Arzt neben der kör-

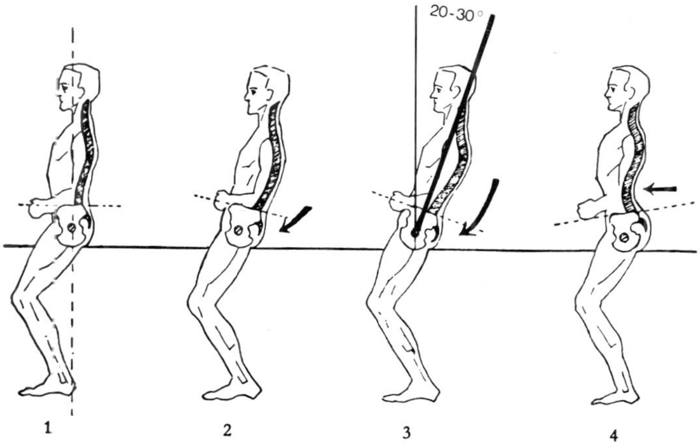

Abb. 8/27: Der „Sitz" des Reiters. Normaler Sitz (1), angezogenes Kreuz (2), stärker angezogenes Kreuz (3). Das Hohlkreuz (4) verursacht einen falschen Einfluß auf die Zwischenwirbelscheiben im Lenden-Kreuz-Bereich. Dadurch entstehen Schmerzen (Hexenschuß im Kreuz, Ausstrahlschmerzen in die Ischiasnerven) und die Freude am Reiten geht verloren (aus *Hördegen* 1975)

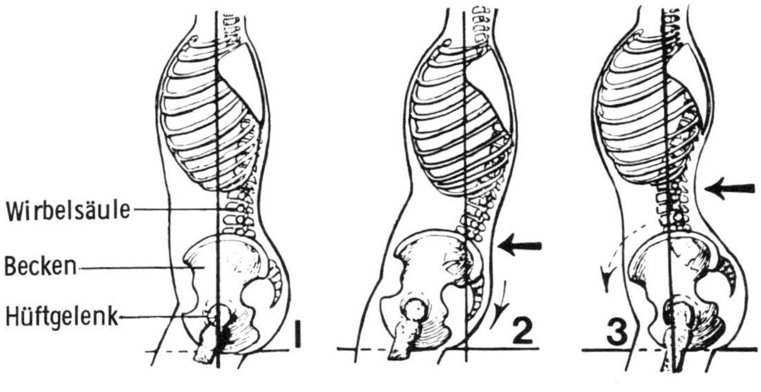

Abb. 8/28: In dem Bild von *Dahmen* u. *Haesen* (1979) wird die gute, schmerzfreie Reithaltung dargestellt (1). Die falschen, Schmerzen und Schäden hervorrufenden Sitzpositionen sind der „schlaffe Sitz" (2) sowie der „verkrampfte Sitz" (3)

perlichen auch eine röntgenographische Diagnostik erforderlich. Finden sich Schäden am Rückgrat, muß keineswegs das Reiten aufgegeben oder gar nicht erst begonnen werden. Darüber entscheidet der Arzt je nach Art und Ausdehnung der Wirbelsäuleschäden. In geeigneten Fällen wird er therapeutisches Reiten empfehlen, worüber in 8:11.6 nachgelesen werden kann.

Über Reiten als Therapie und die Möglichkeit der Krankengymnastik mit und auf dem Pferde, die *Hippotherapie*, ist in den Kapiteln 7:4.1.4, 8:11.6 Rat zu finden.

8:4.8.3 Polo

Polo ist ein Mannschafts- und Kombinationsspiel für Männer, das vom Polopony aus gespielt wird. Der Ball besteht aus Holz, ungefähr 130 g schwer. Der Poloschläger trägt einen hammerähnlichen Holzkopf. Der Ball darf nur mit dem rechtshändig geführten Schlagstock geschlagen werden. Dadurch wirkt eine stets etwas rechts geneigte Körperhaltung auf das Rückgrat. Der Schlagschwung belastet aus der Schulter heraus auch die Muskulatur der Halswirbelsäule. Die stets rechtsseitige Spielweise könnte also ernstlich auf die Lenden- und die Halswirbelsäule einwirken. Das Bewegen der Wirbelsäule während der im Spiel oft wechselnden Sitz- und Bewegungsvorgänge kommt für das Studium dieser kombinierten Bewegungsabläufe noch erschwerend hinzu.

8:4.8.4 Springreiten / Dressurreiten

Beim *Springreiten* sind Stürze vom Pferd und mit dem Pferd verhältnismäßig selten, führen aber relativ häufig zu Wirbelbrüchen mit oft ernsten Folgen (Querschnittlähmung): Zahlen dazu siehe in 8:4.8.2.

Wenig ist in der Literatur über Wirbelsäuleschäden der Springreiter zu erfahren. Da Langzeitstudien mit größeren Zahlenreihen fehlen, ist nicht festzustellen, ob disziplinspezifische Abweichungen in Zahl und Art der Wirbelsäuleschäden gegenüber der allgemeinen Bevölkerung und vor allem gegenüber den bekannten Schäden an der Wirbelsäule von Reitern vorliegen.

Über die *Dressurreiter* gibt es keine Kenntnisse, ob für sie besondere Wirbelsäuleschäden aus dem Bündel der bekannten Reitschäden an der Wirbelsäule herauszufinden sind.

8:4.8.5 Trabrennen

Den Jockey treffen in dem leichten und schwingenden Sulky ohne Zweifel erhebliche Einflüsse von Vibrationen und zwischengeschalteten harten Stößen. *Glick* u. *Katsch* (1970) berichten über häufig eintretende Lumbalsyndrome. Allerdings fehlen noch ausreichende Langzeitstudien, um die Schäden an der Wirbelsäule, die für die Beschwerden verantwortlich sind, differentialdiagnostisch zu erkennen und festzustellen, wie weit sie sportspezifisch und damit als berufsbezogen eingestuft werden können.

Unbekannt ist bisher auch die durchschnittliche berufliche Belastung im Trabertraining und -wettkampf. Solche Unterlagen sind aber für das Lösen von Problemen, die in der Frage berufsbezogener Wirbelsäuleschäden liegen, unerläßlich (8:12.2).

8:4.8.6 Galopprennen

Der in den Steigbügeln stehende Jockey fängt mit seinen gut trainierten Beinmuskeln durch Abfedern in den Gelenken die entstehenden Vibrationen bis zu einem gewissen Grade ab: ähnlich wie der Skiabfahrtsläufer, 8:4.11.4. Trotzdem gelangen Schwingungen über den Leitweg Fuß–Bein-Becken zur Wirbelsäule. Noch ist bisher nicht geprüft worden, in welcher Stärke und wieweit sie in der Wirbelsäule des Jockeys kopfwärts gelangen. Die Problematik liegt also ähnlich wie bei den Vibrationen in motorgetriebenen Fahrzeugen: siehe die ausführlichen Darstellungen mit Bildern in den Kapiteln 5:3.1.5, 5:3.2. Langzeitbeobachtungen von Jockeys über Beschwerden und Schäden in der Wirbelsäule könnten nicht nur für die Diagnostik, sondern auch wegen der Therapiemöglichkeit von Vorteil sein. Die über den Hand-Arm-Schulter-Weg bis zur Hals- und zur oberen Brustwirbelsäule laufenden Vibrationen dürfen bei diesen Studien nicht außer acht bleiben.

8:4.9 Turnen

8:4.9.1 Allgemeines

Einleitung. Zu Beginn dieses Kapitels sei noch einmal darauf hingewiesen, daß im vorliegenden Buch nicht die *Sportverletzungen*, sondern die Sportschäden im Mittelpunkt der Erörterungen stehen sollen. Im Kapitel 8:2.2 wurde der schwierige Versuch unternommen, diese in der Literatur oft verwirrend verwendeten Fachwörter terminologisch auseinanderzuhalten. Dies soll, so gut als möglich, auch in den folgenden Abschnitten für die turnspezifischen Schadensmöglichkeiten an der Wirbelsäule geschehen.

Leitsatz: „Im Leistungsturnen liegt eine schädigende Tendenz (Tilscher u. *Oblak* 1973)".

Eine *Bemerkung* ist hier einzufügen: Viele turnerisch-sportliche Übungen – vor allem bei Geräteturnen, Bodenturnen, Wettkampfgymnastik, Kunstturnen, Trampolinturnen – haben einen ausgesprochen kunstvollen Charakter. Demgemäß eignen sie sich – über den turnerisch-sportlichen Wettkampf mit seinen festgelegten Wettkampffiguren hinaus – ausgesprochen für *berufsmäßige Schauvorführungen.* Einige dieser Möglichkeiten werden bei Artistik/Akrobatik (8:6) besprochen.

Im Eingang des Kapitels über das Turnen ist vorauszuschicken, daß Turnen seit der Zeit als Friedrich Ludwig Jahn, der Turnvater, 1811 in der Hasenheide den ersten Turnplatz eröffnete, eine zu jener Zeit kaum voraussehbare Verbreitung nicht nur in Deutschland, sondern auf der ganzen Welt erfahren hat. Turnen wird – wie in den folgenden Kapiteln noch zu erörtern ist – in vielen Ausübungsmöglichkeiten mit und ohne Turngeräte durch gezieltes Training bis zu größter Hochleistung gebracht. In den Schulen und in vielen Vereinen gilt Turnen als persönliches Vergnügen ohne besondere Hochleistungsabsichten. Auf diese Weise dient es der allgemeinen Körperertüchtigung und damit der Gesundheitsvorsorge, wie das vom Turnvater Jahn vor mehr als 150 Jahren beabsichtigt war. Jedoch hat das durchaus zu begrüßende Turnen, vor allem während der Zeit der körperlichen Reifung – also bereits vor und während der Schulzeit – die gleichen Schattenseiten für die Gesundheit des Rückgrates wie der Sport.

Bei allen Arten des Turnens steht die Wirbelsäule im Mittelpunkt des Bewegens und der verschiedenartigsten Lasteinflüsse. Vorübergehende Beschwerden, aber auch *ernste Schäden* sind nicht selten und treffen auffallend oft die kindlichen und jugendlichen Turner. Das reicht vom Zervikalsyndrom, Lumbago, Ischialgie, Blockaden (3:4.5) im Bewegungssegment – die der konservativen Therapie im Anfang gut zugänglich sind – bis zum röntgenographisch feststellbaren, unterschiedlich ausgeprägten Schaden einzelner oder vieler Bewegungssegmente: sowohl in ihren Weichgeweben (Bandscheiben, Bänder), als auch in den zugehörigen Wirbelbogengelenken und in den Iliosakralfugen. Außerdem entstehen Knochenschäden oder verschlimmern sich: zum Beispiel Spondylosen/Spondylolisthesen. Einzelheiten dazu werden bei den spezifischen Turn- und Sportarten besprochen.

Die statisch und dynamisch wichtige Muskulatur des Rumpfes mit Übergang zu Nacken, Schultern, Armen sowie Becken, Beinen zusammen mit umfangreichen Bändersystemen können bei den zu besprechenden turnerisch-sportlichen Einflüssen Schäden erleiden: vor allem bei langdauernd stereotyp einwirkenden Lasten. Das sind zum Beispiel Zerrungen mit feinen Einrissen, die zunächst kaum wahrgenommen werden, jedoch nach gehäuftem Auftreten Dauerhartspann und damit Steifen einzelner Wirbelsäulenabschnitte hinterlassen.

Ähnlich reagieren wiederholte Distorsionen von Gelenken, die Anlaß für oft sehr versteckte und schwierig diagnostizierbare Gelenksteifen sein können. (Anmerkung: Das Rückgrat verfügt über etwa 100 gelenkende Einheiten, siehe in 2:2.6.1.) Von derartigen Schadensgefahren ist in vielen folgenden Kapiteln die Rede.

Oft wird vom *Turnerbuckel* gesprochen. Er wurde polemisch sogar als Statussymbol der Turner bezeichnet. Gemeint ist damit eine deutlich ausgeprägte, rundbogige Kyphose im Bereich der Brustwirbelsäule, die gelegentlich die oberen Abschnitte der Lendenwirbelsäule einbezieht: Kapitel 8:2.2.1, 8:4.9.5 u.a. Die Kyphose behält ihre Steife während aller turnerischen und sportlichen Übungen, auch in der Rückbeuge. Auffallend wird dies vor allem bei Wettkämpfen und Schauvorführungen, wie Bodenturnen, Geräteturnen, Gymnastik u.a. Die Trainingszeit für diese Disziplinen beginnt in der Regel im frühen Jugendalter, wenn die Wirbelsäule noch mitten im Reifestadium ist: siehe in 8:9.1, 8:9.2.

Noch fehlen systematische Untersuchungsreihen mit Röntgenaufnahmen, also Langzeitstudien, die dieses Problem in den Mittelpunkt stellen. Dabei sollte gezielt der Übergang zwischen versteifter Kyphose und beweglicher Lendenlordose im Blickpunkt sein. Bestehen an dieser Stelle Schmerzen, und wie verhalten sich die Zwischenwirbelräume und die Wirbelbogengelenke? Darüber hinaus ist nachzuprüfen, wieweit im versteiften kyphotischen Bogen Rückstände eines Morbus *Scheuermann* erkannt werden. Ähnliche Fragen liegen für Kyphosen bei verschiedenen Sport- und Turndisziplinen vor: näher beschrieben in 8:2.2.1.

Da sich die jugendliche Kyphose bereits in der frühen Entwicklungszeit der Wirbelsäule beim Kind aus vorgegebenen Ursachen, wie Disposition und endogene Dysregulation, bildet, bedeutet Turnen/Sport einen zusätzlichen, die Krankheit verschlimmernden Einfluß. Durch Vorsorgeuntersuchungen sollten Kinder mit ernsten Formen der *Scheuermann*-Krankheit (Einstufung siehe in 4:4.2) rechtzeitig erkannt, vom üblichen Turnen, insbesondere vom Leistungsturnen abgehalten und einer ärztlich überwachten krankengymnastischen Behandlung zugeführt werden. Sie kann bei gutem Erfolg das schrittweise Aufnehmen von Sport/Turnen ermöglichen.

In der erstaunlich hohen Zahl von mehr als 50 % (bei 13 Turnern) fanden *Tütsch* u. *Ulrich* (1973) röntgenographisch jugendliche Kyphosen (Morbus *Scheuermann*), während Jugendliche im Durchschnitt nur mit 30 % an dieser Erkrankung beteiligt sind. Ähnliche Zahlen enthalten auch andere Statistiken über Turner. *Refior* u. *Zenker* errechneten bei 50 jugendlichen Leistungsturnern 50 % Adoleszentenkyphose, dagegen bei der Kontrollgruppe nur 28 %. *Refior* (1970) konnte feststellen, daß sich drei Jahre nach der Erstuntersuchung die Kyphosen jugendlicher Turner (neun und 19 Jahre) wesentlich bis zum Turnerbuckel verstärkt hatten. Es waren auch mehr fixierte Wirbelsäuleabschnitte aufgetreten. Diese Erfahrungen veranlaßten *Refior* zu dem Vorschlag: „*Jugendliche mit röntgenographisch erwiesenen Schäden an der Wirbelsäule sind vom Leistungstraining auszuschließen.*" (*Leitsatz*)

Schon das Laufen ruft hohe Druckstöße hervor, die über den Leitweg Bein–Becken–Kreuzbein in die Wirbelsäule einstrahlen (8:4.3.1). Dies ist bei allen turnerischen und sportlichen Sprüngen erst recht der Fall. So erzeugt z.B. ein Absprung vom Turngerät aus 4 Meter Höhe beim Auftreffen auf dem Boden – je nach dessen Beschaffenheit – einen Stoß von 9–11 g, der nach biomechanischen Erkenntnissen die Beanspruchbarkeit, also die Leistungsgrenze, der Bandscheibe oft erreicht und bei mehrfach rasch hintereinander kommenden Wiederholungen das Gewebe im Zwischenwirbelraum ernstlich gefährdet: siehe Initialanstoß und Mikroschaden in 4:6.2.3. *Tütsch* u. *Ulrich* (1974) haben bei Geräteturnern in der Aufsprungphase nach Abgang vom Gerät Beschleunigungskräfte mit einer Druckspannung von 66 kp/cm² an den Bandscheiben gemessen. Um diesen hohen Druck besser auf die gesamte Zwischenwirbelscheibe zu verteilen, muß beim Abgang vom Gerät und beim Aufsprung die Lendenlordose möglichst gestreckt sein. Leider wird jedoch der Niedersprung (Abgang) mit stark durchgedrücktem Hohlkreuz bevorzugt: aus Stilgründen der Disziplin? Als Schönheitsideal? Oder Siegerpose? Damit liegt die Hauptlast schadenstiftend auf den rückwärtigen Teilen der Lendenbandscheiben: Abbildungen 8/29 und 8/30.

Starke Lendenlordosen werden bedauerlicherweise auch bei vielen Figuren des Sportes

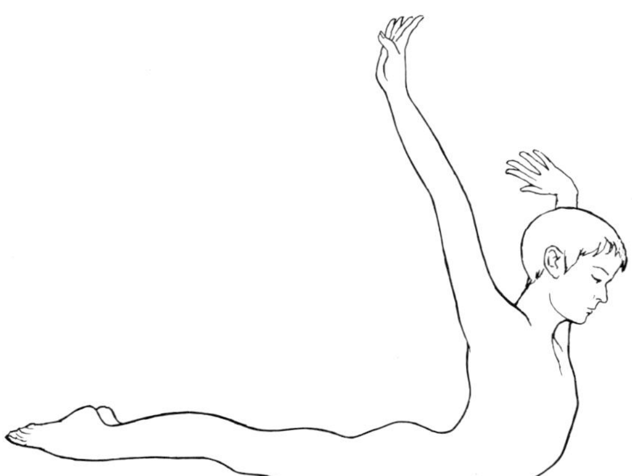

Abb. 8/29: Abgang vom Barren. Jugendliche Geräteturnerin mit übermäßig vertiefter Lendenlordose, deren Gefahren im Text geschildert sind

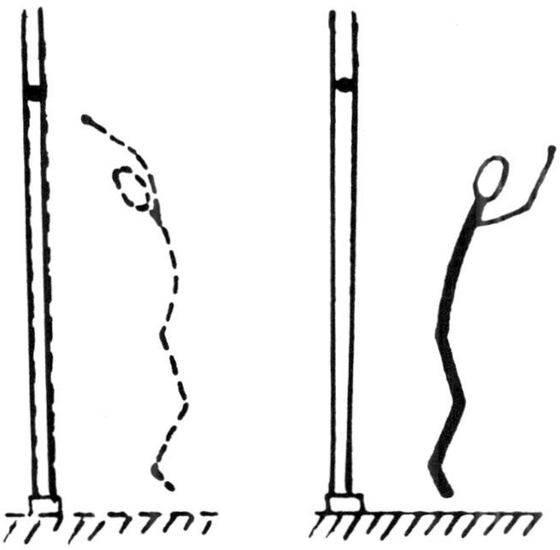

Abb. 8/30: Absprung vom Reck. Links: schadenbringendes Hohlkreuz. Rechts: Richtige Streckhaltung im Lenden-Kreuzbein-Bereich

und des Turnens verlangt: Bilder dazu in den Kapiteln 8:4.9.2 bis 8:4.9.6.

Um Schäden abzuwehren (zum Beispiel bei Vorerkrankungen) ist vor Beginn des Trainings für Hochleistungsturn- und -sportarten die Einstellungsuntersuchung mit Röntgenbildern der Wirbelsäule nicht nur zu empfehlen, sie ist unabdingbar. Das Augenmerk sollte dabei auf die Zeichen von Bandscheibeschäden, aber auch auf die Verhältnisse an den Wirbelbogengelenken sowie an den Zwischengelenkstücken gerichtet werden. Zu hoffen ist, daß mit dem weiteren Ausbau der unabhängig von ionisierenden Strahlen arbeitenden neuen bildgebenden Verfahren (6:3.4.4) durch Bilder in kürzeren Abständen wichtige Einzelheiten an der Wirbelsäule im Interesse der Turner/Sportler gut sichtbar darzustellen sind.

Vielerlei Probleme stellen sich für die Wirbelsäule bei fast allen Disziplinen des Turnens – aber auch des Sportes – für das *Hochleistungstraining.*

So konnten *Tütsch* u. *Ulrich* (1973) bei 22 Hochleistungsturnern sieben Fälle mit Spondylolisthesis finden, über die sie ausführlich berichten. Der Einfluß von Sportbelastungen für das Entstehen oder Fortschreiten der Spondylolysis/Spondylolisthesis wird in Abschnitt 8:7.2 behandelt.

Über die Häufigkeit von Beschwerden in der Hals- und der Lendenwirbelsäule von Turnern berichtet *Ulrich* in einem Anhang zu der ausführlichen Arbeit von *Krayenbühl* et al. (1967). Bei Olympia-Hochleistungsturnern der Schweiz, Italiens und Japans bestanden auffallend viele Bandscheibevorfälle in der Lendenwirbelsäule, die zum Teil operiert werden mußten. Zwei der vier Mitglieder einer Olympia-Turnmannschaft der Schweiz von 1964 beendeten wegen Wirbelsäuleleiden das Leistungsturnen. Die Ursache für diese Schwierigkeiten der Turner wird in der übermäßigen Last infolge der bei vielen Turnarten stark betonten Lendenlordose gesehen.

Die „*schadenstiftende Lendenlordose*" spielt in vielen Turnarten und Sportdisziplinen eine Rolle, die zum Nachdenken veranlaßt. Die Lordosehaltung wird bei einzelnen Figuren im Wettkampf und darüber hinaus in Tausenden Trainingsstunden immer wiederholt und bewußt durch Lockerung der Bewegungssegmente im Lendenbereich allmählich vertieft. Die tiefe Lendenlordose gilt fast als ein Schönheitsideal, auch für die Absprungstellung von Turngeräten oder die Haltung bei den Figuren der Turmspringer. Sie ist jedoch unphysiologisch. Denn sie führt zu einem starken Druck auf die rückwärtigen Teile der Lendenbandscheiben. Der Gallertkern wird nach vorne geschoben und dadurch kommt es zu dem übermäßigen Anspannen der von den Ringlamellen in die Wirbelkörperrandleisten einstrahlenden Fibrillen (Abb. 2/4). Schäden im inneren Aufbau der Zwischenwirbelscheiben werden so vorprogrammiert. Darüber hinaus besteht ein besonderer Druck in den Wirbelbogengelenken. Knorpelschäden der Gelenkflächen führen zu den bekannten schmerzhaften Arthrosen. Auf diese ungünstigen Verhältnisse wird noch in mehreren der folgenden Kapitel hingewiesen. Die übertriebene Lendenlordose sollte also aus den Programmen der Turn- und Sporthaltungen möglichst bald gestrichen werden. Die Absprünge von Turngeräten wirken besonders ungünstig auf die Übergangsregion vom Becken zur Lendenwirbelsäule, weil der – auch bei weicher Bodenunterlage – ausgelöste Vibrationsstoß von den Füßen über die Beine und das Becken auf die in der oben geschilderten Weise beanspruchten Bandscheibengewebe auftreten und zu einem ruckartigen Rückschieben mindestens der unteren, oft aber auch von mehreren Wirbeln führt. Dieser Vorgang überschreitet zweifellos die Belastungstoleranz der Bandscheibenstruktur. *Die schadenstiftende Lendenlordose ist ein typisches Beispiel zur Fehl- und Überbelastung, hervorgerufen durch sportspezifische und trainingsmethodische Besonderheiten* (*Leitsatz*).

Besonderheiten bietet auch der *lockere Beckenring*, der bevorzugt bei jungen asthenischen Frauen, gelegentlich auch bei Kindern und Jugendlichen beiderlei Geschlechtes gefunden wird, wenn die Aufmerksamkeit des untersuchenden Arztes oder auch eines talentsuchenden Trainers darauf gerichtet ist (6:2.3). Der lockere Beckenring steht oft im Zusammenhang mit einer Hypermobilitas der Wirbelsäule (8:2.3). Sie kann endogenen Ursprung haben, wird aber in manchen Disziplinen erst durch *Partnertraining* oder *Weichmachen* erreicht beziehungsweise verstärkt. Die Koppelung von überbeweglicher Wirbelsäule und lockerem Beckenring bietet gute Voraussetzungen für manche Turn- oder Sportdisziplinen. Deswegen können sie Vorbedingungen für die „Talentauswahl" sein (8:9.2).

Einzelheiten zu den einleitenden Ausführungen sind in den anschließenden Kapiteln nachzulesen.

8:4.9.2 Bodenturnen

Nach dem Sport-Duden müssen die Bodenübungen ein harmonisches Ganze bilden im Wechsel zwischen gymnastischen Bewegungen, Gleichgewichtsteilen, Halteteilen, Kraftteilen, Sprüngen, Kippen, Überschlägen, Saltos. Der Sportarzt betrachtet in dieser klar gezeichneten Definition die Wirbelsäule als zentrales Organ, das allen geschilderten Bewegungsphasen nicht nur die Grundlage gibt, sondern durch eigenes Mitbewegen und durch Krafteinsatz der zugehörigen Muskulatur steuernd und stützend eingreift. Bilder von Figuren und Abläufen machen verständlich, welche intensiven Einflüsse in Training und Hochleistungswettkampf auf das gesamte Rückgrat des Bodenturners und vor allem auf den Lenden-Kreuzbein-Übergang einwirken. Sehr ungünstig ist der oft geforderte rasche Wechsel von verstärkter Lendenlordose zum Strecken in die Kyphose, die sich von der Lenden- in die Brustwirbelsäule fortsetzt. Obwohl diese Figurenfolgen bei gut trainierten Sportlern fließend ineinander übergehen, entsteht doch eine bedeutende Belastung. Auch die eingeschalteten Vorwärts-Rückwärts-Saltos in der Luft mit einfließenden Körperschrauben oder Bodenrollen beeinflussen bevorzugt die Lendenwirbelsäule mit ihrem Übergang zum Kreuzbein. Hinzu kommt noch beidseitig wechselndes Radschlagen. In dieses Figurenprogramm greifen Handstand und Fußstand seitlich, die fließenden Figuren unterbrechend, ein. Hechtüberschlag und Nackenkippe geben nur wenige Phasen eines Bodenturnprogrammes wieder: Abbildung 8/31.

Das Bodenturnen soll auf jeden Fall *„Anmut gepaart mit Akrobatik"* sein.

Die gesamte Palette der Figuren einer Kür oder einer Pflichtübung bedingt durch verschiedene Lasteinflüsse in unterschiedlichen Richtungen ist ein „ununterbrochenes Trommelfeuer", das sich wesentlich auf den lumbosakralen Übergang auswirkt. Diese rasch wechselnden Ansprüche an das Rückgrat ergeben unter anderem „Schläge ins Kreuz" von 2–8 g.

Das Wiederaufrichten des im Grätschsitz vorgebeugten Rumpfes führt infolge der notwendigen Muskelkraft zu starkem Druck gegen die unteren Lendenbandscheiben. Sie werden während der in Abbildung 8/32 dargestellten kyphotischen Lage zunächst vorn belastet. Beim Aufrichten zur Lendenlordose verschiebt sich der muskelgesteuerte Lastdruck über die mittleren zu den rückwärtigen Bandscheibenteilen. Um die Gewebe der Zwischenwirbelscheiben schonend zu behandeln, sollte der Athlet und der Trainer beachten, daß diese Bewegung flüssig und nicht ruckartig verläuft.

Das Bodenturnen verlangt noch andere wirbelsäulebelastende Einflüsse. Dazu gehört der

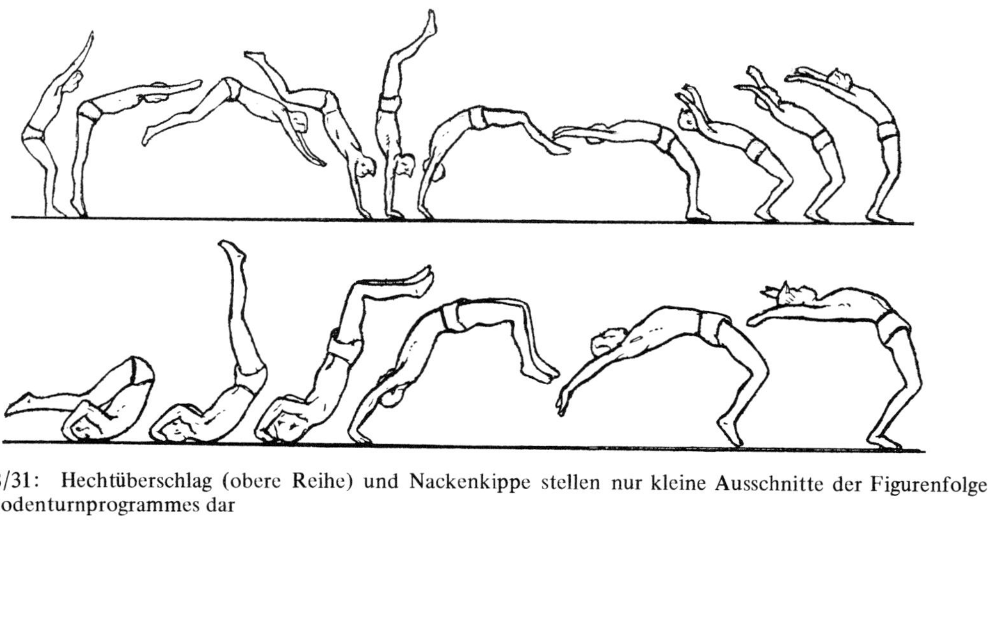

Abb. 8/31: Hechtüberschlag (obere Reihe) und Nackenkippe stellen nur kleine Ausschnitte der Figurenfolge eines Bodenturnprogrammes dar

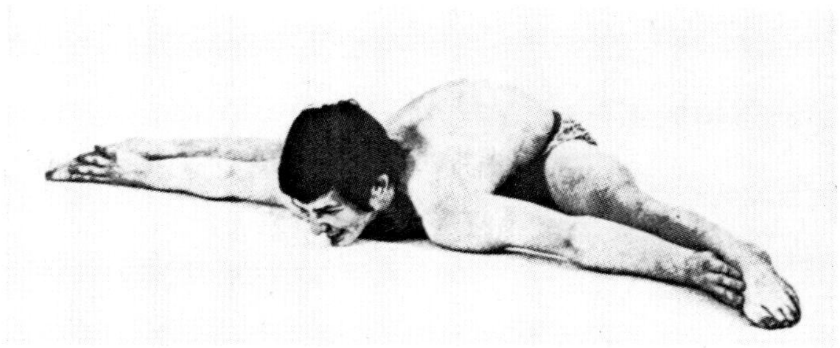

Abb. 8/32: Grätschsitz-Lage erfordert für das Aufrichten aus der Totalkyphose bedeutende Kraftanspannung der Rückenmuskeln, siehe im Text (aus *Tütsch* u. *Ulrich*)

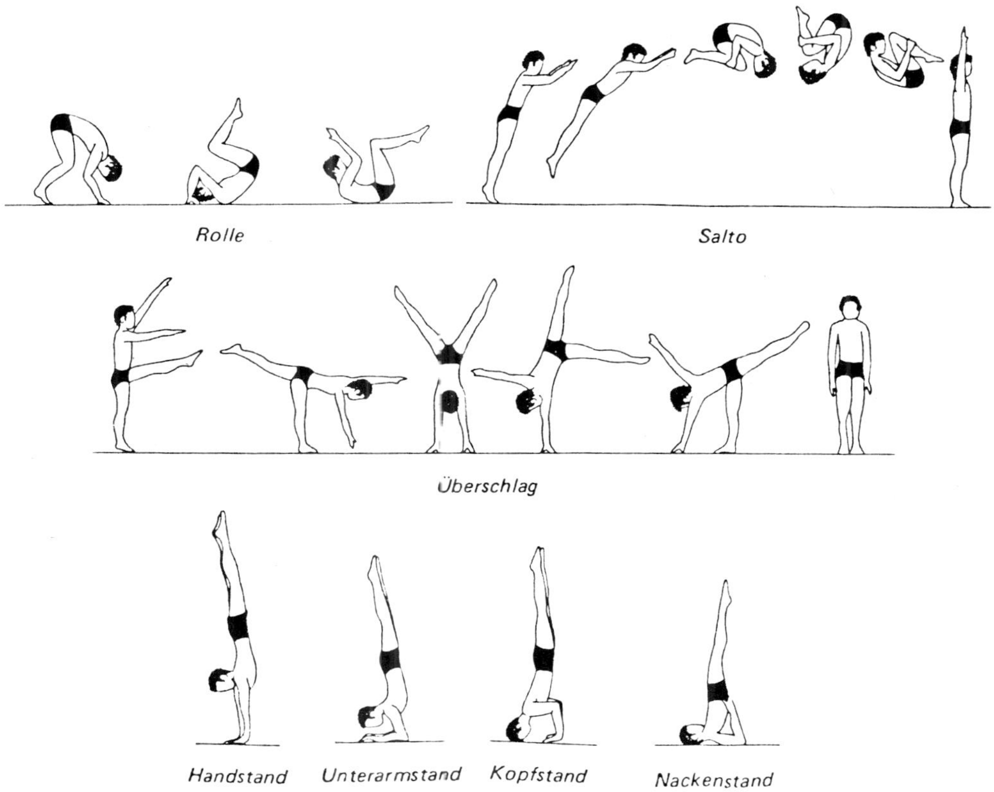

Abb. 8/33: Auswahl einiger Figuren und Figurengruppen aus der Disziplin des Bodenturnens, die jedoch bei weitem nicht die Vielfalt der Kombinationsmöglichkeiten zeigen

Nackenstand (Abb. 8/33): auf der scharf abgeknickten Halswirbelsäule ruht fast die gesamte Körperlast. Beim Kopfstand trägt die leicht gebogene Halswirbelsäule, trotz der Armabstützung, ebenfalls erhöhte Last. Hand- und Unterarmstand verlangen eine überlordosierte Halswirbelsäule. Viele der grundlegenden Figuren des Bodenturnens leiten in die Figurenvielfalt des Kunstturnens über (Kapitel 8:4.9.5).

8:4.9.3 Geräteturnen

Trainieren und Wettkampf an den Turngeräten belasten die untere Lendenwirbelsäule mit ihrem Übergang zum Becken, vor allem durch den Abgang mit 80 bis 320 kg Druck je nachdem, ob ein weicher oder sehr harter Aufsprung entsteht. Er hängt von der Bodenbeschaffenheit, aber auch von dem mehr/weniger elastischen Abfangen durch die Hüft- und Beingelenke ab. Hinzu kommen die in den letzten Jahren vermehrt eingeschalteten Schrauben sowie das Vorbeugen und das Rückbeugen der Lendenwirbelsäule, die bei Überschlag oder Salto mit besonderer Kraft einwirken. Oft kommt es dabei zu mehrmaligem raschen Wechsel zwischen Lordose, Kyphose, Seitbeuge, Torsion. Eingehende Messungen der in den verschiedenen Kunstformen des Geräteturnens gezeigten Figuren auf-

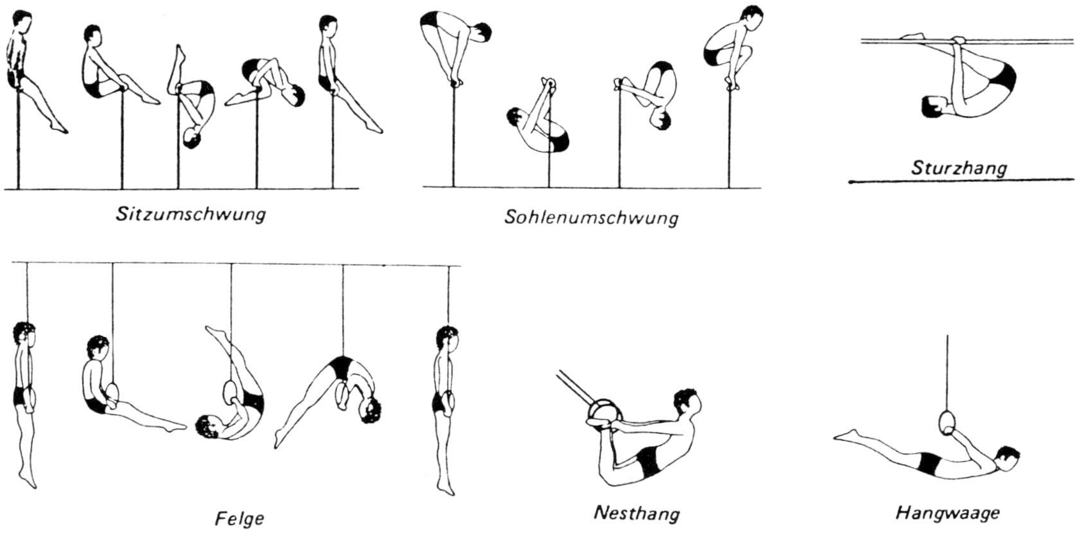

Abb. 8/34: Möglichkeiten des Geräteturnens. Die dargestellten Gruppen sind Grundübungen der Disziplin. Die Vielfalt der Lasteinflüsse, die dem Rückgrat zugemutet werden, ist in diesen Skizzen nur andeutungsweise zu erkennen

tretenden Einflüsse auf die einzelnen Abschnitte des Rückgrates stehen noch aus.

Das Geräteturnen entwickelte eine große Zahl von eigenen Figuren (Abb. 8/34), die aber in vielen Punkten den in 8:4.9.2 beschriebenen Einflüssen des Bodenturnens auf die Wirbelsäule nahestehen oder entsprechen: zum Beispiel das trommelfeuerartige heftige Wirken gegen verschiedene Teile der Wirbelsäule. Es kann im Zentrum der belastenden Bewegungen und Stöße schadenstiftend für die Weichgewebe (Zwischenwirbelscheiben, Bändersysteme und Gelenkknorpel) sein, weil es infolge des schnellen Bewegungswechsels ihren elastischen Reserven (Abwehrmaßnahmen) nicht gelingt, in Bruchteilen von Sekunden ausreichend zu reagieren. Denn der nächste Wechsel mit neuem Kraftstoß folgt unmittelbar. Über die Auswirkungen für den Bandscheibestoffwechsel ist in 3:2.4 nachzulesen. Dort wird auch ausgeführt, wie rasch wechselnde axiale Stöße an der Wirbelkörper-Bandscheibe-Grenze eine diffusionshemmende Stagnation erzeugen. Das ist infolge von Vibrationen (zum Beispiel in Kraftwagen) ebenso möglich wie bei den raschen Figurenfolgen des Boden- oder Geräteturnens. An *Reck, Hochreck* und *Barren* führen der rasche Knieebenso wie der Sitzumschwung aus der muskelangespannten Kyphose beim Absprung zum blitzschnellen Wechsel in eine – oft übertriebene – durch Gegenmuskulatur festgehaltene Lordose.

Abel u. *Witak* berichteten 1977 von 18 Geräteturnerinnen. Die Verfasser fanden im Vergleich mit den üblichen Angaben der Literatur verhältnismäßig wenige Wirbelsäuleschäden, obwohl die Beobachtungszeit in die zweite, besonders gefährdete Wachstumsperiode des Rückgrates zwischen zwölf und 14 Jahren fiel. Nur vier der Turnerinnen gaben Rückenbeschwerden an. Bei allen 18 Mädchen war nach dem mehrjährigen Training die Beweglichkeit deutlich verbessert. Die Rückbeugefähigkeit steigerte sich auf 90°, während sie im allgemeinen Durchschnitt nur 30° beträgt. Röntgenologisch konnten bei zwei Turnerinnen Spondylolisthesen L 4/S 5 entdeckt werden, die im Beginn des Trainings nicht vorhanden waren. Die Verfasser führen die von ihnen ausführlich geschilderten geringen Schäden darauf zurück, daß bei der anfänglichen körperlichen Eignungsuntersuchung einschließlich Röntgenuntersuchungen in 2 Ebenen eine strenge Auswahl getroffen wurde.

Für die bei *Salto* u. *Tischsprung* beobachteten Abrisse des Zahnfortsatzes (Densfrakturen) am 2. Halswirbel ist noch nicht sicher geklärt, ob sie durch einmaligen Gewalteinfluß entstanden sind oder ob hierbei, ähnlich wie bei den Dornfortsatzabtrennungen (8:7.3) Ermüdungsbrüche durch vielfach wiederholtes sportlichturnerisches Training oder im Wettkampf vorliegen.

Es wundert nicht, wenn bei der geschilderten Belastung der Geräteturner gehäuft Spondylolysen/Spondylolisthesen entdeckt werden. Meist kommt es bald nach Trainingsanfang zu

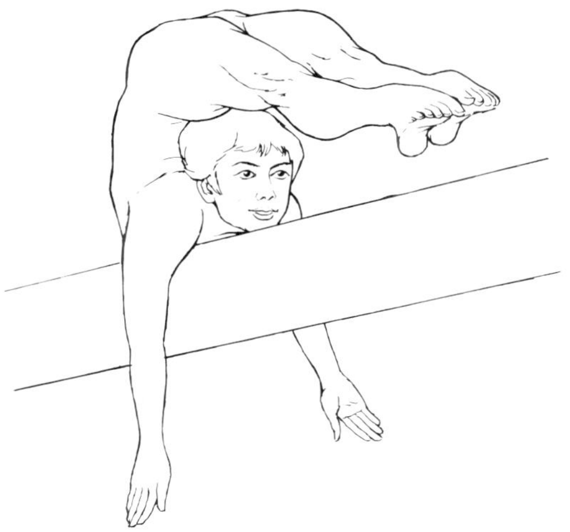

Abb. 8/35: Jugendliche Turnerin am Schwebebalken: hochgradige Lendenlordose

den charakteristischen Beschwerden. Schließlich wird die Spondylolysis/Spondylolisthesis im Röntgenbild gefunden: *Schwerdtner* u. *Schoberth* 1973, vergleiche in 8:7.2. Als Grund geben die Autoren an: „ständige häufige Lordosierungstraumen bei gleichzeitiger statischer oder dynamischer Überlast für die Lendenwirbelsäule." Wenn von kindlichen und jugendlichen Geräteturnerinnen (Abb. 8/35 und 8/36) die übermäßige Lordose in Tausenden von Trainingsstunden und im Wettkampf immer wiederholt werden muß, dann nimmt trotz aller angeborenen und durch weiteres Üben verbesserten Hypermobilitas die Wirbelsäule am lumbosakralen Übergang Schaden. Gut trainierte Muskulatur kann allerdings durch rechtzeitiges Fixieren des gefährdeten Rückgratabschnittes die Belastungsstöße mildern, wohl aber kaum gänzlich aufheben. Schäden an den Zwischenwirbelscheiben, Spondylolysis/Spondylolisthesis, Wirbelbogengelenkarthrosen, Iliosakralarthrosen, mit dazu gehörigen Schmerzen und Bewegungsbehinderungen, sind die erst in späteren Lebensjahrzehnten zunehmend auffallenden Folgen.

Diese Schadensmöglichkeiten begrenzen sich jedoch nicht allein auf die bereits genannten Geräte (Barren, Reck, Tischsprung) und alle Saltos, sondern sind ebenso bei dem Turnen an Pferd, Ringen, Schwebebalken und anderen zu beobachten.

Unter vielen Trainern ist die Ansicht verbreitet, daß die Körper erwachsener Frauen zu plump bei den turnerischen Figuren wirken. Deshalb werden jetzt fast ausschließlich nur noch Kinder (Mädchen) bereits im Vorschulalter auf dem Wege der Talentauswahl (8:9.2) in das Leistungstraining aufgenommen. Einige von ihnen trainieren vergebens. Jedoch wird niemals systematisch registriert, ob sie wegen Rückenbeschwerden ausscheiden und wie die Wirbelsäule sich weiter (fehl?-)entwickelt. Andere erreichen nach sieben bis zehn schweren Trainingsjahren, die von den Kindern viel Entbehrungen verlangen, bereits im Alter von 13/14 Jahren die Titel von Europa- oder Weltmeistern – wie aber sieht die Wirbelsäule aus? Welche Spätschäden stellen sich ein?

Für dieses Kapitel sind aus der Fülle der Übungshaltungen und der besonderen Bewegungen nur einige Bilder wiedergegeben.

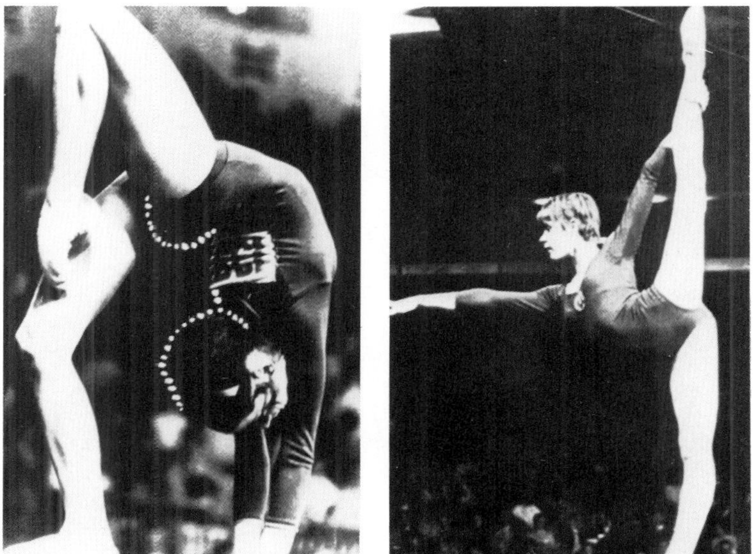

Abb. 8/36: Turnübungen auf dem Schwebebalken. Übermäßige Lordosen der Lumbalgegend bei gleichzeitiger Torsion. Hypermobilitas des Hüftgelenkes (aus *Schneider* 1976)

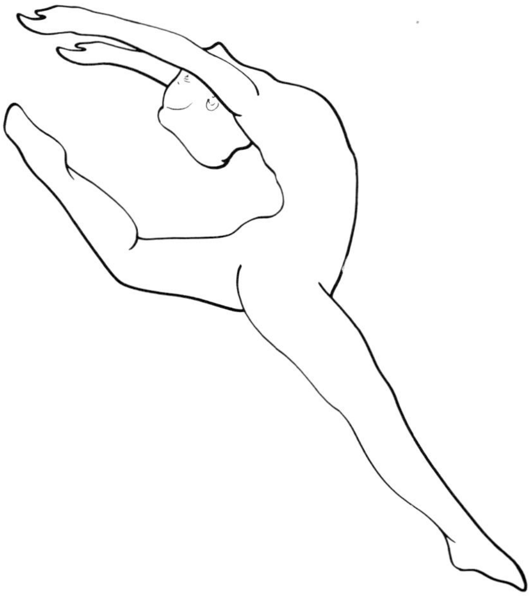

Abb. 8/37: Eine häufige Sprungfigur, wie sie in Wettkampfgymnastik zwischen andere Figurenfolgen eingeschaltet ist. Auch wiederholt sich das schadensträchtige allzu tiefe Hohlkreuz

8:4.9.4 Wettkampfgymnastik

Moderne Gymnastik kann wettkampfmäßig ausgeübt werden. Das bedingt einen überlegten Aufbau für das Programm von Figurenfolgen, die besonders exakt sein müssen. Elemente des Bodenturnens (8:4.9.2) werden häufig in die Wettkampfgymnastik eingeflochten. Außerdem gehört eine tänzerische Leichtigkeit zum Bild des Ablaufes der Figurenfolgen. Typische Figuren der Wettkampfgymnastik zeigen die Abbildungen 8/37 und 8/38.

Die Bewegungsausschläge und ebenso die Ruhehaltungen mitten in einer Figur sowie das Wechseln zwischen Vor- und Rückbeugen beanspruchen die Bewegungssegmente der Wirbelsäule in gleicher Weise wie bei Boden- oder Geräteturnen. Das Überschreiten der Belastungsgrenzwerte wird nicht immer ausbleiben. Solche schadenstiftenden Einzelursachen können Initialanstoß für Folgeschäden in den Zwischenwirbelscheiben und im Gelenkknorpel der vielen Wirbelsäulegelenke werden. Mehr noch kann das oft pausenlose Wiederholen gleichartiger Figurenfolgen Schädigungsursache sein. Hier wie bei anderen wirbelsäulebelastenden Sport- und Turndisziplinen sollten rechtzeitig die sich durch Rückenschmerzen und deren Ausstrahlungen anzeigenden Beschwerden ernst genommen werden.

Bei dem „Weichmachen" in der Wettkampfgymnastik steht neben den Gliedmaßengelenken die Wirbelsäule im Mittelpunkt des Partnertrainings: Abbildung 8/39. Es liegen also gewisse Zusammenhänge mit den Kontorsionisten vor (8:6.2). Wegen der fehlenden Langzeitstudien ist jedoch nicht bekannt, ob die Schäden an der Wirbelsäule bei Wettkampfgymnastinnen so ausgebreitet sind wie bei den Kontorsionisten.

8:4.9.5 Kunstturnen

In der Definition des Sport-Duden wird das wettkampfgemäß ausgeübte Geräteturnen als Kunstturnen bezeichnet: Abbildung 8/40a. In

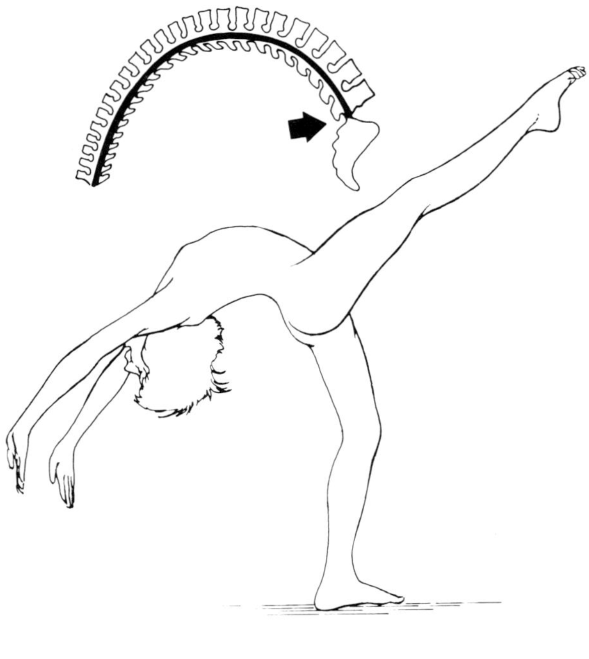

Abb. 8/38: Überschlag in der Wettkampfgymnastik. Pfeil in der Skizze zeigt an die gefährdete Stelle. Das vordere Klaffen im Bandscheiberaum L 5/S 1 ist angedeutet (siehe Pfeil)

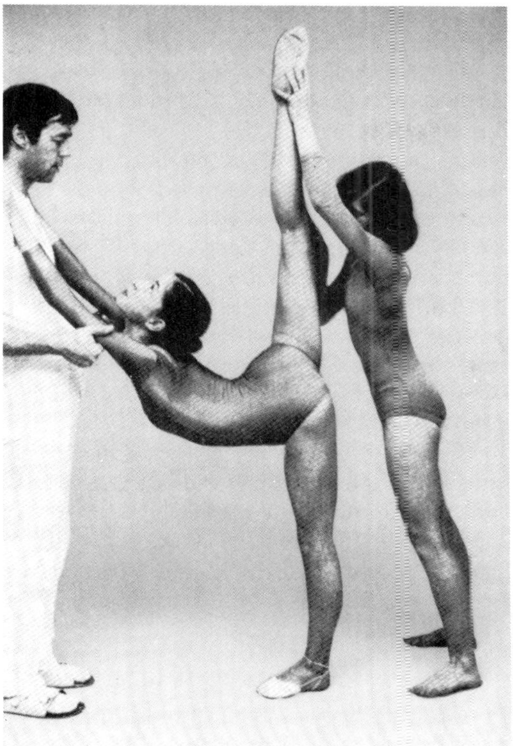

Abb. 8/39: Weichmachen im Partnertraining kindlicher Wettkampfgymnastinnen (aus *Steinbrück* u. *Rompe* 1980)

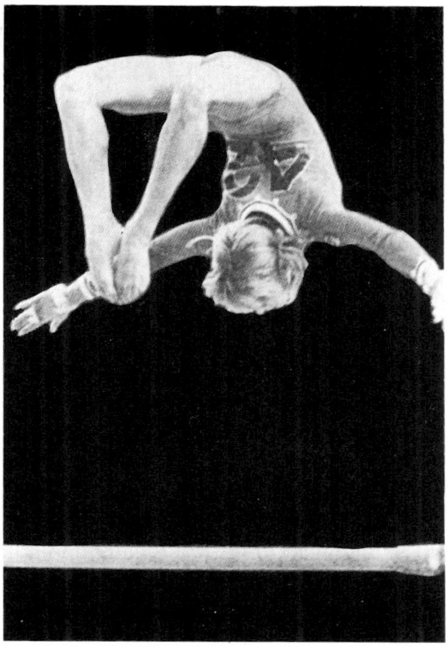

Abb. 8/40a: Artistische Hochleistung einer Athletin im Kunstturnen, erkauft durch eine übermäßig starke Lordose (aus *Krahl* 1975)

seinen Pflichtübungen hat der Athlet also vorgegebene Figuren am Gerät sehr exakt auszuführen. Wegen der zahlreichen Turngeräte (siehe in 8:4.9.3) können Einzelheiten hier nicht besprochen werden. Auf jeden Fall fließen auch im Kunstturnen – wie in anderen Turndisziplinen – Drucklasten, Biegebeanspruchungen, Zugkräfte mit unterschiedlich starker Anspannung im Rückgrat zusammen und üben im Verbund, aber auch in raschem Wechsel Kräfte aus, wie sie in den vorstehenden Kapiteln beschrieben sind. Der Wettkampf im Kunstturnen verlangt jedenfalls das besondere Beherrschen der Koordination zwischen Gliedmaßen und Rumpf, weil sich viele einzelne Kraftakte zu einem Ganzen bei jeder Figur zusammenschließen müssen. Schäden im Bereich der Wirbelsäule (Zwischenwirbelscheiben, Wirbelgelenkknorpel) durch das „trommelfeuerartige Wiederholen stereotyper Bewegungs- und Belastungsphasen" sind häufig durch die dem schädigenden Initialanstoß folgenden Initialschäden: beschrieben in 3:2.2.4, 4:6.2.3, 8:3.1 (am Ende des Kapitels). Manche Statistiken wurden zu diesem Fragenkomplex bereits zusammengestellt. Darüber ist in vielen Kapiteln dieses Buches berichtet.

8:4.9.6 Trampolinturnen

Das Trampolinturnen, das sich einer zunehmenden Beliebtheit erfreut und auch in vielen Schulen Eingang fand (siehe Minitrampolin in 7:2.3.4), führt bedauerlicherweise häufig zu schweren *Verletzungen* des Rückgrates. Querschnittslähmungen sind nicht selten: *Rompe* 1980, *Steinbrück* 1979, *Steinbrück* u. *Paeslack* 1978, *Witthaut* 1969.

Im Blickpunkt der Problematik dieses Buches stehen aber nicht die Verletzungen durch einmalige Gewalteinflüsse, sondern die sich allmählich entwickelnden *Schäden* an der Wirbelsäule (8:2.2), die bedauerlicherweise recht häufig sind. Das wird verständlich, weil beim Auftreffen und beim Absprung vom Tuch die Sprunghöhe und die Fallhöhe an den Lendenbandscheiben eine maximale Kraft vom Fünffachen des Körpergewichtes erzeugen: Zwischen 250 und 350 kp, siehe auch Abbildung 8/40b. Die Zwischenwirbelscheiben werden aber nicht nur dadurch übermäßig belastet, sondern sie unterliegen bei den verschiedenen Sprungfiguren noch Torsionen im Wechsel mit hohem axialen oder abscherenden Druck. Die dadurch in den Weichgeweben des interkorporalen Raumes (Faserring und Gallertkern) entstehenden Schäden sind ernster Natur.

Das beim Trampolinturnen wesentliche und immer wiederholte mechanische Einwirken auf

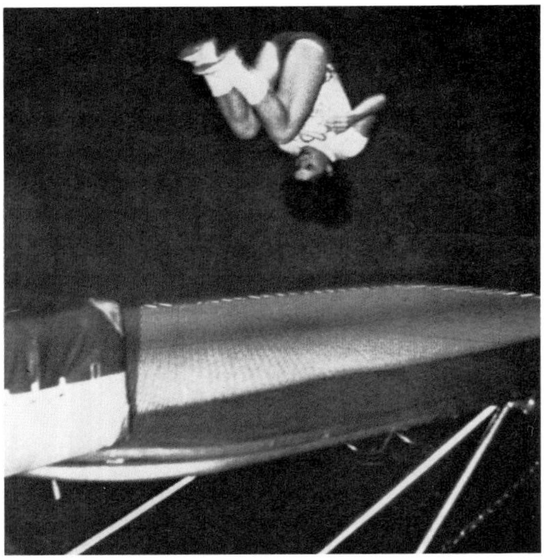

Abb. 8/40b: Das gefährliche Trampolinturnen (aus *Steinbrück* u. *Paeslack* 1978)

die Wirbelsäule konzentriert sich auf die untere Lendenwirbelsäule und den Lenden-Kreuzbein-Übergang. Unerwartete Lastgewichte drücken durch Vor- und Rückbeugen, die nicht gleitend genug ineinander übergehen, so daß bei einer unerwarteten Fehlinnervation die gespannte Muskulatur plötzlich gelockert wird oder in ungünstige Spannungsrichtung gelangt. Hinzu kommt das Verwringen bei Schraubensprüngen, besonders Belasten im Salto vor- und rückwärts, auch Seitbiegen bei entsprechenden Sprungformen. Mißglückte Sprünge (3:2.2.4) wirken besonders ungünstig mit ruckartiger Kraftkonzentration auf die Kreuzgegend, können auch die Halswirbelsäule beeinträchtigen.

Das Trampolinturnen verursacht durch den stoßartigen Wechsel zwischen Aufsprung und Rückfedern einen unphysiologisch raschen und gewaltsamen Preßeinfluß auf die Bandscheiben. Sie werden noch zusätzlich ungünstig belastet, wenn der Springer in diesem Augenblick den Körper dreht, oder wenn beim Aufsprung eine Körperschraube plötzlich abgebremst wird. Die bei Trampolinturnerinnen und -turnern vermehrt festgestellten abgeflachten physiologischen Krümmungen beziehen *Schwerdtner* u. *Fohler* 1974 auf die Torsionen und auf den axialen Druck, der die Wirbelsäule oft mit 5 g, also dem Fünffachen der Anziehungskraft der Erde, trifft. *Riehle* errechnete 1971 für die axiale Stauchung beim Abgangssprung der Trampolinspringer die Beschleunigungswerte sogar bis zu 8 g und Druckspannungen in den Bandscheiben bis zu 66 kp/cm². Näheres zu diesen Belastungswerten und ihren Grenzen enthält das Kapitel 3:2.2.4.

Das Trampolinturnen belastet die Lendenwirbelsäule äußerst stark. Sie muß beim Aufsprung die angegebenen Kräfte abfangen. Das gelingt nur mit Hilfe sehr gut durchtrainierter Muskulatur, die in diesem Augenblick angespannt werden muß. Dagegen ist für die Sprungfiguren mit Torsionen, Biege- und Stauchkräften eine lokale Überbeweglichkeit der unteren Abschnitte des Rückgrates erforderlich, so daß bei der Talentauswahl darauf geachtet wird, siehe in 8:9.2. Näheres über die notwendige Hypermobilitas im Bereiche der Lendenwirbelsäule ist in 8:8.7 beschrieben.

Trotz der Bemühungen, im Training die notwendige Muskulatur spezifisch zu schulen und die Sprungfiguren entsprechend aufzubauen, konnte *Groher* 1969 und 1974 über erhebliche Schäden berichten. Von 41 Trampolinturnern der Stufe I hatten drei Spondylolyse/Spondylolisthese (7,3 %) und von 27 der Stufe II waren es sieben (25,9 %). Ein Verdacht auf Spondylolyse lag in der Stufe I fünfmal und in der Stufe II sechsmal vor. Der zahlenmäßige Anstieg der Schäden ist nach längerer intensiver Trainingszeit eindeutig erkennbar. Ähnliche Anteilzahlen für Spondylolyse/Spondylolisthese berichten viele Autoren, siehe in 8:7.2. Grundsätzlich wird das Problem des Wirbelgleitens in 4:5 behandelt.

In den Untersuchungsreihen von Trampolinturnern und Turmspringern entdeckte *Groher* trotz ihres jugendlichen Alters auffallend viele *Arthrosen der Wirbelbogengelenke:* Vier von 22 Untersuchten der Gruppe I (18,2 %) und 59 von 66 Untersuchten der Gruppe II (89,4 %) bei den Wasserspringern. Bei den Trampolinturnern deckten die Röntgenaufnahmen in der Stufe I dreizehnmal bei 41 (31,7 %) und in der Stufe II 22mal bei 27 Untersuchten (81,5 %) zum Teil erhebliche Wirbelbogengelenkarthrosen in den beiden unteren Bewegungssegmenten der Lendenwirbelsäule auf. Verminderte Beweglichkeit und bei einigen dieser Sportler auch erhebliche Rückenschmerzen wurden aufgezeichnet.

Abgeflachte Lendenlordosen mit verringerter Beweglichkeit sind ebenso wie Osteochondrosen mehrfach in der Literatur erwähnt.

Bei Trampolinturnern – ebenso bei Trampolinartisten (8:6.4) – darf die Halswirbelsäule nicht unbeachtet bleiben. Die schweren Verletzungen, die bis zu Querschnittslähmungen führen können, wurden bereits erwähnt. Sieht man von diesen ernsten Verletzungen ab, so muß an die Möglichkeit erinnert werden, daß bei einem weniger heftigen, aber ähnlichen Einfluß auf die Halswirbelsäule zum Beispiel durch das fortdauernde Wiederholen der „Rolle über Kopf" Schäden entstehen, die zu Bandscheibeverschleiß, gelockertem Bewegungssegment mit Verschiebemöglichkeit und Wirbelbogengelenkarthrosen führen. Auf solche schadenstiftende Folgen üblicher Trainings- und Wettkampffiguren ist bei Untersuchungen noch nicht ausreichend genug gefahndet worden. Dies sollte nachgeholt werden.

Ähnlich wie bei Trampolinturnern sind Schäden im unteren Bereich des Rückgrates bei den *Trampolinartisten* nachweisbar. Da die Trampolinartisten meist als Hochleistungssportler beruflich auftreten, sind gewisse Unterschiede in den Schadensgefahren sowie in der Häufigkeit und Schwere der Schäden gegenüber den Trampolinturnern vorhanden, soweit diese nicht auch zum Hochleistungssport streben, um unter Umständen später ihr Können ebenfalls professional vorzuführen. Aus diesem Grunde ist den Trampolinartisten das besondere Kapitel 8:6.4 im Rahmen des Kapitels über Artisten und Akrobaten vorbehalten.

Das Trampolinturnen ist jedoch nicht nur eine eigene Sportdisziplin. Sie dient auch als Begleittraining für verschiedene andere Sportarten: zum Beispiel Geräteturnen, Turmspringen, Trapezartistik, Seiltanzen, Skiartistik, Luftakrobatik u.a. Als Konditionstraining eignet es sich für viele allgemeine turnerische und sportliche Trainingsgruppen.

8:4.10 Wassersport

8:4.10.1 Allgemeines

Die Wassersportarten, die anschließend noch im einzelnen zu besprechen sind, haben in den letzten Jahrzehnten einen auffallenden Anstieg in ihren Beliebtheitsgraden genommen. Millionen deutscher Bundesbürger wenden sich dem Wassersport zu. Im allgemeinen werden fast alle Wassersportarten als Freizeitsport wahrgenommen. Einzelne davon haben Wettkampfcharakter: zum Beispiel Schwimmen, Turmspringen, Rennrudern.

Schwimmen gilt mit Recht als ein Sport, der nicht nur die Beweglichkeit, die Muskelkraft und die Haltung des Körpers verbessert, sondern ebenso den Atmungsorganen sowie dem Herz-Kreislauf-System zugute kommt. Wird diese Sportart allerdings im Hochleistungstraining geübt, können Gefahren für das Rückgrat erwachsen, wie in 8:4.10.4 nachzulesen ist. Jedoch blieb bisher weitgehend unbekannt, daß einige Wassersportarten, selbst wenn sie ohne Hochleistungsehrgeiz betrieben werden, Schäden am Rückgrat hervorrufen oder vorhandene geringe Schäden verschlimmern können. Dazu gehören unter anderen Segeln und Tieftauchen. Die nächsten Kapitel berichten darüber.

8:4.10.2 Rudersport / Kanusport

Reihenuntersuchungen über Wirbelsäuleschäden bei *Ruderern* waren 1956 noch nicht erfolgt, wie auf eine Zeitschriftenanfrage geantwortet werden mußte. Die ersten Berichte über Studien bei männlichen und weiblichen Rudersportlern stammen von *Köhler* (1957) und von *Querg* 1958 sowie von *Querg* u. *Schröder* 1958. Entsprechend der Hauptlasteinflüsse, die bei der üblichen Rudertechnik im unteren Bereich der Brustwirbelsäule liegen, fanden die Berichterstatter Schmerzen und röntgenologisch nachweisbare Bandscheibeschäden mit nachfolgenden Osteochondrosen vom 5./6. bis zum 11./12. Bewegungssegment. Die in der Brustwirbelsäule nachweisbaren Schäden werden bei 30 % der Männer und bei 17,5 % der Frauen als erheblich bezeichnet. In geringerem Umfange fanden sie sich bei 20 % der Männer und 30 % der Frauen. Im Durchschnitt bestanden also bei 50 % dieser Sportler im jugendlichen Alter von 20 bis 25 Jahren deutliche Krankheitszeichen, wie sie in diesem Lebensalter ungewöhnlich sind. Die Häufigkeit der Schäden in der mittleren bis unteren Brustwirbelsäule muß nach Ansicht der Verfasser unter anderem in der Tatsache gesehen werden, daß die Brustwirbelsäule erst zwei Jahre nach der Lendenwirbelsäule voll entwikkelt ist. Sie wird also beim sportlichen Rudern gerade in der letzten Wachstumsphase solcher Jugendlicher getroffen, die – wahrscheinlich ohne entsprechende körperliche Grundschulung – ein spezielles Rudertraining zu früh begannen. Die Lendenwirbelsäulen zeigten keine groben pathologischen Befunde.

Ulrich 1972 u.a. Autoren schildern nicht die Brustwirbelsäule, sondern die untere Lendenwirbelsäule als Zentrum der Schäden (Osteochondrosen) bei Ruderern. Dafür liegen jedoch keine ausreichend großen Zahlenreihen vor.

Die unterschiedliche Beteiligung der Brustwirbelsäule und der Lendenwirbelsäule an den Schäden beruht nach *Ulrich* (1972) wahrscheinlich auf den verschiedenen Stilarten des Ruderns: *Fairbairn*-Stil mit kyphotischer Haltung und bevorzugter Beinarbeit, orthodoxer Stil mit gestrecktem Rücken. Bei den zukünftigen Studien zu dem Thema ist das Augenmerk auf diese

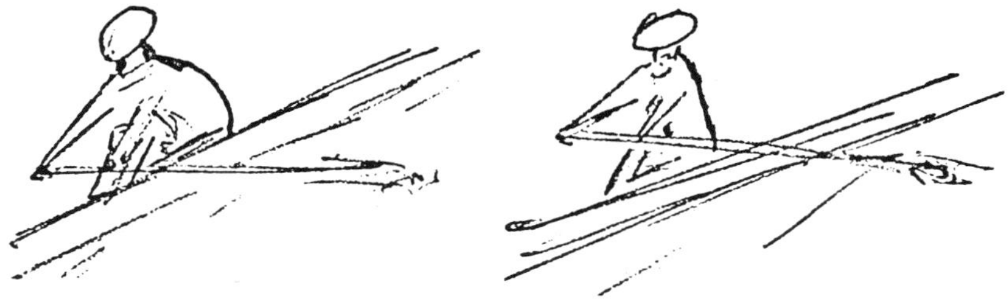

Abb. 8/41: Skizzen nach *Ulrich* über den *Fairbairn*-Stil (links) und den orthodoxen Stil (rechts)

Unterschiede zu richten: Abbildung 8/41. *Endler* et al. haben 1980 für die unterschiedlichen Ruderstile Kraftberechnungen vorgelegt: Abbildung 8/42, mit genauer Beschreibung in der Legende. Die Kraftlinien in der Schulterhöhe, die zum Brustbein und zur Wirbelsäule ziehen, sind in Abbildung 8/43 skizziert.

Bemerkenswert ist die Ruderleistung der Spitzensportler mit jährlich 5000 bis 6000 km. Das bedeutet für die sportlichen Hochleistungsjahre insgesamt mindestens 50000 km im Boot.

Blietz berichtete 1967 über Leistungsdiagramme, die bei Ruderern zum Teil im Übungsbecken, zum Teil im Boot angefertigt wurden. Die Rückenstreckmuskeln leisten neben einigen anderen Muskelgruppen die größte Kraft. Die Wirbelsäule wird auf Biegen beansprucht. Das Strecken der bei Beginn der Ruderbewegung gebeugten Wirbelsäule verursacht jedoch kein Zusammendrücken der Bandscheiben, sie werden im Gegenteil entlastet. Deshalb sind nach Ansicht von *Blietz* alle Befürchtungen, das Rudern bringe Schäden der Wirbelsäule, nicht gerechtfertigt. Es wird weiterer ähnlicher Studien bedürfen, um diese Ansicht mit den Ergebnissen der Röntgenuntersuchungen von *Köhler, Querg, Rompe, Ulrich* und anderen in Einklang zu bringen.

Von *Liebau* u. *Wulkenhaar* (1974) wurde die *Scheuermann*-Krankheit in ihrem Bezug zum Rudern untersucht. Ihre Befunde und die Durchsicht der Literatur ergaben, nach Meinung der Autoren, keinen hinreichenden Anhalt dafür, daß die Adoleszentenkyphose (4:4.2) durch Rudern hervorgerufen oder wesentlich verschlimmert werde. Die Verfasser schildern, wie sich beim Rudern mit kraftvollem Aufrichten des vorher stark nach vorn gebeugten Körpers die Last auf die Wirbelbogengelenke verlagert, während die Wirbelkörper-Bandscheiben-Reihe durch Auseinanderweichen der vorderen Abschnitte des Bandscheiberaumes entlastet wird. Das soll den vorwiegend im vorderen Anteil bestehenden Schäden der

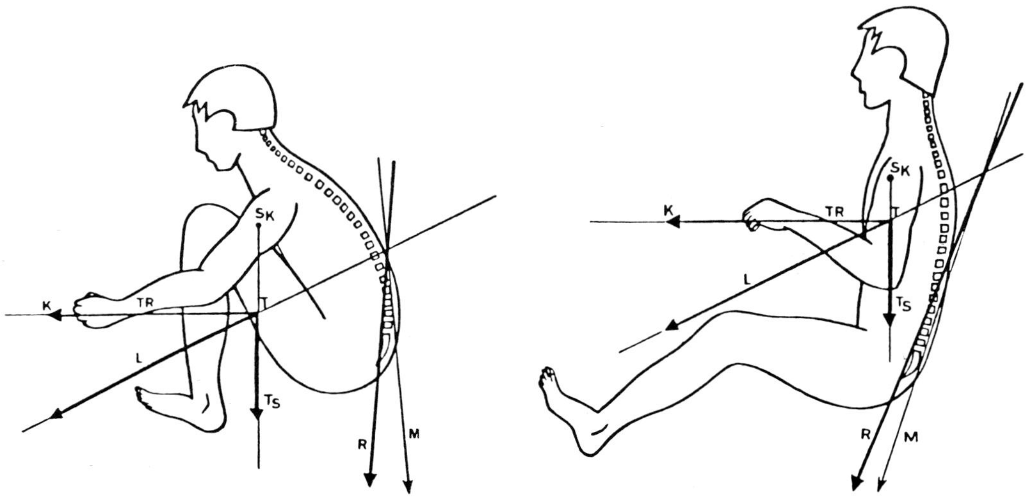

Abb. 8/42: Kraftverhältnisse bei der Durchzugsphase im Rudern, berechnet von *Endler* et al. 1980
Links: Beginn der Durchzugsphase. Unter der Annahme einer vom Ruderer ausgeübten Teilkraft T_r von 50 kp und einer Teilkörperschwerkraft T_S von 26 kp (Gesamtkörpergewicht 70 kg) wurde die Last L konstruiert, welche durch die Muskelkraft M des Erector trunci im Gleichgewicht gehalten werden muß. Durch vektoriale Addition wird die Richtung der auf den ersten Lendenwirbelkörper einwirkenden resultierenden Belastung ermittelt, welche annähernd axial zum Wirbelkörper verläuft
Rechts: Ende der Durchzugsphase. Die Last L wird zwar an die Wirbelsäule angenähert, die Richtung der resultierenden Belastung R bleibt jedoch annähernd gleich

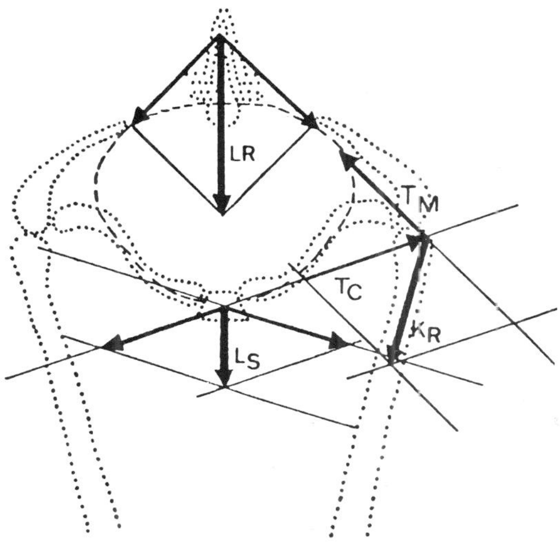

Abb. 8/43: Beschreibung des Krafteinsatzes in Höhe der Schulter beim Rudern. Die Ruderkraft K_r wird an der Schulter von der dorsalen Zuggurtung und der Klavikula aufgenommen und muß demnach in zwei Teilkräfte, T_c und T_m, verlegt werden. Die vordere Komponente T_c wirkt über die Clavigula auf das Sternum, die hintere Komponente T_m wirkt als Zuggurtung über die spino-skapulare und spino-humerale Muskulatur auf die Dornfortsätze. Durch vektoriale Addition der Teilkräfte beider Seiten läßt sich die Verteilung der einwirkenden Kraft auf das Sternum L_s und auf die Wirbelsäule L_r darstellen

Scheuermann-Krankheit entgegenwirken. Hier ist allerdings Kritik angebracht. Die Wachstumsschäden der Adoleszentenkyphose liegen zwar am häufigsten in den vorderen Abschnitten der Wirbelkörper-Bandscheibe-Grenze, können aber die gesamte Wachstumszone betreffen. Die Vorsorge verlangt das Entlasten der vorderen Abschnitte der Wirbelkörper-Bandscheiben-Reihe. Nun verursacht aber kraftvolles Anspannen der Rückenstreckmuskeln beim Rudern ein Auseinanderziehen der vorderen Bandscheibenteile mit erheblicher Zuglast in den vorderen Teilen des Faserringes. Das kann bei einer *Scheuermann*-Krankheit im floriden Zustand ähnlich schädigend wirken wie Druck durch verstärkte Vorderlast.

Liebau u. *Wulkenhaar* haben 46 jugendliche Ruderer untersucht und fanden zwölfmal leichte bzw. fragliche Schäden im „Sinne des *Scheuermann*". Das sind weniger als 30%. Dieser Prozentsatz entspricht den üblichen Zahlen, die in der Literatur über die juvenile Kyphose angegeben werden. Bei zwei von den sechs Nachuntersuchten aus der Gruppe „leichte bzw. fragliche Schäden im Sinne des *Scheuermann*" verschlechterte sich der Befund. Zwei waren unverändert geblieben, gebessert waren zwei. Kritisches Studium dieser Zahlen kann also den von den Autoren gezogenen Schluß, die Adoleszentenkyphose würde durch das Rudern weder hervorgerufen noch verschlimmert, keineswegs bestätigen. Für einen solchen Schluß sind die Zahlen zu klein, und schmerzhafte Adoleszentenkyphosen fehlten unter den jungen Ruderern, die wahrscheinlich einer sportlichen Auslese angehörten. Die Zahlen der Autoren reichen also nicht aus, um Rudern als unschädlich für die *Scheuermann*-Krankheit zu bezeichnen.

Für Jugendliche mit geringen Befunden der Adoleszentenkyphose kann sich Rudern ohne Zweifel günstig für die Kräftigung der Rückenmuskulatur auswirken, soweit kein anstrengendes Trainingsprogramm verlangt wird. Allerdings bleibt grundsätzlich bei jungen Ruderern eine sportärztliche Aufsicht erforderlich, da das Wirbelsäulewachstum noch keineswegs beendet ist. Rückenschmerzen bei oder nach den Trainingsstunden sind Alarmzeichen!

Zum Problem der *Scheuermann*-Krankheit haben *Endler* u. Mitarb. 1980 ganz andere Zahlen als *Liebau* u. *Wulkenhaar* angegeben. Sie entdeckten bei 45 Rennruderern in 68,8 % Zeichen der Adoleszentenkyphose. Diese hohen Zahlen führen sie auf unphysiologisch häufige Spitzenbelastungen der unteren Abschnitte der Brustwirbelsäule zurück, denen die Rennruderer ausgesetzt sind. Die großen Unterschiede in den Prozentzahlen, die zu dieser Frage in der Literatur vorliegen, sind zu einem wesentlichen Teil durch die verschiedene Nomenklatur sowie durch die Unterschiede in der Wertigkeit zu verstehen, die einzelne Autoren den Röntgenkriterien geben.

In ihrer Arbeit berichten 1980 *Endler* et al. über Wirbelsäuleveränderungen bei Leistungsruderern. Sie kommen zu dem Schluß, daß bei ordnungsgemäßem Ruderstil die Belastungsqualität einem physiologischen, axialen Einfluß auf die Wirbelkörper und die Bandscheiben entspricht: Abbildung 8/42 aus *Endler*. Trotzdem entsteht nach Meinung der Autoren durch die Stereotypie der kraftvollen und langzeitig ausgeübten Ruderbewegungen häufig ein zu hoher Anspruch an die Wirbelsäule. *„Die pathogenetischen Einflüsse der Spitzenbelastungen bestehen nicht allein in ihrer Kraft, sondern vor allem in ihrer Wiederholung"* (*Leitsatz*). Das kann zum Schaden führen. Eine endogene Minderwertigkeit des Bandscheibegewebes – zum Beispiel bei der häufigen Adoleszenten-Kyphose, auf die in diesem Kapitel bereits eingegangen wurde – setzt den Belastungsgrenzwert herab.

In solchen Fällen sind Schäden an den Bandscheiben umsomehr zu befürchten.

Die Ruderbewegung ist nach *Blietz* (1967) „ein harmonisches, kraftvolles Aufrichten des zusammengekauerten Körpers". Nach Angaben von *Endler* et al. muß allerdings berücksichtigt werden, „daß dem Aufrichten des Körpers durch das Drehmoment der Gegenkraft, also des Erector trunci, eine Grenze gesetzt ist". Das erhebliche durchschnittliche Kraftmoment der Rückenstrecker errechneten *Troup* u. *Champman* 1970 mit 4000 kg/cm² im Segment L 4/L 5. Für das Rudern liegen die kritischen Punkte der Drucklast im mittleren und unteren Brustwirbelbereich und in der unteren Lendenwirbelsäule. *Endler* et al. beschreiben in ihrer Studie über 45 Ruderer mit verminderter Beweglichkeit im unteren Brustwirbelsäule- und oberen Lendenbereich und außerdem häufig wiederkehrende lumbalgi- oder ischialgiforme Beschwerden. Ihre Häufigkeit war bei den Ruderern deutlich höher als bei Nichtsportlern.

Bei den untersuchten Ruderern entdeckten *Endler* et al. vier Spondylolysen. Das ist ein Prozentsatz von 8,9, der nur gering über der durchschnittlichen Häufigkeit bei der weißen Bevölkerung liegt. Eine Spondylolisthese war trotz anstrengendem Rudertraining nicht aufgetreten. Aus dieser Tatsache entnehmen die Verfasser, daß Rudern selbst bei einem minderwertigen Zwischengelenkstück deshalb nicht zum Abgleiten führt, weil die Last bei diesem Sport das Zwischengelenkstück nicht besonders beeinträchtigt.

Ob durch intensives Training des einseitigen Riemenruderns an den im Zentrum der Bewegung übermäßig belasteten Wirbelkörpern verdichtete Spongiosastrukturen auftreten, ist nicht röntgenologisch studiert worden. In anderen Sportdisziplinen mit einseitiger dauernd wiederholter Drucklast sind Wirbelkörper mit verdichteter Spongiosa beschrieben, siehe in 5:2.5.2 am Ende.

Da das Radfahren einen Krummrücken verstärkt (7:3.3.3), erscheint es nicht sinnvoll, das Radfahren als Kombinationstraining für Ruderer zu befürworten. Beide Sportarten wirken ungünstig auf das jugendliche, noch nicht ausgereifte Rückgrat. Radfahrtraining ist, falls es für Ruderer notwendig erscheint, nur auf einem Rad-Trainer in Rückenlage zu empfehlen.

Auffallend ist bei den bisherigen Berichten zum Thema „Rudern und Wirbelsäule" das Fehlen von Angaben über Einflüsse auf die Halswirbelsäule. *Endler* et al. haben in ihrer Studie 1980 beschrieben, wie sich die Ruderkraft von den Armen her auf den Schultergürtel verteilt: Abbildung 8/43. In einem Diagramm stellen sie die Richtungen der wirkenden Teilkräfte dar. Die Nackenmuskulatur ist eng mit dem Schultergürtel verknüpft und zusammen mit Bändern an verschiedenen Wirbelbogenfortsätzen verankert. Bei Riemenruderern entsteht einseitiger Schulterhochstand und dadurch Neigung zur Skoliose. Deshalb empfiehlt es sich, die Verhältnisse an der Halswirbelsäule der Ruderer in zukünftigen Langzeitstudien mit zu berücksichtigen. Denn es sind zumindest nach langjährigem Hochleistungstraining für die Riemenruderer Schäden im unteren Halswirbelsäulebereich und am Übergang zum Brustabschnitt des Rückgrates zu befürchten. Sollte sich dies bewahrheiten, dann ist die Suche nach Abhilfe durch Ändern des Ruderstiles notwendig: trainingsmethodische Besonderheiten sind zu überprüfen.

Wie bei vielen Leistungssportlern ist auch bei Ruderern der großbogige fixierte Rundrücken bekannt, der *Rudererbuckel*. Er entwickelt sich wahrscheinlich auf der Grundlage einer juvenilen Kyphose, wie dies auch für andere Sportarten in 8:2.2.1 als Sportschaden beschrieben ist.

Das *Kanufahren* erzeugt infolge der langzeitig eingehaltenen Kyphose ähnlich wie bei den Ruderern einen fixierten Sportlerrundrücken. In beiden Sportdisziplinen sind – wie ausgeführt – sportbedingte oder durch die Ansprüche des Sportes an das Rückgrat verschlimmerte Schäden der Zwischenwirbelscheiben im Lenden-Kreuzbein-Bereich häufig zu beobachten. Im Zusammenhang damit stehen die bei naßkalter Witterung auftretenden schmerzhaften und sportbehindernden Wirbelblockaden (3:4.5, 8:7.5, 8:8.6), wie von *Steinbrück* u. *Tilscher* 1983 beschrieben wurde.

Das *Kajakfahren* der Eskimos erzeugt durch den Einfluß von Rückbeuge mit Torsion häufig Spondylolysen/Spondylolisthesen (*Stewart* 1953).

Bei dem einseitig geführten Stichpaddel des *Canadian* fällt ein Rollen des Beckens auf. Dadurch liegen abwechselnd rechts und links – unsymmetrisch in der Kraft verteilt – Druck und Rotation auf den Iliosakralgelenken. Fixierte Skoliosen werden oft beobachtet.

8:4.10.3 Segeln

Segeln ist ein beliebter und nicht unter Leistungsdruck stehender Sport für die Freizeit. Beim Trainieren zum sportlichen Wettkampf ist oft für längere Zeit eine leicht verdrehte Zwangshaltung des Rumpfes und des Kopfes erforderlich. Dies führt zu funktionalen Schäden mit akutem Schmerz durch Wirbelblockaden. Die Ursachen für die Blockaden liegen in Schäden der Zwischenwirbelscheiben, der Wirbelbogen- oder der Unkovertebralgelenke im Halsbereich: siehe in 3:4.5, 8:7.5, 8:8.6. Sportärztliche Langzeitstudien an größeren Reihen fehlen. Allein damit könnte geklärt werden, nach wieviel Trainings- und Wettkampfjahren die ersten Anzeichen pathomorphologischer Schäden auftreten und ob Änderungen im Trainingsstil notwendig werden.

8:4.10.4 Schwimmen

Dem Schwimmen, das in der Häufigkeitsskala von 41 Sportarten die achte Stelle einnimmt, wird mit Recht nachgesagt, es sei nicht nur wirbelsäuleschonend, sondern therapeutisch wichtig, um Wirbelsäuleleiden durch das Kräftigen der Rückenmuskulatur zu bessern. Das gilt zweifelsfrei für Schwimmbewegungen mit symmetrischem Betätigen der beidseitigen langen Rückenstreckmuskulatur sowie der „Anschlußmuskeln" zum Nacken, zu den Schultern, Armen und Beinen. Einbegriffen sind die Bauchwand- und Brustkorbmuskeln. Hier ist noch anzumerken, daß der Hochleistungsschwimmer täglich zwölf bis 20 Schwimmkilometer trainiert.

Nicht vergessen werden dürfen die günstigen Einflüsse, die dem Gesamtkörper zugute kommen:

- der Auftrieb des Wassers, der 9/10 des Körpergewichtes trägt
- das Entlasten der Stützfunktion des Rückgrates und seiner Muskel-Bänder-Ketten
- der verminderte Druck auf die Zwischenwirbelscheiben
- der hydrostatische Druck von außen, der den Rückstrom des Blutes und des Gewebewassers begünstigt.

Allerdings gibt es einige Schwimmarten, die im sportlichen Hochleistungstraining die Wirbelsäule einseitig überbeanspruchen und Beschwerden hervorrufen. Dazu gehört der *Delphinschwimmstil* infolge der stilgerechten Lordose. Sie ist die Vorbedingung für die erforderliche Schnellkraft, kann aber nach jahrelangem Training und Wettkampf zum versteiften Hohlkreuz führen. In Abb. 8/44 posiert in überstarker, die rückwärtigen Anteile der Lendenbandscheiben sehr belastender Lordose eine fünfzehn Jahre alte Schwimmerin, die Weltmeisterin im Synchron-Schwimmen ist. Bilder über ähnlich starke Lordosen von Sportlern siehe im Kapitel 8:4.9.

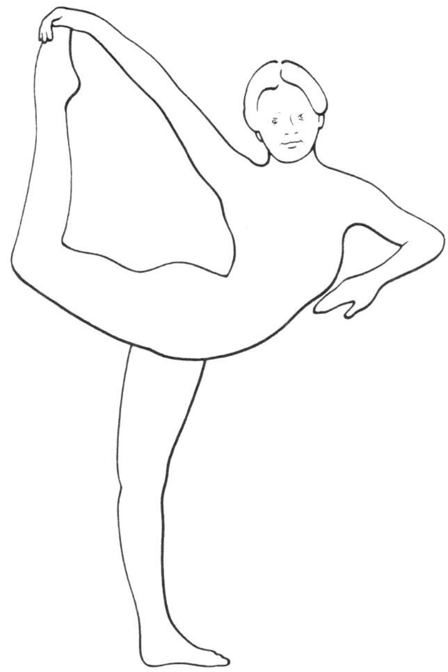

Abb. 8/44: Schwimmerin zeigt eine Figur des Konditionstrainings mit verstärkter Lendenhohlkrümmung

Das *einseitige Kraulen* verlangt die langzeitige Seitbeuge mit Rotation des Rückgrates und belastet die Halswirbelsäule. Sie wird ebenso stark bei dem üblichen symmetrischen *Brustschwimmen* durch die Lordose beansprucht. Das Auftreten von Zervikalsyndromen deutet darauf hin und verlangt Diagnostik durch den Sportarzt. Unter Umständen ist das sportliche Rückenschwimmen vorübergehend auszusetzen (mit entsprechender Behandlung durch den Sportarzt) oder bei ernstlichen Bandscheibe- und Gelenkschäden einzustellen. *Ross* spricht 1974 vom schmerzhaften Schwimmernacken. Um ihn zu vermeiden, empfiehlt er das Kraulen mit Gesichtsmaske und Schnorchel. Dieser Vorschlag dürfte für sportliches Leistungstraining allerdings nicht anwendbar sein.

Wahrscheinlich im Zusammenhang mit der *Adoleszentenkyphose* steht der *Schwimmerbuckel.* Er gehört unter bestimmten Voraussetzungen zu den Sportschäden, wie in 8:2.2.1 beschrieben ist, siehe Abbildung 8/45.

Bisher sind Langzeitstudien über das Verhalten der Wirbelsäule von Sportschwimmern nicht bekannt geworden. Die erwähnten Beschwerden bei Delphin- und Kraulschwimmen lassen aber Schäden an der Wirbelsäule vermuten. Da das Leistungstraining meist in sehr frühem Lebensalter beginnt, ist eine Einstellungsuntersuchung mit „bildgebender Diagnostik" der Wirbelsäule dringend nötig, siehe in 6:3.4.3, 6:3.4.4. In Überwachungsstudien sollte der Zu-

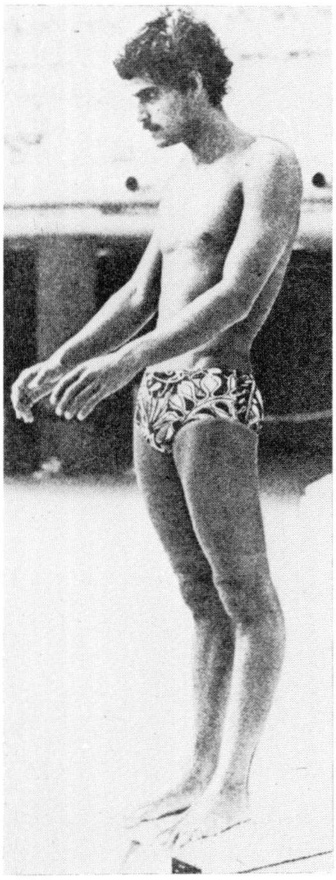

Abb. 8/45: Siebenfacher Olympiasieger im Schwimmen kurz vor dem Start. Der „Schwimmerbuckel" ist nicht zu übersehen

stand der Wirbelsäule regelmäßig geprüft werden. Diese Notwendigkeit, die in 8:4.10.6 für die Turmspringer eingehend begründet ist, gilt ebenso für die Schwimmer.

Eine siebzehnjährige Meisterin über 200 m Delphin erklärte, „sie wolle ihre Gesundheit nicht weiter für den Sport aufs Spiel setzen".

8:4.10.5 Tauchen / Tieftauchen / Barotrauma

Das früher nur kurzzeitig und in geringer Tauchtiefe durchführbare Apnoetauchen wurde in den letzten Jahrzehnten vom Tieftauchen mit Geräten abgelöst. Es kam zu hoher Begeisterung für den Tauchsport, als neue Geräte das Eindringen bis in die Tiefe von einigen hundert Metern ermöglichten. Damit kam es bedauerlicherweise auch zu Schäden, die meist mit dem allzu raschen Auftauchen zusammenhängen: *Barotrauma*, Caissonkrankheit. Die wissenschaftlichen und die praktischen Grundlagen der Druckfallkrankheit sind von vielen Autoren beschrieben. *Wünsche* u. *Scheele* haben 1974 bis 1976 eingehend darüber berichtet. Die sportärztliche Literatur stellt nur wenige Arbeiten. Sie beschäftigen sich meist mit den Schäden an inneren Organen, jedoch nur am Rande mit dem Entstehen von Schäden am Knochen-Gelenk-Gerüst: *Groh* 1962, *Metz* u. *Hüllemann* 1976. Die Röntgenmorphologie des Caisson-bedingten Knochenmarkinfarktes beschreibt 1978 *Horváth* an den langen Röhrenknochen. Besonders bekannt geworden sind Schäden durch die Druckfallkrankheit in den subchondralen Zonen großer Gelenke, wie Hüft- und Schultergelenk. Wenn Tieftaucher zu plötzlich an die Oberfläche kommen, was aus verschiedenen Gründen, oft auch infolge Defekten am Tauchgerät geschieht, klagen sie über Gelenkschmerzen: sogenannte „bends". Röntgenaufnahmen der schmerzenden Gelenke sind in diesen Fällen dringend erforderlich. (Treten Rückenschmerzen auf, sind auch Röntgenbilder der schmerzenden Abschnitte nötig!) Wiederholungen werden bei weiterbestehenden Beschwerden notwendig, um die Gelenkzerstörungen rechtzeitig zu erkennen. Bleiben die Beschwerden unbeachtet und unbehandelt, bilden sich schwerste Gelenkschäden: Arthrosis barotraumatica.

An dieser Stelle sei eine kurze Einschaltung zum Verständnis der geschilderten Vorgänge gestattet, da sie auch an der Wirbelsäule vorkommen:

Die wesentliche Rolle für diese Geschehnisse spielt der im Blut und in den Geweben physikalisch gelöste Stickstoff. Wird der Außendruck plötzlich verändert, entstehen die allgemeinen Zeichen der akuten Druckfallkrankheit: Atemnot mit Erstickungsgefühl, Schweißausbrüche, Kollaps und Bewußtlosigkeit. Ihre Ursache ist der plötzlich erhöhte Druck des im Gewebe und in den Körperflüssigkeiten gelösten Stickstoffes. Steigt der Druck sehr hoch, kann Stickstoff nicht mehr durch die Alveolarmembranen ausgeschieden werden. Es entstehen Stickstoffblasen. Gewebe mit reichem Fettgehalt, zu denen das Knochenmark und die lipoidhaltigen Organe (z.B. Zentralnervensystem) gehören, neigen besonders zum Entstehen von Gasblasen, da sie mehr als andere Gewebe mit Stickstoff angereichert sind.

Diese Folgen der Druckfallkrankheit (Dysbarismus) verursachen – wie bereits erwähnt – im akuten Zustand sehr häufig Knochen-Gelenk-Schmerzen: Osteoarthralgien. Grundlage für die Knochen- und Gelenkschmerzen sind – vereinfacht dargestellt – die im fetthaltigen Knochenmark „autochthon" gebildeten und die zusätzlich als Gasembolien in die Kapillargebiete der Knochen-Knorpel-Grenze herangeführten Stickstoffbläschen. Die Knochenschmerzen entstehen während der akuten Druckfallphase durch den Verformungsdruck der größer werdenden Gasblasen. Der anfängliche Schmerz klingt zwar meist ab, aber in vielen Fällen kommt es in den Infarktbereichen zu gestörter Ernährung und damit stellen sich in den gelenknahen Knochenabschnitten (seltener in Metaphyse oder Diaphyse) chronische Schäden ein. Sie sitzen am häufigsten in den subchondralen Schichten des Oberarms und/oder des Hüftkopfes, kommen aber auch an den anderen Knochen vor. Im Röntgenbild zeigen sich Osteolysen mit Zysten, gelegentlich Verkalkungen. Unter dem Einfluß der Belastung entstehen schließlich Einbrüche der Knochenherde und/oder abgelöste Knorpelstücke im Sinne der Osteochondrosis dissecans. Gelenkverformungen (Arthrosen) schließen sich an: Caisson- oder Tauchergelenk. Das Röntgenbild gibt ausreichend Auskunft über Beginn und Verlauf dieser Krankheiten, die sich aber erst später als Arthrosis barotraumatica bemerkbar machen, oft erst dann, wenn der Sporttaucher das Barotrauma längst vergessen hat.

Obwohl die avaskularen Knochennekrosen durch Druckfallschaden oft beobachtete und vielbeschriebene Krankheitsbilder sind, stecken sie insbesondere in bezug auf die Ätiopathogenese noch voller Fragen, auf die verbindliche, allseits anerkannte Antworten bislang fehlen. Einzelheiten und Literatur darüber sind bei *Junghanns* 1979, Teil II „Die Wirbelsäule in der Arbeitsmedizin" zu finden.

In der akuten Phase des Druckfalleinflusses kommen außer Knochen- und Gelenkschmerzen auch *Wirbelsäuleschmerzen* vor: *Klotzbücher* 1972. Allerdings wurden dauernde Schäden, wie sie bei den Knochen und Gelenken als häufige Erscheinung der Druckfallkrankheit bekannt sind, an der menschlichen Wirbelsäule bisher nur als Seltenheit beschrieben: *Holstein* 1971. Das ist erstaunlich, denn der Fettreichtum des Wirbelmarkes und die feinen Kapillaren an der Wirbelkörper-Bandscheibe-Grenze, die den anatomischen Gegebenheiten an der Grenze zwischen knöchernem Gelenkkopf und Gelenkknorpel vergleichbar sind, prädisponieren zu Gasblasenembolien mit den für die großen Gelenke beschriebenen Folgen. Die von einigen Autoren erwähnten Schmerzen im Wirbelsäulebereich bei der akuten Druckfallkrankheit deuten auf derartige Geschehnisse hin.

Nach heutigen Erkenntnissen ist die Wirbelsäule ernstlich von Druckfalleinflüssen bedroht, wie die folgenden Ausführungen zeigen, die sich mit neuen Ergebnissen von Tierversuchen und Beobachtungen am Menschen beschäftigen.

Wünsche u. *Scheele* (1974, 1976) fanden bei Albinoratten nach häufig wiederholtem Ausschleußen aus Überdruckexposition und langzeitiger Nachbeobachtung Schäden am Tibiakopf, wie sie von Menschen am Oberarm- und am Hüftkopf bekannt sind. Außerdem entdeckten sie röntgenologisch nachweisbare Störungen an den oberen Schwanzwirbeln, die beim Aufrichten der Ratten zum Abstützen verwendet und mechanisch stark belastet werden. Teilweise kam es zu Höhenverminderung, teilweise zu Höhenzunahme der Bandscheibenräume, zu Buchten, Einbrüchen und unregelmäßigen Grenzen der Wirbelkörperdeckplatten mit Sklerose, Kalkeinlagerungen in den Zwischenwirbelscheiben sowie knöcherne Randlippen an den Schwanzwirbelkörpern waren röntgenologisch sichtbar. (Histologische Untersuchungen über die Schwanzwirbel ihrer Versuchstiere haben die Verfasser nicht durchgeführt, wie aus einer persönlichen Mitteilung von *Wünsche* hervorgeht.)

Um diese interessanten und für die Druckfallschäden an der menschlichen Wirbelsäule wichtigen Befunde aufzuklären, besteht die Notwendigkeit, durch weitere Druckfallversuche an Ratten die Verhältnisse an der Grenze zwischen den Schwanzwirbelkörpern und den knorpeligen Zwischenwirbelscheiben langzeitig röntgenologisch zu verfolgen und verdächtige Gebiete histologisch zu untersuchen. Da die Druckfallschäden der Gliedmaßenknochen vorwiegend durch Gasembolien in den Kapillaren der subchondralen Knochenschichten entstehen, ist anzunehmen, daß auch in den Schwanzwirbelkörpern der Ratten die Kapillaren und Blutseen im Bereiche der Wirbelkörperabschlußplatten, die unmittelbar die Knorpelplatten der Bandscheiben berühren (Abb. 2/24), durch Gasembolien verstopft werden. Wahrscheinlich lassen die Ergebnisse der vorgeschlagenen Studien Schlüsse auf das Verhalten von Knochen und Knorpel am Wirbelkörper-Bandscheibe-Übergang zu, die für die Druckfallkrankheit der Tieftaucher weitere Erkenntnisse bringen.

Die bisher vorliegenden röntgenographischen Befunde der Tierversuche machen es jedenfalls wahrscheinlich, daß ähnliche Spätschäden an der menschlichen Wirbelsäule auftreten, und zwar oft erst dann, wenn an den Zusammenhang mit der längst vergangenen akuten Phase der Druckfallkrankheit nicht mehr gedacht wird. Sollten sich bei der Druckfallkrankheit avaskulare Nekrosen, Osteolysen, Zystenbildungen und ähnliche Störungen in den Kapillargebieten nahe der Wirbelkörperabschlußplatte abspielen (wie die Tierversuche annehmen lassen), dann können die bereits erwähnten, örtlich begrenzten Einbrüche wie bei den Gelenken auftreten. Dadurch besteht Gefahr für die Zwischenwirbelscheibe.

Bei der Durchführung weiterer Tierversuche kann gleichzeitig das Augenmerk auf Wirbelbogengelenkarthrosen gerichtet werden, denn es liegt im Rahmen der Wahrscheinlichkeit, daß bei der Druckfallkrankheit subchondrale Nekrosen an den Knochen-Knorpel-Grenzflächen der Wirbelbogengelenke mit nachfolgenden Arthrosen entstehen. Ergebnisse der vorgeschlagenen Studien am Tier und Langzeituntersuchungen am Menschen haben Interesse für das Klären von Wirbelsäuleschäden bei der Druckfallkrankheit von Tieftauchern.

In Anbetracht der beschriebenen Ergebnisse von *Wünsche* u. *Scheele* ist es ratsam, die Wirbelsäule stets in die Röntgenuntersuchung des Skelettsystems einzubeziehen.

Denn regelmäßige Röntgenaufnahmen bei Nachsorgeuntersuchungen von Sporttauchern könnten druckfallbedingte Schäden an der Wirbelsäule aufdecken. *Bogetti* 1965 beobachtete Wirbelosteosklerosen als Folge der Druckfallkrankheit. *Genadinnik* u. *Dumkina* 1969 beschreiben einen dreißigjährigen Caissonarbeiter. Nach einem schweren Dekompressionsunfall war er vorübergehend in der Lage, wie vorher zu arbeiten. Röntgenologisch bestanden die typischen Zeichen von aseptischen Nekrosen am Oberschenkelknochen. Allmählich litt er unter zunehmenden *Rückenbeschwerden* mit Ausstrahlung in die Beine. Einige Jahre nach Beginn dieser Schmerzzustände zeigten Röntgenaufnahmen das Sintern des 7. und 8. Brustwirbelkörpers. Nach Vorgeschichte und Befund bestand zu Recht die Annahme einer avaskularen Osteonekrose in den Wirbelkörpern aufgrund des erlittenen schweren Druckfalleinflusses.

Aufgrund der Beobachtungen am Menschen ist zu hoffen, daß die Sportärzte ihre Aufmerksamkeit der Wirbelsäule von Tieftauchern zuwenden werden. Dazu gehört auch die Suche nach röntgenologisch erfaßbaren Wirbelbogengelenkarthrosen, die nach Druckfalleinfluß bei Sporttauchern ebenso wie Störungen an der Wirbelkörper-Bandscheibe-Grenze entstehen können.

8:4.10.6 Wasserspringen / Turmspringen

Das Wasserspringen wird vom *Brett*, aber noch mehr vom *Turm* in besonderer, kunstvoller Weise ausgeführt. Es bedarf einer langen und intensiven Trainingszeit: 175 000 Sprünge vom Turm während einer Trainings- und Wettkampfzeit von etwa zwölf Jahren.

Die Anzahl der Trainingssprünge bei einer von *Jaster* geschilderten Sportlerin steigerten sich in drei Jahren von 9453 über 11 652 zu 22 505, darunter 1650 vom 10-Meter-Turm. Bereits 1963 wies der Autor auf die gefährdete Wirbelsäule von Kunst- und Turmspringern hin, die durch schwierige Sprungformen und vor allem bei dem Erlernen neuer Bewegungsabläufe ungünstig belastet wird.

Die jugendlichen Brett- und Turmspringer trainieren bereits vor und während der Pubertätszeit, in der die große Elastizität und Verformbarkeit der Wirbelsäule kunstvolle Sprungabläufe zuläßt. Umsomehr ist dadurch die Gefahr von Schäden gegeben. Denn die Weichteile in den Bewegungssegmenten, bevorzugt die Zwischenwirbelscheibe einschließlich ihrer Knorpelplatten (3:2.4) und die Bänder werden infolge der jugendlichen Nachgiebigkeit durch die häufig wiederholten Sprünge unphysiologisch gelockert. Es entsteht eine anerzogene, sportspezifische Hypermobilitas intersegmentalis: siehe in 8:8.7. Die gedehnten Bänder der Wirbelbogengelenke erlauben zunehmend größere Verschieblichkeit. Die dadurch ermöglichte Aufklappung der Gelenke erleichtert eine übermäßige Totalkyphose allerdings mit erheblicher Druck- und Spannungsbelastung der Lenden-Becken-Hüft(LBH)-Region (Abb. 8/46) oder Lendenlordose (Abb. 8/47). Das ist der Grund für die häufig auftretenden Arthrosen der Wirbelbogengelenke im Lendenbereich, die mehrere Autoren beobachtet haben (8:7.5).

Bei einer allerdings nur geringen Zahl (14) von röntgenographisch untersuchten Turmsprin-

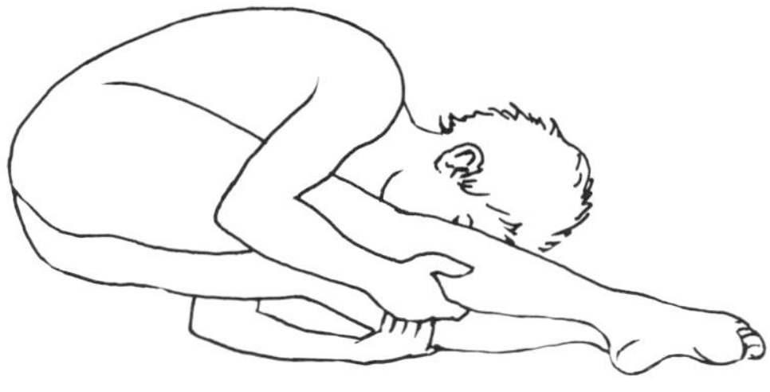

Abb. 8/46: Totalkyphose beim Wasserspringen mit starker Belastung der LBH-Region (aus *Groher*)

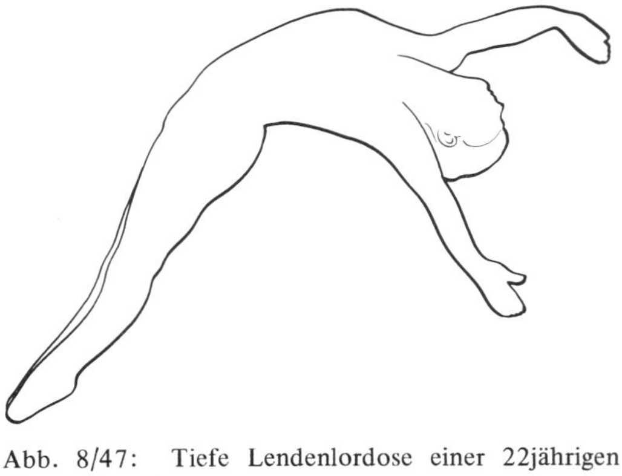

Abb. 8/47: Tiefe Lendenlordose einer 22jährigen Turmspringerin gern zählten *Groher* u. *Heidensohn* (1970) 82 % Wirbelbogengelenkarthrosen.

Jaster (1963) sowie *Groher* u. *Heidensohn* (1970) stellten bei jugendlichen Kunst-Turmspringern häufig abgeflachte fixierte Lendenlordosen fest. Sie sind zweifellos das Ergebnis sportspezifischer Überbeanspruchung mehrerer Lendenbandscheiben, der zugehörigen Wirbelbogengelenke und der Muskulatur. Gefürchtet sind bei Turmspringern die Hyperlordosen, die sich bei dem Erlernen neuer Sprungformen durch einen mißglückten Bewegungsablauf während des Eintauchens in das Wasser mit ungenügend „vorbereiteter" Muskelspannung einstellen und heftige Beschwerden verursachen, oft wahrscheinlich infolge von Wirbelblockaden (3:4.5).

Gut trainierte Turmspringer werden ernste Schäden an der Halswirbelsäule durch richtige Sprungtechnik vermeiden können. Trotzdem treten von Zeit zu Zeit bei mißglückten Sprüngen oder beim Üben neuer Sprungformen zunächst nur als leicht angesehene Distorsionsschäden an der Halswirbelsäule (8:2.2) trotz vorgestreckter Arme auf. Sie werden vergessen und die Folgen summieren sich durch den Druck, der auch bei technisch gut gelungenen Sprüngen auf die Wirbelsäule wirkt, schließlich zu bleibendem Schaden. Obwohl dies selten vorkommt, sollten bei Turmspringern auftretende Beschwerden an der Halswirbelsäule sofort ärztlich geprüft werden und durch Röntgenaufnahmen ist nach Chondrosis disci und/oder Osteochondrosis intercorporalis sowie nach Unkovertebralarthrosen zu fahnden.

Die von *Jaster* abgebildete, bevorzugt an den vorderen-oberen Wirbelkörperkanten entwickelte dorsolumbale *Scheuermann*-Krankheit hat wahrscheinlich bereits bei Aufnahme des Sprungtrainings der 14jährigen bestanden. Erst durch einen mißglückten Sprung kam es zu heftigen Beschwerden. Notwendige Folgerung: „Vor dem Beginn des Trainings zu einer der als schadensträchtig für die Wirbelsäule bekannten Sportarten ist eine Eignungsuntersuchung einschließlich eines bildgebenden Verfahrens unerläßlich" (siehe 8:10.2).

Da die vielfältigen Saltos nach vor- und rückwärts und die Körperrotationen bei den kunstvollen Sprüngen die Lendenwirbelgegend und den Übergang zum Kreuzbein ganz besonders belasten, nimmt es nicht wunder, wenn *Groher* u. *Heidensohn* 1970 in etwa 34 % der Turmspringer Spondylolysen/Spondylolisthesen entdeckten.

Eine ausführlich gegliederte Statistik über das Vorkommen der *Spondylolyse/Spondylolisthese* bei Turmspringern verdanken wir *Groher* (1969, 1974). Er fand Spondylolysen/Spondylolisthesen in den Wirbelbögen L 5, 4, 3 und 2, teils einseitig, teils doppelseitig. In der Stufe II (66 Untersuchte) gelang der röntgenologische Nachweis von 17 Spondylolysen und von drei Spondylolisthesen (20 von 66 Fällen = 30,3 %). Außerdem bestand in 18 weiteren Fällen der Verdacht auf Spondylolyse. In der Stufe I (22 Untersuchte) lag zweimal der Verdacht auf Spondylolyse vor.

Die Vielzahl der bei Turmspringern gefundenen Wirbelbogengelenkarthrosen und Spondylolysen/Spondylolisthesen weist auf die hohe Belastung der osteo-ligamental-muskularen Partnerschaft in den Bewegungssegmenten des Lumbosakral-Bereiches hin. Damit ist nichts über die Entstehungsursachen der Schäden im Einzelnen gesagt. Sie setzen sich aus einem Bündel von Faktoren zusammen, in dem allerdings übermäßiges Belasten eine wichtige Rolle spielen kann: vergleiche die Ausführungen in 8:7.2.

Jaster kommt 1963 infolge seiner Erkenntnisse bei jugendlichen Turmspringern zu einem harten, kritischen Schluß: „*Vorgeschädigte Wirbelsäulen sind eine Indikation zum Verbot jeglichen Leistungssportes*" (*Leitsatz*). Fast gleichlautende Äußerungen stammen von *Zippel* u. *Pfeil* aus der DDR: siehe in 8:2.1.2 und in 8:7.2.

Das *Springen vom Brett* bietet noch besondere Probleme, die sich beim Abspringen vom federnden Brett ergeben. Der Sprungdruck erzeugt Vibrationen, die trotz gut entwickelter Beinmuskulatur zumindestens teilweise auf dem Leitweg über Bein und Becken zur Wirbelsäule gelangen. Ausreichende biomechanische Studien sind für die Wasserspringer bisher allerdings noch nicht bekannt geworden. Über den Absprungdruck bei anderen Sprungdisziplinen liegen viele Studienergebnisse vor (8:4.3.4, Einleitung). Da die Absprünge bei diesen Sprungarten vom festen Boden ausgehen, sind keine unmittelbaren Vergleiche mit den federnden Absprüngen vom Brett der Wasserspringer möglich, solange darüber keine ausführlichen Zahlen vorliegen.

Für den Sprung vom Turm oder vom Brett ist die Körperhaltung beim Eintauchen für das Rückgrat sehr wichtig: Abbildung 8/48. Der Körper muß gestreckt und mit dem Kopf zwischen den Armen eintauchen. Nur bei dieser Sprungtechnik verteilt sich der heftige Druck gleichmäßig auf die gesamte Oberfläche jeder Bandscheibe. Besteht beim Eintauchen eine

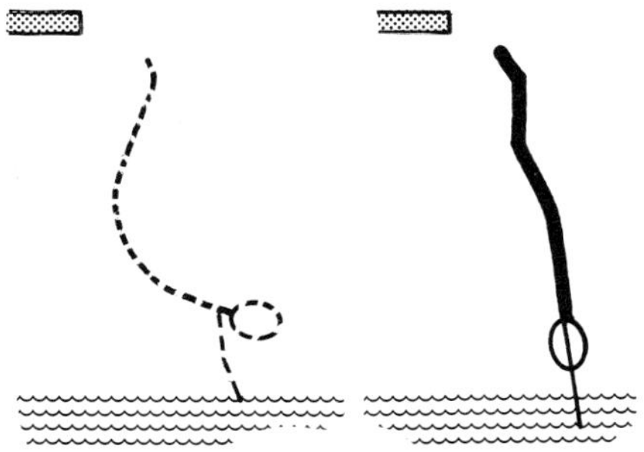

Abb. 8/48: Kopfsprung in das Wasser
Links: falsche Hohlkreuzhaltung
Rechts: richtige Streckhaltung. Begründung im Text

Lordose, dann kommt es in den vorderen Bandscheibenteilen zur Zerrung der Lamellenfasern. Schädigendes Dehnen oder kleine Einrisse können vorn entstehen. Dagegen gelangen die rückwärtigen Abschnitte unter hohen Druck, der die Toleranzgrenze der Belastbarkeit des Gewebes überschreiten kann. Schmerzen in der Kreuzgegend nach einem derartigen Fehlsprung sollte der Sportarzt erfahren, um Therapie oder weitere eingehende Diagnostik zu bestimmen.

8:4.10.7 Wasserskisport

Starke Belastungen des Stütz- und Bewegsystems verursacht der *Wasserskisport*. Die große Geschwindigkeit und das harte Auftreffen auf die Wasserwellen leiten, trotz des Bemühens zum elastischen Abfedern in den gebeugten Knie- und Hüftgelenken, hohe Schwingfrequenzen über den Leitweg Wirbelsäule bis zum Kopf. Dort wurden 1975 von *Draeger* u. *Dupuis* bei ihren Studien über mechanische Ursachen der Amotio retinae (die nach Wasserskifahrten beobachtet wird) 17 bis 20 Hz gemessen. Andere Fortbewegungsarten erzeugen in der Augengegend wesentlich geringere Vertikalbeschleunigungen (m/s^2): Autofahren 1,8, Gehen 2,4, Traktorfahren 2,8, Reiten 9,3, Laufen 10,2. Studien über die Vibrationseinflüsse des Wasserskilaufes auf die Wirbelsäule mit großen Zahlen, die einen ausreichenden Überblick zur kritischen Prüfung geben würden, liegen bisher nicht vor. Das gilt auch für die Angaben von *Commandré* et al. aus dem Jahre 1974. Die Autoren untersuchten 27 Wasserskiläufer (männlich 15 bis 37 Jahre). Von ihnen nahmen zwölf an Wettbewerben teil: Slalom, Figurenlauf, Sprung. Lumbago, Lumboischialgien sowie „arthrotische" Schäden werden beschrieben.

Ohne Zweifel wirkt der *Wasserskisport* mit heftigen, stochastischen Einflüssen und stoßhaltigen Vibrationen (Erschütterungen) auf die Wirbelsäule ein. Er bringt besondere Überlastungsgefahren bei Kindern und bei jugendlichen Sportlern, deren Wirbelsäule noch nicht ausgereift ist. Näheres über die Schadensmöglichkeiten bei Jugendlichen ist in 9:2 nachzulesen.

8:4.10.8 Wellenreiten / Surfen

Das Wellenreiten in der Meeresbrandung mit einem in verschiedenen Ausführungen durch die Industrie geformten Brett hat immer mehr Anhänger gefunden. Gelegentlich kommt es bei unglücklichen Stürzen zu mehr/weniger ernsten Verletzungen des Rückgrates. Auch das weiche Reiten über Wellen bedarf einer stets wechselnden Balance, die mit entsprechendem Bewegen des ganzen Körpers aufrecht erhalten werden muß. Das Zentralorgan Wirbelsäule hat einen großen Teil dieser wechselhaften Lastverteilungen mit seinen Muskeln und Bändern auszugleichen.

Druckunterschiede – meist mit Torsionen und Abscherungen verbunden – liegen auf den Zwischenwirbelscheiben. Über die dadurch bedingten Schadensmöglichkeiten ist in 3:2.2.4 nachzulesen. Dort sind auch die Folgen der „trommelfeuerartig" wiederholten, stereotypen Bewegungs- und Belastungsphasen beschrieben, wie sie beim Wellenreiten und vielen anderen Sportarten vorkommen. Darüber hinaus werden auch die Wirbelbogengelenke mit ihrem Knorpelbelag und den Bändern durch Zug, Druck und Verschiebung in Mitleidenschaft gezogen. Die Lendenwirbelsäule mit ihrem Übergangsbereich zum Kreuzbein ist am stärksten belastet. Ähnlich wie beim Wasserskisport (8:4.10.7) dringen sinusförmige, unregelmäßige (stochastische) Schwingungen oder stoßhaltige Vibrationen verschiedenster Intensität in die Wirbelsäule ein. Genauere und langzeitig fortgesetzte Messungsergebnisse sind nicht bekannt. Auch fehlen ausreichende Langzeitstudien an einer großen Zahl von Probanden mit der erforderlichen Diagnostik durch bildgebende Verfahren: siehe in 6:3.4.

Literatur: *Rosemeyer* 1980/81.

8:4.10.9 Windgleiten / Windsurfen

Eine Welle der Begeisterung für das Windgleiten hat unsere Sportjugend, aber auch mittlere Lebensjahrgänge seit einiger Zeit erfaßt; es gehört zum olympischen Segelprogramm. Surfbretter, versehen mit einem handbedienten Segel, erreichen Geschwindigkeiten bis zu 45 km/h.

Die körperliche Belastung für das gesamte Stütz- und Bewegsystem ist erheblich. Im Mittelpunkt der Stütz-, Halte- und Balancearbeit steht ähnlich wie bei den Wasserskisportlern (8:4.10.7) und den Wellenreitern (8:4.10.8) das Zentralorgan des Stütz- und Bewegsystems, also das Rückgrat mit seinen Muskeln und Bändern. Lange Regattazeiten bei hoher Windstärke fordern von der Wirbelsäule statische Dauerhaltearbeit in gleichmäßiger Zwangsstellung. Dadurch ruht hoher Druck mit Torsion auf vielen – vor allem den unteren – Bewegungssegmenten, das heißt auf Zwischenwirbelscheiben und Wirbelbogengelenken sowie auf den Iliosakralfugen. Schmerzhafter Muskelhartspann und Ischialgien sind häufig, wahrscheinlich auch Wirbelblockaden. Zu beachten sind noch die Einflüsse von Vibrationen durch den Wellengang, siehe in 8:4.10.8.

Die Bewege- und Haltearbeit, die der Wirbelsäule zugemutet wird, überschreitet wahrscheinlich die ähnlich gelagerten Verhältnisse beim Wasserski und Wellenreiten wesentlich. Bedauerlicherweise sind noch keine ausreichenden sportärztlichen Untersuchungen zu diesem Fragekreis vorhanden, so daß über sportspezifische Schäden an der Wirbelsäule nicht berichtet werden kann. Von internistischer Seite gibt es eine Studie über die Belastung des Herz-Kreislauf-Systems sowie über die Problematik der Unterkühlung und der statischen Muskelarbeit von *Schönle* et al. 1981.

Aus einer persönlichen Mitteilung von *Schönle* geht hervor, daß einige Windsurfer im Anschluß an die Sportausübung über plötzliche Lumbagoanfälle sowie Schmerzen im Rücken klagten. In einem Fall wurde unter Zunahme neurologischer Symptome schließlich die Operation eines Bandscheibevorfalles nötig. Dies sind zwar nur Einzelfälle, die nicht unbedingt mit dem Surfsport zusammenhängen müssen. Trotzdem sollten diese Beschwerden durch Röntgendiagnostik näher aufgeklärt werden. Die Art der sportbedingten Lasteinflüsse während des Surfens können nach Erfahrungen bei anderen ähnlich wirbelsäulebelastenden Sportarten schadenbildend sein.

Durch eingehende Reihenstudien an Surfsportlern ist bezüglich der Rückgratschäden noch zu klären, ob die 1982 von *Menge* u. *Rinde* vorgetragene Meinung, das Windsurfen sei eine für das Stütz- und Bewegsystem unbedenkliche Sportart, weiterhin aufrechtzuerhalten ist. Immerhin berichten die Autoren von 26,5 % Belastungsbeschwerden in der Lendenwirbelsäule beim Surfen. Andere Körperstellen sind wesentlich weniger an schmerzhaften Zuständen beteiligt: Hände 19,0, Kniegelenke 14,7, Schultern 13,4 %.

Weitere Literatur: *Krueger* u. *Mang* 1979, *Rosemeyer* 1980/81.

8:4.11 Wintersport

8:4.11.1 Einleitung

Bereits in den zwanziger und dreißiger Jahren wurde der Winteraufenthalt im Freien, besonders in Mittel- und Hochgebirgen, immer beliebter. Nach dem Zweiten Weltkrieg bekam die Wintertouristik besonderen Aufschwung durch die Verbindung mit dem Wintersport. Millionen von Bundesbürgern fügen zu ihrer Sommerfreizeit noch einen Winterurlaub hinzu, oder bevorzugen ihn als beste Erholungsmöglichkeit, die außerdem vielerlei Abwechslung durch die Winterschönheit der Gebirgslandschaft bietet, die leicht bis in große Höhen auch vom Spaziergänger und Wanderer erreichbar geworden ist. Ein besonderer Reiz liegt für die Kinder in der Verbindung des Winters mit guten, den Körper und den Geist anregenden Sportmöglichkeiten.

Wegen der weltweiten Ausdehnung des Wintersportes hat sich die Zahl der Skiverletzungen stark erhöht. Trotzdem läßt dieses Buch Verletzungen unbesprochen. Denn seine Thematik ist den Wirbelsäuleschäden gewidmet, die zahlenmäßig wahrscheinlich noch stärker angestiegen sind als die Verletzungen: siehe in 8:2.2.1, 8:3.

8:4.11.2 Rodelsport / Bobsport

Der *Rodelsport* ist seit sehr langer Zeit ein Breitensport für Kinder, Jugendliche und Erwachsene, der auf Naturrodelbahnen ausgeübt wird. Wissenschaftliche Erkenntnisse dazu und vor allem Beachtung von chronischen Schäden an der Wirbelsäule sind nicht bekannt.

Für den *Wettkampf-Rodelsport* ist international eine Rennrodelordnung gültig. Die mit Kurven angelegten Bahnen haben einen künstlich aufgetragenen Eisüberzug. So können Spitzengeschwindigkeiten bis zu 117 Stundenkilometern bei einem Durchschnitt von etwa 95 km/h erreicht werden. Für das Wettrodeln sind Ein- oder Zweisitzer zugelassen. Sehr intensives Sommertraining ist nötig. Das Training betrifft unter anderem die Nacken- und Rückenmuskulatur. Gezielte Untersuchungen sowie Langzeitstudien zur Frage der Schäden am Rückgrat und seiner Muskulatur sind bisher nicht bekannt geworden. Weitere Einzelheiten können bei *C. Schmidt* (1981/82) nachgelesen werden.

Im *Bobsport*, ausgeübt mit besonders konstruierten Bobschlitten in den bekannten kurvenreichen Kunstsportbahnen, wird eine Stundengeschwindigkeit bis zu 130 km erreicht. Die Aktiven benötigen im Sommer ein umfangreiches Krafttraining, ähnlich, aber wesentlich intensiver als bei den Aktiven des Rodelsportes (*C. Schmidt* 1981/82). Eingehende Langzeitstudien über das Verhalten der Wirbelsäule liegen nicht vor.

Solche Studien erscheinen dringend nötig, weil im Hochleistungs-Bobfahren das Rückgrat in der Anschiebphase, beim Aufsprung und auch in der Fahrt erheblichen Lasteinflüssen ausgesetzt ist. Hinzu kommt die Belastung im notwendigen Krafttraining. Untersuchungen der Bob-Athleten durch den Sportarzt sollten also die Wirbelsäule einbeziehen. Zu forschen ist nach Schäden in den Bewegungssegmenten des Lendenteiles und am Übergang L 5 / S 1, wobei neben der Frage einer Osteochondrosis intercorporalis auch nach Arthrosen in den Wirbelbogengelenken und den Iliosakralgelenken zu fahnden ist. Gibt es übernormal viele Spondylolysen/ Spondylolisthesen?

8:4.11.3 Skilauf

Allgemeines: Die Beliebtheit der Sommerferien mit ihrem Badevergnügen wurde von vielen zugunsten des Skilaufes in den Hintergrund gedrängt. Gleichzeitig erreichte der *Alpine Skilauf* den höchsten Pegelstand der Beliebtheit. Jeder zehnte Bundesbürger beteiligt sich und möchte gern ein Könner in dieser Sportdisziplin sein. Vor das Erreichen dieses Zieles haben jedoch die Skigötter – denen man nacheifern möchte – das Üben bis zur körperlichen Fitneß und das Erlernen der technischen Notwendigkeiten im Umgang mit dem Sportgerät gesetzt. Demjenigen, der sich diesen Grundbedingungen gestellt hat und dem der Sinn nicht nach Hochleistungen in sportlichen Wettkämpfen oder gar nach olympischem Gold steht, öffnen sich im Alpinen Skilauf vielerlei individual angepaßte Möglichkeiten. Allerdings bleibt der Skilauf auch dann noch eine Sportart, die vom Ausübenden viel verlangt, selbst wenn er in mehreren Wintern Skischulen für Anfänger und für Fortgeschrittene absolviert hat. Die neuen Stile des *Wedelns* und des *Abfahrtslaufes* verlangen nicht nur kräftige Muskeln in den Beinen, sondern auch ein gut trainiertes Muskel-Bänder-Korsett des Rumpfes, das in der Lage ist, selbst in schwierigen Situationen das Rückgrat zu stabilisieren. Fehlt ein solcher Stabilisator, kann leicht bei Jugendlichen und bei Erwachsenen die Belastungsgrenze überschritten werden, so daß Zwischenwirbelscheiben und Wirbelbogengelenke durch mehrere Initialanstöße (4:6.2.3, 8:2.2.1, 8:3.1) Schaden leiden können.

Schmerzen während des Freizeitskilaufes entstehen weniger durch Eigenheiten der Skilauftechnik, sondern vielmehr infolge von technischen Fehlleistungen, ungenügender Muskelkraft und Beweglichkeit, sowie beim Vorliegen von dem Skiläufer selbst mehr/weniger bekannten Vorschäden im Zentralorgan des Stütz- und Bewegsystems.

Die *Freizeitskiläufer*, denen nur einige kurze Winterwochen zur Verfügung stehen – besonders die Senioren von ihnen –, sollten stets überlegen, wie weit ihre Bein- und Rumpfmuskulatur noch genügend Kondition für den Abfahrtslauf hat. Bestehen Zweifel, dann bietet der Übergang zum *Langlauf* oder zum *Skiwandern* gute Ausweichmöglichkeiten.

Zu beachten ist auch, daß nicht allzu selten infolge der Armarbeit mit den Stöcken bei Langlauf und Skiwandern typische Beschwerden des Nacken-Schulter-Armsyndroms auftreten. Von ärztlicher Seite ist zu klären, ob diesen Beschwerden Bandscheibeschäden oder Veränderungen in den Wirbelbogen- sowie den Unkovertebralgelenken der Halswirbelsäule zugrunde liegen. Dagegen ist ebenso wie bei Lumbago, Lumbalgie, Ischialgie die entsprechende Therapie einzuschalten: siehe Kapitel 7:4.1.

Wenn auch bei Kindern, Jugendlichen und skibegeisterten Winterurlaubern im mittleren Lebensalter der Abfahrtslauf mit Wedeln wegen seiner Geschwindigkeit in erster Linie beliebt ist, so sollte doch auch in diesen Altersstufen der *Skilanglauf* nicht beiseite gelassen werden. In allen Skigebieten werden dafür Loipen eingerichtet. Der Langlauf schult die Ausdauer für das Herz-Kreislauf-System sowie die Atmungsorgane und bringt die Sauerstoffdusche, deren Bedeutung in 8:2.6.7 geschildert ist. Außerdem sorgen die regelmäßigen Schritte für einen koordinierten Einsatz der Schulter-Rumpf-Beinmuskeln. So bildet der Skilanglauf einen Teil im Programm für vernünftiges Trimmen. Das wird in Kapitel 8:2.6.6 durch „10 Regeln zum vernünftigen Trimmen" und durch „10 Regeln zum aktiven Urlaub" vertieft.

Dem *Skiwandern* ist in Zukunft größere Bedeutung beizumessen als dem anstrengenderen und mehr sportlich betonten Skilanglauf. Denn das Skiwandern bringt in erster Linie für die skibegeisterten Senioren – deren Zahl ansteigt – das Anpassen an die Höhenlage des Skiwanderweges, das verbesserte aerobe Versorgen des Stoffwechsels: die Sauerstoffdusche, siehe in 8:2.6.7. Dies kommt außer der Gesamtmuskulatur des Körpers den Weichteilen am Rückgrat zugute: Zwischenwirbelscheiben, Bänder und Knorpelbeläge der echten Gelenke der Wirbelsäule.

8:4.11.4 Wettkampfskisport

Allgemeines: Skisport wird in verschiedenen Disziplinen als Wettkampf ausgeübt. Athleten, die diesen Hochleistungssport betreiben wollen, bedürfen einer langjährigen Vorbereitungszeit, wie das auch für andere Disziplinen des Leistungssportes notwendig ist. Das Zentralorgan des Stütz- und Bewegsystems, die Wirbelsäule, wird bei allen Arten des Wettkampfskisportes stark in Anspruch genommen. Es ist keineswegs so – wie mancher Freizeitsportler glaubt –, daß die Beinarbeit ganz im Vordergrund steht. Sie muß zwar fleißig trainiert werden, aber das Training der Rumpfmuskulatur ist nicht weniger wichtig. Denn in allen Disziplinen des Wettkampfskisportes werden von ihr sehr hohe statische und kinetische Kraftaufgaben verlangt.

Abfahrtslauf. Das bereits erwähnte *Wedeln*, das jedem Anfänger am Skihang gelehrt wird und ihm manche Rückenschmerzen beschert, übt im *leistungssportlichen Abfahrtslauf* einen sehr hohen Axialdruck auf die Lendenwirbelsäule aus. Er erreicht oder überschreitet die Toleranzgrenze der Widerstandskraft des Bandscheibegewebes und wirkt unter Zusatz der Fahrwucht sowie des Dreheinflusses beim Wedelknick mit 1500 kg ein: *Friedrich* 1969. Das ist bereits für jugendliche, vielmehr noch für „alternde“ Bandscheiben eine übermäßige, oft schädigende Gewalt. Sie wird beim Skilauf mehrfach an jedem Tag „erlitten“, insbesondere durch Fehler in der Wedeltechnik. Kreuzschmerzen sowie Hexenschuß- und Ischiasanfälle sind die Folgen und Warnzeichen, um auf die eigenen Leistungsgrenzen zu achten. Das gilt auch für Skispringer.

In Versuchen an Leichenwirbelsäulen hat *Prokop* 1966 die Wedeltechnik simuliert: Die Bandscheiben junger Menschen rissen bei seitlich verdrehter Wirbelsäule (Hüftknick) unter einem Druck von 300 kg, und die älterer Menschen bereits bei 100 kg.

Die angegebenen Messungen verlangen einen Vergleich zu den Ergebnissen ähnlicher Studien an Präparaten von Menschen oder Tieren, die im Kapitel 3:2.2.4 nachzulesen sind. Unterschiede ergeben sich weitgehend durch unterschiedliche Versuchstechniken. Außerdem ist zu berücksichtigen, daß in den Versuchen fest eingespannte (stabilisierte) kurze Abschnitte des Rückgrates vorlagen.

Dem Abfahrtsläufer steht jedoch nicht immer ein kräftig stabilisierendes Muskel-Bänder-Korsett zur Verfügung. Ungenügendes (Begleit-) Koordinations-Training der Rückenmuskulatur, Übermüdung, Unaufmerksamkeit können zum Versagen der stützenden Kräfte führen, so daß harte Druckstöße die Weichgewebe des Rückgrates im interkorporalen Raum (Bandscheibe) oder in den Wirbelbogengelenken (Knorpelbelag) treffen. Ein solcher Erstanstoß kann den Mikroschaden auslösen, der fortschreitenden Gewebeschaden verursacht: beschrieben in 4:6.2.3, 8:4.3.1.

Dupuis u. *Zettler* hatten zweifellos einen bestens trainierten Abfahrtsläufer zum Vorbild, als sie 1984 schrieben: „Auch beim Einhalten bestimmter Körperhaltungen lassen sich größere Schwingungsbelastungen ertragen. So kann zum Beispiel ein *Skifahrer*, der mit hoher Geschwindigkeit über welliges, waschbrettartiges Gelände abfährt, wegen der schwingungsmindernden Wirkung der angewinkelten Beine in beinahe stabilisierter Stellung verharren. Diese Stellung wird durch eine von der Muskulatur zweckmäßige Feder- und Dämpfungscharakteristik ermöglicht“.

Aber auch der Spitzensportler wird im Wettkampf wahrscheinlich nur selten eine lange gleichmäßige Abfahrtspiste finden. Denn zum Abfahrtslauf gehören Sprünge und vor allem häufige Wedelschwünge, die das von den genannten Autoren angenommene gleichförmige und leicht abzufedernde Gleiten nicht durchgehend ermöglichen. Slalom und *Riesenslalom* (Abb. von *Bär* 8/49a, 8/49b, 8/50) erfordern höchste Konzentration und das blitzartige Umstellen der stabilisierenden Richtung des „hyperphysiologischen“ Muskel-Bänder-Korsettes (8:2.2.2) im Lenden-Kreuzbein-Bereich. Welche unheilvollen Wirkungen das Versagen dieser Stabilisierungsmöglichkeiten nach sich zieht, wurde im vorhergehenden Abschnitt bereits geschildert.

Weitere Literatur: *Mosshenipour* u. *Fischer* 1976, *Pankratz* 1971.

8:4.11.5 Sport auf dem Eis

Einleitung. Der Eislauf hat eine große Anhängerschaft gewonnen, seitdem in vielen Orten Eissporthallen entstanden sind. Sie werden gern von Freizeit-Eisläufern genutzt.

Von den Eislaufsportdisziplinen sind der Eisschnellauf und der Eiskunstlauf Sportarten mit mindestens ebensovielen schadenstiftenden Einflußmöglichkeiten, wie dies beim Wettkampfskilauf (Slalom), Kunst- und Bodenturnen, Trampolinturnen, Wettkampfgymnastik und vielen anderen der Fall ist.

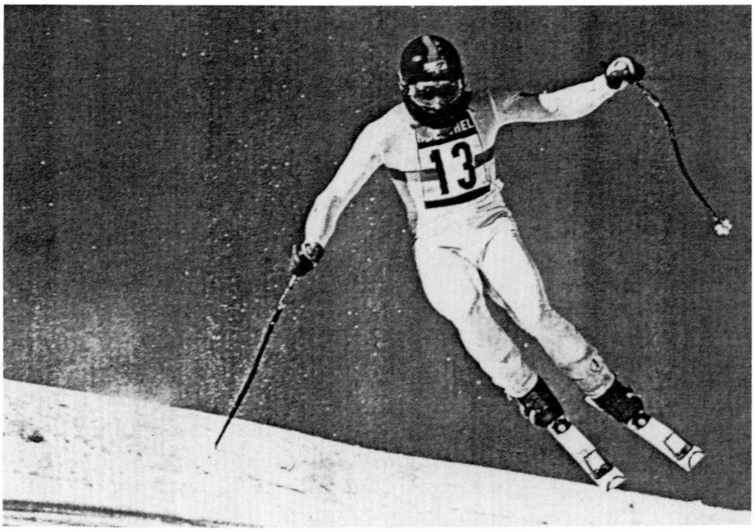

Abb. 8/49a: Abfahrtsrennläufer im Sprung (aus *Bär*)

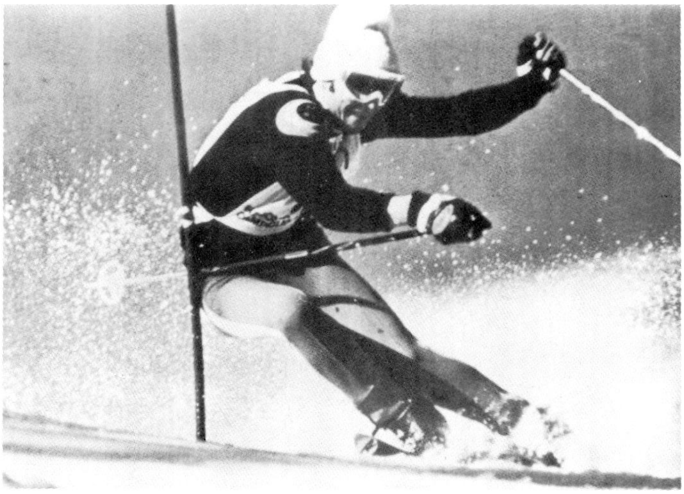

Abb. 8/49b: Slalomläufer im Schwung mit Körperdrehung und Lenden-Becken-Knick (aus *Bär*)

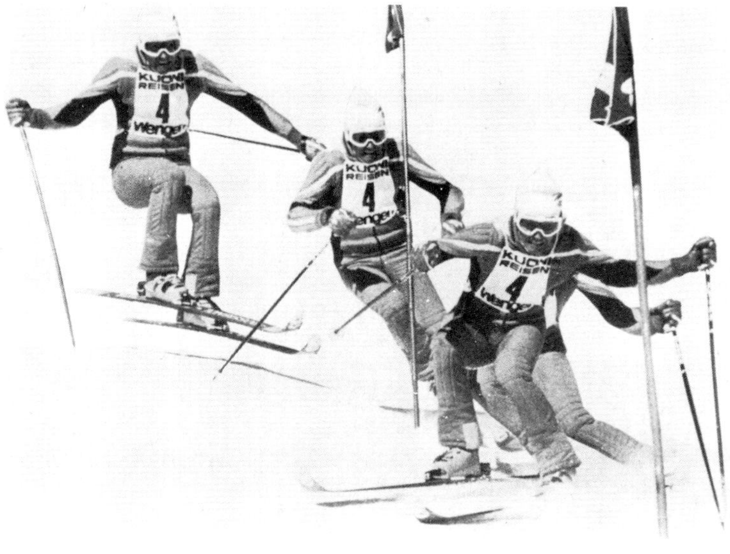

Abb. 8/50: Bewegungsablauf beim Slalomschwung (aus *Bär*)

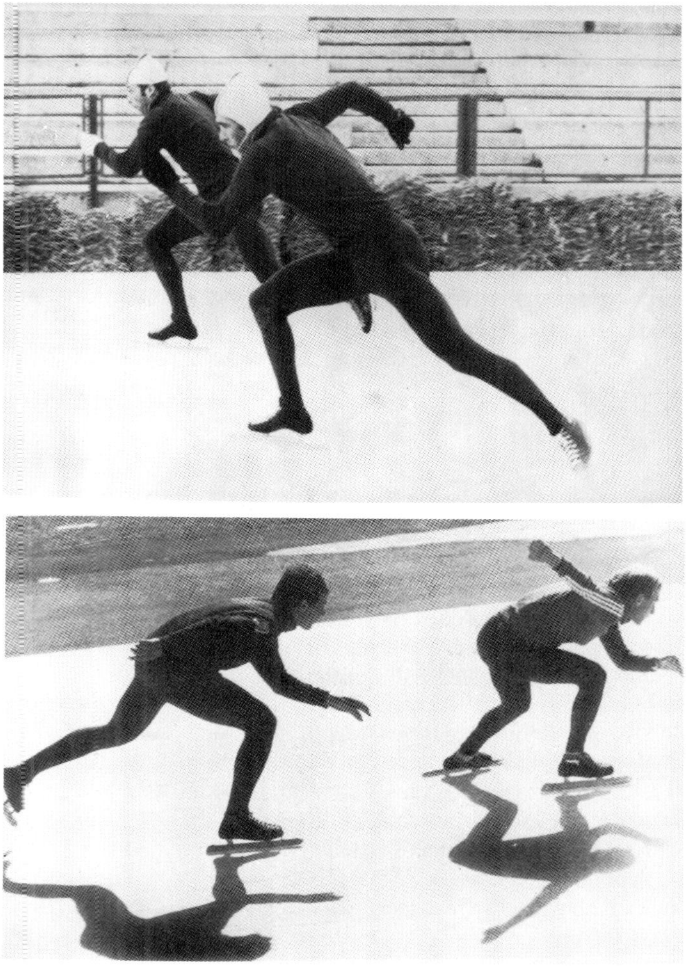

Abb. 8/51a: Zwei Phasen im Eisschnellauf. Oben: Startphase; unten: Lauf in der Startgeraden

Eisschnellauf. Diese Sportdisziplin gilt nach *Keller* (1982) als die schnellste „nicht-mechanisierte“ Sportart. Die Rennläufer erreichen beim 500-m-Sprint Spitzengeschwindigkeiten bis zu 60 Stundenkilometern und auf der 10000-m-Langlaufstrecke eine Durchschnittsgeschwindigkeit von 44 Stundenkilometern.

Die weit vorgeneigte Körperhaltung und die ausholenden Armschwünge führen im Rechts-Links-Wechsel zu einem Pendeln des zentralen Achsenorganes: Abbildung 8/51a. Die Armschwünge ändern sich einseitig beim Durchlaufen der Kurven. Dadurch entsteht betontes Drehen des Rückgrates nach einer Seite. Dieser wechselvolle Einsatz der schwingenden Arme macht sich bis zu den Bewegungssegmenten der unteren Lendenwirbelsäule und am Übergang zum Kreuzbein bemerkbar. Noch nicht ist geklärt, wie stark dabei die Kreuzbein-Darmbein-Gelenke in Mitleidenschaft gezogen werden.

Wie man den Rennläufern ansieht, entwickelt das Laufen im Wettkampf und nicht zuletzt das zusätzliche Konditions- und Muskelkrafttraining eine kraftvolle Muskulatur des Rückens und der Anschlußmuskeln zum Becken-Oberschenkel-Bereich. Dieses umfassende Muskelkorsett wird in der Lage sein, die im Wettkampf auftretenden Bewegungs- und Belastungseinflüsse auf den schadensgefährdeten Teil der Wirbelsäule zu mindern: vergleiche das hyperphysiologische Muskel-Bänder-Korsett, beschrieben in 8:2.2.2, 3:2.5, 4:8.2.

Die im Training geübten Hocksprünge mit Gewichtbelastung sind nach Angaben von *Keller* Ursache für „degenerative Schäden in der Lendenwirbelsäule“. Es wird Aufgabe der zukünftigen sportärztlichen Betreuung der Rennläufer sein, diese Schäden und auch die weiter vorn angedeuteten Schadensursachen genauer zu definieren: Schäden in Bewegungssegmenten (Bandscheibeschäden, Wirbelbogengelenkarthrosen), Arthrosen in den Iliosakralgelenken, Spondylolysen u.a. Die gewonnenen Erkenntnisse können Hilfe für weniger schadenstiftende Bewegungsphasen sein.

Eiskunstlauf. Diese ästhetisch schöne, ballettartige Sportform verlangt von den Läuferinnen und Läufern als Grundvoraussetzung eine naturweiche Beweglichkeit: Hypermobilitas constitutionalis. Ist sie nicht in vollem Umfange vorhanden, kann sie durch Training planmäßig verbessert, unter Umständen auch erworben werden (Kontorsionisten, siehe 8:6.2). Die Gelenke mit konstitutionaler oder anerzogener Weichheit neigen infolge der lockeren Gelenkbänder und -kapseln zum Überbiegen oder zu Luxationen. Durch gerichtetes Training kann die Muskulatur so gekräftigt werden, daß kein „unschönes" Überbiegen der Gelenke bei den Kunstlauffiguren entsteht. Das gilt ebenfalls für die notwendigerweise lockere Lendenwirbelsäule. Die häufig übermäßig betonte Lordose (8:4.9.1) kann nur von einem entsprechend trainierten statisch-dynamischen Muskel-Bänder-Korsett (3:2.5.1, 4:8.2, 8:2.2.2) stabilisiert und im notwendigen harmonisch wirkenden und nicht übertriebenen Bogen gehalten werden. Das gilt ebenso für andere Disziplinen und für viele Ballettfiguren. Die Bewegungssegmente der unteren Lendenwirbelsäule und des Überganges zum Kreuzbein sind trotz richtiger Muskelsteuerung erheblichen Lasteinflüssen ausgesetzt. Denn während des Kunstlaufes drücken bei hohen und weiten Sprüngen Lasten bis zu sechs Zentnern auf das zentrale Achsenorgan und die Beingelenke.

Neben der häufigen übermäßigen Lordose der Lendenwirbelsäule zeigen sich bei manchen Kunstlauffiguren zusätzlich lordotisch überbogene Halswirbelsäulen: Abbildung 8/51b. Über Schmerzen, versteifte Halslordose, oder nachweisbare Dauerschäden sind jedoch keine Langzeitstudien bekannt geworden.

Zum Kunsteislauftraining eignen sich besonders gut kindliche, geschmeidige Körper. Deshalb erfolgt die Talentauswahl und Talentförderung oft bereits im Vorschulalter und zwar mit der Begründung, nur dann seien die jungen Eiskunstläufer in einer etwa zehnjährigen Trainingszeit so zu schulen, daß mit dem 17. bis 18. Lebensjahr Weltmeistertitel erworben werden können. Viele Eiskunstläufer geben aber bereits Jahre vorher auf: also „*Ruhestand bereits mit 14 Jahren*" (*Leitsatz*).

Nicht unerwähnt bleiben kann, daß ärztliche Betreuer bei derartigen intensiv durchtrainierten Kindern ungenügende, dünne Knorpelschichten in den belasteten Beingelenken entdeckten (siehe auch 8:2.2.2). Hängt dies ursprünglich mit der anlagemäßigen Gelenküberbeweglichkeit zusammen oder wurde der Knorpel durch das Training vorzeitig verbraucht? Die gleiche Frage ist auch wegen des Verhaltens der überlasteten Zwischenwirbelscheiben im unteren Lendenbereich zu stellen. Langzeitstudien bis in das mittlere Lebensalter sind erforderlich. Sie fehlen bisher. Der übermäßige und frühzeitige Verbrauch des Bandscheibegewebes, die Chondrosis disci (Verschleiß, 4:6.2.3), könnte sich bei der Überlastung durch das Eiskunstlauftraining bis zur Osteochondrosis intercorporalis (Zermürbung, 4:6.2.4) entwickeln, so daß lebenslang Beschwerden folgen.

Bei den kindlichen und jugendlichen Eiskunstläuferinnen und -läufern werden „Muskelschmerzen" im Bereiche der Lendenwirbelsäule (übermäßige Lordose!) sowie in der Nackengegend beobachtet und meist als Distorsionen, Myalgien, Myogelosen gedeutet. Zu fragen ist, ob dabei Ausstrahlschmerzen eine Rolle spielen, hinter denen sich beginnende Schäden der Bandscheiben, Wirbelbogengelenke, Iliosakralgelenke verbergen: Näheres dazu in 3:4.7. Der Sportarzt sollte stets diesen möglichen Ursprungsherden nachspüren.

In einer Zeitungsnotiz wurde 1984 von einer

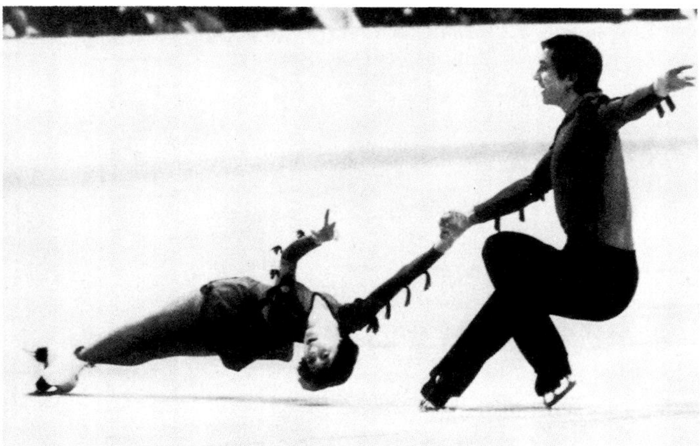

Abb. 8/51b: Häufig ausgeführte Eiskunstlauffigur. Beachte die Lendenlordose, die lordosierte, leicht gedrehte Halswirbelsäule. Ähnlichkeit mit der Rollkunstlauffigur der Abbildung 8/22

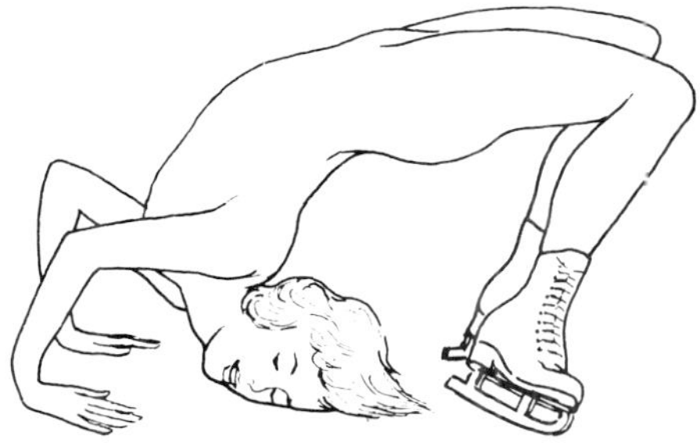

Abb. 8/51c: Die Eiskunstläuferin hat sich im Schwung vom Partner getrennt. Die Lordose der Halswirbelsäule ist noch seitlich verwunden. Vergleiche die Rollkunstlauffigur Abbildung 8/22

18jährigen Eiskunstläuferin „als Opfer des Sportes" berichtet, weil sie infolge starker Beeinträchtigung des Bandscheibenapparates, eines verschobenen Wirbels und gereizten Ischiasnerven aufgeben mußte.

Beim Partnerlauf ist im wesentlichen die Kunstläuferin den geschilderten Gefahren für die Wirbelsäule ausgesetzt. Der Partner unterliegt während vieler Tanzfiguren den gleichen Einflüssen auf die Wirbelsäule. Zusätzlich, als „Untermann", muß er statisch hohe Lasteinflüsse mit axialem Druck, aber oft gleichzeitig durch die Fliehkraft bedingte Torsionen mit Einsatz seiner Rumpfmuskulatur abfangen.

Literatur: *Siegfried* 1981/82.

Das *Eishockey* – der schnellste und härteste Mannschaftssport – wird mit dem „Puck", einer kleinen Hartgummischeibe, gespielt und verlangt im Gegensatz zum Feld- und Hallen-Hockey (8:4.5.6) einen besonders weit vorgeneigten Rumpf sowie verminderte Lendenlordose. Diese Haltung wird allerdings häufig durch plötzliches Bremsen des Laufes und blitzschnelles Aufrichten unterbrochen. Vorbeuge, Aufrichten – oft mit kraftvollem Drehmoment – üben besonders schädigende Einflüsse auf Zwischenwirbelscheiben und Wirbelbogengelenke aus: siehe in 3:2.2.4. Die Lenden-Becken-Hüft-Region (LBH) muß deshalb erhebliche Belastungen ertragen. Über spezifische Schäden in dieser Region durch Eishockey wurde bisher nicht berichtet.

8:4.12 Wurfsport / Schießsport

8:4.12.1 Allgemeines

Das Werfen von Speer, Kugel, Hammer beansprucht die Wirbelsäule durch das Rumpfdrehen mit Seitneige und den Schwung beim Abwurf erheblich. Bei Werfern finden sich deshalb auch in hohem Hundertsatz S-förmige Skoliosen (bis zu 70 %), meist konkav zur Wurfseite. *Rompe* u. *Dreyer* geben 1972 als Ursache dafür die sich einseitig verstärkende Rumpfmuskulatur an, da etwa 6000 Würfe in einer Sportsaison üblich sind. Außerdem hatten 14 % der untersuchten Werfer Spondylolisthesen (8:7.2).

Beträchtlich sind die benötigten Kräfte der Rumpfmuskulatur. Sie müssen die belasteten Abschnitte der Wirbelsäule auf die jeweilige Notwendigkeit hin stabilisieren, um so die durch Druckstöße, Drehen und Verwringen geforderten Bandscheiben vor Schaden zu schützen: siehe „hyperphysiologisches Korsett" in 8:2.2.2. Notwendige Hilfen bieten die Becken-Bein-Muskeln, die für die Standfestigkeit zu sorgen haben, und die Gesamtmuskulatur im Schulter-Oberarmbereich. Alle genannten Muskelgruppen bedürfen eines intensiven, den Werferdisziplinen angepaßtes Training. Auf die Schwungbewegung mit gleichzeitigem Drehmoment in der Längsachse der Wirbelsäule zwischen Schultergürtel und Becken wird bei einzelnen der anschließend zu besprechenden Werferdisziplinen noch einzugehen sein.

Zusammen mit den hohen Drucklasten wirkt das Verwringen in der Lenden-Becken-Hüft-Region für die Werfer oft schadenstiftend. Es können in den Wirbelbogen- sowie in den Iliosakralgelenken Blockaden entstehen (3:4.5).

Wenig beachtet wird in der Literatur, daß bei vielen Werfern der besondere Druck, dem das Rückgrat auf der Wurfseite ausgesetzt ist, in den Wirbelkörpern eine einseitige Anpassung durch verdichtete Spongiosa erzeugt. Darüber wird in 8:2.2.2, 8:4.12.4 berichtet.

8:4.12.2 Diskuswerfen / Hammerwerfen

Bei der mehrfachen Rotationsbewegung vor dem *Abwurf des Diskus* ist die Beschleunigung des Wurfarmes mit der Scheibe rascher als das Drehen des Körpers: Abbildung 8/52. Dadurch entsteht eine Verwindung der Querachsen zwischen dem Schulter- und dem Beckenbereich mit Druck und Torsion in den Bewegungssegmenten der unteren Lendenwirbelsäule. Oft wird dabei die Belastungstoleranz der betroffenen Bandscheiben überschritten (5:2.6.2). Ist die Rumpfmuskulatur nicht in der Lage, die Drehbewegung im richtigen Augenblick in der Lenden-Becken-Hüftregion zu stabilisieren, droht den Bandscheiben im zentralen Drehbereich ein Schaden: siehe in 5:2.6.2, 4:6.2.3 u. 4. Beachtenswert sind auch die Ausführungen in 8:4.12.1.

Die Abbildung 8/52 von *Schmolinsky* zeigt

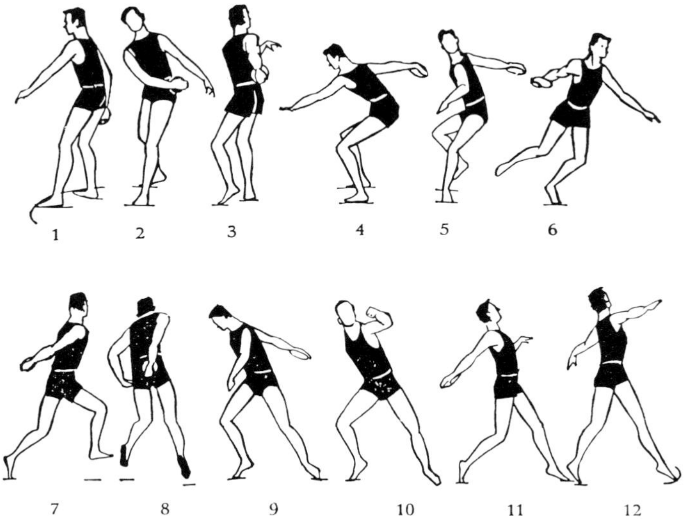

Abb. 8/52: Figurenfolge beim Diskuswurf (aus *Schmolinsky*)

in einzelnen Phasen den Ablauf eines Diskuswurfes. Diese uralte Wurfdisziplin verlangt einen Rückblick in die Antike auf die bewundernswerte Plastik von Myron aus der Zeit um 450 vor Christus: Abbildung 8/53.

Außerordentlich hohe Kräfte entstehen beim *Hammerwerfen.* 1500 Trainingsstunden im Sportjahr und bis zu 40 Würfen am Übungstag erzeugen eine oft wiederholte Wirbelsäulebelastung. Tonnenschwerer Druck liegt auf den Kniegelenken, wenn der Hammer nach dem dreimaligen kraftvollen und schnellen Körperdrehen auf eine Abwurfgeschwindigkeit von 100 Stundenkilometer gebracht wird: Abbildungen 8/54 u. 8/55. Das ergibt gleichzeitig einen erheblichen Gewalteinfluß auf die Wirbelsäule, die unter starker Last der kraftvoll angespannten Rückenmuskulatur und unter Rotationsdruck bei wechselnder Seitenneige steht. Nach *Scheele* et al. (1979) zwingt der Werfer in der letzten Wurfphase den Hammer „mit einer bis auf annähernd 300 kp anwachsenden Kraft. Hierauf führen die Autoren die schädigenden Einflüsse auf die Zwischenwirbelscheiben der Lendengegend zurück: Spondylarthrose, Osteochondrosis intercorporalis. Auch die häufigen Spondylolisthesen werden mit der auf den Zwischengelenkstücken – den paarigen Schicksalsstellen für die Festigkeit des Wirbelbogens – liegenden Last erklärt.

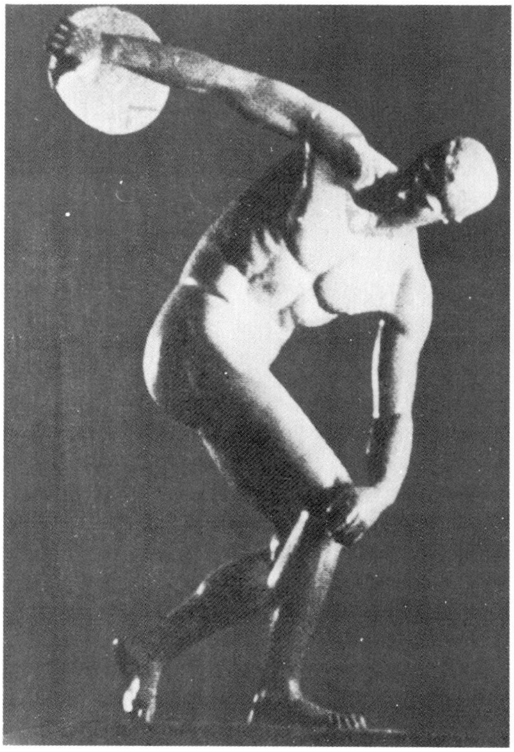

Abb. 8/53: Diskuswerfer; Plastik von *Myron*

Sowohl beim Diskus- wie beim Hammerwerfen entstehen häufig Insertionsosteotendopathien, siehe in 4:6.3.2, 8:7.4. Sie werden allerdings nur selten im Bereiche des Rückgrates beobachtet. Trotzdem sollte bei Rückenschmerzen auch danach gefahndet werden, um eine entsprechende Therapie einzuleiten. Gelegentlich werden von beiden Disziplinen Dornfortsatzabtrennungen berichtet (8:7.3).

8:4.12.3 Kugelstoßen

Die für Männer 7,25 kg, für Frauen und Jugendliche 4 kg schwere Kugel wird während der Angleitphase (vorgeneigter Oberkörper bei gleichzeitiger Hüft- und Kniebeuge) zur Schulterhöhe gebracht. Unter Aufrichten des Rumpfes folgt

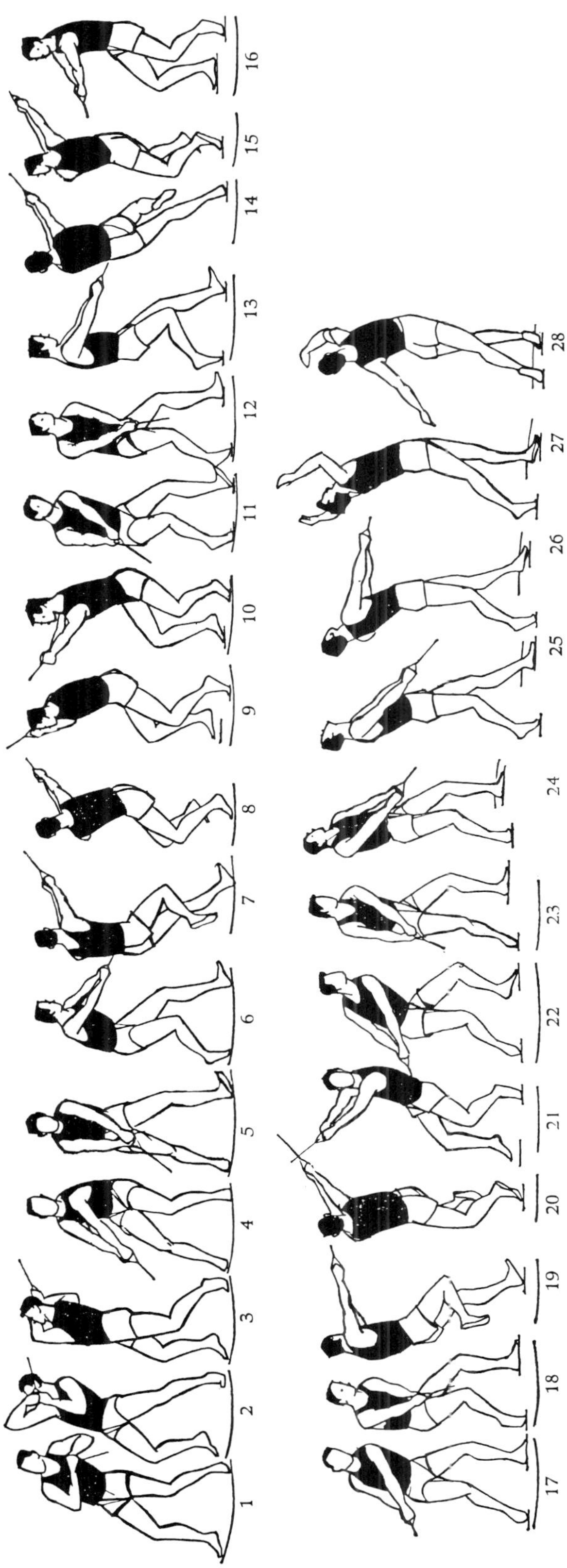

Abb. 8/54: Bewegungsfolgen beim Hammerwurf (aus *Schmolinsky*)

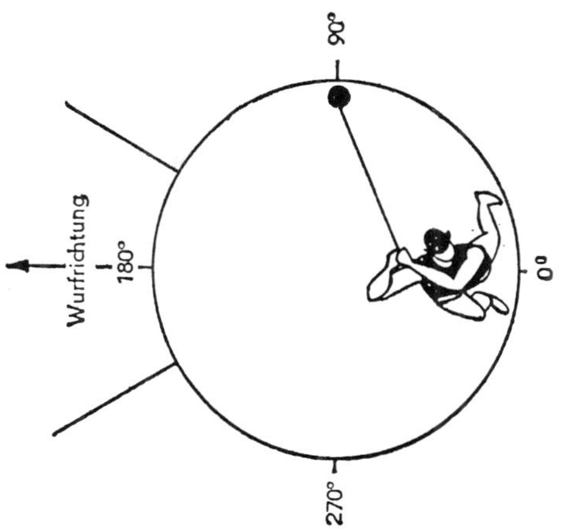

Abb. 8/55: Schematische Skizze des Hammerwurfes (aus *Schmolinsky*)

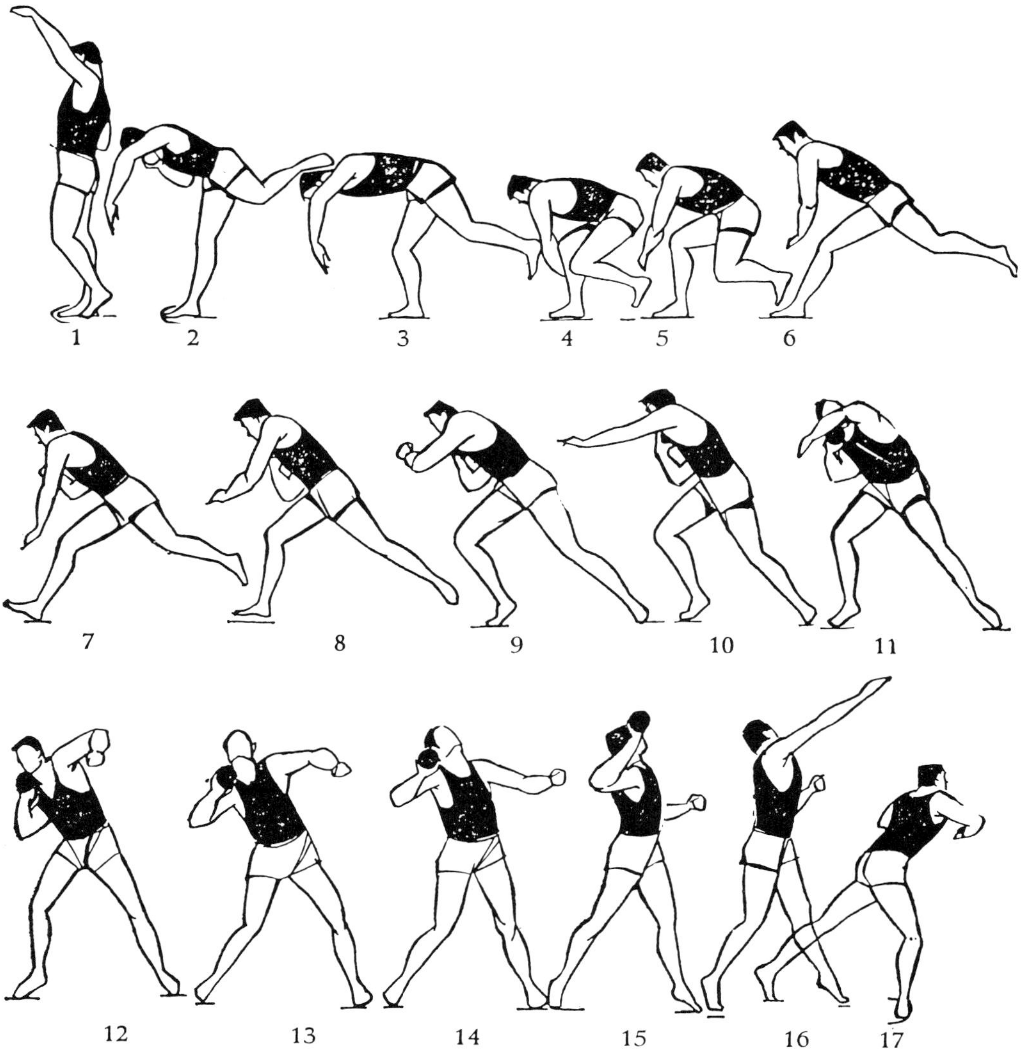

Abb. 8/56: Skizzierte Figurenfolge für das Kugelstoßen (aus *Schmolinsky*)

das Drehen vorn zur Stoßphase, in der sich blitzartig mit äußerster Kraft beide Beine strekken, während sich gleichzeitig der Wurfarm in fließend zusammenhängender Bewegung kraftvoll zum Anstoß der Kugel nach vorn-oben streckt: Abbildung 8/56. Die Hauptlast der drehenden und streckenden Rumpfbewegung liegt in der Lendenwirbelsäule. Die Weichteilstrukturen des Rückgrates werden in Training und Wettkampf so beansprucht, daß Chondrosis disci, Osteochondrosis intercorporalis, Bandscheibenvorfälle entstehen. Leider gibt es keine ausreichenden Langzeitstudien.

8:4.12.4 Speerwerfen

Der für Männer 800 g und für Frauen 600 g schwere Speer wird mit einer Abwurfgeschwindigkeit von 30 m/sec auf seine Bahn gebracht. Das geschieht in jeder Sportsaison 6000 mal, in etwa acht Jahren der durchschnittlichen Trainings- und Wettkampfzeit sind dies 48 000 Würfe. Hinzu kommt noch ein Gewichtheber-training von 40 bis 60 Tonnen je Übungstag.

Jedesmal wird die Wirbelsäule in eine Bogenspannung gebracht (Abb. 8/57) bei gleichzeitiger großbogiger Skoliose der Brustwirbelsäule konkav zur Wurfarmseite (Abb. 8/58).

Mit dieser Skoliosehaltung besteht von der Anlauf- bis zur Schleuderphase eine weite Zurücknahme der Schulter auf der Wurfseite. Das folgende Drehen des Rumpfes verlangt unter starker Anspannung der Muskulatur den systematischen Ablauf einer Bewegungskette. Diese gibt erst die Voraussetzung zum Erreichen der notwendigen Schnellkraft von mindestens 30 m/sec für den Speer-Abwurf. Die Druck-

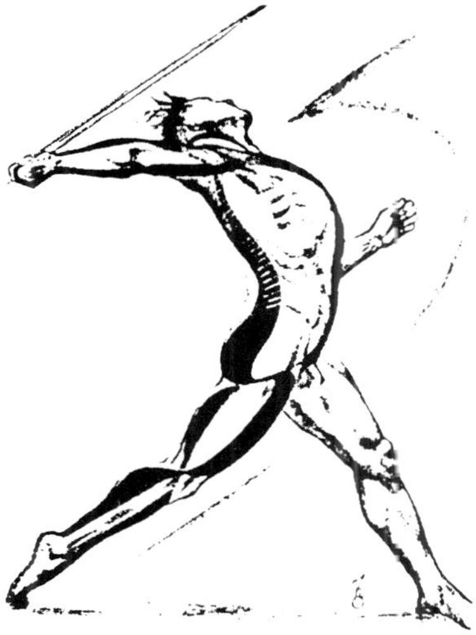

Abb. 8/57: Speerwerfer in der Abwurfphase. Vertiefte Lendenlordose mit Einzeichnung der wesentlich beteiligten Muskelzüge (aus *Tittel*)

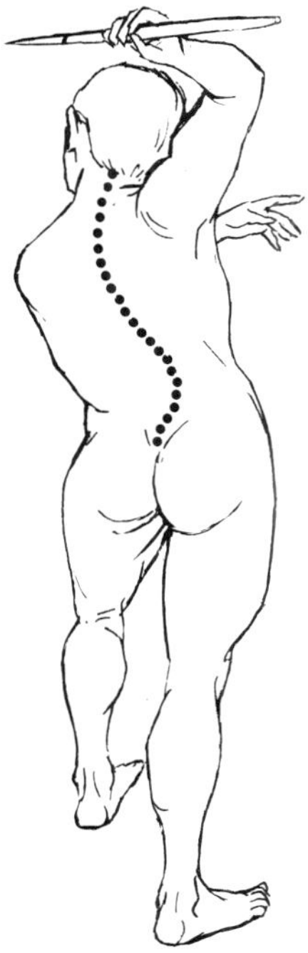

Abb. 8/58: Speerwerfer in Abwurfhaltung. Mit der Lordose (vorhergehendes Bild) ist eine skoliotische Haltung verbunden

und Drehkräfte belasten nicht nur die Bewegungssegmente der Lendenwirbelsäule, sondern führen zum Verwringen am Übergang Lendenwirbelsäule/Kreuzbein bis in die Iliosakralgelenke hinein. Hierin liegen die Ursachen dafür, daß eine verhältnismäßig große Zahl der Speerwerfer an Arthrosen der Wirbelbogengelenke und der Iliosakralgelenke leiden, die oft zu schmerzhaften Blockaden führen: näheres darüber in den Kapiteln 3:4.5, 8:4.12.1. Die Kraft- und Bewegungskonzentrationen, die der Speerwerfer im Lenden-Becken-Bereich entwickeln muß, führen nach den statistischen Angaben von *Rompe* et al. (1971) zu röntgenographisch erfaßbaren Spondylolysen bei 50 % der Spitzenathleten, teilweise auch mit Spondylolisthesen. Daß darüber hinaus noch Bandscheibezermürbungen (Osteochondrosen) im Lendenbereich häufig zu finden sind, versteht sich bei den geschilderten Lasteinflüssen.

Die im Training und im Wettkampf so häufig eingenommene Haltungsskoliose führt bei 70 % der Speerwerfer zu einer fixierten Dauerskoliose in der Brustwirbelsäule mit etwa 15° nach *Cobb*.

Wenn von Werfern über Lumbago geklagt wird, sollte auch nach Überanstrengungs-Tendinosen der Dorn- oder Querfortsätze im Lendenbereich gefahndet werden (4:6.3.2, 8:7.4). Sie haben einen anderen Schmerzcharakter und benötigen eine andere Therapie (7:4.1.6) als nerval- oder muskelbedingte Lumbagoschmerzen.

Auf die bei Speerwerfern halbseitig – auf der Wurfseite – zu beobachtende verdichtete Spongiosa in den belasteten Wirbelkörpern wurde bereits in 8:4.12.1 hingewiesen. In diesen Fällen handelt es sich um eine besonders interessante Adaptation von Knochen an einseitige Lasten.

8:4.12.5 Schießsport / Bogenschießen

Erst in den letzten Jahrzehnten besteht bei den Verantwortlichen des Schießsportes zunehmendes wissenschaftlich-forschendes Interesse an der Belastung der Wirbelsäule in den unterschiedlichen Schießsportarten. *Lösel* hat darüber mehrere Arbeiten veröffentlicht. Umfangreiche Messungen über die Schwingbelastung an Armen und Schultern beim Abfeuern verschiedener Schußwaffen wurden durchgeführt. Die Beschleunigungsanteile lagen bei 1,5 kHz, 4 kHz, 14 kHz. Meßdaten von Stirn und Akromion ließen nach Ansicht des Autors keine Risikofaktoren für den Schießsportler erkennen. Zur Beurteilung des Schwingeinflusses auf die Wirbelsäule – der wahrscheinlich beim Abfeuern als heftiger stochastischer Stoß mit Nachschwingen entsteht – könnten Meßstellen an den Spitzen der Dorn- und Querfortsätze der Halswirbelsäule wahrscheinlich interessierende Zahlen für Aussagemöglichkeiten geben.

Fest steht jedenfalls, daß die physische Leistungskapazität der Schützen aller Schießsportarten des Trainingszustandes eines Athleten bedarf. Das ist im Hinblick auf verschiedene Gelenke, aber auch auf die Wirbelsäule, erforderlich. Deshalb kommt der Früherkennung von vorhandenen oder von langsam entstehenden Haltungs- und Belastungsschäden in allen Bereichen der Wirbelsäule große Bedeutung zu, weil beim Training und Wettkampfschießen häufig extrem lange statische Anschlagpositionen mit Dreh- und Biegehaltungen der Wirbelsäule notwendig sind. Regelmäßige Überwachungsuntersuchungen werden vom Deutschen Schützenbund veranlaßt. Dies ist notwendig, weil mehr als 27 % aller Schützen an Wirbelsäulebeschwerden leiden.

Wieviele und welche Schäden an der Wirbelsäule von Hochleistungsschützen tatsächlich vorliegen, ist nicht ausreichend genug bekannt. Es fehlen die erforderlichen Langzeitstudien.

Die Anschlagpositionen der verschiedenen Schießsportarten wirken sehr unterschiedlich auf die einzelnen Abschnitte der Wirbelsäule. So ist zum Beispiel das *Schießen (Anschlag stehend)* nach Ansicht von *Lösel* eine recht unphysiologische Stellung, da die starke Lordose der Lendenwirbelsäule und dazu Torsion mit Seitbeuge (also eine skoliotische Haltung) gefordert wird. Deshalb ist der stehende Anschlag für Jugendliche und Heranwachsende mit noch nicht voll ausgereifter Wirbelsäule keine geeignete Sportart.

Das *Schießen (Anschlag knieend)* verlangt eine mehr oder minder starke gemeinsame Kyphose der Brust- und der Lendenwirbelsäule.

Schießen auf laufende Scheiben erfordert bei ruhiger Anschlagposition in der Schulter und unveränderter Standfestigkeit eine Wirbelsäuletorsion.

Bei dem *Wurftaubenschießen* wirkt Torsion und wahrscheinlich die zusätzliche geringe lordotische Haltung ein.

Das *Bogenschießen* verursacht Torsion mit hoher statischer Belastung in den oberen Anteilen der Wirbelsäule.

Allen Haltungen beim Schießen ist eine mehr/weniger ausgeprägte skoliotische Komponente konvex zum Haltearm gemeinsam.

Der Schießsport erfordert zweifellos die Konstitution eines Hochleistungssportlers mit dem Leistungs- und Durchstehvermögen eines trainierten Athleten. Deshalb ist entsprechendes Aufbau-, Kraft- und Leistungstraining des gesamten Körpers erforderlich. Während der Trainings- und Wettkampfstunden sind Ausgleichsbewegungen unbedingt nötig, um die angespannte Muskulatur des Schulterbereiches und des Rumpfes zu entlasten und zu lockern.

Zu vermerken ist noch: Schießen steht an vierter Stelle in der Liste von 41 beliebten Sportarten.

Die sportmedizinischen Aspekte des Schießsportes sind unter Einschluß der notwendigen Vorsichtsmaßnahmen beim jugendlichen Schützen mit noch nicht ausgereifter Wirbelsäule 1981 von *Lösel* geschildert.

8:4.13 Lehrer / Trainer

Die von Lehrern in Sport und Turnen sowie von Trainern in vielen Disziplinen geklagten Rücken- und Kreuzschmerzen verhindern gelegentlich das flüssige Vorführen gewisser Übungen. Verschiedentlich finden sich Wirbelsäulebeschwerden so häufig bei Lehrern/Trainern, daß sie als „eine Art Berufskrankheit" bezeichnet werden: *Tittel* 1962. Um diese noch offene Frage zu beantworten, fehlt es an Langzeitstudien über Lehrer/Trainer entsprechender Sportarten. Differenzierte Angaben der den Schmerzen zugrunde liegenden Verhältnisse an der Wirbelsäule sollten erarbeitet werden: zum Beispiel über prozentuale Häufigkeit, röntgenographisch festgestellte Schäden bei diesen Berufsgruppen, Verteilung der besonderen Befunde an der Wirbelsäule. Neben einer solchen allgemeinen Statistik sind selbstverständlich für jeden einzelnen Fall noch individuale Kriterien zu prüfen. Dazu gehören unter anderem die Vorschäden an der Wirbelsäule, Dauer der Tätigkeit als Lehrer/Trainer, frühere aktive Teilnahme am Hochleistungssport, Gründe des Überganges vom aktiven Sport zur Berufstätigkeit als Lehrer/Trainer.

Aus Frankreich liegt ein Bericht über Sportlehrer vor, die nach Angaben der Autoren (*Commandré* et al. 1974) eine dauernd hochgradige Belastung im Lumbosakralabschnitt der Wirbelsäule haben. Die Verfasser beschreiben Beschwerden im Sinne der Lumbalgie und der Ischialgie sowie vielerlei pathologische Befunde. Aus diesen Gründen fordern sie strengere Eignungskriterien bei den angeordneten Untersuchungen zur Einstellung. Spondylolisthesen und andere schwere Veränderungen (zum Beispiel infolge Bandscheibeschäden) werden von den Autoren als Kriterium einer absoluten Nichteignung des Stellenbewerbers angesehen. Für jede Einstellungsuntersuchung fordern sie Röntgenaufnahmen.

Von Interesse sind in dieser Hinsicht Befunde von *de Sèze* et al. (1960) bei 1000 Anwärtern auf den Turnlehrerberuf: 55 % mußten wegen Wirbelsäuleschäden abgewiesen werden.

Rompe u. *Rieder* fordern 1976 vom Sportlehrer: „Ein Sportlehrer soll bis ins hohe Pensionsalter eine Beweglichkeit und Belastungsfähigkeit seines Haltungs- und Bewegungsapparates erwarten lassen, die mindestens so gut ist wie die der gleichaltrigen Durchschnittsbevölkerung. Er soll darüber hinaus über einen möglichst langen Zeitraum, also ungefähr bis zu seinem 50. Lebensjahr, in der Lage sein, seinen Schülern beispielhafte Übungen und Bewegungsmuster vorzuführen."

Deshalb ist nach Ansicht der Autoren für die orthopädische Eignungsberatung von Sportlehrern ein noch strengerer Maßstab als für die Tauglichkeitsbeurteilung im Breiten- und Leistungssport anzuwenden. Diese Eignungsuntersuchung für Sportlehrer muß am Anfang der Ausbildung stehen. Nur wenn analog den Richtlinien des *Jugendarbeitsschutzgesetzes* uneingeschränkte Tauglichkeit für schwere körperliche Beanspruchung besteht, ist orthopädischerseits dem Berufswunsch zuzustimmen.

Zu empfehlen ist eine Nachuntersuchung um das 45. Lebensjahr, um den Sportlehrer darüber zu informieren, ob er nach wie vor uneingeschränkt belastungsfähig ist, und ihm die Möglichkeit zu geben, zwischen altersentsprechender und unphysiologischer Einschränkung der Leistungsfähigkeit zu unterscheiden und dieses Wissen an die Schüler vermitteln zu können.

Diese Vorschläge gelten zweifellos in besonderer Weise auch für das Zentralorgan Wirbelsäule und können neben den Sportlehrern und Trainern ohne weiteres auf Gymnastiklehrer sowie Skilehrer und Trainer vieler anderer Sportdisziplinen übertragen werden.

Beim Skisport leiden nicht nur Anfänger und Wettkämpfer an Wirbelsäulebeschwerden, die sich vor allem nach Einführung des Wedelstils und der Skiartistik bemerkbar machten, sondern auch Skilehrer. Viele von ihnen tragen feste Becken-Lenden-Gürtel (*Friedrich* 1969), um die hexenschußartigen Schmerzanfälle zu lindern.

In den vorstehenden Abschnitten wurde stets von Sportarten berichtet, bei denen die Wirbelsäule durch Einwirken des Bewegens und Belastens für Sportler und Lehrer/Trainer überhöht in Anspruch genommen wurde. Demgegenüber leidet die Wirbelsäule bei den *Segelfliegern* unter sehr langzeitigem Bewegungsmangel in ungünstiger, fixierter Haltung. Welchen Schwierigkeiten das Rückgrat des Segelfliegers dadurch unterliegt, ist in 8:4.7.5 geschildert.

Die gleichen, sehr ungünstigen Sitzhaltungen muß auch der Segelfluglehrer einnehmen, oder er muß die Schwierigkeiten früher als er selbst Flugschüler war am eigenen Körper erlebt haben. Deshalb ist für diesen Personenkreis die Frage eines berufsbedingten Schadens zu erwägen. Ebenso wie bei Sportlehrern/Trainern können Entscheidungen aber nur angestrebt werden, wenn umfangreiche und vergleichbare Zahlenreihen darüber Auskunft geben, ob und welche Schäden an der Wirbelsäule in diesen Berufen häufig sind.

8:5 Ballett und Tanz

8:5.1 Klassisches Ballett

Die Schulung im Ballett unterliegt in ihrer künstlerischen Gestaltung – durch die sich immer wandelnden Körperbewegungen, Haltungen und Stellungen – einer sehr genauen ergonomischen „Arbeitsplatzgestaltung" in Form der Choreographie, wie sie *Laban* (1926) und viele andere Choreographen in zahlreichen Schriften und Zeichnungen niedergelegt haben. Unter anderem verlangt das Ballett eine hohe Kunst im Beherrschen der Ausdrucksfähigkeit des Rückens, dessen Zentralorgan, die Wirbelsäule, durchaus als Ruhe- und/oder Bewegungsmittelpunkt des Tanzes bezeichnet werden kann. In den statischen und den dynamischen Phasen des Tanzes wird der Wirbelsäule – insbesondere ihrem Lendenteil – ein großes Maß von Beweglichkeit und Belastbarkeit abverlangt – und das von früher Jugend an.

Bei der tänzerischen Ausbildung werden Haltung und Beweglichkeit der Wirbelsäule gemeinsam mit allen anderen Teilen des Bewegsystems einerseits mit dem Ziel der verbesserten Belastbarkeit der Bänder und der Kraftzunahme der Muskulatur geschult, aber andererseits erheblich beansprucht. So verlangt die Grundhaltung des Tänzers eine Kippung des Beckens mit abgeflachter Lendenlordose und Brustkyphose. Leider ist die Literatur spärlich, die Auskunft über Schäden durch die spezifische tänzerische Haltung und durch besondere Ansprüche des akrobatischen Teiles vieler Ballettfiguren an die Wirbelsäule gibt. Welche Ansprüche beim Ballett-Training an die Wirbelsäule gestellt werden müssen, um moderne künstlerisch-akrobatische Tanzfiguren vorzubereiten, zeigt Abbildung 8/59 (aus *Pförringer*).

Heße untersuchte 1972 die Wirbelsäulehaltung von fünfzig Angehörigen einer Ballett-

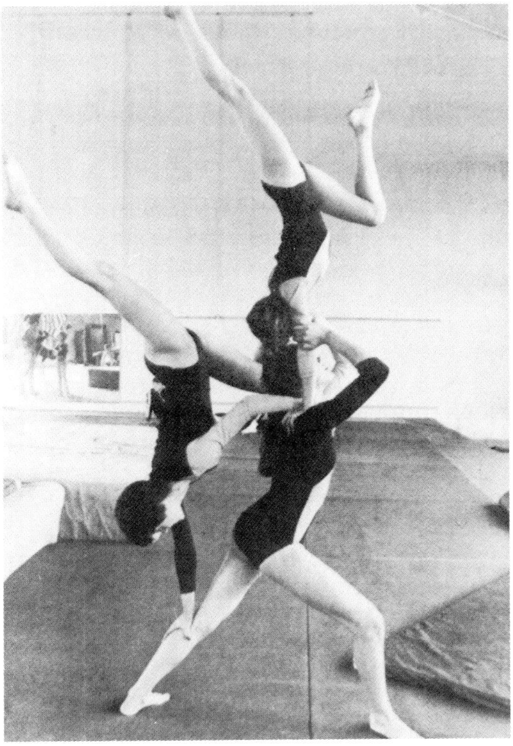

Abb. 59: Akrobatisch-künstlerisches Training für das klassische Ballett (aus *Berquet*)

gruppe und eines Opernballettes. Obwohl die beobachtete Ruhehaltung der Tänzer meist der Normalhaltung angenähert war, bestand doch eine gewisse Neigung zum Hohlkreuz. Funktionale Untersuchungen ergaben bei 42 % der Tänzer die Anlage zu schlechter Haltung, die trotz der klassischen Schulung bestehen blieb.

Baudysova u. *Harnach* (1960) stellten bei 59 langjährigen Ballettangehörigen eine abgeflachte Kyphose der Brustwirbelsäule fest: Männer 58 %, Frauen 71 %. Diese Zahlen überschreiten die Durchschnittswerte der Gesamtbevölkerung wesentlich. Auffallend war in diesen Studien, daß röntgenographisch nachweisbare Schäden an der Halswirbelsäule und an der Lendenwirbelsäule häufiger waren als an den Kniegelenken. Wegen ihrer geringen Zahl lassen diese Studien und einige andere Angaben in der Literatur allerdings keine schlüssigen Aussagen darüber zu, ob der Bandscheibeverschleiß (Osteochondrosis intercorporalis) die Unkovertebralarthrosen sowie Arthrosen der Wirbelbogengelenke durch jahrelanges Ballett-Training wesentlich häufiger und stärker auftreten als in den bekannten Durchschnittswerten der Bevölkerung. Bei diesem Stand unserer Kenntnisse ist es also nicht möglich, bei Ballettangehörigen berufsspezifische Schäden der Wirbelsäule klar zu definieren. Das gilt auch für die Spondylolysis/Spondylolisthesis, die bei den Kontorsionisten (8:6.2) infolge der von früher Kindheit an trainierten (mal-traitierten!) Wirbelsäule gehäuft vorkommen. Zwar gehört das sehr belastende passive „Weichmachen" – das bei den Kontorsionisten die überragende Rolle spielt – gelegentlich zum tänzerischen Training, aber die für die Spondylolysis und ihre Folgezustände kennzeichnenden Schäden im Zwischengelenkstück sind bisher noch nicht gehäuft bei Tänzern beobachtet worden. *Heße* (1972) entdeckte bei 59 Tänzern nur einmal im Röntgenbild eine doppelseitige Spondylolysis.

Ausführlich schildern *Nikolaev* u. *Naidenov* 1970 chronische Schäden an den Gelenken des Fußes sowie an Knie- und Hüftgelenken von 33 Tänzerinnen und Tänzern des Opernballettes von Sofia. Sie erwähnen Röntgenaufnahmen des Beckens, beschreiben sie aber nicht. Die Wirbelsäule wurde nicht untersucht.

Miller et al. berichteten 1975 unter anderem über Körperschäden, die durch Ballettanz hervorgerufen wurden, dabei auch über Schäden an der Wirbelsäule. Sie beschreiben bei einem 36jährigen Tänzer (Berufsbeginn im zehnten Lebensjahr) eine veränderte Brustwirbelsäule, die nach dem Röntgenbild als Restzustand einer Adoleszentenkyphose zu deuten ist. Außerdem zeigt das Röntgenbild des Beckens erhebliche Arthrosen beider Iliosakralgelenke.

In einer persönlichen Nachricht berichtet *Marti* (1983), daß an der Orthopädischen Klinik in Amsterdam unter etwa 500 beobachteten Berufstänzerinnen und -tänzern wenige junge Mädchen mit Spondylolyse/Spondylolisthese zu finden waren. Nur bei deutlicher Listhesis wurde geraten, die Ballettkarriere nicht fortzusetzen. Degenerative Schäden hält *Marti* auch in späteren Berufsjahren der Tänzer „für nicht häufiger als in der Normalbevölkerung".

Thomasen (Århus, Dänemark) schrieb 1983 in einer persönlichen Mitteilung über seine Erfahrungen an Tänzern. Er beobachtete an der Halswirbelsäule Osteochondrosen der Bewegungssegmente 5/6 und 6/7. Solche Schäden fehlten jedoch im Bereiche von C 1 und C 2, wo die Bewegungen bei Pirouetten stattfinden. Die Lendenwirbelsäule bezeichnet er als ein Problem für ältere Tänzer. Die abgeflachte Lendenlordose (flat back without lumbar lordosis) wird bei der Auswahl für die Ballettschule von den Lehrern bevorzugt. Osteochondrosen der Lendenwirbelsäule bezeichnet *Thomasen* bei 48 Tänzern im Durchschnittsalter von 30 Jahren als übliche Krankheit. Nur einer mußte operiert werden (Verblockung). Er konnte noch längere Zeit weiter tanzen. Außerdem fand *Thomasen* Bandscheibevorfälle bei 53 Tänzern. Trotz Spondylolisthesis übte die Mehrzahl von 17 Tänzern ihren Beruf ungestört aus.

Schäden im Bereiche der Wirbelsäule bei Ballettnovizen werden wahrscheinlich deshalb nicht rechtzeitig beobachtet, weil die meist frühkindlichen Schüler, die bereits während der Wachstumszeit der Wirbelsäule in belastender Trainingsarbeit stehen, infolge ihres hohen Leistungswillens häufig – trotz erheblicher und sich oft wiederholender Beschwerden – das Training beibehalten und noch steigern. Sie dissimulieren, um nicht zurückgewiesen zu werden. Die rechtzeitige ärztliche Untersuchung wird versäumt, Ratschläge des Arztes werden mißachtet, oft auch unter dem Einfluß ehrgeiziger Ballettlehrer, die begabte Schüler nicht verlieren möchten. Die bereits besprochene, für die Grundhaltung des Ballettschülers notwendige Abflachung der Brustkyphose und der Lendenlordose geht nicht ganz ohne Schmerzen einher. Das weitere Balletttraining verlangt für viele Ballettfiguren und Sprünge übermäßige Lordosen mit erhöhter Belastung der Bandscheiben, der Wirbelbogengelenke im Lendenbereich sowie der Iliosakralfugen. Unter wechselnden Beschwerdebildern, unterbrochen von schmerzfreien Zeiten, können allmählich Dauerschäden im Bereiche der Bewegungssegmente einschließlich der Gelenke im Wirbelbogen entstehen, deren Schmerzhaftigkeit bis in die Jahre der „Primaballerina" immer wieder verdrängt wird.

Um diese naheliegenden Befürchtungen auszuräumen oder ihre Richtigkeit zu beweisen, empfehlen sich Reihenstudien an Spitzenkönnern.

Weitere Literatur: *Berquet* u. *Heße* 1979, *Gelabert* 1964, *Glücksmann* et al. 1957, *Lepihov* u. *Rokhlin* 1967.

8:5.2 Tanzsport

Der Tanzsport ist geeignet, die wesentlichen motorischen Grundeigenschaften des Körpers zu vervollkommnen, besonders wenn ein entsprechendes Training regelmäßig eingehalten wird. Die Wirbelsäule ist weniger bei den Standardtänzen, sondern stärker bei den lateinamerikanischen Tourniertänzen angestrengt. Der häufige Wechsel zwischen rhythmisch-schwebender Bewegung und plötzlichem Anhalten der Tanzfigur mitten in einer Torsion – wobei also dynamische zur statischen Belastung umschlägt – bewirkt erhebliches Zerren und Spannen – in den Bandapparaten der Wirbelbogengelenke und in dem halbgelenkartigen Verbund der beiden Iliosakralfugen. In letzteren besteht häufig planmäßig erworbene, anerzogene Laxitas (8:2.3), wenn nicht sogar eine Hypermobilitas constitutionalis (6:2.3, 8:8.7) im Sinne einer Beckenringlockerung vorliegt.

Dies kann für die Tänzerin ein Vorteil sein, der jedoch ins Gegenteil umschlägt, wenn sich durch die Tanzbelastung allmählich eine schmerzhafte Arthrose aufpfropft. Gleiches gilt für die Wirbelbogengelenke. Solche langsam entstehende Schäden können mitten im Tanz schmerzhafte Blockaden dieser Gelenke verursachen (3:4.5). Gelegentlich muß der Tanz abgebrochen werden. Tanz unter Einsatz einer verstärkten Lendenlordose (bei den Damen) begünstigt das Verschlimmern der Schäden und der Schmerzhaftigkeit. Bei dem Partner wird die statisch fixierte rechtsseitige Muskulatur der Nacken-Schulter-Arm-Kette stark angespannt. Das kann zu neuro-muskularen Schmerzen führen.

Im Tanzsport zeichnet sich ein immer härter werdendes tänzerisch-akrobatisches Training und verstärkter Einsatz im Wettkampf ab. Deshalb sind an der Wirbelsäule zunehmende Belastungsschäden zu befürchten. Da Tanzsport bevorzugt von der jüngeren Generation geübt wird, erscheint es vorteilhaft, die Wirbelsäule vor dem Beginn des Trainings mit Röntgenaufnahmen oder neueren, strahlenarmen, bildgebenden Verfahren vorsorglich zu untersuchen, damit ärztlicherseits über Aufnahme und Weiterführung dieser Sportdisziplin Rat erteilt werden kann.

Literatur: *Böhmer* u. *Ambrus* 1981/82.

8:6 Artistik / Akrobatik

8:6.1 Einleitung

Über Sport (berufs-) Schäden am Rückgrat von Artisten und Akrobaten ist aus der Sportliteratur nur wenig zu erfahren. Langzeitstudien sind nicht bekannt. Nur einzelne Artisten konnten gelegentlich nachuntersucht werden: siehe bei Kontorsionisten in 8:6.2. Angehörige dieser Berufsgruppen treten teilweise einzeln, viel häufiger jedoch in Gruppenvorstellungen auf. Sie sind sehr häufig familiengebunden und haben demgemäß eine sehr unterschiedliche Altersstruktur. So nehmen zum Beispiel Kinder im Vorschulalter bereits an Schauauftritten teil, über die sich dadurch für das noch nicht ausgereifte Rückgrat ergebenden Probleme wird im nachfolgenden Abschnitt berichtet, weil von Kontorsionisten einige ärztliche Untersuchungsergebnisse vorliegen. Allerdings betreffen diese Ergebnisse sehr extreme Folgen am Rückgrat. Sie werden in dieser Schwere bei den meisten anderen Berufsgruppen der Artisten und Akrobaten nicht zu erwarten sein.

Von den im folgenden noch zu besprechenden Berufsgruppen, die als freie Schausteller, meist aber im Zirkus oder im Varieté auftreten, ist bekannt, wie sie ihr ganzes Leben dem Beruf unterordnen. Sie sind ihrer artistischen Kunst so verhaftet, daß sie alle Beschwerden erdulden, weil sie ihre Partner in der Gruppe nicht im Stich lassen können, um nicht „die Nummer zu schmeißen". Sie werden zu Duldern und Dissimulanten. Das gilt nicht nur für die schmerzhaften Schäden am Knochengerüst und den zugehörigen Weichteilen der Wirbelsäule, sondern auch für Gelenk-, Bänder- und Muskelschäden an den Gliedmaßen.

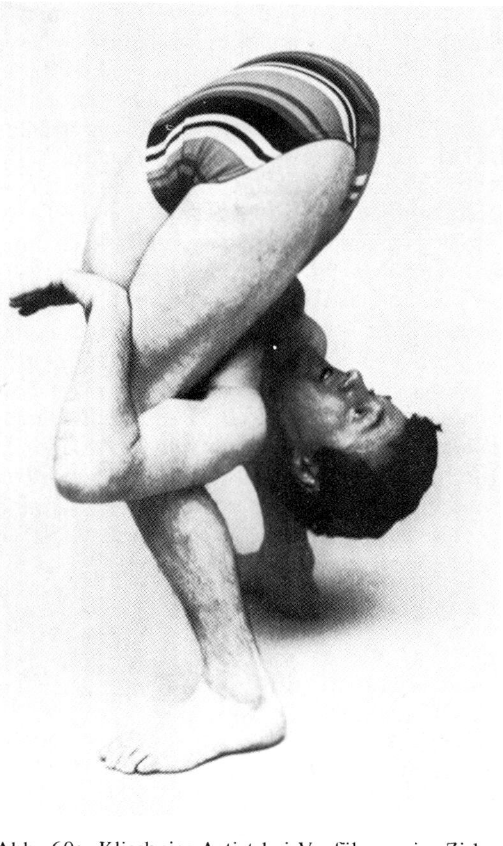

Abb. 60: Klischnigg-Artist bei Vorführung im Zirkus

8:6.2 Kontorsionisten

Die artistische Arbeit der Schlangenmenschen verlangt nicht nur ungewöhnliche Bewegungsausschläge für viele Gelenke mit Dehnung von Bändern und Muskulatur, sondern in hohem Maß auch eine unnatürliche Bewegungsfähigkeit der Wirbelsäule. Sie besteht entweder in übermäßiger Lordosierung (Kautschuk) oder in der kyphosierenden *Klischnigg*-Technik: Abbildung 8/60. (Die Bezeichnung *Klischnigg* geht auf den Namen eines Artisten zurück.) Wie aus vielen Studien bekannt ist, führt solche Artistik unweigerlich zu ernsten Schäden an der Wirbelsäule.

Kontorsionisten üben ihr Können ausschließlich beruflich aus. Der Beruf des Kontorsionisten ist häufig familiengebunden. Wahrscheinlich handelt es sich meist um Familien mit angeborener Hypermobilitas oder Laxitas der Gliedmaßengelenke und des Rückgrates (8:8.7). Um Hochform zu erreichen, beginnen Dehnübungen (Weichmachen) im frühen Kindesalter meist im Partnertraining der Familienmitglieder, das viele Stunden täglich ausgeübt und zeitlich sowie in den Schweregraden stetig gesteigert wird. Das ist bei 20 % der werdenden Schlangenmenschen bereits im Vorschulalter zwischen drei und sechs Jahren der Fall. Die Wirbelsäule unterliegt demnach schon in der frühen Wachstumszeit den schädigenden mechanischen Einflüssen eines harten „frühkindlichen, vorberuflichen Trainings des Auszubildenden".

Die *Kautschuk-Technik* (Abb. 8/61 a u. b) ist bei den Schlangenmenschen am meisten verbreitet. Durch die starke Lordose werden Lendenwirbelsäule und Halswirbelsäule besonders beansprucht. Höchstleistungen sind mit schweren Schäden der Bandscheiben verbunden. Zum Beispiel erleidet die Bandscheibe L 5 / S 1 durch das vordere Auseinanderklaffen des Spatium intercorporale Abtrennungen von der Kreubeindeckplatte. Das beweist die charakteristische Gasblase (Vakuum-Phänomen) in der seitlichen Röntgenaufnahme, wie *Brauer* 1967 abbildet. Bei einem Drittel der untersuchten Fälle fand er außerdem abgescherte vorderte Wirbelkörperkanten und Randusuren sowie Rückwärtsgleiten von Lendenwirbeln (Retrolisthesis, Kapitel 4:5.4, Abb. 4/35, 4/36). Die von ihm veröffentlichten Röntgenbilder stammen von jugendlichen Artisten, bei denen die Knochenkerne der Wirbelkörperrandleisten noch nicht mit den Wirbelkörperkanten verschmolzen sind. Wahrscheinlich werden infolge der starken Zuglast an den vorderen Wirbelkörperkanten die Verknöcherungsvorgänge gestört und verzögert,

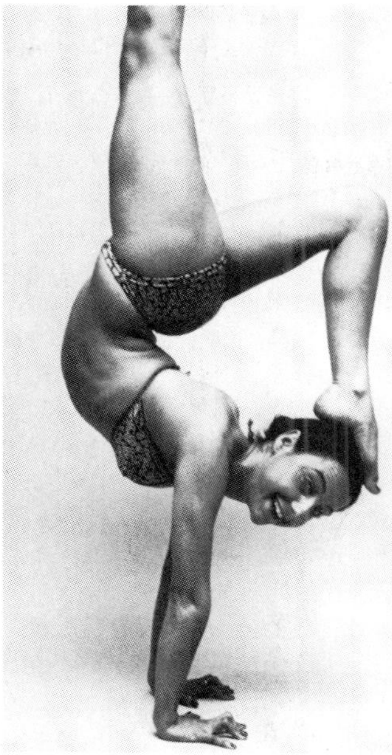

a

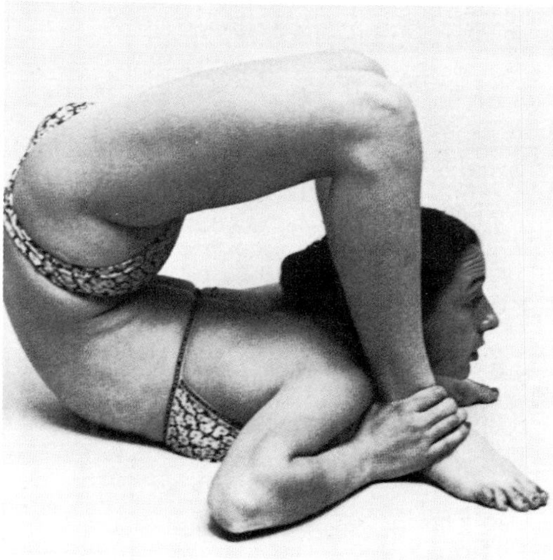

b

Abb. 61 a u. b: Kautschukkontorsionistin in zwei verschiedenen Übungen. Die unnatürlich verstärkte Lordosierung ist nicht ohne schwerwiegende Schäden im Lenden-Kreuzbein-Übergang nach jahrelangem, schmerzhaftem Training zu erreichen (aus *Steinbrück* 1983)

wodurch sich die Randusuren und die Abtrennungen (Abscherungen) der Kanten so deutlich entwickeln. Bei der Rückbeuge wird das Scherfragment wie ein Deckel vom Wirbelkörperrand abgehoben (seitliche Röntgenaufnahme bei *Brauer*). Die Schäden im Bandscheibegewebe verursachen durch das immer wiederholte Training schließlich gelockerte Segmente (Instabilitas intervertebralis 3:4.3) mit treppenförmigem Abrutschen der Wirbelkörper nach rückwärts. Gelockerte Kapseln an den Wirbelbogengelenken und gedehnte benachbarte Bänder bleiben nicht aus. *Arnold* (1956) reiht die Schäden an den Wachstumszonen der Wirbelkörper bei Kontorsionisten in die Gruppe der vertebralen Ossifikationsstörungen ein und bezeichnet sie als artefizial-experimentalen Morbus Scheuermann.

Neben den Bandscheibeschäden, zu denen noch die Wachstumsstörungen an den Wirbelkörperkanten hinzukommen, entstehen bei Kontorsionisten der Kautschuk-Gruppe noch Gelenkfortsatzbrüche. Sie sind als Ermüdungsbrüche anzusehen und heilen infolge der dauernden Weiterbelastung nicht aus. Sie werden zu Falschgelenken. *Brauer* spricht vom Zerkrümeln der abgebrochenen Knochenstücke, so daß nur noch Stümpfe der Gelenkfortsätze stehen bleiben.

Häufig kommt es zu Spalten im Zwischengelenkstück (Spondylolysen) an der Lendenwirbelsäule. *Brauer* beschreibt sie in einem Falle in den Bögen von L 2 und 3, in einem anderen Falle sogar bei L 1, 2, 3 und 5. Bei L 5 bestand eine erhebliche Spondylolisthesis, während bei L 1, 2 und 3 nach dem wiedergegebenen seitlichen Röntgenbild zwar bereits Spalten, aber kein Vorgleiten sichtbar sind. Eine Kautschuk-Akrobatin, die bereits *Brauer* beschrieb, konnte 25 Jahre später *Steinbrück* (1983) nachuntersuchen. Während früher in 4 Höhen Spondylolysen bestanden, konnten nun zwei Spondylolisthesen gefunden werden.

Die beschriebenen Wirbelsäuleschäden von Kontorsionisten wurden durch Röntgenaufnahmen geklärt. Pathologisch-anatomische Befunde liegen bisher nicht vor. *Erdmann* hat die aus Röntgenbildern bekanntgewordenen Wirbelsäuleschäden in einem Schema aufgezeichnet: Abbildung 8/62.

Während die Schlangenmenschen entweder nach der Lordosierungs- oder der Kyphosierungstechnik arbeiten, berichtete *Brauer* über den seltenen Fall eines gleichzeitig nach der Kautschuk- und nach der Klischnigg-Technik arbeitenden Artisten, der an einem Bandscheibevorfall operiert werden mußte, seine artistische Arbeit aber nach einiger Zeit erfolgreich und beschwerdefrei fortsetzen konnte.

Bei den wenigen *Klischnigg-Artisten* (Kyphosierung der Wirbelsäule), über die bisher nähere Angaben vorliegen, ergaben sich zwar verschiedene Schäden an der Wirbelsäule, aber kein für *Klischnigg* spezifisches Krankheitsbild.

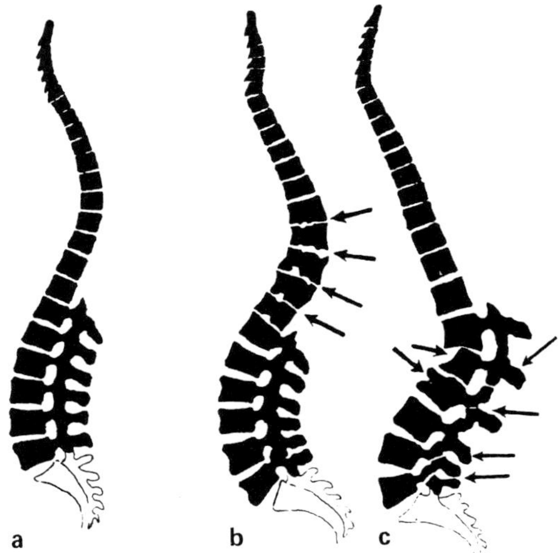

Abb. 8/62: *Erdmann* skizzierte nebeneinander eine gesunde (a), eine durch *Scheuermann*-Krankheit veränderte (b) und eine Wirbelsäule mit typischen Schäden, wie sie bei Kontorsionisten auftreten (c): Sie sind durch abnorme Schadenslokalisation, mehrfache Spondylolyse und „reitende Gelenkfortsätze" (bei weitgehend zerstörten Wirbelbogengelenken) charakterisiert

Kontorsionisten, die als *Schlangenmenschen* mit ihrem artistischen Können viele Zuschauer beeindrucken, haben stets zugegeben, daß sie täglich beim Weichmachen und bei ihren Vorführungen heftige Wirbelsäuleschmerzen in der Kreuzgegend verspüren. Schließlich wurden sie berufsunfähig wegen ihres Wirbelsäuleleidens (planmäßig anerzogene Hypermobilitas), das in ihrer Kinderzeit begann. *Schröter* beschreibt 1961 eine Kontorsionistin, die seit dem dritten Lebensjahr durch ihren Vater in diesen Beruf eingeführt wurde und mit 31 Jahren, insbesondere durch Spondylolisthesen am 2., 4. und 5. Lendenwirbel, ihren Beruf nicht mehr ausführen konnte. Damit war die Voraussetzung einer Berufskrankheit nach Nr. 22 der DDR-Liste gegeben. *Schröter* fügt hinzu: „In der Bundesrepublik Deutschland würde die Erkrankung als Berufskrankheit abgelehnt werden". Obwohl der Personenkreis von Berufs-Kontorsionisten sehr klein ist, würde die Klärung der versicherungsrechtlichen Konsequenzen ein interessantes Problem bieten (8:12.2).

Weitere Literatur: *Lederer* 1972, *Krayenbühl* et al. 1967, *Steinbrück* u. *Springorum* beschreiben 1980 mehrere Kontorsionisten.

8:6.3 Kunstkraftsport

Dieser selten gebrauchte Ausdruck bezeichnet – im wesentlichen dem Turnen entnommene – Übungen an Geräten oder auch im Bodenturnen, die einzeln oder in Gruppen vorgeführt werden und ausgesprochen artistisch-akrobatischen Charakter haben. Meist werden sie beruflich ausgeübt, gelegentlich auch in Sportvereinen als Vorführungen bei weniger sportlichen, sondern mehr bei allgemeinen Veranstaltungen. Meist handelt es sich dabei um *Parterreakrobatik, Luftakrobatik, Schleuderbrettartistik.*

Bei den genannten und ähnlichen Kunstkraftsportarten wird das Rückgrat erheblich beansprucht. Vor der „Kunstreife" steht ein langes allgemeines und schließlich das Sondertraining des Einzelnen oder des Gruppenmitgliedes. Für die Kunstkraftsport-Athleten gibt es leider keine ausreichenden sportärztlichen Untersuchungen und lange Zeit geführte Dokumentationen. Ähnliche Berichte, wie sie über die Wirbelsäuleschäden der Kontorsionisten vorliegen und in Kapitel 8:6.2 beschrieben sind, würden die Kenntnisse der Rückgratstörungen durch den Kunstkraftsport erweitern. Haben Athleten einzelner Kraftsportarten Schäden von sportspezifischem Charakter?

8:6.4 Trampolinartistik

Das jetzt bis zu einer hohen technischen Vollkommenheit entwickelte Wettkampfgerät für die Trampolinartisten entlehnt seinen Namen von einem aus dem vergangenen Jahrhundert bekannten Artisten: *Trampoline.* Er bediente sich zu seinen artistischen Vorführungen eines Schleuderbrettes: *Steinbrück* 1979.

Die Trampolinartisten mit ihren Einzel- oder in Gruppen vorgeführten artistisch-akrobatischen Künsten treten vorwiegend beruflich auf, wenn sie auch vorher als Trampolinturner (8:4.9.6) angefangen hatten. Oft gibt es wie bei anderen Artisten und Akrobaten familiengebundene Truppen, in denen der Kindernachwuchs sich bereits in den jüngsten Jahren an den Vorstellungen beteiligt und in vielen Stunden des Tages streng und ausgiebig übt. Vergleiche Kontorsionisten in Kapitel 8:6.2, sowie die Einleitung 8:6.1.

Trampolinartisten führen in fünf Jahren etwa 225 000 Sprünge aus, bei denen je nach Leistungsstand und dem akrobatischen Können in einem Sprung viele der in 8:4.9.6 beschriebenen Figuren eingebaut sind: also Salto vorwärts und rückwärts, Schrauben in der Körperlängsachse, mehrfache verstärkte Schwungaufnahme durch Fall auf das Sprungtuch mit Rückstoß. Solche Manöver vergrößern die Sprunghöhe. Die vielfältigen Figurenkombinationen beanspruchen die Lenden-Becken-Hüft-Region (LBH-Bereich) durch wechselndes Anspannen und Nachlassen der Muskelfunktionen. Ungeklärt ist noch, ob gewisse typische Sprungformen spezifische Überbeanspruchungen in dieser Gegend hervorrufen, die im Laufe der Trainings- und Vorführjahre durch körperliche Untersuchungen und Röntgenaufnahmen festzustellen sind. Eine solche Erkenntnis würde die Möglichkeit bieten, durch das Ändern von Sprungfiguren gewisse schädigende Überansprüche zu vermeiden.

Es ist zu fragen, ob durch Sprungformen bei Trampolinartisten verstärkte *grobsträhnige Spongiosastrukturen* in bestimmten Wirbelkörpern auftreten: vergleiche dazu die Ausführungen am Ende des Kapitels 5:2.5.2 und am Ende des Kapitels 8:2.2 unter dem Stichwort Anpassung.

Unausbleiblich ist bei den Trampolinartisten wie bei den Trampolinturnern (8:4.9.6) durch das tausendfache Beanspruchen und Überbeanspruchen im Lenden-Kreuzbereich (einschließlich der Iliosakralgelenke) das Entstehen oder die Verschlimmerung von Schäden wie Wirbelbogengelenkarthrosen, Iliosakralarthrosen, Bandscheibeschäden und schließlich auch Steifigkeiten in abgeflachter Lendenlordose. Wie weit hierbei allein die durch Belastung verschlimmerten Vorschäden im Lenden-Kreuzbein-Übergangsbereich eine Rolle spielen oder ob das trommelfeuerartig wirkende Training (3:2.2.4, 8:2.2, 8:4.1) die Hauptrolle spielen, vermögen nur eingehende und langzeitige Studien zu klären. Sie fehlen bedauerlicherweise vor allem deshalb, weil vor Trainingsbeginn aus Gründen der Röntgenstrahlengefahr meist keine aussagekräftigen Röntgenbilder vorliegen. Hoffentlich kann diese Lücke bald durch röntgenstrahlenarme oder -freie neuzeitliche bildgebende Verfahren ersetzt werden. Darüber ist in 6:3.4.4 nachzulesen.

Zur Frage von Schäden an der Halswirbelsäule wurde bereits im Kapitel über das Trampolinturnen (8:4.9.6) berichtet.

8:6.5 Skiakrobatik

Diese Sportart ist so risikoreich, daß nach Angaben von *Bronz* (1978) die Schweizerische Unfallversicherungsgesellschaft (SUVA) Unfälle durch Skiakrobatik von der Versicherung ausschließt.

Die üblichen Sparten der Skiakrobatik sind Ballett, Hot Dog (akrobatisches Buckelpistenfahren) und Sprünge. Die letztgenannte Disziplin verursacht viele schwere Verletzungen der Wirbelsäule. Fraglich ist, ob Skiakrobaten, die springen, auf der Piste Ballettfiguren ausführen und über Buckelpisten mit zwischengeschalteten Figuren rasen, regelmäßig ärztlich betreut werden. Viele „freie" Skiläufer betreiben auch Skiakrobatik, obwohl sie kein schrittweise aufgebautes Training erhalten haben.

Systematische Langzeitstudien über Wirbelsäuleschäden bei Skiakrobaten liegen bisher nicht vor. Keinem Zweifel unterliegt es, daß die Bänder und Muskeln des Rückgrates von den Sprungarten und Figuren stark beansprucht werden. Plötzliches Drehen unter starkem Axialdruck, Seitneigen, harte Aufsprünge verursachen – abgesehen von den Gelenken der unteren Gliedmaßen – oft Einflüsse auf die Wirbelsäule, die regelmäßig bis an die Toleranzgrenze heranreichen, sie sehr wahrscheinlich häufig überschreiten. Die Weichgewebe, wie Zwischenwirbelscheiben, Bänder und Knorpelbeläge der Wirbelbogengelenke, aber auch der Iliosakralgelenke, werden das auf Dauer nicht schadensfrei vorübergehen lassen. Sitz und Ausmaß solcher sportspezifischer Schäden sind bei Skiakrobaten noch systematisch zu klären. Auf die Frage des gehäuften Vorkommens von Spondylolysis/Spondylolisthesis fehlt noch die Antwort.

8:7 Schädigende Belastung der Wirbelbögen durch Sport / Turnen

8:7.1 Allgemeines

Die „100 Gelenke des Rückgrates" liegen zum größten Teil im Wirbelbogenbereich (2:2.6), der trotz der Vielzahl von Gelenken nicht nur der Beweglichkeit dient, sondern noch stützende Aufgaben hat. Diese verteilen sich in der Wirbelbogenreihe sowohl auf die beweglichen Elemente, die Gelenke, wie auch auf feste Teile – vorwiegend auf die beiden Zwischengelenkstücke jedes Bogens. Langzeitige oder stereotyp wiederholte Einflüsse durch Sport oder Turnen werfen Probleme über die Belastbarkeitsgrenzen auf, siehe in 4:5. Ausführlich besprochen wird dieses schwierige Gebiet im anschließenden Kapitel 8:7.2. Schäden an den Wirbelbogenfortsätzen sind in 8:7.3 geschildert. Wichtige Bänder und Sehnen im Wirbelbogenbereich leiden unter Druck- und Zuglasteinflüssen (8:7.4). Die vielen „echten" Gelenke oder stützenden und beweglichen Wirbelbogenreihen werden von chronischen Schäden recht häufig befallen. Druck und Torsion spielen dabei eine bedeutende Rolle (8:7.5).

8:7.2 Spondylolyse / Spondylolisthese

In den letzten Jahren sind bei Hochleistungssportlern *Spondylolysen* und *Spondylolisthesen* gehäuft festgestellt worden. Die im Schrifttum genannten Prozentzahlen überschreiten in bestimmten Sportarten die Häufigkeit dieser Schäden, die bei der europäischen Durchschnittsbevölkerung 5–7 % betragen (4:5), ganz beträchtlich. Das gilt auch für gewisse Gruppen von Artisten, siehe Kapitel 8:6. Vermehrtes Auftreten von Schäden im Knochenaufbau der Zwischengelenkstücke, der paarigen Schicksalsstelle des Wirbelbogens, zum Teil Spondylolysen und deren Vorstufen, zum Teil Spondylolisthesen mit mehr oder weniger starkem Vorgleiten, besteht bei Wasserspringern, Trampolinspringern, Geräte- und Bodenturnern, Speerwerfern, Gewichthebern, Ringern, Tight hamstrings, amerikanischem Fußball u.a. *Rossi* fand 1972 über 20,7 % Spondylolysen bei 474 untersuchten Sportlern im Alter zwischen 18 und 26 Jahren. Von 80 Leistungsturnerinnen hatten 25 % eine Spondylolisthesis (*Knobling*). In einer Untersuchungsreihe von 160 Sportlern und Zirkusakrobaten entdeckte *Malchenko* (1973) 81 mit Spondylolisthesen: 50 %!

Schwerdtner u. *Schoberth* berichten 1973 ausführlich über den Verlauf von Spondylolysen bei zwei Hochleistungs-Kunstturnerinnen. Sie hatten im 12. bis 13. Lebensjahr ihr sportliches Training begonnen. Da Kreuzbeschwerden eintraten, wurden Röntgen-Schrägaufnahmen der Lendenwirbelsäule im 14./16. Lebensjahr angefertigt. Gestörte Zwischengelenkstücke fanden sich nicht. Nach weiterem intensivem Sporttraining zeigten Röntgenschrägaufnahmen bei einer dieser Turnerinnen Spalten im 3. und bei der anderen im 5. Lendenwirbelbogen.

Rompe u. *Dreyer* (1972) untersuchten zehn Speerwerfer mit Trainingszeiten von mehr als acht Jahren (zum Teil bis 15 Jahren) und entdeckten vier Spondylolisthesen (14 %). Neunzehn Speerwerfer mit weniger als acht Trainingsjahren waren ohne Wirbelgleiten. Damit stimmen Untersuchungsergebnisse an Turnerinnen überein, bei denen Spondylolisthesen erst nach fünf Trainingsjahren nachweisbar waren. Als Ursache wird die „Rolle rückwärts" angeschuldigt. Infolge zunehmender Beschwerden mußten einige Sportler den Wettkampfsport einstellen (*Schwerdtner* u. *Schoberth* 1973).

In der Sammelstatistik von *Groher* 1974 wird das Wirbelgleiten mit 16 % (24 Turner), 29 % (17 Turmspringer) und 100 % (20 Spitzensportler) festgestellt.

Diese von verschiedenen Untersuchern ermittelten Zahlen über die Häufigkeit der Spondylolyse/Spondylolisthese bei Sportlern sind weit höher als die für Erwachsene in Europa vorliegenden Durchschnittszahlen: 5–7 % nach *Junghanns* 1929, 1930 (4:5.2). Für Kinder liegen noch wesentlich geringere Zahlen vor. So errechnete *Pfeil* (4:5.2) 1970 bei 500 Kindern vor dem sechsten Lebensjahr 1,8 %, von 500 Kindern zwischen sechs und zwölf Lebensjahren 1,6 % und bei 300 Bergwerkslehrlingen von 16 bis 22 Lebensjahren 2 %. Ebenfalls 2 % fanden sich bei 350 Untertagsarbeitern. Für Erwachsene im europäischen Raum geben *Roick* u. *Albrecht* (1973) 5–7 % Spondylolisthesen an. Diese Studien an Jugendlichen und Erwachsenen der Durchschnittsbevölkerung haben also einhellig die bekannte, geringe Häufigkeit von Spondylolysen/Spondylolisthesen bestätigt. Umso mehr ragen die bei Leistungssportlern beobachteten Häufigkeitszahlen (bis 25 %) hervor: Zahlen bei *Schwerdtner* u. *Schoberth* 1973.

In einer späteren Arbeit aus der gleichen Klinik teilen *Schwerdtner* et al. 1980 mit, daß in keinem Fall eines „wirbelsäulegesunden" Leistungssportlers eine Spondylolyseentstehung beobachtet werden konnte". Sie entdeckten bei 47 Kunstturnern/-turnerinnen mit sechs- bis neunjährigem Leistungstraining lediglich vier Spondylollisthesen. In drei Fällen waren praelytisch-morphologische Störungen nachzuweisen.

Jackson et al. (1976) berichten über 100 röntgenographisch untersuchte Sportlerinnen im Alter zwischen 14 und 24 Jahren (Durchschnitt 15,1). Elf hatten Schäden in beiden Zwischengelenkstücken des 5. Lendenwirbelbogens, und bei sechs dieser elf bestanden Spondylolisthesen ersten Grades. Die Häufigkeit der Spondylolysis/Spondylolisthesis liegt bei den Sportlerinnen viermal höher als bei einer Vergleichsgruppe ohne sportliches Training. Von den spondylolysefreien 89 Sportlerinnen klagten 23 % über Kreuzbeschwerden, die Trainingspausen erforderlich machten. Die Verfasser beklagen, daß sehr viele Leistungssportler (Fußball, Hürdenlauf, Hochsprung, Kunstturnen, Karate u.ä.) den warnenden Rückenschmerz unbeachtet lassen und dadurch ihr Leiden fortschreitet. Den Verfassern sind 20 Athleten bekannt, bei denen das knöcherne Heilen des Schadens im Zwischengelenkstück durch Therapie erreicht werden konnte. Die Untersuchungsgruppe *Jackson* sieht die wesentliche Ursache für Schäden in der Lamina in wiederholter Überlast und hält starke Rückbeuge wie starke Vorwärtsbeuge gleichermaßen für verantwortlich. Nach Ansicht der Verfasser kann eine Knochen-Szintigraphie früher als andere Untersuchungen drohende Schäden im Zwischengelenkstück aufdecken.

Kono et al. (1975) entdeckten bei sporttreibenden Schulkindern in Japan 10,9 %, also ähnlich hohe Zahlen wie die Gruppe *Jackson*.

Roick u. *Albrecht* fanden 1973 bei 452 jugendlichen Sportlern im Alter zwischen neun und 17 Jahren Spondylolysen/Spondylolisthesen in 5,1 %, also noch im Rahmen des Durchschnittes. Wegen der Gefahr des zunehmenden Gleitens, das durch intensives Training zu befürchten ist, halten sie die Träger von Spondylolisthesen nicht für den Leistungssport geeignet. Bei Spondylolysen ohne Gleiten empfehlen sie ebenfalls, Leistungssport zu unterlassen. *Rompe* u. *Krahl* (1975) äußern Bedenken gegen eine volle Leistungsfähigkeit für Sportarten, die häufiges Rückbeugen verlangen, und sie empfehlen, die allgemeine Progredienzgefahr bei Kindern und Jugendlichen laufend zu beobachten.

Ein Teil der Fälle von Wirbelgleiten bei jugendlichen Sportlern liegt im Rahmen der üblichen, aus der frühen Wachstumszeit stammenden Schäden in den Zwischengelenkstücken.

Die Schäden im Zwischengelenkstück bei Sportlern werden im allgemeinen erst dann entdeckt, wenn aufgrund von Beschwerden angefertigte Röntgenbilder vorliegen. Meist wird es sich um das Verschlimmern eines vorbestehenden Zustandes handeln, der ohne die besonderen sportlichen Einflüsse voraussichtlich in seinem Ruhezustand verblieben wäre. Denn in vielen bekannten Fällen ohne sportliche Einflüsse kommt es erst in späteren Lebensjahrzehnten infolge zunehmend schlaffer werdender Bänder und der nachlassenden Muskelkraft – also durch Verlust der Ausgleichskräfte – zu fühlbaren und behindernden Beschwerden. Ein anderer Teil sind die Fälle von Spondylolyse/Spondylolisthese, die sich trotz sportlichen Trainings nie behindert fühlen (*Landgraf* 1961).

H. Schmidt berichtet 1979 über zehn eingehend analysierte Wirbelsäulen von Sportlern, bei denen sich die Frage des sportbedingten Entstehens von Spondylolysis/Spondylolisthesis ergeben hatte. Die Sportdisziplinen waren sehr unterschiedlich: Rennschlittensport (1), Kanu-Rennsport (1), Radsport (1), Geräteturnen (2), Wasserspringen (1), Volleyball (1), Leichtathletik (2), Handball (1). Bei fünf dieser Sportler zeigten die Anfangsröntgenbilder keinerlei Anhalt für Wirbelgleiten. Diese Schäden fanden sich erst zwei bis drei Jahre später in Kontrollröntgenaufnahmen. Der Autor kommt aufgrund dieser Ergebnisse seiner Längsschnittstudie zu der Ansicht, daß das Entstehen von Spondylolysen/Spondylolisthesen infolge der sportlichen Belastung als erwiesen gelten kann. Er betrachtet seine frühere Angabe von 1970, daß in keinem Falle eine Zunahme des Wirbelgleitens während des Trainings aufgetreten sei, jetzt als überholt.

Meuli (1974) hält es in der Regel für richtig, die Träger von Spondylolisthesen vom Wettkampfsport „vor allem aus versicherungsrechtlichen Gründen" auszuschließen: siehe in 8:12.2.

Eine Übersicht über die Literatur des Für und Wider der Entstehung von Spondylolyse/Spondylolisthese durch sportliches Training veröffentlichten 1975 *Rompe* u. *Krahl*. Weitere Berichte zu diesem Thema: *Barash* et al. 1970, *Baumgartner* u. *Taillard* 1971, *Henßge* 1980, *Jäger* 1969, *Jani* 1981, *Wiltse* et al. 1975.

Im Gegensatz zu den von *Stewart* bereits 1953 sowie von *Rompe* u. *Krahl* 1975 vertretenen Ansichten über den ausschlaggebenden Einfluß der Rückbeuge legt *Farfan* (1976) mit seiner Forschergruppe wert auf die besondere Bedeutung der Torsion mit Vorbeuge für das Entstehen der Spondylolisthese (Kapitel 4:5.2) und weist auf die Verhältnisse im Fußball hin (siehe auch *Farfan* et al. 1976, *Lamy* et al. 1975). In ihrer ausführlichen Arbeit beschreiben 1976 *Farfan* mit *Osteria* u. *Lamy* drei Faktoren, die Veränderungen im Zwischengelenkstück hervorrufen: überlastetes Beugen, unausgeglichene Scherbewegungen und erzwungenes Drehen. Nach Ansicht der Autoren übt die drehende Gewalt den zerstörendsten Einfluß auf das Zwischengelenkstück aus.

Tütsch u. *Ulrich* (1973) haben die Kräfte untersucht, die sich in der Lenden-Kreuzbein-Gegend bei sportlichem Training konzentrieren. Kraftvoll ausgeführte ruckartige Rückbeuge, Drehen der Lendenwirbelsäule gegenüber dem Becken, seitliches Kippen sowie Schubkräfte nach vorn oder seitlich wirken zusammen.

Die Summe der Mikrotraumata in den Zwischengelenkabschnitten des Wirbelbogens während der großen Zahl von Trainingsstunden ist für das Entstehen von Spondylolysen bei Hochleistungssportlern der gefährdenden Sportarten zu berücksichtigen. Zahlenangaben über die Belastungsgrößen finden sich bei *Groher* (1974).

Besondere Gefährdung bringen die ständig wiederholten Hyperlordosen z.B. bei Boden- und Geräteturnen (Abb. 8/29, 8/31, 8/36), Wettkampfgymnastik (Abb. 8/38), Turmspringen (Abb. 8/47).

Dazu schreibt *Krahl* im Blick auf die Spondylolysegefahr: „Es fällt schwer, in Kenntnis der Intensität und Frequenz derartiger Belastungen an die Toleranz selbst eines gesunden Achsenorganes zu glauben".

Die in den erwähnten Disziplinen für die Unfallversicherung auftauchenden Zusammenhangsfragen werden in den Kapiteln 8:12.1 bis 8:12.3 erläutert.

Zusammenfassend berichten über die Spondylolisthese, ihre Ursachen und ihre Klinik: *Junghanns* 1929, 1930, *Schmorl* 1932, *Schmorl* u. *Junghanns* 1968, *Taillard* 1959 u.v.a. Die Ergebnisse neuerer experimenteller Untersuchungen zu den Problemen des Entstehens von Spondylolyse/Spondylolisthese enthält das Kapitel 4:5.2.

Die in vielen statistischen Studien gewonnenen Zahlen über das vermehrte Auftreten von Spondylolysis/Spondylolisthesis bei Leistungs- und Hochleistungssportlern deuten darauf hin, daß in dem Ursachenbündel für dieses Leiden auch häufig wiederholte, die Wirbelsäule treffende, traumatisierende, sportliche Leistungen ihren Platz haben. Dazu schreibt *Zippel* 1980: „Die Häufigkeitsangaben dürfen nicht einseitig überbewertet und nicht ausschließlich der mechanischen Überbeanspruchung des lumbosakralen Überganges zur Last gelegt werden." Im gleichen Satze weist der Verfasser auf Angaben von *Ehricht* (1977) hin. Er verbindet das gehäufte Vorkommen von Spondylolysis/Spondylolisthesis bei Jugendlichen mit der Tatsache, daß für Disziplinen wie Kunstturnen, Wasserspringen, Heben, Kontorsionsakrobatik und ähnliche bei der Talentauswahl vorzugsweise dysostotische oder hormonal-hypoplastische Probanden in Frage kommen. Diese Gruppe setzt sich aus Kindern im frühen Schulalter und Jugendlichen zusammen. (Kontorsionsakrobatik üben zum Beispiel bereits Kinder im Vorschulalter, siehe Kapitel 8:6.2.) Die von den Kindern oder Jugendlichen verlangten Trainingsübungen traumatisieren zweifellos die Lendenwirbelsäule und den lumbosakralen Übergang in besonders drastischer Weise. Weitere Ausführungen dazu in 8:4.9.5, 8:4.10.2. In den frühen Lebensaltersstufen ist die noch nicht ausgereifte Wirbelsäule für jede Überlast besonders gefährdet. Das gilt noch erhöht für die Jahre der Pubertät mit ihrem beschleunigten Wachstum und hormonalen Umstellungen, aber auch für spätere Zeiten bis zum endgültigen Ausreifen der Wirbelsäule (2:1.3).

Für dieses Kapitel gilt ein wichtiger *Leitsatz: „Der Isthmus interarticularis ist auf jeder Seite eine Schicksalsstelle für die Festigkeit des Wirbelbogens."*

Über die Belastbarkeit bei Spondylolysis/Spondylolisthesis wurde bereits kurz in 4:5.3 berichtet. Dort ist auch auf die Notwendigkeit des Feststellens einer Individualgrenze für die Belastung hingewiesen. Für die Sporttauglichkeit gilt dies besonders. Die gefährdete Portio interarticularis und das beim Wirbelgleiten mitbeteiligte Bewegungssegment (Gleitsegment) geraten bei vielen Sportarten während des Trainings und der Wettkampfspiele in das Zentrum stärkster Belastung. Vor allem Rückbeugen mit Drehen und Seitneigen gefährden den unteren Lendenteil und den Lenden-Kreuzbein-Übergang. Viele Sportarten verlangen einen solchen Bewegungsablauf unter oft übermäßiger Anspannung der langen Rückenstrecker und noch mit einer abschließenden, raschen, höchsten Spannkraft, zum Beispiel bei kraftvollen Abwürfen oder Abschlägen. Das gilt für folgende Sportdisziplinen: Diskuswerfen und Hammerwerfen (8:4.12.3), Kugelstoßen (8:4.12.3), Speerwerfen (8:4.12.4). In einem gewissen Grade sind die Belastungen in der Lenden-Kreuzbein-Gegend ähnlich bei Golf (8:4.4.2) und bei den Racket-Sportarten (8:4.4.3).

Stark in Anspruch genommen wird der Lenden-Kreuzbein-Übergang durch Rückbeuge, Drehen, Seitneigen, unter Umständen durch harte Aufsprünge. Näheres noch bei: Flop-Sprungtechnik (8:4.3.8), Ringen (8:4.5.3), Budosportarten (8:4.5.4), Bodenturnen (4:4.9.2), Geräteturnen (8:4.9.3), Wettkampfgymnastik (8:4.9.4), Kunstturnen (8:4.9.5), Trampolinturnen (8:4.9.6), Trampolinartistik (8:6.4), Turmspringen (8:4.10.6), Skispringen (8:4.11.6), Skiartistik (8:6.8). Bei einigen Sportarten besteht für den Lenden-Kreuzbein-Übergang die axiale – häufig stereotyp und dadurch die Muskelkraft schmälernde – stoßende Last im Vordergrund, wie bei Langstreckenlauf (8:4.3.4). Beim Weitsprung (8:4.3.6) und beim Dreisprung (8:4.3.9) ist eine erhebliche Stoßlast im Niedersprung abzufangen. Der Gewichtheber (8:4.6.2) muß eine hochgradige Axiallast bei gleichzeitiger Lordose stoßartig bewältigen.

Bei den genannten Sportarten ist die bekanntgewordene Zahl der Spondylolysen/Spondylolisthesen sehr unterschiedlich. Das hängt von vielerlei Faktoren ab, wie in früheren Kapiteln dieses Buches mehrfach betont wurde. Maßgebend sind beteiligte Minusfaktoren, die zumeist aus der kindlichen Wachstumszeit stammen. Haben die Tauglichkeitsuntersuchungen von Kindern und Jugendlichen eine Spondylolyse ergeben oder zeigen sich solche Schäden bei Nachuntersuchungen, die durch das Auftreten von Rücken-Kreuz-Schmerzen notwendig wurden, so gilt der klar formulierte *Leitsatz* von *Zippel* u. *Pfeil* (1980): „*Bei kindlichen und jugendlichen Spondylolisthesisträgern ist die Aufnahme eines sportlichen Leistungstrainings bzw. die Übernahme in eine Kinder- und Jugendsportschule wegen der besonderen Gefahren hinsichtlich des Fortschreitens des Gleitprozesses und dem Auftreten klinischer und neurologischer Symptome generell abzulehnen.*"

Leider gibt es keine ausreichenden Statistiken über diejenigen Turner/Sportler, die während der langen Jahre des Hochleistungstrainings (oder auch bereits vorher) wegen Beschwerden durch das Auftreten oder Fortschreiten von Spondylolysen und Spondylolisthesen aus den Trainings- oder den Hochleistungsgruppen vorzeitig – bereits in den Anfangsjahren oder kurz vor dem Erreichen der Hochleistungsgrenze – ausgeschieden sind. Nie wurde bei einer größeren Zahl dieser Sportler das weitere Verhalten des Wirbelgleitens, die Beschwerden oder die entstehende Beschwerdefreiheit statistisch erfaßt. Der Wechsel zu anderen Sportarten und die dort erreichte Leistung ist ebenso wenig zahlenmäßig bekannt geworden. Die kritische Überprüfung der bisher unbekannten Weiterverläufe sollte eine Angelegenheit der wissenschaftlichen Sportmedizin sein. Denn mit hoher Wahrscheinlichkeit lassen sich aus sorgfältigen Langzeitstudien über den weiteren Verlauf Schlüsse ziehen, die unter Umständen der Trainingsmethodik, den Ausgleichssportarten und dem Konditionstraining neue Anstöße geben könnten. Dem das Training begleitenden Sportarzt fällt eine große Verantwortung zu, wenn die Fragen auftauchen, ob das gewählte Training weitergeführt, eine andere Sportart gewählt, oder das völlige Ausscheiden vom Sport empfehlenswert bzw. dringend geboten sind.

Das Gleiche gilt übrigens für viele außerhalb der Gruppe der Spondylolysis/Spondylolisthesis liegenden Schadensarten an der Wirbelsäule, bei denen vorzeitiges Ausscheiden häufiger vorkommt: Osteochondrose, Wirbelbogengelenkarthrose, Unkovertebralgelenkarthrose, Iliosakralgelenkarthrose, Retrolisthesen, Verschlimmerungen von Adoleszentenkyphose oder Skoliose und andere mehr. Das vorzeitige Aufgeben während des sportspezifischen Trainings trifft mit unterschiedlicher Häufigkeit fast alle Turn- und Sportarten, die in den Kapiteln 8:4.2 bis 8:4.12, 8:5, 8:6 beschrieben sind.

8:7.3 Abtrennungen (Abrißbrüche) von Wirbelbogenfortsätzen und des Zahnfortsatzes

In der Berufskrankheitenverordnung von 1961 (BKVO) der Bundesrepublik werden „Abrißbrüche von Wirbelfortsätzen" unter gewissen Voraussetzungen als Berufskrankheit unter Ziffer 45 anerkannt. Näheres darüber in 8:12.2.

Dornfortsatzabtrennungen (Abb. 8/63), die unter der Bezeichnung „Schipperkrankheit" bekannt sind und vorwiegend an der unteren Halswirbelsäule sowie der oberen Brustwirbelsäule vorkommen, finden sich auch als spezifische Sportschäden bei Gewichthebern, Diskuswerfern, Hammerwerfern, bei Golfspielern (*Ito* 1970). Außerdem sind sie bei Segelflugsportlern (hier allerdings vom 12. Brust- bis 2. Lendenwirbeldornfortsatz) durch *Tittel* 1962 beschrieben. Genaue Häufigkeitsangaben auf Grund umfangreicher Langzeitstudien liegen über die sportbedingten Dornfortsatzabtrennungen allerdings nicht vor. Um weitere Erfahrungen zu sammeln, ist es erforderlich, bei Hochleistungs- oder Berufssportlern mit solchen Schäden nachzuprüfen, wieweit die Kriterien für eine Anerkennung als Berufskrankheit (8:12.2) vorliegen, ob es sich also um einen Ermüdungsbruch handelt (Sportschaden) oder ob ein einmaliger Gewalteinfluß von Unfallcharakter (Sportverletzung) die Ursache war.

Von *Querfortsatzabtrennungen* durch den sportlichen Einfluß bei Turnern, Ringern, Gewichthebern, Fechtern berichten *Groh* u. *Groh* 1975.

Ob die „*Abrisse*" *des Zahnfortsatzes* am zweiten Halswirbel bei Salto und Tischsprung stets als Frakturen durch einmalige Gewalt oder gelegentlich als Abtrennungen (Ermüdungsbrüche) im Sinne des Sportschadens zu deuten sind, ist noch ungeklärt.

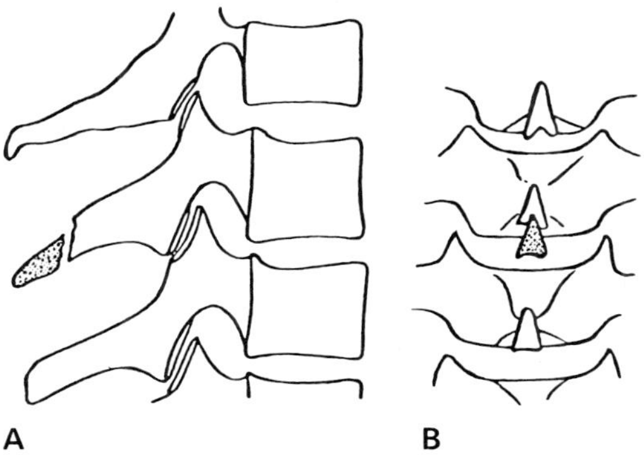

Abb. 8/63

8:7.4 Tendinosen, Tendopathien, Baastrup-Krankheit

In 4:6.3.2 sind Grundlagen und Pathomorphologie der Insertions-Osteotendopathien beschrieben, die auch als Akroosteopathien oder mit den Sammelnamen Tendopathien/Tendinosen bezeichnet werden. An allen Endpunkten der Wirbelbogenfortsätze sowie an den Ansatzstellen der langen Rückenstreckmuskeln am Becken können sie schmerzhaft in Erscheinung treten. Sie gelten – ebenso wie an vielen anderen Stellen des Stütz- und Bewegsystems – als ausgesprochene Überlastungsschäden: *Becker* u. *Krahl* 1978, *Biehl* u. *Schmitt* 1982. Bei einigen Sportarten kommen sie gehäuft vor: Volleyball (8:4.5.6), Racketsport (8:4.4.3), Diskus- und Hammerwerfen (8:4.12.2).

Das gleichzeitige Hochspringen mit Strecken und Drehen verursacht bei einigen Mannschaftssportspielen, zum Beispiel Basketball und Volleyball, eine plötzliche, kräftige Zuglast an den Sehnenansatzstellen im Lenden-Becken-Bereich und dadurch Tendinosen. Eine sorgfältige und lange genug durchgeführte Therapie wird erforderlich: der verursachende Sport ist langzeitig einzustellen bei gleichzeitiger Einspritzbehandlung, siehe in 7:4.1.6.

Tendopathien/Tendinosen dürfen besonders deswegen nicht aus den Augen verloren werden, weil vorwiegend junge Menschen entsprechend schadenträchtige Sportarten betreiben. Sie beenden diesen Hochleistungssport meist vor dem dreißigsten Lebensjahr. Wer denkt bei späteren, wiederkehrenden Druck- und Zugschmerzen im Bereich der Wirbelsäulemuskulatur und ihrer Ansatzstellen (4:6.3.2) im 40./50. Lebensjahr noch daran, daß ein sportlicher Überlastungsschaden in der Jugendzeit die auslösende Ursache für einen solchen Dauerschaden im Wirbelsäulebereich war? Diese Frage wird auch im Kapitel 8:2.2.2 erörtert.

Weitere Literatur: *Groher* 1964, *Groher* u. *Heidensohn* 1970, *Scheele* et al. 1979, *Witthaut* 1969.

In den Bereich der Sportschäden am Wirbelbogen gehört noch die *Baastrup*-Krankheit (näher beschrieben in 4:6.3.1). Sie ist in der Sammelstatistik von *Groher* (1970) enthalten: Bei 66 Wasserspringern wurde sie 28mal (42,4 %) und bei 27 Trampolinturnern neunmal (33,3 %) in den Stufen II beobachtet. Die Zahlen liegen weit über den Angaben für die Durchschnittsbevölkerung. Sie kommt auch bei Stabhochspringern (8:4.3.4) und Gewichthebern (8:4.6.2) vor.

Der Morbus *Baastrup* ist ein ernstes Wettkampfhindernis. Für ihn gilt das Gleiche, was vorstehend von den Tendopathien berichtet wurde. Operative Hilfe ist gelegentlich angezeigt, siehe in 7:4.2.10.

8:7.5 Gelenke

Die in Kapitel 2:2.6.1 aufgeführten „100 Gelenke des Rückgrates" gehören zum allergrößten Teil in den Bereich der Wirbelbogenreihe. Die an diesen Gelenken zu beobachtenden Arthrosen und deren Zusammenhänge mit sportlichen/turnerischen Lasteinflüssen können in Kapitel 4:6.5 nachgelesen werden. An dieser Stelle sei noch einmal auf Band 87 (1982) der Buchreihe „Die Wirbelsäule in Forschung und Praxis" (Hippokrates Verlag) hingewiesen. Er befaßt sich ausschließlich mit den Gelenken an der Wirbelsäule.

Refior hat in der Vortragsreihe, die diesem Band zugrunde liegt, ausführlich über die Reaktionen der lumbalen Wirbelbogengelenke im Leistungssport berichtet. Seine Studien an einer Reihe von Leistungssportlern ergaben zum Beispiel, daß an der Lendenwirbelsäule in den oberen Wirbelbogengelenken weniger häufig als in den unteren Arthrosen zu finden waren:

bei	L 1 / L 2	2mal
	L 2 / L 3	7mal
	L 3 / L 4	11mal
	L 4 / L 5	12mal
	L 5 / S 1	19mal.

Bei einem 24jährigen Leistungsturner bestanden bereits doppelseitig Wirbelbogengelenkarthrosen, die sich bis zum 34. Lebensjahr verschlimmerten. *Refior* hat, wie auch andere Autoren, ausdrücklich auf die geringe Schmerzhaftigkeit hingewiesen. Sie wird im allgemeinen auf das Anpassen (1.6) der erkrankten Knorpelflächen zurückgeführt. Training und Wettkampf konnten durchgeführt werden. Zu erwägen ist allerdings, wie weit Dissimulation eine Rolle spielt: siehe in 8:3.1.

8:8 Sport- und Turnfähigkeit bei vorgeschädigter Wirbelsäule

8:8.1 Allgemeines

Die Vielfalt der angeborenen oder erworbenen Leiden, die Schäden am Rückgrat zurücklassen, ist sehr groß. Deswegen wird in den folgenden Abschnitten nur über solche Vorschäden berichtet, die dauernd oder während gewisser Lebensabschnitte ernstlich die Sport- und die Turnfähigkeit mindern bzw. völlig unmöglich machen. Solche Schäden spielen fast regelmäßig auch eine mehr/weniger wichtige Rolle im täglichen Leben, wie aus Kapitel 7 zu entnehmen ist.

Diese Leiden stellen den Ärzten wesentliche Aufgaben, die für Einstellen und Weiterführen des Sportes und des Turnens verantwortlich sind. Sie entscheiden nach gründlicher körperlicher Untersuchung – wenn nötig auch mit zusätzlichen bildgebenden Verfahren – die Frage, ob Störfaktoren der Leistungsfähigkeit infolge von Vorschäden an der Wirbelsäule bestehen, und welche Disziplin im gegebenen Falle vorzuschlagen ist, welche Ausweichmöglichkeit in eine geeignetere Sport- oder Turnart vorgeschlagen werden kann. Die Hinzuziehung der Trainer ist meist erforderlich, um einen endgültigen Beschluß zu fassen.

Das Abwägen der Leistungsfähigkeit für Sport und Turnen bei bestehendem Wirbelsäulenleiden birgt in sich ohne Zweifel eine sehr verantwortliche Entscheidung, die der Sportarzt zu treffen hat. Dieses Problem betrifft keineswegs nur die Leistungs- und Hochleistungsathleten. Es muß sehr sorgfältig auch für den Schul-, Erholungs- und Freizeitsport in jedem Falle persönlich geklärt werden. Außerdem stellt es sich für die einzelnen Sport- und Turndisziplinen aus einer anderen Sicht. Darüber hat *Ehricht* 1978 umfangreiche Übersichten zusammengestellt. Sie sind in den Tabellen 8/13 bis 8/16 wiedergegeben.

8:8.2 Adoleszentenkyphose

Die Kyphose des frühen Kindesalters wurde in 4:4.2 geschildert. Dort finden sich auch Hinweise auf die Häufigkeit und auf den schädigenden Einfluß, dem das noch nicht ausgereifte, aber bereits kranke Rückgrat unterliegt, wenn es über Gebühr – unphysiologisch – belastet wird. Derartige ungünstige Lasteinflüsse können zwei wesentliche und häufige Gründe haben: falsches Sitzen in der Schule (7:2.3.3), zu frühzeitiger stark belastender, turnerischer/sportlicher Einsatz, siehe in 8:4.9.1, 8:9.1, 8:9.2.

Das Rückgrat wächst in der gesamten Wachstumszeit in Schüben. Während solcher Wachstumsakzelerationen sind die Epiphysenschichten zwischen Wirbelkörper und Bandscheibe belastungsanfällig (2:2.7, 3:2.4).

Tab. 8/13: Beurteilung und sportlicher Einsatz von wirbelsäulegeschädigten Patienten durch Mißbildungen, Assimilation und Wirbelbogenanomalien (nach ***Ehricht*** 1978)

Erklärungen für 8/13 bis 8/16: L.Sp. Leistungssport, Sch.Sp. Schulsport, E.u.F.Sp. Erholungs- und Freizeitsport; – nicht sportfähig, + eingeschränkt sportfähig, –+ sportfähig mit Kontrolle, +++ voll sportfähig; L.S.Ü. lumbosakraler Übergang

Befund an der Wirbelsäule	Beurteilung der Sportfähigkeit	Empfehlungen zum Einsatz im Sport
Multiple Mißbildungen von Wirbeln	L.Sp.: –	–
Wirbelsäulendysraphismus mit neurologischer Beteiligung	Sch.Sp.: +	Schwimmen, Gymnastik
Hochgradige Spondylolisthesis, hochgradige Assimilation mit einseitiger Abstützung	E.u.F.Sp.: +	
Isolierte, aber vollausgebildete Mißbildungen an Wirbeln	L.Sp.: –	–
Mehrfache Spaltbildungen im Bogenabschnitt ohne neurologischen Ausfall, Dysplasie	Sch.Sp.: ++	alle Sportarten ohne Belastungen der Wirbelsäule nach fachärztlicher Beratung, Kontrollen!
Einseitige, deutlich ausgebildete Assimilation	E.u.F.Sp.: ++	
Dysplasie d. L.S.Ü. geringen Grades	L.Sp.: möglich	Einsatz nach fachärztlichem Urteil
Assimilation geringen Grades	Sch.Sp.: ++ oder +++	unter weiteren
Isolierte Spaltbildungen im Bogenabschnitt	E.u.F.Sp : ++ oder +++	Kontrollen

Tab. 8/14: Beurteilung und sportlicher Einsatz von Patienten mit Skoliosen nach Mißbildungen von Wirbeln, bei Zuständen nach Entzündung und Traumen sowie Lähmungen
Erklärungen siehe bei 8/13

Befund an der Wirbelsäule	Beurteilung der Sportfähigkeit	Empfehlungen zum Einsatz im Sport
Skoliose – kurzbogig	L.Sp.: (+) Sch.Sp.: +++ E.u.F.Sp.: ++	Leistungssport nur nach gründlicher fachärztlicher Überprüfung
Skoliose – langbogig	***geringgradig:***	
	L.Sp.: –	
	Sch.Sp.: ++	Kontrolle der Progredienz!
	E.u.F.Sp.: ++	Entlastung der Wirbelsäule
	ausgeprägt:	
	L.Sp.: –	
	Sch.Sp.: +	Kontrolle der Progredienz!
	E.u.F.Sp.: + u. ++	Entlastung der Wirbelsäule
	stark ausgeprägt:	
	L.Sp.: –	
	Sch.Sp.: +	Kontrolle der Progredienz! Entlastung der Wirbelsäule
	E.u.F.Sp.: +	Kontrolle der Progredienz! Entlastung der Wirbelsäule
Zustände nach Wirbeltraumen und Entzündungen mit und ohne neurologische Ausfälle	Urteil individuell nach fachärztlicher Empfehlung	

Tab. 8/15: Beurteilung und sportlicher Einsatz von Patienten mit Wirbelsäuleschädigungen durch Becken-Beinveränderungen, Systemerkrankungen und Osteopathien nach Stoffwechselstörungen sowie Wachstumsstörungen und aseptischen Nekrosen an den Wirbelkörpern
Erklärungen siehe bei 8/13

Befund an der Wirbelsäule	Beurteilung der Sportfähigkeit	Empfehlungen zum Einsatz im Sport
Skoliosen nach Becken-Beinveränderungen	***geringgradig:***	
	L.Sp.: ++	kein Einsatz: Geräteturnen, Wurfdisziplinen, Gewichtheben
	Sch.Sp.: +++	Befreiung: Geräteturnen
	E.u.F.Sp.: +++	
	hochgradig:	
	L.Sp.: –	–
	Sch.Sp.: +	Schwimmen, Gymnastik
	E.u.F.Sp.: ++	Touristik, Gymnastik, Schwimmen
Vermehrte Kyphose und Lordose, hohlrunder und totalrunder Rücken	L.Sp.: +	kaum einsatzfähig für Geräteturnen, Gewichtheben, Rudern, Wurfdisziplinen
	Sch.Sp.: ++	keine zu hohe Belastung der Wirbelsäule
	E.u.F.Sp.: +++	voller Einsatz
Wirbelsäulenveränderungen bei Systemerkrankungen und Osteopathien nach Stoffwechselstörungen (z.B. Dysostosen, ***Marfan***-Syndrom, Vitaminstörungen usw.)	***blande Erkrankungen:***	
	L.Sp.: ++	fachärztliches Urteil zum Einsatz
	Sch.Sp.: +++	fachärztliches Urteil zum Einsatz
	E.u.F.Sp.: +++	voller Einsatz
	ausgeprägte Erkrankungen:	
	L.Sp.: –	–
	Sch.Sp.: +	fachärztliche Beratung
	Zustände nach Systemerkrankungen, Osteopathien nach Stoffwechselstörungen:	Belastung der Wirbelsäule beachten unter Kontrollen
	E.u.F.Sp.: ++	

Fortsetzung der Tabelle s. S. 429

(Fortsetzung Tab. 8/15)

Befund an der Wirbelsäule	Beurteilung der Sportfähigkeit	Empfehlungen zum Einsatz im Sport
*Scheuermann*sches Syndrom	***geringer Befall der Wirbelkörper:***	
	L.Sp. +++	voller Einsatz,
	Sch.Sp.: +++	ärztliche Kontrolle
	E.u.F Sp.: +++	
	größerer Befall der Wirbelkörper mit Floriditätsbeweis:	
	L.Sp.: –	–
	Sch.Sp.: +	im floriden Stadium kein Einsatz
	E.u.F.Sp.: +	Gymnastik unter Vermeidung der Kyphosierung der Wirbelsäule, Brustschwimmen bei Wiederaufbau der Defekte nach fachärztlichem Urteil
	Zustand nach Scheuermannschem Syndrom:	
	L.Sp.: ++	Einsatz je nach statischen Beschwerden
	Sch.Sp.: +++	voller Einsatz
	E.u.F.Sp.: +++	voller Einsatz

Tab. 8/16: Beurteilung und sportlicher Einsatz von Patienten mit Verschleißerscheinungen im Bewegungssegment und Hüftlendenstrecksteife
Erklärungen siehe bei 8/13

Befund an der Wirbelsäule	Beurteilung der Sportfähigkeit	Empfehlungen zum Einsatz im Sport
Dyschondrose	L.Sp.: temporär –	nach Ausheilung voller Einsatz möglich
	Sch.Sp.: temporär +	nach Behandlung: +++
	E.u.F.Sp.: temporär +	nach Behandlung: +++
Gefügelockerung, Wirbelblockierung	***geringgradig bzw. einmalig***	
	L.Sp.: temporär –	Einsatz nach Behandlung wieder möglich
	Sch.Sp.: temporär +	nach Behandlung: ++
	E.u.F.Sp.: temporär +	nach Behandlung: ++
	bei Rezidiven:	
	L.Sp.: –	Herausnahme aus dem Leistungssport
	Sch.Sp : temporär –	nach Behandlung: + und ++
	E.u.F.Sp.: Temporär –	nach Behandlung: + und ++
Bandscheibenprotrusion, Bandscheibenprolaps (konservativ und operativ), Hüftlendenstrecksteife	L.Sp.: –	Herausnahme aus dem Leistungssport
	Sch.Sp.: temporär –	nach Behandlung: +
	E.u.F.Sp.: temporär –	nach Behandlung: +

Zum Urteil über die Belastungsgefahr von Einzelfällen bietet die Liste der fünf Zustandsgruppen, die in 4:4.2 zu lesen ist, einen hilfreichen Vergleich für die Röntgenzeichen. Zur Entscheidung des Unterlassens jeder belastenden körperlichen Betätigung, zur Aufnahme oder zur Wiederaufnahme eines allgemeinen Körpertrainings bzw. eines sportspezifischen Leistungstrainings reicht das Studium der Ergebnisse von Röntgenbildern oder anderen bildgebenden Verfahren aber keineswegs aus. Ausschlaggebend sind, wie in 4:4.2 bereits angedeutet, die Kenntnisse des auf diesem Gebiete erfahrungsreichen Sportarztes.

Gute Hilfe für das Klären der Sportfähigkeit kann die Einteilung des Entwicklungszustandes der Adoleszentenkyphose nach Gruppen sein, wie dies in 4:4.2 dargestellt. ist. Das Einordnen der Grenzfälle bietet allerdings – wie bei allen Versuchen zur Einteilung in Gruppen – einen gewissen Ermessensspielraum. *H. Schmidt*, der 1975 eine ungefähr gleichartige Gruppeneinteilung benutzt, meint, daß bei der Zugehörigkeit zum Stadium 1 weder der Beginn eines Sportes noch das Weiterführen des gewohnten sportlichen Trainings nachteilige Folgen für die Wirbelsäulenentwicklung haben. Der Sportler muß jedoch unter dauernder sportärztlicher Aufsicht stehen. Bei den weiteren Gruppen rät der Verfasser von der Neuaufnahme einer sportlichen Betätigung ab. Rumpfbeugen sowie Sprung- und Ausdauertraining sollen solange vermieden werden, bis Wachstumsabschluß erreicht ist.

Trotz aller Warnungen von ärztlicher Seite übersieht der jugendliche Sportler in seinem ehrgeizigen Willen voranzukommen, die seinem Rückgrat drohenden Gefahren, weil die Adoleszentenkyphose in manchen Entwicklungszeiten nur kurzdauernde oder unklare Beschwerden verursacht. Da das *Scheuermann*-Syndrom eng mit Wachstum und Reifung des Rückgrates verbunden ist, entstehen für das Beurteilen der Belastungsfähigkeit manche Zweifelsfragen.

Wie schon weiter vorn angedeutet, ist bei diesen Schwierigkeiten ein besonders gutes und aufmerksames Steuern der körperlichen Belastung durch den Sportarzt erforderlich. Viele Autoren haben sich bemüht, Regeln aufzustellen. Von allen wird empfohlen, den Jugendlichen keineswegs nur deshalb vom Schulsport zu befreien, weil ein *Scheuermann*-Syndrom vorliegt (8:2.4, 7:3.4). Im Gegenteil empfiehlt sich das Beibehalten des Schulsportes in allen leichten Krankheitsfällen, um die Muskulatur des Rückens anzuregen. Denn sie ist der Motor für das Aufrichten der sich krümmenden und noch unreifen Wirbelsäule.

Groher stellte 1980 die positiven und die negativen Einflüsse sportlicher Betätigung in bezug auf die Stadien der *Scheuermann*-Krankheit dar: Tabelle 8/17. Die wesentlichen Kriterien für die Möglichkeiten zur Beanspruchung der Wirbelsäule im sportlichen und schulischen Einsatz schilderten 1983 *Groher, Friedebold, Noack:* Tabelle 8/18. Dazu bedarf es einer

Tab. 8/17: Positive und negative Einflüsse auf die *Scheuermann*-Krankheit (nach *Groher* 1980)

Scheuermann-Syndrom

Stadieneinteilung:
I Abbau
II Aufbau
III verbleibende Veränderungen

Positive Einflüsse	Negative Einflüsse
1. Gymnastik zur Kräftigung der Rumpfstruktur (I–III)	1. Gewichtheben (I–III)
2. Schwimmen (I–III)	2. Hoch- und Weitsprung (I–II)
3. Skilaufen Alpin/Langlauf (I–III)	3. Turnen als Leistungssport (I–II)
4. Waldläufe (II–III)	4. Basketball als Leistungssport (I–II)
	5. Radfahren (I–II)

Schulsport

Nur in wenigen Fällen zeitbegrenzte Befreiung für bestimmte Übungen (I–II)

Tab. 8/18: Kriterien zur Beurteilung der Sportfähigkeit bei *Scheuermann*-Syndrom (zusammengestellt 1983 nach *Groher, Friedebold, Noak*)

Wesentlich zur Beurteilung der Sportfähigkeit bei bestehendem Scheuermann-Syndrom sind verschiedene Kriterien, die sich
1. auf das Syndrom selbst,
2. auf die sportliche Disziplin und
3. auf die Intensität der sportlichen Belastung
beziehen müssen.

1. Der unterschiedliche Schweregrad des Syndroms wird durch die Beantwortung von 4 Fragen erfaßt:
a) Welcher Wirbelsäulenabschnitt ist befallen?
b) Wie groß ist seine Ausdehnung?
c) Wie alt ist der Betroffene?
d) In welchem Stadium befindet sich das Scheuermann-Syndrom (Abbau – Aufbau – Endzustand)?

2. Bei den Sportdisziplinen ist der Grad der möglichen Belastung, denen die Wirbelsäule hierbei ausgesetzt wird, entscheidend:
a) ***Geringe*** Belastung: Schwimmen
b) Vorwiegend ***dynamische*** Belastung: Skilanglauf
c) Vorwiegend ***statische*** verbunden mit ***dynamischer*** Belastung: Gewichtheben
d) ***Überwiegend statische*** Belastung: Radfahren
e) ***Kombination aller Belastungsformen*** einschließlich Stauchungsbelastung: Mehrzahl aller Sportarten

3. Bei der Intensität der sportlichen Belastung muß unterschieden werden zwischen:
a) Schulsport
b) Breiten- und Freizeitsport
c) Leistungssport

Verlaufskontrolle, um zu erkennen, ob der Morbus *Scheuermann* in einer Phase des Abbaues oder des Aufbaues steht. Wenn Zeichen der Adoleszentenkyphose bereits im Grundschulalter (acht bis zehn Jahre) nachweisbar sind, sollte auch Freizeit- und Breitensport vermieden werden. Bei auftretenden Beschwerden sind Sportarten mit hohen Stauch-, Druck- und Drehbelastungen unter Kontrolle des Arztes zeitweise auszusetzen. Das gilt für:

Basketball	Kunstturnen
Boxen	Mannschaftsballspiele
Delphinschwimmen	Rennradfahren
Eishockey	Rennrudern
Eiskunstlauf	Rollkunstlauf
Eisschnellauf	Sprungdisziplinen
Geräteturnen	Trampolinturnen
Gewichtsarbeit	Wasserspringen
Handball	Windgleiten
Kanufahren	

Müssen solche und ähnliche Sportarten während der floriden Schübe der *Scheuermann*-Krankheit unterlassen werden, sind ärztlich angeordnete und laufend beobachtete körperliche Betätigungen nötig, wie Krankengymnastik, Rückenschwimmen mit wechselnder Halbseitenlage, langsames Radfahren mit hochgestellter Lenkstange. Dadurch wird der erforderliche Stoffwechsel aufrecht erhalten, der zu Muskel- und Knochenaufbau sowie für das Gesunderhalten der Zwischenwirbelscheiben notwendig ist. Lesen und Schreiben in Bauchlage sind empfehlenswert (7:2.3.6).

Von *Steinbrück* et al. (1980) wird eine Anzahl von Sportdisziplinen für ungeeignet beim Vorliegen eines Morbus *Scheuermann* erklärt: Tabelle 8/19.

Tab. 8/19: Ungeeignete Sportarten bei Morbus *Scheuermann* (nach *Steinbrück* et al. 1980)

1. Gewichtheben	6. Rudern
2. Delphinschwimmen	7. Radfahren
3. Turnen	8. Segeln
4. Trampolin	9. Sprungdisziplinen
5. Turmspringen	(Leichtathletik)

Die nach Abschluß der akuten Phasen mit geringer Kyphose ausgeheilte und verfestigte Wirbelsäule besitzt keinen Krankheitswert mehr.

Mit hochgradiger dorsolumbaler Kyphose ausgeheilte Fälle von *Scheuermann*-Syndrom leiden mit zunehmendem Alter an statischen Beschwerden des Lenden-Kreuzbein-Überganges, die ernstliche Sportausübung behindern.

Weitere Literatur: *Jani* 1976, *Krahl* 1977, *Rompe* u. *Rieder* 1976.

Bemerkenswert sind noch die zahlreich beobachteten Kyphosen (sehr häufig „Totalkyphosen“) im Bereiche der Brustwirbelsäule bei Hochleistungssportlern: Boxerbuckel (8:4.5.2), Turnerbuckel (8:4.9.1), Rudererbuckel (8:4.10.2), Schwimmerbuckel (8:4.10.4). Der Krummrücken wird außerdem bei Kanufahrern und bei Sportlern von Laufdisziplinen beobachtet. In Anbetracht der Häufigkeit dieser früh entwickelten Sportkyphosen scheinen die Fragen berechtigt, welchen Anteil daran Vorschäden im Sinne der Adoleszentenkyphose haben und/oder wie weit die sportliche Trainingsbelastung der Jugendlichen, die oft schon in der frühen Schulzeit mit einem sportspezifischen Training sowie mit Wettkämpfen beginnt, eine verschlimmernde Rolle spielt: vergleiche dazu 8:2.2.1, 8:9.1, 8:9.2.

Band 89 der Buchreihe „Die Wirbelsäule in Forschung und Praxis“, Hippokrates Verlag 1980 enthält Beiträge über die sportliche Belastbarkeit des Morbus *Scheuermann* von *Harms, Noack* u. *Gaudin, Steinbrück* et al.

E. Schmitt stellte 1984 eine Positivliste der bei Adoleszentenkyphose erlaubten und sogar erwünschten Sportarten zusammen: Basketball, Fußball, Kraulen, Radfahren mit hochgestelltem Lenkrad, Tennis, Volleyball. Hinzuzufügen ist, daß dies nur für ausgereifte und schmerzberuhigte Stadien der *Scheuermann*-Krankheit gilt. Sportler mit völlig versteifter Totalkyphose können in vielen Disziplinen Höchstleistungen erreichen: siehe weiter vorn in diesem Kapitel: Boxerbuckel, Turnerbuckel usw.

8:8.3 Skoliosen

Die Vielfalt der in 4:4.4 beschriebenen Skolioseformen und deren Gradeinteilungen läßt erkennen, welche Schwierigkeiten vorliegen, um die Turn- und Sportfähigkeit auch nur einigermaßen zu klären. Verhältnismäßig einfach gelingt dies für die von den strukturalen Skoliosen abgrenzbaren Haltungsskoliosen. Sie müssen in allen Fällen bereits im frühesten Alter für behandlungsfähig angesehen werden. Das bedeutet – neben der einsichtsvollen Geduld der Eltern – ärztlich überwachte Krankengymnastik mit allmählich gesteigerter Teilnahme an sportlichem und turnerischem Spiel ohne hochgesteckte Leistungsziele.

Wenn sich trotz aller Bemühungen eine Zunahme der Fehlform einstellt, dann sollten Skoliotiker und vor allem Kyphoskoliotiker an Selbsthilfegruppen teilnehmen, die regelmäßig unter ärztlicher Mithilfe muskelkräftigende Maßnahmen der Krankengymnastik sowie der gezielten Atemtechnik schulen. Dazu gehört auch das Vermitteln in einen Beruf, der weniger Sitzzeit als vielmehr Bewegungszeit ermöglicht.

Will ein Skoliotiker regelmäßig an Sport oder Turnen teilnehmen, dann sind einseitig-monotone Lasteinflüsse zu vermeiden: das gilt für Rudern, Schießen, einseitige Wurfsportarten, Tennis, Tischtennis. Bei Schmerzen ist ärztlicher Rat nötig.

8:8.4 Knochenschäden (allgemein)

Wenn die Sport- oder die Turnfähigkeit durch Rückenschmerzen beeinträchtigt werden, dann zielt heutzutage die Diagnostik fast regelmäßig zunächst auf Weichteilschäden (Muskeln, Sehnen, Bandscheiben oder Gelenkarthrosen. Schäden im Aufbau des Knochengerüstes bleiben aber gelegentlich trotz bildgebender Diagnostik unerkannt oder unterbewertet. Die häufigsten Ursachen für knochenbedingte, schmerzhafte Belastungsinsuffizienz sind die verschiedensten Osteopathien – voran die Osteoporose –, worüber in 4:6.4 nachgelesen werden kann. Selten finden sich in unserer Zeit noch die früher häufigen Spondylotiden (4:7.2). Auf Geschwulstmetastasen, die sich im Knochengerüst der Wirbelsäule oft frühzeitiger und reichlicher ansiedeln als in anderen Knochen, ist zu achten (4:7.7).

8:8.5 Spondylolysis/Spondylolisthesis/ Wirbelverschiebungen

Die Sport- und Turnbelastbarkeit gehört bei allen Arten der in 4:5 beschriebenen Verschiebemöglichkeiten mit zu den schwierigsten Überlegungen für den verantwortlichen Sportarzt. Der Grad der Schmerzen und der vom Sportler selbst bemerkten Unsicherheiten, der durch die Instabilitas im befallenen Bewegungssegment entsteht, ist wechselhaft; die Beurteilung muß deshalb für den einzelnen, mit diesem Schaden behafteten Athleten sehr auf seine Persönlichkeit abgestellt sein. In den weiteren Abschnitten zu diesem Thema – zum Beispiel in den Kapiteln 4:5.5 und 8:7.2 – werden die wichtigsten Grundlagen und Probleme behandelt. Die Häufigkeit des Vorkommens von versteckten oder auffallenden Wirbelverschiebungen ist dort zu erfahren. Beschrieben ist auch das langsam fortschreitende und erst später ohne oder mit sportlich-turnerischen Einflüssen schmerzhaft werdende Leiden. Andererseits kommt es auch vor, daß sich Schmerzen und Insuffizienzen trotz weiterer Teilnahme am Training und an Wettkämpfen beruhigen. Laufende Kontrolle mit bildgebenden Verfahren sind erforderlich, können aber keineswegs allein über die Sport- und Turnfähigkeit entscheiden. Die körperliche Untersuchung im Zusammenhang mit der bereits erwähnten genauen Kenntnis der sich wandelnden Krankheitsbilder muß ausschlaggebend sein, um vollständige oder vorübergehende Sportbefreiung sowie Art der Therapie festzulegen: eine verantwortungsvolle Entscheidung für den Sportarzt. Dabei ist zu bedenken, wie oft der Ehrgeiz des Sportlers zur Dissimulation führt.

Wenn die Tauglichkeitsuntersuchung für Sport und Turnen Spondylolysen oder andere Formen beginnender beziehungsweise ausgebildeter Wirbelverschiebungen aufdeckt, dann sollte von der Aufnahme des Schulsportes und erst recht des Leistungssportes dringend abgeraten werden. Das ist die allgemeine Ansicht der Sportärzte, der sich der Verfasser dieses Buches anschließt. Notwendig ist jedoch eine regelmäßige Krankengymnastik unter ärztlicher Aufsicht, um die Kinder nicht zu Muskelschwächlingen heranwachsen zu lassen.

8:8.6 Vorwiegend bandscheibe- oder gelenkbedingte Schäden

Bandscheibe- oder gelenkbedingte Schäden sind die häufigsten Krankheiten des Rückgrates. Deshalb ist bei den Untersuchungen auf Sport- oder Turntauglichkeit nach ihnen zu fahnden, wenn auch nur unbedeutende Rückenmuskelschmerzen vorzuliegen scheinen. Denn die Rückenmuskulatur reagiert oft auf dem Wege der Ausstrahlung als Indikator tiefer liegender Ursachen.

Da allen Bandscheibeschäden und Gelenkleiden (Arthrosen) eine Verschlimmerungstendenz innewohnt, kann zum Beispiel durch übermäßige Einflüsse des Belastens und Bewegens beim Sport der Vorschaden aktiviert werden. In diesen Fällen ist rechtzeitig vom Sportarzt in Gemeinschaft mit dem Trainer zu klären, ob weiteres Ausüben der Sportart möglich bleibt, ob das Training zugunsten von Behandlungsmaßnahmen zeitweilig auszusetzen ist oder eine andere Turn/Sport-Disziplin gewählt werden sollte.

In dem ausführlichen Kapitel 8:4 über die Belastung und die Schadensmöglichkeiten bei verschiedenen Sportarten ist die Problematik im Verhalten zu den Vorschäden häufig erörtert worden. In einigen Sportarten bedeuten hexenschußartige Schmerzschübe die ersten Mahnzeichen des Auftretens von bandscheibe- oder gelenkbedingten Leiden. Hier ist Aufmerksamkeit und Diagnostik der Ursachen nötig, die oft versteckt sind. Protrusionen oder Prolapse des Bandscheibegewebes sind die häufigsten Ausgangspunkte dafür. Die weitere Sporttauglichkeit ist zu prüfen. Sehr plötzliche und meist heftige schußartige Schmerzen entstehen durch Blockaden (3:4.5) im Raume des Bewegungssegmentes, können aber auch von kleinen Gelenken wie den Wirbelrippengelenken (4:6.5.7) oder den Unkovertebralgelenken (4:6.5.5) ausgehen. Meist kann Sportfähigkeit durch manualtherapeutische Behandlung wieder hergestellt werden. Bei häufigen Wiederholungen kommt schließlich eine Operation in Frage, um die Sportfähigkeit wieder zu erreichen (4:7.10, 7:4.2, 8:8).

8:8.7 Laxitas / Hypermobilitas / Lockerung

Auf besondere Überbeweglichkeiten der gesamten Wirbelsäule oder an einigen ihrer Teile wurde bereits im Kapitel 6:2.3 (Untersuchung) hingewiesen. Im Hinblick auf Sport, Turnen und Akrobatik sind dazu noch Ausführungen notwendig. Sie betreffen die Beteiligung des Rückgrates an der allgemeinen *systemischen Hyper-*

mobilitas constitutionalis sive Laxitas. Die anlagemäßig lockere „naturweiche" Wirbelsäule bietet fast immer im Zusammenhang mit anderen Körpergelenken besondere sportliche Möglichkeiten. Diese Besonderheiten bedeuten von Grund her einen Auslesefaktor oder lediglich eine Leistungskomponente in einer spezifischen Sportart. In der Sportwissenschaft wird von dem „Naturtalent" für spezifische Sportdisziplinen und Akrobatik vieler Art gesprochen, bei denen aber fast stets ein besonderes „Weichmachen" im Training sowie vor jedem Wettkampf oder akrobatischem Auftritt hinzukommen muß, wenn in der Disziplin Höchstleistungen erstrebt werden.

Das herausragende Beispiel sind die *Kontorsionisten*, über die in 8:6.2 eingehend berichtet wurde. Einige Bilder in diesem Kapitel zeigen die unausbleiblichen Schäden im Bereiche des Rückgrates, die diesem selten ausgeübten (meist familiengebundenen) Artistenberuf eigen sind.

In einigen Disziplinen verfügen Sportler oder Artisten mit konstitutional bedingter Überbeweglichkeit der Lendenwirbelsäule über günstige Voraussetzungen: Kunstturner (8:4.9.5), Wettkampfgymnasten (8:4.9.4), Eiskunstläufer (8:4.11.7), Trampolinturner (8:4.9.6), Trampolinartisten (8:6.4), Skiartisten (8:6.8), Speerwerfer (8:4.12.4), Ballettänzer (8:5.2) u.a. *Groher* hat 1979 auf Sportarten besonders hingewiesen, für die eine systemische Überbeweglichkeit gefährdend wirken kann, weil für das häufig vorkommende ruckartige Bewegen die lockeren Gelenke verletzbar sind. Bei den meisten Sportlern dieser und ähnlicher Disziplinen bewirkt jedoch erst das Training eine *planmäßige anerzogene Hypermobilitas.*

Rompe u. *Steinbrück* (1981) beschreiben übermäßige Beweglichkeit an der Lendenwirbelsäule, das „weiche Kreuz". Sie weisen außerdem auf die bekannte gesteigerte *kompensatorische Beweglichkeit* an den Grenzen versteifter Wirbelsäulenbezirke hin, zum Beispiel bei angeborenen Blockwirbeln oder in der Nachbarschaft operativ versteifter Wirbelsäuleabschnitte. Auf solche Ausnahmesituationen haben Sportärzte und Trainer zu achten.

Mit dem Thema der Überbeweglichkeit beschäftigen sich noch die Kapitel 3:4.3, 4:6.3, 6:2.3, 8:2.3.

Literatur zu diesem Thema: *Eder* u. *Tilscher* 1982, *Schmitt* u. *Ruckelshausen* 1980.

8:8.8 Operationen

Keineswegs verhindern alle Operationen am Rückgrat die Aufnahme oder die Weiterführung von Sport und Turnen. Dieser Satz gilt nicht nur für Schul-, Vereins- und Breitensport, sondern nach Operationen an der Wirbelsäule sind unter gewissen Umständen Athleten noch zu sportlichen/turnerischen Höchstleistungen befähigt.

Daß selbst nach umfangreichen oder zweimaligen Bandscheibenoperationen die Wiederaufnahme eines Leistungssportes erfolgreich möglich ist, kann in 4:6.2.5 und 4:7.10 nachgelesen werden. Die Zahl der verschiedenartigsten Operationsverfahren sind in 4:7.2 beschrieben.

Rückenleidende, die sich nach einer Rückgratoperation sportlich betätigen möchten, sollten Schwimmen wählen, wobei allerdings Schwimmlagen in Rücken- oder Bauchlage vorzuziehen sind. Delphin-Schwimmstil sowie einseitiges oder wechselseitiges Kraulen kommen nicht in Frage, weil dabei die Rückenmuskulatur unsymmetrisch unter Zug- und Spannkräfte gelangen, siehe dazu auch Kapitel 8:4.10.4.

8:9 Jugendliche Wirbelsäule und Leistungssport

8:9.1 Allgemeines und Talentauswahl

Das Drängen der Jugend nach körperlichen Hochleistungen im Sport ist zu begrüßen. Leider bestehen aber heute mehr als früher bei Jugendlichen – bedingt durch die Akzeleration, siehe in 7:2.1, 7:2.3.1 – Unregelmäßigkeiten während der Wachstumszeit der Wirbelsäule. Das zeigt am deutlichsten die häufige Adoleszenten-Kyphose (*Scheuermann*-Krankheit), geschildert in 4:4.2. Ihre Störanfälligkeit für mechanische Einflüsse ist groß. Die Skoliosen (4:4.4) bieten im Jugendalter ebenfalls erhebliche Probleme. Jugendliche mit diesen Vorkrankheiten bedürfen der gezielten, ärztlich überwachten Krankengymnastik. Sie müssen vom Training jeden Leistungssportes so lange ferngehalten werden, bis das Wachstum endgültig abgeschlossen ist (8:2.3). Näheres dazu enthalten die Kapitel 8:8.2 (Adoleszentenkyphose) und 8:8.3 (Skoliose).

Die oft geäußerte Ansicht, der Wachstumsabschluß liege bei Jungen um das 16. und bei Mädchen um das 15. Lebensjahr, also am Ende der Pubertätszeit, ist für die Wirbelsäule nur bedingt anzuerkennen: vergleiche Kapitel 2:1.3.

Vor allem bei der Adoleszentenkyphose können „unruhige“ Wachstumszonen in Röntgenbildern noch bis in spätere Lebensjahre verfolgt werden. Das gilt auch für Erkrankungsfälle mit nur geringen, auf einige Wirbel begrenzten Schäden vor allem in den Bereichen der unteren Brust- und der oberen Lendenwirbelsäule, die beim sportlichen Training erhöht belastet sind. Auch bei normaler Entwicklung ist häufig erst am Übergang vom zweiten in das dritte Lebensjahrzehnt die völlige Belastbarkeit des „erwachsenen“ Rückgrates zu erwarten. Bis in diesen Lebensabschnitt sollte also jeder Sportler bezüglich seiner Wirbelsäule unter Aufsicht des Sportarztes stehen.

Im übrigen muß für die sportliche Belastbarkeit des jugendlichen Rückgrates beachtet werden, daß die mechanische Widerstandskraft der Wachstumszonen an den Deck- und Grundplatten der Wirbelkörper gegen Ende der Wachstumszeit verringert ist. Das vermehrt die Gefahr im Schulsport und im Leistungstraining für die Schüler der oberen Klassen.

Zur Klärung der Frage, ob jugendliche Wachstumsschäden an der Wirbelsäule vorliegen, ist in allen Fällen vor Beginn jedes sportlichen Trainings eine Röntgendiagnostik der Wirbelsäule durchzuführen. Das wird von zahlreichen Autoren betont, unter anderem von *Groh* 1972, *Krezel* 1975, *Refior* 1973, *Schneider* 1976, *Schuckmann* 1974. Zu hoffen ist, daß in den nächsten Jahren neue bildgebende Verfahren (6:3.4.4) die Röntgenstrahlenbelastung auch für Wirbelsäuleaufnahmen weitgehend ablösen können. Anamnese und körperliche Untersuchung ergeben keinen ausreichenden Überblick über das Vorhandensein und über den Schweregrad von angeborenen Schäden und von Wachstumsfehlern an der Wirbelsäule. Jugendliche, die wegen Schäden an ihrem Rückgrat bis zum Wachstumsabschluß von sportlichem Einsatz zurückgestellt werden mußten, bedürfen nach dieser Zeit einer gründlichen körperlichen und röntgenographischen Diagnostik der Wirbelsäule, um sie auf die inzwischen erreichten Leistungsmöglichkeiten zu prüfen.

Die sportärztlichen Untersuchungen, die vor Beginn und während eines sportlichen Trainings erforderlich sind, sollten sich neben dem notwendigen Studium der Herz-Kreislauf-Atem-Funktionen und der Muskulatur mehr als bisher dem Stütz- und Bewegsystem und hier ganz besonders der Wirbelsäule zuwenden. Solche Untersuchungen dürfen aber keineswegs zu einer schematisierten Ablehnung der Teilnahme am Sport allein aufgrund von Diagnosen wie *Scheuermann*-Krankheit oder Skoliose führen. Der nachgewiesene Wirbelsäulebefund muß in die richtige Beziehung zur sportlichen Aufgabe gebracht werden. Unter Umständen ist ein sportärztlich vertretbarer, dem augenblicklichen Zustand der Wirbelsäule angepaßter Sport vorzuschlagen, auch wenn er nicht der von dem Jugendlichen gewünschten Sportart entspricht. Das ist gerade für die Adoleszentenkyphose (8:8.2) wichtig, weil ihre Verlaufsstadien unterschiedlich belastungsgefährdet sind.

Refior u. *Zenker* (1970) fordern für die jugendlichen Sportler im Wachstumsalter eine genaue Grenze für die mechanische Belastbarkeit. Für diese individuale Betreuung ist enge Zusammenarbeit zwischen Sportarzt und Trainer notwendig, um eine wirbelsäulegerechte Auslese unter den jungen Sportlern zu treffen und das Fortschreiten von Wirbelsäuleschäden zu vermeiden. Sportbegeisterte bedürfen der laufenden Gesundheitsüberwachung vor allem deshalb, weil Jugendliche im allgemeinen nicht klagsam sind, und weil Rückenschmerzen allzu oft als harmloser Muskelkater gelten, während sich dahinter ernste und zunehmende Schäden verbergen können.

Zum sorgfältigen gesundheitlichen Betreuen der jugendlichen Sportler gehört das regelmäßige Untersuchen der Wirbelsäule, was viele Autoren fordern, unter ihnen: *Oblak* u. *Tilscher* 1974, *Matthiaß* 1959, 1966, *Meuli* 1974, *Schönbauer* 1974. Als Grund für diese Notwendigkeit werden die jahrelang zunehmend vermehrten Belastungen der Wirbelsäule durch Training und sportliche Wettkämpfe hervorgehoben (*Crasselt* 1965). Denn ihre Folgen sind viel schwerwiegender als die selteneren Sportverletzungen (8:2.2). Es stimmt nachdenklich, wenn sich in Langzeitstudien die Haltungsfehler bei jugendlichen Sportlern wesentlich häufiger finden als bei Nichtsportlern. Das wird für jugendliche Leistungsturnerinnen von *Tilscher* u. *Oblak* 1973, 1974 bestätigt. Diese Autoren weisen außerdem auf die vielen Sportler hin, die „auf dem Wege zum Erfolg vorzeitig geschädigt zurückbleiben“. Ihre Zahl ist kaum genau zu erfassen: siehe 8:3.1.

In der Sportmedizin ist es noch wichtig, die *Entwicklungsstufen* vor allem im Aufbau des Rückgrates während der jugendlichen Reifezeit zu beachten, ehe die Aufnahme eines sportspezifischen Trainings entschieden wird. *Wagner* hat 1962 Ganzheit, Struktur und Integration als Wesensmerkmale alles Lebendigen herausgestellt. Er folgert, daß eine Funktion (zum Beispiel Wachstum, Entwicklung u.a.) nicht ohne

Berücksichtigung des Ganzen bildsam ist. Seine weiteren Studien über die Bewegungsbildung und über die notwendigen Unterschiede im Sport der männlichen und der weiblichen Jugend sind bemerkenswert. Die Sportmedizin sollte dies beherzigen.

In gleicher Weise ist der Sportarzt gehalten, die Veröffentlichung über *Reifungszeit* und *Jugendsport* von *Hoske* (1962) zu beachten. Der Autor tritt für eine gezielt geförderte Entwicklung – auch durch sportliche Beanspruchung – ein, die sich im Rahmen der persönlichen Belastungsbreite bewegen sollte.

Wenn so verfahren würde, könnten auch die leistungsschwachen Jugendlichen zum Nutzen ihrer eigenen Gesundheit dem Sport erhalten bleiben. Sie gehen jedoch dem Sport und ihrem Verein verloren, weil sie sich zurückgesetzt fühlen, wenn immer nur den Hochleistungsfähigen eine „ungerechte Heldenverehrung" – so *Hoske* – entgegengebracht wird.

Über langzeitige Nachuntersuchungen von ehemaligen Jugendleistungssportlern berichteten 1974 *Tilscher* u. *Oblak*. Aus dieser Arbeit stammt die Tabelle 8/20. In der gleichen Beobachtungsreihe stellten die Verfasser noch fest, daß kein einziger der Untersuchten Beschwerden am Herz-Kreislauf-System hatte. Dagegen überwogen die Beschwerden am Rückgrat mit 19 Fällen, darunter 14mal Kreuzschmerzen.

Tab. 8/20: Ergebnisse bei den Untersuchungen von 46 ehemaligen Jugendleistungssportlern
a Übersicht über Beschwerden (nach *Tilscher* u. *Oblak* 1974)

	Männer	Frauen	gesamt
Derzeit Beschwerden	29	8	37
Beschwerden durch den Leistungssport verursacht	10	7	17
Beschwerden früher in der Sportdisziplin oder im Training	24	7	31

b Schmerzen an der Wirbelsäule: Insgesamt 19 Fälle von 23 Untersuchten

Schmerzen an der Wirbelsäule	Anzahl der Fälle
Kreuz	14
BWS und Thorax	8
Nacken und Kopf	4

c 17 Fälle mit Veränderungen an Haltung und Statik von *19 Fällen mit Wirbelsäulebeschwerden*

vermehrte Kyphose oder Lordose	11
Flachrücken	2
Skoliose	8
Beckenschiefstand	6
3 Kopflot außerhalb Basislot	3

8:9.2 Vorverlegung des Hochleistungssportes in die Kindheit

Im Vorstehenden wurde auf die Gefahren hingewiesen, die dem Rückgrat drohen, wenn es während der Wachstumszeit unangemessen sportlich belastet wird. Die damit zusammenhängende Problematik ist in den letzten Jahrzehnten noch gesteigert worden. Viele Trainer haben bemängelt, daß die Körper Erwachsener bei den heute fein abgestimmten turnerischen Figuren zu plump wirken. Deshalb werden jetzt fast ausschließlich nur noch Kinder (bevorzugt Mädchen) bereits im Vorschulalter auf dem Wege der Talentauswahl in das Leistungstraining aufgenommen. Einige von ihnen trainieren vergebens. Andere erreichen nach sieben bis zehn schweren Trainingsjahren, die von den Kindern viel Entbehrungen verlangen, bereits in sehr jugendlichem Alter die Titel von Europa- oder Weltmeistern, gelegentlich sogar olympisches Gold.

Zu diesem Thema erschien in der „Welt am Sonntag" am 25.3.84 eine bemerkenswerte Notiz: „Ehe Olga Bitscherowa Turn-Weltmeisterin werden konnte, mußten die Bürokraten einen Salto schlagen. Sie ließen die kleine Russin einfach über Nacht mit Stempeldruck um ein Jahr altern. Denn 14jährige Kinder dürfen nach den Turn-Gesetzen noch keine Titel bei den Großen holen." Weiter heißt es: „Es sind die Erwachsenen, die diese Entwicklung vorantreiben: Der Ehrgeiz der Eltern, die optimale Ernährung, die medizinische Versorgung bis hin zur Möglichkeit der Manipulation und eine ausgeklügelte Trainingslehre machen aus Kindern frühe Sieger."

Wie in 8:2.1.2 bereits erwähnt ist, wird sogar von einer „Kinderolympiade aus der Gier nach Gold" gesprochen. Für viele Kinder und Jugendliche, die in diesen Sog des sportlichen Ehrgeizes gezogen werden, geht das ungebundene spielerische Erlebnis der Kinderjahre völlig verloren.

Wie sehr die zur Kinderzeit noch weit entfernt von einer Ausreifung stehende Wirbelsäule Schaden leiden kann – und das ist sehr häufig – wird in zahlreichen Kapiteln dieses Buches beschrieben. Viele Jugendliche geben den Leistungssport infolge zunehmender Rückenbeschwerden auf. Ein Register über die Zahlen dieser Aussteiger gibt es nicht. Auch werden die Jugendsportler statistisch nicht erfaßt, die – in schmerzgepeinigten Jahren hohe Leistungsgrade und Weltmeistertitel erreichten – geschädigt an ihrer Wirbelsäule für das ganze weitere Leben dem Sport ihren Rücken kehren müssen.

Besonders schadenträchtig für die unausgereifte jugendliche Wirbelsäule sind die in Tabelle 8/7 zusammengestellten Sportarten.

Der Einbruch des sportlichen und turnerischen Trainings in die frühe Kindheit fühlt sich bestätigt durch die Notwendigkeit einer so frühen *Talentauswahl*. Das heißt Auswahl der Kinder mit besonders lockeren Gelenken und mit Überbeweglichkeit des Rückgrates. Viele Sportärzte und Trainer sehen darin eine besondere Bildungsfähigkeit. So wird es möglich, schon sehr frühzeitig die Richtung für das Training zu finden, das zur baldigen Hochleistung führt.

Ernste Kritik an diesen Wünschen und derartigen Verfahren wird von jedem Arzt ausgehen, der das Zentralorgan des Stütz- und Bewegsystems, die Wirbelsäule, in den Mittelpunkt der Studien über die Belastungsfähigkeit und die Belastungsgrenzwerte stellt: siehe in 3:2.2.4, 5:2.5.3, 5:2.6.2. Hier taucht sofort die Frage auf, ob das besonders bewegliche Rückgrat der ausgesuchten „kindlichen Talente" durch gestörte Wachstumsverhältnisse an den fünfzig Übergangsregionen Wirbelkörper/Bandscheibe noch störanfälliger ist als bei weniger beweglichen Wirbelsäulen. Diese schwierige Frage kann nur durch langzeitige Studien an vielen Kindern und Jugendlichen geklärt werden. Zu hoffen ist, daß dafür in naher Zukunft bereits bildgebende Verfahren zur Verfügung stehen, die ohne ionisierende Strahlen arbeiten, siehe in 6:3.4.4

Untersuchungen von 50 kindlichen und jugendlichen Leistungsturnern durch *Refior* u. *Zenker* 1970 ergaben bei 50 % einen Morbus *Scheuermann*, während diese Krankheit üblicherweise mit 30 % angegeben wird. Die Autoren fordern von Sportärzten und Trainern eine schärfere Auslese unter den jungen Sportlern. *Falter* u. *Hellerer* halten einen kritisch ärztlichen Standpunkt zum Hochleistungssport im Kindes- und Jugendalter für dringend geboten.

Auf der Grundlage ausführlicher Untersuchungen von 22 Hochleistungsturnern im Alter zwischen zwölf und 22 Jahren (16 davon zwölf bis 17 Jahre alt) sahen sich *Falter* u. *Hellerer* 1982 veranlaßt, sieben Turnern – also einem Drittel der Gruppe! – das Ausscheiden aus dem Hochleistungstraining zu empfehlen. Gründe dafür waren Beschwerden und röntgenographisch nachgewiesene, fortgeschrittene Adoleszentenkyphosen. Nur vier Turner der Gruppe zeigten im Röntgenbild keine Wirbelsäuleschäden. Trotz gut entwickelter kompensatorisch wirksamer Muskulatur klagten zehn Turner über diffuses Spannungsgefühl und Schmerzen in der unteren Brust- und der Lendenwirbelsäule. Das Ergebnis dieser Erfahrungen: *Falter* u. *Hellerer halten einen kritischen ärztlichen Standpunkt zum Hochleistungssport im Kindes- und Jugendalter für dringend geboten.* (*Leitsatz*)

Die Maxime für Beginn oder Fortsetzung des turnerischen/sportlichen Trainings darf bei Kindern und Jugendlichen nicht von dem Ehrgeiz des Jugendlichen selbst, der Eltern, der Trainer oder der Vereinsvorstände abhängen – allein die Gesundheit oder der drohende Schaden für die unreife Wirbelsäule muß das Kriterium für die ärztliche Entscheidung sein und bleiben. (*Leitsatz*) *Junghanns* 1985.

Als bedeutende soziale Errungenschaften gelten die vor etwa 74 Jahren abgeschaffte Kinderarbeit und der Ausbau solcher Bestrebungen im Jugendarbeitsschutzgesetz: siehe in 6:4.3.1 u. 7:2.4.3.

Nach dem vorher Gesagten scheinen die Grundlagen dieses Gesetzes jedoch für Hochleistungssport und -turnen im Kindes- und frühen Jugendalter nicht anwendbar. Zu diesem Problem vermutet von juristischer Seite aus 1983 *Fahlbusch-Wendler*, es sei offenbar vom Gesetzgeber übersehen worden, daß bei der Verabschiedung des Jugendarbeitsschutzgesetzes 1976 bereits bekannt war, welche risikoreiche – und vor allem an der Wirbelsäule – schadenstiftende Überforderung der Kinder durch das Hochleistungstraining in Turnen und Sport bestand. Dies ist umso erstaunlicher, weil die Ansprüche des Kinderhochleistungstrainings bezüglich des körperlichen Einsatzes und der psychischen Bedrückung in vieler Hinsicht wesentlich höher liegen und schadenstiftender sind als die im Gesetz untersagten Beanspruchungen durch körperliche Arbeit.

Bezüglich des Sportes und des Turnens von Kindern und von Jugendlichen spricht *Fahlbusch-Wendler* von einem juristisch und sportspezifisch zusammengesetzten *Problemkonglomerat*. Dazu sind u.a. zu rechnen: Projektgruppen der Talentsuche, Weisungsbefugnisse zur allgemeinen Lebensweise durch Mentoren, Trainer, Verbandsfunktionäre bis zur fremdbestimmten Abhängigkeit: Schutzkriterien des Jugendarbeitsschutzgesetzes gelten nicht für den Kindersport. Am Ende des Vortrages von *Fahlbusch-Wendler* heißt es: „Wenn man das Bestehen einer staatlichen Vorbildfunktion bejahen will, so erscheint es fraglich, ob die Förderung des Kinderhochleistungssportes wegen der vielfältigen Risiken, die mit letzterem verknüpft sind, eine legitime Staatsaufgabe ist, mit der in zulässiger Weise staatliche Interessen und Zwecke verfolgt werden können."

Für den Sportarzt gilt es, sich noch mehr als bisher den Fragen zuzuwenden, die sportliches/turnerisches Hochleistungstraining von Kindern und Jugendlichen betreffen. Insbesondere sind die Frühschäden am unausgereiften Rückgrat regelmäßig zu beobachten, damit von ärztlicher Seite rechtzeitig eingegriffen werden kann. Langzeitstudien müssen jeden kindlich-jugendlichen Trainingsanfänger begleiten. Regelmäßige Dokumentation durch körperliche und der bildgebende Untersuchungsbefund sind erforderlich. Genaue Angabe über die Ursachen für das Ausscheiden sind niederzulegen und, wenn möglich, sollte weiteres Überwachen der Verhältnisse an der Wirbelsäule darüber aufklären, wie späte Folgeschäden verlaufen und das tägliche Leben sowie den Beruf beeinflussen.

Zum Abschluß dieses Kapitels sei noch einmal an einen *Leitsatz* erinnert, der bereits in 8:4.1 erwähnt wurde:

„Wer kann verantworten, daß das schädigende Trommelfeuer des Intensivtrainings auf die noch wachsende, unausgereifte, kindliche Wirbelsäule bereits in den ersten Schuljahren (oder noch früher) beginnt?“

Haaf äußerte sich in der „Zeit“ (Nr. 22/1985) sehr kritisch zu dem Thema *„Karriere mit Kindern“*. Er bewertete die Aussagen mancher ehrgeiziger Turn- und Sportfunktionäre sowie Trainer als menschenverachtend. Im Blick auf das Hinaufsteigern in immer höhere Schwierigkeitsgrade beim Kinderhochleistungssport fragt *Haaf: „Wie wäre es, wenn die Menschenversuche im Sport mit den gleichen strengen Maßstäben beurteilt würden wie in Medizin und Wissenschaft?“ (Leitsatz).*

Immerhin scheint bei einigen Sportvereinsvorständen und hoffentlich auch Trainern eine gewisse Einsicht in bezug auf den „Sport der Knirpse“ Eingang gefunden zu haben, denn in einer Zeitschrift heißt es im Januar 1985:

- ▷ Der *Bayerische Eissportverband* will Kinder bis zu zehn Jahren keine Punktspiele mehr austragen lassen.
- ▷ Der *Deutsche Skiverband* hat Schülermeisterschaften abgesagt.
- ▷ Der *Internationale Turnerbund* hat beschlossen, daß Kinder unter 15 Jahren nicht mehr bei internationalen Meisterschaften starten dürfen.

Ein Anfang, der aber immer noch nicht berücksichtigt, daß für den Kindersport die Schutzkriterien des Jugendarbeitsschutzgesetzes gelten und daß Kinderarbeit seit Jahrzehnten in Deutschland verboten ist.

8:10 Vorsorgeuntersuchung in der Sportmedizin

8:10.1 Einleitung

Ein Blick auf die in verschiedenen Abschnitten dieses Buches erwähnten Möglichkeiten von Sportschäden läßt erkennen, wie wichtig vorbeugende Maßnahmen sind. Das gilt in bezug auf die Wirbelsäule ganz besonders deswegen, weil der allgemeine Schul- und Breitensport, aber auch das Training für den Leistungs- und Hochleistungssport bereits während einer Lebenszeit beginnen, in der die Wirbelsäule ihre endgültige Reife noch nicht erreicht hat (8:9). Die Belastungen des Sportes treffen auf die aktiven Wachstumszonen an den Grenzschichten zwischen Wirbelkörper und Bandscheibe, das sind insgesamt etwa 50 Wachstumsbereiche: vergleiche das Kapitel 2:2.6.1 „Die hundert Gelenke des Rückgrates“. Einige von ihnen kommen bei vielen Sportarten und beim Turnen unter besondere Dauerlasten: Zug, Druck, Torsion. Entstehen dadurch Schäden in den Wachstumszonen der Wirbelkörper-Bandscheibe-Grenzfläche und/oder in den Knorpelschichten der Gelenke, dann zeigt sich der zukünftige Schaden nicht nur als gestörtes Wachstum mit Ausgang in eine geänderte Wirbelkörperform.

Dahinter steht immer die Gefahr zunehmender Schwierigkeiten in der Ver- und Entsorgung der flüssigkeitsreichen Bandscheibe: Näheres darüber in den Kapiteln 2:3.3.2 und 3:2.2.4. Die Folgen des gestörten Diffusionsablaufes reichen über die Chondrosis disci zur Osteochondrosis intercorporalis. In ähnlicher Weise werden auch die Knorpel der zahlreichen Gelenke des Rückgrates in Mitleidenschaft gezogen.

Gefährdet sind während der Wachstumszeit außerdem die paarigen Zwischengelenkstücke des Wirbelbogens. Einzelheiten werden an verschiedenen Stellen berichtet, zum Beispiel in den Kapiteln 8:4.5, 8:7.2.

Auf der Grundlage dieser Erkenntnisse hat in der Sportmedizin die Vorsorgeuntersuchung in den letzten Jahrzehnten einen besonderen Rang eingenommen. Jedoch ist nicht zu verhehlen, daß die vorsorgliche Betreuung der Sportler vom Eintritt in sportliche Betätigung bis zur

Aufgabe des aktiven Sportes und noch darüber hinausgehend – insonderheit wenn Sportschäden vorgelegen haben – fortgesetzt werden müssen (8:10.3 und 8:10.4). Nur dann kann persönlich für den Sportler oder über eine Sportart ein Längsschnitt gewonnen werden. Seine Ergebnisse bieten die Möglichkeit, Schäden früher in ihrem Ursprung zu erkennen und so Möglichkeiten der Abhilfe zu schaffen.

8:10.2 Eignungsuntersuchung / Sporttauglichkeit

Die Eignungsuntersuchung allgemeiner Art mit Zusatz eines bildgebenden Verfahrens für die Wirbelsäule, das seit Jahrzehnten von vielen Autoren gefordert wird, ist vor der Aufnahme ernstlicher sportlicher Übungen und insonderheit vor dem Beginn des Leistungstrainings unverzichtbar geworden. Bei Kindern und Jugendlichen muß dies besonders beachtet werden. Diese Erstuntersuchung hat die *Sporttauglichkeit* zu klären. *Kůbát* et al. machen 1983 die Sporttauglichkeit davon abhängig, daß keine Schäden im Stütz- und Bewegsystem vorliegen, „welche potentielle Arthrosen darstellen“. Das sollte für das Rückgrat allerdings genauer ausgedrückt und gegliedert werden. Fehlbildungen im Bereiche der Wirbelkörper-Bandscheibe-Reihe sowie der Wirbelbogenreihe, gemeint sind besonders die häufigen Kyphosen (Adoleszentenkyphose u.a.) und die verschiedenen Arten der Skoliosen. Es ist der Sinn der Eignungsuntersuchung, die Ausprägungsgrade solcher Vorschäden zu erfassen. Auch auf weitere Minusvarianten im kindlichen und jugendlichen Rückgrat muß stets das Augenmerk gerichtet sein. Bei solchen Vorschäden am Rückgrat sollte – soweit nicht das Zurückweisen vom Sport nötig erscheint – mit vorsichtigen Übungen im Turnen/Sport begonnen werden Diese Problemfälle müssen in kurzen Abständen vom Arzt überwacht werden.

Anzustreben ist außerdem gemeinsam vom Schularzt und Sportarzt – also bereits im *Vorraum des Leistungssportes* –, der Wirbelsäule die größte Aufmerksamkeit zu schenken. Jedenfalls zeigen alle bisher bei Sporttauglichkeits-Untersuchungen erhaltenen Zahlen einen unerwartet hohen Prozentsatz von Vorschäden an der Wirbelsäule. *Rompe* u. *Steinbrück* (1981) berichten von 47,8 % Vorschäden und bedauern den Mangel an einer gründlichen klinischen (gemeint ist wahrscheinlich körperlichen) und röntgenographischen Basisdokumentation bei der Leistungssport-Eignungsuntersuchung. Bemerkenswert ist ihre Feststellung: daß bei den Tauglichkeitsuntersuchungen der Kader-Athleten die Verletzungen der Wirbelsäule gegenüber Adoleszentenkyphose, Skoliose und Spondylolyse weit im Hintergrund standen.

8:10.3 Sportärztliche Überwachung

Für gefährdende Berufe sind nach den berufsgenossenschaftlichen Grundsätzen bei arbeitsmedizinischen Vorsorgeuntersuchungen die erforderlichen Überwachungsunterlagen in Abständen von etwa 5 Jahren vorgesehen. Für jugendliche Leistungssportler ist eine so lange Frist zwischen den ärztlichen Untersuchungen nicht zu rechtfertigen. Es besteht vielmehr die Notwendigkeit, kindliche und jugendliche Sportler dauernd durch den Sportarzt zu überwachen. Da der erfahrene Sportarzt weiß, wie sehr leistungsbegeisterte jugendliche Sportler anmahnende Beschwerden verdrängen und wie ehrgeizige Trainer Beschwerden ihrer Schützlinge bagatellisieren, wird der verantwortliche Sportarzt seine Schützlinge regelmäßig untersuchen und besonders die Wirbelsäule im Blick behalten. Es ist mißlich, wenn zum Beispiel erst verspätet die Anzeichen der Verschlimmerung einer bisher als unerheblich angesehenen *Scheuermann*-Krankheit gefunden werden, oder wenn sich unbemerkt Spondylolysen, Wirbelbogengelenkarthrosen und ähnliche ernste Schäden der Wirbelsäule entwickeln. Die Dokumentation des Wirbelsäulezustandes ist unerläßlich: siehe in Kapitel 6:3.3.3 und 6:3.4.6.

8:10.4 Nachgehende Untersuchungen / Nachsorge

Einflüsse des Sportes auf die Wirbelsäule führen vor allem dann frühzeitig zu einer erzwungenen Aufgabe der sportlichen Betätigung, wenn unerkannte oder ungenügend beachtete Vorschäden bestanden, die sich ungünstig weiter entwickelten. Sie haben im allgemeinen einen fortschreitenden Charakter. Viele Träger solcher Erscheinungen werden sich erst nach Jahren der zunehmenden Behinderung bewußt, deren Ursache sie unter Umständen nicht in früheren sportlichen Einflüssen suchen. Nicht nur aus wissenschaftlichen Gründen (zum Klären der Weiterentwicklung von Sportschäden), sondern vielmehr aus ärztlicher Sicht und zum Einleiten von Hilfsmaßnahmen ist das nachgehende Überwachen der Sportler vorzuschlagen. Das erfolgte bisher nicht systematisch. Außerdem ist bekannt, daß sich Rückenbeschwerden häufig erst längere Zeit nach Aufgabe des Sportes bemerkbar machen. Das geschieht, wenn das nicht mehr genügend aktive Muskel-Bänder-Korsett des Rückgrates erschlafft und damit seine stabilisierende Rolle eingebüßt hat: siehe in den Kapiteln 3:2.5, 4:8.2, 8:2.2.2.

Einige Literaturangaben: *Crasselt* 1965, *Miles* 1969, *Schukmann* 1974.

Wie wichtig die nachgehenden Untersuchungen ausgeschiedener Leistungssportler sind, beweisen die Ergebnisse einer Fragebogenaktion von *Tilscher* u. *Oblak* (1974), an der sich 46 ehemalige Jugend-Leistungssportler beteiligten. Unter den Männern und Frauen waren ein Olympiamedaillengewinner, neun Olympioniken, ein Weltrekordinhaber, ein Weltmeister, zwei Inhaber von Jahresweltbestleistungen. 35 Sportler waren selbst oder im Rahmen einer Mannschaft mindestens einmal österreichische Meister. Die 35 Männer hatten den Sport durchschnittlich mit 11,5 Jahren und den Leistungssport mit 16 Jahren begonnen, die Frau mit 8,5 bzw. 14 Jahren. Von den befragten Athleten gaben 31 an, bereits früher bei der Sportausübung Beschwerden der Wirbelsäule gehabt zu haben. Zur Zeit der späteren Befragung hatten 37 von ihnen Beschwerden und 17 gaben dem Leistungssport die Schuld daran. Von den Autoren konnten 23 Ehemalige nachuntersucht werden: 19 erwähnten Schmerzen an der Wirbelsäule (14 im Kreuz), acht an Brustwirbelsäule und Brustkorb, vier im Nacken und Kopf). Interessant ist die Feststellung, daß keiner der Nachuntersuchten Beschwerden am Herz-Kreislauf-System vorbrachte. Wie aus diesen und auch aus den Berichten anderer Untersucher hervorgeht, hat sich das Gewicht der wissenschaftlichen Durchforschung sowie der ärztlichen Betreuung mehr dem Stütz- und Bewegsystem – bevorzugt der störanfälligen Wirbelsäule – zuzuwenden.

8:11 Vorbeugung / Rehabilitation / Wiedereingliederung

8:11.1 Allgemeines

Über die drei Teile der Überschrift dieses Kapitels gibt es eine nicht mehr überschaubare Anzahl von Arbeiten und Studien, die nur zu einem Teil aus ärztlicher Sicht, zum größeren Teil jedoch aus sozialen oder sozialpolitischen Notwendigkeiten geschrieben worden sind. In diesem Buch wird an vielen Stellen auf solche wichtigen Punkte hingewiesen. Mehrfach sind ihnen auch größere Abschnitte gewidmet. Denn die Wirbelsäule steht oft mitten in diesen Problemen.

8:11.2 Vorbeugung

Das Vorbeugen als erstes Glied in der Trias ärztlichen Handelns „Vorbeugen – Behandeln – Nachsorgen" beginnt bereits mit der Geburt und in der frühesten Lebenszeit im Elternhaus. Die praktische Vorsorge bekommt mehr Inhalte und bedarf des verstärkten Beachtens, wenn sich die Wünsche der Kinder und Jugendlichen vom Spielen ab- und dem mehr geordneten Turnen und Sport zuwenden. In dieser Zeit beginnen auch die Probleme der schubweise wachsenden Wirbelsäule und der sich allzuoft – anfangs unbeachtet – einschleichenden Schäden.

In vielen Kapiteln dieses Buches sind die großen Schwierigkeiten beschrieben, die sich einstellen, wenn sportliche Lasteinflüsse die Knochen und vor allem die Weichteile der Wirbelsäule bis zur Belastbarkeitsgrenze beanspruchen. Entsprechendes Vorbeugen – zum Beispiel durch sorgfältiges Konditionstraining – kann vor Schäden bewahren. Notwendig für das Auffangen schadenstiftender Kräfte, wie sie durch Zug, Druck und Torsionen drohen, ist das gezielte, vorbeugende Training. Es gilt aus dem *Naturkorsett der Rumpfmuskulatur* (7:3.7.1) ein hyperphysiologisches Muskel-Bänder-Korsett, eine statisch-dynamische Muskel-Bänder-Einheit, zu gestalten (1:1.2).

Vorbeuge- und Vorsorgemaßnahmen haben auch auf dem Gebiete der Wirbelsäule einen sehr persönlichen Charakter. Sie führen zu einem Dauererfolg nur dann, wenn der Betroffene sich selbst lebenslang beteiligt. Darüber ist im Kapitel 7:3.8.3 Wichtiges zu erfahren.

8:11.3 Rehabilitation und Wiedereingliederung Jugendlicher und Versehrter

Die Frage, wieweit Sportausübende – vor allem Jugendliche – nach Unfall- oder Krankheitsschäden der Wirbelsäule wiederum sportliches Training aufnehmen dürfen, ist nur individual zu beantworten. Bestimmte Sportarten fordern Leistungen, die einer geschädigten Wirbelsäule nicht mehr zugemutet werden können. Aufgabe des Sportarztes ist der langsame und genau beobachtete Eingliederungsversuch, wobei auch die Dissimulation des begeisterten Sportlers (8:7.5) rechtzeitig erkannt werden muß, um schlimme Rückschläge zu vermeiden. Auf der anderen Seite ist ein gezielter *Versehrtensport* zu befürworten, der es sich zur Aufgabe macht, noch Vorhandenes zu schulen und gleichzeitig Beweglichkeit und Muskelkraft zu bessern, ohne zu schaden. Eine verletzt gewesene Wirbelsäule ist ein sehr genau reagierender Indikator. Rücken- oder Ausstrahlschmerzen müssen vom sachverständigen Versehrtensportlehrer beachtet und dem Sportarzt gemeldet werden, damit erneuter Schaden vermieden wird. Aus den bekannten Versehrtensportbüchern und aus der Fülle von Veröffentlichungen sind Anregungen zu entnehmen. Stets sollte versucht werden, den körperlich Behinderten möglichst nicht in einen Sitzberuf zu vermitteln, sondern in seinen Beruf und sein tägliches Leben viel Bewegungsmöglichkeit einzuschalten.

Die Einführung von *Selbsthilfegruppen* für alle oder für bestimmte Gruppen von Versehrten ist ein erfreulicher Weg zum Helfen, der bereits beste Erfolge erreichte. Das gemeinsame Ausüben eines Sportes bringt für Versehrte das Gefühl der Verbundenheit. Zusätzliche Krankengymnastik und ärztliche Aufsicht verbessern die Ergebnisse. Die Versehrten können je nach dem bleibenden Verlust wieder in Beruf – zum Teil auch in den Leistungssport (Versehrten-Olympiade!) – wieder eingegliedert werden

So sehr dies zu wünschen wäre, kann die *Rehabilitation* doch nicht immer einen vollen oder hohen Selbständigkeitsgrad erreichen. Alle damit zusammenhängenden Fragenkreise wurden bereits in dem Kapitel 7:43.1 besprochen. Dort findet sich auch einer der wichtigsten *Leitsätze: „Rehabilitation vor Rente“.* Zusammenhänge mit der Rehabilitation hat auch die Frühinvalidität, deren Zunahme leider in vielen Ländern nachzuweisen ist (4:4.9.3).

8:11.4 Sport im höheren Alter (Seniorensport)

Sport, Turnen, körperliche Freizeitbetätigung und Teilnahme an Fitneßprogrammen (8:2.6.6) können bis in hohe und sogar höchste Altersstufen fortgesetzt werden, wenn sie seit langer Zeit gewohnt sind und keine Beschwerden am Stütz- und Bewegsystem hervorrufen – und wenn insbesondere Rückenschmerzen fehlen. Jedoch ist im zunehmenden Alter mit Steifigkeit der Wirbelsäule (versteifter Altersrundrücken) zu rechnen, die behindernd für körperliche Anstrengungen sein kann. Auch das ist noch kein Grund, Sport und andere, das Rückgrat belastende Tätigkeiten aufzugeben. Der Wunsch, sich im höheren Lebensalter noch sportlich-turnerisch (und auch sonst) körperlich zu betätigen, sollte aber auf jeden Fall Anlaß für vorsorgerische, altersangepaßte, muskelkräftigende Maßnahmen sein, die besonders die Muskulatur des Körperstammes einbeziehen.

Sowie sich Nacken-, Rücken- oder Kreuzschmerzen bemerkbar machen, ist der Arzt aufzusuchen. Er wird nach der Diagnostik des Herz-Kreislauf-Systems und des Lungenbefundes einschließlich der Atemfunktion feststellen, ob und in welchen Graden körperlicher Einsatz möglich ist, beziehungsweise sogar zum Erhalten oder Wiedererlangen der Gesundheit notwendig erscheint. Sollte allerdings erst nach lebenslanger Sitzarbeit im Ruhestandsalter mit Sport und anderen körperlichen Belastungen begonnen werden, dann muß das Suchen nach behindernden Gesundheitsschäden bevorzugt an der Wirbelsäule eingehend sein.

Der Alterssportler hat auch dann, wenn ihm seine Kondition noch gut erscheint, die Zeichen des *physiologischen Altersabbaues* am Rückgrat und mehr noch die sich zunehmend bemerkbar machenden Schäden zu beachten. Im wesentlichen sind das im Knochengerüst die negative Umbaubilanz mit verminderter Belastbarkeit, also die Entkalkung (Altersosteoporose: Kapitel 4:6.4.2, 8:8.4), in den Wirbelbogengelenken sowie in den anderen gelenkenden Verbindungen die Arthrose (4:6.5, 8:7.5) und in den gefäßlosen Zwischenwirbelscheiben der sehr häufige, im Alter zunehmende Verschleiß (3:4, 4:6.2, 8:8.6). Alle genannten Erkrankungen und Schäden haben ihre spezifischen Anfangsbeschwerden und deren oft beschriebenen Weiterverlauf. Das wurde in zahlreichen vorstehenden Kapiteln ausführlich besprochen.

Der Seniorsportler sollte alle Rückenbeschwerden umgehend seinem Arzt mitteilen, der entscheiden wird, ob körperliche Beanspruchungen vorübergehend unterbrochen und durch therapeutische Maßnahmen abgelöst werden müssen. Wichtiges dazu ist in 8:2.6.4 nachzulesen. Hierzu der *Leitsatz: „Mit zunehmendem Alter wird gleichmäßig-harmonisches Belasten der Wirbelsäule (zum Beispiel Gehen, Laufen, Wandern) besser vertragen als die der Jugend gemäßen Schnelligkeits- und Kraftleistungen.“* Vergleiche dazu 8:2.6.4 und den Inhalt des Abschnittes Allgemeines von 8:2.6.6.

Während des mittleren Lebensalters, also im 4. und 5. Lebensjahrzehnt, steht der Mensch im allgemeinen in der Hochform geistiger Leistungsbreite, während sportliche Hochleistungen nur als Ausnahme noch erreicht werden, vor allem in Laufdisziplinen. Außerdem sind noch gute Leistungen im allgemeinen Breitensport (8:2.6.4) weiterzuführen. Höchstleistungssucht sollte allerdings in diesen Altersstufen abgebaut sein.

Sie würde den physiologischen Verlauf im *Altern der Wirbelsäule* beschleunigen oder sogar Schäden hinzufügen. Für dieses Lebensalter und für den Übergang zur Seniorenzeit, die nach heutiger Auffassung etwa im 6. Lebensjahrzehnt beginnt, und in den Folgezeiten ist das weiter vorn bereits erwähnte „gleichmäßig-harmonische Belasten der Wirbelsäule" anzustreben.

Nur wenige Senioren werden in der Lage sein, die seit der Jugend ausgeübten sportlichen oder turnerischen Fähigkeiten weitgehend aufrecht zu erhalten. Für alle übrigen Senioren gelten körperliche Betätigungen ohne sportlichen Ehrgeiz. Zu bevorzugen sind Möglichkeiten, die sich am Altersrücken leidende Senioren als Dauerleistungen an frischer Luft zumuten können. Dazu gehören außer dem *Langstreckenlauf*, wie Dauerlauf, Jogging, Trimmlauf (8:2.6.6), Skilanglauf (8:4.11.4), Wandern/Bergwandern (8:2.6.7).

Als altersgemäße Dauerleistung sind einige symmetrische Schwimmstile zu empfehlen (7:4.1.4, 8:2.6.3, 8:4.10.4). Der Delphinstil gehört nicht dazu.

Die im Alter – auch in Gruppen – beliebte Gymnastik sollte dem „Seniorenrücken" spezifisch angepaßt sein. Sie lockert – im warmen Wasser von etwa 32° eines Bewegungsbades ausgeführt – die verspannten Rückenmuskeln und lindert die Schmerzen des Altersrundrückens.

Die aus USA nach Europa übergeschwappte Welle des *Aerobic* hat bereits an Interesse verloren (8:2.6.6). Diese Bewegungsvielfalt ist für den schmerzhaft gespannten Altersrundrücken nicht geeignet. Sie wird zu schnell mit erheblichen – dem Alter keineswegs angepaßten – und für den Rücken stark belastenden Bewegungen durchgeführt. Ärztlich überwachte, krankengymnastische und altersgemäße Gymnastik im Wasser sind wesentlich hilfreicher.

Das oft als „Alterssport" empfohlene *Radfahren* hat bis in höheres Alter eine wichtige Bedeutung für das Herz- und das Atemtraining. Beschwerden von seiten des Rückens werden jedoch häufig verschlimmert, einmal durch die Schwingstöße vom Sattel und zum anderen durch die krumme Haltung des Rückens. Sie kann etwas verbessert werden, wenn eine höhergestellte Lenkstange die Lendenkyphose aufhebt oder mindestens abflacht und damit den Druck auf die vorderen Teile der Zwischenwirbelscheiben mindert.

Als erfolgreiche Bewegungsmöglichkeit für das höhere Lebensalter wird von mehreren Autoren das Golfspielen (8:4.4.2) angegeben. *Rompe* u. *Rieder* (1976) bezeichnen Golf als eine Sportart „die der Leistungsbegrenzung im Alter mühelos angepaßt werden kann". Für Senioren mit empfindlicher „vorgeschädigter" Wirbelsäule ist Vorsicht am Platze, weil die kraftfordernden, mit weitem Schwung und mit Drehen des Körpers ausgeführten Schläge die Lendenwirbelsäule heftig beanspruchen. Rücksprache mit dem Arzt ist also geboten, um für den Altersabbau der Wirbelsäule nicht noch zusätzlichen Schaden zu stiften.

Ein Spitzensportler des Golfspiels hat einmal geäußert: „Gutes Golf kann man noch mit 40 Jahren spielen." Damit soll doch wohl gleichzeitig ausgedrückt werden, daß nach dieser Altersstufe leistungssportlich betriebenes Golfspiel nicht mehr erreichbar ist. In diesem Lebensalter leidet das Rückgrat bereits an Vorschäden. Sie werden durch die Einseitigkeit der stereotypen, kraftvoll geführten Schwünge mit Torsionslast verschlimmert.

Betrachtet im Hinblick auf das Rückgrat ist auch *Tennis* (8:4.4.3) für Senioren nicht immer die geeignetste Möglichkeit zum harmonisch-systematischen Bewegen, wie es die alternde Wirbelsäule erfordert. Den viel härteren und rascheren *Racket-Sportarten* (zum Beispiel Squash und Badminton) ist die versteifte und oft schmerzhafte Wirbelsäule des Alternden im allgemeinen nicht gewachsen. Ähnlich beurteilt werden muß auch *Tischtennis* (8:4.4.4) wegen der langdauernden kyphotischen Haltung im Bereiche der unteren Wirbelsäule sowie der raschen Sprünge nach beiden Seiten. Sie verursachen sehr ungünstige stochastische und stoßhaltige Vibrationen (3:3.3), die vom Altersrückgrat besser fernzuhalten sind.

Gelegentlich werden in der Literatur als Alterssportarten *Wasserwandern, Segeln* und *Sportfischen* empfohlen. Den beiden letztgenannten Sportarten fehlt allerdings die Möglichkeit des harmonisch-wechselseitigen Bewegens der Wirbelsäule, wie es für die Laufdisziplinen typisch und altersangepaßt ist. Das Wasserwandern kann wegen des Langzeitsitzens dem versteiften Altersrücken wohl nur in Ausnahmefällen Erholung bringen.

Rasen- und *Hallenballspiele* verlangen plötzliche Sprints, häufiges Drehen und auch Springen. Für das bereits durch physiologisches Altern behinderte Rückgrat sind diese Sportarten nicht allgemein zu empfehlen, da das ruckartige Bewegen schädigend auf die Wirbelsäule einwirkt. Wenn auch einzelne Senioren sich noch an diesen Bewegungsspielen ohne nennenswerte Rückenbeschwerden beteiligen können, ist Vorsicht am Platze.

Das häufig in der Literatur als Alterssport erwähnte *Kegeln* ist für den alten Menschen recht problematisch. Die Wirbelsäule wird durch Bücken und rasches Abwerfen der Kugel beeinträchtigt und reagiert mit Schmerzen bereits beim üblichen alterssteifen Rücken, mehr noch aber dann, wenn Vorschäden bestehen: Osteochondrose, Wirbelbogengelenkarthrose. Kegeln kann der Verschlimmerungstendenz dieser Leiden Vorschub leisten. Hinzukommen beim Kegeln die im Sitzen überbrückten Pausen. Auch dieses Verhalten schädigt die alternde Wirbelsäule. Daß noch vieles Biertrinken im oft verrauchten Lokal hinzukommt, ist der allgemeinen Gesundheit älterer Menschen besonders abträglich.

Zu achten ist im Alter noch auf die Muskel-Sehnen-Ansatz-Schmerzen (*Tendopathien*, siehe in 8:7.4). Diese Überanstrengungsschmerzen werden leider oft lange verkannt. Sie kommen an den Endpunkten der Wirbelbogenfortsätze und an den Ansatzstellen der Rückenmuskulatur am Kreuzbein und Beckenrand vor. Durch Massagen der Rückenmuskulatur und besonders der schmerzhaften Stellen verschlimmert sich der Schmerz. Kurzzeitige Ruhe, Wärme und Einspritzungen (7:4.1.6) befreien den Alterssportler von solchen Schmerzen, sodaß er wieder Freude am Bewegen findet.

Noch mehr als für den jüngeren ist für den alternden Menschen die Tatsache zu berücksichtigen, daß jedes Bewegen wechselweise mit Belasten und Entlasten *wichtige biochemische Reaktionen* im Muskelstoffwechsel auslöst, die dem Gesamtstoffwechsel zugute kommen, weil sie die Durchblutung allerorts verbessern. Nicht Bewegungsträgheit, sondern nur das durchblutungsfördernde vielseitige Bewegen kann in den bereits durch ihre Abhängigkeit von der Diffusionsernährung gefährdeten Knorpelschichten in den Gelenken – sowie in den Zwischenwirbelscheiben – die Lebensqualität aufrecht erhalten. Dadurch werden Voraussetzungen geschaffen, die das Entstehen und das Fortschreiten der Altersosteoporose, der Altersarthrose (auch in den Gelenken des Rückgrates) und der Bandscheibechondrose in Grenzen halten und/oder in spätere Altersstufen verschieben.

Nach manchen Angaben in der Sportliteratur liegt in dieser Aussage allerdings noch ein Problem. Dazu schrieben 1976 *Rompe* u. *Rieder:* *„Ob aber Sport die physiologische Gewebsalterung hinauszögern kann, ist bisher nicht belegt."* (*Leitsatz*).

8:11.5 Sport als Therapie / Behindertensport

Sport und Turnen bieten vielfältige Möglichkeiten für die Therapie von Wirbelsäuleleiden. Voraussetzung dafür ist allerdings der von einem erfahrenen Sportarzt zielgerichtete Therapieplan.

Wie weit Schwimmen und andere Wassersportarten als Therapie für Rückenleidende genutzt werden können, hängt sehr von den dadurch entstehenden Kraft- und Bewegungsansprüchen an die Wirbelsäule ab. Deshalb sollte stets ein erfahrener Sportarzt zugezogen werden.

Das *Skiwandern* (Langlauf) dient nicht allein durch das Kräftigen des Muskel-Bänderkorsettes entlang der Wirbelsäule und der Anschlußmuskeln zum Nacken / Schultergürtel sowie zu Becken und Bein als unmittelbare Therapie bei gewissen Rückenleiden: nach Operationen, Wirbelbrüchen u.ä. Die mit dem Skilanglauf verbundene aerobe Funktion ist ein wichtiger Faktor für den Muskelstoffwechsel. Das langsame wechselseitige Gleiten fördert den Pumpmechanismus, der die Ver- und Entsorgung der Bandscheibeflüssigkeit steuert (3:2.4).

Reiten als Therapie (*Hippotherapie*) wird mit Recht zunehmend häufiger empfohlen. Die Palette der Hilfsmöglichkeiten für Behinderte durch Umgang mit Pferden, krankengymnastische Übungen auf dem Pferd (*Kuprian* 1983, siehe in 7:4.1.4) ist sehr groß. Reichliche Ausführungen und zugehörige Literaturangaben bei: *Gottwald* u. *Biewald* 1980, *Heiperts, W.* 1977, *Heiperts-Zengst, Ch.* 1980.

Riesser stellte 1975 eine ausführliche Liste über die Diagnosen zusammen, die für eine Hippotherapie infrage kommen. Bezüglich der Wirbelsäule erwähnt er jedoch nur die Haltungsschäden, die sicher eine besondere Bedeutung für das therapeutische Reiten haben. Andere Schäden an der Wirbelsäule können aber gleichfalls durch Reiten gebessert werden, zum Beispiel – aber mit Vorsicht – die Bandscheibeschäden. Wenn es auch nicht möglich ist, die Schäden selbst zu heilen, so wird in geeigneten Fällen, die der Arzt zu bestimmen hat, doch das Reiten die Muskelkraft im Rücken wieder herstellen und die Bänder straffen. Außerdem fördert Reiten durch die regelmäßigen Bewegungen in jedem Falle die Versorgung und die Entsorgung der Zwischenwirbelscheiben, also ihren Stoffwechsel (3:2.4.3). Die notwendigen Voraussetzungen und die speziellen Formen für das Reiten als Heilsport beschreibt *Riede* 1976.

Hippotherapie kann aber nur hilfreich sein,

wenn sie mit größter Vorsicht und auf ausdrückliche Anordnungen erfahrener Ärzte durchgeführt wird. Vorher wird der Arzt in jedem Falle die Schadenslage an der Wirbelsäule genau beurteilen und die Belastbarkeit für den Rücken des Rehabilitanten prüfen.

8:12 Versicherungsfragen beim Sportschaden

8:12.1 Einleitung

Im Gegensatz zu Sportverletzungen, für die es sowohl in der gesetzlichen Versicherung wie auch in der Privatversicherung verschiedene Möglichkeiten für einen Versicherungsschutz gibt, wird es stets schwierig sein, den Nachweis zu erbringen, daß ein „Schaden" – im Sinne der Ausführungen in den Kapiteln 1:1 und 8:2.2.1 – durch die versicherte Sportart eingetreten ist.

Hinzu kommen noch Unterschiede zwischen den versicherungsrechtlichen Grundlagen der gesetzlichen und der auf privater Basis abgeschlossenen Versicherungen. Die auftauchenden Probleme sind sehr umfangreich. Deswegen können in den folgenden Kapiteln nur einige Auskünfte, aber keineswegs vollkommene Beratungen der vielen Zweifelsfragen erwartet werden, die in Einzelfällen auftreten.

8:12.2 Gesetzliche Unfallversicherung

Die gesetzliche Unfallversicherung in der Bundesrepublik umfaßt die im Gesetz niedergelegten Maßnahmen, zu denen u.a. die Feststellung gehört, ob ein Ereignis, das während einer versicherten Tätigkeit eintritt, als Unfall anzusehen ist. Außerdem sind Berufskrankheiten in die gesetzliche Unfallversicherung eingeschlossen, wie aus § 551 (1) der Reichsversicherungsordnung (RVO) hervorgeht:

§ 551 (1)

Als Arbeitsunfall gilt ferner eine Berufskrankheit. Berufskrankheiten sind die Krankheiten, welche die Bundesregierung durch Rechtsverordnung mit Zustimmung des Bundesrates bezeichnet und die ein Versicherter bei einer der in den §§ 539, 540 und 545 genannten Tätigkeiten erleidet. Die Bundesregierung wird ermächtigt, in der Rechtsverordnung solche Krankheiten zu bezeichnen, die nach den Erkenntnissen der medizinischen Wissenschaft durch besondere Einwirkungen verursacht sind, denen bestimmte Personengruppen durch ihre Arbeit in erheblich höherem Grade als die übrige Bevölkerung ausgesetzt sind; sie kann dabei bestimmen, daß die Krankheiten nur dann Berufskrankheiten sind, wenn sie durch die Arbeit in bestimmten Unternehmen verursacht worden sind.

Seit dem 30.4.1963 besteht durch das Unfallversicherungs-Neuregelungsgesetz (UVNG) die Möglichkeit, auch Krankheiten, die in der zuständigen Rechtsverordnung nicht genannt sind, *wie eine Berufskrankheit* zu entschädigen. Deswegen ist der Absatz 2 zu § 551 hinzugefügt worden:

§ 551 (2)

Die Träger der Unfallversicherung sollen im Einzelfalle eine Krankheit, auch wenn sie nicht in der Rechtsverordnung bezeichnet ist oder die dort bestimmten Voraussetzungen nicht vorliegen, wie eine Berufskrankheit entschädigen, sofern nach neuen Erkenntnissen die übrigen Voraussetzungen des Absatzes 1 erfüllt sind.

Werden diese Bestimmungen aus der Reichsversicherungsordnung in den Sportbereich übertragen, so entspricht der durch einmaligen Gewalteinfluß aufgetretene Arbeitsunfall der *Sportverletzung*. Der *Sportschaden* hat sein Analogon – allerdings mit gewissen Vorbehalten – in der Berufskrankheit: siehe in den Kapiteln 1:1 u. 8:2.2.1.

Sportverletzungen werden dann von der gesetzlichen Unfallversicherung erfaßt, bearbeitet und entschädigt, wenn der Unfall im Rahmen des offiziellen Betriebssportes geschah. Da der Betriebssport kaum jemals mit langzeitiger Ausdauer und auch weniger intensiv als der Leistungssport auszuführen ist, kann ein *Sportschaden* wohl nur für äußerst seltene Fälle infrage kommen.

Sportverletzungen und Sportschäden sind im Blick auf die gesetzliche Unfallversicherung nicht nur in bezug auf den Betriebssport zu erörtern: Versicherung über die für den Betrieb zuständige Berufsgenossenschaft. Auch Unfälle beim Schulsport und -turnen unterliegen der gesetzlichen Unfallversicherung: Gemeinde-Unfallversicherungsverband. Die Berufsfußballspieler der Bundesliga 1 und 2 gehören ebenfalls der gesetzlichen Unfallversicherung an: Verwaltungs-Berufsgenossenschaft. Soweit die versicherten Sportler dem Kindes- und Jugendalter angehören, werden nur sehr selten Sportschäden entstehen, die versicherungsrechtlich zu klären sind. Allerdings ist zu bedenken, daß gerade den Jugendlichen mit noch nicht ausgereifter Wirbelsäule vielfältige Gefahren drohen (8:9.2).

Die Frage, ob unter gewissen Umständen zwischen einer Berufskrankheit und einem Sportschaden Analogie angenommen werden kann, ist an einigen Beispielen darzulegen.

Die „Abrißbrüche" an den Wirbelbogenfortsätzen (4:3.3, 8:7.3) sind als Berufskrankheit nach Ziffer 2107 der BeKV von 1977 anerkannt. (Warum besser von „Abtrennung" anstelle von Abriß, Fraktur oder Abrißbruch gesprochen werden sollte, erläuterte *Junghanns* 1976.) Die Abtrennungen von Wirbelbogenfortsätzen (Dorn- und Querfortsätzen) können also bei Hochleistungssportlern, soweit sie den Schutz der gesetzlichen Unfallversicherung genießen und die erforderlichen Voraussetzungen bestehen, als Berufskrankheit – sive Sportschaden – gelten. Für die ausgeübte Sportart (siehe in 8:7.3) muß die zahlenmäßige Häufigkeit der Schäden klargestellt sein, die Dauer der speziellen Sportausübung ist zu berücksichtigen und andere Ursachen sind auszuschließen.

Die Grundlagen zur Anerkennung einer Berufskrankheit – sive Sportschaden – für die Spondylolysis/Spondylolisthesis bei Sportlern (8:7.2) sind gleichartig wie für die Abtrennungen von Wirbelbogenfortsätzen. Bei den Besonderheiten im Entstehen dieser Schäden müssen aber endogene Teilursachen entsprechend gewürdigt werden. Da die Spondylolysis/Spondylolisthesis in der BeKV von 1977 nicht erwähnt ist, könnte die Anerkennung einer Berufskrankheit nur unter Hinweis auf § 551 (2) möglich sein. Verfasser hat aber bisher keine diesbezügliche gerichtliche Entscheidung gefunden.

8:12.3 Private Unfallversicherung

Den Begriff „Berufskrankheit", der in der gesetzlichen Unfallversicherung eine wichtige Rolle spielt und mit gewissen Vorbehalten auch für den Sportschaden angewendet werden kann, wie in 8:12.2 dargestellt wurde, kennt die private Unfallversicherung nicht. Demnach sind von der privaten Unfallversicherung alle diejenigen Schäden ausgeschlossen, die sich bei einigen Sportarten infolge stetig wiederholter stereotyper Krafteinflüsse (Überbeanspruchung durch Mehrgebrauch, siehe in 8:2.2.1) einstellen können.

Dagegen stehen posttraumatische Spätfolgen unter dem Schutz der privaten Unfallversicherung, wenn sie sich nach einem einmaligen und eindeutig geklärten Sportunfall am Stütz- und Bewegsystem mit nachweisbaren Brückensymptomen entwickeln. Deswegen ist bei Begutachtungen für die private Unfallversicherung besonders sorgfältig zu unterscheiden, ob eine einmalige Gewalt den sich zunehmend verschlimmernden Zustand ausgelöst hat, oder ob sportliche „Überbeanspruchungen" wirksam waren, deren stetig wiederholter Einfluß sich auf lange Zeiträume verteilte, so daß diese Fälle als „unversicherter" Sportschaden zu betrachten sind.

8:12.4 Sportunfall- und Sportschaden-Versicherung in USA

Nach Mitteilungen in der Deutschen Presse werden seit neuester Zeit erstmalig private Unfallversicherungen bei Lloyd in London für amerikanische Olympia-Athleten abgeschlossen: und zwar für „jegliche Verletzungen". Die Kosten tragen die zuständigen Sportverbände. Die Versicherungssummen sind wesentlich höher als für die Profi-Versicherungen in der Bundesrepublik üblich ist. Angeblich betragen – nach Zeitungsnotizen – die Versicherungssummen pro Kopf bis zu 2,6 Millionen Mark. Der amerikanische Baskettballverband scheint richtungweisend vorangegangen zu sein.

Nicht erkennbar ist aus den Pressemitteilungen, ob nur der Sportunfall oder auch der Sportschaden (siehe in 8:2.2.1) unter Versicherungsschutz steht. Angaben über die in der Bundesrepublik unter Umständen infrage kommende Möglichkeit, einen Sportschaden wie eine Berufskrankheit zu entschädigen, sind aus Kapitel 8:12.2 zu entnehmen.

8:13 Leitsätze

Der Arzt kann und muß aber darauf hinwirken, daß nicht um des augenblicklichen Erfolges wegen zukünftige Dauerschäden in Kauf genommen werden (S. 312).

Der Sportarzt darf sich nicht als benutzbarer medizinischer Techniker in die Reihe der Adjuvantien des Hochleistungssportes stellen lassen (S. 312).

Üben stärkt / Nichtüben schwächt / Übertraining schadet / Dosiertes Üben (ärztlich begleitet) heilt (S. 313).

Durch die Steigerung des Leistungssportes gerät der Berufssportler in gewisse Formen sozialer und materieller „Leibeigenschaft“ (S. 313).

Der Sport, insbesondere aber der Hochleistungssport rückt offenbar immer mehr von dem ursprünglichen Ziel ab, der Gesunderhaltung des sporttreibenden Menschen zu dienen (S. 313).

Karriere mit Kindern (S. 313).

Der heutige Sportler muß seinen Körper zu einer biologischen Hochleistungsmaschine ausbauen (S. 313).

Durch die Steigerung des Leistungssportes gerät der Berufssportler in gewisse Formen sozialer und materieller „Leibeigenschaft“ (*Mathie* 1977) (S. 313).

Der hart trainierte Hochleistungssportler und Professional wird zum Untertan, zum Sklaven seiner Arbeit, und zwar einer gegen viele Regeln der Gesunderhaltung des Körpers verstoßenden „inhumanen Arbeit“ (S. 314).

Im Leistungsturnen liegt eine schädigende Tendenz (S. 314).

Leistungssport hat mit Gesundheit nichts zu tun (S. 314).

Der Muskel wird heilen und die Millionen, die er mit ihm verdiente, werden Zinsen bringen (S. 314).

Wer kann verantworten, daß das schädigende Trommelfeuer des Intensivtrainings auf die noch wachsende, unausgereifte Wirbelsäule bereits in den ersten Schuljahren (oder noch früher) beginnen darf? (S. 314)

Vorgeschädigte Wirbelsäulen sind eine Indikation zum Verbot jeglichen Leistungssportes (S. 315).

Kinderolympiade aus Gier nach Gold (S. 315).

Daß 75 Jahre nach Abschaffung der Kinderarbeit solche Kinderschinderei im Sport wieder üblich geworden ist, hat gute Gründe. In vielen Sportarten können nur noch kindliche Körper Höchstleistungen erbringen (S. 315).

Die Grenze der sportlichen Leistungsfähigkeit und somit die Gefahr für das Entstehen von Sportschäden liegt bevorzugt im Stütz- und Bewegsystem – mit hohem Anteil des Rückgrates – während das Herz-Kreislauf-System und die Atmungsorgane sowie die Muskulatur trainierbar sind und deshalb weniger Sportschäden erleiden (S. 318).

Die Sportschäden sind im Zentralorgan des Stütz- und Bewegsystems häufiger als die Sportverletzungen (S. 318).

Der heutige Sportler muß seinen Körper zu einer biologischen Hochleistungsmaschine ausbauen (S. 320).

Schädigende Selbstüberforderung im Sport (S. 320).

Intensivtraining ist schädigendes Trommelfeuer auf die noch wachsende kindliche Wirbelsäule (S. 320).

Die Schäden der alternden Wirbelsäule werden von den Versäumnissen der Jugendzeit geprägt (S. 321).

Bewegungsmangel und Vibrationen werden mit Recht als Killer der Wirbelsäule bezeichnet (S. 323).

Unsere Gesellschaft ist zwar fit für den Beruf, doch untauglich für die Freizeit (S. 325).

Vor der Arbeit steht der Freizeitwahn (S. 325).

Falsches Freizeitverhalten kann ein entscheidendes Krankheitsrisiko für die Wirbelsäule sein (S. 326).

Ein besonderes Krankheitsrisiko für die Wirbelsäule ist die bedauerlicherweise zunehmende Sitzzeit in der Freizeit (S. 326).

Das „Medikament Freizeit" – in unrichtiger Dosis angewandt – kann zum Krankheitsrisiko werden (S. 327).

Das Gebot für das Verhalten in der Freizeit heißt in erster Linie *Bewegen* (S. 327).

Es gibt keinen einheitlichen Freizeitsport, sondern vielseitige Möglichkeiten zu sportlicher Betätigung in der Freizeit (S. 327).

In der Freizeit gilt nicht sportlicher Leistungs-Wettkampf, sondern sportliches Spiel (S. 328).

Sport mit Freude treiben (S. 328).

Der Mensch ist so alt, wie seine Gefäße.
Der Mensch ist so jung, wie seine Gelenke.
Der Mensch ist körperlich so leistungsfähig jung, wie seine Wirbelsäule (S. 329).

Die Freude am Mitmachen muß größer sein als der Ehrgeiz, den Lorbeerkranz des Siegers zu erringen (S. 329).

Der Hochleistungssportler, der früher um die Ehre ohne Geld kämpfte, fühlt sich heute als Berufssportler. Das war durch Vorbereitung und Ablauf der Olympiade 1984 in Los Angeles zweifelsfrei zu erkennen (S. 330).

Die Freude am Mitmachen muß größer sein als der Ehrgeiz, den Lorbeerkranz des Siegers zu erringen (S. 331).

Fitneßprogramme dienen der Freude am Bewegen und an der Begegnung mit ähnlich gesinnten Freizeitsportlern (S. 332).

Laufen ohne zu schnaufen (S. 334).

Das Wandern begünstigt einen gut koordinierten, chronische Verspannungen lösenden Einsatz der Rumpfmuskulatur (S. 336).

Ein besonderes Krankheitsrisiko für die Wirbelsäule ist die bedauerlicherweise zunehmende Sitzzeit in der Freizeit (S. 339).

Sitz-Freizeit = falsche Freizeit (S. 339).

Die Leistungsgrenzen für sportspezifisches Belasten sind weniger im Bereich der Herz-Kreislauf-Funktionen und der Atmungsorgane zu suchen, als vielmehr in den Toleranzgrenzen der bradytrophen Gewebe des Stütz- und Bewegsystems (hyaliner Knorpel der Gelenke, Gewebearten der Zwischenwirbelscheiben) (S. 343).

Das Ankämpfen gegen die Bewegungsmangelkrankheiten der Wirbelsäule ist ein dringendes Gebot (S. 348).

Wer kann verantworten, daß das schädigende Trommelfeuer des Intensivtrainings auf die noch wachsende, unausgereifte, kindliche Wirbelsäule bereits in den ersten Schuljahren (oder noch früher) beginnt? (S. 348).

Der Weltärztebund empfiehlt, den Boxsport zu verbieten (S. 366).

Bewegen und Belasten sind von der Biomechanik und der Physiologie her Grundelemente gesunden Wachstums (S. 369).

Wer kann verantworten, daß das schädigende Trommelfeuer des Intensivtrainings auf die noch wachsende, unausgereifte kindliche Wirbelsäule bereits in den ersten Schuljahren (oder noch früher) beginnt? (S. 377).

Je höher die Leistungsansprüche an den Segelflieger sind, umso mehr leidet seine Wirbelsäule (S. 379).

Im Leistungsturnen liegt eine schädigende Tendenz (*Tilscher* u. *Oblak* 1973) (S. 383).

Jugendliche mit röntgenographisch erwiesenen Schäden an der Wirbelsäule sind vom Leistungstraining auszuschließen (S. 384).

Die schadenstiftende Lendenlordose ist ein typisches Beispiel zur Fehl- und Überbelastung, hervorgerufen durch sportspezifische und trainingsmethodische Besonderheiten (S. 385).

Die pathogenetischen Einflüsse der Spitzenbelastungen bestehen nicht allein in ihrer Größe, sondern vor allem in ihrer Wiederholung (S. 395).

Vorgeschädigte Wirbelsäulen sind eine Indikation zum Verbot jeglichen Leistungssportes (*Jaster* 1963) (S. 401).

Der Isthmus interarticularis ist auf jeder Seite eine Schicksalsstelle für die Festigkeit des Wirbelbogens (S. 424).

Bei kindlichen und jugendlichen Spondylolisthesisträgern ist die Aufnahme eines sportlichen Leistungstrainings bzw. die Übernahme in eine Kinder- und Jugendsportschule wegen der besonderen Gefahren hinsichtlich des Fortschreitens des Gleitprozesses und dem Auftreten klinischer und neurologischer Symptome generell abzulehnen (*Zippel* u. *Pfeil* 1980) (S. 425).

Die Maxime für Beginn oder Fortsetzung des turnerischen/sportlichen Trainings darf bei Kindern und Jugendlichen nicht von dem Ehrgeiz des Jugendlichen selbst, der Eltern, der Trainer oder der Vereinsvorstände abhängen – allein die Gesundheit oder der drohende Schaden für die unreife Wirbelsäule muß das Kriterium für die ärztliche Entscheidung sein und bleiben (*Junghanns* 1985) (S. 436).

Falter u. *Hellerer* halten einen kritisch-ärztlichen Standpunkt zum Hochleistungssport im Kindes- und Jugendalter für dringend geboten (S. 436).

Wer kann verantworten, daß das schädigende Trommelfeuer des Intensivtrainings auf die noch wachsende, unausgereifte, kindliche Wirbelsäule bereits in den ersten Schuljahren (oder noch früher) beginnt? (S. 437).

Wie wäre es, wenn die Menschenversuche im Sport mit den gleichen strengen Maßstäben beurteilt würden, wie in Medizin und Wissenschaft? (*Haaf* 1985) (S. 437).

Vor dem Beginn des Trainings zu den als schadensträchtig für die Wirbelsäule bekannten Sportarten ist eine Eignungsuntersuchung und Röntgenaufnahmen unerläßlich (S. 438).

Rehabilitation vor Rente (S. 440).

Mit zunehmendem Alter wird gleichmäßig-harmonisches Belasten der Wirbelsäule (zum Beispiel Gehen, Laufen, Wandern) besser vertragen als die der Jugend gemäßen Schnelligkeits- und Kraftleistungen (S. 440).

Ob aber Sport die physiologische Gewebsalterung hinauszögern kann, ist bisher nicht belegt (S. 442).

LITERATUR

Adair, I.V., Van Wijk, M.C., Armstrong, G.W. D., Moiré topography in scoliosis screening, Clin. Orthop. and Related Res. 129 (1977) 165

Adams, P., Muir, H., Biochemical Studies of individual lumbar discs., Ann. Rheumatol Dis. 34 (1975) 467

Adams, P., Muir, H., Qualitative changes with age of proteoglycans of human lumbar discs, Ann. Rheum. Dis. 35 (1976) 289

Adams, P., et al., Biochemical aspects of development and ageing of human lumbar intervertebral discs, Rheumatol. Rehabil. 16 (1977) 22

Adorno, T.W., nach Jentschura 1972

Ahlinder, S. et al., Metabolism and distribution of IgG in patients confined to prolonged and strict bed rest, Acta med. scand. 187 (1970) 267

Akerblom, B., Standing and sitting posture, Nordiska bokhandeln stockholm 1948

Akerblom, D., Zur Wirbelsäulenhygiene des zivilisierten Menschen, Hippokrates 29 (1958) 251

Akerblom, B., Ein neuer Sitzstuhl, Die Wirbelsäule in Forschung u. Praxis 5 (1958) 94

Akerblom, D., Anatomische und physiologische Grundlagen zur Gestaltung von Sitzen, Proc. Symp. 'Sitting Posture', ed. by Grandjean, E., London 1969, Taylor & Francis

Akeson, W.H., Woo, S.L.Y., Taylor, T.K.F. et al., Biomechanics and biochemistry of the intervertebral disks: The need for correlation studies, Clin. Orthop. and Rel. Res. 129 (1977) 133

Aleksejew, A.P., Lenden-Kreuzschmerzen bei Fallschirmspringern, Wojenno-medizinski Schurnal 2 (1971) 70

Allport, F.W., Persönlichkeit, Klett, Stuttgart 1949

Ambrus, A.P. et al., Boxsport. Aus: Sport. Trauma und Belastung, Hrsg. Pförringer et al., Perimed Verlag 1985

Anderson, J.A.D., Rheumatism in industry: a review, Brit. J. industr. Med. 28 (1971) 103

Anderson, R.E., Leukemia and related disorders, Human Path. 2 (1971) 505

Andersson, B.J., Jonsson, B., Örtengren, R., Myoelectric activity in individual lumbar erector spinae muscles in sitting, Scand. J. Rehab. Med. (1974) 91

Andersson, B.J. Örtengren, R., Myoelectric back muscle activity during sitting, Scand. J. Rehab. Med. 6 (1974) 73

Andersson, B.J., Örtengren, R., Nachemson, A., Elfstroem, G., Lumbar disc pressure and myoelectric back muscle activity during sitting, Scand. J. Rehab. Med. 6 (1974) 104, 122, 115, 128

Andersson, B.J., Örtengren, R., Nachemson, A.L., et al., The sitting posture: An electromyographic and discometric study, Orthop. Clin. North Am. 6 (1975) 105

Andersson, G.B.J., Örtengren, R., Nachemson, A., Quantitative Studies of back loads in lifting, Spine 1 (1976) 178

Andersson, G.B.J., Örtengren, R., Nachemson, A., Intradiskal pressure, intra-abdominal pressure and myoelectric back muscle activity related to posture and loading, Clin. Orthop. 129 (1977) 156

Andersson, G., Low backache in working life, Lakartidningen 73 (1976) 1305

Andersson, G.B.J., Biomechanics of the lumbar spine, Clinics in Rheum. Dis. 6 (1980) 37

Andreeva-Galanina, T., Artamanova, D. Die Begutachtung der Arbeitsfähigkeit bei Schwingungskrankheit (russisch) (ESK) G.I.M.L. 98 (1963)

Andrian-Werburg, H. Frhr. v., Spondylarthrosen, Osteochondrosen und Arthrosen der Rippengelenke, Die Wirbelsäule in Forschung u. Praxis 83 (1979) 141

Apel, J., Witak, G., Wirbelsäulebefunde bei 12-14 jährigen Turnerinnen nach mehrjährigem Training Med. u. Sport 17 (1977) 117

Arct, W., Lumbale Wirbelkörperkantenabtrennung – Überlegung zur Ätiologie und Differentialdiagnose, Orthop. Praxis 16 (1980) 739

Arct, W., Zur Ätiologie der Spondylolyse und Spondylolisthesis, Orthop. Praxis 16 (1980) 743

Arct, W., Zervikalsyndrome auf der Grundlage kostovertebraler Arthrosen, Kongreßband 25. Tagung Ges. Orthop. der DDR, 4.-6. Juni 1978 in Dresden

Arlen, A., Meßverfahren zur Erfassung von Statik und Dynamik der Halswirbelsäule in der sagittalen Ebene, Man. Med. 16 (1978) 25

Arnim, D. von, Höcherl, G., Die Bedeutung der nichtberuflichen Erkrankungen am Arbeitsplatz aus der Sicht des Rheumatologen, Arbeitsmed. Sozialmed. Präventivmed. 11 (1976) 245

Arnold, K., Kritisches zu den vertebralen Deutungen SCHMORLs unter dem Blickwinkel des Kontorsionistenschadens, Z. Orthop. u. Grenzgeb. 87 (1956) 186

Assmann, H., Besel, R., Lumbo-thorakale Dimer-X-Myelographie unter erweiterter Indikationsstellung in Verbindung mit Tomographie und Myeloszintigraphie, Dt. Gesundh.-Wesen 33 (1978) 883

Atomic bomb casualty commission (ABCC), Pathologie studies, Hiroshima und Nagasaki 1945-1970, Human Patholgie 2 (1971) 469

Auberlen, M., Renten statt Arbeitsplätze, Ärzteblatt Baden-Württ. 31 (1976) 248

Aufdermaur, M., Die pathologische Anatomie der Spondylitis ankylopoetica., Docum. rheumatol. Geigy (1953) 2

Aufdermaur, M., Wirbelsäulenbefunde bei der chronisch-entzündlichen Polyarthritis, Z. Rheumaforsch. 17 (1958) 177

Aufdermaur, M., Pathologische Anatomie und Pathogenese der Scheuermann-Kyphose., Die Wirbelsäule in Forschung u. Praxis, Hippokrates Stuttgart 60 (1975) 55

Aufdermaur, M., Pathologische Anatomie und Pathogenese der Scheuermann-Kyphose, Die Wirbelsäule in Forschung u. Praxis. Hippokrates Verlag 60 (1976) 55

Aufdermaur, M., Fehr, K., Lesker, Peggy, Silberberg, Ruth, Quantitative histochemical changes in

intervertebral discs in diabetes, Expl Cell Biol. 48 (1980) 89
Aufdermaur, M., Regressive Veränderungen der Wirbelbogengelenke und ihre Folgezustände, Die Wirbelsäule in Forschung und Praxis Bd. 87 (1981) 85
Auquier, L., Mignot, J., Paolaggi, J.B., et al., Application de mesures histomorphométriques a des disques intervertèbraux lombaires normaux et pathologiques, Rev. Rhumat. 41 (1974) 509
Azouz E.M., Chan, J.D., Wee, R., Spondylolysis of the cervical vertebrae, Radiology 111 (1974) 315
Baader, E.W., Gewerbekrankheiten, 4. Aufl. 1954, Urban u. Schwarzenberg, München
Baastrup, Ch., On the spineous processes of the lumbar vertebral and the soft tissues between them, Acta radiol (Stockh) 14 (1933) 52
Baastrup, Ch., Le lumbago et les affections radiologiques des apophyses épineuses des vertèbres lombaires, J. Radiol. Electrol 19 (1936) 78
Bähler A., et al., Korsett-Typen und ihre Wirkungsweise, Orthop, Techn. 33 (1982) 164
Bär, H.W., Alpiner Skilauf, in Pförringer et al (Hrsg.) Sporttraumatologie, perimed Verlag 1981
Baginski, A., Schulbänke, Enke, Stuttgart 1889
Baetzner, Sport- und Arbeitsschäden, Thieme, Leipzig 1936
Ball angef. n. Beneke
Ball, Sharp angef. n. Beneke
Baltschev, G., Zur Entwicklung der chirurgischen Behandlung der Spondylolisthese, Orthop. Praxis 14 (1978) 424
Baltschev, G., Schollev, D., Zur Entwicklung der chirurgischen Behandlung der Spondylolisthese, Orthop. Praxis 14 (1978) 424
Bakke, S., Röntgenologische Beobachtungen über die Bewegungen der Wirbelsäule, Acta Radiol. Suppl 13 (1931)
Banzer, D., et al., Eine neue Methode zur Messung des Rotationswinkels der Wirbelskoliose, Fortschr. Röntgenstr. 132 (1980) 403
Barash, H.L., et al., Spondylolisthesis and tight hamstrings, J. Bone Jt. Surg. 52-A (1970) 1319
Barbieri, L., de Franceschi, L., Considerazioni sulla bio-meccanica del disco intersomatico interpretato come un sistema visco-elastico, Chir. Organi Mov. 61 (1975) 705
Beck, A., Dynamische Autositze könnten Bandscheibenschäden verhüten, Ärztl. Praxis 26 (1974) 548
Belÿtschko, T.B., et al., Analog studies if forces in the human spine: Computational techniques, J. Biomechanics 6 (1973) 361
Benini, A., Das kleine Gelenk der Lendenwirbelsäule, Huber, Bern 1978
Bennet, H.E., School posture and seating, Boston, Ginn & Comp. 1928
Benson, D.R., Schultz, A.B., Dewald, R.L., Roentgenographic evaluation of vertebral rotation, J. Bone Joint Surg. (Am) 58 (1976) 1125
Bente, D., Das vegetative Reizsyndrom des oberen Körperviertels, insbesondere bei Osteochondrose der HWS, Mschr. Psychiatr. 125, 141 (1953)
Berger, W., et al., Haltung und Bewegung, Springer Verlag Heidelberg, 1984
Bergsmann, O. u. Eder, M., Funktionelle Pathologie und Klinik der Brustwirbelsäule, G. Fischer Verlag Stuttgart 1982
Berquet, K.H., Sitzschaden und Autositz, Med. Welt 23 (1967) 1419
Berquet, K.H., Schulmöbel – Geschichte-Auswahl-Anpassung, Monogr., Bonn 1971, Dümmler
Berquet, K.-H., Die Bedeutung der Möbel am Arbeitsplatz für statische und degenerative Veränderungen des Haltungs- und Bewegungsapparates, ASP 9 (1974) 144
Berquet, K.-H., Klassisches Ballett aus Sporttraumatologie Hrsg. Pförringer et al., perimed Verlag Erlangen 1980/81
Berquet u. Heße., Ballettänzerinnen und -tänzer, Medical Tribune 32 (1979)
Berquet, K.-H., Jürgens H.W., Grundmaße von Schulmöbeln, Öffentl. Gesundheitswesen 34 (1972) 51
Berry, R.J., Genetivally controlled degeneration of the nucleus pulposus in the mouse, J. Bone Jt. Surg. 43-B (1961) 387
Bessler, W., Feine, U., Die szintigraphische Untersuchung der Wirbelsäule, Die Wirbelsäule in Forschung und Praxis, Hippokrates Stuttgart Bd. 83 (1979) 107
Beyeler, J., Reichmann, B., Schneider, W., Schweizer, A., Thorakaler Morbus Scheuermann; 10- und Mehr-Jahresresultate operativ und konservativ behandelter Patienten, Orthopäde 8 (1979) 180
Biehl, G., Das Arteria vertebralis-Kompressionssyndrom – Klinik, Diagnostik und operative Behandlungsergebnisse der *Foraminotomie* nach JUNG kombiniert mit der ventralen Spondylodese nach ROBINSON, Z. Orthop. 119 (1981) 622
Biehl, G., Schmitt, J., Die Insertionstendopathie an den Extremitäten als Sportschaden, Orthop. Praxis 18 (1982) 940
Biehl, G., Thomas, W., Die operative Behandlung des zervikoenzephalen Syndromes oder Arteria vertebralis-Syndromes, Beitr. Orthop. u. Traumatol 29 (1982) 199
Biener, K, Oechslin, M., Sportmedizinisches Profil des Tischtennisspielers, Dtsch. Zeitschr. f. Sportmedizin 30 (1979) 406
Bilow, H., Weller, S., Halswirbelsäulenverletzungen – Die konservative Behandlung und ihre Ergebnisse, Hefte Unfallheilkunde, H. 149 (1980) 77
Billot, C., Bensahel, H., La hernie discale lombaire chez l'enfant, Rev. chir. Orthop. 66 (1980) 43
Bischko, J., Akupunktur-Grundlagen, Indikation und Grenzen, Orthop. Prax. 10 (1980) 887
Bischko, J., Akupunktur und ihre Anwendung in der modernen europäischen Therapie, Die Heilkunst 4 (1975) 1
Bittersohl, G., Literaturbericht Kadmium, Textteil, Arbeitsmed.-Information 3 (1976) 49
Bläsig, W., Die bisherige Praxis der Erziehung und Bildung des mehrfachbehinderten Schülers, Rehabilitation 18 (1979) 150
Blécourt, J.J. de., Einige Bemerkungen über die Bedeutung von Wirbelsäulenschäden anhand von Untersuchungen ganzer Bevölkerungen, Rheumat. Forsch.Prax. II, Bern/Huber (1963) 149

Blietz, R., Leistungsdiagramm und Bewegungsanalyse des Ruderns im Übungsbecken und im Boot, Z. Orthop. 103 (1967) 214

Blow, J., Some factors influencing the duration of morbidity in Industry, Proc. R. Soc. Med. 63 (1970) 1158

Blohmke, F., Wohnungen, Heime und öffentliche Einrichtungen für Körperbehinderte, Jahrbuch Dtsch. Vereinigg. für Rehab. Behinderter (1965/66) 114

Blumer, W., Bleivergiftung durch Autoverkehr und ihre Behandlung in der Praxis, Schweiz. Rundschau Med. (Praxis) 66 (1977) 491

Böck, G., Andersch, H., Schmidt, H., Standardisierte röntgendiagnostische Urteilsbildung bei degenerativ bedingten Schäden der Wirbelsäule als Beitrag zur Erhaltung der Tauglichkeit, Verkehrsmed. 26 (1979) 18

Böger, J., Kirchhoff, H.W., Wirbelsäule und Wehrfliegerverwendungsfähigkeit, Wehrmedizin 3 (1965) 143

Böhler, J., Fehldeutung einer zervikalen Spondylolisthese als Luxationsfraktur, Z. Orthop. 104 (1968) 609

Böhler, J., Wirbelsäulenverletzungen, Hefte Unfallheilk. 148 (1980) 216

Böhler, J., Erfolgversprechende Techniken für Aufrichtung und Stabilisierung bei Wirbelsäulenverletzungen, Die Wirbelsäule in Forschung und Praxis 55 (1972) 131

Böhler, J., Konservative und operative Behandlung der Verletzungen der Okzipitozervikalregion, Die Wirbelsäule in Forschung und Praxis 76 (1978) 99

Böhler, L., Eine einfache Methode zur Bestimmung der Beweglichkeit der Wirbelsäule, Münch. Med. Wschr. 80 (1933) 1826

Böhmer, D., Die Bedeutung der biochemischen Leistungsdiagnostik für den Schul- und Vereinssport, Therapiewoche 28 (1978) 5434

Böhmer, D., Ambrus, A.P., Tanzsport, in Sporttraumatologie, Hrsg.: Pförringer et al. Perimed Verlag 1981/82

Börner, M. et al., Der gefallene Ikarus oder der schwerverletzte jugendliche Motorradfahrer, Unfallchirurgie 8 (1982) 1

Bogetti, B., Wirbelosteosklerose durch Caissonkrankheit, Lavoro e medicina 19 (1965) 83

Bohl, W.R., Steffee, A.D., Lumbar spinal stenosis, Spine 4 (1979) 163

Bohlig, H., Probleme und Erfahrungen mit der EDV-gerechten Röntgenbefundung von Pneumokoniosen, Radiologie 17 (1977) 2

Boos, O., Die Bedeutung exogener Faktoren für Erkrankungen des degenerativen Rheumatismus aus der Sicht des Klinikers, Med. Sachverst. 61 (1965) 96

Boos, R., Rehr, I., Hyperostotic spondylosis and Diabetes mellitus, Verh. Dtsch. Ges. Rheumatol. 1 (1969) 244

Børgesen, S.E., Vang, P.S., Herniation of the lumbar intervertebral disk in children and adolescents, Acta orthop. scand. 45 (1974) 540

Bozdech, Z., Spondylolisthese der Halswirbelsäule, Beitr. Orthop. Traumatol. 14 (1967) 158

Bradford, D.S., et al., Surgical stabilization of fracture and fracture dislocations of the thoracic spine, Spine 2 (1977) 185

Bradford, D.S., Ahmed, K.B., Moe, J.H. et al., The surgical Management of patients with Scheuermann's disease, J. Bone and Joint Surg. 62-A (1980) 705

Bargon, G., Röntgenologische Meßmethode der Wirbelsäule, Röntgen-Bl. 33 (1980) 2

Barnett, E., Nordin, B.E.C., The radiological diagnosis of osteoporosis, Clin. Radiol. 11 (1960) 166

Batson, Ö.V., Das vertebrale Venensystem, Amer. J. Röntgenol. 78 (1957) 195

Baudyšová, J., Harnach, Z., Die Veränderungen des Bewegungsapparates bei Berufsballettänzern und Versuch zur Würdigung der Auswahl der Jugend für das Ballett, Acta chir. orthop. traumat. Cechoslov 27 (1960) 238

Baumgartner, R., Taillard, W., Die Beanspruchbarkeit der spondylolisthetischen Wirbelsäule, Die Wirbelsäule in Forschung u. Praxis Hippokrates Verlag Stuttgart 52 (1971) 80

Bausewein, J., Conradty, M., Gutachten zu Fragen des therapeutischen Reitens, Schriftenreihe des Bundesministers für Jugend, Familie, Gesundheit, Band 21, Kohlhammer Verlag, Stuttgart 1974

Bechtoldt, W., Zur Frage von Überlastungsschäden der Wirbelsäule bei Bandscheibendegeneration, Z. Orthop. 106 (1969) 5

Beck, A., Dynamische Autositze könnten Bandscheibenschäden verhüten, Ärztl. Praxis 26 (1974) 548

Beck, A., Radiologische Beurteilung der Wirbelsäule aus fliegerärztlicher Sicht, Wehrmed. Mschr. 17 (1973) 267

Beck, A., Wirbelsäule und Flugmedizin – Einführung in die Thematik, Die Wirbelsäule in Forschung u. Praxis, 68 (1976) 9, Hippokrates Stuttgart

Beck, A., Killus, J., Mathematisch-statistische Methoden zur Untersuchung der Wirbelsäulenhaltung mittels Computer, Biomed. Technik 19 (1974) 72

Beck, G., Ein Fall von echter Spondylolisthesis im Halsteil, Fortschr. Röntgenstr. 136, 1 (1982) 93

Becker, F., Orthopädische Probleme im Rahmen des Jugendarbeitsschutzgesetzes, Fortschr. Med. 80 (1962) 133

Becker, M.C., Schlegel, K.F., Schultasche und Haltung, Z. Kinderhk. 92 (1965) 7

Becker, W., Krahl, H., Die Tendopathien, Georg Thieme Verlag, Stuttgart 1978

Beekman, Claire E., Hall, Vivian., Variability of scoliosis measurement from spinal roentgenograms, Physical Therapy 59 (1979) 764

Behrend, T., Behrend, H., Ätiologie und Pathogenese von Erkrankungen des rheumatischen Formenkreises bei Arbeitnehmern, Arbeitsmed. Sozialmed. Arbeitshyg. 6 (1971) 192

Behrends, Margot., Bandscheibenoperationen, Frankfurter Allgemeine Zeitung 2.9.1981

Bellamy, R., Lieber, A., Smith, S.D., Congenital spondylolisthesis of the sixth cervical vertebra, J. Bone Joint Surg. 56-A (1974) 405

Binzus, G., Methoden zur Dokumentation und Auswertung rheumatologischer Befunde in Funktionsprüfungen und Befunddokumentation des Bewegungsapparates, Hrsg.: G. Josenhans, Thieme Verlag Stuttgart (1978)

Brauer, W., Wirbelsäulenschäden bei „Klischnigg"-Kontorsionisten, Z. Orthop. 93 (1960) 46

Brauer, W., Zur Kasuistik der Kontorsionistenschäden, Z. Orthop. 86 (1955) 140
Brauer, W., Wirbelsäulenschäden bei Klischnigg-Kontorsionisten, Z. Orthop. 93 (1961) 46
Brauer, W., Wirbelsäulenschäden bei Kontorsionisten, Medizin u. Sport DDR 7 (1967) 33
Brauer, W., Beitrag zur Kasuistik der Kontorsionsschäden, Z. Orthop. 86 (1955) 140
Brauer, W., Das Krankheitsbild des Kontorsionistenschadens bei den Artisten der „Kautschuk"-Gruppe, Med. Wiss. Ges. Röntgenol. DDR Leipzig Akademie Verl. 1955
Brauer, W., Überschaer, K.H., Ein Kontorsionistenschaden, Fortschr. Röntgenstr. 79 (1953) 524
Braun, W., Sport und lumbaler Bandscheibenvorfall, Sportarzt u. Sportmedizin 9 (1972) 238
Braun, W., Ursachen des lumbalen Bandscheibenvorfalles, Die Wirbelsäule in Forschung und Praxis 43 (1969), Hippokrates Verlag, Stuttgart
Braun, W., Maksoud, M., Zur operativen Behandlung des zervikalen Bandscheibenvorfalls, Orth. Praxis 9/80
Braus, H., Anatomie des Menschen I, Vogel Berlin 1921
Breitenfelder, J., Bestehen Beziehungen der körperlichen Haltung Jugendlicher zu ihrer geistigen Leistungsfähigkeit? 1963 a.d. Festschr. z. 80. Geburtstag von Prof. J.H. Schultz
Brennan, T.N., O' Connor, P.J., Icidence of Boxing injuries in the royal Air Forces in the United Kingdom, Brit. J. Industr. Med. 25 (1968) 326
British Standards Institution, Part 3, Pupils classroom chairs and tables, B.S. 3030, 1959
Broberg, K.B., Essen, H.O. von, Modeling of intervertebral discs, Spine 5 (1980) 155
Brocher, J.E.W., Die Prognose der Wirbelsäulenleiden – Eine berufsprophylaktische Betrachtung, Thieme Stuttgart (1973)
Brock, M. et al., Chemonukleolyse mit Chymopapain, Dtsch. Ärztebl. 81 (1984) 2965
Bromley, J.W. et al., Collagenase – an experimental study of intervertebral disc dissolution, Spine 5 (1980) 126
Bronz, G., Die Skiakrobatik, D. Ztschr. Sportmed 29 (1978) 334
Brown, M.D., Chemonucleolysis with disease, technique, results, case reports, Spine, 1 (1976) 115
Brown, Th., Hansen, R.J., Yorra, A.J., Some mechanical tests on the lumbosacral spine with particular reference to the intervertebral discs, J. Bone It. Surg. 39-A (1957) 1135
Brüggemann, G., Sportverletzung und Sportschäden beim Judo, Orthop. Praxis 5 (1978) 396
Brüggemann, G., Koring, W., Fußdeformitäten bei 100-km-Läufern und ihre Veränderungen unter der Belastung des 100-km-Laufes sowie Beschwerden und krankhafte Befunde am Haltungs- und Bewegungsapparat, die zur Aufgabe bei 100-km-Läufen führten. Berichtsband Sportärztekongreß 1980, Hrsg. Kindermann u. Hort Hippokrates Verlag Stuttgart 1980
Brune, G., Halswirbelsäule (körperliche Untersuchung), Die neurologische Untersuchung bei Erkrankungen der Halswirbelsäule, Z. Orthop. 119 (1981) 574
Brussatis, F., Elektromyographische Untersuchungen der Rücken- und Bauchmuskulatur bei idiopathischen Skoliosen, Die Wirbelsäule in Forschung und Praxis, Bd. 24, Hippokrates Stuttgart 1962
Brussatis, F., Zervikale Aufrichtungsosteotomie bei Morbus Bechterew, Orthopäde 10 (1981) 178
Buchmann, F., Heinzerling, J., NMR – Tomographie, GIT. Lab. Med. 6 (1983) 102
Buchter, A., Der Arbeiter in der PVC-Industrie, in Ärztliche Berufskunde, Arbeitsmed., Sozialmed., Präventivmed. (1978) Beilage 133
Buckwalter, J., Cooper, R., Maynard, J., Elastic Fibers in Human Intervertebral Discs, J. Bone J. Surg. 58 (1976) 73
Budka, H., Perneczky, A., Pusch, St., Bandscheibengewebsembolien in Spinalgefäßen als Ursache von Myelomalazien vorwiegend in Spinalis posterior-Versorgungsgebieten, Wiener Klin. Wschr. 91 (1979) 578
Büsing, E.W., Indikation und Technik der Spondylodese bei der Spondylolisthesis, Orthop. Praxis 13 (1977) 622
Buetti-Bäuml, C., Funktionelle Röntgendiagnostik der Halswirbelsäule, Thieme Stuttgart 1954
Buran, I., Novak, I., Der psychische Faktor bei schmerzhaften vertebragenen Syndromen, Manuelle Medizin 22 (1984) 5
Burgstein, L., Netolitzky, A., Das Schulzimmer, in Handbuch d. Schulhygiene, Fischer Jena 1902
Burton, A.C., Edholm, O.G., Man in a cold environment, Arnold Publishers (1955)
Burton, C.V., Computed tomographic scanning and the lumbar spine, Part I: Economic and historic review, Spine 4 (1979) 353
Burton, C.V., et al., Computed tomographic scanning and the lumbar spine, Part II: Clinical considerations, Spine 4 (1979) 356
Bush, H.D., Horton, W.G., Smare, D.L., Naylor, A., Fluid content of the nucleus pulposus as a factor in the disk syndrome, Brit. Med. J. 445 (1956) 81
Bushell, G.R., mit Arbeitsgruppe, The collagen of the intervertebral disc in adolescent idiopathic scoliosis, J. Bone Jt. Surg. B-61 (1979) 501
Busse, O., Stolke, D., Seidel, B.U., Die postoperative Discitis intervertebralis lumbalis, Nervenarzt 47 (1976) 604
Cady, J., Basket-Ball et Rachis, Med. Sport, Paris, 33 (1970) 13
Caillard, J.-F., Thilliez, A., Problemes poses au medecin du travail par les lombalgies, Arch. mal. prof. 36 (1975) 773
Caille, J.M., Acquisitions recentes de la radiologie du rachis cervical, Bordeaux Chirurgical, 41 (1970) 110
Capandji, J.A., The physiology of the joints, Livingstone, Edingburgh 1974
Caplan, A., Certain anusual radiological appearences in the chest of coal miners suffering from rheumatoid arthritis, Thorax 8 (1953) 29
Caplan, A., Payne, P.B., Withey, I.L., A Broader concept of Caplan's syndrome related to rheumatoid arthritis, Thorax (London) 17 (1962) 205
Caplan, P.S., Freedman, L.M.J., Connelly, T.P., Degenerative joint disease of the lumbar spine in coal miners, Arthr. Rheumat. 9 (1966) 693

Caroit, M., Pérignon de M., Sèze de S., Contribution au diagnostic étiologique des spondylodiscites, Rev. Rhumat. 42 (1975) 145

Caroit, M., Pérignon, de M., Levernieux, J., et al., Contribution au diagnostic étiologique des spondylodiscites, Rev. Rhumat. 42 (1975) 153

Carrera, G.F., Haughton, V.M., Syvertsen, A., Williams, A.L., Computed tomography of the lumbar facet joints, Radiology 134 (1980) 145

Chahal, A.S., Jyoti, S.P., The radical treatment of tuberculosis of the spine, Int. Orthop. 4 (1980) 93

Chahal, S., et al., Lumbar canal stenosis, Paraplegia 20 (1982) 288

Chaiton, A., et al., Disappearing lumbar hyperostosis in a patient with Forestier's disease: An ominous sign, Arthritis and Rheumatism 22 (1979) 799

Charles, P., Le Rachis chez le nageur (Die Wirbelsäule beim Schwimmen), Med. Sport, Paris 44 (1970) 3

Charlton, O.P., Gehweiler, J.A.Jr., Morgan, C.L. et al., Spondylolysis and spondylolisthesis of the cervical spine, Skeletal Radiol. 3 (1978) 79

Chapman, A.E., Troup, J.D., Prolonged activity of lumbar erectores spinae, Ann. Phys. Med. 10 (1970) 262

Christ, W., Dupuis, H., Über die Beanspruchung der Wirbelsäule unter dem Einfluß sinusförmiger und stochastischer Schwingungen, Z. angew. Physiol. Arbeitsphys. 22 (1966) 258

Christ, W., Dupuis, H., Untersuchung der Möglichkeit von gesundheitlichen Schädigungen im Bereich der Wirbelsäule bei Schlepperfahrern, Max-Planck-Inst. für Landarbeit und Landtechnik, Bad Kreuznach (1966) 52 und Med. Welt 19 (1968) 1919

Clara, M., Das Nervensystem des Menschen, J.A. Barth, 3. Aufl. Leipzig 1959

Clark, B., Stewart, J.D., Tresholds for the perception of angular acceleration about the three major body axes, Acta Otolaryngol 69 (1970) 231

Clemens, H.J., Intraossale (transspinale) Angiographie der Vertebralvenensysteme mit der Bildverstärker-Röntgen-Kinematographie, Die Wirbelsäule in Forschung und Praxis Bd. 34 (1966) 88

Clement, J.D., et al., Minimum standards of physical fitness required of candidates for collision sports at the University of Maine, J. Main Med. Ass. 58 (1967) 121

Cloward, R., The treatment of ruptured lumbar intervertebral disc by vertebral body fusion III. Method of use of banked bone, Arch. Surg. 136 (1952) 987

Cloward, R., Operative technique cervical disks. Description of instruments and operative technique. Amer. J. Surg. 98 (1959) 722

Cloward, R.B., Treatment of acute fractures and fracture-dislocations of the cervical spine by vertebral-body fusion; a report of eleven cases, J. Neurosurg. 18 (1961) 201 in: Die Wirbelsäule in Forschung und Praxis, Hippokrates Verlag Stuttgart 93 (1981) 23

Cloward, R.B., Buzard, L.L., Discography, Amer. J. Roentgenol. 68 (1952) 552

Coan, R.M., et al., The Acupuncture treatment of low back pain: a randomized controlled study Amer. J. Chinese Med. VIII (1980) 181

Cobb, J.R., Outline for the study of scoliosis instructional course lectures, Amer. Acad. Orthop. (1948) 261

Coermann, R., Comparison of the dynamic characteristics of dummies, animals and man, in: Impact Acceleration Stress Proc. Brooks AFB, Texas, NAS-NCR-977, Washington 1961

Coermann, R.R., Die Wirkung mechanischer Schwingungen auf den Menschen und seine Arbeitsleistung, Werkstattstechnik 52 (1962) 18

Coermann, R., Biologische Wirkungen mechanischer Schwingungen auf den Menschen, Zbl. Verkehrsmed 9 (1963) 2

Coermann, R., The mechanical impendance of the human body in sitting and standing at low frequencys, ADS-TR-61-492, Aeronautical System Division, WPABFB Ohio, (1961) u. Human Factors (1962) 227

Coermann, R., Physiologische Schwingungsprobleme in Fahrzeugen, Zentralbl. Verkehrsmed. 3 (1965)

Coermann, R., Übertragung von Fahrzeugerschütterungen auf den Organismus, Der Mensch im Verkehr, Beiheft 3, Mainz 1965, Krausskopf

Coin, C.G., et al., Diving-type injury of the cervical spine: contribution of computed tomography to management, J. Comp. Assisted Tomography 3 (1979) 362

Colachis, S., Strohm, B., A study of tractive forces and angle of pull on vertebral, interspaces in the cervical spine, Arch. Phys. Med. Rehab. 46 (1965) 820

Collaud, D.: Die Wirbelsäule beim Judoka, Med. Sport, Paris 44 (1970) 20

Commandré, F., et al., Le devenir du rachis lombosacré chez les enseignants d'education physique et sportive (A propos de 23 observations). Die Entwicklung der Lendenwirbelsäule bei Sportlern, 23 Beobachtungen), Med. Du Sport, Paris 48 (1974) 73

Commandré, El., et al., Rachis lombo-sacré et ski nautique (Lendenwirbelsäule und Wasserskisport), Cinesiologie, Paris 13 (1974) 173

Commandré, F., et al., Sportverletzung / Lendenwirbelsäule, Cinesiologie, Paris 13 (1974) 52, p. 163

Cording, R., Der Stellenwert der Szintigraphie bei der Frühdiagnose des Morbus Bechterew, Orthop. Praxis 15 (1979) 746

Cotta, H., Der Mensch ist so jung wie seine Gelenke, Piper u. Co., München-Zürich 1979

Cotta, H., Der Mensch ist so jung wie seine Gelenke (mit Angaben zu Übungen für die Wirbelsäule), R. Piper u. Co., Verlag München 1979

Cotta, H., Ergebnisse zur Entstehung von Spondylolyse und Spondylolisthese. Z. Orthop. 118 (1980) 435

Cotta, H., Krahl, H.: Degenerative Veränderungen der Wirbelsäule und sportliche Belastung, Sportarzt und Sportmedizin 28 (1977) 114

Cotta, H., Steinbrück, K., Wirbelsäulenschäden beim Leistungssportler, Langenbeck Arch. Chir. 349 (1979) 385

Coventry, M.B., Introduction to symposium, including anatomy, physiology and epidemiology. Instructional course lecture on the Symposium Low Back Pain and Sciatic Pain, J. Bone Jt. Surg. 50-A (1968) 167

Cremona, E., Die Wirbelsäule bei den Schwerarbeitern der Eisen- und Stahlindustrie sowie des Bergbaus, Kommiss. Europ. Gem. Generaldir. Soz. Angelegenheiten Dok Nr. 1911/72 d (1972)
Cremona, E., La colonne vertébrale chez les travailleurs de force de la sidérurgie et des mines, Persönlich zur Verfügung gestelltes Manuskript aus 1972, im Besitz der Kommission der Europäischen Gemeinschaften, Generaldirektion Soziale Angelegenheiten, Doc. 1911/72
Crown, S., Die psychologischen Aspekte der tiefsitzenden Rückenschmerzen, Rheumatol. Rehabil. 17 (1978) 114
Crown, S., Psychsocial factors in low back pain, Clinics in Rheumatic Dis. 6 (1980) 77
Cumbrowski, J., Raffke, W., Cadmium – Ein Schadfaktor in der menschlichen Umwelt, Z. ges. Hyg. 21 (1975) 1
Dahmen, G., Beurteilung und Behandlung von Haltungsschäden bei Kindern und Jugendlichen, Materia Medica Nordmark 30 (1978) 237
Dambacher, M.A., et al., Die Osteoporosen. Aktuelle pathogenetische und therapeutische Überlegungen, Therapiewoche 29 (1979) 6868
Davidowitsch, P., Über die Beziehungen zwischen Becken und Wirbelsäule und ihr Verhältnis zur Haltung und zum Haltungsindex, Man. Med. 14 (1976) 112
Dawley, J.A., Spondylolisthesis of the cervical spine, J. Neurosurg. 34 (1971) 99
Dechelotte, J., Doury, P., Pattin, S., Nouvelle Etude sur l'Evolution a moyen terme des syndromes de Fiessinger-Leroy-Reiter observés en milieu militaire, Rev. Rhum. Mal. Osteoartic, 42 (1975) 497
Debrunner, H.U., Die klinische Untersuchung der Wirbelsäule, Z. Unfallmed. Berufskrankh. 4 (1971) 260
Debrunner, H.U., Das Kyphometer, Z. Orthop. 110 (1972) 389
Debrunner, H.U., Graden, R., Objektive Kriterien der Wirbelsäulenmechanik, Orth. Praxis 11 (1975) 479
Dechoux, J., Aspects radiologiques pulmonaires observés chez les mineurs atteints de polyarthrite rhumatoide, Arch. Mal. Prof. Med. Trav. Sec. Soc. Paris, 33 (1972) 347
Decking, D., Die Bedeutung des Atlas im seitlichen Röntgenbild der Halswirbelsäule, Orthop. Praxis 13 (1977) 874
Decking, D., ter Steege, W., Röntgenologische Parameter der Halswirbelsäule im seitlichen Strahlengang, Die Wirbelsäule in Forschung u. Praxis, Hippokrates Verlag Stuttgart 64 (1975)
Deeb, Z., Frayha, R.A., Multiple Vacuum-discs and early sign of ochronosis, J. Rheumatol. 3 (1976) 82
Degenhardt, K., Tierexperimentelle Untersuchungen zur Ätiologie und Phänogenese (früherworbener) axialer Fehlbildungen. Z. menschl. Vererb.- u. Konstit.-Lehre 34 (1958) 509
Delank, H. W., Zervikale und thorakale Syndrome aus neurologischer Sicht, Die Wirbelsäule in Forschung u. Praxis, Hippokrates Verlag Stuttgart 83 (1979) 159
Demirjian, A., Dubuc, M.B., Jenicek, M., Etude comparative de la croissance de l'enfant canadien d'origine française à Montréal, Canadian J. Publ. Health 62 (1971) 111
Demirjian, A., Jenicek, M., Dubuc, M.B., Les normes staturo-pondérales de l'enfant urbain canadien français d'âge scolaire, Candian J. Publ. Health 63 (1972) 14
Denman, F.R., Candy, J.R., Hampton, W.R., Zur Röntgung der Wirbelsäule bei der Einstellungsuntersuchung. Texas State J. of Medic. 57 (1961) 704
Dennert, R., Münzenberg, K.J., Zur röntgenologischen Unterscheidung zwischen pathologischer Osteoporose und altersbedingtem Knochenabbau, Z. Orthop. 113 (1975) 1097
Deplante, J.P., Queneau, P., Contassot, J.C., et al., Vertèbre noire isolée d'origine staphylococcique bactériologiquement confirmée à propos d'un cas, Lyon Med. (1974) 65
Derbolowsky, U., Gibt es psychogene Erkrankungen der Wirbelsäule, Hippokrates Stuttgart 29 (1958) 345
Derbolowsky, U., siehe Man. Med. 11 (1973) 73
Deutschberger, O., Report on the increase of lead poisining as revealed by laboratory and X-Ray examinations, Proc. Rudolf Virchow Med. Soc. 19 (1960) 13
Deutscher Sportbund, Trimming 130, Redaktion H. Pieper
Devas, M., Stress Fractures, Spondylolisthesis, Churchill Livingstone, Edinburgh (1975)
Dewald, et al., Severe lumbosacral spondylolisthesis in adolescents and children, J. Bone and Joint Surg. 63-A (1981) 619
DGMM-Memorandum, Verhütung von Zwischenfällen bei gezielter Handgrifftherapie an der Halswirbelsäule, Unfallchir. 6 (1980) 199
Diamant, B., Karlsson, J., Nachemson, A., Correlation between lactate levels and pH in discs of patients with lumbar rhizopathies, Experientia 24 (1968) 1195
Dick, W., Die konservative und operative Behandlung der idiopathischen Skoliose bei Jugendlichen, Schweiz. Rundschau Med. (Praxis) Nr. 3 (1980) 69
Dieckmann, D., Die Einwirkung mechanischer Schwingungen bis 100 Hz auf den Menschen, Ultraschall in Med. u. Grenzgeb. 9 (1956)
Dieckmann, D., Die Wirkung mechanischer Schwingungen auf den Menschen, VDI Berichte 25 (1957)
Dieckmann, D., Die Wirkung mechanischer Schwingungen in Kraftfahrzeugen auf den Menschen, ATZ 10 (1957)
Dieckmann, D., Einfluß vertikaler mechanischer Schwingungen auf den Menschen, Int. Zschr. angew. Physiol. 16 (1957) 519
Dieckmann, D., Die Minderung der Schwingbelastung der Menschen in Kraftfahrzeugen, VDI-Berichte 8 (1957) Forschungsber. des Wirtschafts- u. Verkehrsministerium Nordrhein-Westfalen Nr. 635 (1958)
Dieckman, D., A study of the influence of vibration on man, Ergonomics, 1 (1958) 345
Dieckmann, D., Mechanische Modelle für den vertikal schwingenden menschlichen Körper, Internat Z. angew. Physiologie 1 (1958)
Dieckmann, D., Einfluß horizontaler mechanischer Schwingungen auf den Menschen, Internat Z. angew. Arbeitsphysiol. 17 (1958) 83
Dieckmann, D., Einwirkungen mechanischer Schwingungen auf den Menschen. In Handbuch der gesamten Arbeitsmedizin, Band 1, Urban & Schwarzenberg, Berlin–München–Wien 1961

Dieckmann, D., Einige Methoden zur Untersuchung des Schwingverhaltens von Kraftfahrzeugsitzen, ATZ 3 (1962)
Dieckmann, D., Einige Untersuchungen zur Entlastung des Fahrers von Kraftfahrzeugen, Der Mensch im Verkehr Beiheft 3 Arbeitswissenschaft, Krasskopf Mainz (1965)
Dieckamnn, D., Schwingungen in Kraftfahrzeugen, Hefte Unfallhlk. 87 (1966) 214
Dieckmann, D., Scheffler, H., Untersuchungen von Schwingungen in einem Omnibus und ihre Einwirkung auf den Menschen, Arbeitsschutz 6 (1956) 129
Dieckmann, H., Basilare Impression, Altlasassimilation und andere Skelettfehlbildungen der Zervikookzipitalen-Region, Die Wirbelsäule in Forschung und Praxis, Hippokrates Verlag 32 (1966)
Dieckamnn, H., Basilare Impression, Atlasassimilation und andere Skelettfehlbildungen der Zerviko-Okzipital-Region. Wirbelsäule in Forsch. u. Prax. Hippokrates Verlag Stuttgart Bd. 32 (1966)
Diener, W., Die Arzneimittelbehandlung der Chondrosis intervertebralis und ihrer Folgezustände, Die Wirbelsäule in Forschung und Praxis Hippokrates Verlag Stuttgart 8 (1958) 7
Diethelm, L., Kastert, J., Die entzündlichen Erkrankunden der Wirbelsäule, Hand. Med. Radiol. Band VI/2 Springer Berlin-Heidelberg-New-York 1974
Dihlmann, E., Funktionelle Röntgenuntersuchungen der Wirbelsäule, in Funktionsprüfungen und Befunddokumentation des Bewegungsapparates, Hrsgb. G. Josenhans, Thieme Stuttgart 1978
Dihlmann, W., über die typischen sakroiliakalen Überlastungsschäden, Therapiewoche 25 (1975) 3925
Dihlmann, W., et al., Sakroiliakale Computertomographie, Fortschr. Röntgenstr. 130 (1979) 659
Distelmaier, P., Zur Bedeutung der Funktionsaufnahmen der Halswirbelsäule bei der Diagnostik zervikaler Syndrome, Fortschr. Röntgenstr. 126 (1977) 160
Dittmar, O., Die sagittal- und lateralflexorische Bewegung der menschlichen Wirbelsäule im Röntgenbild. Zur Mechanologie der Wirbelsäule, Z. Anat. Entwickl. Gsch. 92 (1930) 644
Dittmar, F., Die Beziehungen der Wirbelsäule zur Segmentdiagnostik und -therapie, Naturheilverfahren III Stuttgart, Hippokrates Verlag, Stuttgart (1955)
Dittmar, F., Die Segmentdiagnostik als Maßnahme zur Objektivierung von Wirbelsäulenschäden, Die Wirbelsäule in Forschung und Praxis, Hippokrates Verlag, Stuttgart 9 (1959) 76
Dittmar, F., Wirbelsäulenleiden. Musik u. Medizin 11 (1980) 7
Dittmar, O., Röntgenstudium zur Mechanologie der Wirbelsäule, Z. Orthop. Chir. 55 (1931) 321
Dodson, V.N., Dinman, B.O., Whitehouse, Ileosacral Arthritis, Arch. Environ. Health 22 (1971) 83
Dörfler, R., Probleme d. Kurindikation bei Werktätigen der Schwerindustrie, Arch. Phys. Ther. 22 (1970) 389
Donaldson, C.L., et al., Effect of prolonged bed rest on bone mineral, Metabolism 19 (1970) 1071
Dornike siehe bei Haffner
Donisch, E.W., Trapp, W., The cartilage endplates of the human vertebral column, (some considerations of postnatal development), Anat. Rev. 167 (1971) 705
Donner, N., Psychische Aspekte bei vertebralen Störungen, Man. Med. 12 (1974) 73
Donskoi, D.D., Biomechanik der Körperübungen, Sportverlag Berlin 1961
Dorn, W., Zur Segmentbehandlung in der Chirurgie, Die Wirbelsäule in Forschung und Praxis Hippokrates Verlag, Stuttgart 28 (1957) H 6
Drasch, G., Meyer, L.v., Kreglinger, R., Untersuchungen zum Bleigehalt menschlicher Knochen, Arbeitsmedizin . Sozialmedizin . Präventivmedizin 14 (1979) 32
Drasche, H., Die orthopädischen Berufskrankheiten aus arbeitsphysiologischer und arbeitsmedizinischer Sicht, Z. Orthop. 113 (1975) 625
Drerup, B., et al., Bestimmung der Formcharakteristika der Rückenoberfläche bei Kyphose und Skoliose durch optische Vermessung, Z. Orthop. 120 (1982) 577
Drerup, B., et al., Oberflächenvermessung bei Wirbelsäulendeformitäten, Vorabdruck, 69. DGOT-Tagung Mainz 1982 Mitteilungen aus der Abt. Biomechanik der Orthop. Universitätsklinik Münster Nr. 8, ISSN 0721-264X
Drerup, B., Anwendungen der Moire-Topographie zur Diagnose und Dokumentation von Fehlbildungen des Rumpfes, Z. Orthop. 116 (1978) 789-794
Drerup, B., et al., Computerized evaluation of surface measurements of kyphosis and scoliosis, Moire Fringe Topography and Spinal Deformity, (ed. 1983 by Drerup, Frobin, Hierholzer) pp. 155-162, G. Fischer Verlag, Stuttgart, New York
Dul, J., et al., Bewegungen und Kräfte im oberen Kopfgelenk beim Vorbeugen der Halswirbelsäule, Manuelle Medizin 20 (1982) 51
Duncan, K.P., Howell, R.W., Health of workers in the United Kingdom Atom Energy Authority, Health Physics, Pergamon Press 19 (1970) 285
Dunsker, S.B., Colley, D.P., Mayfield, F.H., Kinematics of the cervical spine, Clin. Neurosurgery, Proc. 1977, 174, Williams & Wilkins Comp. Baltimore 1978
Du Pan, R.M., Widmer, H., Das akute kindliche Iliosakralgelenksyndrom, MM 17 (1979) 79
Dupuis, H., Die menschliche Beanspruchung bei der Bedienung von Kraftfahrzeugen insbesondere landwirtschaftlichen Schleppern, Automobiltechn. Ztschr. 7 (1956)
Dupuis, H., Schlepperschwingungen am Menschen gemessen, Landarbeit, Stuttgart 7 (1959)
Dupuis, H., Senkrechte Schwingungsbeschleunigungen von Fahrern in Kraftfahrzeugen, auf Ackerschleppern und selbstfahrenden Arbeitsmaschinen, Grundlagen d. Landtechnik 16 (1963)
Dupuis H., Belastung durch mechanische Schwingungen und mögliche Gesundheitsschädigungen im Bereich der Wirbelsäule, Fortschr. Med. 92 (1974) 618
Dupuis, H., Belastung und Beanspruchung der Wirbelsäule durch Vibration. Die Wirbelsäule in Forschung und Praxis, Hippokrates Verlag Stuttgart 68 (1976) 48
Dupuis, H., Einwirkung berufsbedingter Vibrationen auf die Wirbelsäule. Die Wirbelsäule in Forschung und Praxis, Hippokrates Verlag Stuttgart 92 (1980) 45

Dupuis, H., Christ, W., Untersuchung der Möglichkeit von Gesundheitsschädigungen im Bereich der Wirbelsäule bei Schlepperfahrern, Max-Planck-Inst. f. Landarbeit und Landtechnik Bad Kreuznach, Heft A (1972) 2
Dupuis, H., Hartung, E., Schleppersitz-Untersuchungen mit Hilfe eines servohydraulischen Schwingungssimulators, Landtechn. Forschung 16 (1966) 163
Dupuis, H., Hartung, E., Louda, L., Zur Wahrnehmung und Erträglichkeit von gemischten mechanischen Sinusschwingungen in vertikaler Richtung, Arbeitsschutz 3 (1971) 72
Dupuis, H., Hartung, E., Louda, L., Vergleich regelloser Schwingungen eines begrenzten Frequenzbereiches mit sinusförmigen Schwingungen hinsichtlich der Einwirkung auf den Menschen, Ergonomics 15 (1972) 237
Dupuis, H., Zerlett, G., Beanspruchung des Menschen durch mechanische Schwingungen – Kenntnisstand zur Wirkung von Ganzkörperschwingungen, Schriftenreihe des Hauptverbandes der gewerblichen Berufsgenossenschaften Mai 1984
Dvorak, J., Dvorak, V., Neurologie der Wirbelbogengelenke, Man. Med. 20 (1982) 77
Dvorak, J., Dvorak, V., Manuelle Medizin – Diagnostik, Georg Thieme Verlag Stuttgart 1983
Ebersbach, W., Sozialmedizinische Bedeutung der Wirbelsäulensyndrome und des Weichteilrheumatismus, Hippokrates 47 (1976) 287
Echeverria, Th., u. Lockwood, R., Lumbar Spinal Stenosis, NY State Journ. Med. 79 (1979) 72
Eckel, H., Die röntgenologische Funktionsdiagnostik der Halswirbelsäule, Röntgen-Bl. 33 (1980) 11
Eckert, H.F., Decker, A., Pathological studies of the intervertebral disc, J. Bone Joint Surg. 29 (1947) 447
Edelmann, P., Schmerzursache und Therapie der schmerzhaften juvenilen Kyphose, Die Wirbelsäule in Forschung und Praxis 89 (1980) 63
Eder, M., Tilscher, H., Zur Pathogenese und Klinik pseudoradikulärer Schmerzbilder, Man. Med. 19 (1981) 54
Eder, M., Tilscher, H., Schmerzsyndrome der Wirbelsäule – Grundlagen, Diagnostik, Therapie – Die Wirbelsäule in Forschung und Praxis (2. Aufl. 1982) Hippokrates Verlag Stuttgart
Edgar, Ma., Ghadially, JA., Innervation of the lumbar spine, Clin. Orthop. (1976) 35
Eger, W., Rheumatische Beschwerden im Bereiche der Wirbelsäule und ihre morphologischen Grundlagen, Die Wirbelsäule in Forschung und Praxis, Hippokrates Verlag Stuttgart 34 (1966) 25
Ehalt, W., Haltungsfehler und Haltungsturnen im Kindes- u. Jugendalter, Landarzt 42 (1966) 815
Ehlert, V., Die biomechanische Analyse der statischen Wirbelsäulenbelastung bei jugendlichen Fechtern durch die Fechtwaffe, siehe in Waterloh et al.
Ehricht, H.G., Wirbelsäulenentwicklung und Sport, Therap. Umschau 31 (1974) 243
Eichler, J., Einstellungsuntersuchungen für Berufe der Schwerarbeit, Die Wirbelsäule in Forschung u. Praxis, Hippokrates Stuttgart 55 (1972) 15
Eisenstein, St., Spondylolysis – A skeletal investigation of two population groups, J. Bone Joint Surg. 60-B (1978) 488
Eitner, S., Der alternde Mensch am Arbeitsplatz, Verlag Tribüne, Berlin 1975
Elhabali, M., Scherak, O., Seidl, G., Kolarz, G., Tomographic examinations of sacroiliac joints in adult patients with rheumatoid arthritis, J. Rheumatol. 6 (1979) 417
Ellwanger, E., Die Bedeutung der Scheuermann-Krankheit für die Rentenversicherung, Die Wirbelsäule in Forschung u. Praxis, Hippokrates Stuttgart 60 (1976) 95
Ellwanger, E., Berufliche Rehabilitation aus der Sicht der Rentenversicherung, Z. Allgemeinmed. 53 (1977) 208
Elsner, Lehrlingskyphose, Z. Orthop. Chir., 32 (1913)
D'Emillo, M., Di Gregorio, M., Die Röntgenuntersuchung der Wirbelsäule bei der Beurteilung der Arbeitsfähigkeit, Securitas, Rom 54 (1969) 203
Emminger, E., Die Gelenkdisci an der Wirbelsäule, Hefte Unfallheilk. 48 (1955) 142
Emminger, E., Anatomie und Pathologie des Bewegungssegmentes (Junghanns) der Wirbelsäule, Die Wirbelsäule in Forsch. u. Praxis 10 (1958) 7
Endler, M., et al., Wirbelsäulenveränderungen und ihre Mechanopathologie bei Leistungsruderern, Z. Orthop. 118 (1980) 91
Engel, J.-M., Quantitative Thermographie in der Diagnostik- und Therapiekontrolle der manuellen Medizin, Man. Med. 20 (1981) 36
Erdmann, H., Endogene Ursachen bei der Wirbelsäulen-Osteochondrose des Lendenabschnittes, Arch. orthop. Unfallchir. 45 (1953) 415
Erdmann, H., Die Verspannung des Wirbelsäulensockels im Beckenring, Die Wirbelsäule in Forschung und Praxis, Hippokrates Verlag Stuttgart 1 (1956) 51
Erdmann, H., Die angeborenen Veränderungen der Halswirbelsäule, Therapiewoche 13 (1963) 453
Erdmann, H., Vergleichende anatomische Untersuchungen zum Verständnis der Statik und Dynamik vom Becken und Lendenwirbelsäule bei verschiedenen Beckentypen, Diätetik, Phys. Med. Rehab. 6 (1965)
Erdmann, H., Auf welche Fragen kann das Röntgenbild der Wirbelsäule Antwort geben? Die Wirbelsäule in Forschung und Praxis, Hippokrates Verlag Stuttgart 36 (1965) 668
Erdmann, H., Gesichtspunkte zur Begutachtung von Anträgen auf Entschädigung von Wirbelsäulenschäden „wie eine Berufskrankheit", Schriftenreihe des Hauptverbandes der Gewerbl. Berufsgenossenschaften 1 (1966) 155
Erdmann, H., Grundzüge einer funktionellen Wirbelsäulenbetrachtung, Man. Med. 5 (1967) 55, 1. Teil, 6 (1968) 32, 2. Teil, 6 (1968) 79, 3. Teil
Erdmann, H., Die Schleuderverletzung der Hals-Wirbelsäule Erkennung u. Behandlung, Die Wirbelsäule in Forschung u. Praxis Hippokrates Stuttgart 47 (1973)
Erdmann, H., Die körperliche Untersuchung, Die Wirbelsäule in Forschung und Praxis, Bd. 83 (1979) 13, Hippokrates Stuttgart
Erdmann, H., Traumen, Die Wirbelsäule in Forschung u. Praxis, Bd. 87 (1981) 103
Erlacher, Ph., Direkte Kontrastdarstellung des Nucleus pulposus, zugleich ein Beitrag zur Pathologie der Bandscheibe, Z. Orthop. 80 (1949) 40
Eshougues, J.R. de, Wachemacker, R., Das Bewegungssegment der Wirbelsäule, ddb 66 (1975) 667
Eskenasy, J., Das cervikale wirbel-radikulär-medulläre Leiden der Schwingungen ausgesetzten Arbeiter

in den großen metallurgischen Werken, Sympos. Neurologic. Sighisoara (1967)
Eskenasy, J., La myélopathie vertébrale vibratoire cervicale, Arch. Mal. Prof. 30 (1969) 121
Eskenasy, J., Die Schwingungsneurose, Internat Arch. Arbeitsmed. 26 (1970) 263
Eskenasy, J., La syncope périphérique par vibrations, Arch. mal. prof. Paris 33 (1972) 31
Esmarch, J. von, Zur Belehrung über das Sitzen der Schulkinder, Lipsius u. Tischer 1884
Eulderink, F., Meijers, K.A., Pathology of the cervical spine in rheumatoid arthritis, J. Pathol 120 (1976) 91
Eulert, J., Die sportliche Belastungsfähigkeit der gesunden und der kranken Wirbelsäule, Therapiewoche 29 (1979) 4159
Eulert, J., Differentialdiagnose des Kreuzschmerzes, Z. Allg. Med. 55 (1979) 1962
Evans, W.E. III, Barron, Ch. I., Medical care of aircrewmen in an industr. environment, J. Occup. Med. (1968) 688
Evans, J.W., Boda, J.M., Glucose metabolism and chronic acceleration, Amer. J. Physiol. 219 (1970) 893
Exner, G., Möglichkeiten und Grenzen der Manualmedizin (Chirotherapie), Deutsches Ärzteblatt 80 (1983) 44
Eylau, O., Zur Aetiologie, Pathogenese und Therapie des Schulter-Arm-Syndroms, Med. Klin. (1956), 1951
Faerber, D., Orthesen beim Kreuzschmerz aus der Sicht des niedergelassenen Orthopäden, Orthop. Praxis 18 (1982) 236
Fahlbusch-Wendler, Ch., Die Zulässgikeit der staatlichen Forderung des Kinderhochleistungssportes in der Bundesrepublik Deutschland, Ahrensburg bei Hamburg: Czwalina, 1982 Sportwissenschaft und Sportpraxis, Bd. 44. Außerdem Vortrag mit gleichem Thema: Herbsttagung des Konstanzer Arbeitskreises für Sportrecht
Fahrner, W., Konstruktion des Schultisches, Jb. Kinderheilk. 6 (1863) 151
Fairbank, J.C.T., O'Brien, J.P., Davis, P.R., Intraabdominal pressure – Rise during weight lifting as an objective measure of low-back pain, Spine 5 (1980) 179
Falter, E., Hellerer, O., Hochleistungsturnen im Wachstumsalter, Morpho. Med. 2 (1982) 39
Farfan, H.F., Mechanical disorders of the low back, Lea & Febiger, Philadelphia 1973
Farfan, H.F., Muscular mechanism of the lumbar spine and the position of power and efficiency, The Orthopedic Clinics of North America 6 (1975) 135
Farfan, H.F., Biomechanische Probleme der Lendenwirbelsäule, Die Wirbelsäule in Forschung und Praxis, Hippokrates Verlag Stuttgart 80 (1979). Übersetzung von H. Erdmann, Titel des Originals: Mechanical disorders of the low back
Farfan, H.F., The pathological anatomy of degenerative spondylolisthesis, Spine 5 (1980) 412
Farfan, H.F., et al., The mechanical etiology of spondylolysis and spondylolisthesis, Clin. Orthop. No. 117 (1976) 40
Farfan, H.F., et al., The effects of torsion on the lumbar intervertebral joints: The Role of torsion in the production of disc degeneration, J. Bone Jt. Surg. 52-A (1970) 468
Farfan, H.F., Huberdeau, R.M., Dobuw, H.I., Lumbar intervertebral disc degeneration, The influence of geometrical features on the pattern of disc degeneration. A post mortem study, J. Bone Joint Surg. 54-A (1972) 492
Fassbender, H.G., Symposion „Therapie der rheumatoiden Arthritis", Berlin 1973
Fassbender, H.G., Pathologie der Spondylitis ankylopoetica, Med. Welt 26 (1975) 2039
Fassbender, H.G., Pathologie rheumatischer Erkrankungen, Therapiewoche 28 (1978) 8776
Fassbender, H.G., Tierexperimentelle licht- und elektronenmikroskopische Untersuchungen über die Entstehung um den Charakter von Vibrationsschäden, unveröff. Forschungsbericht Mainz (1979)
Fast, J., Body language, M. Evans u. Co., N.Y. 1970
Felbiger, J., Schulgebäude auf dem Lande, Ch. G. Hilschern 1783
Felten, H., Anordnung und Bedeutung der intraspinalen Rückenmarkaufhängung, Die Wirbelsäule in Forschung und Praxis Hippokrates Verlag Stuttgart Bd. 5 (1958)
Felten, R., Zur medizinischen Bedeutung von Sport, Bewegung und körperlicher Tätigkeit in unserer Umwelt heute, Ernährungs-Umschau 24 (1977) 17
Fenollosa, J., Spondylites metitococciques, Rev. Chir. Orthop. 61 Suppl. 2 (1975) 214
Ferguson, R.J., et al., Low back pain in college football linemen, Sports Medicine 2 (1974) 63
Fernström, U., Der Bandscheibenersatz mit Erhaltung der Beweglichkeit, Die Wirbelsäule in Forschung und Praxis 55 (1972) 125, Hippokrates Verlag Stuttgart
Fessler, W., Die Bedeutung der nichtberuflichen Erkrankungen am Arbeitsplatz, Arbeitsmed., Sozialmed. Präventivmed. 12 (1976) 254
Fick, R., Handbuch der Anatomie und Mechanik der Gelenke unter Berücksichtigung der bewegenden Muskeln, Fischer Jena 1911
Fiedler, M., Volleyball, Sportverlag DDR Berlin 1975
Fiedling, J.W., et al., Anterior Cervical Vertebral Body Resection and Bone-Grafting for Benign and Malignant, The Journal of Bone and Joint Surgery 61 A (1979) 251
Figar, S., et al., Vázomotorické reakce při akupunktuře u. lumbosakrálnick syndromu, Čs Neurol 27 (1964) 251
Finkbeiner, G.F., Thiel, K., Krankengymnastik in der Rehabilitation Bandscheibenoperierter, Rehabil. 19 (1980) 13
Fischer, H., Traumatologie der Wirbelsäule und ihre Behandlung, Die Wirbelsäule in Forschung und Praxis Bd. 57 (1973) 13
Fischer, H., Sport und Wirbelsäule, (Literaturübersicht), Die Wirbelsäule in Forschung u. Praxis Hippokrates Stuttgart 65 (1976) 10
Fischer, H., Spätschäden nach Atombombendetonationen und Strahlenunfällen, Münch. med. Wschr. 117 (1975) 1893
Fischer, K.P., Wirbelsäulenganzaufnahme und Statik, Die Wirbelsäule in Forschung und Praxis, Hippokrates Verlag Stuttgart 28 (1964) 52
Fischer, V., et al., Vibrationsbedingte Wirbelsäulenschäden bei Hubschrauberpiloten. Arbeitsmedizin, Sozialmedizin, Präventivmedizin 15 (1980) 161
Flöel, H., Der pseudoanginöse Herzschmerz im Rahmen des kostovertebralen Syndroms, anatomische Gegebenheiten, Z. Allg. Med. 56 (1980) 15

Floyd, W.F., Ward, J.S., Posture of schoolchildren and office workers, Ergonomics, Proc. 2nd I.E.A. Congress Dortmund (1964) 351

Floyd, W.F., Ward, J.S., Anthropometric and physiological considerations in school, office and factory seating, Proc. Symp. „Sitting Posture", London 1969, 18, Taylor & Francis

Fochem, K., Klumair, J., Zur Problematik der Wirbelkörperdarstellung im Computertomogramm, Röntgen-Bl. 32 (1979) 533

Foehr, R., Mayer, R., Vogt, J.-J., Minderung der Arbeitsbelastung der Bündler von Feinblechen, Z. Arbeitswiss. 29 (1975) 41

Ford, L.T., Postoperative infection of lumbar intervertebral disk space, South Med. J. 69 (1976) 1477

Forgács, S., Knochenveränderungen bei Diabetikern, Med. Klin. 69 (1974) 1971

Frank, D., Ein Beitrag zu geroarbeitshygienischen Fragen bei Hitzearbeitern, J. Ärztl. Fort. (Jena) 64 (1970) 1119

Frank, P., Gleeson, J.A., Radiology now, Destructive vertebral lesions in ankylosing spondylitis, Brit. Radiol. 48 (1975) 755

Franke, K., Gesundheitstraining – eine form der „Selbstbeteiligung", Dtsch. Ärzteblatt H. 44 (1980) 2631

Franke, K., Traumatologie des Sportes, Verlag Volk u. Gesundheit, DDR Berlin 1977

Franke, K., Typische Sportschäden und Sportverletzungen, Ztschr. Unfallmed. u. Berufskrankh. 67 (1974) 176

Franke, D., Fenn, K., Hennig, K., Die gezielte Wirbelbiopsie, Chir. Praxis (1978) 385

Freyer, H.-U., Der Gesundheitszustand unserer Schuljugend (Zschr. Nordmark, Jahrg. nicht bekannt)

Friberg, L., Vergiftungen durch Kadmium, Handbuch d. ges. Arbeitsmedizin Bd II, S. 218, Urban und Schwarzenberg, Berlin 1960

Friedrich, F., Spätschäden am Bewegungsapparat durch Skilaufen, Materia Medica Nordmark 21 (1969) 651

Frisch, H., Chirodiagnostik, Die Wirbelsäule in Forschung und Praxis, Hippokrates Verlag Stuttgart 83 (1979) 21

Frisch, H., Programmierte Untersuchung des Bewegungsapparates – Chirodiagnostik – Springer Verlag Berlin 1983

Frisch, H., Programmierte Untersuchung des Bewegungsapparates, Springer Verlag, Heidelberg 1983

Fritze, E., Lungenveränderungen bei rheumatoider Arthritis, Dtsch. med. Wschr. 99 (1974) 19

Fritze, E., Gundel, E., Reisch, A. et al., Zur Bedeutung in der Berufsarbeit gelegener Einflüsse für Ätiologie und Pathogenese entzündlich-rheumatischer Krankheiten, Arbeitsmed. Sozialmed. Präventivmed. 6 (1971) 197

Fröhlich, E., Manual-medizinische Aspekte der Wirbelsäule bei Belastung durch Training und Wettkampf in Sport- u. Leistungsmed. Hrsg. Kindermann u. Hort, Demeter Verlag, Gräfelfing 1980

Fürmaier, A., Die Begutachtung und Beurteilung der degenerativen Wirbelsäulenerkrankungen vor allem im Rahmen der Sozialversicherung, Med. Mschr. 8 (1954) 274

Funk, J., Wells, R., Injuries of the cervical spine in football, Clinical Orthopaedics and Related Research 109 (1975) 50

Gaizler, Gy., Madarasz, J., Funktionelle Röntgendiagnostik der Halswirbelsäule, Manuelle Medizin 17 (1979) 82

Gamper, U., Vogt, H., Haltungsstörungen bei Schulkindern, Krankengymnastik 30 (1978) 142

Ganssen, A., Rüsch, D., Die Erkennung von Wirbelsäulenleiden mittels Thermographie, Die Wirbelsäule in Forschung und Praxis, Hippokrates Verlag Stuttgart 55 (1972) 75

Garbe, J., Einflüsse von Beschleunigungen auf den Menschen, Ärztl. Dienst (DB) 36 (1975) 96

Gargano, F.P., Transverse axial tomography of the spine, Crc. Crit. Rev. Clin. Radiol. Nucl. Med. 8 (1976) 279

Gauer, O.H., Henry, J.P., Behn, C., The regulation of extracellular fluid volume, Annual Rev. of Physiology 32 (1970) 547

Gehweiler, J.A., et al., Spondylolisthesis of the axis vertebra, Am. J. Roentgenol. 128 (1977) 682

Geiger, D., Die manualmedizinische Untersuchung und Behandlung der Rippengelenke, Orthop. Praxis 19 (1983) 137

Geiger, Th., Herz und Wirbelsäule, Z. Allg. Med. 55 (1979) 1955

Gelabert, H., Anatomy for the Dancers with exercises to improve technique and prevent injuries. As told to W. Como, Dance Magazin, New York 36 N.Y. 268 West 47th. Street, 1964

Gelehrter, G., Umwandlung der Nukleographie durch Ausweitung der Untersuchungsmethodik, Zschr. Röntgenstr. 122 (1975) 517

Genadinnik, I.S., Dumkina, G.Z., Schädigung der Wirbelkörper bei Caisson-Krankheit, Gig. truda prof. Zabol. 13 (1969) 55

Gerbershagen, H.U., Der diagnostisch reproduzier- und koupierbare spondylogene Schmerz, Die Wirbelsäule in Forschung und Praxis, Hippokrates Verlag Stuttgart 83 (1979) 225

Gerner, H.J., Funktionelle Anatomie der Wirbelsäule, Bericht Unfallmed. Tagung Mainz Nov. 36 (1978) 143

Gertzbein, S.D., Degenerative disk disease of the lumber spine, Clin. Orthop. 129 (1977) 68

Gertzbein, S.D., Tait, J.H., Devlin, S.R., The Stimulation of lymphocytes by nucleus pulposus in patients with degenerative disk disease of the lumbar spine, Clinical Orthopaedics No. 123 (1977) 149

Getty, C.J.M. et al., Partial undercutting facetectomy for bony entrapment of the lumbar nerve root, British Editorial Soc. J. Bone a. Joint Surgery 330 (1981)

Ghosh, P., mit Arbeitsgruppe, Distribution of glycosaminoglycans across the normal and the scoliotic disc, Spine 5 (1980) 310

Gierke, H.E. von, Biodynamic models and their application, J. acount. soc. Am. 50 (1971) 1397

Gilsbach, J., et al., Vor- und Nachteile der vorderen zervikalen Bandscheibenoperation ohne Verblokkung, Z. Orthop. 119 (1981) 600

Gingras, G., Warren, J., Die posttraumatische Rehabilitation, Folia traumatologica Geigy 1974

Glenn, W.W., et al., Multiplaner displey computerized body tomography applications in the lumbar spine, Spine, 4 (1979) 282

Glick, E.N., Hyperostotische Spondylosis, Internat. Kongress, Physik. Med. Barcelone (1972) 17

Glick, J.M., Katch, V.L., Musculoskeletal injuries in *jogging,* Arch. Phys. Med. 51 (1970) 123

Glücksmann, J., Středa, A., Změny kloubní a šlachové u orchestrálních hráču (Veränderungen von Gelenken und Bändern bei Orchestermusikern), Pyškt. lék. 2 (1953) 23

Glücksmann, J., et al., Morphological Lesions and Functional Aberrations of the Vertebral Column and on the Hands in Members of the Czech Philharmonic Orchestras, Divadelni Ustav Praha (1973)

Glücksmann, J., et al., Klinicko-rentgenologické změny pohybového ústroji u baletníno souboru (Klinisch-röntgenologische Veränderungen des Bewegungsapparates beim Ballett) Acta chir. orthop. traumat. boh. 24 (1957) 312

Goald, H.J., Herniated lumbar disc treated by a new surgical procedure, Advances in Pain Res. and Therapy, 3 (1979) 719

Godt, P., Vogelsang, H., Seltene Verletzungen beim Budosport, Unfallheilkunde 82 (1979) 215

Göcke, C., Das Verhalten spongiösen Knochens im Druck- und Schlagversuch, Verh. dtsch. Orthop. Ges. 20 (1925)

Göcke, C., Beiträge zur Druckfestigung des spongiösen Knochens, Bruns' Beitr. klin. Chir. 143 (1928) 539

Goethe, H., Der Einfluß von Kinetosen auf die Leistungsfähigkeit, In: Mensch und Schiff, II. Marinemed.-wiss. Symposium in Kiel, Schiffahrtmed. Inst. d. Marine im Auftr. d. Inspektion des Marinesanitätsdienstes Kiel, Schmidt & Klannig, Kiel 1972

Goethe, H., Kinetosen, in Hdb. d. Ergonomie, Hrsg. H. Schmidtke, Luftfahrt Verlag 1976

Goethe, H., Kinetosen – Reisekrankheiten. In: Innere Med. in Praxis u. Klinik, Hrsg. H. Hornbostel et al., 2. Aufl. Bd. 3 Thieme, Stuttgart 1977, S. 14–39

Goethe, H., et al., Untersuchungen zum Problem niederfrequenter mechanischer Schwingungen und deren Auswirkung auf den Menschen an Bord von Schiffen, 1. u. 2. Forschungsbericht des Bernhard-Nocht-Institutes für Schiffs- und Tropenkrankheiten, Abt. Schiffahrtsmedizin, Hamburg 1978 u. 1979

Goethe, H., Fischer, G., Überlegungen zur Erfassung der physikalischen Größen, die zur Entstehung der Seekinetose führen, Zbl. Verk. Med. 3 (1957) 148

Götze, H.G., Rompe, G., Empfehlungen zur gutachtlichen Bewertung von Personen mit Skoliosen, Z. Orthop. 115 (1977) 239

Götze, H.G., et al., Indikation und Technik der ventralen Aufrichtungsosteotomie bei Morbus Scheuermann, Die Wirbelsäule in Forschung u. Praxis, Hippokrates Verlag Stuttgart 89 (1980) 111

Gottwald, A., Reittherapie bei skoliotischer Haltung und Osteochondrosis deformans juvenilis (Scheuermann). In: Baumann, J.U. Therapie auf dem Pferderücken. Helyas Verlag, Beromünster 1978, 106

Gottwald, A., Bewegungsabläufe beim Reiter unter besonderer Berücksichtigung der Wirbelsäulenbewegung, Deutsche Zeitschr. Sportmed. 31 (1980) 172

Gottwald, A., Biewald, N., Bewegungsabläufe geübter, ungeübter und wirbelsäulegeschädigter Reiter, Kongreßband Dt. Sportärztekongr. 1980 Hrsg. Kindermann u. Hort, Demeter Verlag Gräfelfing 1980

Goutallier, D., Chirurgie der lumbosakralen Spondylolisthesis mit erheblichen Wirbelverschiebungen, Rev. Rhum. Mal. Osteo-AA. 44 (1977) 231

Goymann, V., Konermann, H., Nachbarschaftsreaktionen nach spontanen und operativen Versteifungen und Lockerungen, 11. Arbeitstagung der Gesellschaft f. Wirbelsäulenforschung 1979; Die Wirbelsäule in Forschung u. Praxis, Hippokrates Verlag Stuttgart 87 (1981) 129

Grabias, St. Current Concepts Review, The Treatment of spinal stenosis, J. Bone J. Surg. 62 A (1980) 308

Grandjean, E., Physiologische Arbeitsgestaltung, Leitfaden der Ergonomie, Ott, Thun u. München, 2. Aufl. 1967

Grandjean, E., Burandt, U., Die physiologische Gestaltung von Ruhesesseln, Bauen und Wohnen (1964) 233

Grandjean, E., (Herausgeber) Sitting posture, Sitzhaltung, Posture assise, Taylor & Francis, London (1969)

Grandjean, E., Hünting, W., Ergonomics of posture – Review of various problems of standing and sitting posture, Applied Ergonomics 8 (1977) 135

Grandjean, E., Hünting, W., Sitzen Sie richtig? Bayerisches Staatsministerium für Arbeit und Sozialordnung, Reg. Nr. 10/77/12, München 1978

Grandjean, E., Böni, A., Kretzschmar, H., The development of a rest chair profile for healthy and nostalgic people, Ergonomics 12 (1969) 307

Grassl, E., Mehr und bessere Kinderspielplätze in der Bundesrepublik schaffen, Deutsches Ärztebl. (1981) 354

Graul, E.H., Mikroelektronik und Computer revolutionieren die Technik bildgebender Verfahren in der Medizin. Dtsch. Ärztebl. 79 (1982) 40

Grebe, H., Ärztliche Verantwortung beim Boxsport Deutsches Ärzteblatt 80 (1983) 455

Grebe, S.F., Szintigraphie im Bereich der Wirbelsäule, Die Wirbelsäule in Forschung u. Praxis, Hippokrates Verlag Stuttgart 55 (1972) 48

Gregersen, G.G., Lucas, D.B., An in vivo study of axial rotation of the human thoracolumbar spine, J. Bone It. Surg., 49-A (1967) 247

Grew, N.D., Intraabdominal pressure – Response to loads applied to the torso in normal subjects, Spine 5 (1980) 149

Grewe, H., Vergleichende Untersuchungen über die Wirkung der gezielten Novocainblockade des Grenzstranges mit der Ausschaltung der sympath. Nervenendigungen der Sympathicolytika, Zbl. Chir. 1955, 1428

Griss, J. u. Pfeil, Ergebnisse rein dorsaler und kombiniert ventraldorsaler Aufrichtungsoperationen bei der juvenilen Kyphose. Eine vergleichende Untersuchung am eigenen Krankengut, Z. Orthop. 121 (1983) 369

Griss, P., Der Rückenschmerz des Jugendlichen, Orthop. Praxis H. 4 (1979) 260

Griss, P., Ergebnisse dorsaler Aufrichtungsoperationen bei juvenilen Kyphosen, Die Wirbelsäule in Forschung u Praxis, Hippokrates Verlag Stuttgart 89 (1980) 117

Gritz, H.A., Die physiologischen Längenänderungen der menschlichen Wirbelsäule im Verlaufe eines Tages sowie der Einfluß von Be- und Entlastung auf den Intervertebralabschnitt, Diss. 1975 Med. Fak. Düsseldorf

Grmek, M.D., Die Wirbelsäule im Zeitgeschehen, Manuelle Medizin 17 (1979) 69, Med. Welt 25 NF (1974) 70

Grobler, L.J., Simmons, E.H., Barrington, Th. W., Intervertebral disc herniation in the adolescent, Spine 4 (1979) 267

Grobovschek, M., Fischbach, R., Enger zervikaler Wirbelkanal als Ursache chronischer Schulter-Armschmerzen, Fortschr. Röntgenstr. 131 (1979) 332

Groeneveld, H.B., Die Scheuermann-Kyphose, Bedeutung für den Schulsport, Die Wirbelsäule in Forschung u. Praxis, Hippokrates Verlag Stuttgart 60 (1976) 67

Groeneveld, H.B., Metrische Erfassung und Definition von Rückenform und Haltung des Menschen, Die Wirbelsäule in Forschung u. Praxis, Hippokrates Verlag Stuttgart 66 (1976)

Groeneveld, H.B., Wert und Unwert der Orthesenbehandlung beim Morbus Scheuermann, Die Wirbelsäule in Forschung u. Praxis, Hippokrates Verlag Stuttgart 89 (1980) 77

Groh, H., Boxsport und Arzt, in: Sportmedizin, Hrsg.: Groh Ferdinand Enke Verlag Stuttgart 1962

Groh, H., Sportmedizin, biologische und medizinische Grundlagen der Leibesübungen, Enke, Stuttgart 1962

Groh, H., Sportschäden am Bewegungsapparat, Med. Welt 41 (1964) 2185

Groh, H., Wirbelsäulenschäden beim Leistungssport, Sportarzt 21 (1971) 221

Groh, H., Leistungssport und Wirbelsäule, Selecta 4 (1972) 324

Groh, H., Zur Biomechanik von Körperübungen, Zschr. Orthop. 110 (1972) 823

Groh, H., Sportschäden am Bewegungsapparat insbes. an der Wirbelsäule, Münch. Med. Wschr. 114 (1972) 1377

Groh, H., Groh, P., Sportverletzungen und Sportschäden, Luitpold-Werk München 1975

Groher, W., Kreuzschmerzen und Wirbelsäulenveränderungen bei Kunst- und Turmspringern, Sportarzt, Sportmed. 11 (1969) 444

Groher, W., Muskuläre und knöcherne Veränderungen im Bereich der Wirbelsäule beim Kunst- und Turmspringen, Westfälisches Ärzteblatt 24 (1970) 1296

Groher, W., Belastung kindlicher und jugendlicher Lendenwirbelsäulen beim Sport (Turnen, Kunstspringen, Trampolinspringen), 24. Sportärztekongreß, Würzburg 14.10.–17.10. (1971)

Groher, W., Auswirkungen des Hochleistungssportes auf die Lendenwirbelsäule, Wiss. Schriftenreihe d. Dtsch. Sportbundes 12 (1975) Verlag Hofmann Schorndorf

Groher, W., Spondylolyse und Spondylolisthesis als erworbener Spätzustand nach ständig einwirkenden Mikrotraumen bei Sportlern, Habilitationsschrift Berlin 1974

Groher, W., Sportmedizin aus orthopädisch-chirurgischer Sicht, Hefte Unfallheilk. 117 (1974) 166

Groher, W., Überbeweglichkeit als Auslesefaktor im Sport, Leistungssport 9 (1979) 244

Groher, W., Sport im Rahmen der Vorsorge orthopädischer Erkrankungen, Der Kassenarzt 20 (1980) 850

Groher, W., Heidensohn P., Rückenschmerzen und röntgenologische Veränderungen bei Wasserspringern, Z. Orthop. Grenzgeb. 108 (1970) 51

Groher, W., Noack, W., Spätschäden durch Leistungssport, Medizin 5 (1977) 2013

Groher, W., et al., Welche Einschränkungen erfordert das Scheuermann-Syndrom im Hochleistungssport sowie Schul- und Breitensport, in Sportverletzungen u. Sportschaden, Hrsg. G. Chapchal Georg Thieme Verlag, Stuttgart 1983

Gross, D., Sympathalgien des Nacken-Schulter-Arm-Bereiches, Münch. med. Wschr. 121 (1979) 1167

Grube, M.R., Müller, R., Untersuchungen über die Lärmbelästigung beim Gewichthebertraining, Med. u. Sport DDR 13 (1973) 281

Grünewald, B., „Sport" als Prävention: Ist Bewegungsmangel als Risikofaktor gesichert? Therapiewoche 30 (1980) 5205

Gruschka, G., Wirbelsäule und Scheuermann-Kyphose – Bedeutung für die Bundeswehr, Die Wirbelsäule in Forschung u. Praxis, Hippokrates Verlag Stuttgart 60 (1976) 79

Gschwend, N., Die Bedeutung der Scheuermannschen Krankheit, Med. et Hyg. 23 (1965) 612

Gschwend, N., Sitzschäden der Wirbelsäule, Z. Präv. Med. 10 (1965) 106

Gschwend, N., Schulgestühl und Haltungsschäden, Z. Präventivmed. 14 (1969) 187

Gschwend, N., Die Bedeutung des Vorzustandes als Ursache von Kreuzschmerzen, Orthopädie 1 (1972) 141

Gschwend, N., Die degenerativen Erkrankungen der Wirbelsäule: Klinische Bedeutung, Ursachen, Therapie, Therapeut. Umschau, Rev. thérapeutique 35 (1978) 165

Gschwend, N., persönliche Mitteilung 1978, „Schularbeiten in Bauchlage", „Pausengymnastik"

Gschwend, N., Scherer, M., Munzinger, U., Entzündliche Veränderungen der Wirbelsäule bei der chronischen Polyarthritis, Orthopäde 10 (1981) 155

Gschwend, N., Der Patient und sein Kreuz, Man. Med. 21 (1983) 114

Gubser, A., Wirbelsäulenfrakturen: Entstehung – Erkennung – Beurteilung, Die Wirbelsäule in Forschung und Praxis, Hippokrates Verlag Stuttgart 68 (1976) 19

Günther, H., Fütterungsversuche mit Flugstaub einer Metallhütte an Pferden und einem Schaf, Dissertation. Tierärztl. Hochschule, Hannover (1954)

Güntz, E., Beitrag zur pathologischen Anatomie der Spondylarthritis ankylopoetica, Fortschr. Röntgenstr. 47 (1933) 683

Güntz, E., Die Erkrankungen der Zwischenwirbelgelenke, Arch. orthop. Chir. 34 (1934) 334

Güntz, E., Die Kyphose im Jugendalter, Die Wirbelsäule in Forschung u. Praxis, Hippokrates Verlag Stuttgart 2 (1957)

Güntz, E., Die Kyphosen, ihre klinischen Erscheinungen und therapeutischen Gesichtspunkte. Die Wirbelsäule in Forschung u. Praxis, Hippokrates Verlag Stuttgart 5 (1965)

Güth, V., Elektromyographie bei Wirbelsäulenerkrankungen, Die Wirbelsäule in Forschung u. Praxis, Hippokrates Verlag Stuttgart 83 (1979) 31

Güth, V., Abbink, F., Vergleichende elektromyographische und kinesiologische Untersuchungen an kongenitalen und idiopathischen Skoliosen, Z. Orthop. 118 (1980) 165
Guillaume, L., Die Gesundheitspflege in den Schulen, Christen, Aarau 3. Aufl. 1865
Gutmann, G., Schulkopfschmerz und Kopfhaltung, Zschr. Orthop. 105 (1968) 497
Gutmann, G., Spezielle Röntgendiagnose zur Chirotherapie, Orthop. Praxis 6 (1970) 43
Gutmann, G., Chirotherapie – Grundlagen, Indikationen, Gegenindikationen und Objektivierbarkeit, Med. Welt 29 (1978) 653
Gutmann, G., Das ligamentäre Schmerzsyndrom – Grenzen seiner krankengymnastischer Behandlung, Krankengymnastik 32 (1980) 261
Gutmann, G., Manuelle Medizin und Röntgendiagnostik. Man. Med. 18 (1980) 26
Gutmann, G., Funktionelle Pathologie und Klinik der Wirbelsäule, Band 1 Die Halswirbelsäule, Gustav Fischer Verlag Stuttgart-New York 1981
Gutmann, G., et al., Arteria vertebralis/Traumatologie und funktionelle Pathologie, Springer-Verlag Berlin 1985
Gutmann, G., Biedermann, H., Sklerosierungstherapie im Bereich der Wirbelsäule, Die Wirbelsäule in Forschung u. Praxis, Hippokrates Verlag Stuttgart 87 (1981) 167
Gutmann, G., Véle, F., Das aufrechte Stehen, Forschungsber. d. Landes Nordrhein-Westf. Nr. 2796, Westdtsch. Verlag Opladen 1978
Gutmann, G., Wolff, H.-D., Die Wirbelsäulenschäden als volkswirtschaftlicher Faktor, Hippokrates Verlag 30 (1950) 207
Gutzeit, K., Der vertebrale Faktor im Krankheitsgeschehen, Die Wirbelsäule in Forschung u. Praxis, Hippokrates Verlag Stuttgart 1 (1956) 22
Gutzeit, K., Anamnese und Klinik der vertebragenen Erkrankungen, Die Wirbelsäule in Forschung u. Praxis, Hippokrates Verlag Stuttgart 1 (1956) 482
Gutzeit, K., Der vertebrale Faktor im Krankheitsgeschehen (Nachdruck), Man. Med. 19 (1981) 56
Hacohen H., Bandscheiben-Auflöser: kein Ersatz für Operation, Ärztl. Prax. 33 (1981) 2589
Hacohen, H., Über Chemonukleolyse als ergänzende Diskushernienbehandlung, Ther. Umschau 39 (1982) 22
Häfner, H., Basketball, in: Sporttraumatologie, Hrsg.: Pförringer et al., Perimed Verlag Erlangen (1982)
Häublein, H.-G., Belastbarkeit und Spätreaktionen in der Arbeitsmedizin, Die Wirbelsäule in Forschung u. Praxis, Hippokrates Verlag Stuttgart 87 (1981) 77
Häublein, H.-G., Bräunlich, A., Weitere Ergebnisse aus Vorsorgeuntersuchungen im Berliner Bauwesen, Z. ges. Hyg. 17 (1971) 361
Haffner, S., Wenn der Spitzensport zum Spritzensport wird, Frankfurter Allgemeine am 5.7.85 S. 3
Hájková, Z., Středa, A., Skrha, F., Spondylosis hyperostotica und Diabetes mellitus, Ann. Rheumat. Diseases 24 (1965) 536
Hall, G., Seltene und problematische berufsbedingte Zoonosen, Arbeitsschutz, Arbeitsmed. 13. Kongr. 1973, 529
Hall, G., Zoonosen als Berufskrankheiten, Homburg-Inf. Werksarzt 21 (1974) 122
Hallermann, W., Die Ostitis deformans Paget der Wirbelsäule, Fortschr. Röntgenstr. 40 (1929) 999
Hamerman, D., Rosenberg, L.C., Diarthrodial joints revisited, J. Bone Jt. Surg. 52-A (1970) 725
Hansson, T., Roos, B., Nachemson, A., The bone mineral content and ultimate compressive strength of lumbar vertebrae, Spine 5 (1980) 46
Harms, J., Rolinger, H., Die operative Behandlung der Spondylolisthese durch dorsale Aufrichtung und ventrale Verblockung, Z. Orthop. 120 (1982) 343
Harms, P., Sportfähigkeit bei Morbus *Scheuermann*, Die Wirbelsäule in Forschung u. Praxis, Hippokrates Verlag Stuttgart 89 (1980)
Harrelson, J.M., Hills, B.A., Changes in bone marrow pressure in response to hyperbaric exposure, Aerospace Med. 41 (1970) 1018
Harris, P., Cervical spine stenosis, Paraplegia 15 (1977/78) 125
Harrington, P.R., The etiology of idiopathic scoliosis, Clin. Orthop. No. 126 (1977) 17
Harrington, P.R., Treatment of scoliosis, correction and internal fixation by spine instrumentation, J. Bone Jt. Surg. 44-A (1962) 591, Zit. nach Hirsch C. and Waugh, T., The introduction of force measurements guiding instrumental correction of scoliosis. Acta orthop. scand. 39 (1968) 136
Hartenberg, V., Der Einfluß der Absatzhöhe auf Wirbelsäule und Becken (Entgegnung zu Weiß), Z. Kr. gym. 30 (1978) 262
Hartung, C., Anna, O., Biomechanische Eigenschaften weicher Gewebe, Die Wirbelsäule in Forschung u. Praxis, Hippokrates Verlag Stuttgart 68 (1976) 87
Hartung, K., Zur Frage der Häufigkeit von Haltungsfehlern und Fußschäden bei Berufsschülern, Zbl. Chir. 90 (1965) 867
Harvey, A.M., Mc Kusick, V.A., Osler's Textbook Revisited, Meredith Publ. Co., New York 1967 p. 158
Hatt, M.U., Höhenlokalisation der cervikalen Diskushernie in Klinik, Elektromyographie und Myelographie, Dtsch. Z. Nervenheilk. 197 (1979) 56
Hattori S., et al., Cervical Intradiscal Pressure in movements and traction of the cervical spine, Z. Orthop. 119 (1981) 568
Havelka, S., Neuere Erkenntnisse über die Ätiopathogenese der Altersosteoporose, Orthop. u. Traumatol. 22 (1975) 583
Hawkes, C.H., Roberts, G.M., Lumbar canal stenosis, Brit. J. Hospital Med. (1980) 498
Heath, B.H., Carter, J.E.L., Growth and somatotype patterns of manuas children, territory of Papua and New Guinea: Application of a modified somatotype method to the study of growth patterns, Am. J. Physical Anthropology 35 (1971) 49
Heide, M., Das Zervikalsyndrom und physiokotherapeutische Möglichkeiten, Die Heilkunst 81 (1968) 184
Heide, M., Zur Differenzierung des Zervikalsyndroms, Allg. Therapeutik 8 (1968) 423
Heide, M., Präkardiale Beschwerden häufig Teil der Schmerzsymptomatik eines Irritationszustandes im Zervikalbereich, Phys. Med. u. Rehab. 13 (1972) 6
Heide, M., Präkordialbeschwerden können vertebragen sein, Ärztl. Prax. 31 (1979) 3093
Heide, M., Rückenschmerzen überwinden, Hippokrates Verlag Stuttgart 1983
Heide, R., Zur Wirkung langzeitiger beruflicher Ganzkörpervibrationsexposition, Diss. Zentralinst. f. Arbeitsmed. d. DDR Berlin (1978) 151

Heide, R., Seidel, H., Folgen langzeitiger beruflicher Ganzkörpervibrationsexposition, Z. ges. Hyg. u. Grenzgeb. 24 (1978) 153
Heindel, W., Huck, W., Gewebsdifferenzierung im Bereich des zentralen Nervensystems mit der Kernspintomographie: erste klinische Erfahrungen, electomedica 51 (1983) 2
Heine, J., Spondylarthrose bei Kyphosen und Skoliose, Die Wirbelsäule in Forschung u. Praxis, Hippokrates Verlag Stuttgart 87 (1981) 91
Heine, J., Rodegerdts, U., Histologische Untersuchungen der kleinen Wirbelgelenke bei Patienten mit Lumbalskoliose, Z. Orthop. 117 (1979) 600
Heine, J., et al., Die Prognose der Scheuermannschen Erkrankung, Z. Orthop. 119 (1981) 812
Heipertz, W., Die Rolle des Bewegungsapparates im Sport, Öffentl. Gesundh.-Wesen 35 (1973) 675
Heipertz, W., Turnen, Schulsportbefreiung und Schulsonderturnen bei Skoliose, Z. Orthop. 114 (1976) 470
Heipertz, W., Therapeutisches Reiten, Sport, Franckhsche Verlagsbuchhandlung, Stuttgart 1977
Heipertz-Hengst, Ch., Reitsport für Behinderte, Sporttherapeutische Praxis 6 (1980) Verlag Schmidt-Römhild, Lübeck
Helbing, R., Das Iliosakralgelenk nach Hüftarthrodese, Z. Orthop. 116 (1978) 113
Hellinger, J., et al., Wirbelsäulenstabilisation bei Spondylitis mit der Harrington-Instrumentation, Zbl. Chirurgie 107 (1982) 885
Hellner, H., Allgemeine Krankheiten der Knochen, In Klinische Chirurgie für die Praxis, IV (1961) Thieme Stuttgart
Hellstadius, A., Some cases of paradiscal defects, Acta orthop. scand. 18 (1949) 377
Henderson, R.J., Hill, D.M., Vickers, A.A.M., et al., Brucellosis and veterinary surgeons, Brit. med. J. 5972 (1975) II 656
Henschel, A., Effects of age on work capacity, Am. Industr. Hyg. Ass. J. 31 (1970) 430
Henßge, J., Beginn, Verlauf und Behandlungsgrundlagen von Adoleszentenkyphosen (Scheuermannsche Krankheit), Internist. prax. 16 (1976) 77
Henßge, J., Liegeschale und Korsett bei der Adoleszentenkyphose pathogenetisch begründete Behandlungsverfahren? Die Wirbelsäule in Forschung u. Praxis, Hippokrates Verlag Stuttgart 89 (1980) 75
Henßge, J., Spondylolisthese-Wirbelgleiten herausragender Schaden an der Wirbelsäule jugendlicher Leistungssportler, Dtsch. Badebetr. 71 (1980) 171
Herman, G.T., Coin, C.G., The use of three-dimensional computer display in the study of disk disease, J. of Computer Assisted Tomography 4 (1980) 564
Hermann, A., Über die Einrichtung zweckmäßiger Schultische, Braunschweig, Hofbuchhandlg. Leibrock 1868
Hermann, H., Gesundheitliche Probleme bei Jugendlichen während der Ausbildungszeit, Homburg Informationen f. d. Werksarzt 21 (1974) 188
Hermann, R., Goethe, H., Vibrationen an Bord unter dem Gesichtspunkt der Einwirkung auf den Menschen, Schiff & Hafen, 27 (1975) 126
Hess, H., Anpassungsvorgänge am Haltungs- und Bewegungsapparat und ihre Grenzen, in Sportmedizin für Breiten- und Leistungssport, Hrsg. Kindermann und Hort Demeter Verlag Gräfelfing 1980
Hess, R., Die Mitwirkung von Ärzten bei der Einleitung von Rehabilitationsmaßnahmen nach dem Rehabilitationsangleichungsgesetz, Z. Allgemeinmed. 53 (1977) 208
Hesse, H., Ist das klassische Ballett eine Haltungsschulung? Diss. Med. Fakultät Düsseldorf 1972
Hesse, H., Anpassungsvorgänge am Haltungs- und Bewegungsapparat und ihre Grenzen, in Sportmedizin für Breiten- u. Leistungssport, Hrsg. W. Kindermann, W. Hort Demeter Verlag Gräfelfing 1980
Hettinger, Th., Verhütung von Schäden durch Heben und Tragen von Lasten, Die Berufsgenossenschaft 36 (1984) 96
Heuck, F., Die radiologische Erfassung des Mineralgehaltes des Knochens. Handb. Med. Mineralogie IV/1, Springer, Berlin-Heidelberg-New York 1970
Heuck, F., Morphologische und biochemische Untersuchungen über den normalen Alterungsprozeß der Wirbelkörper. Die Wirbelsäule in Forschung u. Praxis, Hippokrates Verlag Stuttgart 60 (1976) 7
Hickey, D.S., Hukins, D.W.L., Relation between the structure of the annulus fibrosus and the function and failure of the intervertebral disc, Spine 5 (1980) 106
Hickey, R.F.J., u. Tregonning, G.D., Denervation of spinal facet joints for treatment of chronic low back pain, NZ Med. Journ. 85 (1977) 96
Hierholzer, E., Die Rekonstruktion der räumlichen Form der Wirbelsäule aus Stereo-Röntgenaufnahmen, Fortschr. Röntgenstr. 126 (1977) 22
Hierholzer, E., Der Display-Stereokomparator, ein neues Gerät zur Auswertung von Stereo-Röntgenaufnahmen, Interner Bericht – SFB 88/CI Nr. 10, Arb. Gruppe Biomechanik Münster, Juni 1977
Hildebrandt, J., Argyrakis, A., Die perkutane zervikale Facettdenervation – ein neues Verfahren zur Behandlung chronischer Nacken-Kopfschmerzen, Manuelle Med. 21 (1983) 45
Hinz, P., Die Verletzungen der Halswirbelsäule durch Schleuderung und durch Abknickung, Die Wirbelsäule in Forschung u. Praxis, Hippokrates Verlag Stuttgart 47 (1970)
Hinz, P., Normen der Tragfähigkeit, Belastungsfähigkeit und Beweglichkeit der Brust- und Lendenwirbelsäule, Hefte zur Unfallheilk. 129 (1977) 287
Hinz, P., Die körperliche Untersuchung der Wirbelsäule im Rahmen der Begutachtung, Schriftenreihe Unfallmed. Tagungen, Landesverbd. d. Gewerbl. Berufsgen. 36 (1979) 273
Hinz, P., Erdmann, H., Zur manuellen Untersuchung der Halswirbelsäule in der Gutachterpraxis, Zschr. Orthop. 104 (1968) 28
Hipp, E., Hackenbruch, W., Funktionelle Röntgendiagnostik der Wirbelsäule, Die Wirbelsäule in Forschung u. Praxis, Hippokrates Verlag Stuttgart 83 (1979) 61
Hirsch, C., et al., Biophysical and physiological investigations on cartilage and other mesenchymal tissues: VI Characteristics of human nuclei pulposi during aging, Acta Orthop. Scand. 22 (1952) 175
Hirsch, C., Ingelmark, B., Miller, M., The anatomical basis for the low back pain, Acta Orthop. Scand. 33 (1963) 1
Hirsch, C., Lewin, T., Lumbosacral synovial joints in flexion-extension, Acta orthop. scand. 39 (1968) 303

Hochheim, W., Lehrlingsjahre und Frühschäden am Bewegungsapparat, Schrift. Zentralverb. d. Ärzte f. Naturheilverfahren 8 (1962) 24

Höfling, G., Schlechte Haltung beim Schreiben (Ursache und ihre Beseitigung, Hippokrates Verlag Stuttgart 1972

Hölzl, H.R., Riedler, L., Wirbelsäulenosteomyelitis nach lumbaler Grenzstrangblockade, Zbl. Chir. 101 (1976) 807

Hör, G., Tumoren der Wirbelsäule – Szintigraphie, Vortrag auf d. 12. Arbeitstagung d. Ges. f. Wirbelsäulenforschg. Tübingen 25./26. Sept. 1981

Hördegen, K.M., Wirbelsäule und Reiten, Schweiz. med. Wschr. 105 (1975) 668

Hördegen, K.M., Der Einfluß des Reitens auf die Wirbelsäule, Sportarzt u. Sportmedizin 27 (1976) 189

Hoffmann-Daimler, S., Zur Frage des Bandscheibenersatzes, Z. f. Orthop. 112 (1974) 792

Hoffmann-Daimler, S., Die Wirbelsäule unter typischen Arbeitsbelastungen, Orthop. Praxis 10 (1974) 210

Hohmann, D., Die degenerativen Veränderungen der Kostotransversalgelenke, Beil.-H. Z. Orthop. 105 (1968)

Hohmann, D., Pathologisch-anatomische und röntgenologische Befunde an den Kostotransversalgelenken, Man. Med. 19 (1981) 25

Holdorff, B., Lumbale Syndrome aus der Sicht des Neurologen, Die Wirbelsäule in Forschung u. Praxis, Hippokrates Verlag Stuttgart 83 (1979) 183

Holibková, A., Holibka, V., Die körperliche Entwicklung der Kinder der Olomoucer ländlichen Umgebung, Acta Universitatis Palackianae Olomucensis 51 (1968) 127

Hollmann, W., Fitneßprogramme, in Leistungsmedizin, Sportmedizin, Hrsg.: K.D. Hüllemann, Georg Thieme Verlag Stuttgart 1976

Hollmann, W., Aufgaben und Bedeutung der Sportmedizin im Hochleistungssport, Deutsches Ärzteblatt 76 (1979) 2135

Hollmann, W., Breitensport – physiologische und biochemische Grundlagen, in: Sportmedizin im Breiten- und Leistungssport, Hrsg.: Kindermann u. Hort, Demeter Verlag, Gräfelfing 1980

Hollmann, W., Lienen, H., Beurteilung und Größe der körperlichen Leistungsfähigkeit, in Leistungsmedizin, Sportmedizin, Hrsg.: Hüllemann, Georg Thieme Verlag Stuttgart 1976

Holstein, E., Melde- und Entschädigungspflicht bei Berufskrankheiten, J.A. Barth, Leipzig 1951, 4. Aufl. (1971)

Hoppenfeld, St., Physical examination of the spine and extremities, Appleton-Century-Crofts, New York 1976

Hoppenfeld, St., Orthopädische Neurologie, Aus dem Amerik. übers. von D. Vollkammer (Bücherei des Orthopäden, Bd. 24) Stuttgart: Enke 1980

Horsky, V., Dite, B., Resultate der Wirbelsäulen-Untersuchung bei einer Gruppe von Fallschirmspringern, Voj. zdravotn. Listy 34 (1965) 197

Horst, M., Mechanische Beanspruchungen der Wirbelkörperdeckplatte, Die Wirbelsäule in Forschung u. Praxis, Hippokrates Verlag Stuttgart 95 (1982)

Horst, M., et al., Langzeitergebnisse von Rezidivoperationen nach Nukleotomie, Orthop. Praxis 16 (1980) 71

Horst, M., Drerup, B., Die Möglichkeiten der Moiré-Topografie für die Dokumentation juveniler Kyphosen. Die Wirbelsäule in Forschung u. Praxis, Hippokrates Verlag Stuttgart 89 (1980) 27

Horvath, F., Röntgenmorphologie des Caisson-bedingten Knochenmarkinfarktes, Fortschr. Röntgenstr. 129 (1978) 33

Hoske, H., Reifungszeit und Jugendsport in Sportmedizin, Hrsg.: Groh, Ferdinand Enke Verlag Stuttgart 1962

Howald, H., Morphologische und funktionale Veränderungen der Muskelfasern durch Training, Manuelle Med. 22 (1984) 86

Hübener, K.-H., Pahl, W.M., Computertomographische Untersuchungen an altägyptischen Mumien, Fortschr. Röntgenstr. 135 (1981) 213

Houston, C.S., Pre-employment radiographs of lumbar spine, J. Can. Assoc. Radiol. 28 (1977) 170

Howald, H., Morphologische und funktionale Veränderungen der Muskelfasern durch Training, Manuelle Med. 22 (1984) 86

Hulley, S.B., et al., The effect of supplemental oral phosphate on the bone mineral changes during prolonged bed rest, J. Clin. Investigation 50 (1971) 2506

Hult, L., Syndrome des vertèbres cervicales dorsales et lombaires, Acta orthop. scand. Suppl. 17 (1954)

Igari, T., Miura, Y., Zervikale Radikulomyelopathie infolge Verkalkung des lig. flavum, Z. Orthop. 119 (1981) 739

Internationales Arbeitsamt, IAA/Genf, Die höchstzulässige Traglast je Arbeitnehmer, Internationales Arbeitsamt, Internationale Arbeitskonferenz (1967) Bericht VI (2)

International Labour Organisation, ILO/Genf, Maximum permissible weight to the carried by one worker, International Labor Organisation, Preparatory technical Conference on maximum weight, Report I (1966), Report II (1966)

Int. Labour Organis., ILO/Genf, Kinetic methods of manual handling in Industriy, Occup. safety and health series No. 10 (1972)

Inoue, H., Three-dimensional architecture of lumbar intervertebral discs, Spine 6 (1981) 139

Irvine, D.H., Foster, J.B., Newell, D.J., Klukvin, B.N., Prevalence of cervical spondylosis in a general practice, Dissertation Univ. Newcastle upon Tyne 1964

ISO 2631, Guide for the evaluation of human exposure to whole-body vibration, 1978

Ito, A., et al., 2 Cases of the spinal process cased by Golf swings, Orthop. Surg. Tokio 21 (1970) 811

Jackson, D.W., et al., Spondylolysis in the femal gymnast, Clin. Orthop. Related Res. 117 (1976) 68

Jackson, H.C., et al., Nerve endings in the human lumbar spinal column and related structures J. Bone Joint Surg. 48-A (1966) 1272

Jäger, K., Geräteturnen und Wirbelsäule bei Leistungssportlern, Sportarzt u. Sportmed. 10 (1969) 110

Jamiokowska, angeführt nach ARCT, Orthop. Praxis 16 (1980) 743

Janek, I., et al., Histologische und klinische Untersuchungen über das Verhalten einiger Enzyme der Nebennieren nach Schwingungen, Int. Arch. Gewerbepath. Gewerbehyg. 20 (1964) 411

Jani, L., Haltungsfehler-Scheuermann, Eine Überdiagnose und Übertherapie, Therapeutische Umschau 33 (1976) 175
Jani, L., Indikation und Kontraindikation, sportlicher Betätigung bei Erkrankungen des Bewegungsapparates im Wachstumsalter, Therapiewoche 31 (1981) 25
Jankovich, J.P., Structural development of bone in the rat under mechanical vibration, NASA CR-1823 (1971)
Jaros, M., Cech, M., Die Wirbelsäule bei Gewichthebern, Beitr. Orthop. 12 (1965) 653
Jaster, D., Klinik von Wirbelsäulenschäden beim Kunst- und Turmspringen, Beitr. Orthop. Traumatol. 10 (1963) 745
Javid, M.J., Treatment of herniated lumbar disk syndrome with Chymopapain, J. Amer Med. Ass. 243 (1980) 2043
Jelinek, J., Malinsky, J., Inervace bedernich meziobratlovych plotének cloveca, Cs. Morfol. 4 (1956) 205
Jenkner, F.L., Das Cervicalsyndrom, Springer Verlag Wien 1982
Jentschura, G., Haltungsschäden und Schulsport, Z. Orthop. 110 (1972) 738
Jentschura, G., Haltungsschäden bei Kindern und Jugendlichen, Enke Verlag Stuttgart 1977
Jepson, K., et al., The role of radiculography in the Management of lesions of the lumbar disc., J. Bone Jt. gurg. B. 64 (1982) 405
Jesserer, H., Die Knochenaufbaustörungen der Wirbelsäule, Die Wirbelsäule in Forschung u. Praxis, Hippokrates Verlag Stuttgart 16 (1960)
Jesserer, H., Prinzipien der Osteoporosetherapie, Fortschr. Med. 95 (1977) 387 u. 466
Jesserer, H., Osteodystrophia deformans (Morbus Paget), Therapiewoche 27 (1977) 3818
Jesserer, H., Diagnose und Prognose der Osteomalazie, Lebensvers. Med. 32 (1980) 83
Jesserer, H., Die sogenannte idiopathische Osteoporose, Therapiewoche 31 (1981) 5395
Jesserer, H., Diagnose und Prognose der Osteodystrophia deformans (Morbus Paget), Lebensvers. Med. 33 (1981) 197
Jesserer, H., Die historische Entwicklung der Vorstellung vom Wesen der Osteoporose, Therapiewoche 31 (1981) 32
Jesserer, H., Fortschritte in der Behandlung der Osteoporose, Wiener klin. Wschr. 94 (1982) 135
Jesserer, H., et al., Medikamentöse, physikalische, manuelle und operative Möglichkeiten der Behandlung von Wirbelsäulenerkrankungen, Therapiewoche 25 (1975) 3981
Jesserer, H., Kirchmayer, W., Die präsenile und senile Involutionsosteoporose, Docum. rheum. Geigy 8 (1955)
Jirout, J., The normal mobility of the lumbosacral spine, Acta Radiol. 47 (1957) 345
Jirout, J., Studien der Dynamik der Halswirbelsäule in der frontalen und horizontalen Ebene, Fortschr. Röntgenstr. 106 (1967) 236
Jirout, J., Die Kippung der Halswirbelsäule in der sagittalen Ebene bei Seitneigung der Halswirbelsäule, Fortschr. Röntgenstr. Nuklearmed. 112 (1970) 793
Jirout, J., The influence of postural factors on the dynamics of the cervical spine, Neuroradiology 4 (1972) 239
Jirout, J., Vliv statických faktorů na dynamiku krčni páteře, Cesk Neurol. Neurochir. 35 (1972) 14
Jönsson, M., Einstellungsuntersuchungen bei Berglehrlingen unter besonderer Berücksichtigung der Wirbelsäule, Dtsch. Gesundheitsw. 21 (1966) 1809
Jörg, J., Therapie des akuten „Bandscheibenvorfalls" Dtsch. med. Wschr. 107 (1982) 465
Jörg, Schlegel, Funktionsstörungen des Bewegungsapparates bei Erkrankungen des Nervensystems. In Witt, Rettig, Schlegel, Hackenbroch, Hupfauer (Hrsg.: Handbuch für Orthopädie in Praxis und Klinik, Bd. IV, Thieme Verlag)
Jonath, U., et al., Leichtathletik I, Rowohlt Taschenbuch Reinbek 1977
Josenhans, G., Funktionsprüfungen und Befunddokumentation des Bewegungsapparates, Thieme Verlag Stuttgart 1978
Jürgens, H.W., Welchen Einfluß haben akzelerationsbedingte Formänderungen des menschlichen Körpers auf die angewandte Anthropologie, Zbl. Arbeitswiss. 15 (1961) 149
Jumashev, G.S., Operationen mit anteriorem Zugang bei Erkrankungen und Verletzungen der Halswirbelsäule (russisch)., Ortoped. travmatol. protez. 11 (1975) 19
Jumashev, G.S., et al., Chirurgische Behandlung von Verletzungen der Halswirbelsäule (russisch), Ortoped. travmatol. protez 7 (1976) 1
Jumashev, G.S., et al., Chirurgisches Vorgehen bei Schädigungen des Halsbereiches der Wirbelsäule (russisch), Khirurgija 12 (1978) 28
Jung, A., Brunschwieg, H., Recherches histologiques sur l'innervation des articulations des corps vertébraux, Presse médicale 40 (1932) 316
Jung, A., Schumann, E., Korrelation zwischen Beschwerden im Sinne eines vertebragenen Syndroms und röntgendiagnostisch nachweisbaren Veränderungen der Halswirbelsäule, Wiener Med. Wochenschrift, 125 (1975) 79
Jung, A., et al., The cervical spine. Primary and posttraumatic disorders: Advances in surgical management, H. Huber, Bern 1974
Jung, H.-D., Beruflich bedingte, generalisierte, vom Wildschwein übertragene Erysipeloid-Infektion mit Subklaviavenenthrombose und Polyarthritis, Dt. Gesundh.-Wesen 32 (1977) 860
Jung, A., Kehr, P., Anteriolateral cervical operations using direct lesional approach (transversotomies, uncusectomies, uncoforaminoetomies according to *Jung*), The Cervial Spine, Hans Huber Verlag Bern 1974
Jung, Marlis, Steinke, Th., Körperbehinderte in der Regelschule – Erfahrungen aus dem „Modell Lichtenau", Rehabilitation 17 (1978) 188
Junghanns, H., s.a. Schmorl u. Junghanns.
Junghanns, H., Der Lumbosakralwinkel, Dtsch. Z. Chir. 213 (1929) 322
Junghanns, H., Über Wirbelgleiten, Arch. klin. Chir. 159 (1930) 423
Junghanns, H., Spondylolisthese, Bruns Bestr. klin. Chir 148 (1930) 554
Junghanns, H., Spondylolisthesen ohne Spalt im Zwischengelenkstück, Arch. orthop. Chir. 29 (1930) 118
Junghanns, H., Die Zwischenwirbelscheiben im Röntgenbild, Fortschr. Röntgenstr. 43 (1931) 275

Junghanns, H., Altersveränderungen der menschlichen Wirbelsäule, 1. Die Altersosteoporose, Arch. klin. Chir. 165 (1931) 303, 2. Die Alterskyphose, Arch. klin. Chir. 166 (1931) 106, 3. Häufigkeit und anatomisches Bild der Spondylosis deformans Arch. klin. Chir. 166 (1931) 120

Junghanns, H., Blutgefäßschädigungen durch Dauererschütterungen infolge Arbeit mit Preßluftwerkzeugen als Berufskrankheit, Arch. Klin. Chir. 188 (1937) 466

Junghanns, H., Die funktionelle Pathologie der Zwischenwirbelscheiben als Grundlage für klinische Betrachtungen, Arch. klin. Chir. 267 (1951) 393

Junghanns, H., Wirbelsäulenschäden und Benutzung von Kraftfahrzeugen, Zbl. Verkehrsmed. 1 (1955) 106

Junghanns, H., Rudern und Wirbelsäule, Medizinische 42 (1956) 1516

Junghanns, H., Einspritzungsbehandlungen bei Wirbelsäulenleiden und spondylogenen Symptomen, Die Wirbelsäule in Forschung u. Praxis, Hippokrates Verlag Stuttgart 6 (1958) 7

Junghanns, H., Gezielte Beeinflussung der vegetativen Nerven durch Einspritzungen, Die Wirbelsäule in Forschung u. Praxis, Hippokrates Verlag Stuttgart 6 (1958) 8

Junghanns, H., Einspritzungen in Muskeln, Bänder und Zwischenwirbelscheiben, Die Wirbelsäule in Forschung u. Praxis, Hippokrates Verlag Stuttgart 6 (1958) 9

Junghanns, H., Einspritzbehandlungen bei Wirbelsäulenleiden und spondylogenen Symptomen, Die Wirbelsäule in Forschung und Praxis, Hippokrates Verlag Stuttgart, Ref. Band I/1958

Junghanns, H., Die Insufficientia intervertebralis und ihre Behandlungsmöglichkeiten, Die Wirbelsäule in Forschung u. Praxis, Hippokrates Verlag Stuttgart 13 (1959) 18

Junghanns, H., Einheitliche Namengebung auf dem Gebiete der Wirbelsäule, Die Wirbelsäule in Forschung u. Praxis, Hippokrates Verlag Stuttgart 25 (1962)

Junghanns, H., Der Wirbelsäulenverschleiß als soziales Problem, Therapiewoche 10 (1963) 415

Junghanns, H., Chirurgie der Wirbelsäule, in Klinische Chirurgie für die Praxis Bd. 4 Thieme, Stuttgart 1963

Junghanns, H., Chirurgie der Wirbelsäule, In: Klin. Chirurg. für die Praxis, Bd. IV, Thieme, Stuttgart 1963

Junghanns, H., Der Wirbelsäulenverschleiß als soziales Problem. Therapiewoche 10 (1963) 415

Junghanns, H., Correction quirurgica de la Espondilitis anquilopoetica (Bechterew), Medicina alemana, Buenos Aires 9 (1968) 1194

Junghanns, H., Aufrichtungsoperation bei Spondylitis ankylopoetica (Bechterew), Dtsch. med. Wschr. 93 (1968) 1592

Junghanns, H., Operative Behandlung von wirbelsäulenbedingten Wurzelsyndromen, Therapiewoche 20 (1970) 3038

Junghanns, H., Verblockungsoperationen bei Frakturen der Halswirbelkörper, Mschr. Unfallheilk. 73 (1970) 443

Junghanns, H., Operative Behandlung schwerer Kyphosen und Hüftarthrosen bei Ankylosierender Spondylitis, Rheumatologie 1 (1970) 171

Junghanns, H., Verblockungsoperationen bei Frakturen der Halswirbelsäule, Die Wirbelsäule in Forschung u. Praxis, Hippokrates Verlag Stuttgart 93 (1970) 24

Junghanns, H., Korrigierende und stabilisierende Operationen an den Extremitäten sowie an der Wirbelsäule unter Verwendung von Metallen und von Knochenkitt, Bulletin de la Société Internationale de Chirurgie 1 (1971) 1

Junghanns, H., Operative Behandlungen für die Schleuder- und die Abknickverletzungen der Halswirbelsäule, Mschr. Unfallheilk. 74 (1971) 485

Junghanns, H., Operative Rehabilitation bei Spondylitis ankylopoetica, Therapiewoche 24 (1971) 1835

Junghanns, H., Die sozialmedizinische Bedeutung von Wirbelsäulenschäden, Arb. med. Sozialmed. – Arb. Hyg. 7 (1972) 29

Junghanns, H., Introduction à l'etude des articulations interapophysaires, Ann. Med. Phys. 25 (1972) 171

Junghanns, H., Die Wirbelbogengelenke, Manuelle Med. 10 (1972) 1

Junghanns, H., Die Behandlung der Bandscheibennöte unserer Zeit, Tagung d. Hufeland-Stiftung, Köln 28.3.1973

Junghanns, H., Metallfixation von Knochenblocks an der Halswirbelsäule, Chirurg 44 (1973) 87

Junghanns, H., Die Bedeutung der Insufficientia intervertebralis für die Wirbelsäulentherapie. Erfahrungen aus 50 Jahren Wirbelsäulenforschung, Manuelle Med. 12 (1974) 93

Junghanns, H., Fünfzig Jahre Wirbelsäulenforschung, Die Wirbelsäule in Forschung u. Praxis, Hippokrates Verlag Stuttgart 63 (1975) 10

Junghanns, H., Berufsbedingte Abtrennungen von Wirbelbogenfortsätzen, Arbeitsmed. Sozialmed., Präventivmed. 11 (1976) 111

Junghanns, H., Arbeitsmedizinische Vorsorge bei Wirbelsäulenschäden, Arbeitsmed. Sozialmed. Präventivmed. 12 (1977) 49

Junghanns, H., Nomenclatura Columnae Vertebralis – Wörterbuch der Wirbelsäule, Die Wirbelsäule in Forschung u. Praxis, Hippokrates Verlag Stuttgart 75 (1977)

Junghanns, H., Wiedereingliederung des „Rückenleidenden" in die Arbeit – Eine Aufgabe der Rehabilitation, Kompaß 88 (1978) 221

Junghanns, H., Die Wirbelsäule in der Arbeitsmedizin, Teil I Biomechanische und biochemische Probleme der Wirbelsäulenbelastung, Teil II Einflüsse der Berufsarbeit auf die Wirbelsäule, Die Wirbelsäule in Forschung u. Praxis, Hippokrates Verlag Stuttgart 78 u. 79 (1979)

Junghanns, H., Wirbelsäule und Jugendarbeitsschutzgesetz, Arbeitsmed. Sozialmed. Präventivmed. 14 (1979) 116

Junghanns, H., Erkrankungen der Wirbelsäule – Pathogenese, Klinik, Therapie, Klinik der Gegenwart, Urban & Schwarzenberg, München, Bd. IX (1982)

Junghanns, H., Chirurgie der Wirbelsäule (zum 100. Kongreß der Deutschen Gesellschaft für Chirurgie), in: Chirurgie im Wandel der Zeit 1945–1983, Hrsg.: Schreiber, Carstensen, Springer Verlag Berlin 1983

Jungmichel, D., Gabler, U., Wirbelsäulenuntersuchungen bei Sportlern, Beitr. Orthop. 17 (1970) 690

Kaben, H., Lafrenz, M., Ziegler, K., Sänger, R., Klinische Erfahrungen mit der Bruzellose des Menschen, Zschr. ges. Hyg. u. Grenzgeb. 22 (1976) 97

Kadanoff, D., Über die Unterschiede in der körperlichen Entwicklung von Kindergruppen verschiedener oder gleicher Körperhöhe zu Beginn der longitudinalen Untersuchung, Ärztl. Jugendkunde 60 (1969) 440

Kadanoff, D., Mutafov, St., Über das Wachstumstempo und die körperliche Entwicklung von Kindern und Jugendlichen von 3 bis 18 Jahren, Z. Morph. Anthrop. 61 (1969) 258

Kaiser, E., Loch, E.-G., Die lumbalen Syndrome aus der Sicht des Gynäkologen, Die Wirbelsäule in Forschung u. Praxis, Hippokrates Verlag Stuttgart 83 (1979) 193

Kaiser, G., Das normale und krankhafte Altern der Wirbelsäule, Amer. J. Physiol. 223 (1972) 319

Kaiser, G., Das normale und krankhafte Altern der Wirbelsäule, Orthop. Traumatol. 22 (1975) 546

Kaiser, G., Gedanken zur Gestaltung von Sitzmöbeln, Beitr. Orthop. u. Traumatol. 24 (1977) 461

Kamieth, H., Röntgenbefunde von normalen Bewegungen in den Kopfgelenken, Die Wirbelsäule in Forschung u. Praxis, Hippokrates Verlag Stuttgart 101 (1983)

Kapandji, J.A., Physiologie articulaire, Paris 1972. Vol. III Maloine

Karvonen, M.J., Koskela, A., Noro, L., Preliminary report on the sitting posture of school children, Ergonomics 5 (1962) 471

Kastert, J., Die Spondylitis tuberculosa und ihre operative Behandlung, Die Wirbelsäule in Forschung u. Praxis, Hippokrates Verlag Stuttgart 3 (1957)

Kastert, J., siehe bei Diethelm u. Kastert 1974

Kazmin, A.I., et al., Ob effektivnosti lecheniia poiasnichnogo osteokhondroza vnutridiskovym vvedeniem papaina, Ortop. Travmatol. Protez 10 (1977) 12

Keegan, J.J., Alterations of the lumbar curve related to posture and seating, J. Bone Jt. Surg. 35-A (1953) 589

Kehr, P., Die Chirurgie der Arteria vertebralis bei unkarthrotischen und posttraumatischen Zervikal-Syndromen, Manuelle Med. 20 (1982) 115

Kehr, P., et al., Die Unkusektomie und Unkoforaminektomie nach Jung mit oder ohne intersomatische Fusion – Indikationen und Resultate, Z. Orthop. 119 (1981) 612

Keller, K., Reiten als Therapie, Zeitschr. Allgemeinmed. 52 (1976) 10

Keller, E., Eisschnellauf, in Pförringer et al (Hrsg.) Sporttraumatologie, perimed Verlag 1981

Kellgren, J.H., Lwarence, J.S., Rheumatism in miners, Brit. J. Industr. Med. 9 (1952) 197

Kempf, G., Ein Beitrag zur Bekämpfung des Haltungsschadens, des Schulkopfschmerzes, der Schulmüdigkeit, Orthop. Praxis 8 (1972) 108

Kerdiles, Y., et al., Les complications osseuses de l'aortographie lombaire. A propos d'un cas de spondylodiscite L 2-3, J. Chir. (Paris) 109 (1975) 333

Kerjean, J., Le Rachis du footballeur, Med. Sport, Paris 44 (1970) 10

Kersten, E., Überlastungsschäden bei Hochseefischern und ihre Beurteilung im Sinne der VO über Melde- und Entschädigungspflicht bei Berufskrankheiten, Z. ges. Hyg. 13 (1967) 179

Kestler, O.C., Spondylolysis and Spondylolisthesis, New York State J. Med. 79 (1979) 700

Kewalramani, L.S., et al., Cervical spina injuries resulting from collision sports, Paraplegia 19 (1981) 303

Kibler, M., Segment-Therapie, Hippokrates Verlag, Stuttgart (1950)

Kienzler, G., Experimentaltraining bei wirbelsäulenerkrankten und -verletzten Sportlern, Z. Orthop. 110 (1972) 801

Kietz, H., Der Ausdrucksgehalt des menschlichen Ganges, Barth Leipzig 1956

Killus, J., Statistische Untersuchungen an Röntgenganzaufnahmen menschlicher Wirbelsäulen zur Entwicklung exakter medizinischer Beurteilungsgrundlagen, Luftfahrtmed. u. Grenzgeb. 32 (1973) 4

Killus, J., Technik und Möglichkeiten der Computeranalyse der Wirbelsäule, Die Wirbelsäule in Forschung u. Praxis, Hippokrates Verlag Stuttgart 68 (1976) 73

Kimberly, P.E., Bewegung, Bewegungseinschränkung und Anschlag, Man. Med. 4 (1980) 53

Kindermann, W., Hort, W., Anpassungsvorgänge am Haltungs- und Bewegungsapparat und ihre Grenzen, Berichtsband Deutscher Sportärztekongreß, Saarbrücken 1980, Demeter Verlag, Gräfelfing 1981

King, A.I., Chou, C.C., Mathematical modelling simulation and experimental testing of biomechanical system crash response, J. Biomechanics 9 (1976) 301

Kinzl, L., Operative Therapie der thorakalen Wirbelfrakturen, Hefte Unfallheilk. 149 (1980) 161

Kitzinger, E., Akupunktur und Manualtherapie-Ergänzung oder Alternative? Dtsch. Z. Akup. 6 (1980) 126

Klapp, B., Die Stellung des Klappschen Kriechverfahrens in Prophylaxe und Therapie der Wirbelsäulenerkrankungen, Krankengymnastik 10 (1958) 138

Klaus, E., Ein Fall von echter Spondylolisthese mit Spondylolyse der Halswirbelsäule, Fortschr. Röntgenstr. Nuklearmed. 110 (1969) 277

Klavehn, S., Beziehungen zwischen Körpergewicht und degenerativen Gelenk- und Wirbelsäulenveränderungen, Dissertation 1976, Berlin, Humboldt-Universität

Klein-Vogelbach, S., Funktionelle Bewegungslehre, Springer Verlag Heidelberg, 1984

Kleinod, G., Wilke, M., Ursachen und prophylaktische Maßnahmen bei Rückenbeschwerden der Fallschirmspringer, Med. Sport, Berlin 13 (1973) 224

Klemm, K., Die Behandlung chronischer Knocheninfektion mit Gentamycin-PMMA-Kugeln und -ketten, Sonderheft Unfallchirurgie 1977, Symposium München 1976, VLE-Verlag, Erlangen

Klose, U., Über Wirbelsäulenveränderungen der Ruderer, unter besonderer Berücksichtigung der Skoliose bei Riemenruderern, Med. Diss. Magdeburg 1966

Klotzbücher, E., In Kölschs Handbuch der Berufserkrankungen, 4. Aufl. G. Fischer Jena 1972

Klumair, J., Fochem, K., Zur Problematik der Wirbellochmessung in der Computertomographie, Radiologe 20 (1980) 203

Knese, K.H., Bau und Mechanik der Wirbelsäule, Die Wirbelsäule in Forschung u. Praxis, Hippokrates Verlag Stuttgart 26 (1963) 9

Knese, K.-H., Kristallisation und Auflösung von Kollagenfibrillen während der Histogenese der Zwischenwirbelscheibe, Acta anat. 100 (1978) 328

Knobling, H., angef. n. Schwerdtner
Knoch, H.G., Das Baastrup-Phänomen aus klinischer Sicht, Zentralblatt für Chirurgie, 87. 1962, 17 Joh. Ambrosius Barth Verlag Leipzig
Knoll, u. Matthies angef. n. Tittel
Kocher, Th., Die Verletzungen der Wirbelsäulen zugleich als Beitrag zur Physiologie des Menschlichen Rückenmarkes, Mitt. Frenzgeb. Med. u. Chir.1 (1896) 415
Köhl, U., Les dangers encourus par les conducteurs de tracteurs, Arch. Mal. prof. 36 (1975) 145
Köhler, G., Vertebrale Dekompensation durch Sportschäden, Die Wirbelsäule in Forschung u. Praxis, Hippokrates Verlag Stuttgart 9 (1959) 81
Köhler, G., Noack, H., Zur Frage der Wirbelsäulenveränderungen bei Ruderern unter besonderer Berücksichtigung weiblicher Leistungsruderinnen, Sportarzt 3 (1959) 62
Köller, W., et al., Das Verformungsverhalten von lumbalen menschlichen Zwischenwirbelscheiben unter langeinwirkender axialer dynamischer Druckkraft, Z. Orthop. 119 (1981) 206
Kohlbach, W., Rucksack schadet Jugendlichen, Medical Tribune 21.5.82 Nr. 21
Kohlbach, W., Überlastungsschäden der Wirbelsäule – Folge der Evolution, Orthop. Praxis (1979) 871
Kohlrausch, W., Überlastungsschäden am Bewegungsapparat, Leibesübung u. körperliche Erziehung (1961) 193
Kohlrausch, W., Teirich-Leube, H., Lehrbuch der Krankengymnastik bei inneren Erkrankungen, Fischer, Stuttgart 1958
Kolář, J., Stašek, Vi., Paleček, L., et al., Beitrag zur Symptomatologie der strahlenbedingten Wachstumsstörungen an der Wirbelsäule, Fortschr. Röntgenstr. Nuklearmed. 103 (1965) 319
Kolář, J., Jirásek, L., Vrabec, R., Berufsbedingte Knochenveränderungen durch äußere Strahlenbelastung, Fortschr. Röntgenstr. Nuklearmed. 103 (1965) 584
Kollmeier, H., u. Wehmeier, G., Datenquerschnitt und Rehabilitationsmedizinischer Bereich eines Berufsförderungswerkes, Rehabilitation 16 (1977) 25
Konermann, H., Koob, E., Die Untersuchung der Wirbelsäule, Thermographie, Die Wirbelsäule in Forschung u. Praxis, Hippokrates Verlag Stuttgart 83 (1979) 47
Konu, S., Hayashi, N., Kasharara, C., et al., A study on the etiology of spondylolysis with reference to athletic activities, J. Jap. orthop. assn 49 (1975) 3
Kosnik, E.K., Johnson, J.C., Scoles, P.V., Rossel, C.W., Cervical spondylolisthesis, Spine 4 (1979) 203
Kotz, R., Ramach, W., Salzer-Kuntschik, M., Nadelbiopsie – Die Wirbelpunktion als diagnostische Maßnahme, Die Wirbelsäule in Forschung u. Praxis, Hippokrates Verlag Stuttgart 83 (1979) 115
Krämer, Physikalische Therapie und Orthesen, Die Wirbelsäule in Forschung u. Praxis, Hippokrates Verlag Stuttgart 1980
Krämer, J., Stoffaustauschvorgänge in der Bandscheibe des alternden Menschen, Die Wirbelsäule in Forschung u. Praxis, Hippokrates Verlag Stuttgart 60 (1976) 21
Krämer, J., Biochemie der Zwischenwirbelscheiben, Die Wirbelsäule in Forschung u. Praxis, Hippokrates Verlag Stuttgart 59 (1974) 10
Krämer, J., Exchange of substances and fluids in the intervertebral disc, Z. Orthop. 111 (1973) 557
Krämer, J., Bandscheibenbedingte Erkrankungen, Thieme Verlag Stuttgart 1978
Krämer, J., Pressure dependent fluid shifts in the intervertebral disc, Orthop. Clinics of North America 8 (1977) 211
Krämer, J., et al., Die entlastende Sitzhaltung beim Autofahren, Med. Welt 30 (1979) 238
Krämer, J., Grundlagen zur funktionellen Frühbehandlung beim Morbus Scheuermann, Die Wirbelsäule in Forschung u. Praxis, Hippokrates Verlag Stuttgart 89 (1980) 69
Krämer, J., Berns, J., Schäden am Bewegungsapparat bei Baskettballspielern, Dtsch. Z. Sportmed. 1 (1980) 16
Krämer, J., Brenner, H., Gefahren für die Wirbelsäule beim Gewichtheben, Orthop. Praxis 14 (1978) 43
Krämer, J., Gritz, A., Körperlängenänderungen durch druckabhängige Flüssigkeitsverschiebungen im Zwischenwirbelabschnitt, Z. Orthop. 118 (1980) 161
Krämer, J., Laturnus, H., Instillation of pressure-reducing substances into the lumbar disc, Verhandl. SICOT, Copenhagen, 8. Juli 1975
Krämer, J., Laturnus, H., Intradiscale Instillationstherapie mit quelldruckreduzierenden Substanzen beim lumbalen Bandscheibensyndrom, Ztsch. Orthop. 113/6 (1975) 1031-1038
Krahl, H., Aspekte der Tauglichkeitsbeurteilung im Leistungssport, Orthop. Praxis 11 (1975) 56
Krahl, H., Sportverletzungen und Sportschäden bei Hochspringern in ihrer Beziehung zu Training und Technik, Med. u. Sport 15 (1975) 277
Krahl, H., Sporttauglichkeit bei M. Scheuermann und Spondylolisthesis, Therapiewoche 27 (1977) 9170
Krahl, H., Physiologische und pathophysiologische Aspekte des Breitensportes aus orthopädischer Sicht, Therapiewoche 28 (1978) 7635
Krahl, H., Die Belastungstoleranz des Bewegungsapparates, Deutsches Ärzteblatt 81/6 (1980) 318
Krahl, H., Steinbrück, K., Traumatologie des Sports – Grundbegriffe und Analysen, Orthop. Praxis 14 (1978) 28
Krahl, H., et al., Klinische Kriterien der Floridität bei M. Scheuermann, Die Wirbelsäule in Forschung und Praxis 89 (1980) 33
Krajina, L., Versuch einer Prävention vertebragener Erkrankungen bei Bergarbeiterlehrlingen, Prakt. lek. 46 (1966) 815
Kraus, H., et al., Quantitative tabulation of posture evaluation, Physiother. Rev. 26 (1946) 1
Krayenbühl, H., Benini, A., Die Enge des Recessus lateralis im lumbalen Bereich der Wirbelsäule als Ursache der Nervenwurzelkompression bei Bandscheibenverschmälerung, Z. Orthop. 117 (1979) 167
Krayenbühl, H., et al., Über die Bedeutung von festigkeitstechnischen Untersuchungen für die Beurteilung, Behandlung und Prophylaxe von Bandscheibenschäden, Sportarzt Sportmed. 2 (1967) 2

Krayenbühl, H., et al., Bandscheibenschäden durch Leibesübungen und ihre Verhütung, Sportarzt, Sportmedizin 18 (1967) 51 u. 92

Kreei, L., Osborn, S., Transverse axial tomography of the spinal column: A comparison of anatomical specimens with emi scan appearances, Radiography, 42 (1976) 73

Krezel, T., Die jugendliche Wirbelsäule unter sportmedizinischem Aspekt, Münch. med. Wschr. 117 (1975) 71

Kroemer, K.H.E., Push forces exerted in sixty-five dommon working positions, Aerospace Med. Res. Lab. -TR-68-143 (1969)

Krokowski, E., Die quantitative Bewertung der Osteoporose, Z. Orthop. 101 (1966) 1288

Krokowski, E., Langzeitbeobachtung nach Natriumfluorid-Behandlung der Osteoporose, Münch. med. Wschr. 116 (1974) 1845

Krokowski, E., Die postmenopausische Osteoporose – ein Zeitabschnitt im normalen Knochenumbau, Med. Klin. 69 (1974) 2100

Krokowski, E., Die Osteoporose aus radiologischer Sicht: Entwicklung einer neuen Theorie, Radiologe 16 (1976) 54

Krokowski, E., Prophylaxe der Osteoporose – eine sportmedizinische Aufgabe, Sportarzt und Sportmed. 28 (1977) 180

Krokowski, E., Peter, E., Muskelinsuffizienz als Teilursache der Osteoporose, Münch. med. Wschr. 119 (1977) 555

Krokowski, E., Polonyi, S., Fricke, M., Interpretation der Osteoporosezeichen im Röntgenbild als Teilaspekt der neuen hämodynamisch-biostatischen Theorie der Osteoporose, Fortschr. Geb. Röntgenstr. Nuklearmed. 125 (1976) 310

Krone, A., Oldenkott P., Der akute Kreuzschmerz: Im Mittelpunkt steht die neurologie Untersuchung, Notfallmedizin 8 (1982) 30

Kropp, H., Neurologische und neurophysiologische Aspekte des Cervikalsyndroms und verwandter Schmerzzustände unter Berücksichtigung pathogener Arbeitsbedingungen, insbesondere monotoner Sitzhaltungen, ASP 14 (1979) 137

Krueger, P., Mang, W., Verletzungen beim Windsurfen, Langenbecks Archiv Chir. 349 (1979) 396

Kruse, H.-P., Grundlagen der Therapie der Osteomalazie, Therapiewoche 27 (1977) 3794

Krywicki, H.J., Consolazio, C.F., Johnson, H.L., et al., Water metabolism in humans during acute high-altitude exposure (4.300 m), J. Appl. Physiol. 30 (1971) 806

Kůbát, R., et al., Sportschäden bei Kindern, in: Sportverletzungen und Sportschäden, Hrsg.: G. Chapchal, Georg Thieme Verlag, Stuttgart 1983

Kučera, M., Charvát, A., Körperüberlastung bei Jugendlichen und ihr Einfluß auf die chronischen Schäden des Bewegungssystems, Sportarzt u. Sportmed. 6 (1976) 130

Kügelgen, H. von, Ein Beitrag zur Genese des hohlrunden Rückens durch persistierende Bauchatmung (pBA), Z. Orthop. 114 (1976) 247

Kühhirt, M., Voll, J., Aufgaben der Rehabilitation bei der Behandlung von degenerativen Wirbelsäulenerkrankungen, Rehabilitation 13 (1974) 43

Küster, H.H., u. Springorum, H.W., Die Wirbelkörperspontanverformung und ihre therapeutischen Konsequenzen, Orthop. Praxis 5 / 81 416

Kuhlenbäumer, Chr., Familienuntersuchungen beim Morbus Scheuermann, 64. Tagung d. Dtsch. Ges. Orthop. u. Traumatol. 14./17. Sept. 1977

Kuhlendahl, H., Störungen des Nervensystems von der Wirbelsäule her. In Funktionelle Pathol. der Wirbelsäule. Hrsg. K.H. Heine. Berlin 1957, S. 117

Kukla, D., Radsport, aus Sporttraumatologie, Hrsg. Pfärringer et al., Perimed Verlag 1982

Kummer, B., Funktionelle und pathologische Anatomie der Lendenwirbelsäule, Orthop. Prax. 18 (1982) 84

Kunert, W., Wirbelsäule und Innere Medizin, Stuttgart 1975

Kunert, W., Zervikobrachiale und thorakale Syndrome aus der Sicht des Internisten, Die Wirbelsäule in Forschung u. Praxis, Hippokrates Verlag Stuttgart 83 (1979) 165

Kunert, W., Wirbelbogengelenke – Fernwirkungen auf innere Organe, 11. Arbeitstagung d. Ges. f. Wirbelsäulenforschung 1979; Die Wirbelsäule in Forschung u. Praxis, Hippokrates Verlag Stuttgart 87 (1981) 125

Kuprian, W., Die Rolle des Pferdes in der Krankengymnastik, Z. Physik. Therapie 35 (1983) 18

Kurihara, A., Kataoka, O., Lumbar disc herniation in children and adolescents, Spine 5 (1980) 443

Kuriyama, S., Experimentelle Studie über das Ergebnis von wiederholten Torsionen auf die Zwischenwirbelscheibe, J. Jap. Orthop. Assoc. 47 (1973) 101

Kusmitsch, Y., Ylitowski, Veränderungen im Stütz- und Bewegungsapparat und peripheren Nervensystem bei Fallschirmspringern, Wojenno-medizinski Schurnal 11 (1968) 56

Laarmann, A., angef. n. Lederer

Laarmann, A., Der Preßluftschaden, Leipzig 1944

Laarmann, A., Berufskrankheiten nach mechanischen Einwirkungen, Enke Verlag Stuttgart 1977

von Laban, R., Choreographie, Diederichs, Jena 1926

Lachenal, B., Korrigiertes Sitzen bei chronischer Lumbalgie, Dtsch. Badebetr. 70 (1979) 604

Lachnit, V., Über die Schädlichkeit von Blei für den Menschen, Sichere Arbeit 28 (1975) 9

Lachnit, V., Berufliche Nierenschäden, Arbeitsmed. Sozialmed. Präventivmed. 10 (1975) 160

Lafferty, J.F., Winter, W.G., Gambaro, S.A., Fatigue characteristics of posterior elements of vertebrae, J. Bone and Joint Surg. 59-A (1977) 154

Lagier, R., Mac Gee, W., Erosive intervertebral osteochondrosis in association with generalized osteoarthritis and chondrocalcinosis, Z. Rheumatol. 38 (1979) 405

Lamy, C., et al., Bazergui, A., Kraus, H., Farfan, H.F., The strenght of neural arch and the etiology of spondylolysis, The Orthopedic Clinics of North America 6 (1975) 215

Lancourt, J.E., et al., Multiplanar computerized tomography in the normal spine and in the diagnosis of spinal stenosis, Spine 4 (1979) 379

Land Nordrhein-Westfalen, Landesamt für Datenverarbeitung und Statistik, Jahresbericht 1973

Land Nordrhein-Westfalen, Erkrankungen durch Vinylchlorid, Jahresbericht 1974 der Gewerbeaufsicht

Landau, K., Reus, J., Körperhaltungen bei Tätigkeiten aus Industrie, Verwaltung, Landwirtschaft und Bergbau, Int. Arch. Occup. Environ. Health 44 (1979) 213

Lang, G., et al., Die unkarthrotisch bedingten unteren HWS-Syndrome, Z. Orthop. 119 (1981) 608
Lange, C., Untersuchungen über Elastizitätsverhältnisse in den menschlichen Rückenwirbeln mit Bemerkungen über die Pathogenese der Deformitäten, Z. Orthop. Chir. 10 (1902) 47
Lange, M., Die Wirbelgelenke, Enke, Stuttgart 1934
Langer, E., Vethacke, W., Gefäßveränderungen nach rhythmischen Erschütterungen, Mschr. Unfallheilk. 60 (1957) 129
Laschner, W., Bewegungserziehung im Vorschulalter, Z. Orthop. 112 (1974) 1131
Lawrence, J.S., Molyneux, M.K., Dingwall-Fordyce, J., Rheumatism in foundry workers, Brit. J. Industr. Med. 23 (1966) 42
Leatherman, K.D., Radiation deformities of the spine, J. Bone Jt. Surg. 52A (1970) 405
Leavitt, S.S., Johnston, T.L., Beyer, R.D., The process of recovery patterns in industrial back injury, Industr. Med. Surg. 40 (1971) 7
Lee, C.K., Hansen, H.T., Weiss, A.B., Developmental lumbar spinal stenosis, Spine 3 (1978) 246
Lederer, E., Degenerative Erkrankungen der Wirbelsäule und der Gelenke, Koelschs Handbuch der Berufserkrankungen Fischer, Jena 4. Aufl. (1972)
Leger, W., Die Form der Wirbelsäule mit Untersuchungen über ihre Beziehungen zum Becken und die Statik der aufrechten Haltung, Z. Orthop. / Beiheft 91 (1959) 1
Leger, W., Jugendarbeitsschutzgesetz in orthopädischer Sicht, Therapiewoche 20 (1966) 623
Leger, W., Die Wirbelsäulenhaltung und ihre krankhaften Störungen, Die Wirbelsäule in Forschung u. Praxis, Hippokrates Verlag Stuttgart 40 (1968)
Leistner, K., Epidemiologische Aspekte der Osteoarthrosen und Bandscheibenschäden, Beitr. Orthop. u. Traumatol. 27 (1980) 11
Leithead, C.S., Lind, A.R., Heat Stress and Heat Disorders, Casell London 1964
Lekszas, G., Sportartspezische Verletzungen im Judo-Kampfsport, Med. u. Sport 13 (1973) 79
Lekszas, G., Heilsport in der Orthopädie, Enke Verlag Stuttgart 1981
Lenhard, P., Die Muskeln des Rückens, Dtsch. Badebetr. 68 (1933) 348
Lenhardt, P., Die alternde Wirbelsäule und ihre Probleme, Dtsch. Badebetr. 68 (1977) 348
Lenz, W., Zur Ätiologie des Morbus Scheuermann, Die Wirbelsäule in Forschung u. Praxis, Hippokrates Verlag Stuttgart 89 (1980) 11
Lepihov, E.B., Rokhlin, G.D., Einige Charakteristiken des Skelettes bei Ballettartisten, Arkh. anat. USSR 53 (1967) 42
Lessing, G., Ultraschall und Erschütterung, in Koelschs Handbuch der Berufserkrankungen, 4. Aufl. Fischer, Jena (1972) 83 ff
Lethuillier, G., Der Rücken des Judoka, Dtsch. Badebetr. 70 (1979) 12
Lewin, T., Osteoarthritis in Lumbar synovial joints, Munksgaard, Kopenhagen 1964
Lewin, T., Foramen intervertebrale und Wirbelbogengelenke im Lendenabschnitt der Wirbelsäule, Die Wirbelsäule in Forschung u. Praxis, Hippokrates Verlag Stuttgart 40 (1968) 74
Lewis, E.B., Leukemia, multiple myeloma and aplastic anemia in american radiologists, Science 142 (1963) 1492
Lewit, K., Manuelle Therapie im Rahmen der ärztlichen Rehabilitation, Leipzig 1973
Lewit, K., Manuelle Medizin im Rahmen der medizinischen Rehabilitation, Urban & Schwarzenberg, München 1977
Lewit, K., Röntgenologische Kriterien statischer Störungen der Wirbelsäule, Man. Med. 20 (1982) 26
Leyshon, G.E., Francis, H.W., Lifting injuries in ambulance crews, Publ. Hlth. (Lond.) 89 (1975) 71
Liebau, J., Wulkenhaar, H., Die Scheuermannsche Erkrankung bei Ruderern, Beitr. Orthop. 21 (1974) 220
Liebeskind, D., Berufskrankheiten im Röntgenbild, J.A. Barth Verlag, Leipzig 1970
Lindblom, K., Technique and results of diagnostic disc puncture and injection (discography) in the lumbar region, Acta Orthop. Scand. 20 (1950) 315
Lindemann, K., Blohmke, F., Die Behindertenwohnung, Rehabilitation 3 (1964) 139
Lindemann, H., Kuhlendahl, H., Die Erkrankungen der Wirbelsäule, Enke Stuttgart 1953
Lindner, H., Die biometrische Röntgenfunktionsdiagnostik nach Arlen in der Praxis des niedergelassenen Arztes, Manuelle Medizin 21 (1983) 123
Lipson, S.J., Muir, H., Vertebral osteophyte formation in experimental disc degeneration, Arthritis and Rheumatism 23 (1980) 319
Llopis, F.B., Biomecanica de la columna cervical, Rev. Esp. Reumat. 12 (1968) 18
Loch, F.C., et al., Sport und Leistungsmedizin, Deutsches Ärzteblatt 40 (1980) 2342
Loeckle, W.E., Schwimmen wie noch nie – besinnlich, angstfrei und gesund. EVO-Verlag Frankfurt/M. 1982
Lösel, M., Sportmedizinische Aspekte in Schießsport, Dtsch. Zeitsch. Sportmed. 32 (1981) 299
Lösel, H., Schießsport – Sporttraumatologie, in Beitr. Sportmed. 15 (1981) 119 Hersg.: Pförringer et al., Perimed. Fachbuch, Erlangen
Lösel, H., Schießsportspezifische Schwingungsbelastungen, Deutsche Schützenzeitung 6/1981, 42 u. 1981, 32
Lösel, H., Die Belastbarkeit der Wirbelsäule Jugendlicher und Heranwachsender, Deutsche Schützenzeitung 2/1981, 32 u. 3/81, 46
Loisot, P., Connective tissue Mucopolysaccharides and Glycoproteins, Lyon Med. 226 (1971) 33
Lora, J., Long, D., So called facet denervation in the management of intractable back pain, Spine 1 (1976) 101
Lotz, W., Cen, M., Die Szintigraphie bei röntgenologisch unklaren Wirbelkörperverletzungen, Fortschr. Röntgenstr. 129 (1978) 228
Louis, R., The anatomic basis of surgery on the thoracolumbar junction, Anatomia Clinica 1 (1978) 73
Louyot, P., Girault, Malraison, Le rachis des arrimeurs, Revue Rhum. 4 (1956) 1
Louyot, P., Jouret, De Ren, G., Le rachis des chauffeurs de locomotive, Revue Rhum. 21 (1954) 727
Ludin, H.P., Praktische Elektromyographie, Enke Stuttgart 1976
Lumsden, R.M., Morris, J.M., An invivo study of axial rotation: Immobilization at the lumbosacral joint, J. Bone Jt. Surg. 50-A (1968) 1591
Luschka, H.V., Die Nerven des menschlichen Wirbelkanales, Laupp Tübingen 1850

Luschka, H., Die Halbgelenke des menschlichen Körpers, Berlin 1858
Luther, R., Legal, N., Spondylolyse durch Leistungssport, 22. Kongr. Vereinig. Süddtsch. Orthop., Baden-Baden 1.5.1974
Lutzeyer, W., Hild, F., Der urologisch bedingte Kreuzschmerz, Die Wirbelsäule in Forschung u. Praxis, Hippokrates Verlag Stuttgart 83 (1979) 197
Mach, J., Heitner, H., Ziller, R., Die Bedeutung der beruflichen Belastung für die Entstehung degenerativer Wirbelsäulenveränderungen, Z. ges. Hyg. u. Grenzgeb. 22 (1976) 352
Magnus, P., Physiologie of posture, Cancet, 2 (1926) 531
Magora, A., Investigation of the relation between low back pain and occupation, Industr. Med. 39 No. 11 (1970) 465
Maigne, R., Das Symptom der Übergangszonen der Wirbelsäule, Manuelle Medizin 22 (1984) 122
Maigne, R., Wirbelsäulebedingte Schmerzen und ihre Behandlung durch Manipulationen, Die Wirbelsäule in Forschung u. Praxis, Hippokrates Verlag Stuttgart (1970) 45
Maigne, R., Wirbelsäulebedingte Schmerzen und ihre Behandlung durch Manipulationen, Die Wirbelsäule in Forschung u. Praxis, Hippokrates Verlag Stuttgart 45 (1969) (Neue Aufl. 1983)
Majdecki, T., Lukomski, Z., Piekarski, J., Angeborene Wirbelsäulenanomalien und Ischias bei Eisenbahnbeschäftigten, Verk. Med. 24 (1977) 180
Majoch, Stanislaw, Krankengymnastik bei Scheuermann'scher Krankheit (Adoleszentenkyphose). Dtsch. Badebetr. 71 (1980) 508
Maltschenko, O.W., Besonderheiten des Spondylolyse-Verlaufes bei Sportlern, Ortopedija (1973) 71
Manani, G., Melanotte, P.I., et al., Spondylodiscite cervicale post-operatoire, Ann. l'anesth. franc. 21 (1980) 153
Marcuse, H., nach Jentschura 1972
Markuske, H., Untersuchungen zur Statik und Dynamik der kindlichen Halswirbelsäule: Der Aussagewert seitlicher Röngtenaufnahmen, Die Wirbelsäule in Forschung u. Praxis, Hippokrates Verlag Stuttgart 50 (1971)
Markuske, H., Zur funktionellen Röntgendiagnostik der Halswirbelsäule unter besonderer Berücksichtigung des Kindesalters, Beitr. Orthop. Traumatol. 22 (1975) 671
Maroudas, A., Stockwell, R.A., Nachemson, A., et al., Factors involved in the nutrition of the human lumbar intervertebral disc: Cellularity and diffusion of glucose in vitro, J. Anat. 120 (1975) 113
Maroudas, A., Stockwell, Ra., Nachemson, A., et al., Nutrition of the human lumbar intervertebral disc, J. Anat. 120 (1975) 133
Marsh, Rombold, angef. n. Brocher 1973
Martel, W., Pathogenesis of cervical discovertebral destruction in rheumatoid arthritis, Arthritis Rheum. 20 (1977) 1217
Marti, R., et al., Traumatische Läsionen des Fußes in der Supinationslinie in: Sportverletzungen und Sportschäden, Hrsg. G. Chapchal, Thieme Verlag Stuttgart 1982
Martius, H., Umbauformen und andere Anomalien der unteren Wirbelsäule und ihre pathogenetische Bedeutung, Arch. Gynäk. 139 (1930) 581
Martius, H., Klinik und Pathologie der Lumbosakralregion, Zbl. Chir. 40 (1931) 2518
Mathie, F., Schäden am Bewegungsapparat von Jugendlichen im alpinen Leistungssport, Z. Orthop. 115 (1977) 866
Mathie, F., Schwaiger, B., Schäden am Haltungs- und Bewegungsapparat bei jugendlichen Hochleistungssportlern, Z. Allgemeinmed. 52 (1976) 1417
Matthiaß, H.H., Die Objektivierung manualtherapeutischer Untersuchungen, Manuelle Med. 21 (1983) 131
Mathiaß, H., Rheumatismus und Arbeitsplatz, Arbeitsmed. Sozialmed. Präventivmed. 9 (1974) 129
Mathiaß, H., Langzeittherapie von Erkrankungen des Bewegungsapparates, Therapiewoche 25 (1975) 51
Matthiaß, H.-H., Haltung und Haltungsschäden in den Entwicklungsphasen des Wachstumsalters, Sportarzt 10 (1959) 102
Matthiaß, H.-H., Reifung, Wachstum und Wachstumsstörungen des Haltungs- und Bewegungsapparates im Jugendalter, S. Karger, Basel–Freiburg–New York 1966
Matthiaß, H.-H., Die Frühtherapie von Wirbelsäulendeformitäten, dargestellt am Beispiel der Skoliose, Therapiewoche 29 (1979) 1936
Matthiaß, H.-H., Klinische Meßmethoden an der Wirbelsäule, Die Wirbelsäule in Forschung u. Praxis, Hippokrates Verlag Stuttgart 83 (1979) 25
Matthiaß, H.-H., Die Klinik der Osteochondrosis spinalis adolescentium (Morbus Scheuermann), Die Wirbelsäule in Forschung u. Praxis, Hippokrates Verlag Stuttgart 89 (1980) 15
Matthiaß u. Hünnekens, nach Schwarz 1978
Mattson, S.B., Caplan's syndrom in association with asbestosis, Scand. J. resp. Dis. 52 (1971) 153
Matzdorf, J., Das äußere Winkelprofil der Brustwirbelsäule des Menschen in rassen-, geschlechts- und altersspezifischer Differenzierung, Die Wirbelsäule in Forschung u. Praxis, Hippokrates Verlag Stuttgart 70 (1976)
Mau, H., Wesen und Bedeutung der enchondralen Dysostosen, Thieme Stuttgart 1958
Mau, H., Die Scheuermannsche Krankheit, Landarzt 42 (1966) 811
Mau, H., Die sozialmedizinische Bedeutung der Wirbelsäulendysplasien, Arbeitsmedizin, Sozialmedizin, Arbeitshygiene 7 (1972) 32
Mau, H., Skoliose und Spondylolyse-Listhese, Z. Orthop. 115 (1977) 803
Mau, H., Klassifikation der Kombination Skoliose, Spondylolyse/Spondylolisthese, Z. Orthop. 118 (1980) 434
Mau, H., Die Ätiopathogenese der Skoliose, Ferdinand Enke Verlag, Stuttgart 1982
McCulloch, J.A., Chemonucleolysis, J. Bone Joint Surg. (BR) 59 (1977) 45
McPhee, I.B., O'Brien, J.P., Scoliosis in symptomatic spondylolisthesis, J. Bone Joint Surg. 62-B (1980) 155
Med, M., Variability of intervertebral articulations with regard to the movement of the spine. Rehabilitacia (Bratislava) 8 (1975) 36–41
Med, M., Anatomické typy meziobratloveho skloubení (Die anatomischen Typen der Wirbelgelenkverbin-

dung – tschech.), Lékař a těles, výchova (Praha) (1979) 60–63
Meinecke, F.-W., Behandlung und Rehabilitation Querschnittverletzter (Literaturübersicht), Die Wirbelsäule in Forschung u. Praxis, Hippokrates Verlag Stuttgart 67 (1976) 12
Meinecke, F.-W., Spinal cord lesions after diagnostic and therapeutic procedures, Paraplegia 17 (1979/80) 284
Mellerowicz, H., Situation der Sportmedizin in der Bundesrepublik Deutschland, Hefte Unfallheilk. 117 (1973) 163
Menge, M., et al., Auswirkungen asymmetrischer Belastungen auf die Wirbelsäule jugendlicher Fechter, in: Sportmedizin für Breiten- und Leistungssport, Hrsg.: Kindermann und Hort, Demeter Verlag Gräfelfing 1980
Menge, M., et al., Sportverletzungen und Sportschäden bei zwei Budosportarten (Judo und Karate), Sport u. Leistungsmedizin, Hrsg.: Kindermann u. Hort, Demeter Verlag Gräfelfing 1980
Menge, M., Rind, R., Verletzungen und Überlastungssyndrome des Bewegungsapparates beim Windsurfen, Sport: Leistung u. Gesundheit in Kongreßband Dtsch. Sportärztekongr. 1982 Köln
Mennet, P., Wagenhäuser, F., Boeni, A., Degenerative Erkrankungen der Lendenwirbelsäule und ihre sozialwirtschaftlichen Folgen in einer Schweizer Stadt, Schweiz. Med. Wschr. 101 (1971) 293
Mergold, D.P., Das klinische Bild und die Diagnose der durch Brucellose bedingten Sakroiliakal-Arthritis in der Endphase der Erkrankung, Sov. med. Moskau 27 (1963) 51
Messerer, O., Elastizität und Festigkeit von Knochen, Cotta Stuttgart 1880
Metz, J., Hüllemann, K.D., in Tauchen in Leistungsmedizin, Sportmedizin, Hrsg.: Hüllemann, Georg Thieme Verlag Stuttgart 1976
Metz, P., Zielke, K., Erste Ergebnisse der Operation nach Luque, Z. Orthop. 120 (1982) 333
Meuli, H.Ch., Skeletterkrankungen und Sport, Therap. Umschau, 31 (1974) 253
Meyer, E., Wirbelsäulenuntersuchungen bei jugendlichen Kunstturnerinnen, Schweiz. Z. Sportmed. 23 (1975) 189
Meyer-Burgdorff, H., Untersuchungen über das Wirbelgleiten, Leipzig 1931
R. Meyermann, Möglichkeiten einer Schädigung der Arteria vertebralis, Manuelle Medizin 20 (1982) 105
Michal, D., Synek, V., Zkušenostis léčbou radikulárnich spondylogemich syndromu akupunktorou Plzensky lék, Sborn, 22 (1963) 139
Michel, Cl.-R., Dwyer contre Harrington
Micheli, L.J., Risenborough, E.D., The incidence of injuries in rugby football, J. Sports Med. 2 (1975) 93
Miehlke, K., Ätiologie der Spondylitis ankylopoetica, Vortragsmanuskript 1975
Miles, S., Medical criteria in the selection of athletes, Proc. Roy, Soc. Med. 62 (1969) 921
Miller, E.D., et al., A new consideration in athletic injuries, Clin. Orthop. 3 (1975) 181
Miller, E.F., Graybill, A., Motion sickness produced by head movement as a function of rotational velocity, Aerospace Med. 41 (1970) 1180
Mironova, Z.S., et al., Lumbo-sakrale Schmerzen bei Sportsleuten und ihre Behandlung. Die Wirbelsäule in Forschung u. Praxis, Hippokrates Verlag Stuttgart 44 (1969) 47
Mittelmeier, H., Feuerstake, G., Ein neues Gerät zur vertikalen Patientenextension, Med. Orthop. Techn. 101 (1981) 183
Mitzkat, K., Das Beschwerdebild der Scheuermannschen Erkrankung in Abhängigkeit von den Behandlungsmaßnahmen und der beruflichen Beanspruchung, Die Wirbelsäule in Forschung u. Praxis, Hippokrates Verlag Stuttgart 89 (1980) 67
Mladenovic, V., Mihajlovic, M., Ochronotic spondylopathy, Acta rheumat. Belgradensa VII (1977) 69
Modelia, A., et al., Klinika i pathomorph. ja sejnoga vegetat. gang. pri vibracionni bolezni, Klin. Med. Moskau 48 (1970) 78
Möhrle, R., Manuelle Therapie an den Wirbelbogengelenken, Die Wirbelsäule in Forschung u. Praxis, Hippokrates Verlag Stuttgart 87 (1981) 159
Mohing, W., Die sogenannten physikalischen Berufskrankheiten, Landarzt 33 (1957) 93
Mohing, W., Sportverletzungen und chronische Schäden an der Wirbelsäule, Hefte Unfallheilk 91 (1967) 155
Mohr, U., Schimek, I.I., Fusionsstörungen des Auges als Folgen vertebragener Funktionsstörungen, Manuelle Medizin 22 (1984) 2
Mohr, W., Spondylitis bei Tropenkrankheiten, Dtsch. Ges. Rheumatologie 1 (1969) 70
Mohr, W., Begutachtung bei Malaria-Erkrankungen, Med. Klin. 70 (1975) 1326
Montgomery, Ch., Preemployment back X-rays, J. Occup. Med. 18 (1976) 495
Morscher, E., Korrektur der Hyperkyphose bei frischen und alten Wirbelkompressionsfrakturen, Orthopädie 9 (1980) 77
Morris, J.M., Biomechanics of the spine, Arch. Surg. 107 (1973) 418
Moritz, W., Das zervikale Sympathicus-Syndrom und seine praktische Bedeutung, Zschr. Laryng. 12 (1953) 270
Morscher, E., The spinal column and sports in youth, Schweiz. Z. Sportmed. 17 (1969) 151
Morscher, E., Pubertät und Leistungssport, Schweiz. Z. Sportmed. 23 (1975) 7
Moseley, I., Neural arch dysplasia of the sixth cervical vertebra. Congenital cervical spondylolisthesis, Br. J. Radiol. 49 (1976) 81
Müller, M., Der psychogene Schmerz, Praxis 50 (1961) 169
Münchinger, R., Gewichtheben und Bandscheibenbelastung, Schweiz. Z. Sportmed. 8 (1960)
Münchinger, R., Arbeit und Bandscheibenbeanspruchung, Med. et Hyg. Genève 19 (1961) 333
Münchinger, R., Hebe richtig, trage richtig, Merkbl. 1001/61 Schweiz. Unf. Vers. Anst. Luzern
Münchinger, R., Lastentransport von Hand, Schweiz. Blätter, Arbeitssicherheit 41 (1961) 14
Münchinger, R., Physiologische und medizinische Gesichtspunkte zur Arbeit der Hausfrau, Schw. Ztschr. Gemeinnützigkeit 102 (1963) 19
Münchinger, R., Die Funktionsstörungen der Wirbelsäule, Rheumatismus, Die Wirbelsäule in Forschung u. Praxis, Hippokrates Verlag Stuttgart 2 (1964) 136
Münchow u. Albert (1969) angef. nach Rompe u. Steinbrück
Mustajoki, P., et al., Permanent Changes in the spines of military parachutists, Aviat. space environ Med. 49 (1978) 823

Muhr, G., DGB-Programm: Chancen der Älteren im Betrieb verbessern, Die Quelle 26 (1975) 462
Muhr, G., et al., Operative Therapie bei Halswirbelsäulenverletzungen, Die Wirbelsäule in Forschung u. Praxis, Hippokrates Verlag Stuttgart 93 (1981) 17
Mumenthaler, M., et al., Der Schulter-Arm-Schmerz, Verlag Huber Bern 1980
Murarov, Kiew, angef. n. Palm 1978
Murray-Leslie Cf., et al., The Spine in sport and veteran military parachutists (Fallschirmspringer), Ann. Rheum. Dis. 36 (1977) 332
Nachemson, A., Lumbar Intradiscal Pressure, Acta Orthop. Scand. Suppl. 43 (1960)
Nachemson, A., Some mechanical properties of the lumbar intervertebral discs, Bull. hosp. Joint Dis. 23 (1962) 130
Nachemson, A., The influence of spinal movements on the lumbar intradiscal pressure and on the tensile stresses in the anulus fibrosus, Acta orthop. scand. 33 (1963) 183
Nachemson, A., In vivo discometry in lumbar discs with irregular nucleograms. Some differences in stress distribution between normal and moderately degenerated disc., Acta orthop. scand. 36 (1965) 418
Nachemson, A., The effect of forward leaning on lumbar intradiscal pressure, Acta orthop. scand. 35 (1965) 314
Nachemson, A., The load on lumbar discs in different positions of the body, Clinical Orthopaedics 45 (1966) 107
Nachemson, A., Intradiscal measurements of PH in patients with lumbar rhizopathies, Acta orthop. scand. 40 (1969) 23
Nachemson, A., Towards a better understanding of low-back pain: A review of the mechanics of the lumbar disc, Rheumatol. Rehabil. 14 (1975) 129
Nachemson, A.L., The lumbar spine, an Orthopaedic challenge, Spine 1 (1976) 59
Nachemson, A., Bjure, J., Grimby, G., Results of intravital dynamic pressure measurement in lumbar disc, Proc. 5 intern. Congress Phys. Med. Montreal (1968)
Nachemson, A., Elfström, G., Intravital dynamic pressure measurements in lumbar discs, Almqvist u. Wiksell, Stockholm 1970 und Scand. J. rehab. med. Suppl. 1 (1970)
Nachemson, A., Lewin, T., Maroudas, A., et al., In vitro diffusion of dye through the endplates and the anulus fibrosus of human lumbar intervertebral discs, Acta orthop. scand. 41 (1970) 589
Nash, C.L., Moe, J.H., A study of vertebral rotation, J. Bone Jt. Surg. 51-A (1969) 223
Nathan, H., Osteophytes of the vertebral column. An anatomical study of their development according to age, race and sex, J. Bone It. Surg. 44-A (1962) 243
Nau, H.E., Atlas der Computertomographie, Die Wirbelsäule in Forschung und Praxis, Hippokrates Verlag, Stuttgart (1983)
Nauwald, G., Ein Erfahrungsbericht zur gesundheitlichen Problematik bei Einstellungsuntersuchungen von Lehrlingen in der Schiffbauindustrie. Z. ärztl. Fortbild 70 (1976) 974
Naylor, A., Changes in the human intervertebral disc with age, Proc. Roy. Soc. Med. 51 (1958) 573
Naylor, A., The biochemical changes in the human intervertebral disc in degeneration and nuclear prolapse, Orthop. Clin. North Am. 2 (1975) 343
Naylor, A., Happey, F., Turner, R.L., et al., Enzymic and immunological activity in the intervertebral disc, The Orthopedic Clinics of North America 6 (1975) 51
Naylor, A., Shentall, R.D., Micklethwaite, B., An electron microscopic study of the segment long spacing collagen from the intervertebral disc, Orthop. Clinics of North America 8 (1977) 217
Naylor, A., Smare, D.L., Fluid content of the nucleus pulposus as a factor in the disc syndrome, Brit. Med. J. 2 (1953) 975
Neugebauer, H., Radsport und Rundrücken, Sportärztl. Praxis 4 (1961) 110
Neugebauer 1971, angef. n. Gschwend 1978
Neugebauer, H., Kyphose – Index für Reihenuntersuchungen, Orthop. Praxis 11 (1975) 482
Neugebauer, H., Sportschäden beim Gewichtheben. Österr. Journal Sportmed. 4/4 (1974) 5
Neugebauer, H., Haltungsstörungen der Wirbelsäule, in Erkrankungen der Wirbelsäule, Hrsg. Bauer, Thieme Verlag Stuttgart (1975)
Neugebauer, H., Prophylaxe der Haltungsschäden bei Jugendlichen, Z. Allgemeinmed. 52 (1976) 135
Neumann, H.D., Wolff, H.D., Theoretische Fortschritte und Erfahrungen der Manuellen Medizin, Vorträge vom 6. Internat. Kongr. d. Internat. Ges. Man. Med. v. 18.-22.4.1979 in Baden-Baden, Herausg. DGMM Hamm
Neumann, H.-D., Die Zürcher Konvention, Manuelle Medizin 21 (1983) 109
Nicklas, K., Freizeit im Krankenhaus, Schriften der Deutschen Sporthochschule 8 (1981), Richarz Verlag St. Augustin
Niedner, F., Zur Kenntnis der normalen und pathologischen Anatomie der Wirbelkörperrandleisten, Fortschr. Röntgenstr. 46 (1932) 628
Niethard, F.U., Die Form-Funktionsproblematik des lumbosakralen Überganges, Die Wirbelsäule in Forschung u. Praxis, Hippokrates Verlag Stuttgart 90 (1981)
Niethard, F.U., Gärtner, B.M., Die lumbale Symptomatik der thorakalen juvenilen Kyphose, Die Wirbelsäule in Forschung u. Praxis, Hippokrates Verlag Stuttgart 89 (1980) 37
Niethard, F.U., Rompe, G., Das lumbale Facettensyndrom, Manuelle Med. 19 (1981) 49
Nikolaev, J.A., Najdenov, S., Osteo-arthropathies professionnelles et danse classique, Arch. Mal. Profess. Med. Trav. Sec. Soc. (Paris) 31 (1970) 39
Nitz, H.T., Presber, W., Beitrag zu Sportschäden bei Hochleistungstraining, Sportmedizin (1958) 313
Noack, W. u. Gaudin, P., Sportliche Belastbarkeit bei Morbus *Scheuermann*, Die Wirbelsäule in Forschung u. Praxis Hippokrates Verlag Stuttgart, Band 89 (1980)
Nöh, E., Behnecke, U., Der Wirbelsäulenschmerz des Schulkindes, Orth. Praxis 11 (1975) 564
Nordby, E.J., Brown, M.D., Present status of chymopapain and chemonucleolysis, Clin. Orthop. 129 (1977) 79
Novotny, A., Dvorak, V., Manuelle Med. 1 (1973) 1
Oblak, O., Tilscher, H., Zur Ursache und Prophylaxe von Schäden am Stütz- und Bewegungsapparat

durch Leistungssport, Sportarzt Sportmed. 25 (1974) 101
Oest, J., Über Spätfolgen von Gefangenschaft am Skelettsystem, Ärztl. Prax. 14 (1962) 1179
Örthengren, R., et al., Studies of relationships between lumbar disc pressure, myoelectric back muscle activity, and intra-abdominal (intragastric) Spine 6 (1981) 98
Ogata, K., Whiteside, L.A., Nutritional pathways of the intervertebral disc, Spine 6 (1981) 211
Ogsbury, J.S., et al., Facet denervation in the treatment of low back syndrome, Pain 3 (1977) 257
Oldenkott, P., Roost, D.V., Traitement microchirurgical de la hernie discale lombaire, Neurochirurgie 26 (1980) 229
Olsson, T.H., Selvik, G., Willner, S., Mobility in the lumbosacral spine after fusion; studied with the aid of Roentgen stereophotogrammetry, Clin. Orthop. Rel. Res. 125 (1977) 181
Ortmann, H., Konstitutionsbiologische Untersuchungen über den Gesundheitszustand Berliner Berufsschüler, Öffentl. Gesundheitsdienst 18 (1956) 289
Osler, W., angef. n. Harvey u. Mc Kusick
Ott, V.R., Spondylosis hyperostotica, Aktuelle Probleme d. Geriatrie 3 (1970) 200
Ott, V.R., Possner, R., Schmidt, K.L. Mueller-Eckhardt, Chr., Die Spondylosis hyperostotica in der Differentialdiagnose der versteifenden Wirbelsäulenerkrankungen, Verh. Dtsch. Ges. Rheumatol. 5 (1978) 396
Ott, R., Wurm, H., Spondylitis ankylopoetica, Steinkopf Darmstadt 1957
Otte, P., Sport bei Störungen im Bewegungssegment, Jahresbericht Rehabilitation Behinderter, Thieme Verlag 1972
Oughterson, A.W., Warpen, S., Medical effects of the atomic bomb in Japan, Division III vol. 8 Nat. Nuclear Energy Series. Manhattan Proj. Technical Section. McGraw-Hill Book Co. Inc. New York City 1956
Oxford, H., Are you aware of the danger of sitting incorrectly? Namco, Australie 1966
Oxford, H., The problem of misfit furniture Dept. of Education, Sydney 1968
Paeslack, V., Zur Frage der beruflichen Eignung und Einsatzfähigkeit des Tetraplegikers, Orthopäd. Praxis 11 (1975) 12
Palm, J., Der sanfte Weg zur Fitneß D. Ärztebl. 81 (1978) 2915
Panjabi, M.M., Brand, R.A., Jr. White, A.A., Mechanical properties of the human thoracic spine as shown by three-dimensional load-displacement curves, J. Bone Joint Surg. (AM) 58 (1976) 642
Panjabi, M.M., Krag, M.H., White A.A., Southwick, W.O., Effects of preload on load displacement curves of the lumbar spine, Orthop. Clinics of North America 8 (1977) 181
Panjabi, M.M., White III, A.A., A mathematical approach for three-dimensional analysis of the mechanics of the spine, J. Biomechanics 4 (1971) 203
Pankratz, P., Die Wirbelsäule wedelt nicht mit, Du und die Welt, Köln 22 (1971) 32
Parsch, K., Eulenburg, F., Der Bandscheibenvorfall beim Jugendlichen, Z. Orthop. 121 (1983) 398
Pavelka, K., Rotationsmessungen der Wirbelsäule, Z. Rheumaforsch. 29 (1970) 366
Pazderka, V., et al., Spondylosis hyperostotica, Csl. Radiol. 27 (1973) 228
Peerebom, J., Copius, W., Age-dependent changes in the human intervertebral disc: Fluorescence substances and aminoacids in the anulus fibrosus, Gerontologia (Basel) 16 (1971) 352
Penning, L., Normale Bewegungen der Halswirbelsäule, Die Wirbelsäule in Forschung u. Praxis, Hippokrates Verlag Stuttgart 62 (1976) 102
Penning, L., Normal movements of the cervical spine, Amer. J. Radiol. 130 (1978) 317
Penning, L., Blickman, J.R., Instability in lumbar spondylolisthesis: a radiologic study of several concepts, Amer. J. Radiol. 134 (1980) 293
Penzholz, H., Die radikularen Symptome, Med. Sachverst. 60 (1964) 41
Perrey, O., Fractur of the vertebral endplates in the lumbar spine: an experimental biomechanical investigation, Acta orthop. Scand. Suppl. 25 (1957)
Perrey, O., Resistance and compression of the lumbar vertebrae, Handbuch Med. Radiol. Röntgendiagnostik der Wirbelsäule, Springer Berlin-Heidelberg Bd. 6 (1974) 141
Petry, Silikose und Polyarthritis, Arch. Gewerbepath. 13 (1954) 3 u. 221
Pfeil, E., Experimentelle Untersuchungen zur Frage der Entstehung der Spondylolyse, Z. Orthop. Grenzgeb. 109 (1970) 231
Pförringer, W., Keyl, W., Traumatologie im Racketsport in: Sportverletzungen und Sportschäden, Hrsgb. G. Chapchal, Georg Thieme Verlag Stuttgart 1983
Pförringer, W., Müller-Wohlfahrt, H.W., Skelettveränderungen bei Hochleistungssportlern, in Sportmedizin, Hrsg.: Kindermann u. Hort, Demeter Verlag Gräfelfing 1980
Pieper, H., Palm, J., Trimming 130, Deutscher Sportbund, Frankfurt/M. 1983
Piwernetz, K., Röhler, R., Elasticomechanical properties of trabecular bone from the human vertebral body, Holography in Medicine and Biology, Springer New York 18 (1979) 15
Platzer, W., Funktionelle Anatomie der Wirbelsäule, Bauer R., Ed. Erkrankungen der Wirbelsäule, Thieme Stuttgart 1975
Plaue, R., et al., Das elastomechanische Verhalten menschlicher Bandscheiben unter statischen Druck, Arth. orthop. Unfallchir. 79 (1974) 139
Pohl, H.-J., Humanisierung der Arbeit für altere Arbeitnehmer, Soziale Welt 27 (1976) 278
Polster, J., Röntgenuntersuchungen mit Hilfe von Stereoaufnahmen und der EDV, Die Wirbelsäule in Forschung u. Praxis, Hippokrates Verlag Stuttgart 83 (1979) 37
Polster, J., Die Probevertebrotomie, Die Wirbelsäule in Forschung u. Praxis, Hippokrates Verlag Stuttgart 83 (1979) 119
Pongratz, J., Leitsymptom: Wirbelsäulenschmerzen – Eine psychosomatische Studie, Zschr. psychosom. Med. 26 (1980) 12
Pope, M.H., Rosen, J.C., Wilder, D.G., Frymoyer, J.W., The relation between biomechanical and psychological factors in patients with low-back pain, Spine 5 (1980) 173
Pope, M.H., Wilder, D.G., Matteri, R.E., Frymoyer, J.W., Experimental measurements of vertebral motion under load, Orthop. Clinics of North America 8 (1977) 155

Potter, H., Sicher Sport treiben, SUVA und Winterthurversicherungen
Portmann, angef. n. Palm 1978
Poulsen, Ellen, Back muscle strength and weight limits in lifting burdens, Spine 6 (1981) 73
Prange, G.H., Rehabilitation nach dem Sozialhilfegesetz, Deutsches Ärzteblatt 8 (1972) 423
Prantl, L., Halswirbelsäulen-Röntgen-Untersuchung mit Funktionsaufnahmen, Manuelle Medizin 19 (1982) 112
Present, A.J., Radiography of the lower back in pre-employment physical examinations, Radiology 112 (1974) 229
Prestar, F.J., Morphologie und Funktion der Ligamenta interspinalia und des Ligemantum supraspinale der Lendenwirbelsäule, Morphol. Med. 2 (1982) 53
Prioleau, G.R., Wilson, C.B., Cervical spondylolysis with spondylolisthesis, J. Neurosurg. 43 (1975) 750
Pritzker, K.P.H., Aging and degeneration in the lumbar intervertebral disc, Orthop. Clinics of North America 8 (1977) 65
Pschirrer, M., Vermessungen an der Halswirbelsäule, Diss. Frankfurt (1968)
Püschel, J., Der Wassergehalt normaler und degenerierter Zwischenwirbelscheiben, Beitr. z. path. Anatomie u. allgem. Pathologie 84 (1930) 123
Püschel, J., Zielke, K., Korrekturoperationen bei Bechterew-Kyphose, Indikation, Technik, Ergebnisse, Z. Orthop. 120 (1982) 338
Pufe, P., Hilmer, W., Langzeitbeobachtungen bei intensiv trainierenden Langzeitstreckenläufern im höheren Lebensalter, Berichtsband Sportärztekongreß 1980, Hrsg.: Kindermann u. Hort, Hippokrates Verlag Stuttgart 1980
Puhl, W., Weber, M., Wetzel, R., Längsschnittuntersuchungen beim Morbus Scheuermann zum Krankheitswert röntgenologischer Veränderungen, Die Wirbelsäule in Forschung u. Praxis, Hippokrates Verlag Stuttgart 89 (1980) 41
Putz, R., Zur Morphologie und Rotationsmechanik der kleinen Gelenke der Lendenwirbel, Z. Orthop. 114 (1976) 902
Putz, R., Funktionelle Anatomie der Wirbelgelenke, Normale u. Patholog. Anatomie Bd. 43, Thieme 1981
Querg, H., Schröter, G., Röntgenologisch-klinische Untersuchungen der Wirbelsäule an Ruderern, Sportmedizin 7 (1958)
Querg, M., Les résultats radiologiques et cliniques des rameurs (et rameures) juvéniles et des jeunes adultes, Kongreßband XII. Internat. Kongr. Sportmedizin, Moskau 1958
Radiological Health Handbook, Revised Edition (Jan. 1970), US Department of Health, Education and Welfare, Rockville, Maryland
Rakhimov, J.A., Belkin, V. Sh., Morphology of vessels of certain endokrine glands in dogs to whole-body vertical vibration, Archiv anatomii gistologii iembryologii 59 (1970) 43
Ramazzini, B., Untersuchungen von denen Krankheiten der Künstler und Handwerker, Weidmann-Verlag Leipzig 1718
Rathke, F.W., Die juvenilen Rückgratverkrümmungen, Thieme Stuttgart 1961
Rathke, F.W., Der jugendliche Rundrücken, Dtsch. med. Wschr. 90 (1965) 520
Rathke, F.W., Die Therapie der juvenilen Wachstumsstörungen der Wirbelsäule, Die Wirbelsäule in Forschung u. Praxis, Hippokrates Verlag Stuttgart 89 (1980) 51
Rathke, F.W., Buse, H., Erkennung und Beurteilung jugendlicher Haltungsschäden, Ärtzl. Sammelbd. 52 (1963) 85
Rauber, A., Seltene Wirbelanomalie, Morph. Jb. 36 (1907) 603
Ravichandran, G., Zygapophysial Arthropathy, Intervertebral Apophyseal Joint Arthropathy, Arch. Orthop. Traumat. Surg. 96 (1980) 149
Ravichandran, G., Multiple lumbar spondylolyses, Spine 5 (1980) 552
Razumov, J.K., Denisov, E.J., Posdnjakova, R.Z., Der energetische Charakter der Vibrationswirkung auf den menschlichen Organismus, Gig. trud. prof. Zabol. 11 (1967) 3
Reason, J.T., Brand, J.J., Motion sickness, Academic Press, London 1975
Redfield, Jt., Die Röntgenaufnahme der Lendenwirbelsäule als Bestandteil für die Forst- und Holzwirtschaft. J. Occup. Med. 13 (1971) 219
Refior, H.J., Vergleichende Untersuchungen zur Frage von Wirbelkörperveränderungen bei jugendlichen Hochleistungsturnern, Orthop. Praxis 6 (1970) 160
Refior, H.J., Die Wirbelsäule des Leistungsturners, Beobachtungen zur Entwicklung bei Kindern und Jugendlichen, Z. Orthop. Grenzgeb. 110 (1972) 741
Refior, H.J., Die Wirbelbogengelenke – Belastbarkeit und Spätreaktionen in der Sportmedizin, Die Wirbelsäule in Forschung u. Praxis, Hippokrates Verlag Stuttgart 87 (1981) 63
Refior, H.J., Zenker, H., Wirbelsäule und Leistungsturnen Jugendlicher und Kinder, Münchn. Med. Wschr. 112 (1970) 463 (118)
Rehberg, H., Die Segment-Therapie mit Hautemphysem, Med. Klin. (1957) 1927
Reindell, H., Die Situation der Sportmedizin in der Bundesrepublik Deutschland, Therapiewoche 30 (1980) 3093
Reiner, L., Pre-Employment X-Ray Survey of the Lumbosacral Spine in Bus Drivers, Industr. Med. 27 (1958) 15
Reinhardt, K., Spondylosis rheumatica cervicalis juvenilis, Dtsch. med. Hschr. 99 (1974) 1073
Reinhardt, K., Röntgendiagnostik der Wirbelsäule, Skoliosen und Kyphosen, in Handb. med. Radiol. VI, 3 (1976)
Reinhardt, B., Die stündliche Bewegungspause, Die Wirbelsäule in Forschung u. Praxis, Hippokrates Verlag Stuttgart 1983
Reinhold, H., Tillmann, R., Der Morbus Scheuermann als soziales Problem bei schwerer körperlicher Berufsarbeit, Deutsch. Gesundheitswesen 23 (1968) 1469
Reischauer, F., Lumbago, Ischialgien und Brachialgien in ihrer Beziehung zur Bandscheibe, Langenbecks Arch. klin. Chir. 267 (1951) 418
Reischauer, F., Die Begutachtung der Wirbelbandscheibenschäden, Mschr. Unfallheilk. Beiheft 42 (1951) 7
Reischauer, F., Über die Behandlung des zervikalen Vertebral-Syndroms, Dtsch. med. J. (1956) 554
Reischauer, F., Wagner, R., Autofahren und Wirbelsäule, Dtsch. med. Wschr. 84 (1959) 617

Resnick, D., Shaul, St. R., Robins, J.M., Diffuse Idiopathic skeletal hyperostosis (DISH) Forestier's Disease with Extraspinal Manifestations, Radiology 115 (1975) 513

Rettig, H., Berufsabhängige Erkrankungen in der Orthopädie, Z. Orthop. 113 (1975) 633

Reuben, J.D., Brown, R.H., Nash, C.L.Jr., Brower, Eleanor M., In vivo effects of axial loading on healthy, adolescent spines, Clin. Orthopaedics No. 139 (1979) 17

Richaut, et al., Les accidents et les fractures dus au parachutisme, Rev. Med. Aeronaut. Spatiale 1967 Nr. 24

Rieckert, H., et al., Vergleichende Untersuchungen im Schul- und Leistungssport, Ärztl. Forschung 26 (1972) 32

Rieckert, H., Hesse, Barbara, Der Schulsport in der reformierten Oberstufe, Materia Medica Nordmark 30 (1978) 188

Riede, D., Therapeutisches Reiten, in: Lekszas, G.: Heilsport in der Orthopädie Berlin: Volk und Gesundheit 14 (1976) 178

Riede, D., Versuch der Objektivierung manueller Therapie an der Halswirbelsäule mit Flüssigkeitskristallen, Kongreßband 25. Tagung Ges. Orthop. der DDR, 4.–6. Juni 1978 in Dresden

Riehle, A., Die Beanspruchung der Wirbelsäule bei Trampolinturner, Diplomarbeit, Deutsche Sporthochschule Köln 1971

Rienzo di, S., Die brucellöse Spondylitis, Fortschr. Röntgenstr. 73 (1950) 333

Riesser, H., Therapie mit und auf dem Pferd, Rehabilitation 14 (1975) 145

Rinaldi, I., et al., Computerized tomographic demonstration of rotational atlanto-axial fixation, J. Neurosurg. 50 (1979) 115

Rinck, P.A., et al., NMR-Ganzkörpertomographie – Klinische Anwendungen, Deutsches Ärzteblatt 80 (1983) 27

Rippstein, J., Vom Schätzen und Messen mit neuen Hilfsmitteln, Orthopäde 6 (1977) 81

Rippstein, J., Pluri-Meter, Werbeprospekt 1979

Riser, M., Psychiatric disturbances of patients with osteoarthritis of the cervical spine, Clin. Orthop. 24 (1962) 64

Rissanen, P., The surgical anatomy and pathology of the supraspinosous and interspinosous ligament of the spine with special reference to ligament ruptures, Arch. orthop. scand. 46 (1960) 9

Ritchie, J.H., Fahrni, W.H., Age changes in lumbar intervertebral discs, Canadian J. Surg. 13 (1970) 65

Ritsema, G.H., Hypoplasia of the articular process in the lumbar vertebral column, Diagnostic Imaging 49 (1980) 89

Ritz, E., Tschöpe, W., Bommer, J., Andrassy, K., Diagnostik und Therapie der renalen Osteodystrophie, Therapiewoche 27 (1977) 3808

Rizzi, M., Entwicklung eines verschiebbaren Rückenprofils für Auto- und Ruhesitze, Ergonomics, 12 (1969) 226

Rizzi, M., Die menschliche Haltung, Klinische u. biomech. Betrachtungen, Z. Präventivmed. 18 (1973) 341

Rizzi, M., Untersuchungsmethoden zur Beurteilung der Haltung, Zschr. Präventivmed. 18 (1973) 105

Rizzi, M.A., et al., Biomechanical model of the ligamentous spine, Advanc. in Bioengineering 17 (1974) 21

Rizzi, M., Covelli, B., Biomechanik der Wirbelsäule unter Berücksichtigung ihrer Form, Z. Unfallmed. u. Berufskrankh. 1 (1976) 3

Rizzi, M., Gartmann, H., Arbeitsphysiologische Aspekte vertebraler Syndrome und ihrer Prophylaxe durch technische Anpassung der Arbeitsplätze bei einer Fluggesellschaft, Z. Präventivmed. 12 (1967) 191

Rizzi, M., et al., Einfache Meßmethode zur Berechnung der biomechanischen Kräfte der Nackenmuskulatur, Zschr. Unfallmed. u. Berufskrankheiten Nr. 1 (1976) 9

Rizzi, M., Covelli, B., Bivetti, J., Lüthi, B., Biomechanisches Verhalten der Wirbelsäule-Segmente, Arch. orthop. Unfall-Chir. 87 (1977) 111

Rizzi, M., Die menschliche Haltung unter Berücksichtigung der Wirbelsäule, Die Wirbelsäule in Forschung u. Praxis, Hippokrates Verlag Stuttgart (1979)

Robson, M.J., Brown, L.M., Sharrard, W.J.W., Cervical spondylolisthesis and other skeletal abnormalities in Rubinstein-Taybi syndrome, J. Bone Joint Surg.-62-B (1980) 297

Roca, J., Jimeno, F., Die Kraftübertragung durch den Wirbelbogen und ihre Beziehung mit dem Ursprung der Spondylolyse (photoelastische Studie), Z. Orthop. 118 (1980) 455

La Rocca, H., Mac Nab, I., Value of pre-employment radiographic assessment of the lumbar spine, Canad. Med. Ass. J. 101 (1969 49 und Industr. Med. Surg. 39 (1970) 253

Rössler, H., Lumbale Syndrome aus der Sicht des Orthopäden, Die Wirbelsäule in Forschung u. Praxis, Hippokrates Verlag Stuttgart 83 (1979) 171

Rohde, H., u. Griss, P., Vergleichende Ergebnisse der operativen Skoliosebehandlung nach Risser-Hibbs und Harrington, Therapiewoche 29 (1979) 3383

Roick, H., Albrecht, W.D., Wirbelverschiebungen in der Lumbosakralregion bei jugendlichen Sportlern, Med. u. Sport 13 (1973) 124

Rompe, G., Zur Häufigkeitsverteilung röntgenologisch nachweisbarer Strukturunregelmäßigkeiten der Wirbelkörper-Schlußplatten, Z. Orthop. 100 (1965) 16

Rompe, G., Die Bedeutung der Scheuermann-Kyphose für die Begutachtung, Die Wirbelsäule in Forschung u. Praxis, Hippokrates Verlag Stuttgart 60 (1976) 102

Rompe, G., Ergebnisse sportmedizinischer Forschung an der Orthopädischen Universitätsklinik Heidelberg, Therapiewoche 30 (1980) 3178

Rompe, G., Steinbrück, K., Die konstitutionell lockere Wirbelsäule, Die Wirbelsäule in Forschung u. Praxis, Hippokrates Verlag Stuttgart 87 (1981) 57

Rompe, G., et al., Beziehungen zwischen Sportpädagogik und Sporttraumatologie, dargestellt am Beispiel typischer Befunde bei Speerwerfern, Sportarzt u. Sportmed. 22 (1971) 239

Rompe, G., Dreyer, J., Wirbelsäulenschäden bei Speerwerfern, Z. Orthop. Grenzgeb. 110 (1972) 745

Rompe, G., Krahl, H., Sportschäden und Sportverletzungen, (Wirbelsäule und Becken), Wirbelschäden bei Speerwerfern, Ztschr. Orthop. 110 (1972) 745

Rompe, G., Krahl, H., Spondylolyse durch Leistungssport – Sporttauglichkeit bei Spondylolyse, Orthop. Praxis 11 (1975) 219

Rompe, G., Rieder, H., Sportmedizin des Haltungs- und Bewegungsapparates, in: Leistungsmedizin/ Sportmedizin, Hrsg.: K.D. Hüllemann, Georg Thieme Verlag Stuttgart 1976
Roofe, P.G., Innervation of anulus fibrosus and posterior longitudinal ligament. Fourth and fifth lumbar level, Arch. Neurol. Psychiat. 44 (1940) 100
Roosen, et al., Dorsale Verklammerungsspondylodese bei posttraumatischer atlanto-axialer Instabilitas, Hefte Unfallheilk. 165 (1983) 283
Roques, C.F., et al., Place de la scintigraphe osseuse dans l'exploration des spondylodiscites infectieuses, Sem. Hôp. Paris 53 (1977) 34
Rosmanith, J., Zur Frage der Entwicklung der Polyarthritis bei Rundherpneumokoniose der Steinkohlenbergarbeiter, Arbeitsmed. Sozialmed. Präventivmed. 6 (1971) 296
Rosemeyer, B., Optimale Sitzhaltung aus der Sicht des Orthopäden, Med.-Orthop. Technik 97 (1977) 3
Rosemeyer, B., Surfen, in Sporttraumatologie, Hrsg.: Pförringer et al., perimed Verlag Erlangen 1980/81
Rosemeyer, B., Windsurfen, in Sporttraumatologie Hrsg.: Pförringer et al., perimed Verlag Erlangen 1980/81
Rosomoff, H.L., et al., Axial radiology of the lumbar spine, Clin. Neurosurgery, Proc. 1977, 251 Williams & Wilkins, Baltimore 1978
Ross, A.H., Swimmer's neck, Journ. AOA 53 (1974) 765
Ross, E., Ergebnisse einer Röntgenreihenuntersuchung der Wirbelsäule bei 5000 männlichen Jugendlichen, Fortschr. Röntgenstr. 97 (1962) 734
Rossi, F., Spondilolisi lombari in atleti, Medicina dello sport 25 (1972) 161
Rossi, F., Lucarelli, V., Modificazioni strutturali e morfologische a livello istmico del segmento lombare des rachide in atleti praticanti il sollevamento-pesi, Medicina dello sport 21 (1968) 309
Rothschuh, K.E., Naturheilbewegung, Reformbewegung, Alternativbewegung, Hippokrates Verlag, Stuttgart 1983
Rotzler, W., Aspekte der menschlichen Haltung im Spiegel der Kunst, in Rizzi, M.A., „Die menschliche Haltung und die Wirbelsäule", Die Wirbelsäule in Forschung u. Praxis, Hippokrates Verlag Stuttgart 85 (1979)
Rousseaux, F., et al., Canal lombaire étroit, Neurochir. 25 (1979) 154
Rowe, F.A., Psychologie of posture, Nation Health 4 (1922) 60
Rudi, W., Kurzer Atem, krummer Rücken, Zeitmagazin, Dezember 1981, 1
Runge, H., Zippel, H., Untersuchungen zur Entwicklung des Wirbelbogens im Lumbosakralbereich, Beitr. Orthop. u. Traumatol. 23 (1976) 19
Russe, O., Hintere Fusion bei Verrenkung der Halswirbelsäule, Hefte Unfallheilk. 149 (1980) 95
Rydevik B., et al., An Experimental Study on the Structure and Function of Peripheral Nerve Tissue in Rabbits after Local Application of Chymopapain, Spine 1 (1976) 137
Rydevik, B., et al., Effect of collagenase on nerve tissue, Int. Soc. for the study of the lumbar spine, Annual meeting Toronto, June 1982
Sämann, W., Charakteristische Merkmale und Auswirkungen ungünstiger Arbeitshaltungen, Schriftenreihe Arbeitswiss. u. Praxis, Bd. 17 Beuth Köln 1970.
Salcman, M., et al., Transoral cervical corpectomy with the aid of the microscope, Spine 4 (1979) 209
Salzer, M., et al., Die totale Wirbelkörperresektion, Arch. Orthop. Unfall-Chir. 90 (1977) 147
Sandover, I., Vibration, posture and low-back disorders of professional drivers, Dept. Human. Sc. Univ. of Techn. Loughborough, Rep. Nr. DHS 402 (1981)
Sartor, K., Tumoren der Wirbelsäule – Computertomographie, Vortrag auf d. 12. Arbeitstagung d. Ges. f. Wirbelsäulenforschg. Tübingen 25./26. Sept. 1981
Saunders, EA., Jacobs, RR., The multiply operated back, South. Med. J 69 (1976) 868
Saunders, R.L., Wilson, D.H., The surgery of cervical disk disease, Clin. Orthopaedics and related Res. 146 (1980) 119
Schaefer, H., Heilen und Heil, oder: von der Selbstbeteiligung des Menschen – Fünf Thesen zu einer Theorie der Gesundheit – Dtsch. Ärzteblatt H. 47 (1980) 2807
Schallock, G., Zur Physio-pathologie des bradytrophen Bindegewebes, Sportarzt 27 (1961) 331
Schanz, A., Wirbelsäule und Aorta, Z. orthop. Chir. 53 (1930)
Schanz, A., Wirbelsäule und Bauch, Ubl. Chir. 57 (1930) 1598
Schanz, A., Der Bauch als Hilfstragorgan der Wirbelsäule. Zur Prophylaxe der Insufficientia vertebrae traumatica, Arch. Chir. 29 (1931) 245
Schauwecker, Ch., Selbsthilfegruppen für chronisch Kranke, Dtsch. med. Wschr. 107 (1982) 260
Schede, F., Grundlagen der körperlichen Erziehung, Enke Stuttgart 1961
Scheele, K., et al., Vergleichende telemetrische Untersuchungen beim 1000m-Gehen und -Laufen, Sportarzt u. Sportmed. 23 (1972) 94
Scheele, K., et al., Sportspezifische Verletzungen und Schäden bei Leichtathleten, Deutsche Ztschr. Sportmed. 30 (1979) 391
Scheier, H.J.G., Saner, U., Scheuermann-Erkrankung und Fliegertauglichkeit, Die Wirbelsäule in Forschung u. Praxis, Hippokrates Verlag Stuttgart 68 (1970) 62
Scheier, H.J.G., Überblick über die verschiedenen Skolioseformen nach ätiologischen Gesichtspunkten mit prognostischen Hinweisen, Z. Orthop. 113 (1975) 558
Schenk, R., Funktionelle Anatomie der Wirbelsäule, Rheumatismus in Forschung u. Praxis 11 (1964) 9
Scherzer, E., Neurologische Folgen der Bandscheibenschäden an der Lendenwirbelsäule und ihre arbeitsmedizinischen Folgerungen, Arbeitsmedizin, Sozialmedizin, Arbeitshygiene 7 (1972) 41
Schilgen, L., Goetze, Hg., Winkelbestimmmungen am Patienten und auf dem Röntgenbild, Z. Orthop. 113 (1975) 414
Schilling, F., et al., Veränderungen der Halswirbelsäule (Spondylitis cervicalis) bei der chronischen rheumatischen Polyarthritis, Der Radiologe 3 (1963) 483
Schilling, F., et al., Die Beziehung der Spondylosis hyperostotica zur Konstitution und zu Stoffwechselstörungen, Med. Klin. 60 (1965) 165
Schilling, F., Chronische Polyarthritis, Handb. Inn.

Med. VI/2 B: Rheumatologie B, Springer Berlin–Heidelberg 1984
Schipperges, H., Die Medizin in der Welt von morgen, Econ Düsseldorf 1976
Schirmer, M., Untersuchungsbogen bei Lumboischialgie, Dtsch. Ärzteblatt 77 (1980) 755
Schlegel, K.F., Behandlung und Berufsberatung von Jugendlichen mit Scheuermann-Krankheit, Med. Klin. 59 (1964) 79
Schlegel, K.F., Angeborene Fehlbildungen und erworbene Deformitäten, Die Wirbelsäule in Forschung u. Praxis, Hippokrates Verlag Stuttgart 83 (1979) 127
Schlegel, K.F., Dierks, M., Haltungsforschung im Röntgenbild, Beziehungen zwischen Kopfhaltung und WS-Achse sowie Beckenneigung und Promontoriumwinkel, Z. Orthop. 88 (1958) 451
Schlenzka, W., Die Besonderheiten der Iliosakralgelenke, Münch. med. Wschr. 122 (1980) 1133
Schliack, H., Zur Segmentdiagnostik der Muskulatur, Nervenarzt 26 (1955) 471 und Dtsch. med. Wschr. 82 (1957) 767
Schlitt, R., Fallschirmspringen – ein gefährlicher Sport? Therapiewochen 26 (1976) 6817
Schlüter, K., Form und Struktur des normalen und des pathologisch veränderten Wirbels, Die Wirbelsäule in Forschung u. Praxis, Hippokrates Verlag Stuttgart 30 (1965)
Schmid, H.J.A., Das Iliosakralgelenk in einer Untersuchung mit Röntgenstereophotogrammetrie und einer klinischen Studie, akt. rheumatol. 5 (1980) 163
Schmidt, C., Bobsport, in Pförringer et al. (Hrsg.), Sporttraumatologie, perimed Verlag 1981
Schmidt, C., Rodelsport, in Pförringer et al. (Hrsg.), Sporttraumatologie, perimed Verlag 1981
Schmidt, Chr.W., Screening auf Nachbarschaftsfluorose mit der Röntgenreihenuntersuchung, Zschr. ges. Hyg. u. Grenzgeb. 22 (1976) 815
Schmidt, Chr.W., Nachbarschaftsfluorose, Dtsch. Gesundh.-Wesen 31 (1976) 1700
Schmidt, H., Orthopädie im Sport, Sportmedizinische Schriftenreihe 8, Joh. Ambr. Barth, Leipzig 1972
Schmidt, H., Standardisierte Röntgenauswertung von Wirbelsäulen-, Becken- und Kniegelenksaufnahmen bei Sportlern aus orthopädisch-sporttraumatologischer Sicht, Med. u. Sport 16 (1974) 14
Schmidt, H., Sportfähigkeit bei orthopädischen Erkrankungen und Veränderungen im Bereich der Wirbelsäule, Beitr. Orthop. Traumatol. 22 (1975) 123
Schmidt, H., Spondylolisthesis und Sport, Med. u. Sport 19 (1979) 73
Schmidt, K.L., Rehabilitationsprognose der ankylosierenden Spondylitis, Lebensvers. Med. 32 (1980) 89
Schmidt, K.L., Physikalische Therapie bei Rückenschmerzen, Krankenhausarzt 54 (1981) 255
Schmidt, R.C., Die lumbale Diskographie, Die Wirbelsäule in Forschung und Praxis Hippokrates Stuttgart Bd. 83 (1979) 103
Schmidt, R.C., Atypische Befunde bei lumbalen Diskographien, Röntgen-Bl. 32 (1979) 203
Schmidt, S., Ein neuer Weg zur Behandlung der schmerzhaften entzündlichen Osteochondrose? Therap. Gegenw. 96 (1957) 307
Schmidt, S., Zur Behandlung der Osteochondrose, Ärztl. Praxis IX (1957) 43
Schmidt, U., Schmidt-Brüggemann, M., Knochenszintigraphie: Indikationen und Ergebnisse, Diagnostik 12 (1979) 23
Schmidtke, H., Ergonomie 1 – Grundlagen menschlicher Arbeit und Leistung, Hanser München 1973
Schmidtke, H., Ergonomie 2 – Gestaltung von Arbeitsplatz und Arbeitsumwelt, Hanser München 1974
Schmitt, E., Die Scheuermannsche Erkrankung, Therapiewoche 34 (1984) 6783
Schmitt, E., Klinik und Prognose der Scheuermann-Skoliose, Z. Orthop. 113 (1975) 573
Schmitt, E., Ruhigstellung der Bogengelenke, Die Wirbelsäule in Forschung und Praxis, Hippokrates Verlag Band 87 (1981)
Schmitt, E., Ruckelshausen, D., Zum Bild der Lokkerungssymptomatik und der Hypermobilität, Orthop. Prax. 16 (1980) 104
Schmitt, K., Die krankengymnastische Übungsbehandlung in der Redressionsorthese bei juveniler Kyphose, Med. Orthop. Techn. 102 (1982) 84
Schmolinsky, G., Leichtathletik, Sportverlag Berlin DDR 1974
Schmorl, G., Zur Kenntnis der Ostitis fibrosa, Verh. Dtsch. Patholog. Ges. 21 (1927)
Schmorl, G., Beiträge zur pathologischen Anatomie der Wirbelbandscheiben und ihre Beziehungen zu den Wirbelkörpern, Acta Orthop. Unfallchir. 29 (1930) 389
Schmorl, G., Ostitis deformans Paget, Virchows Archiv 283 (1932)
Schmorl, G., Junghanns, H., Die gesunde und die kranke Wirbelsäule in Röntgenbild und Klinik, 5. Aufl. Thieme, Stuttgart 1968
Schneider, H., Die Abnutzungserkrankungen der Sehnen und ihre Therapie, Thieme Verlag Stuttgart 1954
Schneider, H.J., Decker, K., Gedanken zur Gestaltung des Sitzes, Dtsch. med. Wschr. 86 (1961) 1816
Schneider, P.G., Orthopädische Probleme des Leistungssportes, Münchn. med. Wschr. 112 (1970) 452
Schneider, P.G., Leistungsfähigkeit und Leistungsgrenze des Muskel-Gelenk-Apparates, Materia med. Nordmark 24 (1972) 140
Schneider, P.G., Scheuermannsche Erkrankung und Leistungssport, Die Wirbelsäule in Forschung u. Praxis, Hippokrates Verlag Stuttgart 60 (1976) 71
Schneider, P.G., Orthopädie und Leistungssport. Therapiewoche 30 (1980) 3165
Schneider, R.C., Head and neck injuries in Football, Williams a. Wilkin Baltimore (1973)
Schneider, W., Einfluß der Scheuermannschen Erkrankung auf den Beruf Jugendlicher, Z. Orthop. 87 (1956) 309
Schneider, U., Will, I., Zum Haltungsverfall der Frau, Heilkunst 71 (1958) 93
Schneider, W., et al., Ausbildungskonzept Manuelle Medizin in der Schweiz 1983, Manuelle Medizin 22 (1984) 139
Schnurrenberger, P.R., Walker, J.F., Martin, R.J., Brucella infections in Illinois veterinarians, J. Amer. vet. med. Ass. 167 (1975) 1084
Schoberth, H., Sitzhaltung – Sitzschaden – Sitzmöbel, Springer, Heidelberg 1962
Schoberth, H., Verletzungen und Schäden an der

Wirbelsäule durch den Fußballsport, Kongreß München 21.-25.8. (1972) Mschr. vervielf.
Schoberth, H., Ärztliche Probleme bei der Schaffung eines körpergerechten Arbeitssitzes im Büro der Zukunft, Arbeitsmedizin, Sozialmedizin, Präventivmedizin, 14 (1979) 133
Schoberth, H., Die Bewegungspause am Arbeitsplatz, Arbeitsmedizin, Sozialmedizin, Präventivmedizin 14 (1979) 141
Schoberth, H., Heidensohn, P., Orthopädische Pathologie und Fußball bei Jugendlichen, Orthop. Praxis 1/XI (1975) 42
Schönbauer, H.R., Jugendsport: Belastungsgrenze, Verletzungsrisiko, Orth. Praxis 10 (1974) 445
Schönholzer, G., Trainingswirkung auf den Organismus – Übertraining in Sportmedizin, Hrsg.: Groh, Enke Verlag Stuttgart 1962
Schönle, Chr. et al., Die körperliche Belastung beim Windsurfen, Mat. Med. Nordm. 33 (1981) 117
Schöter, I., Wappenschmidt, J., Die intraspinale Raumforderung im computerassistierten Myelogramm (CAM), Fortschr. Röntgenstr. 133 (1980) 527
Scholten, R., Über die Berechnung der mechanischen Beanspruchung in Knochenstrukturen, Techn. Med. 6 (1976) 85
Scholz, J.F., u. Stoephasius, E., Teamarbeit in der Praxis, Jahresb. Dtsch. Vereinigg. für Rehab. Behinderter (1973) 251
Schrader, E., Der Bau der Zwischenwirbelscheiben in seinen Beziehungen zur Beanspruchung, Z. orthop. Chir. 53 (1930) 6
Schreiber, A., Ungeklärte Spondylolisthesis-Probleme, Verh. Dtsch. Orthop. Ges. 55 (1968) 154
Schroeder, S., et al., Orthesenversorgung der Lendenwirbelsäule bei chronischen Kreuzschmerzen, Z. Krankengymnastik 33 (1981) 625
Schroeder, S., Lackner, K., Computertomographische Untersuchung der Lendenwirbelsäule, Z. Orthop. 118 (1980) 147
Schröter, G., Funktionelle Beurteilung der degenerativen Gelenk- und Wirbelsäulenleiden im Hinblick auf Arbeit und Leistungsfähigkeit, Schriftenreihe der ärztlichen Fortbildung 24 (1965)
Schröter, G., Die Berufsschäden des Stütz- und Bewegungssystems, Heft 31 Arbeitsmedizin J.A. Barth Verlag, Leipzig 1961
Schubert, J., et al., Die Einschätzung des Schulsports, Orthopädische Praxis XIV (1978) 12
Schubiger, O., Die Computertomographie der Wirbelsäule, Die Wirbelsäule in Forschung u. Praxis, Hippokrates Verlag Stuttgart 104 (1984)
Schuckmann, W., Skoliose im Wachstumsalter und ihre Belastbarkeit in Schul- u. Leistungssport, Beitr. Orthop. 21 (1974) 227
Schüttmann, W., Die Rolle der ionisierenden Strahlung als kanzerogener Faktor in der Arbeitsumwelt, Arch. Geschwulstforsch. 43 (1974) 384
Schuler, P., et al., Lumbale Nucleotomie bei Kindern und Jugendlichen, Z. Orthop. 120 (1982) 735
Schulitz, K.-P., Niethard, F.U., Strain of the interarticular stress distribution, Arch. Orthop. Traumatol. Surg. 96 (1980) 197
Schulthess, W., Schule und Rückgratverkrümmung, Z. Schulgesch. pfl. 15 (1902) 11 u. 71
Schultz, A.B., Andersson, G.B.J., Analysis of loads on the lumbar spine, Spine 6 (1981) 76
Schultz, A.B., Galante, J.O., A mathematical model for the study of the mechanics of the human vertebral column, J. Biomechanic 3 (1970) 405
Schulze, K.-J., Untersuchungen zur Bedeutung der Wirbelrotation für die Gesamtdeformität der idiopathischen Skoliose. Habilitationsschrift d. Carus Akademie Dresden 1981
Schulze, K.-J., Polster, Johanna, Berufsbedingte Wirbelsäulenschäden bei Traktoristen und Landwirten, Beitr. Orthop. u. Traumatol. 26 (1979) 356
Schumacher, G., Rugby, in Sporttraumatologie, Hrsg.: Pförringer et al., Perimed Verlag Erlangen 1981/82
Schwägerl, W., Belastung nach Bandscheibenoperation, Phyiotherapeut (1980) 21
Schwarz, F., Bewegungstherapie und Schulsonderturnen, Therapiewoche 28 (1978) 7674
Schwerdtner, H.P., et al., Röntgenologische Verlaufskontrollen der Wirbelsäule bei Kunstturnern u. -turnerinnen nach langjährigem Hochleistungstraining, in Sportmedizin, Hrsg.: Kindermann u. Hort, Demeter Verlag Gräfelfing 1980
Schwerdtner, H.P., Fohler, N., Röntgenuntersuchungen bei Kunstturnern und Kunstturnerinnen, 22. Kongr. Vereinig. Süddtsch. Orthop., Baden-Baden 1.5.74
Schwerdtner, H.P., Schoberth, H., Die Spondylolyse im Hochleistungssport bei Geräteturnerinnen, Z. Orthop. Grenzgeb. 111 (1973) 934
Seifert, J., Die zervikale Diskographie, Die Wirbelsäule in Forschung u. Praxis, Hippokrates Verlag Stuttgart 83 (1979) 99
Seifert, J., Röntgenologische und nuklearmedizinische Untersuchungsverfahren der Wirbelsäule (Sammelreferat der Literatur), Die Wirbelsäule in Forschung u. Praxis, Hippokrates Verlag Stuttgart 91 (1976) 10
Seitz, W.A., Anderl, M., Rehabilitation und sozialmedizinischer Dienst, Dtsch. Ärztebl. 69 (1972) 2881
Seliger, V., The influence of sports training on the efficiency of juniors, Intern. Z. angew. Physiol. 26 (1968) 309
Seliwanow, W.P., et al., Über klinisch-röntgenologische, morphologische Veränderungen und die Behandlung der alkaptonurischen Osteoarthrose, Ort. travt. protez., 7 (1971) 44
Sell, G., Hastenteufel, Schade, B., et al., Zusammenhänge zwischen Psyche, Intelligenz und Haltung, Ortho. Praxis 11 (1974) 657
Sewering, H.-J., Teilgebiet Rheumatologie, Dtsch. Ärzteblatt 77 (1980) 1500
Seyfarth, G., Das sogenannte Überlastungssyndrom der oberen Extremitäten, Zbl. Chir. 82 (1957) 1701
Seyfarth, H., Sport als Behandlung und Vorbeugung von Wirbelsäulenschäden, Schriftenreihe d. Zentralverbandes der Ärzte für Naturheilverfahren 8 (1962) 93
Seyfarth, H., Degenerative Wirbelsäulenerkrankungen und Sport, Med. Mschr. 16 (1962) 219
Seyfarth, H., Behandlung und Prophylaxe von Fehlbelastungsfolgen am funktionstüchtigen Gewebe des Haltungs- und Bewegungsapparates, Med. u. Sport 13 (1973) 156

Seyss, R., Zur Biostatik der Wirbelsäule, Z. Orthop. 102 (1967) 395
Seyss, R., Zur Biostatik nach Wirbelkörperbrüchen, Mschr. Unfallhlk. 71 (1968) 23
Seyss, R., Biostatik bei pathologisch verändertem Wirbelkörper, Med. Klin. 64 (1969) 1428
Sèze, de, et al., Algies vertébrales et activités sportives, Rev. rhumatol. 27 (1960) 277
Shahriaree, H., et al., A Family with Spondylolisthesis, Journ. Bone and Joint Surgery Teheran, Iran (1979) 1256
Shealy, C.N., Facet denervation in the management of back and sciatic pain, Clin. Orthop. 115 (1976) 157
Sheikholeslamzadeh, S., Aalami-Harandi, B., Fateh, H., Spondylolisthesis of the cervical spine, J. Bone Joint Surg. 59-B (1977) 95
Shport, I.U.E., et al., Otsenka trudosposobnosti lits podvergshikhsia laminektomii no povodu gryzhevykh vypadenii poiasnichnykh mezhpozvonkovykh diskov, Klin. Khir. 2 (1978) 10
Siegfried, J., Eiskunstlauf in Sporttraumatologie, Hrsg. Pförringer et al., perimed Verlag Erlangen 1981/82
Silberberg, Ruth, Wachstum u. Altern des Skeletts, Acta Rheumat. Geigy, Basel, 26 (1971) 12
Silberberg, Ruth, Response of vertebral cartilage and bone to hormonal imbalances produced by anterior hypophyseal hormones and hypothyroidism, Pathol. Microbiol. 41 (1974) 11
Silberberg, Ruth, Aufdermaur, A., Adler, J.H., Degeneration of the intervertebral disks and spondylosis in aging sand rats, Arch. Pathol. Lab. Med. 103 (1979) 231
Silberberg, Ruth, Gerritsen, G., Aging changes in intervertebral discs and spondylosis in chinese hamsters, Diabetes, 25 (1976) 477
Singer, R.N., Weiss, S.A., Effects of weight reduction on selected anthropometric, physical and performance measures of wrestlers, Res. Quart. Amer. Ass. Health Phys. Educ. 39 (1968) 361
Škrgatić, M., Krapac, L., Zergollern, J., Röntgenologische Analyse der Wirbelsäule bei professionellen Musikern, Medizin und Musik (Medicina i glazba) 101 (1979) 379
Smagina, N.M., From experience in the prevention of posture disorders in children, Vopr. kurortoi Fiziot. Fiz. Kult. 35 (1970) 343
Sonoda, T., Studies on the strength for compression tension and torsion of the human vertebral column, J. Kyoto Prof. Med. 71 (1962) 659
Sozialminister, Hessen, Aktion Jugendarbeitsschutz, Hess. Sozialminister (1974) 1
Spetzler, R.F., et al., Transoral *micro*surgical odontoid resection and spinal cord monitoring, Die Wirbelsäule in Forschung u. Praxis, Hippokrates Verlag Stuttgart 93 (1981) 75
Spranger, J., Mucopolysaccharidosen, Orthopäde 3 (1974) 65
Staffel, F., Zur Hygiene des Sitzens, Zbl. allg. Gesundh. Pfl. 3 (1884) 403
Stahl, Ch., Huth, F., Morphologischer Nachweis synovialer Spalträume in der Unco-Vertebral-Region zervikaler Bandscheiben, Z. Orthop. 118 (1980) 721
Stapleton, J.G., Pre-employment radiographs of the lumbar spine (letter), J. Can. Assoc. Radiol. 29 (1978) 4
Stašek, V., Lokajíček, M., Palecek, L., et al., Zum Studium des Einflusses der ionisierenden Strahlen auf die wachsende Wirbelsäule, Strahlenther. 126 (1965) 532
Stech, E.L., Payne, P.R., Dynamic models of the human body, AMRL-TR-66-157 (1969) AD 701383
Stedtfeld, G., Traumatische und degenerative Wirbelsäulenschäden im Segelflug, Die Wirbelsäule in Forschung u. Praxis, Hippokrates Verlag Stuttgart 68 (1976) 41
Steinbrück, A., Paeslack, V., Paraplegie durch Sportunfälle, Z. Orthop. 116 (1978) 697
Steinbrück, K., Sportmedizinische Probleme bei Gewichthebern, Sportarzt u. Sportmedizin, Heft 10 (1977) 289
Steinbrück, K., Hypermobilität im Sport, Sportarzt, Sportmed. im Druck
Steinbrück, K., Sportverletzungen der Wirbelsäule, in: Sportverletzungen und Sportschäden, Hrsg.: Chapchal, Thieme Verlag 1983
Steinbrück, K., Sportschäden und Verletzungen der Wirbelsäule beim Reiten, Z. Orthop. 117 (1979) 591
Steinbrück, K., Trampolinspringen und Wirbelsäule – Belastungen und Risiko, Orthop. Praxis 15 (1979) 740
Steinbrück, K., Ringen in: Sporttraumatologie, Hrsg.: Pförringer et al., Perimed Verlag Erlangen 1981/82
Steinbrück, K., Sportverletzungen der Wirbelsäule in: Sportverletzungen und Sportschäden, Hrsg.: G. Chapchal, Georg Thieme Verlag 1982
Steinbrück, K., et al., Sporttauglichkeit bei *Scheuermann*-Kyphose im Breiten- und Leistungssport, Die Wirbelsäule in Forschung u. Praxis, Hippokrates Verlag Stuttgart, Band 89 (1980)
Steinbrück, K., Krahl, H., Sportschäden und Sportverletzungen an der Wirbelsäule, Deutsches Ärzteblatt 80 (1978) 1139
Steinbrück, K., Rompe, G., Hochleistungssportplanmäßige Hypermobilität, Man. Med. (1980) 62
Steinbrück, K., Springorum, H.W., Kontorsionisten und Wettkampfgymnastenerworbene Hypermobilität, Z. Orthop. im Druck
Steinbrück, K., Tilscher, H., Manuelle Medizin und Sport, Manuelle Medizin 21 (1983) 38
Steinhaus, M., Metrische Diagnostik der Skoliosepatienten, Med. Orthop. Techn. 99 (1979) 42
Steinfeld, J.L., Medical examinations for coal miners, J. Occup. Med. 12 (1970) 462
Steinrücken, H., Chirotherapeutisch beeinflußbare Krankheiten, Hippokrates Verlag, Stuttgart 1980
Steinrücken, H., Der pseudoanginöse Herzschmerz im Rahmen des kostovertebralen Syndroms, Klinik und Therapie, Z. Allg. Med. 56 (1980) 18
Stender, H.S., Neue Methoden in der Radiologie, Arzt u. Krankenhaus 56 (1983) 298
Steplenski, T., et al., Einfluß horizontaler mechanischer Schwingungen auf die enzymetrische Aktivität des Reticulo-Endothelial-Systems der Leber bei Ratten, Inst. Arch. Gewerbepath. u. Hygiene, 2 (1964) 580
Stewart, T., Spondylolisthesis without separate neural arch (Pseudospondylolisthesis of Junghanns), J. Bone Jt. Surg. 17-A (1935) 640
Stewart, T.D., The age incidence in alaskan natives,

considered from the standpoint of etiology, J. Bone Jt. Surg. 35 (1953) 937
Stilwell, angef. n. Traczuk, 1968
Stoddard, A., Lehrbuch der osteopathischen Technik, Die Wirbelsäule in Forschung u. Praxis, Hippokrates Verlag Stuttgart 19 (1961)
Stoddard, A., Lehrbuch der osteopathischen Technik an Wirbelsäule und Becken, 3. Aufl. Hippokrates Stuttgart 1978
Stöfen, D., Spielt Blei eine Rolle in der Pathogenese der Wirbelsäulenleiden, Z. Orthop. Grenzgeb. 113 (1975) 59
Stöhr, M., Iatrogene Nervenläsionen, New York: Thieme 1980
Stoelzel, O., Rückentherapie im Wasser, Z. Krankengymnastik 34 (1982) 535
Stofft, E., Eine funktionell-anatomische Studie über die Strukturen im Bereich der Lendenwirbelsäule, Anat. Anz. 122 (1968) 48
Stofft, E., Zur Morphometrie der Gelenkflächen des oberen Kopfgelenkes, Verh. Anat. Ges. 70 (1976) 575
Stofft, E., Grosam, K.H., Sport und Wirbelsäule, Anat. Anz. 137 (1975) 369
Stofft, E., Ribka, A., Messungen der aktiven Beweglichkeit menschlicher Wirbelsäulen, Verh. Anat. Ges. 69 (1975) 777
Strasser, H., Lehrbuch der Muskel- und Gelenkmechanik, Bd. 1-2 Springer Berlin (1908-1913)
Strohal, R., Boxsportverletzungen an der Wirbelsäule, Medizin u. Sport 5 (1965) 177
Süsse, H.J., Die Häufigkeit der Zervikalchondrose, Akademie-Verlag Berlin (1957) 10
Suezawa, Y., Jacob, H.A.C., Zur Ätiologie der Spondylolisthesis, Die Wirbelsäule in Forschung u. Praxis, Hippokrates Verlag Stuttgart 94 (1981)
Suezawa, Y., Instabiler lumbosakraler Abschnitt, Orthop. Praxis 16 (1980) 368
Suezawa, Y., et al., Indikation zur operativen Korrektur der schweren Spondylolisthesis und Beeinflussung der lumbalen Fehlhaltung, Z. Orthop. 121 (1983) 555
Suezawa, Y., Jacob, H.A.C., Biomechanische Untersuchungen an der Lendenwirbelsäule zur Entstehung der Spondylolisthesis, Z. Orthop. 118 (1980) 173
Suezawa, Y., Jacob, H.A.C., Experimentelle Untersuchungen über die Biomechanik des lumbosakralen Abschnittes. Wirbelsäule in Forsch. u. Prax. 94 (1981)
Sullivan, J.D., Farfan, H.F., The crumpled neural arch., The Orthopedic Clinics of North America 6 (1975) 199
Sullivan u. Miles, angef. n. Knese 1963
Sund, O., Richtiges Sitzen am Arbeitsplatz, eine arbeitsmedizinische Notwendigkeit, Krankengymnastik 30 (1978) 537
Sutter, M., Diagnostische Weichteilpalpation des Bewegungsapparates, Manuelle Medizin 21 (1983) 120
McSweeney, T., Injuries of the Spine, in 'Operative-Surgery', 3. Aufl. Butterworth & Co., Ltd., London-Boston (1978) 348–373
Swiderska, K., Swiderski, G., Zur röntgenografischen Beurteilung der räumlichen Position der Wirbelsäule im Lumbosakralabschnitt, Orthopäd. Praxis XIII (1977) 700
Swiderski, G., Die klinische Spondylometrie in der Kreuzschmerzdiagnose, Die Wirbelsäule in Forschung und Praxis, Hippokrates Stuttgart Bd. 83 (1979) 205
Swiderski, G., et al., Das Spondylogoniometer und seine Anwendung bei der Geschmeidigkeitsmessung der Wirbelsäule, Orthop. Traumatol. 20 (1973) 593
Száva, J., Implantate für Wirbelkörperersatz, Die Wirbelsäule in Forschung u. Praxis, Hippokrates Verlag Stuttgart 55 (1972) 134
Tadie, M., Helias, A., Thebot, J., et al., la phlébographie lombaire sans cathétérisme; technique, indications, résultats dans le diagnostic de la hernie discale, Rev.. Rhum. 46 (1979) 601
Taillard, W., Die Spondylolisthese, Die Wirbelsäule in Forschung u. Praxis, Hippokrates Verlag Stuttgart 11 (1959)
Taillard, W., Klassifizierung der Spondylolisthesen, Z. Orthop. 118 (1980) 429
Taillard, W., Lagier, R., Pseudo-Spondylolisthésis et chondrocalcinose, Rev. Chir. Orthop. 63 (1977) 149
Tajima, T., et al., Selective lumbosacral radiculography and block, Spine 5 (1980) 68
Tas, C. van der, Importance of computer-assisted myelography in diseases affecting the vertebral column, Diagnostic Imaging 48 (1979) 71
Teirich-Leube, H., Grundriß der Bindegewebsmassage, Fischer, Stuttgart 1960
Tepe, H.J., Häufigkeit osteochondrotischer Röntgenbefunde der Halswirbelsäule bei 400 symptomfreien Erwachsenen, Fortschr. Roentgenstr. (1956) 85
Terry, C.T., Roberts, V.L., A viscoelastic model of the human spine subjected to +gz accelerations, J. J. Biomechanics 1 (1968) 161
Teuchmann, K., Untersuchungen über den Einfluß der mechanischen Schwingungen auf einige Reaktionen des Nervensystems, Odirony Pracy 13, 79 (1963)
Teysandier, Les atteintes traumatiques du rachis chez le parachutiste (Etude statistique et etiopathogénique à propos de 1 033 525 sauts), Revue de Médecine Aéronautique et Spatiale 24 (1967)
Teysandier, Le syndrome vertébral du parachutiste (à propos de 1 033 525 sauts), Revue de Médecine Aéronautique et Spatiale 24 (1967)
Theiss, F., Typische Verletzungen bei Stabhochspringern unter besonderer Berücksichtigung der Lendenwirbelsäule, Dtsch. Z. Sportmed. (1980) 161
Theissen, W., Wittgens, H., Medizinische und außermedizinische Ursachen der vorzeitigen Pensionierung von Lokführern, Der ärztliche Dienst DB 34 (1973) 33
Thelen, M., Buurman, R., Transfemorale lumbale Venographie, Die Wirbelsäule in Forschung u. Praxis, Hippokrates Verlag Stuttgart 83 (1979) 83
Theopold, W., Hövels, O., Hartmann, W., Uhland, R., Beobachtungen über das Längenwachstum in der zweiten Hälfte des 18. Jahrhunderts, Dtsch. Ärzteblatt H. 11 (1972) 611
Thiele, O., Aufrichtung posttraumatischer Kyphosen im thoraco-lumbalen Übergang mit ventraler Osteosynthese, Z. Orthop. 121 (1983) 369

Thiess, A.M., Versen, P., Arbeitsmedizinische Gedanken zur sorgenannten „Vinylchloriderkrankung", Arbeitsmed. Sozialmed. Präventivmed. 9 (1974) 146

Thomsen, W., Orthopädische Voraussetzung für die Gestaltung von Sitzen, VDI-Berichte 25 (1957) 35

Thompson, W.A., Keeping the Patient with low back pain employable, Industr. Med. Surg. 22 (1953) 18

Thumb, N., Computergerechte Dokumentation. In Funktionsprüfungen und Befunddokumentation des Bewegungsapparates, Hrsgb. G. Josenhans, Thieme Stuttgart 1978

Thurner, J. u. Bodner, E., Funktionsmechanische, deformierende Insertionstendopathien im Bereich der Halswirbelsäule, Die Wirbelsäule in Forschung u. Praxis, Hippokrates Verlag Stuttgart 26 (1963) 85

Thurner, J., Amato, V., Das Knochengewebe – Allgemeine Gesichtspunkte seiner Anatomie und Physiologie, Therapiewoche 27 (1977) 19

Thurner, J., Caruso, A.M., Insertionstendopathien, Zschr. Orthop. 91 (1959) 209

Tichauer, E.R., Miller, M., Nathan, I.M., Lordosimetry: A New Technique for the Measurement of Postural Response to Materials Handling, Amer. Industr. Hyg. Assoc. J. 34 (1973) 1

Tichauer, E.R., Manual handling and lifting, J. Industr. Nursing 13 (1961) 289, J. Industr. Nursing (1973)

Tichauer, E.R., Untersuchung der Biomechanik des manuellen Hebens bei simultierten industriellen Arbeitssituationen, Jh. Vr. safety research USA 3 (1971) 98

Tichauer, W., Prävention durch Biomechanik, Dtsch. Ärzteblatt 40 (1969) 2736

Tiisala, R., Kantero, R.-L., Tamminen, T., A mixed longitudinal study on skeletal maturation in Healthy Finnish children aged 5 to 10 years, Human Biology 43 (1971) 224

Tillmann, K., Wirbelsäule, Untersuchungsbogen in Funktionsprüfungen und Befunddokumentation des Bewegungsapparates, Hrsg.: G. Josenhans, Thieme Verlag Stuttgart 1978

Tillmann, K., Dokumentation der Wirbelsäule im Rahmen der Einstellungsuntersuchung, Die Wirbelsäule in Forschung und Praxis, Hippokrates Verlag Stuttgart Bd. 92 (1980) 69

Tilscher, H., Wie schwer darf ein Rucksack sein? Medical Tribune 21.5.82 Nr. 21

Tilscher, H., Moderne Techniken der manuellen Medizin, Mk. Ärtzl. Fortb. 33 (1983) 67

Tilscher, H., Bogner, G., Landsiedl, F., Viszerale Erkrankungen als Ursache von Lumbalsyndromen, Z. Rheumatol. 36 (1977) 161

Tilscher, H., Bogner, G., Das obere Quadrantensyndrom, Orthop. Praxis (1979) 196

Tilscher, H., Oblak, O., Untersuchungen von ehemaligen Jugendleistungssportlern, Orthop. Praxis 10 (1974) 339

Tilscher, H., Oblak, O., Untersuchungsergebnisse von Leistungsturnerinnen, Journal Sportmed. – Österr. 3 (1973) 19

Tilscher, H., Steinbrück, K., Die Behandlung vertebragener Störungen durch die Manuelle Medizin. Orthop. Praxis 15 (1979) 370

Tilscher, H., et al., Die topischen Zusammenhänge zwischen Gesichtsschmerz und subokzipitalen Maximalpunkten, Man. Med. 20 (1982) 127

Timmer, G., Wenn Raucher und Trinker krank werden, Frankfurter Allgem. Zeitung 11.10.1979

Tischer, H., Eder, M., Die Rehabilitation von Wirbelsäulengestörten, Springer Verlag Heidelberg 1983

Tittel, K., Beschreibende und funktionelle Anatomie des Menschen, Stuttgart 1976, 7. Aufl. Fischer Verlag

Tittel, K., Zur Anpassungsfähigkeit einiger Gewebe des Bewegungs- und Halteapparates an Belastungen unterschiedlicher Dauer und Intensität, Med. Sport, Berlin 13 (1973) 147

Tittel, K., Zur Ätiologie, Morphologie und Prophylaxe der Sportverletzungen und -schäden am Bewegungsapparat, Z. ärztl. Fortbild. 51 (1962) H 1 u. 2

Töndury, G., Angewandte und topographische Anatomie, Thieme Verlag Stuttgart 1981

Töndury, G., Entwicklungsgeschichte und Fehlbildungen der Wirbelsäule, Die Wirbelsäule in Forschung u. Praxis, Hippokrates Verlag Stuttgart 7 (1958)

Töndury, G., Gelenke und Bänder der Wirbelsäule, In: Rauber-Kopsch: Lehrbuch u. Atlas d. Anatomie des Menschen, Bd. I – Bewegungsapparat, von G. Töndury, S. 73–104. Georg Thieme Verl., Stuttgart (1968)

Töndury, G., The cervical spine, Huber Bern (1974)

Torg, I.S., et al., Unusual fractures caused by football-helmets impact, The physician and sports med. (1976) 73

Torklus, D. von, Zervikaler Kopfschmerz – Typenbildung I bis III, Orthop. Praxis 15 (1979) 730

Torklus, D. von, Hamburger Flektionskorsett bei chronischem Lumbalsyndrom und Lumboischialgie, Orthop. Praxis 18 (1982) 239

Torklus, D. von, Injektionsbehandlung der Wirbelbogengelenke, Die Wirbelsäule in Forschung u. Praxis, Hippokrates Verlag Stuttgart 87 (1981) 163

Trimming 130, Die neue Richtgeschwindigkeit für Ihre Gesundheit, Deutscher Sportbund, Frankfurt/M. 1983

Trimming 130, Einfaches Handlungskonzept für 30- bis 60jährige, Deutsches Ärzteblatt 80 (1983) 13

Troisier, O., et al., Traitement des lombo-sciatiques par injection intra-discale d'enzymes protéolytiques (nucléolyse), La Nouvelle Presse Médicale No. 4 (1980) 227

Troup, D.G., et al., Measurements of the sagittal mobility of the lumbar spine and hips, Ann. physical. mediraire 9 (1968) 308

Tscherne, H., et al., Operationsindikationen und chirurgische Technik bei Verletzungen, Tumoren und entzündlichen Erkrankungen der Wirbelsäule, 97. Tagung der Deutschen Gesellschaft für Chirurgie, 1980 in München; in Langenbecks Archiv 352 (1980) 421

Tscherne, H., Muhr, G., Op Den Winkel, R., Frakturen und Luxationen der HWS – Operative Behandlung, H. Unfallheilk. 149 (1980) 89

Tsukuda, K., Histologische Studien über die Zwischenwirbelscheibe des Menschen, Mitt. med. Akad. Kyoto 25 (1939) 270

Tütsch, C., Ulrich, S.P., Wirbelsäule und Hochleistungsturnen, Schweiz. Rundschau Med. 61 (1973) 1085, Schweiz. Rundschau Med. 63 (1974) 946

Tütsch, C.S., Ulrich, P., Wirbelsäule und Hochleistungsturnen, Sportarzt 9 (1974) 206

Uffelmann, J., Handbuch der privaten und öffentlichen Hygiene des Kindes, F.C.W. Vogel Verlag, Leipzig 1881

Ullmann, W., Chirotherapie in der Landpraxis, Man. Med. 18 (1980) 29
Ulrich, S.P., Rückenschmerzen bei Jugendlichen, Jugend und Sport 27 (1971) 349
Ulrich, S.P., Endstadium der vertebralen Dekompensation durch Rudern, Sportarzt u. Sportmed. 11 (1972) 284
Ulrich, S.P., Häufigkeit von Rückenschmerzen bei Schülerinnen, Sportarzt u. Sportmed. 26 (1975) 59
Unterharnscheidt, F., About boxing: review of historical and medical aspects, Texas Reports on Biology and Medicine, 28 (1970) 421
Unterharnscheidt, F., Injuries due to boxing and other sports, Handbook clin. neurol. Edit. Vinken et al., North-Holland Publishing Company 23 (1975) 527
Urban, J.P.G., Holm, S., Maroudas, A., Nachemson, A., Nutrition of the intervertebral disk, Clon. Orthop. Related Res. No. 129 (1977) 101
Urban, Jill, Maroudas, Alice, The chemistry of the intervertebral disc in relation to its physiological function and requirements, Clinics in Rheumatic Diseases 6 (1980) 51
Urist, M.R., et al., The four impressions of the back, von Henri Matisse, Clin. Orth. (1972) 117
Van den Hooff, A., Histological age changes in the annulus fibrosus of the human intervertebral disc, Gerontologia 9 (1964) 136
Vanderlinden, R.G., Salter, D., Articular facet rhizotomy by percutaneous electro coagulation, Can. J. Neuro. 5 (1978) 349
Varughese, G., Quartey, R.C., Familial lumbar spinal stenosis with acute disc herniations, J. Neurosurg. 51 (1979) 234
VDI 2057, Beurteilung der Einwirkung mechanischer Schwingungen auf den Menschen, Blatt 1: Grundlagen, Gliederung, Begriffe (Entw. 1975); Blatt 2: Schwingungseinwirkung auf den menschlichen Körper (Entw. 1979); Blatt 3: Schwingungsbeanspruchung des Menschen (Entw. 1979)
Vernon-Roberts, B., Pirie, C.J., Degenerative changes in the intervertebral discs of the lumbar spine and their sequelae, Rheumat. Rehabil. 16 (1977) 13
Vetter, G., Die Wirbelsäule als Ausdrucksfeld psychischer Störungen, Dtsch. Med. J. 12 (1961) 249
Vinz, H., Über Alternsveränderungen der festigkeitsmechanischen Eigenschaften des menschlichen Knochengewebes, Orthop. u. Traumatol. 22 (1975) 525
Virchow, H., Die Eigenform der menschlichen Wirbelsäule, Anat. Anz. 34 (1909) 157
Virchow, H., Einzelbeiträge bei der sagittalen Biegung der menschlichen Wirbelsäule, Anat. Anz. 38 (1911) 176
Virgin, W.J., Anatomical and pathological aspects of the intervertebral disc., Indian J. Surg. 20 (1958) 113
Vogel, J.M., Whittle, M.W., Bone Mineral Measurement, University of California, School of Medicine, Davis, California (persönliche Mitteilung) 1975
Vogelsang, H., Spinale Arteriographie und Phlebographie, Die Wirbelsäule in Forschung u. Praxis, Hippokrates Verlag Stuttgart 83 (1979) 89
Volek, J., Der Einfluß des Flugdienstes auf die Wirbelsäule, Voj. zdrav. Listy 32 (1963) 53
Vortmann, B.J., Kinesiologie der Halswirbelsäule vor und nach Manipulation, Manuelle Medizin 33 (1984) 53
Wackenheim, A., Roentgendiagnosis of the craniovertebral region, Springer Berlin 1974
Wagenhäuser, F.J., Die Rheumamorbidität, Huber Bern 1969
Wagenhäuser, F.J., Die Klinik der Haltungsstörungen und des M. Scheuermann, Zschr. Präv. Med. 14 (1969) 157
Wagner, H., Entwicklungsstufen in Sportmedizin, Hrsg.: Groh, Ferdinand Enke Verlag Stuttgart 1962
Wagner, R., 10 Jahre Jugendarbeitsschutzuntersuchungen, Erfahrungen und Zielsetzung, Fortschr. d. Med. 89 (1971) 1239
Wagner, R., Gesetzlicher Arbeitsschutz – Aktueller Sachstand, Arbeitsmed. Sozialmed. Präventivmed. 10 (1975) 204
Wagner, R., Untersuchungen nach dem Jugendarbeitsschutzgesetz, Erkenntnisse und Erfahrungen, Deutscher Kongreß für ärztl. Fortbildung (1976)
Wagner, R., Hasse, H., Die Untersuchungen nach dem Jugendarbeitsschutzgesetz, Chance oder Erschwernis für behinderte Jugendliche? Arbeitsmed. Sozialmed. Präventivmed. 9 (1974) 93
Walker, N., Dambacher, M.A., Rüegsegger, P., Untersuchungen zur Bedeutung der Osteoporose bei der Entstehung der Pseudospondylolisthesis, Z. Orthop. 118 (1980) 451
Walther, G., Klinische Bedeutung von Tendinosen und Tendoperiostosen der oberen Kostotransversalgelenke, Die Wirbelsäule in Forschung u. Praxis, Hippokrates Verlag Stuttgart 25 (1962) 186
Wassilev, W., Ultrastruktur des Nucleus pulposus bei bipedalen Mäusen, Comptes rendus de l'Academie bulgare des Sciences 23 (1970) 1561
Waterloh, E., et al., Die fechtspezifischen Belastungen und ihre Auswirkungen auf Kinder und Jugendliche, Verg: Sportmedizinisches Institut der RWTH Aachen 1978
Watermann, F., Rehabilitation im Rahmen der gesetzlichen Unfallversicherung unter Berücksichtigung der sozialen und beruflichen Rückgliederung, Orthopäde 6 (1977) 92
Weber, E.H., Anatomisch-physiologische Untersuchung über einige Einrichtungen im Mechanismus der menschlichen Wirbelsäule, Arch. Anat. Physiol. (1927) 240
Wegener, Ch., Weber, U., Schöndorf, T.H., Franz, K., Sekundäre Gefäßerkrankungen bei Spondylolisthesis, Z. Orthop. 118 (1980) 337
Wehlen, R., Sport-Duden 2, 1976
Weickert, H., Sind Haltungsschäden im Kindesalter wirklich ernst zu nehmen? Z. ärztl. Fortb. (Jena) 70 (1976) 899
Weil, M.P., et al., Rhumatisme et charges sociales, Rev. rhum. 1953, März
Weintraub, A., Psychosomatische Rückenbeschwerden, Man. Med. 9 (1971) 125
Weintraub, A., Die Grenzen der psychosomatischen Kreuzschmerzanalyse, Med. Welt 28 NF (1977) 948
Weintraub, A., Beitrag zur Diagnostik psychosomatischer Rückenbeschwerden, Die Wirbelsäule in Forschung u. Praxis, Hippokrates Verlag Stuttgart 83 (1979) 219

Weiss, J.-W., Der Einfluß der Absatzhöhe auf Wirbelsäule und Becken, Z. Kr. gym. 30 (1978) 100
Weiss, J.-W., Grundlagen der Korsettbehandlung bei der juvenilen Kyphose, Die Wirbelsäule in Forschung und Praxis 89 (1980) 81
Weltbrecht, W.U., et al., Langzeitergebnisse verschiedener Operationsmethoden bei lumbalen Bandscheibenvorfällen, Orthop. Praxis (1980) 8
Werthemann, Rintelen, Spondylitis ankylopoetica, Z. Neuro. 142 (1932) 200
Wertzberger, K.L., Peterson, H.A., Acquired spondylolysis and spondylolisthesis in the young child, Spine 5 (1980) 437
Wespi, H., Schulärztliche Beurteilung der Wirbelsäule, in: Die Funktionsstörungen der Wirbelsäule, Huber Verlag Stuttgart 1964
Wespi, H., Haltungsstörungen, Scheuermannsche Krankheit und Schularzt, Zschr. Präventivmed. 14 (1969) 137
Wespi, H., Beitrag zur Frage der Behandlung der Scheuermannschen Krankheit, Schweiz. Rundschau Med. (Praxis) 65 (1976) 44
Whincup, M., Back injuries and legal remedies, Occup. Health (Lond.) 23 (1971) 120
White, A.A., Analysis of the mechanics of the thoracic spine in man. An experimental study of autopsy specimens, Acta orthop. scand. Suppl. 127 (1969) 1
White, A.A., Johnson, R.M., Panjabi, M.M., et al., Biomechanical analysis of clinical stability in the cervical spine, Clin. Orthop. (1975) 85
White, A.A., Panjabi, M.M., Clinical biomechanics of the spine, Lippincott Philadelphia 1976/1978
Whitman, A., Observations upon an anatomic variation of the lumbo-sacral joint, Ref. Zentr. Org. ges. Chir. 30 (1925) 301
Wiberg, G., Back pain in relation to the nerve of intervertebral disc, Acta Orthop. Scand. 19 (1949) 211
Wieg, P., Subjektive Einschätzung der Lärm- und Schwingungsexpositionen auf Hochseeschiffen, Verk.-Med. 23 (1976) 481
Wieg, P., Grüner, A., Auswirkungen von Schwingungen auf die Besatzungen von Seeschiffen, Seewirtschaft 9 (1977) 84
Wieg, P., Grüner, A., Einflußfaktoren auf die subjektive Einschätzung von Lärm- und Schwingungsexpositionen, Verkehrsmedizin 24 (1977) 275
Wigh, R.E., The thoracolumbar and lumbosacral transitional junctions, Spine 5 (1980) 215
Wilder, D.G., et al., Objective measurement of L 4–5 instability, Spine 5 (1980) 56
Wilhelm, W., Orthopädische Versorgung des Rumpfes durch vorgefertigte Orthesen und maßkonfektionierte Mieder, Orthop. Praxis 9 (1980) 759
Wilkie, R., Beetham, R., Trans-femoral lumbar epidural venography, Spine 5 (1980) 424
Wilkingson, H.A., Schuman, Nancy, Intradiscal corticosteroids in the treatment of lumbar and cervical disc problems, Spine 5 (1980) 385
Willert, H.-G., Enderle, A., Tumoren der Wirbelbogengelenke, Die Wirbelsäule in Forschung u. Praxis, Hippokrates Verlag Stuttgart 87 (1981) 115
Williams, J.G.P., Sportverletzungen, Folia traumatol. Geigy Basel (Switzerland) 1973
Williams, N., Biological effects of segmental vibration, J. Occup. Med. 17 (1975) 37
Williams, R.W., *Micro*lumbar disectomy. A conservative surgical approach to the virgin herniated lumbar disc, Spine 3 (1978) 175
Willner, S., Moiré topography for the diagnosis and documentation of scoliosis, Acta orthop. scand., 50 (1979) 295
Winkler, K.O., Arbeitsmedizinische Befunde, ihre Erfassung und ihre Bedeutung für den Arbeitseinsatz, 16. Deutscher Kongreß f. Arbeitsschutz u. Arbeitsmed. Düsseldorf 14.-17. Nov. 1979
Witt, A.N., Fischer, V., Vibrationsbedingte Wirbelsäulenschäden bei Hubschrauberpiloten, Forsch.-Ber. Wehrmed. BMVg, FBWM 80–2 (1980)
Wörsdörfer, O., Magerl, F., Funktionelle Anatonie der Wirbelsäule, Hefte Unfallheilk. 149 (1980) 1
Wohlenberg, H., Lorbacher, P., Drechsel, U., Schmarsow, R., Die perkutane Wirbelkörperstanzbiopsie mit der Jamshidi-Biopsienadel, Dtsch. med. Wschr. 103 (1978) 902
Wolff, H.D., Neurophysiologische Aspekte der Manuellen Medizin, Man. Med. Fischer Heidelberg 1978
Wolff, H.D., Lumbale Schmerz- und Störungszustände aus chirotherapeutischer Sicht, Die Wirbelsäule in Forschung u. Praxis, Hippokrates Verlag Stuttgart 83 (1979) 175
Wolff, H.D., Kontraindikationen gezielter Handgrifftherapie an der Wirbelsäule, Man. Med. 18 (1980) 39
Wolff, H.D., Manuelle Therapie beim Kopfschmerz, Orth. Klinik Univers. des Saarlandes, Therapiewoche 30 (1980) 513
Wolff, H.D., Die Sonderstellung der Kopfgelenke in Gelenkmechanik, Physiologie und Klinik, Orthop. Praxis 19 (1983) 118
Wolff, J., Das Gesetz der Transformation der Knochen, Hirschwald, Berlin, 1892
Wolter, D., et al., Der Wirbelkörperersatz und andere operative Maßnahmen bei Osteolysen und pathologischen Frakturen der Wirbelsäule, Hefte Unfallheilk. 165 (1983) 285
Wood, G.A., Hayes, K.C., A Kinetic Model of Intervertebral Stress During Lifting (Ein biomechanisches Modell der Zwischenwirbelbelastung beim Gewichtheben, Biomechanik / Wirbelsäule / *Gewichtheben,* Brit. J. Sports. Med. Lougborough 8 1974 2/3
Wotzka, G., Grandjean, E., Burandt, U., et al., Investigations for the development of an auditorium seat, Proc. Symp. „Sitting Posture", Taylor & Francis, London 1969
Wotzka, G., Grandjean, E., Burandt, U., et al., Untersuchungen zur Entwicklung eines Hörsaalsitzes, Zschr. f. Präventivmed. 14 (1969) 193
Wrede, A., Haltungsuntersuchungen an Schülern, Z. Orthop. 114 (1976) 985
Wright, V., A unifying concept for the spondyloarthropathies, Clin. Orthop. Related Res. 143 (1979) 8
Wüllenweber, R., Lumbale Syndrome aus der Sicht des Neurochirurgen, Die Wirbelsäule in Forschung u. Praxis, Hippokrates Verlag Stuttgart 83 (1979) 189
Wünsche, O., Scheele, G., Untersuchungen über Skelettveränderungen bei Albinoratten nach Überdruckexposition, Deutsche Luft- und Raumfahrt, DLR-FB 71–29 (1971)
Wünsche, O., Scheele, G., Knochenzysten bei Albinoratten nach Dekompression aus Überdruck, Arch. orthop. Unfallchir. 77 (1973) 7

Wünsche, O., Scheele, G., Röntgen-Reihenuntersuchungen an Druckluftarbeitern zur Feststellung von Skelettveränderungen als Folge der Überdruckexposition, Bundesanstalt für Arbeitsschutz u. Unfallforschung, Dortmund, Forschungsbericht 125 (1974)

Wünsche, O., Scheele, G., Druckfallkrankheit des Fliegers, Tauchers und Druckluftarbeiters, Sanitätsdienstliches 1 (1974) 6, Information Dr. A. Wolff Bielefeld

Wünsche, O., Scheele, G., Frühformen von Skelettveränderungen nach Überdruckexposition im Tierexperiment und Röntgenkontrollen bei Druckluftarbeitern, Zbl. Arbeitsmed. Arbeitsschutz u. Prophylaxe 26 (1976) 108

Wünsche, O., Scheele, G., Spätschäden durch Unterdruck-Druckfall, Ärztl. Praxis 28 (1976) 2043

Wyke, B.D., The neurological basis of thoracic spinal pain, Rheumatol. Phys. Med. 10 (1967) 356

Wyke, B., Molina, F., Gelenkreflexe der Halswirbelsäule, 6. Int. Kongr. Phys. Med. Barnosell, Ravella-Barcelona (1972)

Wyke, B.D., Morphological and functional features of the innervation of the costovertebral joints, Folia Morphol. Prague 23 (1975) 296

Wyndham, C.H., et al., Mechanical efficiency of a champion walker, S.A. Fr. Med. 7 45 (1961) 551

Wyss, T., Ulrich, S.P., Festigkeitsuntersuchungen und gezielte Extensionsbehandlung der Lendenwirbelsäule unter Berücksichtigung des Bandscheiben-Vorfalles, Vierteljahresschr. Naturforsch. Ges. Zürich, Beiheft 3 (1954) 1

Yamamoto, Isao, et al., Ossification of the posterior longitudinal ligament, Surg. Neurol. 12 (1979) 414

Yamano, Y., Disc herniation of cervical spine, Arch. Orthop. Traumatol. Surg. 96 (1980) 271

Yücel, M., Kontrastdichte und Nebenwirkungsrate bei lumbaler Myelographie, Z. Orthop. 117 (1979) 115

Yücel, M., et al., Die Behandlung des floriden dorsalen Morbus Scheuermann mit zwei neuen atmungsaktiven *Korsetten* und ihre biomechanischen Wirkungsprinzipien, Z. Orthop. 119 (1981) 292

Zaitseva, M., The influence of working conditions on the development and course of rheumatism, Vop. Reum. 4 (1970) 59

Zaleske, D.J., et al., Combined biochemical and clinical investigation of chemonucleolysis failures, Clin. Orthop. 126 (1977) 121

Zapfe, E., Die konservative Behandlung des M. Scheuermann, Die Wirbelsäule in Forschung u. Praxis, Hippokrates Verlag Stuttgart 89 (1980) 59

Zergollern, J., et al., The painful shoulder syndrome in musicians playing in the orchestra of the Croatian National Theatre, Medicina i glazba (Medizin und Musik) 101 (1979) 249

Zettel, H., Über Sportschäden am Stütz- und Bewegungsapparat, Mschr. Unfallheilk. 63 (1960) 448

Ziegler, R., Osteoporose: Klinik, Diagnostik, Therapie, Dtsch. Ärzteblatt 81 (1984) 3249

Zielke, K., Ventrale Derotationsspondylodese, Behandlungsergebnisse bei idiopathischen Lumbalskoliosen, Z. Orthop. 120 (1982) 320

Zielke, K., Vorteile und Abgrenzung der VDS gegen Dwyer und Harrington, Die Wirbelsäule in Forschung u. Praxis, Hippokrates Verlag Stuttgart 72 (1978) 61

Zielke, K., Ventrale Derotationsspondylodese, Behandlungsergebnisse bei Idiopathischen Lumbalskoliosen, Z. Orthop. 120 (1982) 320

Zimmermann, K.G., Adolphsen, P., Lenz, H., et al., Alkaptonurie und Ochronose, Dtsch. med. Wschr. 97 (1972) 242

Zimmermann, M., Die physiologischen Grundlagen der Schmerzempfindung und Schmerztherapie, Orthop. Praxis 15 (1979) 12

Zippel, H., Spondylolisthesis der Halswirbelsäule, Beitr. Orthop. u. Traumatol. 23 (1976) 5

Zippel, H., Pfeil, E., Wirbelgleiten im Lendenbereich, Geklärte und ungeklärte Spondylolisthesisprobleme, Joh. Ambrosius Barth, Leipzig 1980

Zuckschwerdt, L., et al., Wirbelgelenk und Bandscheibe, Hippokrates Verlag, Stuttgart 1955

Zmarzlik, J., Neuregelung des Jugendarbeitsschutzes, Arbeitsschutz 8 (1974) 221

Zmarzlik, J., Jugendarbeitsschutzgesetz, Modernisiert, Arbeitsschutz, Fachbeilage d. Bundesarbeitsblattes, 5 (1976) 143

Zorn, E., Lärm- und Vibrationsbelastung an Bord von Schiffen, Schiffsingenieur Journal 20 (1973) 8

Zsernaviczky, J., Weichel, K., Die funktionellen Schrägaufnahmen der Lendenwirbelsäule zur Beurteilung der Wirbelbogengelenke, Die Wirbelsäule in Forschung u. Praxis, Hippokrates Verlag Stuttgart 87 (1981) 49

Zukschwerdt, L., u. Mitarb., Wirbelgelenk und Bandscheibe, 2. Aufl. Hippokrates Verlag Stuttgart 1960

STICHWORTVERZEICHNIS